第 4 版

机械通气

主编 朱 蕾 主审 钮善福

上海科学技术出版社

图书在版编目(CIP)数据

机械通气 / 朱蕾主编. —4 版. —上海：上海科
学技术出版社,2017.1(2023.4 重印)
  ISBN 978 - 7 - 5478 - 3266 - 0

  Ⅰ.①机… Ⅱ.①朱… Ⅲ.①呼吸器－基本知识
Ⅳ.①R459.6

  中国版本图书馆 CIP 数据核字(2016)第 230138 号

机械通气(第 4 版)

主编　朱　蕾

上海世纪出版(集团)有限公司
上海科学技术出版社　　出版、发行
(上海市闵行区号景路159弄A座9F-10F)
邮政编码201101　　　　www.sstp.cn
上海中华商务联合印刷有限公司印刷
开本889×1194　1/16　印张 33
字数 950 千字
2001 年 5 月第 1 版
2017 年 1 月第 4 版　2023 年 4 月第 18 次印刷
ISBN 978 - 7 - 5478 - 3266 - 0/R · 1235
定价：148.00 元

内 容 提 要

《机械通气》自 2001 年出版至今，已经修订 3 次，受到广大读者的欢迎和好评，已成为我国机械通气和危重症领域的经典作品。本次修订，是在第 3 版的基础上，对章节和内容进行了大幅度调整，包括优化章节设置，删除陈旧内容，增绘大量插图，更新机械通气领域的最新观点和研究进展等。

本书全面系统地介绍了机械通气的相关理论和技术，以及机械通气在不同疾病中的应用与管理等；同时阐述了常用通气模式的演变和现代通气模式的特点、波形图变化及其临床意义，以及机械通气在不同情况下的应用方法、常见问题和处理对策；并在附录部分收录了复旦大学附属中山医院机械通气相关的操作规范，方便读者查阅和借鉴。

本书主编朱蕾是复旦大学附属中山医院呼吸科教授，是我国呼吸生理和危重症领域的著名专家；其他编写人员皆为临床一线工作人员，并有从事相关科研工作的经历，具有丰富的临床经验和扎实的理论知识，可以说本书是编者们临床实践经验和科研成果的总结。本书在写作方法上，强调根据生理学和物理学知识解释机械通气技术及解决临床问题，避免空洞的理论阐述和单纯的指南堆积，突出实用性和指导性，并通过大量配图和典型病例分析增加可读性；在内容组织上，强调机械通气的生命支持作用与治疗作用相结合，重点突出机械通气和危重症治疗的基本知识，对临床上较少应用的技术和知识点则简要介绍，便于读者理解和掌握。

本书文字精炼，权威性强，指导性强，是呼吸科、重症医学科和急救医学科临床医师必备的工具书，也是其他临床科室工作人员深入学习和研修机械通气技术的指导性参考书，还可作为国内呼吸治疗师的培训教材。

编 写 者

主 编

朱 蕾

主 审

钮善福

编写者

（按姓氏拼音排序）

顾宇彤　复旦大学附属中山医院

胡莉娟　复旦大学附属中山医院

蒋进军　复旦大学附属中山医院

金美玲　复旦大学附属中山医院

李善群　复旦大学附属中山医院

钮善福　复旦大学附属中山医院

任卫英　复旦大学附属中山医院

沈勤军　复旦大学附属中山医院

王燕英　复旦大学附属中山医院

张　静　复旦大学附属中山医院

郑　峥　复旦大学附属中山医院

朱　蕾　复旦大学附属中山医院

序

　　一本优秀的文学著作可流传上千年，一首动听的歌曲可被几代人共欣赏，作为一部科技专著能在十几年内数次修订，仍受读者由衷的欢迎，实属不多见，由朱蕾教授主编的《机械通气》就是其中之一。

　　在由"铁肺"式的负压通气转变为正压通气以来的数十年间，机械通气在技术上日臻完善，已在国内外临床应用中拯救了无数的生命，至今仍在不断地发展与进步。然而，若想深入、全面、熟练地掌握该技术，并能准确地应用于临床，却绝非易事，更非一日之功，需要多读书，多实践，长期不懈地努力。呼吸生理是机械通气的基础和根本，不懂呼吸生理就不可能掌握机械通气的精髓。

　　朱蕾教授的工作重点与我 20 年前的工作很相似，主要致力于临床呼吸生理（也可称为肺功能）与机械通气。复旦大学附属中山医院在此领域一直有着厚重的沉积与优秀的传承。吴绍青教授、李华德教授等都是呼吸学界人的榜样。当我先后从日本（专攻呼吸生理）和美国（以机械通气为重点）留学归来后，于 1990 年编写出版我国首部较系统论述机械通气的著作——《机械通气与临床》时，就曾参考过吴绍青教授（肺功能方面）与李华德教授（机械通气方面）的专著——当时仅有的两本中文参考书。朱蕾教授继承了复旦大学附属中山医院的传统并将其发扬光大。

　　我与朱蕾教授有过多年的合作。作为一名优秀的呼吸病专家，他的踏实、认真、执着、不辞辛苦的品质与精神给我留下了深刻的印象。时下，没有几个人愿意坐下来踏踏实实地写点什么，也没有几个人愿意去做些"无利"的事。朱蕾教授长期以来，辛勤笔耕，在呼吸生理、机械通气、水与电解质平衡等领域，密切结合自己多年来积累的临床实践经验，已主编了 6 部专著，并不断再版更新，不能不令人佩服。

《机械通气》第 4 版，是在第 3 版的基础上，由主编朱蕾教授本人完成修订，既保持了著作的完整性与连贯性，也及时补充并更新了该领域的新观点、新知识和新技术。在祝贺朱蕾教授成功修订本书的同时，我也希望广大读者能从本书中吸取"正能量"，并成功、准确地将其应用到临床中去。

刘又宁

2016 年春

前　　言

《机械通气》自第 1 版出版至今已历时 15 年,第 3 版至今也已 4 年,并多次重印。鉴于第 3 版的内容仍有较多不足之处,出版不久即考虑下一步的修订工作,一年前开始正式修订,今终于完成,有如释重负之感,也感忐忑不安。

第 4 版总体框架未变,但章节和内容进行了较大幅度调整,全书由第 3 版的 30 章调整为 43 章,删除了"儿科应用"和"呼吸监护室建立"两章;将"负压通气"一章并入"非常规呼吸支持技术",并进行了大幅度删减;对原有的章节内容重新进行优化,增加了大量新内容,如 PEEP 的作用及合理应用、BiPAP 呼吸机的应用、肺大疱和低血压患者的机械通气策略、重症肺炎的机械通气治疗、呼吸机相关性肺炎等;即使有些章节的标题未作修改,内容也都进行了重新编写;对与临床关系不大的理论内容进行大幅度删减,明显增加了对机械通气技术的阐述、图形解读和病例分析;对第 3 版有欠缺和错误的内容进行了深入解析和修正,使可读性及实用性更强。

第一篇仍为机械通气相关基础知识,内容变化较少。第二篇为机械通气理论与技术,由第 3 版的 10 章增加至 24 章,是本书改动最大的部分。第三篇为机械通气在不同疾病中的应用,进行了较大幅度的修改。第四篇为机械通气相关综合治疗与管理,也有一定幅度改动。为方便读者查阅和应用,附录部分收录了复旦大学附属中山医院机械通气相关的 7 个操作规范。

本人独立完成了全书内容的修订,并请相关作者帮助修改,前后对照收获极大,建议读者能结合第 4 版和第 3 版对照阅读,从而更好地为临床服务。

由于笔者水平有限,不足之处难免,望同道指正。

复旦大学附属中山医院　朱　蕾

2016 年 5 月于上海

缩写词英汉对照

AB	actual bicarbonate	实际碳酸氢盐
ABE	actual bases excess	实际碱剩余
A/C＋autoflow	flow adapted volume control ventilation	流量适应容积控制通气
ACPE	acute cardiogenic pulmonary edema	急性心源性肺水肿
AHF	acute heart failure	急性心力衰竭
AMP	amplitude	振幅
APRV	airway pressure release ventilation	气道压力释放通气
AS	aspiration syndrome	吸入性综合征
ASV	adaptive support ventilation	适应性支持通气
ATC	automatic tube compensation	自动导管补偿
AV	assist ventilation	辅助通气
BAL	bronchial alveolar lavage	支气管肺泡灌洗
BALT	bronchus associated lymphoid tissue	支气管相关淋巴组织
BB	buffer bases	缓冲碱
BBS	blinded bronchial sampling	盲式支气管采样
BIPAP	biphasic positive airway pressure	双相气道正压
BIS	bispectral index	脑电双频指数
BPSB	blinded sampling with PSB	盲式 PSB 采样
CaO_2	oxygen content of arterial blood	动脉血氧含量
C	compliance	顺应性
Ceff	effective compliance	有效顺应性
CHF	chronic heat failure	慢性心力衰竭
CMV	continous mandatory ventilation	指令通气
CNEP	continuous negative external pressure	胸廓外持续负压
CNPV	continous negative pressure ventilation	持续负压通气
CPAP	continuous positive airway pressure	持续气道内正压
CPIS	clinical pulmonary infection score	临床肺部感染评分

CPPV	continous positive pressure ventilation	持续正压通气
C_{sp}	specific compliance	比顺应性
CV	control ventilation	控制通气
CVP	central venous pressure	中心静脉压
CVTP	central veinous transmural pressure	中心静脉跨壁压
DH	dynamic pulmonary hyperinflation	动态肺过度充气
ECMO	extracorporeal membrane oxygenation	膜式氧合器
Edi	electrical activity of the diaphragm	膈肌电活动
E	elastance	弹性阻力
EELV	end-expiratory lung volume	呼气末肺容积
EMGdi	diaphragmatic electromyogram	膈肌肌电图
EN	enteral nutrition	肠内营养
EPAP	expiratory positive airway pressure	呼气相压力
ERV	expiratory reserve volume	补呼气容积
ETC	esophageal-tracheal combitube	食管-气管联合导气管
Fc	centroid frequency	中位频率
FPS	faces pain scale	面部表情评分法
FRC	function residual capacity	功能残气量
FRC/TLC	ratio of functional residual volume to total lung capacity	功能残气量肺总量百分比
G_{aw}	airway conductance	气道传导率
HAP	hospital acquired pneumonia	医院获得性肺炎
HFCWO	high frequency chestwall oscillation	高频胸壁振荡
HFJV	high frequency jet ventilation	高频喷射通气
HFOV	high frequency oscillation ventilation	高频振荡通气
HFPPV	high frequency positive pressure ventilation	高频正压通气
HFV	high frequency ventilation	高频通气
HME	heat and moisture exchanger	湿热交换器
HPV	hypoxic pulmonary vasoconstriction	缺氧性肺血管收缩
IC	inspiratory capacity	深吸气量
IMV	intermittent mandatory ventilation	间歇指令通气
INPV	intermittent negative pressure ventilation	间歇负压通气
IPAP	inspiratory positive airway pressure	吸气相压力
IPPV	intermittent positive pressure ventilation	间歇正压通气
IRV	inspiratory reserve volume	补吸气容积
IRV	inverse ratio ventilation	反比通气
LIP	lower inflexion point	低位拐点
LMA	laryngeal mask airway	喉罩
LV	liquid ventilation	液体通气
MAAS	motor activity assessment scale	运动活动评分量表
MDR	multidrug resistance	多重耐药
MEP	maximal expiratory pressure	最大呼气压
MIP	maximal inspiratory pressure	最大吸气压
MLT	minimal leak technique	最小漏气技术

MMV	mandatory minute ventilation	指令分钟通气
MOP	mouth occlusion pressure	口腔闭合压
MOV	minimal occlusive volume	最小闭合容积
MV	mechanical ventilation	机械通气
NAVA	neurally adjusted ventilatory assist	神经调节辅助通气
NEEP	negative end expiratory pressure	呼气末负压
NIPV	non-invasive positive ventilation	无创正压通气
NIV	non-invasive mechanical ventilation	无创机械通气
NPO	noninvasive pulse oximetry	无创脉搏氧饱和度法
NPV	negative pressure ventilation	负压通气
NRS	numeric rating scale	数字评分法
OR	oxygen radicals	氧自由基
PA	pressure augmentation	压力放大通气
PAV	pressure assist ventilation	压力辅助通气
PAV	proportional assist ventilation	成比例辅助通气
PCV	pressure control ventilation	压力控制通气
Pdi	transdiaphragmatic pressure	跨膈压
Pdi_{max}	maximum transdiaphragmatic pressure	最大跨膈压
PDR	pan-drug resistance	泛耐药
PDT	percutaneous dilational tracheostomy	经皮扩张气管造口术
PEEP	positive end expiratory pressure	呼气末正压
P_{es}	esophageal pressure	食管内压
PHC	permissive hypercapnia	允许性高碳酸血症
P－IMV	pressure-controlled intermittent mandatory ventilation	压力控制间歇指令通气
Pin	pulmonary interstitial pressure	肺间质压
PLV	pressure limited ventilation	压力限制通气
PN	parenteral nutrition	肠外营养
PPHN	persistent pulmonary hypertension of the new born	新生儿持续性肺动脉高压
Ppl	intrapleural pressure	胸腔内压
PRVCV	pressure regulated volume control ventilation	压力调节容积控制通气
PSB	protected specimen brush	防污染样本刷
P－SIMV	pressure-controlled synchronized intermittent mandatory ventilation	压力控制同步间歇指令通气
PS	pulmonary surfactant	肺表面活性物质
PSV	pressure support ventilation	压力支持通气
PTV	pressure targeted ventilation	定压通气
PVR	pulmonary vasculare resistance	肺循环阻力
R_{aw}	airway resistance	气道阻力
Re	reynold	雷诺数
RR	respiratory rate	呼吸频率
RV	residual volume	残气容积
RV/TLC	ratio of residual volume to total lung capacity	残总气量百分比
SAS	sedation-agitation scale	Riker 镇静躁动评分

SBD	sleep related breathing disorder	睡眠呼吸障碍
SBE	standard bases excess	标准碱剩余
SB	standard bicarbonate	标准碳酸盐
SBT	spontaneous breathing trial	自主呼吸试验
SH	static pulmonary hyperinflation	静态肺过度充气
SIMV	synchronized intermittent mandatory ventilation	同步间歇指令通气
SIMV + autoflow	flow adapted intermittent mandatory ventilation	流量适应间歇指令控制通气
SP	pulmonary surfactant proteins	PS 特异性蛋白
SV	stroke volume	振动量
T_e	expiratory time	呼气时间
TGI	intratracheal gas insufflation	气管内吹气
T_i	inspiratory time	吸气时间
TLC	total lung capacity	肺总量
T_{tot}	respiratory cycle，total cycle time	呼吸周期
UIP	upper inflexion point	高位拐点
VALI	ventilator associated lung injury	呼吸机相关性肺损伤
$\dot{V}_A$	minute alveolar ventilation at rest	每分钟静息肺泡通气量
VAP	ventilation associated pneumonia	呼吸机相关性肺炎
VAPS	volume assured pressure support	容积保障压力支持通气
VAS	visual analogue scale	视觉模拟法
VAV 或 AV	volume assist ventilation	容积辅助通气
VC	vital capacity	肺活量
VCV	volume control ventilation	容积控制通气
V_D	physiological dead space	生理无效腔
V_{ei}	end inspiratory volume	吸气末肺容积
V_E	minute ventilation volume at rest	每分钟静息通气量
$\dot{V}/\dot{Q}$	ventilation perfusion ratio	通气血流比值
VRS	verbal rating scale	语言评分法
V - SIMV	volume-controlled synchronized intermittent mandatory ventilation	容积控制同步间歇指令通气
VSV	volume support ventilation	容积支持通气
V_T	tidal volume	潮气容积

目　　录

第三篇
机械通气在不同疾病中的应用 359

第一篇

机械通气相关基础知识

第一章
机械通气相关的呼吸系统解剖

呼吸系统的主要功能是进行气体交换,它也有重要的防御功能。鼻腔的嗅黏膜内有嗅觉感受器,喉是发声器官,肺有产生表面活性物质,分泌、激活及灭活多种生物活性物质等功能。本章主要阐述与机械通气有关的呼吸器官的解剖。

第一节　呼吸道的结构特点与功能

呼吸系统包括呼吸器官和调节系统,呼吸器官是肺和胸廓的总称,前者分呼吸道(气道)和肺实质两部分,呼吸道包括鼻、咽、喉、气管和各级支气管,其中喉及以上部分为上呼吸道,喉以下部分为下呼吸道。从气管到肺泡的结构是一连续而反复分支的管道,只有肺泡能完成吸入空气与血液之间的气体交换,即呼吸功能。自呼吸性细支气管开始出现肺泡,并逐渐分出肺泡管、肺泡囊、肺泡,称为呼吸部;自鼻至终末细支气管部分无肺泡结构,称为传导部。

一、上呼吸道

上呼吸道(upper airway)是由鼻、咽、喉组成的通道,是气体进入肺内的门户,还有加温、湿化、净化空气以及吞咽、嗅觉、发声等功能。

(一)鼻　鼻(nose)是呼吸器官的门户,由外鼻、鼻腔、鼻窦等组成。

1. 外鼻　是面部的组成部分,与机械通气关系不大,不赘述。

2. 鼻腔　是呼吸系统的重要器官,分鼻前庭和固有鼻腔两部分。

(1)鼻前庭:是前鼻孔与固有鼻腔之间的空腔。鼻前庭表面覆有皮肤与皮下组织,并和软骨紧密连接。鼻前庭内膜上有粗短的鼻毛和皮脂腺,两者对尘埃和异物有一定的过滤和清除作用,是保持呼吸道健康的重要器官。

(2)固有鼻腔:简称鼻腔,成人的容积只有20 ml,鼻腔内有 3 个突出的鼻甲,以位置的高低划分,分为上鼻甲、中鼻甲和下鼻甲。3 个鼻甲上曲折的黏膜使鼻腔的表面积明显增加,约为 160 cm^2,从而使吸入气与鼻黏膜能充分接触。中鼻甲的游离缘、前后端及接近鼻中隔处的黏膜最厚,有丰富的静脉丛,并形成海绵状的组织结构,易于扩张和收缩,对调节吸入气体的温度和湿度有重要作用。这些解剖学特点为鼻腔完成对吸入气的加温和湿化创造了有利条件,吸入的冷空气经过上呼吸道后,温度可接近体温,抵达咽部的气体,相对湿度可达 80%。多数现代呼吸机也参考这一特点设置多层折叠的加温、湿化装置,增加吸入气与湿化液的接触面积,保障湿化和温化的效果。

中鼻甲下缘以下部分黏膜为假复层纤毛柱状上皮,纤毛由前向后朝鼻咽部运动,黏膜中含有丰富的黏液腺、浆液腺、混合型腺体和杯状细胞,能产生大量分泌物,使黏膜表面覆以一层黏液毯,随纤毛不断移动。上述结构与鼻腔内的鼻毛共同阻止异物及尘埃等的吸入;鼻腔内狭窄而凹凸不平的结构特点也使气体进入鼻腔后形成湍流,增加异物或尘埃在鼻腔内沉落的机会,有助于截留吸入气内的异物,增强鼻腔对气体的净化作用。直径在 15 μm 以上的微粒,有 93%～95% 在鼻腔内清除。经鼻气管插管使上述功能丧失,明显增加下呼吸道感染的机会,所以该方式的应用应有严格的指征。

鼻黏膜的血供丰富,有利于迅速地将吸入气加温、湿化,但经鼻气管插管时,也很容易被损伤而出血。当鼻腔有炎症时,鼻黏膜充血、肿胀,为建立人工气道带来不便,因此经鼻气管插管时应首先了解患者有无鼻炎。鼻腔麻醉时可适当加入麻黄素等缩血管药物，一方面可增加鼻腔的内径，另一方面也有利于防止出血，故经鼻插管必须轻柔。

鼻腔顶壁呈狭小的拱形，前部为额骨鼻部及鼻骨的背侧面，中部是分隔颅前窝和鼻腔的筛板，此板极薄，易骨折。底壁将鼻腔与口腔隔开，宽而平，呈前高后低的形状。顶、底壁是保持鼻腔和口腔完整性的主要结构。颅脑和颌面外伤时，鼻腔、口腔的完整性遭到破坏，也会为建立人工气道带来不便。

3. **鼻窦**　是鼻腔周围颅骨中含气的空腔，均开口于鼻腔，若开口引流不畅，可导致鼻窦感染。经鼻气管插管易堵塞鼻窦开口，是导致鼻窦炎的重要因素。

(二) 咽　咽(pharynx)是呼吸道与消化道的共同通道，上部起自颅底，下达环状软骨的下缘，相当于第 6 颈椎和食管的入口平面，成人全长 12～14 cm。咽腔分为鼻咽部、口咽部和喉咽部三部分。鼻咽部通过咽鼓管咽口与左、右中耳相连。咽鼓管咽口周围有丰富的淋巴组织，故经鼻气管插管的患者容易出现耳部不适和炎症。口咽部是呼吸道与消化道的共同入口，故气管插管时容易误入食管，而插胃管也可能误入气管。会厌软骨上缘至环状软骨下缘间的部分为喉咽部，会厌是保障气体与食物分别进入呼吸道与消化道的重要结构。会厌向后为食管，向前为喉，故气管插管时将会厌向上挑开即容易进入喉部；向后则会进入食管，导致插管失败。经口或经鼻气管插管皆会导致会厌功能的丧失，应避免经口进食、进水，还应注意口咽部的清洁和护理。在两侧构状会厌皱襞的外下方各有一深窝，称为梨状窝，此窝前壁黏膜下有喉上神经内支进入喉，气管插管操作不当容易进入该隐窝，可能导致严重损伤。

(三) 喉　喉(larynx)是呼吸与发声的重要器官，位于颈前正中部，在咽与气管之间，在成人相当于第 3～6 颈椎位置。

1. **喉的结构**　喉由一组软骨、韧带、喉肌及喉黏膜构成，呈漏斗状，上部呈三角形，开口于喉咽部，并形成咽喉前壁，下部稍呈圆柱形，连接气管，包括声门上区、声门区和声门下区三部分。① 声门上区，与喉咽部相通，呈三角形。② 声门区，其中两声带之间的空隙为声门。成人声门为一等腰三角形，是喉室中最狭窄的部分，是气管插管最难通过的部分；狭窄声门与人工气道不断摩擦容易导致声门损伤，故气管插管超过 3 日的患者，拔管后多出现声音嘶哑，甚至失声。③ 声门下区，是声带下缘至环状软骨下缘间的喉腔，上部较狭小，向下逐渐扩大成圆锥形，并移行至气管。

2. **喉的功能**

(1) 发声：喉的主要功能是发声。声音通过气流振动声带而产生，声带的长度变化影响音调的高低，通过气流量影响声音的大小。

(2) 呼吸的通道：喉是维持呼吸功能的重要器官。喉的中部有左、右声带构成的声门，声门的活动度直接影响着呼吸功能。正常情况下，吸气时声门开大，呼气时缩小，故气管插管时要求在吸气期插入。喉部病变导致的声门狭窄严重影响呼吸功能，容易导致窒息。喉底部的环状软骨血供较少，是紧急气管穿刺的合适部位。在严重喉痉挛、水肿或痰堵窒息等紧急情况下，为保持气流通畅或排除呼吸道分泌物，可直接在此处穿刺或置管，以利于通气、排痰或吸引。

(3) 咳嗽：咳嗽反射是呼吸道的重要保护机制。咳嗽初期声门开放，胸腔负压和肺泡负压显著增大，大量气体进入肺内；咳嗽中期，声门关闭，呼气肌剧烈收缩，肺泡正压显著增大；然后声门突然开放，气流喷出，从而排除分泌物。人工气道建立后，声门无法关闭，咳嗽反射显著减弱，甚至丧失，因此若以单纯引流分泌物的目的而建立人工气道时，仅适合昏迷或一般情况较差的患者；一旦患者的咳嗽功能恢复，应尽早拔管。简单地说，突发窒息患者的插管是短暂的（除非有昏迷等情况），必须尽可能在 24 h 内拔管；否则一旦出现声门损伤，就会因咳嗽反射减弱而导致拔管失败。在拔管前的停机过程中，必须放开导管气囊，以利于声门围绕导管关闭，从而保障咳嗽时，在声门局部形成瞬间高压和高速气流，提高咳嗽的效率，保障分泌物的有效排出。

不仅声门的开放和关闭影响呼吸道的通畅程度，头部的位置也可影响气道的弯曲和通畅程度。正常直立位时，口腔或鼻腔与气管形成大约 90°的夹角，头部向前弯曲时，该夹角小于 90°，将使自然呼吸或气管插管变得困难；头部或脊柱侧弯也会伴随气管侧弯，导致插管失败；只有当头部充分后仰、肢体平放，口腔或鼻腔与气管形成一条直线时，才能保障自然呼吸、异物清除、气管插管的顺利完成。

二、下 呼 吸 道

（一）下呼吸道的组成　下呼吸道由气管、各级支气管组成。根据功能不同，又分传导气道和呼吸气道。

1. 气管　是个管状结构，上端起始于环状软骨，通过颈部向下延伸入胸腔内，在胸骨上、中 1/3 处或相当于第 5～6 胸椎位置，分叉为左、右支气管。气管平均长 10～13 cm，直径为 18～25 mm，一般气管插管导管的内径为 7～9 mm，故建立人工气道后局部阻力显著增加（至少增加 16 倍）。气管上部直接邻近其后方的食管；在胸腔内，主动脉弓使气管略向右移。气管由前侧的软骨部和背侧的膜部组成，其中软骨部由 16～20 个软骨环组成，软骨环呈马蹄形，开口向背面，由富含弹性纤维的结缔组织连接形成膜部。膜部还含有平滑肌纤维，使气管成一管状，该结构有助于保持气道开放；在吸气、呼气及咳嗽时，还能通过平滑肌的活动，调节管径的大小。

2. 支气管　气管下端分左、右支气管。支气管自纵隔进入肺实质处称肺门，通常由支气管、血管、神经、淋巴管等组成。支气管壁的结构与气管类似，也由软骨部和膜部构成。

（1）右支气管：粗短而陡直，平均长 1～2.5 cm，与气管中轴延长线间的夹角为 20°～30°，于第 5 胸椎水平经右肺门进入右肺。

（2）左支气管：较右支气管细长，长 5 cm，与气管中轴延长线间的夹角为 40°～50°，约在第 5 胸椎水平经左肺门进入左肺。

3. 支气管树　气管分左、右支气管，后者经肺门进入肺内后反复分支，呈树枝状，故称为支气管树，肺内部分包括叶、段、亚段、细支气管、终末细支气管、呼吸性细支气管、肺泡管、肺泡囊，共 23 级，其中右上叶和左上叶支气管几乎皆从主支气管上垂直发出。终末细支气管及以上不参与气体交换，称为传导气道；呼吸性细支气管及以下是气体交换的主要场所，称为呼吸气道或呼吸部。

由于右主支气管、左主支气管、右上叶和左上叶支气管的结构特点不同，异物坠入右支气管的机会较多，其他吸入性疾病也以右侧发病率高，尤以右下叶多见。但人工气道机械通气时，右下肺叶通气和引流最好，其次是左下肺叶，双上肺叶最差，在某些患者容易发生双上肺不张或感染，但临床上容易忽视。

（二）气管与支气管的组织结构　气管与支气管的结构相似，均由黏膜、黏膜下层和外膜组成。

1. 黏膜上皮　为假复层柱状纤毛上皮，纤毛是运输分泌物的主要结构，大量柱状上皮细胞之间散在分布杯状细胞，后者能分泌黏液。支气管分支越细，杯状细胞数目越少，到细支气管部位黏膜仅为一层柱状纤毛上皮和极少的杯状细胞。在靠近分叉部分还可见到大圆形淡浆细胞，可能是感受器。黏膜上常见到纵行皱襞，皱襞厚度由支气管平滑肌的张力决定，其主要作用是调节气道内径。

2. 黏膜下层　为疏松结缔组织层，紧附于上皮基底膜处，有毛细血管网，有丰富的黏液腺和浆液腺，还有沿黏膜皱襞分布的纵行弹力纤维束，并与黏膜以及纤维软骨层中的软骨和环形弹力纤维相连结；细支气管的弹力纤维向外与肺泡的弹力纤维相连。与较大气道的软骨支架不同，弹力纤维网是维持小气道结构的主要成分；一旦破坏，容易发生肺气肿和气道陷闭。

3. 外膜　由透明软骨和纤维组织构成。气管软骨呈马蹄形，缺口位于背侧，由平滑肌束和结缔组织连接，构成膜壁。平滑肌束以横行肌纤维为主，还有大量斜行和纵行的纤维束。平滑肌收缩时，气管管径变小。在 4 级或 5 级以下的支气管中，软骨环由不规则的软骨片所代替；随着支气管树伸向边缘部分，其中的软骨片越来越小，达细支气管时已不再有软骨。软骨消失是细支气管的标志，无软骨包绕的细支气管，其外膜平滑肌渐呈纵行排列如螺旋状，当平滑肌收缩时，支气管变细，变短。与叶、段支气管相比，细支气管的平滑肌纤维最多，易受外源性和内源性因素的刺激而收缩。支气管周围绕着疏松结缔组织，并与肺动脉和大静脉周围的结缔组织相连，其中有支气管动脉、静脉、神经和淋巴管。

（三）小气道的概念与特点　成人内径 2 mm 以下的气道称为小气道，有如下特点：① 管壁菲薄，炎症易波及气道全层及其周围组织。② 管腔纤细，易因分泌物或渗出物等因素而阻塞。③ 纤毛减少或消失，微生物、尘埃等易沉积在黏膜上，导致黏膜损伤。④ 总横截面积非常大，气道阻力非常小，仅占总气道阻力的 20% 以下；气流速度缓慢，以层流为主，有利于吸入气体在肺内均匀分布。⑤ 软骨缺如，平滑肌丰富，在神经、体液因素的作用下，通过平滑肌舒缩改变小气道的口径，控制进入和呼出肺泡的气体流量，有利于通气血流比值的调节。

（四）气管、支气管的上皮细胞

1. **纤毛柱状上皮细胞** 大量分布于整个气道，呈高柱状，长约 20 μm，宽约 7 μm，基底部 2 μm；每个细胞有纤毛 300 余根，发自细胞顶部的胞质内，纤毛长 7～10 μm，每秒向前摆动 1 000～1 500 次，每分钟摆动 6 mm。纤毛摆动推动黏液层向上运动，将分泌物逐渐排出体外。

纤毛对外界环境变化甚为敏感，机械通气时湿化不良、湿化温度过高或过低，各种有害气体的刺激，细菌、病毒感染等，都可使纤毛功能受损。

2. **黏液细胞** 也称为杯状细胞，夹杂在纤毛柱状上皮细胞之间，其数目随支气管分级增加而逐渐减少。与黏液腺和浆液腺的分泌物共同作用调节气道表面的液体量、特点和分布。

3. **基底细胞** 为锥形或多角形，位于上皮基膜上。细胞核大，位于中央部，胞质内线粒体少。与附近细胞以桥粒相连接。基底细胞分化能力很强，纤毛柱状上皮细胞、黏液细胞皆由基底细胞分裂补充而来。

4. **肯塔基细胞（Kentucky cell）** 又称嗜银细胞，简称 K 细胞，存在于气管及各级支气管中，参与肺循环及支气管平滑肌张力的调节，其本身也是一种化学感受器。

5. **克拉拉细胞（Clara cell）** 呈柱状或立方形，分布于细支气管以下，能合成、分泌表面活性物质，维持末梢气道的稳定性。

6. **神经上皮小体** 由 15～50 个细胞组成，呈菱形或卵圆形，以细支气管分叉处最为多见。细胞内含 5-羟色胺等物质，具有调节支气管及肺血管管径的作用；还是具有内分泌功能的神经感受器，可能接受中枢神经的调节。神经上皮小体的功能与颈动脉体相似，是肺内氧气分压的化学感受器。

7. **黏液纤毛装置（mucociliary apparatus）** 又称为黏液纤毛转运系统，存在于哺乳动物从咽部到终末细支气管黏膜表面，它包括了上皮细胞的纤毛、黏液细胞、黏膜下腺体以及覆盖在上皮表面的液体层。纤毛细胞的功能是将分泌物推向喉部；分泌细胞产生的黏液具有湿润和阻挡粉尘等入侵的作用。

8. **支气管相关淋巴组织（bronchus associated lymphoid tissue, BALT）** 传导气道黏膜固有层的淋巴细胞在某些部位可以选择性发育成淋巴滤泡，在大支气管分叉处则形成含 1～2 个孤立性淋巴小结的淋巴样集合体，称支气管相关淋巴组织，其表面覆盖单层淋巴上皮细胞，细胞质内存在供选择性转运抗原分子的质膜空泡。该处组织缺少纤毛，清除作用弱，但有利于气流中颗粒与上皮的接触，进行抗原捕获。

三、气道的呼吸部和肺泡

呼吸性细支气管、肺泡管、肺泡囊、肺泡等部分因能进行气体交换，故称为呼吸部。

1. **呼吸性细支气管** 是呼吸气道的起始部分，严格地讲是传导气道向呼吸部过渡的管道，其起始部内径在 0.5 mm 以下，管壁因有肺泡开口而不完整，与终末细支气管相续处的上皮为单层柱状纤毛上皮，由纤毛细胞和克拉拉细胞组成，近肺泡开口处为单层立方上皮，与肺泡上皮相续。立方上皮细胞的胞质内可见多泡体和板层小体，是 Ⅱ型肺泡细胞的前身。上皮细胞下方为薄层结缔组织和分散的平滑肌束。管壁上的肺泡常沿着肺动脉分支分布。

2. **肺泡管** 每个呼吸性细支气管分支形成 2～11 个肺泡管，肺泡管的平均内径为 0.1 mm。由于其管壁上密布肺泡开口，因而其自身的管壁仅为相邻肺泡囊或肺泡之间的结节状膨大。管壁上皮为单层立方上皮细胞，上皮细胞下方有薄层结缔组织和少量平滑肌，其中弹性纤维和平滑肌呈螺旋状环绕于肺泡开口处。肺泡管是肺内最后具有平滑肌的支气管，肌纤维的舒缩可改变肺泡口的直径，以调节进出肺泡的气容积。

3. **肺泡囊** 是肺泡管的分支，一个肺泡管常分成 2～3 个肺泡囊。肺泡囊是多个肺泡的共同开口，切面上常呈梅花形，其结构与肺泡管相似，但肺泡开口间无结节状膨大，也不含平滑肌，单层扁平上皮下只有少量结缔组织。

4. **肺泡（pulmonary alveoli）** 圆形或多边形的薄壁囊泡，平均直径为 200～250 μm，可开口于肺泡囊、肺泡管和呼吸性细支气管，成人共有 3 亿～4 亿个肺泡，总面积为 70～80 m²。肺泡的舒缩变化非常大，深呼气时的总面积仅为 30 m²，深吸气时可达 100 m²。肺泡是肺内能进行气体交换的唯一结构，壁很薄，表面衬以单层上皮。

第二节　肺 与 肺 泡

肺是具有弹性的海绵状器官,类似圆锥形。上端称肺尖,下端为肺底,内侧称纵隔面,外侧称肋面。

1. 终末呼吸单位　为终末细支气管以下的单位。每一终末呼吸单位包括两根呼吸性细支气管,每根再分三级,最后形成肺泡管、肺泡囊和肺泡。终末呼吸单位是进行气体交换的唯一场所。相邻肺泡间的结构为肺泡隔,肺泡隔很薄。每一肺泡有 1～3 个肺泡孔与相邻肺泡相沟通。远端细支气管与邻近肺泡之间还有由上皮细胞覆盖的小交通道,起侧支通气的作用,故无论是平静自然呼吸、用力过度充气,还是正压通气,肺泡之间的压力都很容易达到平衡,不容易发生肺泡破裂。

2. Ⅰ型肺泡细胞　占上皮细胞总数的 25.3%,但覆盖了肺泡 97% 的表面积。Ⅰ型肺泡细胞为扁平型,胞质薄而宽,是肺泡毛细血管膜(ACM)的主要成分之一。Ⅰ型肺泡细胞间的连接为绝对不可渗型,因而既限制肺泡外的液体和蛋白质样物质渗入肺泡腔,也防止肺泡腔内的液体和其他物质进入间质内。Ⅰ型肺泡细胞在致病因素作用下,容易损伤脱落,如机械通气时的过高压力或容积、过快的呼吸频率等皆容易导致肺泡细胞损伤。Ⅰ型肺泡细胞分化程度高,无增生能力,受损后由Ⅱ型肺泡细胞增生、分化而来。

3. Ⅱ型肺泡细胞　Ⅰ型肺泡细胞以外的细胞,胞体较小,呈立方形,突向肺泡腔;核呈圆形,位于细胞中央;胞质着色浅,常有空泡。游离面有较短的微绒毛,尤以细胞周边部为多,胞质中富含线粒体、粗面内质网、游离核糖体、发达的高尔基复合体,核上区的胞质中还有嗜锇板层小体和多泡体。嗜锇板层小体内含有以磷脂酰胆碱为主要成分的表面活性物质(PS)。Ⅱ型肺泡细胞首先在粗面内质网上合成蛋白质前体,然后在高尔基复合体中糖基化成为糖蛋白,再经多泡体,最终在板层小体内与脂质结合成PS。板层小体在微丝的作用下渐渐移近游离面,其界膜逐渐与细胞膜合并;然后 PS 以胞吐方式出胞,在Ⅰ型肺泡细胞表面形成一层薄膜。PS 可降低肺泡表面张力,防止肺泡萎陷,稳定肺泡直径。

4. 肺泡隔　是与肺泡毛细血管膜相邻的肺泡间结构,由密集的毛细血管网和薄层结缔组织构成。毛细血管为连续型,内皮甚薄,厚度仅为 0.1～0.2 μm,相邻内皮细胞间为紧密连接,内皮下基底膜完整。由于毛细血管上皮紧贴肺泡细胞,致使内皮基膜和上皮细胞基膜融合,形成厚为 0.1～0.2 μm 的一层膜,但在少数部位,两层基底膜间尚有少量结缔组织。整个肺泡毛细血管膜(ACM)的厚度为 0.3～0.5 μm,非常有利于气体交换。肺泡隔之间的结缔组织称为肺间质,含胶原纤维、网状纤维和弹性纤维。这些纤维常呈网络状或薄板状排列,作为肺泡和毛细血管的支架。老年人因弹性纤维退化,肺泡回缩能力减弱,易发生肺气肿。结缔组织中还含有成纤维细胞、巨噬细胞、肥大细胞和浆细胞等。

(朱　蕾)

第二章
呼 吸 生 理

呼吸系统的主要功能是吸入氧气,并将代谢产生的 CO_2 呼出体外,称为气体交换,包括肺通气和肺换气两个相对独立但又密切联系的环节。

第一节　肺容积和通气功能

一、肺 容 积

根据呼吸运动及其幅度的变化,肺容积被划分为若干部分,各部分容积均可用肺量计直接描绘或间接计算出来。肺容积的动态变化就产生通气。

1. 潮气容积(tidal volume,V_T)　又称潮气量,指静息呼吸时每次吸入或呼出的气体容积。健康人呼吸平稳,V_T 约为 10 ml/kg。在气流阻塞患者,为减少呼吸功,常采用深慢呼吸,V_T 较大;在严重气流阻塞患者,功能残气量和胸肺弹性回缩力显著增大,将出现浅而略快的呼吸,V_T 减小,$PaCO_2$ 升高。在限制性通气患者,肺弹性阻力增大,为减少呼吸功,常采取浅快呼吸,V_T 较小;在急性肺实质病变患者,由于多种机械性和化学性感受器兴奋,不仅呼吸频率(RR)增快,V_T 也较大,每分通气量(V_E)明显增大,常伴呼吸性碱中毒。因呼吸气体交换率小于 1,故吸气容积都大于呼气容积。在氧耗量突然降低、CO_2 排出量增加的情况下,如剧烈运动后、刚接受机械通气时,呼气 V_T 大于吸气 V_T。实际测定时,由于呼吸道和肺泡的加温、湿化作用,呼气 V_T 大于吸气 V_T。尽管 V_T 大致是稳定的,但每隔一定时间会有一次不自然的深吸气,也称叹气,其容积约为 V_T 的 2 倍,呼吸机设置中的叹气样呼吸即由此而来。

2. 补吸气容积(inspiratory reserve volume,IRV)　又称"补吸气量",指平静吸气末用力平稳吸气所吸入的最大气体容积。

3. 补呼气容积(expiratory reserve volume,ERV)　又称"补呼气量",指平静呼气末用力平稳呼气所呼出的最大气体容积。一般占肺活量的1/4,在正常人群中变异范围较大,故临床少用。

4. 深吸气量(inspiratory capacity,IC)　指平静呼气末用力平稳吸气所能吸入的最大气体容积。一般占肺活量的 3/4,是完成最大自主通气量(MVV)的主要部分,即健康人用力呼吸时,V_T 增大通过 IC 和 ERV 部分完成,但主要通过 IC 部分完成。在多数限制性通气患者,其容积下降主要是 IC 下降。在轻、中度气流阻塞患者,IC 变化不明显,但常有 ERV 的下降;若严重阻塞,IC 也将下降,并出现肺活量的明显下降。

5. 肺活量(vital capacity,VC)　指尽力深吸气后做深慢呼气所能呼出的最大气体容积。表示肺脏最大扩张和最大回缩的幅度,其大小受呼吸肌力、肺和胸廓弹性、气道阻力等因素的综合影响。

$$VC=IC+ERV=V_T+IRV+ERV$$

VC 作为单一指标,具有较高的诊断和评估价值。首先 VC 可取代肺总量,能准确反映正常人和限制性肺疾病患者的肺容积大小,是判断限制性通气障碍程度的主要参数之一,一般认为 VC<预计值的 80% 为轻度限制性功能障碍,<40% 为重度,40%~80% 为中度。

6. 功能残气量(function residual capacity,FRC)　指平静呼气时每次呼气末肺内残留的气体容积。正常 FRC 是相对稳定的,约占 TLC 的 40%,是肺弹性回缩力与胸廓弹性扩张力的平衡位置,适当 FRC 是保持 PaO_2、$PaCO_2$ 和呼吸力学稳定的主要因素,过大或过小都将产生不良影响。在限制性通气患者,FRC 减少;在严重气流阻塞患者,FRC 增大,其增大幅度与气道阻塞或陷闭的程度等因素有关,是反映阻塞性通气功能障碍的常用参数。FRC 也用于评估临床治疗,如在慢性阻塞性肺疾病(COPD)患者,若治疗后 FRC 降低,即使第一秒用力呼气量(FEV$_1$)无改善,也说明治疗有效;在急性呼吸窘迫综合征(ARDS)患者,检测 FRC 可评估 PEEP 的设置是否合适。

7. **残气容积**(residual volume,RV) 又称"残气量",是指用力呼气末肺内残存的气体容积。RV 的临床意义与 FRC 相似,但在气流阻塞性疾病,其变化幅度常更显著。RV 是反映阻塞性通气功能障碍的常用参数。

8. **肺总量**(total lung capacity,TLC) 指深吸气末肺内储存的气体总量。TLC 增大反映肺组织弹性减退,主要见于 COPD;TLC 正常说明肺组织的弹性正常,见于正常肺和单纯气道阻塞性疾病;TLC 下降说明肺容积减少和肺弹性阻力增大,常见于各种肺实质和胸廓疾病。理论上 TLC 是反映限制性通气功能障碍的最佳参数,但因影响因素多,重复性相对较差,故常被 VC 或用力肺活量(FVC)替代。

9. **残总气量百分比**(ratio of residual volume to total lung capacity,RV/TLC) 是残气容积占肺总量的百分比。

10. **功能残气量肺总量百分比**(ratio of functional residual volume to total lung capacity,FRC/TLC) 是功能残气量占肺总量的百分比。

RV/TLC、FRC/TLC 和 RV、FRC 同时升高主要用于反映周围气流阻塞及其程度,在中心气道阻塞或轻度周围气流阻塞患者,RV/TLC、FRC/TLC 多正常;在中、重度周围气流阻塞患者则升高,一般升高越明显,阻塞越严重。在多数情况下,RV/TLC、FRC/TLC 与肺过度充气一致;若 RV、FRC 和 RV/TLC 同步升高,且病史和影像学符合 COPD 的表现,RV/TLC 升高可反映肺气肿的程度。在限制性通气患者,若肺的扩张受限(IC 减少)较回缩受限(ERV 和 RV 减少)更显著,RV/TLC 也升高。

FRC/TLC 可较好地反映呼吸力学的变化。尽管 FRC/TLC 也随年龄增大而增大,但较 RV/TLC 的变化幅度小得多。如上述,正常 FRC/TLC 约为 40%,是肺与胸廓的弹性平衡位置,在此位置自主呼吸或机械通气可保障最佳的力学关系、最低的跨肺压和切变力、最低的肺循环阻力、最小的呼吸肌做

功,并能维持正常的动脉血气水平,是自主呼吸或机械通气的最佳位置。FRC/TLC 达 67%时,胸廓处于弹性零位;若肺容积继续增大,肺和胸廓皆是吸气的阻力,容易诱发呼吸肌疲劳和呼吸衰竭。

V_T 及 VC 可由肺量计直接测出,FRC 需经气体稀释法或体积描记法来测定。已知 FRC、VC,即可计算出 RV、TLC,各参数之间的关系见图 2-1。

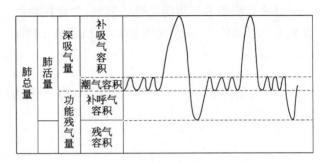

图 2-1 肺容积的组成及其关系示意图

二、肺通气、肺泡通气和无效腔

1. **每分钟静息通气量**(minute ventilation volume at rest,V_E) 简称每分通气量,指基础代谢状态或静息状态下每分钟所呼出的气体容积,是 V_T 和 RR 的乘积。

2. **每分钟静息肺泡通气量**(minute alveolar ventilation at rest,$\dot{V}_A$) 简称肺泡通气量,指静息状态下每分钟呼出气体容积中从肺泡内呼出的部分。

3. **解剖无效腔**(anatomical dead space) 指从口、鼻至细支气管的呼吸道容积。该部分既无肺泡上皮,又无肺循环血液供应,不能参与肺泡与血液之间的气体交换。正常成人约为 2.2 ml/kg,即 120～150 ml。

4. **生理无效腔**(physiological dead space,V_D) 指未参与气体交换的呼吸道和肺泡容积,是解剖无效腔与肺泡无效腔之和,正常人的解剖无效腔和生理无效腔基本相等。V_D、V_D/V_T 是判断肺功能损害程度的常用参数。

V_E 和 $\dot{V}_A$ 的计算可分别用下式表示:

$$V_E = V_T \times RR$$
$$\dot{V}_A = (V_T - V_D) \times RR$$

从以上两式可知,在相同 V_E 的前提下,深慢呼吸的 $\dot{V}_A$ 大于浅快呼吸,因而对气体交换来说,前者

是高效率的。气管切开可减少解剖无效腔,提高通气效率;反之,不适当地增加连接管道或面罩通气则增加解剖无效腔。

机械通气时,通气量的适当调节是非常重要的问题,$\dot{V}_A$不足将导致低氧血症和CO_2的潴留;$\dot{V}_A$过大则因CO_2排出过多而导致呼吸性碱中毒。

三、阻塞性与限制性通气功能障碍

肺通气功能障碍可分为阻塞性和限制性两种基本类型,两者同时存在则称为混合性通气功能障碍。阻塞性通气功能障碍是指气流吸入和(或)呼出受限引起的通气功能障碍,主要由气道口径变化引起,如COPD、支气管哮喘。限制性通气功能障碍则是肺扩张受限和(或)回缩受限引起的通气功能障碍,主要原因有肺容积减少,肺、胸廓顺应性下降,如急性肺损伤、慢性肺间质纤维化、胸廓畸形等。因呼吸功的消耗方式不同,阻塞性通气障碍患者需采用慢深呼吸,限制性通气障碍患者则需采用浅快呼吸;严重阻塞性通气障碍时多合并肺扩张受限和限制性通气障碍,需采用浅慢呼吸,但严重患者多无法独立完成,必须采用机械通气。因此,应用机械通气时,需区分通气功能受限特点,采用不同的呼吸频率与潮气量搭配。

第二节 肺通气的动力和阻力

肺通气的直接动力是气道口与肺泡之间的压力差,而其源动力则是呼吸肌的舒缩,机械通气时则来源于机械通气的压力;肺通气的阻力主要来源于气道阻力和肺弹性阻力,肺通气的动力克服肺通气的阻力方能实现肺通气。

一、与呼吸运动有关的压力

呼吸运动时,胸膜腔、肺泡及呼吸道内发生周期性的压力变化,是肺通气的动力。如图2-2所示,各种压力有特定的部位。正确理解这些相关压力的概念和意义,是进一步掌握呼吸动力学知识的前提。

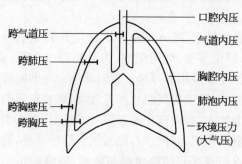

图2-2 与呼吸器官有关的压力

1. **胸腔内压** 又称胸膜腔内压,一般为负压,正常功能残气位约为$-5\ cmH_2O$。胸腔内压直接受呼吸肌活动的影响,吸气时负压增大,呼气时减小。胸腔负压使壁薄的大静脉扩张,有利于静脉血液回流。因重力的作用,直立位时胸腔负压从肺尖部到肺底部逐渐减小,肺底部接近于0。受心脏位置相对固定的影响,心包周边的负压要比同水平肺脏周边的负压大。胸腔内压可直接测定,但常通过测定食管内压而间接表示。

2. **肺泡内压** 是肺泡内压强与大气压之差,取决于胸腔内压与肺弹性收缩压之差。吸气时,胸腔负压增大,超过肺弹性收缩压,使肺泡内压低于大气压,气体进入肺内,直至肺泡内压与大气压平衡,气流停止。呼气时,胸腔负压减小而低于肺弹性收缩压,产生呼气,直至肺泡内压与大气压平衡,呼气气流停止。

3. **气道内压** 在吸气或呼气末,气流停止,从肺泡到鼻、口腔、气道各处的压力相等,皆为0。吸气时从口、鼻腔到肺泡的压力递减,呼气时则递增。在呼吸运动中,气道内任意两点间的压力差,取决于气道阻力、气流形态(层流或湍流)、气流速率。

4. **气道开口压** 正常为大气压(0);在检测呼吸阻力和顺应性时,常通过阻断气流测定,用来反映肺泡内压。

5. **跨肺压** 是肺泡内压与胸膜腔内压或肺间质内压之差,是扩张或收缩肺的压力。跨肺压的大小主要与肺顺应性有关,肺顺应性减低时跨肺压增大。

6. **跨胸壁压** 是胸腔内压与胸廓外大气压之差,是胸壁扩张或回缩的压力,其大小主要取决于胸

图中标注:口腔内压、气道内压、跨气道压、跨肺压、胸腔内压、肺泡内压、跨胸壁压、跨胸压、环境压力(大气压)

廓的顺应性。

7. **跨胸压** 是肺泡与胸廓外大气压之差,是胸廓、肺脏扩张或压缩的总压力。控制性机械通气时的跨胸压为呼吸机驱动呼吸的总压力。

8. **跨气道压** 是气道内外的压力差。由于静息状态下肺间质负压与胸腔负压相同,胸腔内气道的经气道压等于胸腔内压与气道内压之差。机械通气时,可通过增加呼气末压力的方法来增加呼气时的气道内压,减小跨气道压,防止气道陷闭。

上述压力皆受气道阻力的影响。气道阻力增加时,气流不能迅速进入肺内,胸腔和间质负压显著增加,并可能发生肺水肿。

二、肺通气的动力

气体进出肺脏取决于两方面因素的相互作用:一是推动气体流动的动力;二是阻止其流动的阻力。前者超过后者,方能实现通气。

1. **呼吸肌** 是产生呼吸运动的源动力。产生吸气动作的是吸气肌,主要有膈肌和肋间外肌。平静呼气时,肺借助自身的弹性完成呼气过程,呼气肌不起作用。呼气肌主要有肋间内肌和腹壁肌,此外,还有一些辅助呼吸肌,如斜角肌、胸锁乳突肌和胸背部的其他肌肉等,这些肌肉只在用力呼吸时才参与呼吸运动。

2. **吸气运动** 吸气肌收缩时发生吸气。膈位于胸腔底部,呈穹窿状向上隆起,肌纤维从顶部中央的中心腱向四周呈辐射状排列,静止时向上隆起。当膈肌收缩时,穹窿部下降,从而使胸腔上、下径增大,肺亦随之扩张,产生吸气。膈下移的距离视其收缩程度而异,平静吸气时,下移 $1\sim2$ cm,深吸气时,下移可达 $7\sim10$ cm。由于胸腔呈圆锥形,下部面积比上部大得多,其中横膈面积约为 270 cm^2,因此横膈下降 1 cm 就可使胸腔和肺的容积增大 270 ml。据估计,平静呼吸时因膈肌收缩而增大的胸腔容积约为 400 ml,相当于总潮气量的 $60\%\sim80\%$,所以膈肌的舒缩在肺通气中起主要作用,机械通气患者应注意保护和发挥横膈的作用。横膈因收缩而下移时,腹腔内器官因受压迫而使腹壁突出;膈肌舒张时,腹腔内脏恢复原位。因为膈肌舒缩引起的呼吸运动伴有腹壁的起伏,所以称为腹式呼吸。肋间外肌的肌纤维起自上一肋骨的近脊椎端的下缘,斜向前下方走行,止于下一肋骨近胸骨端的上缘。由于脊椎的位置固定,而胸骨可以上、下移动,故当其收缩时,肋骨前端与胸骨上举,并使肋弓稍外展,尤以下位肋骨外展更为显著,从而使胸腔前后、左右径增大,胸腔容积与肺容积增大,产生吸气。由肋间肌舒缩产生的呼吸运动,称为胸式呼吸;胃肠道胀气或严重腹水的患者,多呈胸式呼吸;胸部有病变的患者,常呈腹式呼吸。婴儿因胸廓尚未发育好,肋骨较为垂直,不易提起,基本表现为腹式呼吸。正常成人是以腹式呼吸为主的混合式呼吸,在男性更明显。

3. **呼气运动** 平静呼气时,呼气运动依靠肺本身的回缩力而回位,并牵引胸廓缩小,恢复至吸气开始前的位置。用力呼气时,呼气肌参与收缩,使胸廓进一步缩小,呼气也有了主动成分。肋间内肌走行方向与肋间外肌相反,收缩时使肋骨和胸骨下移,肋骨还向内侧旋转,使胸腔前后、左右径缩小,产生呼气;腹壁肌的收缩,一方面压迫腹腔器官,推动横膈上移,另一方面也牵拉下部的肋骨向下、向内移位,两者共同作用使胸腔容积缩小,协助呼气。

4. **平静呼吸和用力呼吸** 机体在安静状态时平稳而均匀的呼吸称为平静呼吸。每分钟呼吸频率为 $12\sim18$ 次,潮气量约为 10 ml/kg。平静呼吸通过吸气肌有节律地收缩与舒张完成。当膈肌与肋间外肌收缩时,胸腔负压与肺容积扩大,肺内压低于大气压 $1\sim2$ mmHg(1 mmHg$=0.133$ kPa),大气流入肺内,形成吸气;膈肌与肋间外肌舒张时,腹腔内脏回位使膈穹窿上移,同时肋骨与胸骨下降回位,使胸腔负压与肺容积缩小,肺内压高于大气压 $1\sim2$ mmHg,肺内气体外流,形成呼气。可见,平静呼吸时,吸气由吸气肌群收缩(做功)完成,是主动过程;呼气则由吸气肌群舒张(未做功)完成,是被动过程。

机体活动、吸入气中 CO_2 浓度升高或氧分压降低、肺组织实变、气道阻塞,将导致呼吸加深、加快,称为深呼吸或用力呼吸。这时除膈肌与肋间外肌加强收缩外,辅助吸气肌也参与收缩,胸腔负压与肺容积更为扩大,肺内压比平静吸气时更低,吸入的气体容积更大。用力呼气时,除吸气肌群松弛外,肋间内肌和腹肌等呼气肌群也参与收缩,使胸腔负压与肺容积缩小,肺内压比平静呼气时更高,呼出气体更多。可见,用力呼吸时,除吸气肌群加强做功外,呼气肌、辅助呼吸肌都参与了呼吸活动,吸气和呼气都是主动过程,因而消耗的能量也更大。须强调在用力呼气过程中,被动运动仍起主要作用。

综上所述,肺通气的动力可概括如下:呼吸肌舒缩引起的呼吸运动是肺通气的源动力,结果是引起胸腔内压的周期性变化,肺随之扩张和回缩,肺容积的这种变化又造成肺内压和大气压之间的压力差,推动气体进出肺泡,即压力差是肺通气的直接动力。

三、肺通气的阻力

通气阻力升高是通气障碍的最常见原因。肺通气的阻力有弹性阻力和非弹性阻力两种基本类型,前者是平静呼吸时的主要阻力,约占总阻力的2/3;非弹性阻力,包括黏性阻力和惯性阻力,约占总阻力的1/3,其中又以气道阻力为主。

(一)弹性阻力和顺应性 呼吸器官的主要特性是弹性,顺应性(compliance, C)是弹性阻力(elastance, E)的倒数,即 $E=1/C$,顺应性是常用的力学概念,呼吸系统的顺应性主要涉及三个概念:

$$肺顺应性(C_L)=\frac{肺容积变化(\Delta V)}{跨肺压变化(\Delta P)}$$

$$胸廓顺应性(C_{cw})=\frac{肺容积变化(\Delta V)}{跨胸壁压变化(\Delta P)}$$

$$胸肺总顺应性(C_{rs})=\frac{肺容积变化(\Delta V)}{跨胸压变化(\Delta P)}$$

1. **肺静态顺应性** 测定肺顺应性时,分步吸气(或打气入肺)或分步呼气(或从肺内抽气),每步完成后,屏气,放松呼吸肌,测定肺容积的变化和胸腔内压,然后绘制肺的 P-V 曲线,按上述公式计算即可。因为在屏气、无呼吸运动、无气流的状态下完成测定,所以称为肺静态顺应性(C_{Lst}),简称肺顺应性(C_L)。C_L 大小与容积和吸呼气状态有关,若吸气和呼气状态连续完成胸腔内压和肺容积变化的测定,则有肺 P-V 环(图2-3)。

2. **肺顺应性的特点** ① 呼气和吸气曲线并不重合,考虑与肺泡表面张力和肺组织黏性有关,因此肺组织也称为黏弹性物体。② 曲线呈S形,中间段陡直,简称陡直段,斜率或顺应性最大,与弹性纤维的可扩张性有关,是常规计算顺应性的部分;上段平坦,称高位平坦段,斜率或顺应性小,与胶原纤维对弹性纤维的限制有关;高位平坦段与陡直段的交点称为高位拐点(upper inflexion point, UIP),其容积相当于占TLC 85%～90%的位置;下段平坦,称低位平坦段,斜率或顺应性小,与肺容积缩小、小气道

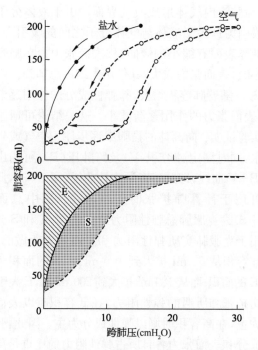

图2-3 肺的 P-V 曲线图

和肺泡陷闭、表面张力持续增大(表面活性物质的作用在一定容积时达极限而不是继续增大)有关;低位平坦段与陡直段的交点称为低位拐点(lower inflexion point, LIP),相当于正常FRC的位置。健康成人自然呼吸位于中间陡直段,吸气和呼气曲线非常接近,C_L 皆约为0.2 L/cmH$_2$O。当肺充血、肺组织纤维化或肺泡表面活性物质减少时,C_L 减小,弹性阻力增加;肺过度充气超过 P-V 曲线的UIP时,弹性阻力将急剧增加;在急性呼吸窘迫综合征(ARDS)患者,肺容积显著缩小使呼吸位于低位平坦段时,不仅弹性阻力显著增大,切变力(也称为剪切力)也显著增大,最容易发生肺损伤。

3. **比顺应性** 除肺实质特性外,C_L 还受肺容积(TLC)的影响。TLC大者 C_L 大,如成人;TLC小者 C_L 较小,如小儿。由于不同个体间TLC存在着差别,在比较其顺应性时必须排除肺容积的影响。比顺应性(specific compliance, C_{sp})是单位肺容积下的顺应性,常用肺顺应性(L/kPa 或 L/cmH$_2$O)与TLC或FRC(L)的比值表示,其中 C_L/FRC的正常值约为0.8 kPa^{-1}(0.08 cmH$_2$O^{-1})。

4. **肺弹性阻力的来源** 主要有两个方面:肺泡表面液体层与气体的界面所形成的表面张力、肺弹性成分的弹性回缩力,前者约占肺弹性阻力的2/3,后者约占1/3。

(1)肺泡表面张力:肺泡表面覆盖着薄层液

11

体,与肺泡内气体形成液气界面。由于液体分子间的吸引力远大于液体与气体分子之间的吸引力,因而液体表面有缩小的倾向,称表面张力。在肺容积较小时,表面张力较大,其作用大约占总肺弹性阻力的2/3;随着肺容积增大,肺弹性成分的作用逐渐加大,表面张力的作用逐渐减小。这一结论可通过下述实验证实:向离体的猫肺中逐步注入空气或生理盐水,同时测定肺容积(V)及跨肺压(P),可描出肺的P-V曲线,即肺静态顺应性曲线(图2-3),此曲线可用于计算肺扩张时所做的功。图中总面积(E+S)为克服肺总弹性阻力所做的功;E和S分别为用于克服肺实质弹性阻力和表面张力所做的功,当肺容积从50 ml扩大到100 ml时,S的面积远大于E的面积;而从180 ml扩大到200 ml时,E大于S。说明扩张肺所遇的弹性阻力,在低容积时以表面张力为主,在高容积时则以弹性成分为主。因此,肺弹性成分和表面张力各自所占弹性阻力的比重是随肺容积大小而变化的。

(2) 肺表面活性物质(pulmonary surfactant, PS):是复杂的脂蛋白混合物,主要成分是二棕榈酰卵磷脂(DPPC),由Ⅱ型肺泡细胞合成、释放,分子的一端是非极性的脂肪酸,不溶于水;另一端是极性的,易溶于水。因此,DPPC分子垂直排列于液气界面,极性端插入水中,非极性端伸入肺泡气中,形成单分子层分布在液气界面上,并随肺泡的张缩而改变其密度。正常PS不断更新,以保持其正常的功能。PS使肺泡液气界面的表面张力下降,肺弹性阻力下降,有利于肺扩张;同时,减弱了表面张力对肺毛细血管中液体的吸引作用,防止液体渗入肺泡,使肺泡保持相对干燥。此外,由于PS的密度随肺泡半径的变小而增大,也随半径的增大而减小,所以小肺泡PS的密度大,降低了表面张力的作用,有助于防止小肺泡的萎陷;大肺泡PS的密度小,表面张力较大,有助于防止其过度膨胀,从而维持大肺泡与小肺泡之间的压力平衡,保持大小肺泡的稳定性。

急性肺损伤、肺炎、肺血栓等疾病可损害Ⅱ型肺泡细胞的功能,使PS分泌减少或活性降低,肺泡表面张力增大,致使吸气阻力增大,甚至发生或加重肺不张和肺水肿。胎儿的Ⅱ型肺泡细胞在妊娠6~7个月开始分泌PS,到分娩前达到高峰。某些早产儿,因Ⅱ型肺泡细胞尚未成熟,缺乏PS,以致发生肺不张和肺泡内透明质膜形成,导致新生儿ARDS的发生。因此,了解Ⅱ型肺泡细胞的成熟过程、PS的

代谢和调节有重要的理论和实践意义。

(3) 肺弹性回缩力:几乎肺组织的所有成分都具有弹性,均参与弹性阻力的形成。除表面张力外,弹性纤维和胶原纤维是肺弹性阻力的主要来源。肺的弹性成分还包括网状纤维、组织细胞、上皮细胞、血管和小气道等。因为肺弹性成分主要存在于肺间质,所以肺弹性阻力也主要来自肺间质。在正常肺中,血管、小气道及组织细胞所占肺弹性阻力的比例甚小;当肺部发生炎症、水肿时,肺弹性阻力可明显增加。肺气肿时,弹性纤维被破坏,弹性阻力减小,FRC和RV增大。

总之,肺弹性阻力包括肺泡表面张力和肺实质弹性回缩力。它是吸气的阻力,对呼气而言却是动力。当PS缺乏或功能下降时,吸气阻力增大,肺不易扩张,但呼气加快;弹性纤维被破坏时,对吸气影响不大,但限制肺泡气的呼出,FRC增大,也不利于肺通气,因此弹性阻力必须处于一定的平衡状态。

5. 胸廓的弹性阻力和顺应性　胸廓也具有弹性,胸廓处于自然位置时的肺容积相当于TLC的67%左右,此时胸廓毫无变形,不表现出弹性回缩或扩张力。肺容积小于TLC的67%时,胸廓的弹力向外,是吸气的动力、呼气的阻力;肺容积大于TLC的67%时,胸廓的弹性向内,成为吸气的阻力、呼气的动力。所以胸廓的弹力作用随胸廓位置而变化,这与肺明显不同,肺的弹力总是吸气的阻力、呼气的动力。总体上讲,与黏性阻力和惯性阻力不同,弹性阻力对吸气和呼气的不同阶段表现为相反的作用,一种情况下是阻力,另一种情况下则是动力。因为胸廓和肺脏紧贴在一起,两者同步扩张和回缩,故正常人胸廓顺应性与肺相同,也是0.2 L/cmH₂O。总体上胸廓弹性阻力增大而使肺通气发生障碍的情况较为少见,临床意义较小。胸廓顺应性可因肥胖、胸廓畸形、胸膜增厚和腹内占位病变而降低。在出现气胸、胸腔积液、肺不张的情况下,胸廓和肺脏的变化程度不同步,顺应性不同。

因为肺和胸廓呈串联排列,所以肺和胸廓的总弹性阻力增大,是两者之和;而总顺应性(C_{rs})降低,为0.1 L/cmH₂O,即:

$$1/C_{rs}=1/C_L+1/C_w$$

(二)非弹性阻力　非弹性阻力是惯性阻力和黏性阻力的统称。惯性阻力是气流在发动、变速、换向时因组织惯性所产生的阻止运动的因素,包括气

道、肺实质和胸廓的惯性阻力。物体惯性阻力的大小主要取决于单位容积的重量(密度)和变化的程度(位移)。正常情况下,气道接近于"刚性管道",吸呼气时的内径变化不大,几乎不产生惯性阻力;肺组织为含气组织,而胸廓是"中空"的结构,密度皆非常低,惯性阻力也非常小。平静呼吸时,呼吸频率慢,气流量度慢,上述组织的位移非常小,惯性阻力可忽略不计。在肺实质疾病,如 ARDS、肺水肿、肺间质纤维化,肺实质密度显著增高;胸廓异常,如肥胖、胸腔积液、胸膜肥厚等,胸廓的密度显著增大;病变的存在常导致呼吸反射性增强、增快,惯性阻力皆明显增大,但对呼吸的影响常被忽视。黏性阻力是气体流经呼吸道时气体分子间和气体分子与气道壁之间的摩擦阻力,也可是呼吸时组织相对位移所发生的摩擦阻力,前者称为气道阻力(airway resistance, R_{aw}),是非弹性阻力的主要成分,占80%~90%。虽然正常人自然呼吸时,R_{aw}只占总呼吸阻力的1/3,但气道阻力增加却是临床上通气障碍的最常见原因。胸廓和肺组织黏性阻力皆不大,但发生肺实质病变,如 ARDS、肺水肿、肺间质纤维化时,肺实质的黏性阻力显著增大。若发生胸廓异常,如肥胖、胸腔积液,其黏性阻力也明显增大,但与气道阻力相比,其对通气功能影响仍相对较轻。

1. **与黏性阻力有关的概念**

(1) 气道阻力(R_{aw}):气体流经气道时,来自气体分子之间和气体与气道壁之间的摩擦阻力,即气道阻力。它是呼吸系统的主要黏性阻力,常用阻断法和体描仪法测定。

(2) 肺阻力(R_L):是指呼吸时产生的气道阻力和肺组织黏性阻力之和。它可用多种方法直接测定,也是临床上比较常用的黏性阻力概念,但常误认为气道阻力,特别是在机械通气监测时。机械通气监测的是肺阻力,而不是气道阻力。当然由于肺组织本身的黏性阻力非常小,一般情况下用 R_L 代替 R_{aw},但出现肺实质严重病变的情况下,如肺炎、肺水肿、ARDS,肺实质的黏性阻力显著升高,R_L 就不能代表气道阻力。

(3) 肺实质黏性阻力(R_{lt}):是指呼吸时肺实质相对位移所产生的摩擦阻力。

$$R_{lt} = R_L - R_{aw}$$

如上所述,R_{lt} 一般非常小,临床上极少单独应用。在急性肺实质病变时,R_{lt} 显著增大。

(4) 胸廓黏性阻力(R_{cw}):是指胸廓组织位移产生的摩擦阻力。由于胸廓的黏性阻力非常小,即使有明显病变也不大,因此其价值不大,临床上极少使用。

(5) 呼吸阻力(R_{rs}):呼吸时,气体流经呼吸道时气体分子间、气体分子与气道壁之间的摩擦阻力,以及胸、肺实质相对位移所产生的摩擦阻力,是肺阻力与胸廓黏性阻力之和。

(6) 呼吸总阻抗(Z_{rs}):是气道、肺组织和胸廓的"阻抗"与"电抗"之和,是振荡式肺功能仪的特有概念,临床上很少用。

2. **气道阻力**　以单位时间内推动一定量气体流经呼吸道时所需的压力差(肺泡内压与口腔压之差)来表示,正常人每秒推动 1 L 气体进出呼吸道需 1~3 cmH₂O 的压力差,故气道阻力为 1~3 cmH₂O/(L·s)。同一气道,其阻力也可以不同,主要受气流形态影响。气流形态大体分为层流和湍流两种基本形式。正常呼吸时这两种流态并存,湍流常发生在大气道和气道分叉处,而层流则存在于小气道。由于两种气流产生的阻力不同,在呼吸力学中,常以下式来表示驱动压(ΔP)与其所克服的气流阻力之间的关系(图 2-4)。

$$\Delta P = K_1 \dot{V} + K_2 \dot{V}$$

式中 $\dot{V}$ 为气体流量,与下述的 Q 含义相同,K_1 与 K_2 分别为层流与湍流的常数。

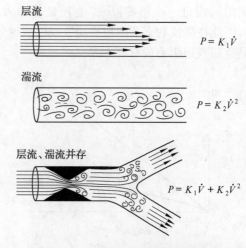

图 2-4　三种不同的气体流量形态

在呼吸过程中,单有层流而没有湍流时,气体流动符合泊肃叶定律,即层流运动的黏滞流体在长度为 L、半径为 r 的管道中流动时:

$$\Delta P = 8\eta L \cdot Q/\pi r^4$$
$$Q = \pi r^4 \Delta P/8\eta L$$

其中 η 为流体的黏滞度;阻力 $R = \pi r^4/8\eta L$。当管道的长度、半径以及流体的黏度确定时,R 是一定值。

单有湍流没有层流的状态符合范宁方程:

$$\Delta P = 8 \cdot 摩擦因子 \cdot L \cdot Q^2/4\pi^2 r^5$$
$$R = Q \cdot 摩擦因子 \cdot L/4\pi^2 r^5$$

摩擦因子由雷诺数(reynold,Re)和管壁的光滑度决定,若气体在不分支的光滑管道中流动,则流体形态由雷诺数决定。

$$雷诺数 = \frac{流量 \times 气体的密度 \times 管道半径}{气体的黏滞性}$$

一般雷诺数>1 500 是湍流,<1 000 是层流,介于两者之间为混合流。

平静呼吸时,气道中两种流态同时存在,所以气道阻力的计算公式仅为评估气道阻力的一种简化方法。

3. 影响气流阻力的因素　根据上述公式,影响阻力的因素主要有下述几种。

(1) 气流形态:如上述,气流形态是影响气道阻力的重要因素,气体可以分别以两种形态在气道内流动,但更多情况下是两种流态并存。根据上述流体力学原理,层流时的气道阻力是常数,压力消耗小。同样流量的湍流,阻力显著增大,且阻力大小随流量的增大而进一步增加,压力消耗显著增大(图2-5),因此在湍流状态下增加驱动压或机械通气压力不是克服气道阻力的有效方式。

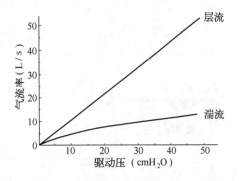

图2-5　不同气流形态下流量与驱动压的关系

气流太快和管道不规则,容易发生湍流,如气管内有黏液、渗出物或异物等时,可用排痰、清除异物、减轻黏膜肿胀等方法减轻湍流,降低阻力。正常情况下,呼吸频率(RR)为30次/min时的气道阻力是RR 为10次/min时的2倍左右,其主要原因是湍流的形成,故机械通气时,强调改善气道阻塞、减慢RR,而不是单纯增加通气压力。

(2) 流量大小:是影响气流形态的重要因素,在层流范围内,流量变化对阻力无影响;一旦转为湍流,阻力将显著增加。可通过延长吸气时间,减慢吸气流量和选择递减流量波等形式降低气流量。

(3) 气道管径:是影响气道阻力的另一特别重要的因素。因气道阻力与气道半径的4次方(层流)或5次方(湍流)成反比,故与长度相比,阻力随气道半径的减小而以16倍(层流)或32倍以上(湍流)的程度增加,气道狭窄可导致气道阻力显著增大,故当呼吸道狭窄时,如哮喘发作、喉痉挛、舌根后坠,常出现严重的呼吸困难。不适当的人工气道、过细的呼吸机连接接头可显著增加气道阻力。

(4) 肺容积的影响:在呼吸周期中肺容积不断地变化,吸气时容积增加,气道阻力降低;呼气时气道阻力增大。大气道依靠软骨环的支撑而能保持开放;第10级之后的小气道,因软骨消失,易受外力的影响。气道越小,结构越薄弱,越容易塌陷。小气道周围的结缔组织与肺间质中的弹性纤维等结构互相交织,从而维持小气道的持续开放。吸气时,肺扩张可牵拉小气道,扩大其内径,肺扩张也可降低胸腔内压,增大跨壁压,进一步扩大其内径;呼气时则相反。因此,在呼吸过程中,小气道阻力呈现一定的周期性变化。即使是大支气管,其管径也随肺容积而变化,阻力随容积增加而降低。在 TLC 和 FRC 之间的肺容积内,气道内径变化不大,气道阻力的变化也不大,但接近 RV 时,大量气道趋向陷闭,气道阻力直线上升(图2-6A)。

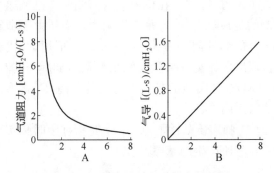

图2-6　肺容积对气道阻力的影响

气道阻力的倒数称为气道传导率(airway conductance,G_{aw}),简称气导[单位为(L·s)/cmH$_2$O]。

由图 2-6B 可见：气导与肺容积呈线性关系，线性关系有利于实验数据的处理，所以常用气导来反映气道阻力。

（5）身材与年龄的影响：肺容积与身材相关，因此能直接影响气道阻力。身材越高大，肺容积越大，气道内径和阻力也越大。在评估气道阻力时，为排除身材（也就是肺容积）因素，常采用气导与肺容积的比值，即比气导（specific airway conductance）来表示。气导与肺容积呈线性关系，故比气导则为常数，即比气导不受肺容积的影响。比气导的个体差异小，能较好地反映气道阻力。在胚胎期，大气道发育基本成熟；出生时，小气道也基本形成，但肺泡在出生后才逐步发育完善，因此新生儿的比气导较高，以后逐渐接近成人。老年人因肺组织的弹性减退，气道内径减小，气道阻力增加，比气导降低。因此，判断气道阻力时，除计算比气导外，还应与同年龄组的正常值对比，以消除年龄因素的影响。

（6）气道长度：是影响气道阻力的因素，但因每个个体的气道长度相对固定，故临床价值不大。

（7）气体的黏滞性：正常情况下，呼吸空气，呼吸衰竭患者常呼吸空气和氧气的混合气（空氧混合气），但因两者的黏滞性相似，密度也相似，故空氧混合气对气道阻力影响不大。

（8）气体的密度：如上述，气体的密度是影响气流形态的重要因素，空氧混合气成分的变化对气道阻力影响不大，但若用氦气取代氮气，密度显著降低，可避免或显著减弱湍流的强度，降低气流阻力，可用于重症哮喘的治疗。

4. 气道阻力的分布特点　生理情况下，气道阻力的 45% 大约位于鼻与口腔，25% 位于声门，15% 位于气管、大支气管，第 10 级之前的大气道阻力占总气道阻力的 85%；而第 10 级以后的小气道阻力约占 15%。在第 10 级后的各级小气道直径递减不明显，而分支倍增，总横截面呈指数式增大（图 2-7），相应的气道阻力显著减小。由于小气道阻力占总气道阻力的百分比非常小，故除非存在严重而广泛的病变，测定总气道阻力难以查出小气道的功能改变，因此小气道又称安静区（silent zone）。与口腔相比，鼻腔气路曲折，阻力更大，经鼻呼吸的阻力为经口呼吸时的 2~3 倍，故呼吸困难或剧烈运动时，常用张口呼吸。气管插管的导管内径显著缩小，表现为明显的湍流，阻力显著增加；而气管切开则可避开上呼吸道，可减少约 70% 的气道阻力（气囊未充气时），

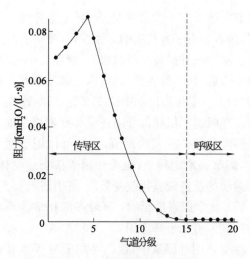

图 2-7　气道阻力分布图

显著减少呼吸功，也有助于缓解呼吸困难。

5. 影响气道内径的因素　气道内径不仅影响气流阻力，也影响气流形态，是导致气道阻力增大或降低的主要因素。气道内径主要受以下四方面因素的影响。

（1）气道内外的压力差：正常自然呼吸时，气道内压以 0 为基点波动，气道周边为较低的间质负压，气道的跨壁压稳定，气道内径变化不大。若呼吸阻力增大或用力呼吸导致吸气增强时，胸腔负压和间质负压明显增大，气道被动扩大，阻力变小；机械通气，气道内压增大也会使气道被动扩张。用力呼气时，胸腔内压增加，一方面压迫肺泡，增加气道内压，促进气体流动；另一方面也增加肺间质压，压迫气道。总的趋势是肺间质压的增加超过气道内压，对胸内气道起挤压作用，使其口径缩小，越用力呼气，这种挤压力越大，挤压的气道范围越广。用力呼气时，这种胸腔内压对气道的压迫称气道的动态挤压（dynamic compression）作用；有气道阻塞时，这种变化将非常显著，主要见于支气管哮喘和慢性阻塞性肺疾病（COPD）的急性发作期。因此对此类患者，无论是否进行机械通气，都应设法缓解患者的呼吸窘迫。

（2）肺实质对气道壁的外向放射状牵引：小气道的弹力纤维和胶原纤维与肺泡壁的纤维彼此穿插，像帐篷的拉线一样对气道壁发挥牵引作用，以保持小支气管的开放。气道或肺实质的破坏可使这种牵引作用减弱，导致气道阻力增加，常见于 COPD；缩唇呼气和 CPAP/PEEP 的应用皆可发挥改善作用。

（3）自主神经系统对气道管壁平滑肌舒缩活动

的调节：呼吸道平滑肌受交感、副交感神经的双重支配,两者均有一定程度的紧张性,其中后者的作用更强。副交感神经使平滑肌收缩,管径变小;交感神经使平滑肌舒张,管径变大,临床上常用拟肾上腺素能药物和 M 受体阻断剂解除支气管痉挛,缓解呼吸困难。呼吸道平滑肌的舒缩还受非肾上腺素能非胆碱能神经释放的递质的调节,它们可作用于接头前受体,调节递质的释放;也可作用于接头后受体,调节对递质的反应或直接改变效应器的反应。

(4) 化学因素的影响：有较多的化学物质对气道的收缩和舒张发挥作用。

在上述四种因素中,前三种均随呼吸运动而发生周期性变化,气道阻力也相应出现周期性改变。吸气时,胸腔负压增加,跨壁压增大;肺实质对气道壁的外向牵引作用增强;气道平滑肌扩张,从而使吸气阻力小于呼气阻力。某些疾病,如肺气肿时,因肺及支气管壁弹性减弱,顺应性增大,呼气时易发生萎陷,呼气阻力显著增大;哮喘患者,呼气期的挤压作用增强,因而呼气阻力明显大于吸气阻力。对于这类患者,机械通气时应适当增加吸呼气时间比,延长呼气时间,以尽可能保证充分呼气。

四、呼吸功

呼吸功是指呼吸运动时克服通气阻力所消耗的能量,标准单位是焦耳(J)。正常人平静呼吸时,呼吸肌收缩所做的功均用于吸气;而呼气时,肺的弹性回缩力足以克服通气阻力(主要是气道阻力),无须额外做功。

$$功 = 力 \times 距离$$

但呼吸功习惯用下式表达：

$$呼吸功 = 胸腔内压变化 \times 肺容积变化$$

需强调在有明显气流阻塞和内源性呼气末PEEP(PEEPi)的情况下,吸气初期的压力变化并不能导致肺容积变化,但消耗呼吸功。采用上述公式容易低估实际做功量,可用压力和时间乘积表示：

$$呼吸功 = 胸腔内压变化 \times 吸气时间$$

呼吸做功也可用氧耗量表示,正常人平静呼吸时的总氧耗量为 $200\sim300$ ml/min,而呼吸肌氧耗量为 $0.3\sim1.8$ ml/min,占总氧耗量的 5% 以下。运动时,呼吸肌氧耗量增加,但所占百分比基本不变。在支气管哮喘急性发作期,呼吸肌氧耗量为正常的 $4\sim10$ 倍,其常占总氧耗量的 25% 以上;若患者运动,通气量增大,呼吸肌氧耗量急剧增加,这是哮喘患者运动耐受性较差的主要原因之一。呼吸功与呼吸频率(RR)、潮气量(V_T)之间有一定关系。在某一特定的肺泡通气量水平,人体能不自觉地选择合适的 RR,以便消耗最低的呼吸功。当肺弹性阻力增加时,如肺间质纤维化,呼吸变浅而快,使得克服弹性阻力增加而消耗的呼吸功减少。当气道阻力增加时,如支气管阻塞,呼吸变深而慢,气体流量减慢,从而减少因气道阻力增加而消耗的呼吸功。若气道阻塞导致严重过度充气时,肺实质和胸廓的顺应性皆下降,又需改为浅而略快的呼吸,同时伴随肺泡通气量下降和高碳酸血症,这是人体的自我保护和调节功能,机械通气方式应符合呼吸生理的变化。

第三节　肺的血液循环

肺的血液循环有肺循环和来自体循环的支气管循环,前者位于左、右心室之间,其主要功能是在低压下将血液从右心室运输到肺微循环进行气体交换;后者则是肺的营养血管。

一、肺的血管系统

肺有两套供血系统,一套是来自体循环的支气管循环,包括支气管动脉及其分支、毛细血管和静脉,是肺、气道和胸膜等的营养血管;另一套为肺循环,由肺动脉及其分支、毛细血管和肺静脉组成,肺循环接受全身各器官的静脉回心血,并在肺内进行气体交换。

1. 肺循环　是肺的功能血管,主要作用是进行气体交换,还具有平衡肺血管内、外液体的作用,这一作用在肺水肿及炎症渗出等病理生理过程中具有重要意义,肺血管内皮细胞还有重要的代谢功能。肺微循环(pulmonary microcirculation)是指部分肌性肺动脉远端收缩力不太强的微血管。从总体上看,这部分血管总的横截面显著增大,提供了 $50\sim70~m^2$ 的巨大气体交换面积,相应的血流速度也明显缓慢;而毛细血管及肺泡壁的气体扩散厚度仅为周围组织的 1/10,皆非常有利于气体交换。肺微血管系统的毛细血管通常分为三型:肺泡毛细血管(alveolar capillary)、肺泡交界毛细血管(alveolar corner capillary)和肺泡外毛细血管(extra-alveolar capillary),其中以前者占大部分。

(1)肺泡毛细血管:存在于相邻肺泡壁间并填满肺泡间隔,大部分与Ⅰ型肺泡上皮基底膜融合,受肺泡内压变化的影响,当肺泡内压升高超过胸腔内压(肺充气)时,血管受压,血流量减少;反之,血管扩张,血流量增加。同时这部分血管也受到肺泡表面张力和表面活性物质(PS)的影响。因此,肺泡毛细血管的血流状态取决于肺容积、血管内压力和肺泡表面张力的综合影响。

肺泡毛细血管主要由胞质延展的单层内皮细胞组成,这层内皮细胞连续排列形成管壁极薄的血管,迂回行进于肺泡隔的间质中。血管内皮细胞和紧邻的肺泡上皮细胞均固定于相隔的基底膜上,其中约一半的内皮细胞基底膜与肺泡上皮细胞基底膜相融合,形成肺泡毛细血管膜(ACM),简称薄部,为气体交换提供了极大的表面积和极短的扩散距离;另一半的两层基底膜相互分开形成所谓的厚部,是肺液体和溶质跨毛细血管转运的主要部位。厚部由胶原纤维、弹性纤维和蛋白聚糖等组成。

(2)肺泡交界毛细血管:位于 3 个肺泡的交界处,这部分血管行走于上皮皱襞中,可避免肺泡压力变化的影响,但数量有限,作用也有限。

(3)肺泡外毛细血管:包绕于结缔组织鞘中,不受肺泡内压力变化的影响,但受肺间质压的影响。吸气时,肺间质负压增大,血管扩张,血流量增加;呼气时,血流量减少。肺容积对肺泡毛细血管和肺泡外毛细血管的不同影响保证了不同状态下肺血液循环的通畅。

2. 支气管血管系统 是肺组织,特别是肺动脉、气道和胸膜的营养血管。支气管动脉一般起源于主动脉弓远端和胸主动脉腹侧。支气管动脉从肺门附近进入肺,通常行走于支气管血管鞘内,其管径明显小于伴行的支气管或肺动脉,炎症病变时可明显扩张。营养气道的支气管血管,其毛细血管丛分布于大、小气道壁内,主要功能是向气管至呼吸性细支气管段的气道供血,而呼吸性细支气管以下部位的供血由肺循环完成。支气管的小静脉分布于支气管黏膜固有层和外膜中,与肺静脉之间存在大量的吻合支。在终末细支气管部位,支气管小动脉与呼吸性细支气管和肺泡管处的肺泡毛细血管丛广泛吻合。支气管小静脉大部分在肺门附近汇合成支气管静脉,并最终通过奇静脉、半奇静脉或左无名静脉回流入右心房。正常情况下,支气管循环的血流量仅占心排血量的 $1\%\sim2\%$。

二、肺循环的压力

1. 正常肺循环的压力 肺循环压力是肺循环压强与大气压的压强差。肺循环各部位的压力皆非常低,任何两点之间的压力差也非常小,肺动脉主干的平均压为 15 mmHg,收缩压和舒张压分别约为 25 mmHg 和 8 mmHg。与之相对应的主动脉中的平均压为 100 mmHg,高 $5\sim6$ 倍。左、右心房的压力较为接近,分别为 5 mmHg 和 2 mmHg,因此肺循环和体循环的压差分别约为 10 mmHg 和 98 mmHg,后者约高 10 倍。肺动脉及其分支的管壁菲薄,平滑肌细胞含量少,这是维持其低压状态的结构基础;而体循环的动脉管壁较厚,平滑肌细胞丰富,这一结构特点在小动脉壁尤其明显。这种结构的差异反映了两种循环系统不同的功能,体循环调节全身各部位的血供,包括离心脏平面较高的部位(如头部或高举的上臂);而肺循环需要持续接受全部的心排血量。由于肺循环很少涉及将血液从一个区域转送到另一区域,故其压力低至能维持肺顶部的血供即可。肺循环的这种低压力减轻了右心做功,在很小的做功条件下就能有效地维持气体交换。

肺循环中的压力分布比体循环均匀得多,最大的压差位于毛细血管上游。由于毛细血管静水压(capillary hydrostatic pressure)是液体渗入肺间质和肺泡(肺水肿)的主要压力,故在临床上测定这一压力有助于判断肺水肿的性质和部位。

2. 肺循环内压和肺循环外周压 肺循环内压是肺循环压强与血管周围的压强差,肺血管外周压则是其周围的压强与大气压之差。讨论两者时必须区分肺泡和肺泡外血管。肺泡血管的内径由肺泡内压和肺泡周围毛细血管内压共同决定,其结果是肺泡血管的萎陷或扩张取决于血管内和肺泡内的压力差(跨壁压)。当肺泡内压超过毛细血管压时,血管萎陷。肺动脉、肺静脉等大血管和肺泡外毛细血管位于肺间质负压的环境中,其外周压小于肺泡毛细血管的外周压。吸气时,这些血管受到肺实质弹性张力的作用而扩张,外周压降低,其降低的程度与胸腔负压的变化成正比。描述肺循环的压力必须涉及循环内压、外周压和跨壁压,这与体循环明显不同(其外周压为大气压,等于0)。

三、肺 血 流

1. **肺血容量** 肺血管容纳的血量,大约是体循环血容量的12%。在成人平静呼吸时,两侧肺约含450 ml血液,其中70~100 ml存在于毛细血管,其余大部分在动、静脉中。自然吸气时,肺循环阻力(pulmonary vasculare resistance,PVR)增加,肺血容量也相应增加,这与体循环不同。用力呼气或正压呼吸时,肺中形成高压,肺循环可向体循环挤出多达250 ml的血液。大出血时体循环血容量的丧失可部分通过肺循环自动转移而得到补偿。血中儿茶酚胺显著增加时,体循环血管收缩,肺循环变化不大,大量体循环血液进入肺循环,这是脑部损伤、肾上腺素瘤、突发性高血压患者发生肺水肿的机制之一。

2. **肺血流量** 相当于心排血量,因此影响心排血量的因素也影响肺血流量。在大多数情况下,肺血管呈被动性扩张,故肺循环压升高时血管扩张,而压力下降时血管回缩。肺血管也受各种神经体液因素的调节,但除低氧外,其敏感性远低于体循环。肺血流量在各肺段分布比较均匀一致,以确保气体交换的正常进行。

四、肺循环阻力

PVR主要存在于肺微血管中,其中一半形成于毛细血管中,提示肺小动脉和毛细血管是肺血管床压力下降的主要部位,这与体循环阻力主要存在于小动脉中不同。与压力的描述相似,肺循环阻力也分为血管内和血管外两种情况。

1. **肺循环内阻力** 简称肺循环阻力。正常肺循环的明显特征是在肺动脉压轻度增高的状态下容纳大幅度增多的心排血量。血流量增多引起肺动脉压轻度升高,但左房压保持不变;而左房压升高并不伴有肺动脉压和血流量的明显变化。在上述两种情况中均出现PVR下降,这与体循环明显不同。在正常生理情况下,肺微血管床中的部分毛细血管处于关闭状态,或即使开放也没有血流通过,当循环压力升高时,这些血管开放、血流通过;正常开放的血管也出现被动性扩张,故PVR降低。

2. **肺血管外阻力** 肺泡毛细血管和肺泡外血管阻力的形成有明显不同,两部分共同作用导致FRC位置的PVR最低。肺扩张时,肺泡外血管(肺泡外毛细血管、肺静脉、肺动脉)的阻力下降;肺泡毛细血管的阻力增大,总体上PVR增大;肺容积增大时,肺泡壁延展使肺泡毛细血管内径变小,这也是PVR增大的原因之一。肺容积低于FRC时,将出现肺血管狭窄或扭曲变形,PVR也增大。PVR还受许多影响肺血管壁平滑肌舒缩状态因素的影响,其中最主要的是低氧和酸中毒,而交感-儿茶酚胺系统的影响要小得多。

3. **血液黏滞度** 与PVR呈正相关。决定血液黏滞度的主要因素是血细胞比容。实际上血液黏滞度反映了红细胞在肺微血管中的变形能力和血浆黏滞性。实验结果显示,血细胞比容大于40%时可引起平均肺动脉压和PVR明显升高。低氧诱发的红细胞增多症以及伴随的血黏滞度增高是高原性或缺氧性PVR增高的主要因素。

五、肺血管舒缩功能的调节

正常肺循环床的静息血管张力和阻力皆非常低。血管舒缩功能的调节可简单总结为:体内产生的血管舒缩物质,神经反射介导的血管张力变化,各种药理学因素对血管张力的影响,肺泡和动脉血中的气体改变对血管张力的影响。但总体而言,除氧分压外,肺循环对血管活性药物的敏感度非常低,向血管内注入强血管扩张剂几乎不降低血管基础阻力。血管运动张力的改变通常可从3个层次来观察:① 整体效应,或全肺血管阻力的改变。② 区域效应,或血液在不同平行血管间的分布,如肺低氧性血管收缩反应。③ 重力依赖性,是肺实质心源性和非心源性水肿形成的机制之一。

第四节 气体在肺内的交换

肺的主要功能是气体交换,而气体交换的完成有赖于肺泡各部位通气量与血流量的均衡和弥散功能的良好。

一、静动脉血分流

静动脉血分流(shunt)指静脉血未经肺泡气氧合即进入左心房,这种分流可发生在生理情况下,称为生理性分流,主要为心内分流,还有一部分来源于支气管血管和肺循环的吻合支,一般小于5%;在疾病状态下,则称为病理性分流,如 ARDS 患者肺泡的陷闭和实变。

二、通气血流比值

外界吸入气,经过各级支气管,最后抵达肺泡,与周围毛细血管进行气体交换。正常的气体交换,不仅要求适当的肺泡通气量和肺血流量,还要求吸入气和相应的血流均匀分布。静息状态下,成人每分钟肺泡通气量($\dot{V}_A$)约为 4 L,肺循环血量($\dot{Q}$)约为 5 L,即通气血流比值(ventilation perfusion ratio,$\dot{V}/\dot{Q}$)为 0.8,以此作为评价气体交换效率的指标。若$\dot{V}/\dot{Q}$等于或接近 0.8,则气体交换效率最高;若$\dot{V}/\dot{Q}$明显>0.8 或<0.8,则气体交换效率下降。

(一)正常$\dot{V}/\dot{Q}$ 受重力影响,肺血流分布表现为明显的重力依赖性,而气体的分布也呈一定的重力依赖性(尽管比血流轻得多),故正常条件下,$\dot{V}/\dot{Q}$在肺内的分布也是不均匀的。

重力使肺内的气体和血流分布存在自上而下的区域差异,即上肺部相对通气多、血流少,$\dot{V}/\dot{Q}$>0.8;下肺部相对通气少、血流多,$\dot{V}/\dot{Q}$<0.8;中肺部的$\dot{V}/\dot{Q}$=0.8。正常情况下,机体通过自身的调节机制,使血流在上肺有一定的增加,下肺有所减少;自主通气时,由于肩胛部和高位胸廓活动度非常小,上肺区通气减少;而低位胸廓和膈肌的活动度非常大,使下肺区通气量增加,从而使各部位和整个肺脏$\dot{V}/\dot{Q}$维持在 0.8 或接近 0.8 的水平(图 2-8)。

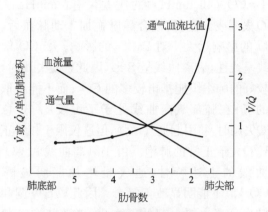

图 2-8 垂直位时肺泡通气、肺血流及其比值的区域性差异

$\dot{V}/\dot{Q}$相对正常时,肺毛细血管中的静脉血充分动脉化,使 PO_2 从 40 mmHg 左右升至 100 mmHg;而 PCO_2 则从 46 mmHg 降至 40 mmHg。

(二)$\dot{V}/\dot{Q}$失调 $\dot{V}/\dot{Q}$失调主要包括两种情况,即$\dot{V}/\dot{Q}$增加和$\dot{V}/\dot{Q}$降低,极端情况为无效腔通气和静动脉血分流,分述如下。

1. **低$\dot{V}/\dot{Q}$和静动脉血分流样效应** 由于某些原因,如气道不完全性阻塞、肺泡萎陷、肺组织受压而发生膨胀不全等造成肺泡通气不足,而该部位的血流灌注相对良好,$\dot{V}/\dot{Q}$<0.8,流经肺泡的静脉血尚未充分地进行气体交换就进入肺静脉和体循环,导致 PaO_2 下降,而 $PaCO_2$ 基本正常,故称为静动脉血分流样效应;若无肺泡通气,则为静动脉血分流。

2. **高$\dot{V}/\dot{Q}$和无效腔样通气** 由于某些原因,如肺血管痉挛或栓塞(脂肪、血栓、羊水、癌细胞)使局部血液灌注减少,但肺泡通气正常,则$\dot{V}/\dot{Q}$>0.8,使进入肺泡的新鲜气体不能与血液充分进行气体交换,生理无效腔增加,称为"无效腔样通气",导致呼吸功增加;若完全无血流通过时,则为无效腔通气。

机体对$\dot{V}/\dot{Q}$失调有一定的调节能力。当$\dot{V}/\dot{Q}$增高时,该区域肺泡的 PCO_2 降低,PO_2 升高,引起细支气管收缩,通气量减少,增高的$\dot{V}/\dot{Q}$改善;$\dot{V}/\dot{Q}$降低时,该区域肺泡的 PO_2 降低,PCO_2 升高,引起肺泡周围肺毛细血管收缩,血流量减少,降低的$\dot{V}/\dot{Q}$也会改善。

3. 静动脉血分流、$\dot{V}/\dot{Q}$ 失调对气体交换的影响 主要表现为低氧血症，$PaCO_2$ 多正常。机制主要有以下 3 个方面：① PaO_2（100 mmHg）与 $P\bar{v}O_2$（40 mmHg）的压差为 60 mmHg，而 $PaCO_2$（40 mmHg）与 $P\bar{v}CO_2$（46 mmHg）的压差仅有 6 mmHg。当 $\dot{V}/\dot{Q}$ 失调或分流时，混合静脉血加入动脉血后，对 PaO_2 的影响远大于对 $PaCO_2$ 的影响。② CO_2 解离曲线呈线性，氧离曲线呈 S 形，因此 $\dot{V}/\dot{Q}$ 失调时，通气较好的肺组织能排出较多的 CO_2；而不能摄取更多的氧（在肺部氧离曲线处于平坦段）。③ 急性 $\dot{V}/\dot{Q}$ 失调时，将引起通气增强，但这仅限于相对正常和 $\dot{V}/\dot{Q}$ 大于正常的肺泡。由于氧离曲线和 CO_2 解离曲线的上述特性，通气量增加能明显降低 $PaCO_2$，但不能明显改善氧合。因此 $\dot{V}/\dot{Q}$ 失调和静动脉血分流主要引起低氧血症，伴随肺泡动脉血氧分压差 $P_{(A-a)}O_2$ 增大；而 $PaCO_2$ 基本正常，甚至显著下降。$\dot{V}/\dot{Q}$ 失调的极端情况现举例说明如下。

$\dot{V}/\dot{Q}$ 失调的极端情况包括 $\dot{V}/\dot{Q}$ 无穷大（无效腔通气）和 $\dot{V}/\dot{Q}$ 等于 0（静动脉血分流）。$\dot{V}/\dot{Q}$ 无穷大和等于 0 时的氧合情况分别为：$PO_2 = 149$ mmHg，$SO_2 = 99\%$；$PO_2 = 40$ mmHg，$SO_2 = 75\%$。若两者各占 1/2，一次性混合后，$SaO_2 = (99\% + 75\%)/2 = 87\%$，根据氧离曲线，$PaO_2 = 56$ mmHg。$\dot{V}/\dot{Q}$ 无穷大和等于 0 时的 PCO_2 分别为 0 和 46 mmHg，两者混合后，$PaCO_2 = (0 + 46)$ mmHg$/2 = 23$ mmHg。混合后的 $P_AO_2 = (149 + 40)$ mmHg$/2 = 94.5$ mmHg，$P_{(A-a)}O_2 = (94.5 - 56)$ mmHg $= 38.5$ mmHg。因此 $\dot{V}/\dot{Q}$ 失调时，PaO_2 明显降低，$P_{(A-a)}O_2$ 增大，$PaCO_2$ 不升高。

非常严重的肺部疾病或合并基础肺功能减退时，正常或有良好功能的肺泡有限，不能有效代偿时，也会出现 CO_2 潴留，但不一定合并气道病变。

三、弥　　散

肺的弥散是指 O_2 和 CO_2 通过 ACM 进行交换的过程。O_2 从肺泡内扩散到毛细血管内，与血红蛋白结合的过程称为 O_2 的弥散；从碳酸氢根（包括血浆内和红细胞内）和血红蛋白释放的 CO_2 进入肺泡的过程称为 CO_2 的弥散。气体弥散包括三个连续不断的步骤，即气相弥散、膜相弥散（简称膜弥散）和血相弥散。当分压差为 1 mmHg 时，每分钟通过的气体量（ml/min）为该气体弥散量（D_L）。影响弥散的因素主要有以下几个方面。

1. **气体的物理特性**　组织或液体内气体张力常用分压表示，某种气体的分压高低主要取决于该种气体的浓度和溶解度（S）。溶解度是单位分压下溶解于单位容积的溶液中的气体量，一般以 1 个大气压、38℃、100 ml 液体中溶解的气体毫升数来表示。气体的扩散能力与该气体的溶解度成正比，与气体分子量（MW）的平方根成反比，其大小称为溶解系数。虽然 CO_2 的分子量（44）大于 O_2（32），但其在体液中的溶解度远高于氧，前者的溶解系数是 0.567，而后者仅为 0.023 9，所以 CO_2 的弥散能力是 O_2 的 20 倍。考虑到 O_2 在肺毛细血管两侧的压力差（60 mmHg）是 CO_2（6 mmHg）的 10 倍，故 CO_2 的实际弥散能力是 O_2 的 2 倍，因此临床上常用 O_2 的弥散量（D_LO_2）反映肺的弥散功能。

2. **弥散膜的面积和厚度**　气体的弥散屏障主要是 ACM，包括肺泡上皮细胞及其表面的液体分子层和其基底膜、毛细血管基底膜及其内皮。气体通过 ACM 的过程称为膜相弥散。任何肺部病变皆可能使 ACM 厚度增加或弥散面积缩小，导致 D_LO_2 下降。

3. **肺泡体积**　气体在肺泡内的扩散称为气相扩散，这不是肺内气体扩散过程的限速因素，但在肺气肿时，肺泡壁破坏，形成气肿泡，气体扩散的距离明显增加，气相扩散可达 300 ms 以上，也会导致 D_LO_2 下降。

4. **红细胞的特性**　就 O_2 的弥散而言，红细胞壁的厚度和血红蛋白的表面积（血相弥散）也可影响 O_2 的弥散，严重贫血或红细胞功能异常的患者也可出现 D_LO_2 下降。由于 CO 的弥散与 O_2 非常相似，且测定方便，故临床上常用 D_LCO 代替 D_LO_2，即 $D_LO_2 = 1.23 \times D_LCO$。

5. **气体与血液的接触时间**　正常情况下，红细胞流经肺毛细血管的时间为 0.75 s，血红蛋白的氧合时间为 0.30～0.35 s，足以完成气体交换。因此，临床上单纯因血流加快导致低氧血症的情况非常罕见，但血流加快可以加重低氧血症。

第五节 呼 吸 的 调 节

呼吸调节的主要目的是维持适当的 PaO_2 和 $PaCO_2$，协助稳定酸碱平衡。呼吸调节主要通过中枢神经调节、神经反射性调节和体液化学性调节三种途径来实现。

一、中枢神经性调节

呼吸肌由颈髓发出的膈神经和脊髓前角运动神经元发出的肋间神经支配，而后者又受呼吸中枢的控制。位于脑干，参与启动与调节呼吸运动的细胞群称为呼吸中枢。位于脑干不同部位的神经细胞群相互协调、制约，共同完成对呼吸运动的调节，其中延髓是呼吸节律的起源点，是基本呼吸中枢；脑桥的呼吸调整中枢和长吸中枢可使呼吸节律更完善；大脑皮质主要在随意呼吸运动中起作用。

二、神经反射性调节

与其他神经反射活动相似，呼吸的神经反射性调节也包括感受器、传入神经、中枢、传出神经和效应器五部分，但调节更复杂，本节仅就临床常见的几种情况进行分析。

1. 肺牵张反射　指肺扩张或缩小而引起的呼吸频率和幅度的反射性变化，前者称为肺扩张反射，其效应是使吸气受到限制，生理意义在于协助中止吸气，使吸气不致过深、过长，对重度哮喘或 COPD 患者的呼吸调节有重要作用；后者称为肺缩反射，在平静呼吸时意义不大，但对阻止呼气过深和肺不张有一定作用，在肺水肿或肺炎等情况下，肺的顺应性下降，肺泡不易扩张，肺缩反射兴奋，出现浅而快的呼吸。

2. 本体感受性反射　呼吸肌中的肌梭是本体感受器，接受肌纤维牵拉的刺激，反射性地引起呼吸运动增强，通气量增大，其意义在于使机体能随呼吸肌负荷的增加而加强呼吸运动，如支气管哮喘急性发作或 COPD 急性加重。

3. J 感受器导致的呼吸反射　通常认为 J 感受器在肺毛细血管旁。当毛细血管扩张时，J 感受器受到刺激，经迷走神经传至延髓，引起呼吸暂停或呼吸浅促、心动过缓、血压下降等。肺充血时的呼吸增快和呼吸困难感觉可能与本反射有关。

三、化 学 性 调 节

化学感觉器分为中枢性和周围性两大类，中枢性在延髓表面的腹外侧，主要对高 CO_2 敏感；周围化学感受器主要包括颈动脉体和主动脉体，主要对低氧血症敏感。

1. PCO_2　在健康人，PCO_2 变化是兴奋呼吸中枢的主要因素，其对呼吸中枢的影响主要通过两条途径实现：一是延髓的中枢化学感受器，对 PCO_2 的变化非常敏感，$PaCO_2$ 升高 2 mmHg 就会出现通气增强反应；二是通过外周化学感受器反射性兴奋呼吸中枢，但敏感性要低得多，$PaCO_2$ 升高 10 mmHg 才会出现通气增强反应。不仅如此，CO_2 通过中枢化学感受器兴奋延髓呼吸中枢的作用强度也要远远超过外周化学感受器，前者大约占 80%，后者仅占 20%。但下述情况例外：① 中枢化学感受器反应较慢，当 $PaCO_2$ 突然升高时，外周化学感受器可能起主要作用；② 中枢化学感受器受抑制时，外周化学感受器起主要作用。PCO_2 兴奋呼吸中枢的作用有一定限度，如 $PaCO_2$ 明显升高时将抑制中枢神经系统，产生 CO_2 麻醉。

2. pH　与 PCO_2 变化对呼吸中枢的影响相似，pH 变化对呼吸中枢的影响也是通过中枢和外周化学感受器而发挥作用的。中枢化学感受器对 pH（或 H^+）变化的敏感性也比对外周化学感受器的敏感性高得多，前者大约是后者的 25 倍。脑脊液中的 H^+ 才是中枢化学感受器的最有效刺激物，CO_2 对中枢化学感受器的作用主要通过 H^+ 实现。由于血-脑脊液屏障的作用，血液中的 H^+ 进入脑脊液的速度非常缓慢，限制了它对中枢化学感受器的作用。

一般而言，脑脊液与血液的 pH 是一致的。因脑脊液或血液中的 HCO_3^- 不易透过血-脑脊液屏障，而 CO_2 可自由通过，故脑脊液局部发生代谢性碱中毒或酸中毒后,通过血液代偿的速度非常缓慢,两个部位的 pH 可显著不一致。在撤离机械通气时,应充分考虑,否则容易导致撤机失败。

3. PO_2　PO_2 完全通过外周化学感受器反射性兴奋呼吸中枢,但其对呼吸中枢的直接作用是抑制性的。一般而言,PaO_2 对呼吸中枢的影响最不敏感,PaO_2 下降至 80 mmHg 以下时,才可能出现可觉察的通气反应增强;下降至 60 mmHg 以下时,才多出现明显的通气反应增强。因此,正常情况下,PaO_2 对呼吸中枢的影响微乎其微,但在慢性 CO_2 潴留的患者,呼吸中枢对 CO_2 的变化逐渐适应,此时低氧血症对呼吸中枢的兴奋性才更重要。

PCO_2、H^+、PO_2 三种因素可单独发挥作用,但更多情况下是相互影响共同发挥作用。

在慢性高碳酸血症患者,临床上强调低流量吸氧以维持低氧血症对呼吸中枢的兴奋性,又强调 PaO_2 在 60 mmHg 或 SaO_2 在 90% 以上以维持适当的氧合,实际上是不确切的,因为 PaO_2 在 60 mmHg 以上时,其对呼吸中枢的兴奋作用基本不存在,此时气道-肺实质的力学变化才是兴奋呼吸中枢的主要因素。在急性肺损伤或肺水肿等换气功能障碍的患者,常常将低 PaO_2 作为兴奋呼吸中枢的主要因素是不确切的,因为将 PaO_2 纠正至 60 mmHg 以上,呼吸加快、加强照样存在,且常常存在呼吸性碱中毒,此时肺实质的容积变化和毛细血管的张力变化等才是呼吸兴奋的主要因素;只要肺水肿和肺损伤改善,呼吸增强才会改善,否则可能需适当应用镇静剂、肌松剂抑制过强的自主呼吸。

(朱　蕾　沈勤军)

第三章
动脉血气分析

动脉血气分析是指对动脉血不同类型的气体和酸碱物质进行分析的技术过程,分析指标主要有三类:氧合参数、$PaCO_2$和酸碱物质。动脉血的气体主要有氧气、氮气、CO_2,每种气体产生的张力称为分压,各分压总和称为总压,分压是驱动气体弥散的直接动力。临床上通常认为动脉血的气体总压与大气压相同,但实际上由于饱和水蒸气被血液吸收,动脉血气总压比肺泡气压和大气压略低,约为713(760−47)mmHg。

一、氧合参数

1. 动脉血氧分压 PaO_2是动脉血中溶解状态的氧所产生的张力。青壮年PaO_2的正常值为80~100 mmHg,随年龄增加而逐渐降低,其正常预计值公式如下。

卧位:$PaO_2 = 103.5 − 0.42 × 年龄$
坐位:$PaO_2 = 104.2 − 0.27 × 年龄$

年龄>70岁时,PaO_2>70 mmHg为正常。

氧气从肺泡弥散到肺泡毛细血管,并由血流携带到左心和动脉系统。正常PaO_2较P_AO_2略低,其差值$P_{(A−a)}O_2$反映了弥散、$\dot{V}/\dot{Q}$和静动脉血分流的综合影响,正常人主要受静脉动脉血分流的影响,呼吸空气时$P_{(A−a)}O_2$为5~15 mmHg;在病理情况下常明显增大。机械通气可改善肺泡通气量和换气功能,降低氧耗量,提高PaO_2。

2. 动脉血氧饱和度 SaO_2一般用血红蛋白(Hb)氧饱和度表示,后者是指血红蛋白与氧结合的程度,即氧合Hb占总Hb的百分比,或Hb结合的氧量与Hb氧容量之比。以公式表示如下。

$$SaO_2 = HbO_2/(HbO_2 + Hb) × 100\%$$
或 $$SaO_2 = HbO_2/氧容量 × 100\%$$

SaO_2正常值为95%~98%。SaO_2与PaO_2直接有关,即PaO_2降低,SaO_2也降低;PaO_2增高,SaO_2也

升高。当PaO_2为150 mmHg时,SaO_2为100%,称为氧饱和。氧饱和时,Hb结合氧量等于血红蛋白氧容量。

(1)氧离曲线:尽管SO_2与PO_2直接有关,但两者关系并非线性,而是呈S形,称为氧解离曲线(氧离曲线)(图3-1)。氧离曲线大体可分为平坦段和陡直段两部分。PO_2超过60 mmHg后,PO_2明显变化所引起的SO_2变化幅度要小得多,如PO_2由60 mmHg上升至100 mmHg,PO_2增加40 mmHg,SO_2由90%上升到97%,仅升高7%;PO_2达100 mmHg后,SO_2已接近100%;PO_2达150 mmHg后,SO_2达100%,继续增加PO_2则不能引起SO_2进一步上升。PO_2低于60 mmHg时,氧离曲线处于陡直段,PO_2较小的变化即引起SO_2大幅度改变,如PO_2由25 mmHg增加到40 mmHg,SO_2增加约25%。

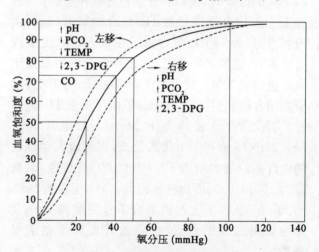

图3-1 氧离曲线及其影响因素

(2)氧离曲线的生理性意义及影响因素:氧离曲线的上述特性有利于血液从肺泡摄取氧和在组织毛细血管中释放氧。肺泡气PO_2处于氧离曲线的平坦段,因此肺泡气PO_2变化引起PaO_2下降时,SaO_2可无明显变化;而周围组织的PO_2处于氧离曲线的陡直段,故有利于氧合Hb的离解和向组织供氧。氧离曲线可因各种因素而产生左移或右

移。右移后,在相同 PaO_2 下 SaO_2 较低,有利于血液在组织中释放氧,不利于血液在肺部结合氧;左移则相反。氧离曲线移位在陡直段的表现更显著,因此主要影响血液在组织中释放氧,而对肺组织的氧合作用影响不大。影响氧离曲线右移位的因素主要有 $PaCO_2$ 增高、pH 降低、红细胞内 2,3-二磷酸甘油酸(2,3-DPG)增加和体温上升;反之则引起氧离曲线左移。

(3) P_{50}:为 $SO_2=50\%$ 时的 PO_2,是判断氧离曲线位置的客观指标。正常人体温 37℃、pH 7.40、$PaCO_2$ 40 mmHg 时,P_{50} 为 26.6 mmHg。氧离曲线右移时 P_{50} 较大,有利于释放氧;左移时 P_{50} 较小,有利于结合氧。

3. 动脉血氧含量(oxygen content of arterial blood,CaO_2) 每 100 ml 动脉血中所携带氧的毫升数,包括物理溶解氧、与 Hb 相结合氧两部分。

$$CaO_2(ml) = 0.003 \times PaO_2 + 1.39 \times SaO_2 \times Hb(g/100\ ml)$$

0.003 是氧的溶解系数,即每 100 ml 血液中每 1 mmHg PO_2 有 0.003 ml 物理溶解的氧。由于生理范围内的溶解氧量极少,在 PO_2 为 40 mmHg 和 100 mmHg 时,溶解氧分别约占氧含量的 0.8% 和 1.5%,因此通常把与 Hb 结合的氧量(血红蛋白氧容量)等同于血氧含量。在吸入高浓度氧或高压氧时,溶解氧明显增加,血氧含量将明显高于血红蛋白氧含量。理论上 1 g Hb 在 SaO_2 100% 时所能结合的氧量为 1.39 ml,但由于变性 Hb 的存在,实际结合量仅约为 1.34 ml。以正常 SaO_2 98%、Hb 15 g/100 ml 代入公式,则健康人动脉血的血红蛋白氧含量为 19.7 ml/100 ml 血液,氧含量为 20 ml/100 ml 血液。因此,CaO_2 主要与 SaO_2 和 Hb 有关,临床上改善氧合不仅要改善 PaO_2 及影响氧离曲线的因素,也应改善血红蛋白的量和质。

二、$PaCO_2$

$PaCO_2$ 是动脉血中溶解状态的 CO_2 所产生的张力。组织代谢产生的 CO_2 由静脉血携带至右心,然后通过肺血管进入肺泡,随呼气排出体外。肺泡气和动脉血 CO_2 的差值 $P_{(A-a)}CO_2$ 很小,可忽略不计,因此 $PaCO_2$ 是反映肺通气功能的可靠指标。$PaCO_2$

正常值为 35～45 mmHg,<35 mmHg 为通气过度,>45 mmHg 为通气不足。有效机械通气使肺泡通气量增加,CO_2 产生量下降,$PaCO_2$ 下降。

三、pH

pH 是评价血液酸碱度的指标,$pH=-\lg[H^+]$,实际计算时常采用公式:$pH = 6.1 + \lg[HCO_3^-]/(0.03 \times PCO_2)$。正常动脉血 pH 为 7.35～7.45,平均为 7.40。pH<7.35 为酸血症,pH>7.45 为碱血症。

1. pH 的合理评价

(1) 从公式可见,pH 受呼吸和代谢因素的双重影响。$[HCO_3^-]$ 的变化必然伴随 PCO_2 的变化,只要 $[HCO_3^-]/(0.03 \times PCO_2)$ 保持 20:1,pH 即能保持正常。

(2) 一般情况下,药物或机械通气治疗是否合适不以 $PaCO_2$ 是否正常为标准,而以 pH 是否在正常范围为原则。

(3) 若机械通气压力导致肺损伤的机会显著增加时,pH 可以允许在较低的范围,称为允许性高碳酸血症(PHC)。

(4) 若有明显颅内压增高,可允许 pH 适当升高,以利于脑血管收缩,脑脊液产生减少,降低颅内高压。若有高钾血症等情况,适当升高 pH 也有治疗作用。

(5) 无论何种情况,皆应尽量避免 pH 明显升高,以避免加重组织缺氧。

2. pH 的调节 血液 pH 能够维持在上述狭窄的范围内主要依靠血液的缓冲和肺、肾的调节作用。强酸或强碱经过缓冲系统缓冲后即转化为弱酸或弱碱。以碳酸-碳酸氢盐缓冲对为例说明如下。

$HCl + BHCO_3 \longrightarrow H_2CO_3 + BCl$(强酸变为弱酸)

$H_2CO_3 \longrightarrow CO_2\uparrow + H_2O$

$BOH + H_2CO_3 \longrightarrow BHCO_3 + H_2O$(强碱变为弱碱)

缓冲产生的 CO_2 和 HCO_3^- 最终分别由肺和肾排出。

当血液中 $[H^+]$ 增加或 $PaCO_2$ 上升时,呼吸中枢兴奋,通气量增加,$PaCO_2$ 降低;反之则呼吸中枢受抑制,通气量减少,PCO_2 增高,使 pH 尽可能维持或接近正常。

正常人每日体内产生 50～100 mmol 固定酸,

且由肾排出。当体内固定酸增多时,肾排 H^+ 和回吸收 HCO_3^- 增多,以保持 pH 的相对稳定。

四、碱 性 物 质

1. 血浆 CO_2 总量(total plasma CO_2 content, TCO_2) 是指存在于血浆中的一切形式的 CO_2 的总含量,包括物理溶解 CO_2、与蛋白质氨基相结合的 CO_2、HCO_3^-、CO_3^{2-} 和 H_2CO_3,其中 H_2CO_3 的含量仅为溶解状态 CO_2 的 1/800,CO_3^{2-} 的含量可以忽略不计,HCO_3^- 是血浆中 CO_2 运输的主要形式,占95%(表 3-1)。TCO_2 的正常值为 23~31 mmol/L,平均为 27 mmol/L。

表 3-1 动脉血浆中各种形式 CO_2 的浓度

成 分	含量(mmol/L)
H_2CO_3	0.001 7
CO_3^{2-}	0.03
溶解的 CO_2	1.20
氨基甲酰 CO_2	0.17
HCO_3^-	24.00

2. 实际碳酸氢盐(actual bicarbonate, AB)是指实际 $PaCO_2$ 及 SaO_2 条件下动脉血浆中的 HCO_3^- 浓度。正常值为 22~27 mmol/L,平均为 24 mmol/L。AB 受呼吸和代谢因素的两重影响,代谢性碱中毒导致 AB 升高,呼吸性酸中毒也导致 AB 升高。HCO_3^- 是血液 CO_2 运输的主要形式,进入血液中的 CO_2 大多进入红细胞内,在碳酸酐酶(CA)的作用下,迅速反应生成 H_2CO_3,并进而离解成 H^+ 和 HCO_3^-。H^+ 被还原血红蛋白缓冲,HCO_3^- 则由红细胞内转移到血浆,为保持电荷平衡,血浆 Cl^- 转移至红细胞,称为氯转移。

3. 标准碳酸盐(standard bicarbonate, SB) 是指在 37℃、血红蛋白充分氧合、PCO_2 40 mmHg 条件下测定的血浆 HCO_3^- 浓度。由于排除了呼吸的影响,SB 是反映代谢性酸碱平衡的指标。正常值与 AB 相同。

4. 缓冲碱(buffer bases, BB) 正常血浆中含有等量的阳离子和阴离子,而 BB 则是指血液中具有缓冲能力的阴离子的总量。各种缓冲物质在全血缓冲碱中所占比例见表 3-2。

表 3-2 全血缓冲碱的组成

成 分	含量(%)
血浆 HCO_3^-	35
红细胞 HCO_3^-	18
氧合与还原血红蛋白	35
血浆蛋白	7
有机、无机磷酸盐	5

(1)缓冲碱的成分和作用:一般认为 HCO_3^- 是血液中最重要的缓冲碱,不仅由于它含量高,占全血缓冲碱的 50% 以上,且能通过红细胞膜,并通过血红蛋白显著放大其缓冲作用;HCO_3^- 浓度还受肾调节,且缓冲 H^+ 后产生的 CO_2 由肺排出。当循环血液流经周围组织时,氧合血红蛋白解离出氧,供组织利用,形成碱性较强的还原血红蛋白,缓冲由组织细胞代谢产生、进入血液中的 CO_2。因此,血红蛋白缓冲系统在 CO_2 的运输和呼吸性酸碱紊乱的缓冲方面有很大作用,贫血患者不仅运输氧的能力下降,对呼吸性酸中毒和碱中毒的耐受性也显著下降,因此在合并贫血的呼吸衰竭患者,适当输血有多方面的价值,而新鲜血的作用更强,但这在临床上容易被忽视。血浆磷酸盐和蛋白质的浓度低且固定,缓冲作用非常有限。

(2)正常缓冲碱的概念:BB 作为碱储备的指标较既往单一的 HCO_3^- 指标有进步,但仍受一些因素的干扰,如血液 pH 和电解质都会影响 BB 的含量,为此有人将标准条件(即 37℃、血红蛋白充分氧合、PCO_2 40 mmHg)处理血液所测定的缓冲碱称为正常缓冲碱(NBB),并由实际测定缓冲碱与正常缓冲碱的差值来反映人体碱储备的情况。用公式表示即为:

$$\Delta BB = BB - NBB$$

上述公式将电解质等因素的干扰排除,因而比较合理。

(3)正常值和作用特点:BB 是反映代谢性酸碱平衡的指标。正常值范围为 46~54 mmol/L。BB 由碳酸盐缓冲碱〔HCO_3^-〕和非碳酸盐缓冲碱(Buf^-)组成,两者的关系如下。

$$CO_2 + H_2O \rightleftharpoons H_2CO_3 \rightleftharpoons H^+ + HCO_3^-$$

$$Buf^- + H^+ \rightleftharpoons HBuf$$

由上述公式可见,当 $PaCO_2$ 升高时,为缓冲

H_2CO_3消耗了 Buf^-,但 HCO_3^- 的浓度相应增加,BB总量不变。

5. **实际碱剩余**(actual bases excess,ABE) 将 1 L 全血的 pH 滴定到 7.40 所需的酸或碱的浓度,正常值范围为 ±3 mmol/L。与 AB 的意义相似,但 ABE 可反映血液酸碱物质总的缓冲能力,故可能更确切,但较少用。

6. **标准碱剩余**(standard bases excess,SBE) 简称碱剩余(BE),在 37℃、血红蛋白充分氧合、PCO_2 为 40 mmHg 的条件下,将 1 L 全血的 pH 滴定到 7.40 所需的酸或碱的浓度。BE 即上述 ΔBB。用酸滴定表示碱剩余,用正值表示;用碱滴定表示碱不足,用负值表示。BE 与 SB 的含义相似,但因反映血液酸碱物质总的缓冲能力,故可能更有价值。BE 在 0 左右,正常值范围为 ±3 mmol/L。

(1) BE 检测的意义:BE 能反映血液缓冲碱绝对量的增减,故用来指导临床用药时,可能比根据 HCO_3^- 更准确。补碱(酸)量 = 0.6 × BE × 体重(kg)。一般先补充计算值的 1/2~2/3,然后根据动脉血气复查结果决定第二次补给量。应当注意,我们测定的血液只是细胞外液和总体液的一小部分,而且体外测定的结果也不能准确代表整体情况。

(2) BE 的分类:临床常用的 BE 有全血 BE(BEb)及细胞外液 BE(BEecf)。BEb 受 Hb 浓度的直接影响,因此要用 Hb 浓度进行校正,只要测得 pH 和另外一个指标(如 HCO_3^- 或 $PaCO_2$)就能方便地在 Siggaard-Anderson 列线图上读出已经用 Hb 校正的 BE 值。

一般情况下,上述各种 BE 的价值相似,可以同等对待。

(朱 蕾 王燕英)

第四章
呼 吸 衰 竭

呼吸衰竭(respiratory failure)是指各种原因引起的肺通气和(或)换气功能严重损害,导致低氧血症伴或不伴 CO_2 潴留,并引起一系列生理功能和代谢紊乱的临床综合征。

第一节 呼吸衰竭的基本知识

各种类型呼吸衰竭皆有一定的共性,是了解其发病机制、临床表现和治疗的基础。

一、病　因

呼吸衰竭的病因繁多,常见的有以下几种情况。

1. **呼吸道问题**　舌根后坠(昏迷或麻醉患者)、阻塞性睡眠呼吸暂停低通气综合征(OSAHS)、喉水肿或痉挛、支气管痉挛和水肿、呼吸道分泌物或异物阻塞,引起通气不足,常伴有气体分布不匀。

2. **肺实质病变**　重症肺炎、肺气肿、弥漫性肺间质纤维化、肺尘埃沉着症(尘肺)、肺水肿、肺损伤、肺不张等,引起肺容积和有效弥散面积减少、$\dot{V}/\dot{Q}$ 失调、静动脉血分流增加。

3. **肺血管病变**　肺血栓栓塞、脂肪栓塞、肺血管炎,使肺换气功能损害,引起 $\dot{V}/\dot{Q}$ 失调、无效腔通气、静动脉血分流增加。

4. **胸廓病变**　胸廓外伤、胸廓畸形、大量气胸或胸腔积液等,影响胸廓活动和肺扩张,导致通气减少,$\dot{V}/\dot{Q}$ 失调。

5. **神经-肌肉病变**　脑血管病变、脑炎、脑外伤、电击、药物中毒等直接或间接抑制呼吸中枢,脊髓灰质炎以及多发性神经炎导致神经传导功能障碍,重症肌无力、肌肉萎缩可导致呼吸肌收缩力不足等,引起通气不足。

二、诊　断

以动脉血气为客观标准,但病因和临床表现对诊断、判断预后和指导治疗有一定的价值。$PaO_2 <$ 60 mmHg 或 $PaCO_2 >$ 50 mmHg 为呼吸衰竭;在慢性呼吸衰竭,因机体已发生代偿,标准应适当放宽,即 $PaO_2 <$ 55 mmHg、$PaCO_2 >$ 55 mmHg,但习惯上皆采用前者。

三、分　类

常根据发病缓急、病理生理和动脉血气改变等分类。

1. **根据病程分类**　可分为三种情况。

(1) 急性呼吸衰竭:患者既往无呼吸道疾病,或有呼吸系统疾病,但本次发病与基础病无关。由于突发因素导致呼吸动力不足、阻力增加或换气功能损害,机体难以充分代偿,病理生理改变多严重。

(2) 慢性呼吸衰竭:多见于有慢性呼吸系统疾病或其他相关疾病的患者,如 COPD、OSAHS、中枢性低通气综合征、慢性间质性肺炎等。由于呼吸功能损害逐渐加重,虽有低氧血症和(或)CO_2 潴留,但患者机体多已充分代偿,病理生理改变和临床症状多较轻,部分患者仍能从事一定活动。

(3) 慢性呼吸衰竭急性发作:慢性呼吸衰竭患者一旦并发肺部感染,或因其他原因增加呼吸负荷,则发生失代偿,出现严重低氧血症和呼吸性酸中毒的临床表现。

2. **按病理生理和动脉血气分类**　分为两种基本情况。

(1) Ⅰ型呼吸衰竭:又称单纯低氧血症性呼吸衰竭,指 $PaO_2 <$ 60 mmHg,$PaCO_2 <$ 45 mmHg。一

一般是由于$\dot{V}/\dot{Q}$失调、弥散功能障碍和肺内静动脉血分流量增加所致。

(2) Ⅱ型呼吸衰竭：又称高碳酸血症性呼吸衰竭，$PaCO_2 > 50\ mmHg$，同时伴 PaO_2 下降(可以<$60\ mmHg$，也可以≥$60\ mmHg$)。它主要见于通气量不足，也见于严重$\dot{V}/\dot{Q}$失调。

3. **按肺容积分类** 对指导机械通气最有价值。

(1) 正常肺容积呼吸衰竭：呼吸驱动发生异常、神经传导障碍、呼吸肌功能减退等因素导致的呼吸衰竭，多由于药物中毒、呼吸中枢或神经-肌肉疾病等引起，气道-肺实质结构正常或接近正常。

(2) 高肺容积呼吸衰竭：气道阻力增加或气道陷闭、功能残气量显著增大导致的呼吸衰竭。它多见于 COPD、支气管哮喘和肺囊性纤维化等疾病。

(3) 低肺容积呼吸衰竭：肺实质、胸腔、胸廓疾病或创伤、手术等导致的呼吸衰竭。其特点是功能残气量显著下降，以换气功能障碍和低氧血症为主要表现。它常见于 ARDS、肺水肿、重症肺炎、肺间质纤维化等。

四、低氧血症和 CO_2 潴留的发生机制

1. **肺泡通气量不足** 引起低氧血症和高碳酸血症。肺泡通气量($\dot{V}_A$)不足有两种情况：一是 V_E 减小，见于呼吸泵衰竭；二是 V_E 不减小，甚至增加，但生理无效腔增加，导致$\dot{V}_A$减小，见于气道-肺实质疾病。

$\dot{V}_A$ 与 P_ACO_2($PaCO_2$)的关系曲线呈反抛物线形，当$\dot{V}_A > 1.5\ ml/min$ 时，$PaCO_2$-$\dot{V}_A$曲线较平坦，$\dot{V}_A$降低，$PaCO_2$ 仅轻中度升高，且一般不超过 $80\ mmHg$；$\dot{V}_A < 1.5\ ml/min$ 时，两者的关系曲线表现为陡直的线性，$PaCO_2$多大于 $80\ mmHg$，$\dot{V}_A$轻微下降即可导致 $PaCO_2$ 的显著升高，如 $PaCO_2$ 从 $80\ mmHg$升至 $100\ mmHg$ 需降低$\dot{V}_A$ $400\ ml$，若呼吸频率为 15 次/min，仅需降低潮气量 25 ml，因此在严重通气功能损害的患者，轻微的病情变化即可导致 $PaCO_2$显著升高。$\dot{V}_A$-P_AO_2(PaO_2)的关系曲线正好相反，$PaCO_2$的显著升高必然伴随 PaO_2的显著下降(图 4-1)。

2. **$\dot{V}/\dot{Q}$失调** 肺泡通气与肺泡周围毛细血管的血流灌注协调才能保证有效的气体交换。一般$\dot{V}/\dot{Q} = 0.8$，$\dot{V}/\dot{Q} > 0.8$ 时，肺泡通气量相对较高，而肺血流量相对较少，使肺泡无效腔增加；$\dot{V}/\dot{Q} < 0.8$

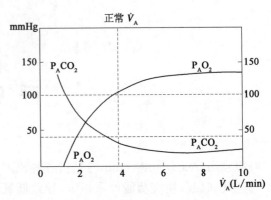

图 4-1 肺泡通气量与 P_AO_2、P_ACO_2 的关系

时，肺血流量相对较高，肺泡通气量相对较少，静脉血流经肺泡毛细血管时得不到充分的气体交换，出现分流样效应，总体上$\dot{V}/\dot{Q}$失调一般只产生低氧血症，无 CO_2 潴留(详见第三章第三节)。一般的哮喘急性发作或 COPD 急性加重仅有低氧血症，其主要原因是通气量代偿性增大，但$\dot{V}/\dot{Q}$失调加重。若肺实质损伤严重，有效肺泡不能充分代偿，$\dot{V}/\dot{Q}$失调也会导致$\dot{V}_A$下降和高碳酸血症。

3. **静动脉血分流** 肺泡萎陷不张、实变、肺泡水肿均可致肺内右至左静脉血分流量增加。当分流率超过 30%，提高吸氧浓度对改善 PaO_2 的作用非常有限(图 4-2)。

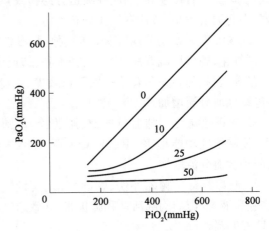

图 4-2 不同分流率时吸入气氧分压和 PaO_2 的关系

4. **弥散障碍** 主要影响氧的交换，产生低氧血症。但临床上单纯因弥散障碍导致低氧血症的情况非常少见。

5. **氧耗量增加** 并不会导致呼吸衰竭，但它是呼吸功能减退时加重低氧血症和 CO_2 潴留的重要原因。发热、寒战、抽搐、呼吸窘迫等皆可显著增加氧耗量。

总之，$\dot{V}_A$下降是发生高碳酸血症的主要原因，而$\dot{V}/\dot{Q}$失调则是低氧血症的主要原因，静动脉血分

流常导致顽固性低氧血症,氧耗量增加则诱发或加重呼吸衰竭。

五、低氧血症、CO_2 潴留对机体的影响

1. 对中枢神经的影响　急性低氧,如吸纯氮 20 s 可出现抽搐、深昏迷;急性低氧使 $PaO_2 <$ 36 mmHg 即可能出现脑细胞的不可逆损伤。逐步降低氧浓度,机体代偿良好,症状较轻,轻度低氧表现为注意力不易集中、智力减退、定向障碍;$PaO_2 <$ 50 mmHg 时可出现烦躁、神情恍惚;$PaO_2 <$ 30 mmHg 时则出现神志丧失;若 $PaO_2 < 20$ mmHg 则发生不可逆脑细胞损伤。低氧使脑血管扩张,血流量增加,但当颈内静脉 PO_2 降至 $10\sim15$ mmHg 时,脑血流量下降。

CO_2 开始升高时则直接抑制大脑皮质,降低其兴奋性,出现嗜睡;随着 $PaCO_2$ 的升高,CO_2 对皮质下中枢的刺激增加,间接引起皮质兴奋;过高的 $PaCO_2$ 则抑制皮质下层,使患者处于麻醉状态。高 $PaCO_2$ 还使脑血管扩张,血流量增加,严重时可引起脑组织水肿。

2. 对循环系统的影响　低氧可刺激心脏,使心率加快和心搏量增加,血压上升,冠状动脉血流量也相应增加。心肌缺氧可出现心电图异常,严重缺氧引起心室颤动或心搏骤停。低氧血症和高碳酸血症均能使肺小动脉收缩,肺循环阻力增加,肺动脉高压,甚至引起肺心病。

3. 对呼吸系统的影响　低氧通过刺激颈动脉体和主动脉体的化学感受器,使通气量增大。若缓慢出现低氧血症,则该反应变迟钝。CO_2 是强有力的呼吸中枢兴奋剂,吸入浓度为 1% 的 CO_2,V_E 即增加;若升至 10%,V_E 增加 10 倍;但若超过 12%,呼吸中枢受抑制,V_E 反而下降。在慢性 CO_2 潴留患者,V_E 增加不明显,则与呼吸中枢反应迟钝、肾功能的代偿使 pH 无明显降低有关。

4. 对肝、肾功能的影响　严重低氧血症损害肝细胞;随着低氧血症的纠正,肝功能随之恢复。缺氧和 CO_2 潴留会扩张肾血管,增加肾血流量和肾小球滤过率,尿量增加;当 $PaO_2 < 40$ mmHg、$PaCO_2 >$ 65 mmHg 时,肾血管收缩,尿量减少,容易发生肾功能损害。

5. 对酸碱平衡和电解质的影响　CO_2 潴留导致呼吸性酸中毒。低氧血症或循环功能障碍导致的严重缺氧皆可抑制有氧氧化,产生大量乳酸和无机磷酸盐;肾功能障碍则使酸性代谢产物排出减少,从而导致代谢性酸中毒。呼吸性酸中毒、代谢性酸中毒同时或先后发生可出现严重酸血症,使血压下降、心律失常,甚至引起心脏停搏,常伴高钾血症、低氯血症。慢性呼吸衰竭常伴随复杂酸碱平衡失调和电解质紊乱(见第五章)。

六、临 床 表 现

除原发病的表现外,主要为低氧血症和 CO_2 潴留所致的多脏器功能损伤和代谢紊乱的表现。

1. 呼吸微弱或呼吸困难　客观表现为呼吸频率、节律和幅度改变,中枢病变患者多表现为呼吸减慢、减弱,或呼吸节律改变。周围性则表现为浅快呼吸和辅助呼吸肌活动,如点头呼吸、提肩呼吸及三凹征。严重 CO_2 麻醉可引起呼吸减慢,甚至停止。

2. 发绀　低氧血症使 $SO_2 < 85\%$ 时往往出现口唇和指甲发绀,严重贫血者可不出现,但合并红细胞增多症者非常容易出现。$SaO_2 > 90\%$,而四肢末梢发绀是循环功能不良的表现。

3. 神经-精神症状　急性严重低氧血症可导致脑组织严重缺氧,出现精神错乱、烦躁、抽搐等症状。慢性缺氧多有智力或定向功能障碍。

CO_2 潴留引起中枢麻醉之前常出现兴奋症状,如失眠、烦躁、躁动,此时切忌用镇静剂或催眠药。CO_2 麻醉发生肺性脑病时则表现为神志淡漠、肌肉震颤、抽搐、昏睡,甚至昏迷。$pH < 7.3$ 的急性 CO_2 潴留会出现精神异常,但慢性 CO_2 潴留,$PaCO_2 <$ 80 mmHg,pH 接近正常的吸氧患者可无明显精神异常。$PaCO_2$ 继续升高,无论是急性或慢性都会出现 pH 下降和精神症状。

4. 肺动脉高压的表现　长期低氧血症、CO_2 潴留可引起肺动脉高压,慢性迁延可导致右心肥大和右心衰竭。需强调下肢水肿是右心功能不全的表现,但也可以单纯是血管升压素(抗利尿激素)和肾素-血管紧张素-醛固酮系统紊乱的结果。

5. 其他　CO_2 潴留患者可出现外周浅表静脉充盈、皮肤红润、温暖多汗,血压升高、心搏量增加、脉搏洪大,脑血管扩张、搏动性头痛。严重低氧血症和 CO_2 潴留会导致肝、肾功能异常,还会因消化道黏膜充血、水肿、糜烂、溃疡而导致消化道出血。

七、治　疗

(一)处理原则　在保持气道通畅的条件下,改善或纠正低氧血症,适度缓解 CO_2 潴留,纠正代谢功能紊乱,为基础疾病和诱发因素的治疗争取时间和创造条件,但具体措施应结合患者的实际情况而定。

(二)具体要求

1. **建立通畅的气道**　在氧疗和改善通气之前,必须采取一切措施,使呼吸道保持通畅,如用多孔导管通过口腔、鼻腔、咽喉部将分泌物和胃内反流物吸出;痰黏稠不易咳出,可用盐酸溴己新(必嗽平)、氨溴索(沐舒坦)溶液等雾化吸入,或用支气管解痉剂扩张支气管,必要时给予糖皮质激素以缓解支气管痉挛和水肿,或用纤维支气管镜将分泌物吸出。其他治疗措施还包括头颈部后仰,向前牵拉下颌部以保持大气道通畅。紧急情况下可行环甲膜穿刺。若上述处理效果不佳,则需及时建立人工气道。

2. **合理氧疗**　氧疗前应结合患者病情和实验室检查资料综合分析。首先,要了解呼吸衰竭属急性还是慢性;其次,要明确低氧血症是以换气障碍还是通气功能损害为主,是否合并 CO_2 潴留;最后,判断低氧血症、CO_2 潴留的程度和酸碱平衡失调的情况,为合理氧疗提供客观依据。氧疗以保持组织适当供氧、不明显加重 CO_2 潴留和尽可能避免氧中毒为原则(详见第六章)。

3. **增加肺泡通气量**　常用呼吸兴奋剂和机械通气改善通气功能。机械通气已成为呼吸衰竭的主要治疗手段,而呼吸兴奋剂因疗效不一,长期存在争论,但其使用简单、经济,便于推广,仍广泛应用。

(1) 呼吸兴奋剂的应用指征:呼吸兴奋剂刺激呼吸中枢或周围化学感受器,增强呼吸驱动,增大 V_T 和 V_E,但患者的氧耗量和 CO_2 产生量亦相应增加,并与 V_E 增加呈正相关,因此应严格掌握其应用指征和方法。以呼吸中枢抑制为主的 V_E 降低和高碳酸血症,如催眠药、麻醉剂、吗啡等过量,中枢性睡眠呼吸暂停综合征,特发性中枢性低通气,呼吸兴奋剂的疗效较好。在 COPD 等气道阻塞性疾病,高碳酸血症是由通气阻力显著增大、呼吸中枢反应性低下、呼吸肌疲劳等共同作用所致,应用呼吸兴奋剂的利弊取决于上述三者的综合情况,若 V_E 的增大超过氧耗量的增加,则呼吸衰竭改善,可继续应用呼吸兴奋剂;否则呼吸衰竭加重,应停药。在神经-肌肉病

变导致的通气功能障碍,以及肺炎、肺水肿、ARDS 等以换气障碍为特点的呼吸衰竭,或气道阻塞性疾病导致的单纯低氧血症,呼吸兴奋剂有弊无益,应列为禁忌。

(2) 使用呼吸兴奋剂的注意事项:应重视减轻气道、肺实质的机械负荷,如改善分泌物引流,应用支气管解痉剂和糖皮质激素,减轻肺间质水肿,引流胸腔积液,消除其他影响胸、肺顺应性的因素,否则通气驱动增强会加重气急和增加呼吸功。需适当增加 FiO_2。最后强调应充分利用呼吸兴奋剂的神志复苏作用,患者一旦神志清醒应立即鼓励其咳痰。

(3) 常用呼吸兴奋剂:主要有尼可刹米(可拉明),它能刺激呼吸中枢,增加 V_E,并有一定的苏醒作用。常规用量为 $0.375 \sim 0.75$ g,静脉缓慢推注,随即以 $3 \sim 3.75$ g 加入 500 ml 生理盐水中,缓慢静脉滴注(也可用微泵滴注),密切观察患者神志、角膜反射以及呼吸频率、幅度和节律;随访动脉血气,调节剂量。若出现皮肤瘙痒、烦躁等不良反应,需减慢滴速;若经 $4 \sim 6$ h 未见效,或出现肌肉抽搐等严重不良反应,应停药。

阿米脱林双甲酰酯能刺激周围化学感受器,增强呼吸驱动,改善通气;并能使通气不良肺区的血管收缩,使血流向通气较好的肺区灌注增加,从而改善 $\dot{V}/\dot{Q}$ 失调,提高 PaO_2。用量为每日 200 mg,分 2 次口服,长期服用可以缓解继发性红细胞增多症。大剂量应用可出现消化道症状,如恶心、呕吐等,也可发生肺动脉高压;静脉注射可发生心动过缓,严重肺动脉高压患者应慎用。

4. **酸碱平衡失调的判断和处理**

(1) 呼吸性酸中毒:在急性呼吸性酸中毒和严重慢性酸中毒患者,使用碱性药物(如 5% $NaHCO_3$)可暂时纠正酸血症,但后果是 V_E 进一步降低和 CO_2 潴留进一步加重,应慎用;在轻中度慢性呼吸性酸中毒患者,pH 多正常或接近正常,不需要碱性药物治疗。

(2) 呼吸性酸中毒合并代谢性酸中毒:使用碱性药物同样有加重 CO_2 潴留的危险,因为 $NaHCO_3 + HAc \longrightarrow NaAc + H_2O + CO_2$。若有严重酸血症或循环功能紊乱需适当补充碱性药物。

上述两种情况的共同问题:CO_2 分子可迅速通过血脑脊液屏障进出脑脊液,而 HCO_3^- 通过的时间较长,以至于 $PaCO_2$ 升高时,脑脊液 H^+ 浓度增加,

并在比例上超过 HCO_3^- 浓度,故有加重中枢神经酸血症的危险。这一机制亦关系到呼吸机停用策略,在机械通气患者,若长时间通气量过大,$PaCO_2$ 和 HCO_3^- 就相对偏低,脑脊液 PCO_2 和 HCO_3^- 亦偏低;若机械通气突然停止,则 $PaCO_2$ 增加,CO_2 迅速通过血脑脊液屏障,使脑脊液 pH 下降,导致呼吸中枢兴奋性增强和呼吸加快,患者会感到胸闷、气促,最终停机困难。

(3)代谢性酸中毒:应积极补充碱性药物,使 pH 尽可能正常。

(4)呼吸性酸中毒合并代谢性碱中毒:使用机械通气时,应适当控制通气量,避免 CO_2 排出过快,一旦 pH≥7.4 应迅速降低通气量;严格控制碱性药物用量,使血压趋向稳定或 pH≥7.3 即可;在应用糖皮质激素和利尿剂时要适当补充氯化钾;补充胶体,改善血容量;补充氯化钾,纠正低氯、低钾血症。

(5)呼吸性碱中毒:重症肺炎、肺水肿、ARDS 等容易产生呼吸性碱中毒。随着原发病的好转,pH 自动改善,无须特殊处理。气道阻塞性疾病可通过机械或化学感受器过度兴奋导致呼吸性碱中毒(常伴随低氧血症);其他单纯低氧血症患者也会发生类似情况,皆无须特殊处理,随原发病或诱发因素的好转而改善。

(6)呼吸性碱中毒合并代谢性碱中毒:多见于机械通气过度的慢性呼吸性酸中毒患者,治疗措施是迅速降低通气量,以减慢呼吸频率为主。强调以预防为主,逐渐增大通气量和严格控制 $PaCO_2$ 的下降速度。

5. 抗感染治疗　需结合原发病,强调在保持呼吸道通畅的条件下,经验性选择抗感染药物,然后根据培养及药物敏感试验调整药物。

6. 防治消化道出血　关键在于纠正严重低氧血症和 CO_2 潴留。若能迅速给予有效的机械通气,无须预防性用药;一旦发生消化道出血,应给予胃黏膜保护剂,如硫糖铝,或短时合用制酸剂,如西咪替丁、雷尼替丁、奥美拉唑口服或静脉用药;若出现大量呕血或柏油样大便,应暂时禁食,适当输新鲜血,同时给予局部止血药。

7. 休克　引起休克的原因繁多,如高碳酸血症和低氧血症本身的作用、酸碱平衡失调和电解质紊乱、血容量不足、严重感染、消化道出血、心力衰竭以及机械通气使用压力过高或不足。强调在适当扩充血容量的基础上,针对病因采取相应的措施。若治疗效果不佳应适当给予升压药。

8. 营养支持　患者摄入或输入的能量和蛋白质成分不足;而呼吸功增加、发热等可导致能量消耗上升,机体处于负氮平衡状态。营养不良时间过长会降低机体的免疫功能,感染不易控制;呼吸肌易疲劳,甚至出现全身衰竭。所以对于呼吸衰竭患者,需常规给予高蛋白质、高能量及含多种维生素和微量元素的饮食,以口服或鼻饲为主,必要时给予脂肪乳剂和白蛋白静脉滴注,一般每日总热量相当于中等体力劳动的需要量,蛋白质补充量应在正常需要量高限或超过高限的水平。不同疾病的具体营养要求不同,详见第二十六章。

第二节　不同类型呼吸衰竭的特点

呼吸系统由呼吸器官和调节系统组成,前者主要包括气道、肺和胸廓;后者则符合反射调节的组成,包括感受器、传入神经、呼吸中枢(延髓基本呼吸中枢及其调节中枢)、传出神经(主要是膈神经)、效应器(呼吸器官),其中行为性呼吸调节也有一定作用。呼吸衰竭是上述各个环节的结构或功能异常所致,不同环节异常的临床表现、检查结果和治疗皆有不同特点。

一、呼吸器官疾病

1. 上气道阻塞性疾病　以 OSAS 为代表,由于颏舌肌等张力下降,睡眠时发生间歇性低通气和呼吸暂停,本体感受器等反射性兴奋增强,呼吸驱动明显增强,故表现为嗜睡,以及睡眠时(包括夜间或白天睡眠时)打鼾和低氧血症。患者常肥胖,颈部粗短,一般情况较好,呼吸平稳,呼吸音正常。肺功能和肺部影像学基本正常。随着病情进一步加重,打鼾和嗜睡加重,睡眠时低氧血症明显加重,也可出现清醒时低氧血症;可出现轻度限制性通气功能障碍、换气功能下降;影像学表现为肺底部淤血。若未采取相应治疗手段,过度增强的呼吸驱动减弱,通气功能下降,打鼾反而减轻,嗜睡加重,出现睡眠时高碳酸血症、眼睑水肿或眼结膜充血,并逐渐出现清醒时高碳酸血症,但呼吸仍平稳,肺功能障碍和肺底部淤血加重。由于患者很少将打鼾、嗜睡作为主诉,故上述其他表现常更重要。治疗原则是防治咽部塌陷加重,以睡眠时无创 CPAP 治疗为主;重症患者则需加强深慢呼吸锻炼。

2. 周围气流阻塞性疾病 以 COPD 和支气管哮喘为代表。由于气流阻力显著增大,本体感受器兴奋,患者呼吸增强,出现明显呼吸窘迫,三凹征阳性,胸腹矛盾运动,腹式运动减弱,辅助呼吸肌活动增强,胸部饱满或呈桶状胸,双肺哮鸣音或呼吸音明显减弱。肺功能表现为阻塞性通气功能障碍,伴换气功能下降。在急性加重的早期阶段,以 $\dot{V}/\dot{Q}$ 失调为主,代偿性 V_E 和 $\dot{V}_A$ 增大,表现为单纯低氧血症;随着气流阻塞加重,$\dot{V}_A$ 下降,出现高碳酸血症型呼吸衰竭。影像学主要表现为肺纹理增多或双肺过度充气。治疗原则为在适当氧疗的基础上,延长呼气时间;适当应用 PEEP 对抗气道陷闭;危重患者采取小潮气量。

3. 急性肺实质疾病 以 ARDS 和急性肺水肿为代表。由于肺弹性阻力显著增大,牵张感受器、毛细血管 J 感受器等兴奋,呼吸增快、增强,双肺呼吸音增强或出现混合呼吸音,出现湿啰音。肺功能表现为限制性通气功能障碍,换气功能明显下降。动脉血气表现为严重或顽固性低氧血症,由于代偿性 V_E 和 $\dot{V}_A$ 增大,$PaCO_2$ 多下降。影像学主要表现为肺大片渗出或实变。治疗原则是氧疗,适当应用镇静剂抑制过度的自主呼吸,适当应用 PEEP 改善肺泡陷闭或肺水肿;危重患者采取小潮气量。

4. 慢性肺实质疾病 由于肺弹性阻力显著增大,牵张感受器、毛细血管 J 感受器等兴奋,但患者有一定程度适应,主要表现为浅快呼吸,双肺呼吸音增强,可有湿啰音。肺功能表现为限制性通气功能障碍,换气功能下降。动脉血气主要表现为低氧血症,$PaCO_2$ 多正常。影像学主要表现为肺部广泛性纤维增生病变或慢性肺水肿改变。治疗原则是氧疗,适当应用无创通气缓解呼吸窘迫和呼吸肌疲劳。

5. 肺血管疾病 由于有效弥散膜面积显著下降,通气效率显著降低;肺动脉压升高,体循环(支气管循环)、肺循环吻合支开放,故通气、换气效率下降,主要表现为活动后气急、呼吸增快和 V_E 增大,双肺呼吸音清晰。肺功能主要表现为通气功能基本正常,换气功能明显下降。PaO_2 明显下降,$PaCO_2$ 正常或下降。肺部影像学基本正常或出现乏血管表现、肺动脉高压,部分肺栓塞患者出现周边部位实变,临床有咯血表现。

6. 胸膜、胸廓疾病 呼吸衰竭相对较轻,有典型的临床和影像学表现,肺功能主要表现为限制性通气功能障碍。

二、呼吸调节系统疾病

1. 感受器或传入神经疾病 由于感受器和相应传入神经广泛存在,一般不会发生呼吸衰竭。

2. 呼吸中枢疾病 除药物、毒物中毒外,以特发性中枢性低通气、中枢性睡眠呼吸暂停为代表。由于呼吸中枢兴奋性下降,尽管表现为高碳酸血症型呼吸衰竭,但患者无呼吸窘迫表现,胸腹运动协调,腹式运动良好;膈肌肌力、肌张力正常,$P_{0.1}$ 下降;高浓度氧疗会明显加重高碳酸血症。肺功能基本正常或表现为限制性通气功能障碍。肺部影像学正常,可有肺底部淤血表现。急性者以人工气道机械通气为主;慢性者以无创通气为主,并加强运动锻炼,以提高行为性呼吸调节的作用。强调深慢呼吸或大潮气量通气,以防治肺泡陷闭,改善肺泡引流。

3. 运动神经元或运动神经疾病 主要见于膈神经及相应运动神经元疾病。呼吸中枢兴奋性正常或增强,但神经冲动传导严重障碍,神经营养功能下降,故表现为严重呼吸窘迫,呼吸浅快,胸腹矛盾运动;四肢肌力下降,慢性患者出现严重肌肉萎缩,特别是鱼际肌萎缩。肺功能表现为限制性通气功能障碍、高碳酸血症型呼吸衰竭。影像学常有肺底部淤血改变。急性者以人工气道机械通气为主;慢性者尽量加强深慢呼吸和呼吸肌锻炼,以减缓肌肉萎缩的进展,进一步加重后则改为以无创通气为主。强调深慢呼吸或大潮气量通气,以防治肺泡陷闭,改善肺泡引流。

4. 肌肉疾病 与运动神经疾病的总体表现相似,但鱼际肌萎缩不明显,常有肌酶的改变。可通过神经、肌电图等进一步鉴别。

(朱　蕾　钮善福)

第五章
机械通气相关性酸碱平衡失调与电解质紊乱

酸碱平衡失调和电解质紊乱是危重患者的常见并发症,机械通气可通过改善气体交换而改善内环境紊乱,但应用不当也会加重紊乱,甚至导致新的紊乱出现,这在临床上并不少见,但容易被忽视。

第一节　酸碱与酸碱平衡失调

酸碱有广义和狭义之分,狭义上讲氢离子(H^+)为酸,氢氧根离子(OH^-)为碱;广义上讲产生 H^+ 的物质是酸,能结合 H^+ 的物质是碱,临床上一般用后者。酸碱状态一般用 H^+ 浓度($[H^+]$)的负对数(pH)表示,即 $pH = -\lg[H^+]$。正常血液 $[H^+]$ 的平均值为 40 nmol/L,对应的 $pH = -\lg[H^+] = -\lg[40 \times 10^{-9}mol] = 7.4$,正常变化范围是 $7.35 \sim 7.45$。

一、H^+ 和 pH 的变化关系

H^+ 反映实际的酸碱水平,pH 反映相对的酸碱水平,pH 与 $[H^+]$ 之间并非呈线性关系,因此某些特殊情况下,用 pH 评价体液的酸碱状态要慎重。pH $6.8 \sim 7.8$ 是机体细胞维持生命活动的极限范围,对应的 $[H^+]$ 为 158 nmol/L 至 15 nmol/L。当 pH 在 $7.1 \sim 7.5$ 时,两者呈近似直线关系,pH 每降低 0.01,$[H^+]$ 升高 1 nmol/L;pH < 7.1 时,随着 pH 的降低,$[H^+]$ 将发生比 pH 更大幅度的变化,或者说 $[H^+]$ 的显著改变只能导致 pH 的轻微变化;pH > 7.5 时,pH 将发生比 $[H^+]$ 更大幅度的变化,即 $[H^+]$ 的轻微变化就会导致 pH 的显著改变。这是所谓"机体易耐受酸中毒而不易耐受碱中毒"的主要原因之一。

二、酸碱平衡

在生命活动过程中,体内要不断产生酸性产物(如碳酸、乳酸)和碱性产物(如碳酸氢盐、磷酸盐等);此外,也有相当数量的酸性或碱性物质进入机体。但正常情况下,机体能够调节酸性与碱性物质的量,使两者总是保持一定的数量和比例,而血液的 pH 也稳定在一个很狭窄的范围内,称为酸碱平衡。机体不同组织的代谢特点不同,不同的组织,尤其是不同细胞内的 pH 可以不同,但是正常人血液的 pH 总是维持在 $7.35 \sim 7.45$ 的狭窄范围内。酸碱物质量的变化或分布异常称为酸碱平衡失调,通常指血浆的变化。pH 低于或 $[H^+]$ 高于正常值范围为酸血症,pH 高于或 $[H^+]$ 低于正常值范围为碱血症。

三、酸碱物质与电解质的关系

酸碱物质也是电解质,其变化不仅符合电中性定律,也与下述两个关系密切相关。

1. **氯离子转移**　是血液 CO_2 运输的主要机制之一,发生部位在红细胞内外,伴随 HCO_3^- 的反向转移,以保持细胞内外渗透平衡和细胞内外两个区域的电中性,这个过程发生较快。类似的反应也发生在肾小管,但过程缓慢,约 72 h 达高峰,称为肾功能代偿。

2. **钾(K^+)-钠(Na^+)转移和氢(H^+)-钠(Na^+)转移**　发生在细胞内外,一般情况下 3 个钠离子(Na^+)转移至细胞外伴随 2 个钾离子(K^+)和 1 个氢离子(H^+)转移入细胞内,该转运体称为钠泵,转运过程消耗能量。在 K^+ 和 H^+ 变化不平衡的情况下发生氢-钠和钾-钠竞争,即钾和氢的相对比例发生变化,同时转移的总量也发生变化,该过程较缓慢,10 余小时达平衡。这一反应也发生在肾小管,

但更缓慢,约72 h达高峰,称为肾功能代偿。

上述两个反应涉及 HCO_3^- 、 H^+ 和 K^+ 、 Na^+ ,故不仅影响电解质平衡,也影响酸碱平衡,或者说上述规律将酸碱平衡失调与电解质紊乱结合在一起。

四、酸碱平衡的调节

酸碱平衡的调节一般指血液的调节,涉及血液(包括组织间液)的缓冲作用,肺、肾的调节作用以及细胞内液的缓冲等方面。

1. 缓冲作用 根据酸碱的概念,酸碱关系可表示为:酸= H^+ +碱,因此一个酸相应地有一个碱(共轭碱),称为酸碱组合。水溶液中 H^+ 的离解程度取决于各种酸的性质,可用离解常数K表示。K的负对数称为pK,因此K越大,pK越小, H^+ 越容易离解,酸性越强(强酸);而与其对应的碱,则与 H^+ 的结合能力弱,碱性弱(弱碱),即强酸的共轭碱是弱碱;反之,弱酸的共轭碱则属强碱。当体液中加入强酸后,反应将向左进行,即所加入的 H^+ 部分要呈非离子化,溶液中增加的 H^+ 比实际加入的要少;反之亦然。由于酸碱组合存在,pH变化较小,此为缓冲作用,具有缓冲作用的酸碱组合称为缓冲系统或缓冲对。

2. 机体的缓冲系统 根据缓冲特点可将机体的缓冲系统分为3个基本的缓冲池:血液缓冲池(细胞外液缓冲池)、细胞内液缓冲池和脑脊液缓冲池。3个部分通过一定的"隔膜"隔开,尽管相互影响,但可以单独发挥作用,其缓冲特点决定不同酸碱平衡失调的特点,并影响治疗,包括机械通气的应用。除细胞和蛋白质外,组织间液的其他成分可与血液迅速交换,成为血液缓冲池的延伸部分,故血液缓冲池也可称为细胞外液缓冲池。在一定情况下,其他部位也可发挥一定的缓冲作用,如骨骼对慢性代谢性酸中毒的缓冲作用。一般而言,人体体液总的缓冲能力是血液缓冲能力的6倍,其中细胞内缓冲能力最强,血液次之,脑脊液的缓冲能力非常微弱。与血液对酸的缓冲能力特别强一样,细胞内液缓冲酸的能力也远超过对碱的缓冲能力。

(1) 血液缓冲系统:包括血浆和红细胞两部分。在血浆中, $HCO_3^-/H_2CO_3(CO_2)$ 是最主要的缓冲对,缓冲作用最大,这与其特点有关:是可变缓冲对;其pK(解离值)接近血液pH;含量高,约占血浆缓冲物质总量的90%,占血液缓冲物质总量的35%;红细胞可通过碳酸酐酶(CA)的作用和 Cl^- 转

移显著放大其作用;在慢性化的过程中,肺和肾的代偿作用(通过排出增加或减少)调节其总量的变化。因此,该缓冲对最常用于表示酸碱状态。 $pH=pK+lg([HCO_3^-]/[H_2CO_3])=pK+lg([HCO_3^-]/0.03\times PCO_2)=6.1+lg(24/1.2)=7.4$ 。该公式充分说明血液缓冲系统有以下特点:① pH与 $[NaHCO_3]/[H_2CO_3]$ 呈依赖关系,只要两者的比值维持在 20:1,血浆 pH 即可维持在 7.4,如 $[NaHCO_3]$ 18 mmol/L, $[H_2CO_3]$ 0.9 mmol/L,pH仍为 7.4。② 从 20:1 的比例还可看出,在 pH 7.4附近,机体有较多接收 H^+ 的碱,但相应酸的含量非常少,前者是后者的 20 倍,说明对酸的缓冲能力特别强、对碱的缓冲能力非常弱,这与人体代谢产生的酸远多于碱的生理情况相适应;也是机体对代谢性酸中毒耐受性较好的原因之一。③ 碳酸氢盐/碳酸缓冲系统来源于 CO_2 的水合作用,其中 CO_2 主要通过肺的呼吸作用调节, HCO_3^- 主要通过肾的重吸收作用调节;其他缓冲系统则因在血液中的变化速度慢,缓冲作用非常有限,故碳酸氢盐/碳酸缓冲对的缓冲作用最强大。④ 红细胞中的CA和Hb是维持碳酸氢盐/碳酸缓冲作用强大而迅速进行的重要因素。红细胞内的缓冲作用要比红细胞外强3~6倍,所以贫血患者不但运输氧的能力显著减退,其对酸碱物质的缓冲能力也显著减退。

(2) 细胞内液的缓冲系统:细胞外液 $[H^+]$ 的变化必然影响到细胞内,特别是大量肌肉组织细胞成为巨大的酸碱缓冲池。酸中毒时, H^+ 可自细胞外进入细胞内,被细胞内液的缓冲系统所缓冲,从而减轻细胞外液酸中毒的程度;反之,也可减轻碱中毒的程度。

在细胞内,磷酸根(主要是 HPO_4^{2-} 、 $H_2PO_4^-$)离子和蛋白阴离子的含量比细胞外液要高得多,大约为 $(80+47)$ mmol/L=127 mmol/L,约占阴离子总量的70%,这和血液有显著区别。体细胞不仅数量众多,且通过线粒体强大的代谢作用,可迅速补充碱性或酸性物质的丢失;细胞器上的质子泵可将 H^+ 泵入细胞器,迅速降低细胞质的 $[H^+]$,因此在细胞功能完好的情况下,细胞内的磷酸根离子和蛋白阴离子成为最强大的缓冲物质,对细胞内酸中毒有巨大的缓冲作用。

由于细胞膜的半透膜作用,体细胞对不同酸碱平衡失调的缓冲能力差别很大,其中 H^+ 和 HCO_3^- 进出细胞的过程非常缓慢,但 CO_2 可迅速进出细胞,故在代谢性酸中毒(或碱中毒),细胞内的缓冲作用

缓慢且较弱;而在呼吸性酸中毒(或碱中毒),只要不存在明显缺氧,细胞内的缓冲作用就迅速且强大,尤其是酸中毒,一般 15 min 后达到其缓冲能力的 60%,而 3 h 后达峰值,这也是发生急性呼吸性酸中毒时,血浆 pH 很低,而患者生命体征仍稳定,并能进行正常代谢活动的主要原因;同时也是现代机械通气时能够采取"允许性高碳酸血症(PHC)"策略的主要理论基础。

血细胞及其功能特点与体细胞有显著不同。血细胞主要是红细胞,其数量比体细胞要少得多,缺乏线粒体等细胞器结构,代谢能力有限,故尽管其 CA 的作用和 Hb 的缓冲作用非常强,但总体而言仍比体细胞弱得多。

(3) 脑脊液的缓冲系统:与血液和体细胞相比,脑脊液不仅缺乏有效的缓冲物质,也缺乏细胞和相应的代谢活动,脑脊液和血液之间还存在血脑脊液屏障,H^+ 和 HCO_3^- 移出和进入脑脊液的速度非常缓慢,但 CO_2 可迅速进出脑脊液。若 $PaCO_2$ 短时间内显著升高,最容易出现神经-精神症状,呼吸性碱中毒也有类似的特点;反之,代谢性酸碱平衡失调对脑功能的影响要缓慢而微弱。

3. 肺通气的调节 脑干的呼吸中枢通过调整呼吸运动的深度和频率,加速或减慢 CO_2 的排出,从而改善酸、碱血症的程度。该作用较迅速,约数小时达高峰。

$PaCO_2$ 升高或 pH 降低,呼吸运动加深加快,CO_2 排出量增多;反之,$PaCO_2$ 降低或 pH 升高,则呼吸运动变浅变慢,减少 CO_2 排出,从而使血液中 $[HCO_3^-]/[H_2CO_3]$ 尽量维持正常,pH 也尽可能维持相对稳定。

4. 肾功能的调节 肾主要通过调节酸、碱的排出量调节血浆 $NaHCO_3$(少部分为 $NaHCO_3$)的浓度,从而保持血液 pH 相对稳定。当血浆 $[HCO_3^-]$ 降低时,肾将加强酸性物质的排出和 $NaHCO_3$ 的重吸收,以尽量恢复血浆 $NaHCO_3$ 的正常浓度;反之则减少酸性物质的排出和 $NaHCO_3$ 的重吸收,以恢

复血浆中 $NaHCO_3$ 的正常浓度。在正常膳食条件下,尿液中固定酸的排出量比碱多,故尿液 pH 一般在 6.0 左右。在酸碱平衡失衡的情况下,尿液的 pH 可降至 4.4 或升至 8.0,变动幅度很大,说明肾有强大的调节酸碱物质的能力。远曲小管是肾调节酸碱平衡的主要部位。原尿的 pH 与血浆相同,但流过远曲小管后,其 pH 显著下降。

肾的调节作用非常缓慢,这也是发生急性酸中毒或碱中毒时,细胞内外酸碱状态差别较大的原因之一。尽管肾代偿很慢,需 3~5 日才能达高峰,但血液达最大代偿水平的时间要短,一般不超过 3 日。因为体细胞代偿后,碱性物质向细胞外液转移要快得多。但因脑脊液缺乏缓冲物质和细胞,转运速度又比较缓慢,故真正达最大代偿水平常需超过 3 日。

总之,血液是维持酸碱平衡的第一道防线。酸性或碱性物质进入血液后,缓冲系统特别是碳酸氢盐及血红蛋白缓冲系统与之反应,把原来酸性或碱性较强的物质转化为酸性或碱性较弱的物质,使血液 pH 不至于有明显的改变。血液的缓冲同时也改变了缓冲系统中各组分的浓度与比值,然后肺通过呼吸运动来调节 $PaCO_2$,从而间接调整了系统内的碳酸浓度;而肾则通过酸或碱的排出量来调节血浆内的碳酸氢盐浓度。肺、肾的调节在维持缓冲系统的稳定上起着相辅相成的功效,任何一方功能失调都会造成酸碱平衡失调。

五、酸碱平衡失调影响机体代谢的理论基础

酸碱平衡失调主要通过以下环节影响机体的代谢和功能:① 正常酸碱度是维持内环境稳定的最基本因素,pH 明显改变会影响机体的基本代谢及细胞的电活动。② 酸碱度改变会导致电解质紊乱。③ 酸碱度改变可能是电解质紊乱的结果。后两者皆可通过电解质离子异常而损害机体的代谢和功能。④ 酸碱度改变也影响氧的释放和代谢。相对而言,机体较易耐受酸性环境,而对碱中毒较敏感。

第二节 机械通气相关性酸碱平衡失调

机械通气患者多为危重病患者,容易发生酸碱平衡失调,而适当的机械通气干预通过适当的气体

交换可改善酸碱平衡失调,但应用不当也会加重平衡失调,甚至导致新的平衡失调。

一、呼吸性酸中毒

机械通气的主要目的是改善通气,纠正呼吸性酸中毒。但在下列情况下,机械通气可能导致或加重呼吸性酸中毒。

1. 通气不当　如通气模式的选择和参数的调节不合适、连接管路漏气等可导致通气量不足,使呼吸性酸中毒不能改善或加重,这在临床上非常常见,但容易被忽视。需找出具体原因并给予纠正;在暂时不能找出具体原因的情况下,可给予简易呼吸器通气。

2. 治疗目的

(1) 维持 pH 稳定:在慢性呼吸性酸中毒患者,肾功能代偿,HCO_3^- 浓度升高,若将 $PaCO_2$ 纠正至正常范围,必然发生代谢性碱中毒,为维持 pH 正常和稳定,必须控制通气量,逐渐降低 $PaCO_2$,使其在治疗初期维持相对较高的水平。

(2) 允许性高碳酸血症(PHC):是机械通气的一种策略。在发生肺损伤的高危患者,如严重 ARDS 和支气管哮喘,若维持 $PaCO_2$ 和 pH 正常,就必须用较高的通气压力或潮气量,而后者会显著增加机械通气相关性肺损伤的机会。为保护肺组织免受损伤,必须允许潮气量或通气压力适当下降和一定程度的高碳酸血症(即 PHC)。与肺损伤的后果相比,控制性的呼吸性酸中毒对机体的影响要小得多(详见第十五章第六节)。

(3) 维持基础通气量:部分患者在静息状态下即存在高碳酸血症和 HCO_3^- 的代偿性升高,若机械通气强行将 $PaCO_2$ 降至正常范围,必然超过通气需求,抑制呼吸中枢,导致呼吸机依赖和撤机困难,因此必须控制通气量,维持适当水平的高碳酸血症,具体标准为等于或略高于本次发病前的 $PaCO_2$;或使患者维持稳定的自主呼吸触发,避免长时间的控制通气。

(4) 维持电解质浓度相对稳定:呼吸衰竭患者合并复杂电解质紊乱的可能性非常大,特别是缺钾、缺氯、缺钙、缺镁、缺磷。在酸中毒的情况下,上述离子可维持适当的血浓度,不至于出现严重后果。但机械通气后,随着 pH 恢复正常,将出现钾、镁、钙、磷向细胞内或骨骼内转移,继而从尿液排出增多,出现低血钾、低血钙(主要是游离钙)、低血镁、低血磷;若 $PaCO_2$ 过度下降导致碱血症出现,则电解质紊乱将更严重。与酸中毒主要通过细胞内环境影响机体的代谢不同,上述电解质主要通过细胞外液浓度影

响重要脏器的活动,故更容易出现问题,包括心律失常、肢体抽动、血压下降。离子转移和排出增多也不利于上述离子的补充,即补得多,排出也多,这是机械通气患者容易合并顽固性电解质紊乱的原因之一。因此,在上述电解质离子浓度较低或接近正常值低限的情况下,必须严格控制 $PaCO_2$ 的下降速度,待血浆电解质达正常平均浓度以上再逐渐纠正 pH 至正常水平。

二、呼吸性碱中毒

呼吸性碱中毒是机械通气患者最常见的酸碱平衡失调,主要见于以下情况。

1. 通气量过大　参数设置不当,导致"预设"或"输出"通气量过大,是常见的原因,只要降低通气量即可,其中以降低呼吸频率为主。

2. 人机配合不良　预设通气量不大,但呼吸机选择、通气模式和参数的选择和调节不当,均导致人机配合不良,患者代偿性呼吸增强、增快,实际通气量增加,发生呼吸性碱中毒,是最常见的原因,但容易被忽视。应查找直接原因,可改用 PSV 等自主性模式或适当使用镇静剂、肌松剂。

3. 患者因素　患者呼吸驱动显著增强,如 ARDS、肺水肿、哮喘发作,机械通气不能有效抑制患者的呼吸,出现呼吸性碱中毒,一般不需要处理,必要时应用镇静剂、肌松剂。

4. 治疗性目的

(1) 改善酸血症:若合并代谢性酸中毒,可通过过度通气,使 $PaCO_2$ 迅速下降,细胞内 $PaCO_2$ 也相应下降,从而减轻酸中毒对机体的影响。

(2) 改善人机配合:若人机配合不良,可通过过度通气引起呼吸性碱中毒,抑制自主呼吸,使患者较快接受机械通气。这是初始机械通气患者或病情波动时常用的方法。

(3) 改善脑水肿:$PaCO_2$ 的降低可收缩脑血管,减少脑脊液的产生量,降低颅内压,促进神志的恢复,主要用于呼吸性酸中毒导致的脑水肿。但对于心跳和呼吸骤停导致的脑水肿患者,碱中毒可能会加重脑细胞缺氧,必须慎重。

三、代谢性碱中毒

慢性呼吸性酸中毒,肾功能代偿导致 HCO_3^- 浓

度升高,机械通气后 $PaCO_2$ 迅速下降,而 HCO_3^- 却不能相应排出,导致代谢性碱中毒。与一般碱中毒相比,后果更严重。因为在 $PaCO_2$ 下降的短时间内,细胞内外 pH 相同,随后红细胞迅速发挥缓冲作用,血浆碱中毒有所好转;同样,细胞内碱中毒也会好转。与酸中毒相比,细胞对碱中毒的缓冲能力弱得多,因此在较长时间内细胞内 pH 维持在较高水平。脑组织存在血脑屏障和血脑脊液屏障,通透性更差,而脑脊液本身又缺乏补充酸性物质的能力,碱中毒的缓解更缓慢,因此机械通气降低 $PaCO_2$ 的速度过快导致的碱中毒,不仅会发生严重的电解质紊乱,还会严重抑制细胞代谢,特别是脑细胞,必须尽量避免。该类患者的主要表现为通气后神志转清,一般情况迅速好转,但短时间内又出现烦躁不安,肢体抖动或抽动,意识状态恶化,复查动脉血气:

$PaCO_2$ 可以升高、正常或下降,但 pH 升高,HCO_3^- 浓度维持在较高水平。由于此时 $\dot{V}_A$ 与 $PaCO_2$ 的关系曲线比较平坦,潮气量或呼吸频率的轻度下降不会使 $PaCO_2$ 明显升高,碱血症也不会明显改善,因此一旦出现严重碱血症,必须迅速将 V_E 降低 $1/3\sim$ $1/2$ 及以上,以降低 RR 为主。

四、代谢性酸中毒

较少见,主要见于严重低氧血症或合并低血压的患者,原因是通气量或通气压力过大导致循环功能抑制进一步加重,组织供氧不足;一旦发生气压伤,抑制作用更强;在人机配合不良的情况下,可导致氧耗量增加,加重供氧不足和酸中毒。需特别注意机械通气的合理应用和综合治疗。

第三节　机械通气相关性电解质紊乱

呼吸衰竭对电解质的直接或间接影响非常复杂,不适当机械通气可进一步加重其复杂程度,从而表现出一定的特殊性,简述如下。

一、高钾血症

如上述,正常机体细胞内外存在 H^+-Na^+ 交换和 K^+-Na^+ 交换,酸中毒使细胞内外 H^+-Na^+ 交换增强,抑制 K^+-Na^+ 交换,血钾浓度增高;在肾小管,H^+-Na^+ 交换增强,也抑制 K^+-Na^+ 交换,血钾排出减少,进一步升高血钾浓度。若因治疗目的,机械通气导致呼吸性酸中毒或机械通气过度导致代谢性酸中度,将导致或加重高钾血症。应注意机械通气的调节和综合治疗。

二、低钾血症

低钾血症主要见于慢性呼吸衰竭患者,多种原因可导致机体缺钾,但在呼吸性酸中毒存在的情况下,血钾浓度基本正常或接近正常。一旦机械通气使呼吸性酸中毒迅速纠正,K^+-Na^+ 交换增强,K^+ 进入细胞内增多,经肾小管的排出量也增多,导致低

钾血症。因此,慢性呼吸衰竭患者,在血钾浓度降低或在正常低限的情况下,应首先补钾,严格控制机械通气量,使高碳酸血症逐渐改善,维持适当 $PaCO_2$ 水平,避免"过度通气"和碱血症,否则可能会导致严重低钾血症;血钾浓度中等水平时,应在机械通气时补钾;若血钾水平非常低,应增加补钾量,同时补充氯化钾和谷氨酸钾,适当补镁,也可同时应用 ACE 抑制剂和保钾利尿剂;避免较多 Cl^- 和 Na^+ 的摄入或输入,避免高渗葡萄糖的快速滴注。因为碱血症和高渗葡萄糖加速 K^+ 转移,Cl^-、Na^+ 促进钾的排泄。pH 回升(可以正常或升高)导致严重低钾血症时,必须迅速降低通气量,使 pH 尽快恢复至治疗前的水平。

三、低氯血症

慢性 $PaCO_2$ 升高必然导致 HCO_3^- 浓度代偿性升高,为保持电中性,Cl^- 浓度代偿性降低。原则上两者的升降幅度相等,无须额外治疗。机械通气后,随着呼吸衰竭的改善,低氯血症逐渐恢复;若强行补充氯化钠,只能导致高钠血症和高渗血症,并可能加重低钾血症。少部分患者有原发性低氯血症,但程

度多较轻,且同时存在低钠血症或低钾血症,随着"习惯上"纠正低钠血症、低钾血症方法的实施,低氯血症也会自然纠正。

四、高钠血症

急性酸中毒使细胞内外 H^+-Na^+ 交换增强,血钠增高,但幅度有限;机械通气后,随着呼吸性酸中毒的改善而自然纠正,无须特殊处理。

五、低钠血症

低钠血症常见于慢性呼吸衰竭,主要发生原因有:① 摄入不足。② 应用利尿剂后,Na^+ 排出增加。③ 水潴留导致稀释性低钠。④ 更主要是与低钾血症有关,特别是在机械通气迅速纠正高碳酸血症的情况下,低血钾和 pH 的上升导致 K^+-Na^+ 交换和 H^+-Na^+ 交换普遍减弱,Na^+ 向细胞内转移。因此,若低钾血症合并轻度低钠血症,只需补钾即可;若低钾血症合并中度低钠血症,以补钾为主,少量补钠;若低钾血症合并严重低钠血症,则钠、钾同时补充,以补钾为主;若单纯低钠血症,而血钾在中等度或正常低限水平,则同时补充钾、钠;若低钠血症合并高钾血症,则随着钠的补充会自然纠正高钾血症。⑤ 部分慢性患者表现为顽固性低钠血症,临床上按细胞外液的缺钠量补充氯化钠,仍无法补足。因为"习惯上"认为钠主要分布在细胞外液,细胞内含量很少,只要按细胞外液量计算即可,即补钠量＝(142－实测值)×体重(kg)×0.2,这对急性低钠血症患者是合适的,但对慢性患者,特别是对慢性高碳酸血症患者就不合适了。因为人体钠的实际分布大体为细胞外液45%,细胞内液10%,骨骼45%,其中骨骼钠的45%能参与机体钠离子的"自由"转移,与细胞外液钠、细胞内液钠统称为可交换钠,约占机体总钠含量的74%。急性低钠血症主要是细胞外液钠降低;但在慢性患者,骨骼可交换钠,细胞内钠也将被动用,故同样的血钠浓度时,机体实际丢失的钠量要大得多。在慢性呼吸衰竭患者,由于肾小管的代偿性排氯增加,补充氯化钠的效率降低。因此,

在顽固性单纯低钠血症(不存在低钾血症)患者,补钠量需显著增加,大约为常规计算量的1倍,第1日先补充 2/3,次日补充另外的 1/3,绝大多数在 2 日内可纠正。

六、低镁血症

低镁血症多合并低钾血症,有碱血症时更明显。一般无须特别补充 Mg^{2+},随着饮食的增加可自然纠正,但要避免机械通气后呼吸性酸中毒的迅速纠正和碱血症;严重者可在补充血钾的前提下适当补 Mg^{2+}。

七、低钙血症

在慢性高碳酸血症患者,骨钙参与缓冲作用,故血浆 Ca^{2+} 水平不低;机械通气后,随着 pH 恢复,血钙浓度下降;若通气过度导致碱中毒,将导致游离钙水平迅速下降,出现明显的症状,因此避免慢性高碳酸血症的迅速纠正是必要的。

八、低磷血症

碱中毒可导致血磷迅速转移至细胞内,导致低磷血症。与其他阳离子的转移不同,该过程速度较快,在 10 min 内即可出现血磷浓度的明显下降,因此防治措施也是避免机械通气后慢性呼吸性酸中毒的迅速纠正。

总之,呼吸衰竭导致的酸碱平衡失调和电解质紊乱是复杂的,既有离子的缺乏或增多,也有离子的细胞内外转移,两种紊乱之间及不同的离子之间互相影响;机械通气"合适"有助于改善紊乱;但更多情况下是机械通气"不当"常加重酸碱平衡失调和电解质紊乱的复杂程度。故强调将酸碱平衡失调和电解质紊乱综合考虑,首先明确和处理原发因素,机械通气时,应避免 $PaCO_2$ 迅速下降和pH迅速回升;在严重酸碱平衡失调和电解质紊乱患者,也可发挥机械通气的优势,通过调整通气量来纠正。

(朱 蕾 沈勤军)

第六章
氧 气 疗 法

人体的生命活动必须有氧的参与,但体内储存的氧又非常少,健康成人储存量仅为 1 500 ml,静息状态下每分钟的耗氧量约为 250 ml,运动时可增加 10 倍以上,因此维持生命的时间非常短暂,为此人体通过肺通气和换气将氧气摄入体内,通过血液循环将氧气输送到全身,通过代谢活动消耗氧,产生能量,以维持正常生命活动。其中任何一个环节发生障碍均可导致缺氧;不同环节缺氧的治疗要求不同。

第一节　低氧血症和缺氧

低氧血症和缺氧是两个既相互关联,又明显不同的概念。低氧血症可单独存在,也可与缺氧同时存在。通气或换气功能障碍引起的轻度低氧血症($\geqslant 60$ mmHg)一般不伴随缺氧,也极少需要氧疗;中、重度低氧血症则多伴随缺氧,需要氧疗。循环功能不全、贫血、细胞代谢障碍、需氧量增加等引起的缺氧则常无低氧血症,多数不需要氧疗。原则上氧疗用于低氧血症导致的缺氧;氧疗的目的是纠正缺氧,同时尽可能避免其可能的副作用,而不仅仅是提高 PaO_2。

一、低氧血症和缺氧的概念

1. 低氧血症(hypoxemia)　是指 PaO_2 低于正常预计值低限(LLN)或低于预计值 10 mmHg 的病理生理状态。PaO_2 可以小于 60 mmHg,也可以大于 60 mmHg。低氧血症、低氧血症性呼吸衰竭和缺氧的概念不同。

在海平面、静息状态、呼吸空气条件下,若排除心血管因素,$PaO_2 < 60$ mmHg 称为中度低氧血症或低氧血症型呼吸衰竭。

2. 缺氧(hypoxia)　是指氧的供给不能满足机体的代谢需要或由于氧化过程障碍,机体不能正常地利用氧的病理状态。缺氧使机体发生代谢、功能和形态结构等方面的变化。

3. 低张性缺氧(hypotonic hypoxia)　又称乏氧性缺氧(hypoxic hypoxia),是指吸入气氧分压过低或外呼吸功能障碍等引起的动脉血氧分压降低导致的组织细胞缺氧。

4. 呼吸性缺氧(respiratory hypoxia)　是指肺的通气和(或)换气功能障碍,引起动脉血氧分压和氧含量降低所导致的缺氧,是低张性缺氧的最常见形式。

二、低氧血症的原因

低氧血症主要是由通气障碍和换气障碍所致,简述如下(详见第三章第三节)。

1. 吸入气氧浓度不足　如高原、通气不良的环境。

2. 通气障碍　包括吸气和呼气障碍、阻塞性和限制性通气障碍,它们均可引起肺泡通气量($\dot{V}_A$)下降,从而引起 PaO_2 下降,同时伴 $PaCO_2$ 上升。

3. 换气功能障碍

(1) 弥散障碍:由于机体双肺的呼吸膜面积巨大,而气体交换时间非常短,大约仅占血流时间的 1/2,故只有当呼吸膜面积明显减小或厚度显著增加时,才会引起低氧血症,这在临床上并不常见。

(2) $\dot{V}/\dot{Q}$ 失调:一般只产生低氧血症,无 CO_2 潴留,是导致低氧血症的最常见原因。

(3) 静动脉血分流:是导致严重、顽固性低氧血症的最常见机制。

第二节　氧气疗法的临床应用

氧气疗法(oxygen therapy)简称氧疗,主要用于低氧血症所致的缺氧;在某些特殊类型的缺氧患者,合适的氧疗也有一定或较高的价值。

一、氧疗的概念和适应证

1. 氧疗的概念　氧疗有两种含义:① 各种可能增加吸入气氧浓度(FiO_2)的措施,包括机械通气供氧和高压氧等特殊氧疗。② 通过简单的连接管道,在常压下向气道内增加氧浓度的方法。一般是指后一种方法。

2. 氧疗的指征　氧疗是治疗低氧血症的一种重要手段,正确合理的氧疗可使许多因低氧血症引起一系列代谢障碍和生理功能紊乱得到改善或缓解,防止并发症,改善生活质量。

具体而言,低氧血症导致的缺氧是氧疗的指征,而对于非低氧血症导致的缺氧,氧疗则大多无效或效果有限,特殊氧疗除外。具体适应证为:① $PaO_2 < 60$ mmHg 的急性低氧血症。② $PaO_2 < 55$ mmHg 的慢性低氧血症,或 PaO_2 在 $55 \sim 60$ mmHg 伴有慢性肺动脉高压所致的右心衰竭或继发性红细胞增多症或活动后 PaO_2 明显下降。③ 睡眠性低氧血症或睡眠呼吸暂停低通气综合征。

某些患者静息状态下 PaO_2 在合适范围,但运动后出现明显低氧血症,对这部分患者是否需要氧疗有较大的争议,笔者的观点是不特别强求,有条件者可在运动时吸氧。

3. 氧疗的目标　改善低氧血症导致的代谢障碍和生理紊乱,故氧疗后使 $PaO_2 \geqslant 60$ mmHg 或 $SaO_2 \geqslant 90\%$ 即可。若合并慢性高碳酸血症可允许氧合目标适当降低,具体要求是 $PaO_2 \geqslant 55$ mmHg 或 $SaO_2 \geqslant 85\%$。继续增加 FiO_2 一般并不能增加疗效,在某些情况下反而会增加不良反应。

4. 氧疗的要求　不同情况可以有很大不同,简述如下。

(1) 摄氧不足:低氧环境或高原生活所致的缺氧,只要适当吸氧即可迅速解除。

(2) 换气功能障碍:多表现为单纯低氧血症,而无 CO_2 潴留,是氧疗的最佳适应证。氧疗对 $\dot{V}/\dot{Q}$ 失调和弥散功能障碍导致低氧血症有较好的疗效,但对静动脉分流量较大的患者疗效不佳,多需在机械通气的基础上氧疗。首选中低浓度氧疗($FiO_2 \leqslant 60\%$),若无效或效果不佳,则采用高浓度氧疗,但需注意避免氧中毒的可能。

(3) 通气功能障碍:除了低氧血症,常伴有 CO_2 潴留。需要根据 PaO_2 与 $PaCO_2$ 的变化来选择 FiO_2。总体原则为:在 $SaO_2 \geqslant 90\%$ 的基础上,采取持续低流量(低浓度)吸氧。因为高浓度氧疗可加重高碳酸血症;而间歇氧疗时,在氧疗间歇期,$PaCO_2$ 很少下降至氧疗前的水平,反而 PaO_2 常比吸氧前更低。

(4) 康复治疗:对于由COPD、肺间质纤维化或其他疾病所致的慢性低氧血症,应采取长期低浓度氧疗,每日氧疗时间应 $\geqslant 12$ h,特别是在夜间睡眠时更应持续进行吸氧。长时间氧疗是延长患者生存时间和改善生命质量的最有效手段,总体上可持续数月或数年,甚至终身。短时间氧疗可改善生命质量,但不能延长寿命。

二、氧疗方法

1. 低浓度氧疗(low concentration oxygen therapy)　是指 FiO_2 不超过 40% 的氧疗方法。一般要求 FiO_2 不超过 30%,适用于各种低氧血症,特别是伴有 CO_2 潴留的低氧血症患者。

2. 控制性氧疗(controlled oxygen therapy)是低浓度氧疗的一种常用形式,在吸氧的初期给予较低浓度的氧,一般为 25% 左右,然后根据病情、PaO_2 和 $PaCO_2$ 水平逐步增加至 FiO_2 为 30%(最多不超过 40%)或保持原浓度持续给氧的氧疗方法,适用于伴有 CO_2 潴留的慢性低氧血症患者,主要是COPD。主要目的是避免 CO_2 潴留的明显加重。

3. 持续低流量吸氧(continuous low-flow oxygen therapy)　是控制性氧疗的一种形式,指较长时间连续而不是间断的低流量吸氧的方法,适用于伴有 CO_2 潴留的慢性低氧血症患者,主要是

COPD 患者或家庭氧疗,有助于避免高碳酸血症的加重。

(1) 原理:① 患者呼吸中枢对 $PaCO_2$ 变化的敏感性低,主要靠低氧血症对外周化学感受器的兴奋作用来维持,给予高 FiO_2 吸入后,PaO_2 上升,低氧血症对外周感受器的兴奋作用减弱,患者的自主呼吸必将受到抑制,使肺泡通气量($\dot{V}_A$)减少,导致 $PaCO_2$ 进一步升高,这是一种习惯说法,但实际上多不符合呼吸生理,也无实际临床价值。因为一般情况下外周感受器仅在 $PaO_2 < 60$ mmHg 时起兴奋作用;一旦超过该水平,65 mmHg 和 100 mmHg 对呼吸中枢的兴奋作用基本无差别。临床上因该原因导致 $PaCO_2$ 进一步升高的情况并不多见。② 吸入较高浓度氧后,解除了低氧所致的肺血管收缩,使高 $\dot{V}/\dot{Q}$(即 $\dot{V}/\dot{Q} > 0.8$)肺单位的血液流向低 $\dot{V}/\dot{Q}$ 的肺单位,加重 $\dot{V}/\dot{Q}$ 失调,使生理无效腔增加,$\dot{V}_A$ 降低,$PaCO_2$ 进一步升高,这是氧疗导致高碳酸血症加重的主要原因。③ 肺泡 PO_2(P_AO_2)与 $\dot{V}_A$ 的关系曲线有前段陡直、后段平坦的特点(图 4-1),在 $\dot{V}_A$ 较低的情况下,FiO_2 轻度升高可导致 P_AO_2 显著升高;而在 $\dot{V}_A$ 较高的情况下,FiO_2 升高导致 P_AO_2 的升高幅度则比较低,若 $FiO_2 > 30\%$ 时,虽 $\dot{V}_A < 1.5$ L/min,P_AO_2 仍可保持在 80 mmHg 以上,但 P_ACO_2 多将超过 100 mmHg,而吸入低浓度氧时,理论上 PaO_2 上升 21 mmHg 时,$PaCO_2$ 上升不会超过 17 mmHg。

(2) 氧疗的调整:控制性氧疗时,随着 PaO_2 的升高,可能会出现 $PaCO_2$ 的升高,其升高幅度与 PaO_2 呈较弱的正相关,故应采取一切改善呼吸道通畅、增加 $\dot{V}_A$ 的综合治疗措施。随着 $\dot{V}_A$ 的改善,需要的 FiO_2 也会下降。在控制性氧疗的中后期,随着综合性治疗措施的奏效,PaO_2 稳步上升至一定程度(此程度由基础疾病的轻重所决定),$PaCO_2$ 亦下降至一定程度。由于 COPD 等基础疾病不可能完全恢复,PaO_2 也很少恢复正常,但是否继续氧疗,以能否控制中重度低氧血症为依据,即 PaO_2 持续超过 60 mmHg 无须继续氧疗。对于重症患者,控制性氧疗及综合性治疗措施多不能控制 $PaCO_2$ 的持续上升,应给予机械通气治疗。

4. 中浓度或高浓度氧疗　是区别于低浓度(控制性)氧疗的氧疗方法,给氧浓度一般为两种:40%～60% 和 60% 以上,前者称为中浓度,后者称为高浓度。

中浓度或高浓度氧疗适用于单纯低氧血症性呼吸衰竭。对于弥散障碍所致的低氧血症非常有效;对于静动脉血分流所致低氧血症疗效有限;对 $\dot{V}/\dot{Q}$ 失调所致低氧血症,一般效果较好,但特点不同,疗效也不同,对于 $\dot{V}/\dot{Q}$ 偏低的肺区,氧疗可使其 PaO_2 上升;对于 $\dot{V}/\dot{Q}$ 偏高,即通气相对正常而血流较少的肺组织(类似于静动脉分流),氧疗的效果较差,总体上 $\dot{V}/\dot{Q}$ 失调是上述两种情况的组合,中浓度氧疗的效果较好。应避免较长时间的高浓度氧疗,特别是纯氧,否则容易导致吸收性肺不张、肺感染、氧中毒。

(1) 高浓度氧疗(high concentration oxygen therapy):FiO_2 在 60% 以上的氧疗方法。主要应用于单纯低氧血症而无 CO_2 潴留的患者。

(2) 中等浓度氧疗(medium concentration oxygen therapy):FiO_2 在 40%～60% 的氧疗方法。主要应用于单纯低氧血症而无明显 CO_2 潴留的患者,也可用于血红蛋白浓度很低或心排血量不足的患者。

(3) 纯氧吸入:一般用于刚建立人工气道前后,或机械通气过程中吸痰前后,目的是减少或纠正建立人工气道过程中和吸痰时发生的低氧血症。

在致死性低氧血症患者,应迅速给予纯氧吸入。

在严重、顽固性低氧血症患者,无论出现何种情况,皆应给予高浓度氧疗,以挽救生命,待病情好转后逐渐降低 FiO_2。

5. 无呼吸氧疗(non-breathing oxygen therapy) 在患者呼吸骤停或呼吸无效(潮气量小于解剖无效腔),而又缺乏建立人工气道机械通气或经面罩机械通气的情况下,给予高流量氧疗,有助于维持适当的氧合。

(1) 呼吸骤停时肺泡与气道之间的气体交换:当患者窒息时,若循环功能存在,肺内气体交换将继续进行。假设肺泡气各成分及混合静脉的气体分压的初始值正常,呼吸终止后,P_ACO_2 将从 40 mmHg 上升至 46 mmHg,P_AO_2 从 104 mmHg 下降至 40 mmHg,气体通过肺泡毛细管膜(ACM)的容积与气体分压成正比关系。如果暂不考虑混合静脉血液成分的改变,并假设 FRC 恒定,则在正常的肺容积条件下,肺泡气与混合静脉血的平衡需排出 21 ml CO_2 和吸入 230 ml 氧。因为 CO_2 的溶解度非常高,且在一个循环周期内就能达到平衡,因此 21 ml 的 CO_2 可在几秒内完成转运,但转运 230 ml 氧则需要较长时间，一般为 1 min 以上。但窒息时的具体变化特点还需视气道畅通情况和环境气体成分而定。

（2）气道阻塞时的气体交换：气道阻塞时，肺泡气、混合静脉血、动脉血之间的 PCO_2 可很快达到平衡，因为 CO_2 的溶解度大，机体 CO_2 在气道-肺泡的比例很大，有 90% 以上储存在体液内，故 $PaCO_2$ 以 3～6 mmHg/min 的速率逐渐上升；而 O_2 的溶解度非常低，机体的储备非常少，P_AO_2 和 PaO_2 将迅速下降，并接近混合静脉血 PO_2。由于动脉和混合静脉血的氧分压差始终存在且不可能达到平衡（除非血液循环终止），随着气体交换的不断进行，气道内的氧借压力差向肺泡内扩散；而肺泡内 CO_2 则向气道内扩散。由于气道容积有限，且较长，故扩散量有限。假如患者是在呼吸空气和正常的功能残气量位置突然窒息，则大约 1.5 min（90 s）出现严重低氧血症。

随着氧吸收量和 CO_2 排出量之差的增大，肺泡内压下降，肺含气容积降低，开始降低速率约为 $(230-21)ml/min=209\ ml/min$。

（3）吸空气时的气体交换：在气道通畅并且环境气体为空气时，由于 P_AO_2 下降和 P_ACO_2 的上升速率不均衡，肺泡内压下降，外界大气与肺泡之间形成一定的压力差，气道内的新鲜气体以"气团运动"或"容积运输"的形式向肺泡内移动（与上述气道阻塞时的"扩散"不同）；而相同容积的环境气体也以同样方式（与常规机械通气的相似）吸入到气管中。如上所述，因为气道-肺泡间存在一定的氧分压差，其中的氧将逐渐扩散至肺泡，氮浓度则逐渐升高，直至约 2 min（120 s）后出现明显的低氧，此时积聚的氮可达到 90% 的高浓度；环境空气同样借"气团运动"方式进入气管也阻止了 CO_2 的排出，气道 CO_2 浓度会升至 8% 左右。此时若在口腔测量气体成分，可显示氧气吸入，但无 CO_2 排出，呼吸气体交换率（R）是 0。

综上所述，呼吸骤停后，必须使患者头后仰，避免舌根后坠，保持呼吸道通畅，这样可为抢救多提供 1/3 的时间，即 $(120-90)s=30\ s$，30 s/90 s=1/3。习惯上将上述氧气进入血液循环的过程称为"弥散呼吸"，但实际上包括了"弥散呼吸"和"气团运动"两种方式。

（4）吸氧气时的气体交换：当气道畅通并且环境气体为氧气时，肺泡、气道、环境之间的气体交换又与空气不同。氧主要是通过"气团运动"被吸入气

道，和"弥散呼吸"共同作用进入肺泡，最终通过 ACM 进入血液。因吸氧时，肺泡气氮浓度不会增加，这样 P_AO_2 的下降速率与 $PaCO_2$ 上升速率相同，即 3～6 mmHg/min，因此数分钟内不会出现严重缺氧。若患者在呼吸停止前吸纯氧，则初始 P_AO_2 大约为 $[760（总压）-40（PCO_2）-47（P_AH_2O）-13(P_AN_2)]mmHg=660\ mmHg$，因此呼吸骤停时，理论上患者的生存时间将达到 100～200 min，当然前提是呼吸性酸中毒需维持在适当水平。

（5）持续高流量吸氧时的气体交换：若呼吸骤停前吸纯氧，且气道通畅、进行高流量吸氧（气管内吸氧）可促进 CO_2 的排出（见第十六章第二节），在 100 min 左右的时间内不仅能维持氧合的稳定，也可使 $PaCO_2$ 维持在稍高于 100 mmHg 的水平。实际上该理论早在 1944～1959 年就已在动物试验和临床试验中得到证实。同样胸外按压，也可通过"对流"等作用促进 CO_2 的排出，延缓高碳酸血症的进展。

总之，在发生呼吸骤停或将要发生呼吸骤停的患者，或其他准备气管插管的患者，在建立人工气道前，及时采取措施，保持上呼吸道通畅，迅速给予纯氧吸入或高浓度氧疗可明显延缓低氧血症的发展，为抢救提供时机，但这在临床上非常容易被忽视。

6. 高压氧疗（hyperbaric oxygen therapy） 是指在密闭的高压氧舱内，在超过一个绝对大气压的条件下的给氧方法。它主要通过大幅度提高 PaO_2，增加氧在血液的溶解量和氧含量，从而解除 PaO_2 正常患者的缺氧，主要适用于一氧化碳中毒、减压病、脑水肿、某些急性中毒、休克、脑炎和中毒性脑病等的治疗（详见后述）。

7. 氦氧混合气疗法 是指用含 80% 氦气、20% 氧气的混合气替代空气或空氧混合气吸入而治疗气道-肺疾病的一种方法。由于氦气密度比氮气低得多，氦氧混合气密度远比空气低，故可改善气流形态，减少涡流，降低气道阻力，改善气体分布以及 $\dot{V}/\dot{Q}$ 失调，减少呼吸功；氦气也能促进氧的弥散。在不能有效纠正低氧血症的情况下，可适当降低氦浓度，增大氧浓度。一般用于严重气道阻塞性疾病（主要是支气管哮喘）伴低氧血症的治疗，对单纯换气功能障碍导致的低氧血症疗效有限。

8. 机械通气氧疗（oxygen therapy via mechanical ventilation） 是指使用机械通气进行的氧疗方法。单纯机械通气的作用主要是改善通气和减少呼吸

功,往往可间接起到纠正低氧血症的作用;而通过提高氧浓度则可迅速、直接地缓解低氧血症,精确调节 FiO_2 有利于维持 PaO_2 的恒定。

9. **肺外氧气疗法** 常用装置为体外膜式氧合器(ECMO),简称膜肺,即用膜式氧合器在肺外进行气体交换,以代替丧失气体交换功能的肺,暂时维持生命,为其他治疗手段的实施赢得时间。本疗法主要用于可逆性肺部病变所致的急性严重低氧血症患者。

三、常规氧疗工具

理想的氧疗工具应能够提供比较稳定的氧浓度;患者无不适感觉,易于接受且又不影响咳痰或进食;不存在或很少重复呼吸。但目前氧疗工具均存在一定的不足。简述如下。

1. 鼻导管与鼻塞

(1)鼻导管:为一细长、顶端和侧面开孔的橡胶或塑料导管,插入鼻前庭,曾强调插入至会厌部,但试验证实这两种方法提高氧浓度的效果相似,且前者的刺激轻微,故现在普遍采用前一种方法。鼻导管价格低廉,使用简单,不存在重复呼吸,患者乐于接受,但具有吸氧浓度不易控制,插入时易损伤鼻黏膜等缺点。它是目前国内各级医院普遍使用的给氧工具。

(2)鼻塞:一般是用较硬而光滑的硅橡胶、有机玻璃或塑料材料制作而成的球形体,与导管连接。使用时紧密置于鼻前庭,比使用鼻导管舒适,易被患者接受,氧疗效果与鼻导管相仿。

临床上也经常使用双侧鼻导管和鼻塞,同时插入双侧鼻前庭,依从性好,插入较浅,患者易接受。

(3)氧流量与氧浓度的关系:鼻导管或鼻塞氧疗时的吸氧浓度与氧流量密切相关,即 $FiO_2(\%)=21+4\times$吸氧流量(L/min),此公式对指导氧疗有重要作用,但在一些论著和教材中经常出现不分具体情况而乱用公式,甚至误用于小儿或机械通气患者的情况。临床工作中亦常有类似错误发生,这不仅造成理论概念的混乱,而且治疗中可能因氧浓度过高,造成不必要的浪费,诱发 CO_2 潴留和肺泡陷闭;或氧浓度过低,达不到治疗效果。为此需从呼吸生理的角度加以阐述和澄清。

上述经验公式可经理论推算得到验证。健康成人 V_E(每分通气量)$=6$ L/min,I:E(吸呼气时间比)$=1:2$,即 T_i/T_{tot}(吸气时间占呼吸周期的比值)$=1/3$。由于氧气只能在吸气期吸入,故吸氧流量为 1 L/min 时,实际吸入氧量为 $1/3\times1$ L/min$=333$ ml/min;而吸入的空气量则相应减少 333 ml/min,其中空气中的氧气量减少 333 ml/min$\times21\%=70$ ml/min,故实际可提高 $FiO_2=(333-70)/6\,000\times100\%=4\%$,因此假设氧流量为 x(L/min),公式可表达为:

$$FiO_2=(xT_i/T_{tot}-xT_i/T_{tot}\times21\%)/V_E\times100\%$$
$$=xT_i/T_{tot}\times79\%/V_E$$

2 个月至 1 岁小儿的 V_E 平均值为 1 309 ml/min,1~3 岁为 1 777 ml/min,而 I:E 接近 1:1。假设提高 4% FiO_2 需要氧流量 x,则有 4%$=x/2\times79\%/V_E$,代入相应 V_E 值,可得婴儿 $x=132.6$ ml/min;幼儿 $x=179.9$ ml/min,皆约为其 V_E 值的 1/10。但若按成人公式估算,则吸氧流量为 1 L/min 时,理论上 FiO_2 可达 61% 和 44%,这是根本不可能的。年长儿童 I:E 及 V_E 介于小儿与成人之间,同样不适合用上述经验公式。成人患者的 I:E 及 V_E 皆有改变,吸氧流量与浓度的关系亦相应改变,若 I:E$=1:3$,$V_E=6$ L/min 时,氧流量 1 L/min 约提高 FiO_2 3%。不少专著或教材仅提到 FiO_2 与通气量有关或笼统地讲与呼吸深度及频率有关,而忽视与 I:E 的关系,是不准确的;某些儿科专著或教材采用成人的计算公式则是完全错误的。

应用某些没有完善空氧混合器的呼吸机,如国产 SC 系列,因氧气在呼气期被储存,FiO_2 不受 I:E 的影响,仅与 V_E 有关,即 $FiO_2=x\times79\%/V_E$,大约 1 L 氧流量提高 FiO_2 12%。应用普通面罩供氧或 BiPAP 呼吸机面罩加压通气供氧时,面罩有一定的"氧气储存器"作用,即呼气时有一部分氧气随呼出气排出体外,一部分留在面罩内,随下次吸气时吸入,故通气适当时 FiO_2 介于上述鼻导管吸氧和 SC 系列呼吸机供氧之间。BiPAP 呼吸机机械通气时的 PaO_2 比 $PaCO_2$ 改善较早可能主要与提高 FiO_2 有关,但若应用不当,如压力过高、漏气过多,则 FiO_2 更低。

总之,吸氧流量与浓度的关系与 V_E、I:E 及连接装置等因素有关,不能简单把正常成人鼻导管吸氧 1 L/min 提高 4% FiO_2 作为"万能"公式;在改变供氧方式和吸氧条件时,需适当调节吸氧流量,以保证 FiO_2 和 PaO_2 相对稳定。

(4)适应证:鼻导管、鼻塞吸氧时 FiO_2 一般不会超过 40%,故适用于有自主呼吸、需要 FiO_2 较低的患者,特别适用于 COPD 等所致的慢性呼吸衰竭患者。

2. 气管内给氧 对一些需长期氧疗的患者,给予气管内供氧,可改善慢性低氧血症的氧合作用,降低吸气通气量,减少呼吸功,提高运动耐受性,其用量仅为鼻导管的 1/4~1/2。缺点是分泌物黏稠时易堵塞导管,需经常清洗。在建立人工气道的患者,若不需要机械通气或在停机过程中,常采用该种供氧方式。

3. 吸氧面罩 与鼻导管吸氧相比,经面罩供氧可提供比较恒定的中等氧浓度,并能根据需要调整,可部分或全部避免重复呼吸。但由于面罩属固定装置,所以使用时不能咳痰与进食,主要用于急救或需较高氧浓度的患者,或经面罩无创通气的患者。目前常用的面罩有多种形式,介绍如下。

(1)简单吸氧面罩:是无储气囊、无活瓣的开放式面罩,面罩两侧有气孔,以排出呼出气。为消除面罩无效腔所产生的重复呼吸,氧流量必须大于 4 L/min。FiO_2 不稳定,不适用于伴明显 CO_2 潴留的低氧血症患者。

(2)可调式通气面罩(adjustable ventilation mask):又称"文丘里(Venturi)面罩"。是氧气通过一狭窄的管道,利用氧射流产生的负压从面罩侧口夹带空气,空气夹带量受管道狭窄程度以及侧口大小控制的吸氧面罩。管道越狭窄或侧口越大,夹带空气量就越多,FiO_2 越低;面罩即根据该原理调节 FiO_2。FiO_2 可以较精确、恒定地予以控制,但氧的消耗量较多,是目前使用较广泛的吸氧面罩。

(3)可调式吸氧面罩(adjustable oxygen mask):是通气面罩、呼气阀、氧气袋通过连接管组成的吸氧装置。面罩两侧有侧孔,关闭时,吸入气皆来源于氧气袋,FiO_2 可达 100%,有利于迅速改善严重低氧血症;若打开侧孔,则吸气时有空气进入,使 FiO_2 降低;侧孔打开的数量越多,吸入空气越多,FiO_2 越低,从而有助于满足不同程度的吸氧需求,减少或避免氧中毒的发生。

(4)部分重复呼吸面罩:是配有储气囊的面罩,当呼气时部分呼出气进入储气囊,与囊内氧气混合后再重复吸入。当氧流量较高时,可提供高浓度的氧气,同时吸入气中可保持一定浓度的 CO_2。主要用于换气功能障碍伴严重低氧血症的患者。

(5)非重复呼吸面罩:具有防止呼出气进入储气囊的单向活瓣面罩,临床上常用呼吸机的通气单向活瓣。单向活瓣可防止呼出气进入面罩,保障高 FiO_2,且无重复呼吸,适应证同部分重复呼吸面罩。

(6)雾化氧面罩:是能对吸入氧气进行充分雾化的面罩。它既供给氧气,又提供湿化,避免了其他给氧方法引起呼吸道干燥这一弊病。

(7)氧帐:是围绕头部至全身的供氧装置,应用于小儿,能提供各种浓度的氧气,但氧气的浪费较大,不适用于成人,也不适合伴有明显 CO_2 潴留的低氧血症患者。

四、其他几个氧疗的概念

1. 长程氧疗(long-term oxygen therapy) 是指整个夜间和大部分白天时间均吸氧,至少每日 15 h 的氧疗方法。

2. 短程氧疗(short-term oxygen therapy) 是指短时间给氧,一般为十几分钟至数小时的氧疗方法。

3. 家庭氧疗(home oxygen therapy) 是指在住宅内放置氧气瓶、制氧机或其他供氧装置,对慢性呼吸衰竭等患者进行长期氧疗的方法。

(1)适应证:临床上常见到一些患者因 COPD 或肺心病等住院,经治疗后,呼吸道感染、呼吸衰竭、心力衰竭等得到了一定程度的控制,但由于有慢性呼吸功能不全,动则气急、发绀,生活质量极为低下。还有部分慢性肺实质疾病、呼吸中枢疾病、慢性心功能不全患者也有类似情况。该类患者还需要继续长期氧疗,但为节省费用,避免院内感染,可在家中进行。家庭氧疗的目的在于改善低氧血症,减少或避免病情恶化,提高生活质量,延长存活期。具体适应证为:① $PaO_2 < 55$ mmHg。② PaO_2 在 $55 \sim 60$ mmHg,伴有慢性肺动脉高压所致右心衰竭,或继发性红细胞增多症,或活动后 PaO_2 明显下降。③ 睡眠性低氧血症或睡眠性呼吸暂停低通气综合征。

(2)气源:主要有压缩氧(主要是氧气瓶)、液态氧和氧浓缩器(制氧仪)三种。根据我国大多数家庭的经济状况,以压缩氧或氧浓缩器最为适宜,通常以鼻导管或鼻塞吸入低浓度氧,每日吸氧不少于 15 h,夜间睡眠时应持续吸入。

五、氧 疗 要 点

为了使氧疗能达到预期效果,纠正低氧血症,同时又要避免氧疗的不良作用及氧中毒,需注意以下几点。

1. **合理选择吸氧浓度**　合适的 FiO_2 可以有效改善低氧血症,又能避免引起 CO_2 潴留和氧中毒等不良反应。总体上以 $PaO_2 \geqslant 60$ mmHg 或 $SaO_2 \geqslant 90\%$ 为原则,在此基础上尽量降低 FiO_2。如前述慢性高碳酸血症患者的 FiO_2 一般不超过 30%,急性高碳酸血症可稍高,但也无须超过 60%,否则需机械通气治疗。单纯低氧血症患者宜选择中等浓度氧疗,避免长时间高浓度氧疗,否则也需机械通气等治疗。

2. **吸入气的湿化**　氧气的湿化有助于保护气管和支气管黏膜,防止分泌物干结。目前常用的方法是将氧气先经过湿化瓶湿化,然后再吸入,但湿化效果有限。

在室温下,即使在湿化器内达到 100% 的湿化,到达呼吸道时其相对湿度也将降至 50% 左右。为充分湿化,需将吸入气进行适当加温,可以利用电热器将湿化罐内的水加温并产生蒸汽,使吸入氧气加温、湿化。加温后吸入气到达呼吸道时的温度不能超过 40℃,否则将可能严重影响到纤毛运动,亦可能造成呼吸道烫伤。

3. **氧疗的监护**　氧疗时需密切地观察患者的神志、发绀程度、呼吸频率及幅度、心率、心律等,特别重要的是进行经皮脉搏血氧饱和度(SpO_2)和动脉血气检测。前者简单、方便,最好常规持续应用,可比较准确地判断氧疗效果;动脉血气分析可以确切了解氧疗效果和整体情况,有效指导吸氧流量或 FiO_2 的调整以及整体治疗方式,以达到最佳氧疗效果和避免氧疗的不良反应。

4. **器械的消毒**　所有吸氧装置,包括鼻导管或鼻塞、面罩、水封瓶等在使用前皆必须严格消毒,定时更换,防止交叉感染。使用鼻导管要经常检查有无被分泌物堵塞。

5. **停止氧疗的指征**　氧疗的目的在于提高 FiO_2,纠正低氧血症及其导致的代谢障碍和生理功能紊乱,维护脏器功能。如上述,只要 PaO_2 达到并稳定在 60 mmHg 或以上,或 $SaO_2 \geqslant 90\%$,就能满足机体的生理需要,因此呼吸空气时 $PaO_2 \geqslant 60$ mmHg 即可以停止吸氧。当然不同疾病或患者的具体情况不同,停止氧疗的指征可适当放宽,如脑卒中、急性左心衰竭患者,需要的氧合水平较高。

6. **停止氧疗后的观察**　必须密切观察患者的神志、发绀、呼吸、心率、心律、血压的变化,并进行动脉血气检测,如有变化需恢复吸氧。

六、机械通气时的氧疗

与普通氧疗有较多的不同,因为机械通气可通过改善肺泡通气量、改善换气、降低氧耗量等纠正低氧血症,也可通过抑制血液循环加重组织缺氧。机械通气的供氧多可精确调节,而氧疗本身的一些不良反应也可通过机械通气改善。

1. **FiO_2 可根据需要自由设定**　除大部分"无创呼吸机"外,现代呼吸机上多安装有空气氧气混合装置,因而在应用时可通过 FiO_2 调节钮直接设定从 21%~100% 任意浓度的氧。与鼻导管、面罩等吸氧方法相比,其供氧浓度稳定、准确,选择范围大,设置方便。如何设定 FiO_2 对初学者有一定难度,有人怕发生氧中毒,故从低浓度开始逐渐增加,其缺点是没有充分发挥出呼吸机供氧的优势,不能迅速、有效地改善严重低氧血症。正确的 FiO_2 调节原则应是由高浓度向低浓度调节。即在抢救初期,患者缺氧严重,应用高浓度氧以迅速纠正严重低氧血症,有效地改善缺氧;待氧的交换达到平衡后,再根据患者的病情变化和动脉血气情况调节 FiO_2。一般情况下,PaO_2 以 65~80 mmHg 为宜,COPD 患者可酌情降低,在此基础上尽量将 FiO_2 控制在低水平,这不仅可以维持呼吸调节和有益于改善 $\dot{V}/\dot{Q}$ 失调,也对防治 VAP 有重要价值(详见第十章第五节)。

2. **有助于避免或减轻氧疗的不良反应**　机械通气部分或完全替代患者的自主呼吸,增加 $\dot{V}_A$,无须担心纠正低氧后 CO_2 潴留对呼吸中枢的抑制和 $PaCO_2$ 的上升;一旦出现 $PaCO_2$ 上升,可通过调节潮气量促进 CO_2 排出。但需注意较高浓度氧疗可增加通气需求,对撤机不利,也容易导致肺泡萎陷和肺功能受损,因此一旦决定撤机必须将 FiO_2 控制在最低水平。

机械通气可通过合理设置通气参数,如适当控制吸气正压和潮气量、合理选择 PEEP、改善呼吸形式等减轻肺损伤,从而减少或避免高浓度氧疗导致氧中毒的机会。

3. **有助于降低呼吸功和氧耗量**　该作用可降低患者对 FiO_2 的需求。但要注意如果患者有自主呼吸时,人工气道设置不当、通气模式选择或参数设置不合理、触发灵敏度设置不当,呼吸机与患者自主呼吸不协调,反而增加呼吸功和氧耗量,增加对FiO_2的需求。因此,强调通气模式的合理选择和参数的适当调节。

4. 有利于保持呼吸道通畅　机械通气患者常伴有呼吸道分泌物增多,排痰能力下降,影响气体的吸入,机械通气时患者常需要气管插管或气管切开,可及时、有效地吸痰。适当的正压通气、适当的潮气量和吸气流量可改善肺泡萎缩,促进支气管纤毛的摆动,改善肺泡和小气道的引流,并最终通过咳嗽或吸痰排出,有助于防治感染;也可降低气道阻力,确保氧充分进入肺泡,提高气体交换面积和肺泡气氧浓度,有助于氧的弥散。

5. 注意避免通气过度或通气不足　通气过度可导致碱中毒,从而减少组织氧的释放,导致组织缺氧;通气不足则直接影响到氧的摄入和弥散,因此机械通气氧疗除需注意调节 FiO_2 外,还需调节好潮气量和每分通气量,以确保 pH 在正常范围内。

6. 注意对心功能的影响　氧疗的目的不仅仅是提高 PaO_2,还需要将氧输送到脏器和组织。如果机械通气不当,将导致回心血量减少,左心室后负荷增加,心排血量下降,同样会引起重要脏器的缺氧,因此机械通气氧疗时,除提高 PaO_2 外,还要特别注意适当选择通气压力和呼吸形式,观察血压和重要脏器的血液灌注情况。

七、高压氧疗

(一)基本概念

1. 高压氧(hyperbaric oxygen)　气体压力超过1个大气压的纯氧。

2. 高压氧舱(hyperbaric oxygen chamber)　是一种治疗严重缺氧症的设备。舱体是一个密闭圆筒,通过管道及控制系统把纯氧或净化压缩空气输入。舱外医师通过观察窗和对讲器可与患者联系。大型氧舱有10~20个座位。

3. 高压氧疗(hyperbaric oxygen therapy)　在密闭的高压氧舱内,使用超过1个大气压的纯氧的氧疗方法。常用压力为2~3个标准大气压。其可以大幅度提高 PaO_2,增加氧在血液中的溶解量和氧含量,从而解除 PaO_2 正常患者的缺氧,主要适用于一氧化碳中毒、减压病、脑水肿、某些急性中毒、脑炎和中毒性脑病等的治疗。

高压空气治疗与高压氧疗不同,主要用于减压

病的防治,可参见朱蕾等主编的《临床呼吸生理学》。

(二)作用机制

1. 提高动脉血氧分压和氧含量　血液携氧有两种基本方式,一是氧与 Hb 结合,形成结合氧;二是溶解在血液中,称为物理溶解氧。在常压空气下,正常人血液中结合氧约为 8.79 mmol/L(19.7 ml/100 ml);PaO_2 为 90~100 mmHg,溶解氧约为 0.13 mmol/L。血氧含量约为(8.79+0.13)mmol/L=8.92 mmol/L。吸入高压氧时,PaO_2 与吸入氧压力成正比增加,当 PaO_2 达 150 mmHg 时,Hb 完全饱和,结合氧不再增加;溶解氧却随血 PaO_2 升高而成正比增加(Henry 定律),如2.5~3.0个标准大气压下吸纯氧,PaO_2 可达 1 770~2 140 mmHg,血液溶解氧增至 2.36~2.85 mmol/L,比常压下吸空气时提高 17~20 倍,相当于常压静息状态下动、静脉氧含量之差(2.50 mmol/L)。换言之,此时若无 Hb 携带氧,仅靠血浆溶解氧就可满足机体需要。

2. 增加组织氧含量和氧储量　高压氧状态下,由于血氧含量增加,氧从毛细血管向组织的弥散量也增加,故组织氧含量和氧储量也随之增加。如在3个标准大气压下,每千克组织氧储量从 13 ml 增加至 53 ml,这对纠正组织缺氧和提高组织对缺氧的耐受性均有重要意义。

3. 提高血氧弥散率和增加氧的有效弥散距离　气体总是从高分压向低分压方向弥散,压力梯度愈大,单位时间内的气体弥散量愈多,弥散的距离也相应延伸。如给予3个标准大气压的氧气,组织氧分压增加 10 倍,组织氧含量增加 4 ml/kg,氧从毛细血管向组织弥散的有效距离从 30 μm 延至 100 μm,这对治疗微循环障碍性疾病十分有利。

(三)适应证
高压氧作为一种特殊的氧疗,根据其治疗机制,理论上可用于各种原因所致的低氧血症,但实际上仅主要用于非低氧血症性缺氧,如 CO 中毒。各种有害气体及毒物中毒、心肺脑复苏后、意外事故(溺水、电击、脑外伤)、各种原因所致脑缺氧与脑水肿、心肌梗死、出血性休克、缺血性脑病、眼底病及突发性耳聋等,亦为高压氧疗的指征。

八、氧疗的不良作用

1. 呼吸道损伤　氧疗操作不当及没有充分湿化引起呼吸道黏膜损伤或分泌物干结。若选择氧浓度不当或长时间高浓度氧疗,则出现该问题的机会

增大。

2. 诱发或加重高碳酸血症　机制见第二章第四节$\dot{V}/\dot{Q}$失调部分。

3. 加重呼吸机相关性肺炎（VAP）　在自主呼吸较弱或控制通气的机械通气患者，高浓度氧将导致肺泡氮浓度下降，诱发肺泡萎陷，使肺泡引流不畅，加重 VAP 或使 VAP 治疗困难。

4. 氧中毒　氧对细胞的生物学效应具有双重性，组织细胞有氧代谢产生足够的能量才能维持正常生理功能，氧分压降低至一定程度必然影响细胞的有氧代谢，并可能导致代谢、功能和结构的损害；相反过高的氧分压同样会损伤细胞。一般来说，健康人在常压下对小于 40% 的氧浓度可长期耐受而不至于出现肺的损伤；中等浓度氧疗可能会出现肺损伤；高浓度氧疗则容易出现肺损伤。吸入 60% 的氧 1～2 日便可致肺损伤；吸入纯氧则可能在 6 h 出现肺损伤。

（1）氧毒性的作用机制：主要以氧自由基学说（free radical theory of oxygen）来解释。在正常情况下弥散到细胞内的氧分子，绝大部分由细胞线粒体内细胞色素氧化酶催化还原为 CO_2 和水，占氧耗量 1%～5% 的氧分子在还原过程中形成自由基（radicals），如氧阴离子自由基（O_2^-）、羟自由基（·OH）；过氧化氢（H_2O_2）具有较强的氧化性，可以作为氧自由基对待。这些氧自由基引起生物体过度的氧化反应，包括细胞膜脂质的过氧化反应、蛋白质硫基的氧化和交联、DNA 和 RNA 交联反应等。若损伤生物膜和细胞内的酶，损伤线粒体，将影响氧化磷酸化的过程，导致三羧酸循环障碍，使细胞呼吸功能显著减退或丧失。但氧自由基可被组织抗氧化系统（tissue antioxidant systems）所清除，如过氧化物歧化酶（SOD）清除 O_2^-；过氧化氢酶清除 H_2O_2，亦清除羟自由基；谷胱甘肽过氧化酶、还原型谷胱甘肽酶、维生素 E、维生素 C、胡萝卜素等亦可减少氧自由基的产生或促进氧自由基的清除。

吸入高浓度氧后，刺激肺泡巨噬细胞（AM）生成并释放趋化因子，使中性粒细胞（PNM）黏附到内皮细胞上，PNM 和 AM 的细胞膜还原辅酶 Ⅱ 氧化酶活性增强，便产生大量氧自由基和单线态氧。由于 P_AO_2 和 PaO_2 过高，氧自由基生成速度加快，将超过组织抗氧化系统的清除能力，从而损伤组织细胞。损伤程度主要与 FiO_2 或 PaO_2 高低和持续时间有关。

（2）氧毒性的主要表现：① 高浓度氧可抑制气管、支气管的纤毛黏液活动，气道排除分泌物能力降低，肺泡巨噬细胞的吞噬能力减弱，容易导致呼吸道感染。② 氧气对肺的毒性作用，早期为肺泡毛细血管膜的通透性增加，导致肺间质和肺泡水肿；逐渐出现毛细血管内皮细胞和肺泡上皮细胞的破坏，导致肺泡表面活性物质丧失和失活，进一步则引起肺泡萎陷、肺不张，最后发展为急性呼吸窘迫综合征。过高的动脉血氧分压使交感肾上腺系统功能亢进，使肺对血管活性胺类物质的清除作用下降，加重肺损伤。长期、慢性氧中毒可导致肺组织增生和纤维化。③ PaO_2 显著升高，使视网膜的毛细血管受损，导致毛细血管阻塞，纤维增生，引起不可逆失明，主要见于新生儿，特别是早产儿。④ 其他任何器官和组织皆可发生氧自由基损伤，但程度较轻。

（3）氧中毒的防治：氧中毒无特殊的治疗方法，以预防为主，一旦发生，首先要降低 FiO_2。需特别注意下述几点：① 最重要的是正确选择并控制 FiO_2。FiO_2 高低以解除组织缺氧、保持机体最低需要的 PaO_2 为原则，只要 PaO_2 提高至 55 mmHg 以上，足以保证组织代谢所需即可。② 需要高 FiO_2 者要注意控制吸氧时间。③ 在高氧治疗的患者，应密切观察病情和动脉血气监测。一旦出现病情恶化，应注意鉴别是原发病或其他并发症变化，还是氧中毒的表现。④ 需要高 FiO_2 的患者应尽早机械通气，一方面改善换气，降低对高 FiO_2 的需求；另一方面适当 PEEP 可保护肺组织，减轻氧中毒的损伤。⑤ 一旦确诊氧中毒，即降低 FiO_2，并采取对症治疗措施。若氧中毒持续时间较长则容易造成不可逆的病理变化，治疗成功的希望就非常渺茫了。

（朱　蕾　胡莉娟）

第二篇

机械通气理论与技术

第七章
机械通气的基础理论

机械通气（mechanical ventilation，MV）是指通过建立气道口与肺泡间的压力差，改善或维持通气和换气功能，纠正低氧血症和高碳酸血症及其导致的病理生理和代谢改变的一种呼吸支持技术，多与氧疗配合应用，为原发病或诱发因素的治疗提供时机。

由于气道和肺实质病变的不均匀分布以及重力作用，在通气早期，吸入气体主要分布在时间常数较小的肺区，肺泡内压力较高；随着吸气时间的延长，特别是应用吸气末正压时，气体向时间常数较大肺区的扩散量增多，导致气体重新分布。机械通气可取代或部分取代自主呼吸，缓解呼吸肌疲劳。

第一节　呼吸机的基本结构

呼吸机（ventilator）是实施机械通气的基本设备，其特点是能代替、控制或改变人的正常生理呼吸，增加肺通气量，改善呼吸功能，减少呼吸功消耗，基本工作原理是建立气道口与肺泡间的压力差。根据呼吸机的设计特点，其加压方式分为呼吸道直接加压和胸腔外加压。前者在呼吸道开口直接施加压力，吸气时气体被正压压入肺泡，呼气时气体随肺的被动回缩而排出体外，称为正压呼吸机，简称呼吸机，是呼吸机的基本类型；后者则是由筒状或壳状外壳围绕胸腹部，通过外壳的扩张产生负压，使胸廓和肺扩张，产生吸气，外壳的被动回缩或合并壳内正压产生呼气，称为负压呼吸机。本章讨论的是正压呼吸机。

呼吸机是完成机械通气的基本设备，根据动力来源，一般分为电动或气动两种基本类型。传统典型电动呼吸机通过活塞、汽缸等机械部件的运行直接完成通气过程，气动呼吸机则由高压氧和高压空气共同驱动完成送气。现代电动或气动呼吸机大多由动力部分提供气源，而通气过程则通过微电子装置调控，故又称为电控电动或电控气动呼吸机。大体分以下三部分。

一、动力部分和气源

电动呼吸机通过电动装置将空气直接送入呼吸

机内气路，而氧气通过连接管路进入气路，与空气混合，提供合适的氧浓度，氧气和空气皆不参与呼吸机驱动，该类呼吸机对机械部件的性能要求较高。气动呼吸机则先由空气压缩机提供高压空气，由氧气瓶或中心供氧室等提供高压氧气，高压氧气和空气混合后进入呼吸机内的气路，气源也参与呼吸机的驱动。该类呼吸机对驱动压的大小和两部分驱动压力的平衡要求较高。驱动压一般在 0.4 MPa 左右，明显过低或过高皆不能正常工作。空氧混合气的空气压力和氧气压力显著不平衡时，输出氧浓度将不稳定。简易呼吸器用手压驱动，大部分大型呼吸机附设手控驱动装置，类似简易呼吸器。

1. 供氧装置

（1）氧气瓶（oxygen cylinder）：又称"氧气筒"，是一种特制的用来储存高压氧的圆柱形钢瓶，需减压后应用。

（2）中心供氧（central oxygen supply）：是指医院或其他特殊部门建立的制氧室，以液态或高压气态形式储存氧气，通过特制的连接管路，以一定的压力输送到各个部门，需要时插入氧气接头即可应用的供氧方式。主要目的是取代大部分氧气瓶，从而显著提高应用效率。

（3）制氧机（oxygenerator，electronic oxygen concentrator）：是指应用分子筛将空气中的氧气分离出来，制成高浓度氧的仪器。其最高流量和最高氧浓度较低,主要用于家庭氧疗。

(4) 液态氧(liquid oxygen):简称液氧。加压、降温至一定水平后将氧气变成液态氧而储存的一种形式。其容积显著缩小,储存和运输更为方便。

2. 呼吸机减压装置(decompressor of respirator) 又称呼吸机减压器,简称减压装置或减压器,曾称减压表。是将氧气瓶或中心供氧装置中压力非常高的氧气降压至工作压力水平的医疗设备。

3. 空气压缩泵(air compressor pump) 是现代大型多功能呼吸机的一种供气装置。在电动机械装置的作用下,空气被压缩,压力升高至呼吸机的工作压力水平。

4. 空氧混合器(air-oxygen mixer) 完成空气和氧气混合,并能输出恒定氧浓度的调节装置,有机械式和电子控制式两种基本类型。

5. 过滤网(trap valve) 简称滤网,是一种网状过滤装置,是呼吸机的常备净化装置。安装在呼吸机的空气入口处,空气需经过该装置过滤、净化后,才能进入空气压缩泵或呼吸机。一般需要 24～48 h 检查一次,并定时更换,避免滤网被灰尘堵塞,影响呼吸机的运转。

二、连 接 部 分

呼吸机主要由通气管路、呼气阀和感受器三部分构成。

(一)通气管路

1. 基本类型 有单气路和双气路两种基本类型。单气路需在进气端安装单向阀或单向活瓣,故气路密闭性好,不存在呼出气反流,无效腔小,但阻力较大,同步性较差。双气路采用单向阀,并安装在呼气端,阻力小,现代呼吸机(简易呼吸机除外)多用双气路,其通气管路可分为以下三部分:① Y 形管:通过人工气道或面罩等与患者连接,也称为通气管路的近端。② 呼气管:患者呼出气通过该管路,经呼气阀呼出体外,近呼气阀的部分为呼气端。③ 吸气管:吸气期,呼吸机送出气体,气流通过该管路进入 Y 形管,近呼吸机的部分为吸气端,吸气端和呼气端统称为远端(图 7-1)。大多数呼吸机在吸气管路上连接湿化器。气体通过湿化器的方式有并联式和串联式(图 7-2),前者的气体和水分仅在两者的交界面接触,故阻力低,湿化效果差;后者

则为气体穿过湿化液,故阻力大,但湿化效果好。大部分呼吸机采用并联式,为改善湿化效果,多数制造商将湿化器内部做成多层环状界面,湿化面积显著增大,湿化效果也显著改善。BiPAP 呼吸机主要用于家庭治疗和通气阻力不高的患者,也用单气路,呼气装置安装在近端的管路上,为漏气口或斜性出气口,吸气时,漏气不多,气体吸入肺内;呼气时可顺利呼气,从而同步性地改善和保障吸气、呼气过程的顺利完成。

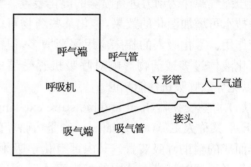

图 7-1　呼吸机连接示意图

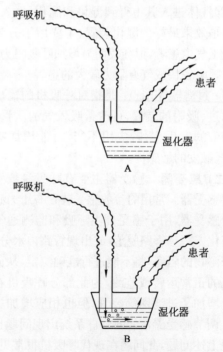

图 7-2　湿化器连接的两种形式

A. 并联式;B. 串联式

2. 辅助装置

(1) 人工气道接头(joint of artificial airway):简称接头,是气路与人工气道之间的连接装置,为一短细管,是呼吸机通气管路上产生阻力的主要位置。

(2) 接水器(water trap):机械通气时放在最低

位置,接收气路内凝结的水分或分泌物的连接装置,位于呼吸机吸气管的两条管路或呼气管的两条管路中间,防止水分滞留连接管内引起阻塞或反流入人工气道内引起污染。

接水器应放置在气路最低的位置,但实际上由于各种原因的限制,临床用接水器经常放置在不合适的位置,不能发挥其作用,是导致机械通气混乱和人机对抗的常见原因,但容易被忽视。

(3) 雾化湿化器(nebulizing humidifier):是指利用压缩气源作为动力进行喷雾的湿化装置。雾化生理盐水可增加湿化的效果,雾化某些药物可发挥治疗作用。雾化吸入的临床应用逐渐增多,但需注意雾化液体过多或药物影响对呼吸机感受器的影响,以免导致呼吸机性能减退。

(4) 湿热交换器(heat and moisture exchanger, HME):又称人工鼻(artificial nose),是仿骆驼的鼻制作而成的辅助呼吸装置。其内部有化学吸附剂,被通气者呼气时将进入其中的相当于体温、湿度饱和的气体凝结,释放出以蒸汽状态保存的热量;吸气时,外部气体进入其中得到湿化和温化,进入肺内。该装置是效果最好的湿化装置,主要用于分泌物黏稠的人工气道患者,但会较明显增加呼吸阻力,不适合明显呼吸较快或气道阻力较大的患者。

(5) 过滤器(filter):是指对呼吸机的输出气流进行滤过、吸附的装置,可改善吸入气的质量,减少肺部感染的发生率;若应用不当,可能增加吸气阻力、降低触发的敏感性。

(二)感受器　感受器主要有呼吸参数感受器和温度感受器。常用的参数感受装置有压力感受器和流量感受器,用于感受自主呼吸和监测通气参数等的变化。一旦管路脱落,或出现管路内水分、气道反流分泌物的阻塞,将不能进行准确测定,从而影响呼吸机的正常运转或监测,为此部分呼吸机在相应管路上增加了过滤网等装置,但也相应增加了气流阻力。调节感受器信号的软件系统出现问题也可能会出现上述问题,此问题在现代呼吸机很常见,但容易被忽视。感受器常安装在吸气端、呼气端或Y形管上,安置的位置不同,优缺点也不同(详见本章第八节)。温度感受器多数连接在湿化器内,实际感受的是湿化器内的温度,部分呼吸机连接在Y形管上,可真实反映进入患者气道的温度,温度感受器的正确连接可保障湿化温度的正常与恒定。

(三)通气阀　通气阀根据呼吸时相分为呼气阀和吸气阀,根据材料可分为机械阀和电磁阀(或电子阀),根据功能可分为按需阀和伺服阀(详见第九章第二节)。阀的特性和正确连接不仅是保障呼吸管路气流方向单一性的基础,也将影响吸呼气的转换、自主呼吸触发、PEEP/CPAP水平的设置。

1. 材料分类

(1) 机械阀:早期呼吸机多采用气动机械阀,有蕈状阀和隔膜阀两种基本类型,通过管路中气流量和气压的变化决定阀的关闭。通气阀的特点是设计、安装简单方便,密封性能好,不容易漏气;缺点是阻力较大,用时较久可出现变形,影响管路的密闭性,是导致漏气和影响吸气触发的常见原因之一,但临床上容易被忽视。

(2) 电磁阀:现代新型呼吸机多采用电磁阀或电子阀等取代机械阀,阻力显著减小,并可能具有伺服阀的功能。

2. 吸呼气时相分类

(1) 呼气阀(exhalation valve):是指位于呼吸机的呼气口,用来控制和调节气体呼出的装置。传统呼吸机多采用气动机械阀,现代新型呼吸机多采用电磁阀或电子阀等类型,阻力显著减小,并可能具有伺服阀的功能。

1) 阈阻力器(threshold resistor):是指可根据预设要求,产生可精确定量的、稳定压力的一种呼气阀类型。犹如呼气管放入水封瓶进行呼气,符合公式:压力 $= K(K$ 为常数$)\times$阻力$\times$面积。现代呼吸机的呼气阀非常接近阈阻力器,可用于产生CPAP/PEEP。

2) 气流阻力器(flow resistor):是呼气末压力随流量大小变化的一种呼气阀类型。呼气初期,气流量大,阻力大,压力也大;随着呼气的逐渐结束,气流量减小,阻力逐渐降低,压力也相应减小。因此其压力并非真正意义上恒定的PEEP/CPAP。它是早期呼气阀产生CPAP/PEEP的基本方式。

3) 漏气孔(pore of gas leak):吸气时漏气量少,呼气时漏气迅速增多,从而保障吸气时气体进入肺内,而呼气时气体由肺内呼出体外,是一种类似简易呼气阀的装置。它是BiPAP呼吸机常用的呼气装置。

(2) 吸气阀(air suction valve):是指控制呼吸机送气进入连接管的医疗装置。传统为机械阀,现多为电子阀或电磁阀。

3. 功能特点分类

(1) 按需阀(demand valve):根据调节要求,在送气期、屏气期或呼气期完全开放或完全关闭的一种吸气阀或呼气阀形式。其典型特点是送气时呼气阀关闭，吸气阀开放，气体由呼吸机通过连接管路进入肺内。屏气时，呼气阀和吸气阀皆关闭，保持恒定的气道压力，形成平台压。呼气时，呼气阀开放，吸气阀关闭，气体从呼气口排出，而不至于反流入吸气管路。

（2）伺服阀（servo valve）：是具有一定调节功能的吸气阀或呼气阀，即吸气阀或呼气阀在整个呼吸过程中皆保持一定程度的开放状态，送气时呼气阀的开放程度非常小，吸气阀充分开放，气道压力升高，气体进入气道。屏气时，呼气阀和吸气阀皆维持较小的开放水平，两者流量相等，保持恒定的气道压。呼气时，呼气阀迅速开大，吸气阀仍维持较小的开放水平，气体呼出体外。

三、主　　机

呼吸机的调节系统包括内部结构和面板，面板上主要有通气模式选择、通气参数调节、监测设置和报警设置四部分。通气模式和通气参数是主体，监测装置主要观察因变量、其他肺功能参数和呼吸波形图的变化。合理设置报警系统可提高呼吸机工作的安全性。

主机的内部结构主要包括气路和调节装置。气体进入主机气路后的运行方式不同，大体分两类。若气流根据预设通气模式和通气参数的要求，直接送入患者气道，完成通气，称为直接驱动，直接驱动呼吸机又称单回路呼吸机（single circuit ventilator）。多数现代呼吸机的气源进入主机内气路后，压力太高，通过减压阀减压降至工作压力后，才能按通气要求送气，称为间接驱动，间接驱动呼吸机又称双气路呼吸机（double circuit ventilator）。

气体由主机气路进入气道需经过吸气触发、吸气过程、吸呼气转换和呼气四个阶段。

1. 吸气触发　有定时触发和自主触发两种基本形式，前者由定时器按预设要求完成（时间转换），后者为自主呼吸引起的气道压力下降或气体流动被连接管路上的压力或流量感受器等感受装置感知，导致呼吸机送气（自主转换）。

感受器一般装在连接管路的近端、吸气端或呼气端附近，感受连接管路上的压力或流量等变化，因此自主呼吸、气路本身或其他因素导致的压力或流量变化等都可导致吸气触发和呼吸机送气。自主呼吸触发者为自主转换，其他因素触发者则为假触发和自动转换。同样，自主呼吸开始后，需克服胸肺弹性阻力、肺泡内压（部分患者）、气道陷闭（部分患者）和气道阻力、人工气道（或面罩等）阻力、通气管路（主要是接头）阻力后才能传导至感受器，触发感受器，引发呼吸机送气。感受器设置在通气管路的特性必然延迟同步时间，因此自主呼吸和呼吸机送气不同步是绝对的，如何保证自主呼吸动作和呼吸机送气基本一致是机械通气的重要问题。感受器在通气管路的位置不同对上述情况的影响不同，下面重点以压力感受器为例阐述（表7-1），流量感受器的不同特点将进一步阐述。

表7-1　不同位置压力感受器的优缺点

	吸气端	呼气端	Y形管
优点	不易损坏，不受气路水分和分泌物影响	易拆卸、保养	精确测定吸气和呼气时Y形管的压力
	呼气时可准确测定Y形管和吸气管路的压力	吸气时可准确测定Y形管的压力	可相对准确地反映吸气管和呼气管的压力
	呼气管阻力的增加不影响吸气气流的输出	吸气或呼气阻力增加影响吸气气流的输出	较精确地反映气道压力，同步性好
缺点	吸气时高估Y形管的压力	易受水分的影响而损坏	易损坏，易受水分和分泌物的影响而降低触发敏感性
	自主呼吸触发时低估Y形管的压力而延迟触发，吸气时呼气管阻力的增加（如湿化器），影响吸气气流的输出	自主呼吸触发时低估Y形管的压力而延迟触发，呼气时呼气管阻力的增加，可影响呼气气流的输出	

注：Y形管的压力可较准确地反映气道压力。

（1）定时触发（timing trigger）：是指由呼吸机的定时器按预设要求完成的信号触发方式，是控制通气的吸气触发方式。

（2）自主触发（autonomous trigger）：简称触发（triggering），是自主呼吸引起的气道压下降或气体流动被连接管或呼吸机内的压力或流量感受器等感知，导致呼吸机送气的信号触发方式。它是辅助通气模式或自主通气模式的吸气触发方式。

1) 流量触发(flow trigger)：是呼吸机通过流量感受器感知吸气的信号触发方式。当流量或吸气阀与呼气阀两端的流量差达到一定水平(如 2 L/min)时，启动一次呼吸。不同类型呼吸机流量触发的敏感性不同，多数是流量越低，触发越敏感，但有部分是流量越高越敏感，需注意鉴别。

2) 压力触发(pressure trigger)：是呼吸机通过压力感受器感知吸气负压的信号触发方式。将被通气者吸气产生的负压转换为电子信号，在适当信号强度下打开吸气阀，启动一次吸气。

3) 容积触发(volume trigger)：是呼吸机通过流量或容积感受器感知吸气容积大小的信号触发方式。当吸气容积达到预设水平，呼吸机启动一次呼吸。其常是流量触发的补充形式。

(3) 触发灵敏度(trigger sensitivity)：是触发呼吸机送气的参数临界值。达到或超过该数值，呼吸机就会启动一次呼吸。越接近基线水平，触发灵敏度越高，越容易触发，但也容易假触发；反之则不容易触发，因此触发灵敏度必须维持在适当的水平。

2. 吸气过程　感受器信号被调节装置接收，触发吸气装置，主机即通过活塞、气缸等的运动输送出气体，完成吸气过程，吸气完成有压力控制、流量控制、容积控制、时间控制和自主控制五种形式。

通气压力＝潮气量/顺应性＋流量×气道阻力

根据此公式可知，完成通气过程需压力、潮气量和流量 3 个通气参数。因潮气量＝流量×时间，故时间参数隐含在上述公式中，任何一个参数变化，皆会引起其他参数的变化，设置的参数称为自变量参数，其他参数则为因变量参数。自变量参数恒定，气道阻力和胸肺顺应性变化时，因变量参数也会相应变化。压力波形恒定(不是指压力大小)为压力控制，流量波形恒定为流量控制，潮气量恒定则为容积控制，若上述 3 个参数皆变化，只有隐含参数-时间固定则为时间控制。

通气压力 ＝ 呼吸肌压力＋呼吸机压力

根据此公式可知，在无自主呼吸的情况下，机械通气本身对通气起决定作用，吸气完成方式符合上述 4 种方式，因变量的变化仅与气道阻力和胸肺阻力有关；若机械通气占"统治"地位，但自主吸气仅起触发和参与维持吸气的作用，自主呼吸强弱也会影响因变量的变化；若自主呼吸起决定作用，如成比例

通气或神经调节辅助通气，压力、潮气量、流量和吸气时间皆随自主呼吸的能力和方式而变化，呼吸机仅对上述参数进行放大，可称为自主控制。这是通气模式的发展方向之一。

3. 吸呼气转换　吸气过程结束，必然要转换呼气，吸呼气转换的基本形式有 4 种：① 压力转换，由压力感受器完成。② 时间转换，由时间感受器完成。③ 流量转换，由流量感受器完成。④ 容积转换，由容积或流量感受器完成。早期定容型呼吸机(吸气采用容积控制形式)达预设潮气量后，转换为呼气，为容积转换。但现代容积控制模式，达预设潮气量后，仍维持至预设吸气时间，转换为呼气，因此绝大多数容积控制形式已不是容积转换，应为时间转换。定压型通气也有类似问题。目前各种定容、定压通气模式的基本转换方式为时间转换和流量转换。

送气过程中，呼气阀关闭，保持较高的气道压力，气体向肺内流动；屏气过程中，向肺内的气体流动停止，但不同时间常数的肺组织进行气体分布；而一旦转换为呼气，呼气阀迅速开放，气体从肺内呼出。

4. 呼气过程　依赖于 PEEP/CPAP 装置。PEEP和 CPAP 的特性相似，区别是前者为机械通气时的基础气道压力，后者为自主呼吸时的基础气道压力，但由同一装置产生，安装在呼气阀上。

(1) 阈阻力器：是理想 PEEP/CPAP 阀的结构，即在呼气出口的位置可产生一可预设的、可精确定量的、稳定的压力，其大小与呼气流量的有无、大小无关。需强调的是，该压力不是仅在呼气末存在，而是持续在整个呼气过程，提高峰压、平台压和呼气早中期的压力，减慢呼气速度。

(2) 呼气末阻力：早期 PEEP/CPAP 装置则为在呼气出口设置一普通"阻力器"，通过减慢呼气流量增加呼气末压力，其大小取决于装置本身的阻力和气流量大小，气流大时，压力大；气流小时，压力小；无气流时压力消失，因此该压力实际上是呼气末阻力，而不是真正意义上的呼气末正压，故该装置又称为气流阻力器。与阈阻力器相比，该装置会明显增加呼气阻力，延长呼气时间，增加呼气功，在某些情况下，如支气管哮喘可加重过度充气，增加PEEPi，因此该装置作为呼气阀和 PEEP 装置是不合适的，已逐渐被淘汰。

(3) PEEP 阀的发展和智能化：现代呼吸机应用的 PEEP/CPAP 装置介于上述两种装置之间，即

PEEP 的大小主要由施加压力及作用面积决定,也受流量的影响,但总体上基本稳定。

为减少 PEEP 对吸气期和呼气早中期的影响,最新式呼吸机通过微电子技术自动调整 PEEP 的大小,即吸气期和呼气初期 PEEP 等于或接近于 0,降低气道峰压和平台压,减少气压伤的机会和机械通气对循环功能的抑制;降低呼气初期的阻力,促进气体呼出,缩短呼气时间;在呼气中后期,PEEP 逐渐升高至预设水平,维持气道和肺泡的开放或扩张状态。此时的 PEEP 才是真正的呼气末正压,是PEEP/CPAP 发展的主要方向。

四、主机的必要辅助结构

1. 呼气安全阀和工作压力

(1) 呼气安全阀(expiratory security valve):简称安全阀,是一种保护装置。气道压力超过一定数值时,安全阀开放,气流迅速排出,从而防止气道压力过度升高。

(2) 最大安全压(maximum safety pressure,$P_{s\ max}$):是呼气安全阀设置的最大压力。一般设置在 55~60 cmH$_2$O,超过该压力时,安全阀开放,气体迅速排出,使呼吸机产生的最高气道压力不会超过该数值。

(3) 工作压力(working pressure):是呼吸机通气时允许产生的最大压力。在传统呼吸机,工作压力实际是最大安全压,在 BiPAP 呼吸机或 BIPAP 模式、部分 P-A/C 模式等则是能够预设的最高压力。

早期呼吸机的安全阀设置在呼吸机内,安全压力在出厂时设置或送到使用单位时由工程师设置。也有部分呼吸机的安全阀设置在呼吸机内,但调节装置伸出主机外,如早期的 Newport 呼吸机,调节不当或未注意情况下的调节容易出现严重问题。设置或调节过高,达不到保护作用;设置或调节过低,则可能导致致死性通气不足。现代呼吸机的 BIPAP 模式的高压、低压是通气参数,两者之差是通气压力,当然高压也是实际工作压力。但在其他通气模式,如 PSV 模式、定容型 A/C 模式同时开启的情况下,高压仅仅是工作压力,习惯上称为压力限制。临床上设置不当的情况多见,且主要是设置压力过低,导致通气量不足,常见于德尔格呼吸机,是临床通气失败的常见原因,但非常容易被忽视。

最大安全压或工作压力不同于高压报警,后者仅提示压力过高,医务人员需注意,但呼吸机仍按预设要求送气。

2. 吸气安全阀(inspiratory safety valve) 在呼吸机停止工作的情况下,该阀门打开,大气进入连接管,供被通气者自主呼吸,避免窒息的保护装置。简易呼吸器和早期单气路呼吸机的呼气阀结构有吸气安全阀的作用,即操作者停止按压或在呼吸机停止工作的情况下,患者可通过呼气孔自由呼吸空气。

五、呼吸机自检

呼吸机自检(self-check of ventilator)简称自检。是电源、气源、主机接通后,呼吸机自动监测是否能正常工作的过程。若通过自检,可使用;若不能通过,需重新自检或检修。

第二节 机械通气的基本概念

机械通气的基本概念涉及呼吸机工作机制、模式、参数、监测、报警等多个方面,详见本章的各个部分,其中压力的概念和吸呼气转换的概念详见本章第三节,潮气量、呼吸频率、吸呼气时间的概念详见本章第七节。

一、呼 吸 类 型

1. 呼吸方式(breath type) 是指自主性或机械通气时潮气量、呼吸频率、吸呼气时间比的变化方式,如深慢呼吸、深快呼吸、浅快呼吸等。

2. 自然呼吸(general breathing) 是指在无呼吸机等额外机械辅助和限制的情况下,机体自己完成的呼吸动作。

3. 自主呼吸(spontaneous breathing) 是指在应用呼吸机的情况下,机体自主完成呼吸动作,呼吸机仅提供气源,不提供压力辅助和限制。

4. 人工呼吸(artificial breathing) 是指在自

主呼吸能力显著减弱或消失的情况下,由操作者对患者进行的强制性的呼吸支持。

二、通气模式和参数

1. 通气模式(ventilation mode) 简称模式,是呼吸机完成机械通气的特定方式,每个模式有相对固定的通气参数。随着呼吸机的不断发展,相同模式的参数设置也在不断变化。对同一模式而言,现代呼吸机和早期呼吸机的参数设置有显著不同,操作者应用不当则是现代通气失败的重要原因。

2. 通气参数(ventilation parameter) 简称参数,是呼吸机在一定通气模式状态下进行机械通气的要求,大体分为自变量和因变量两类。通气模式的选择和参数的调节是机械通气的基本要求。

3. 吸气过程(inspiratory process) 吸气信号被呼吸机感受器感知和调节装置接受,触发吸气装置,主机即通过活塞、汽缸、涡轮等装置的运动输送出气体,直至开始呼气的阶段。吸气过程的完成有压力限制、流量限制、容积限制、时间限制和自主调节五种基本形式。吸气过程包括吸气触发、吸气维持和吸呼气转换三个连续的阶段。

4. 呼气过程(expiratory process) 呼吸机吸呼气转换结束至下一次吸气开始的阶段。

5. 自变量(independent variable) 也称为预设参数,是机械通气时设定的通气参数。除公共参数外,自变量大体分两类,即压力或容积,两者一般不能同时设定,在压力确定的情况下容积变化,反之亦然。间歇指令通气是"例外",因为两次机械通气之间是不受呼吸机支配的自主呼吸,理论上其间可加用任何自主通气模式,某些新型通气模式也有类似特性。

6. 因变量(dependent variable) 也称为可变参数,指机械通气时,随通气阻力而变化的通气参数,是机械通气监测的重点之一。

7. 公共参数(common parameter) 无论通气模式如何更换或调节,有些参数皆发挥作用,必须事先调节好,而不随通气模式变化,故称为公共参数,包括触发灵敏度、PEEP 和 FiO_2。

三、呼吸机的工作变量

1. 控制变量(control variable) 机械通气时压力、容积及流量三个变量之一可以预先设置,称为自变量,另外两个则称为因变量。预先设置的压力、容积或流量被称为控制变量。早期的喷射性呼吸机,把时间作为控制变量。

2. 基线变量(baseline variable) 是呼气时的控制参数。尽管压力、容积或流量都能作为基线变量,但压力是最常见的基线变量,如可设置基线压力超过大气压(即 PEEP)。

3. 触发变量(trigger variable) 是不同信号达阈值后,触发呼吸机送气的参数,包括流量、压力、容积、时间等变量形式。呼吸机可以被患者的呼吸信号触发,也可以通过呼吸机本身发出的信号触发。

感知吸气触发的感受器一般在连接管路的近端、吸气端及呼气端,感受连接管路压力或流量等信号的变化,因此自主呼吸、气路抖动或其他因素导致的压力或流量变化都可触发呼吸机送气,其中非自主呼吸因素导致的触发称为假触发(false trigger),是人机对抗的常见原因,详见本章第一节。

4. 时相变量(phase variable) 是用来启动、维持和结束每个呼吸时相的参数形式,即呼吸机中与呼吸周期有关的一系列变量,包括压力、容积、流量和时间等变量。

5. 限制变量(limited variable) 是流量、压力、容积或时间等用于规范呼吸机吸气过程时的表现形式。其特点是阈值不能被超越,并保持恒定。

(1) 压力限制(pressure limit):曾经是呼吸机完成吸气过程最常用的方式之一,压力为控制变量,其特点是达到设定的通气压力,吸气停止。目前其主要作为机械通气的保护性转换方式或辅助性通气措施。

(2) 容积限制(volume limit):是呼吸机完成吸气过程的一种方式,潮气量为控制变量,其特点是达到设定的潮气量,吸气停止,现少用。

(3) 流量限制(flow limit):是呼吸机完成吸气过程最常用的方式,流量为控制变量,其特点是按预设的流量形态送气,达预设值后吸气停止。

(4) 时间限制(time limit):是呼吸机完成送气过程最常用的方式,时间为控制变量,其特点是达到设定的吸气时间,吸气停止。

(5) 自主调节(spontaneous regulation):是呼吸机完成送气过程的一种方式,其特点是没有控制变量,被通气者的自主吸气过程决定呼吸机的吸气过程。自主调节是现代最新式通气模式,如成比例通气(PAV)、神经调节辅助通气(NAVA)完成吸气过程的方式。

6. **转换变量**（cycling variable，switching variable，switch-over variable）　又称切换变量。吸气过程中，当某变量达到预设值，并被呼吸机感受后即出现吸气终止，转入呼气的转换方式。其有4种基本形式：容积转换、压力转换、时间转换和流量转换。时间转换和流量转换是目前最常用的转换方式。

(1) 压力转换(pressure cycling)：又称压力切换，是呼吸机输出压力达到预设值后，呼气开始的转换方式，是早期压力控制或压力辅助模式的转换方式。

(2) 容积转换(volume cycling)：又称容积切换，是呼吸机输出潮气量达预设值后，呼气开始的转换方式，是早期定容型模式的转换方式。

(3) 时间转换(time cycling)：又称时间切换，是呼吸机吸气时间达预设值后，呼气开始的转换方式，是现代指令通气模式的基本转换方式。

(4) 流量转换(flow cycling)：又称流量切换，是呼吸机的吸气流量降低至预设临界值时发生吸气向呼气的转换方式，是压力支持通气(PSV)及其衍生模式的基本转换方式，与吸气时间和潮气量无关。

(5) 复合转换(combined cycling)：又称复合切换，它以某种转换方式为主，加用其他辅助性或保护性转换措施，超过一定限度该转换方式发挥作用，如BIPAP通气。

(6) 自主转换(spontaneous cycling)：又称自主切换，是呼吸机按被通气者的自主呼吸节律要求，由吸气转换为呼气的转换方式，是新型自主模式的转换方式。

7. **自动跟踪**(auto track)　是指不同条件下，呼吸触发和吸呼气转换的要求不同，呼吸机自动监测呼吸信号(如流量、容积、形态)变化，并自动调整触发和转换水平，进行吸气和呼气的过程。它常是压力或流量触发的补充形式，主要见于BiPAP呼吸机。

8. **完成吸气过程的完整方式**

(1) 容积限制容积转换(volume-limited volume cycling)：又称容积限制容积切换，是呼吸机按预设潮气量送气后，吸气结束，转为呼气的转换方式。它曾经是定容型通气模式的基本工作方式，目前应用很少。

(2) 容积限制时间转换(volume-limited time cycling)：又称容积限制时间切换，是呼吸机按预设潮气量送气结束，进入屏气阶段，达吸气时间后转为呼气的转换方式。它是定容型通气模式的基本转换方式。

(3) 流量限制时间转换(flow-limited time cycling)：又称流量限制时间切换，是呼吸机按一定的流量形态和流量大小送气，达预设吸气时间后转为呼气的转换方式。潮气量＝预设平均流量×预设送气时间，是目前定容型通气模式最常见的转换方式。

(4) 压力限制压力转换(pressure-limited pressure cycling)：又称压力限制压力切换，是呼吸机按预设的压力水平送气，并在此压力水平转为呼气的转换方式。它曾经是定压型通气模式的基本转换方式。

(5) 压力限制时间转换(pressure-limited time cycling)：又称压力限制时间切换，是呼吸机按预设的压力水平送气至结束，进入屏气阶段，达预设的吸气时间后，转为呼气的转换方式。它是目前定压型通气模式的基本转换方式。

(6) 压力限制流量转换(pressure-limited flow cycling)：又称压力限制流量切换，是呼吸机按预设的压力水平送气，吸气流量达预设要求后转换为呼气的转换方式。它是PSV及其衍生模式的基本转换方式。

(7) 自主转换：是自主呼吸决定呼吸过程的转换形式，是PAV、NAVA的转换方式。

9. **吸呼气时相**

(1) 吸气相(inspiratory phase)：是BiPAP呼吸机或BIPAP模式的专用名词，指呼吸机预设的、完成吸气过程的时相(包括送气和屏气时相)，但允许自主呼吸在一定限度内存在，即在该时相内出现自主呼气，或在屏气阶段出现自主吸气或呼气，将增加额外呼气或呼气潮气量而无明显的人机对抗。若无自主呼吸存在，则为吸气时间，与传统呼吸机的吸气时间相同。

(2) 呼气相(expiratory phase)：是BiPAP呼吸机或BIPAP模式的专用名词，指呼吸机预设的、完成呼气过程的时相，但允许自主呼吸在一定限度内存在，即在该时相内可出现自主吸气而无明显的人机对抗；若无自主吸气存在，则为呼气时间，与传统呼吸机的呼气时间相同。

(3) 吸气相压力(inspiratory positive airway

pressure，IPAP)：是 BiPAP 呼吸机或 BIPAP 模式的特有概念，习惯上称高压，实质是设定的吸气高压。

(4) 呼气相压力(expiratory positive airway pressure，EPAP)：是 BiPAP 呼吸机或 BIPAP 模式的特有概念，习惯上称低压，相当于 PEEP/CPAP。

(5) 吸气相时间(inspiratory phase time，T_i)：是 BiPAP 呼吸机或 BIPAP 模式的特有概念，实质是完成吸气相压力的时间。若无额外自主呼吸发生为吸气时间，与吸气相压力组成完整的吸气相概念。

(6) 呼气相时间(expiratory phase time，T_e)：是 BiPAP 呼吸机或 BIPAP 模式的特有概念，是完成呼气相压力的时间。若无额外自主呼吸发生即为呼气时间，与呼气相压力组成完整的呼气相概念。

10. 吸呼气时间

(1) 呼吸周期(respiratory cycle，total cycle time，T_{tot})：是指一次吸气开始至下一次吸气开始的时间。在多数情况下由吸气时间(包括触发时间)和呼气时间组成，在双水平正压或双相气道正压通气条件下由吸气相时间和呼气相时间组成。

(2) 吸气时间(inspiratory time，T_i)：是指呼吸机接受吸气触发机制，开始吸气到呼气装置开放、开始呼气前的时间。吸气时间包括触发时间(控制通气时没有)、送气时间、屏气时间、吸呼气转换时间(可以忽略)。

(3) 呼气时间(expiratory time，T_e)：是指呼吸机呼气装置开放，开始呼气到下一次开始吸气前的时间。

(4) 吸呼气时间比(I∶E ratio)：简称吸呼比，是吸气时间与呼气时间的比值。

(5) 预设吸呼气时间比(preset I∶E ratio)：简称预设吸呼比，是在指令或间歇指令通气模式下，预设的吸气时间与呼气时间的比值。

(6) 实际吸呼气时间比(actual I∶E ratio)：简称实际吸呼比，是实际吸气时间与实际呼气时间的比值。在持续指令或间歇指令通气，若无自主呼吸存在，与预设值一致；反之，则多数情况下与预设值不一致。

(7) 送气时间(insufflation time)：是指从呼吸机接受吸气触发机制、开始送气，到吸气阀关闭、吸气气流终止的时间。

(8) 屏气时间(pause time)：是指吸气气流终止到呼气前的时间。

(9) 吸气末屏气(end inspiratory hold)：是指正压通气时，吸气流量停止，呼气阀未打开的状态。此时无呼吸气流产生，有助于吸入气在肺内均匀分布。其压力为平台压，其时间为屏气时间，多通过设置呼吸机参数直接或间接设定，也可通过人工临床操作完成。

(10) 呼气末屏气(end expiratory hold)：呼气压力降至零或 PEEP 水平，并在下一次吸气前呼气阀关闭的状态，主要用于 PEEPi 的测定。

11. 通气压力的相关概念

(1) 通气压力(ventilation pressure)：是气道高压与低压之差，是定压型通气模式决定潮气量的主要因素。在传统呼吸机的定压型通气模式，通气压力为预设压力。在 BIPAP 模式或 BiPAP 呼吸机，通气压力为预设高压与低压之差。

(2) 实际通气压力：是气道最高压力与吸气初期肺泡内压之差。在控制通气且无 PEEPi 的情况下，与预设通气压力相同，为气道最高压力与最低压力之差；若有 PEEPi，且 PEEP 不影响 PEEPi 大小的情况下，为气道高压与 PEEPi 之差；若 PEEPi 和 PEEP 同时存在，且肺泡内压(PEEPtot)取决于两者的综合影响，则为气道高压与 PEEPtot 之差。若自主呼吸存在，吸气初期肺泡内压明显下降，实际通气压力也明显增大。

(3) 压力坡度(pressure slope)：也称为压力上升或下降时间，是定压型通气模式送气压力开始上升至预设值或从吸气高压结束开始下降至基线值的时间。传统呼吸机的这两部分时间皆接近 0，即呼吸机送气，压力迅速上升至预设值或迅速降至 PEEP(或 0)；现代呼吸机可以调节压力上升或下降的时间，一般以秒或百分比表示。

(4) 吸气压力坡度(inspiratory pressure slope)：是指在定压型模式，呼吸机送气压力的上升时间。吸气压力坡度为 0.2 s，是指达预设峰压需 0.2 s 的时间，从而使吸气触发后达峰流量的时间延长，有助于减轻过快、过高的吸气压力和流量对面部或气管的刺激。较陡直时，流量高，适合于深快呼吸的患者；反之则初始流量低，适合于呼吸平缓的患者。

(5) 呼气压力坡度(expiratory pressure slope)：是指在定压型模式，吸气结束后气道压力的下降时间。较陡直时，压力下降快，反之则下降慢。用于上气道陷闭,主要是复杂性 OSAS 的治疗;部分情况下也可用于周围气道陷闭,主要是 COPD 的治疗。

12. 吸气流量

(1) 呼吸波形(respiratory waveform):自主呼吸或机械通气时,气流的变化形态,一般指吸气流量波形,主要有正弦波、递减波和方波。

(2) 方波(square wave):是定容型通气模式的基本流量波形。其特点是整个送气过程中流量恒定,峰流量和平均流量相同,故吸气时间短、气道峰压高、平均气道压低,更适合循环功能障碍或低血压的患者。

(3) 递减波(decelerating wave):吸气开始时,流量迅速上升至最大值,随后呈线性或指数下降,至峰流量的一定比例或 0,送气结束。递减波是定压型通气模式的基本波形,也是定容型模式的常用波形。快速自主呼吸的流量波形也接近递减波。

(4) 流量坡度(flow slope):在定容型模式的递减波或方波,流量迅速上升至峰值容易产生对面部或气管的刺激,通过设置流量上升坡度也可产生类似吸气压力坡度的效应,也称为流量上升时间。

(5) 递增波(accelerating wave):与递减波相反,吸气开始时流量很低或为 0,然后呈线性或指数上升至最大值,送气结束。其曾是定容型模式的一种流量形态,因不符合机械通气时的呼吸生理要求,不宜应用。

(6) 正弦波(sine wave):吸气流量逐渐增加至最大流量,随后逐渐减少,如物理模型中的正弦形态,是定容型模式的一种流量形态,因不符合机械通气时的呼吸生理要求,不宜应用。健康人平静呼吸时的流量波形接近正弦波。

(7) 吸气流量(inspiratory flow):是指在吸气时间内,被通气者自主吸气或呼吸机输送气体的速度。

(8) 吸气峰流量(peak inspiratory flow):是指在吸气时间内,被通气者自主吸气或呼吸机输送气体的最大瞬间速度。

(9) 平均吸气流量(mean inspiratory flow):是指送气过程中,吸气流量的平均值,其大小为吸气潮气量与送气时间的比值。方波的平均吸气流量等于峰流量。

第三节 机械通气的基本特性

与自主呼吸相似,机械通气的基本特性也包括压力变化和呼吸形式等,简述如下。

一、压 力 变 化

1. 间歇正压通气(intermittent positive pressure ventilation,IPPV) 吸气期正压,呼气期压力降为 0,从而引起肺泡的周期性扩张和回缩,产生吸气和呼气的机械通气形式(图 7-3)。IPPV 是机械通气的直接动力,是多种定容型和定压型通气模式的基本压力变化。

2. 呼气末正压(positive end expiratory pressure,PEEP) 是指机械通气时呼气末气道压大于 0 的状态。呼气末正压在整个呼吸周期皆存在,并影响整个吸气过程(升高峰压和吸气末正压)和整个呼气过程(升高呼气初期和中期的压力,使呼气末期的压力维持在预设水平),因此 PEEP 不单纯是呼气末才存在的压力。新型呼吸机的发展导致

PEEP 自动调节的出现,压力在吸气期及呼气早期为 0 或接近 0,在呼气中晚期达预设水平。

PEEP 与 IPPV 组成持续正压通气(continous positive pressure ventilation,CPPV)(图 7-4)。PEEP 主要用于下述情况。

(1) 扩张陷闭肺泡:适当 PEEP 可扩张陷闭肺泡,减少呼气期静动脉血分流量,减轻或消除切变力损伤,改善陷闭区肺循环,从而在保护肺组织的基础上提高 PaO_2,主要用于治疗 ARDS。

(2) 改善肺水肿:适当 PEEP 能增加肺泡内压和肺间质静水压,有利于肺泡和间质液回流至血管腔;促进肺泡周围的液体向间质分布,改善肺水肿;扩张陷闭肺泡,减少呼气期静动脉血分流量;减少肺血流量;增加肺组织顺应性。从而在改善肺水肿的基础上提高 PaO_2,主要用于左心功能不全肺水肿,也可用于其他情况的肺水肿。

(3) 改善气道陷闭:用于周围气流阻塞性疾病,主要是 COPD,对抗 PEEPi,减少呼吸功,改善人机同步。

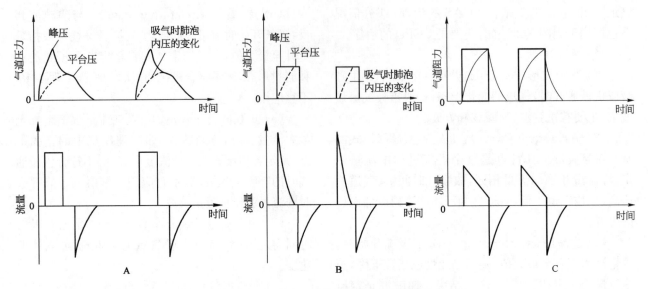

图7-3　间歇正压通气的两种基本模式

A. 定容型模式；B. 定压型模式(送气流量降至0)；C. 定压型模式(送气流量未降至0)

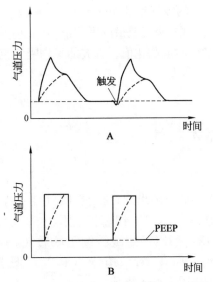

图7-4　持续正压通气的两种基本模式

A. 定容型模式；B. 定压型模式

（4）选择性降低左心室后负荷：改善心功能，对部分急性或慢性心源性肺水肿有较好的治疗作用。

（5）降低气道阻力：在任何情况下，低水平PEEP皆可降低气道阻力，并能预防机械通气本身导致的胸肺顺应性减退。

（6）增加机械通气相关性肺部并发症：应用不当，可抑制血流动力学和心功能，并间接影响气压伤的发生。

3. 吸气末正压（end inspiratory positive pressure）　吸气达峰压后，维持肺泡充盈的压力，

气流可能消失（吸气末屏气）（图7-3），也可能存在，后者主要见于流量转换的定压型通气模式，即主要是PSV及其衍生模式；在大部分用P-A/C及其衍生模式通气的患者，吸气末流量很少降至0。在正常情况下，其是通气过程中肺泡承受的最大压力。

（1）吸气末正压的典型形式

1）平台压（plateau pressure，P_{plat}）：也称为屏气压，是吸气末正压的一种形式，指吸气末气流终止时显示的气道压力。其作用是克服胸、肺弹性阻力，使肺处于扩张状态，因此平台压的变化可以反映胸、肺顺应性的高低。

2）最大平台压（maximum plateau pressure，$P_{plat_{max}}$）和最低的平台压（minimal plateau pressure，$P_{plat_{min}}$）：气道或肺泡病变的不均匀性和重力作用导致峰压克服气道阻力后，在肺泡内的分布不一致，此时测定的 P_{plat} 实质是吸气期肺泡的平均压力（$P_{plat_{mean}}$，简称 P_{plat}），时间常数小的肺区 P_{plat} 最高，称为最大平台压，容易导致肺泡充气量增多和无效腔样通气；时间常数大的肺区平台压最低，称为最低平台压，容易导致通气量不足和分流样效应。

（2）吸气末正压的生理学作用

1）扩张肺泡，改善肺水肿：主要用于ARDS或肺水肿的治疗。其效应与PEEP有一定的相似性，但因压力较高，作用更显著。总体上，吸气末正压主要打开陷闭的肺泡，使肺水肿迅速改善；PEEP则主要是维持肺泡的开放和维持肺水肿的

持续改善。

2）改善气体分布：适度吸气末正压符合呼吸生理，可用于各种类型呼吸衰竭的治疗，改善气体分布。在气道或肺实质病变不均匀时，吸气末正压可使气体有较充足的时间进入通气不畅的肺泡。在送气中止的情况下，由于肺泡内压分布不均匀，气体可由压力较高的肺区或肺泡进入压力较低的肺区或肺泡，引起气体的重新分布。

3）导致气压伤和循环功能障碍的重要原因：一般情况下，吸气末正压是肺泡承受的最大压力，是引起气压伤的直接原因之一，对血流动力学的影响更大，故临床应用时需严格控制平台压的高低和持续时间。

4．气道峰压（peak airway pressure，P_{peak}）　是整个吸气过程中的最高气道压力，在送气末测得，可反映总体通气阻力的大小。

5．气道峰压与平台压之差（difference between peak airway pressure and plateau pressure）　是气道峰压与平台压的差值，反映呼吸系统阻力，主要是肺阻力（包括气道阻力和肺组织黏性阻力）的大小。

6．平均气道压（mean airway pressure，P_{mean}）是整个通气周期的平均气道压力，受气道峰压、通气时间、PEEP、吸气流量、压力波形、呼气回路阻力、呼吸系统的顺应性等影响。其大小实质是一个呼吸周期中压力曲线下的面积，主要用于反映机械通气对循环功能的影响。

二、自变量的确定

除公用参数、吸气时间（间接影响呼气时间和吸呼气时间比）外，主要分两类：压力或容积，两者一般不能同时存在，在压力确定的情况下，容积变化；反之亦然。但间歇指令通气"例外"，因为两次机械通气之间是不受呼吸机支配的自主呼吸，可加用多种自主通气模式，某些新型通气模式也有类似特点。

三、流　量　波　形

流量波形主要有方波、递减波、递增波和正弦波（图7-5）。常用前两者，后两者完全不符合机械通气时的呼吸生理，不宜应用。选择方波时，送气过程中维持恒定高流量，故吸气时间短，峰压高，平均气

道压低，更适合于循环功能障碍或低血压的患者；选择递减波时，送气初始流量最高，然后逐渐下降，一般降至峰流量的25%左右，故吸气时间长，平均气道压高，吸气峰压低，更适合于有气压伤的患者。在呼吸较强的患者，吸气初始流量高，故与方波相比，递减波不仅容易满足患者吸气初期对高流量的需求，也符合吸呼气转换的特点，更符合呼吸生理变化，故应用明显增多。

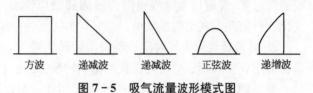

图7-5　吸气流量波形模式图

四、呼气向吸气的转换

呼气向吸气的转换称为吸气触发或触发，结合本章第一节简述如下。

1．时间转换　由预设的吸气时间和呼气时间（呼吸周期）决定，是控制通气的转换方式。

2．自主转换　自主吸气触发，使气道压力、流量或容积等参数达一定数值触发呼吸机送气，在辅助通气或自主性通气时发挥作用。触发水平多可自主调节，有时固定。触发机制以压力触发为多，但流量触发稳定，敏感度高，应用明显增多。现代呼吸机多同时设置压力触发和流量触发，后者有取代前者的趋势；也出现其他转换方式，如容积转换、形态转换、复合转换等。

3．自动转换　触发水平设置不当或有外来因素影响，致气道压力或流量达到一定水平即触发呼吸机送气，是导致人机对抗的常见原因，也可用于检测呼吸机的最大工作频率。

五、吸气向呼气的转换

吸气向呼气的转换习惯上称为吸呼气转换或吸呼气切换，简称转换或切换，指在吸气过程中，当某变量达到预设值，呼吸机的吸气终止转入呼气，有4种基本形式：容积转换、压力转换、时间转换和流量转换。时间转换和流量转换是目前最基本的转换方式。结合本章第二节简述如下。

1．压力转换　气道压力达预设压力后转为呼

气,是早期定压型呼吸机的转换方式。特点是气道压力恒定,对循环功能影响较小,但潮气量随气道阻力或胸肺顺应性而变化,压力变化形态接近三角形,容易导致肺泡内压和肺泡内气体分布不均。该方式已基本被淘汰。

2. 容积转换　潮气量达预设值后转换为呼气,是早期定容型呼吸机的转换方式。特点是潮气量稳定,可保证有效通气量,但设置不当会出现通气不足或通气过度,气道压力随气道阻力或胸肺顺应性而变化。目前此方式也明显减少。

3. 时间转换　吸气时间达预设值后转为呼气,是目前定容型和定压型通气模式的基本转换方式。

与早期压力转换的定压型通气模式相比,现代定压型模式的压力形态呈方形或梯形,不仅压力恒定,气压和气流量在肺内的分布也较均匀。现代定容型模式与早期容积转换模式的基本特点相似,但多加用吸气末屏气,即呼吸机送气达预设容积后,并不立即转换为呼气,而是持续至屏气结束后再转换为呼气,因此其本质也是时间转换。

4. 流量转换　吸气流量降至峰流量的一定比例(多为25%)或一定流量绝对值后转为呼气。特点是压力较恒定,潮气量与自主呼吸能力有关,也受气道阻力和胸肺顺应性的影响,是PSV及其衍生模式的基本转换方式。现代呼吸机的流量转换多可调,以满足不同需要;但调节不当会影响通气效果,发生人机对抗。

5. 复合转换　以上述某一种基本方式为主,加用其他辅助性保护性措施。平时基本转换方式起作用,超过一定限度后辅助方式发挥作用,如BIPAP通气。

6. 自主转换　按被通气者的自主呼吸节律要求,使呼吸机从吸气转换为呼气,是现代新型自主性通气模式,如PAV、NAVA的转换方式,事实上也是自主呼吸的转换方式。

六、吸气完成和吸呼气转换

吸气完成和吸呼气转换是一个完整的过程,故需综合考虑。其主要有:容积限制容积转换、容积限制时间转换、流量限制时间转换、压力限制压力转换、压力限制时间转换、压力限制流量转换、自主转换,详见本章第二节。

第四节　完成机械通气的基本要求

机械通气的基本要求是通气方向的单一性和通气管路的密闭性。

一、通气方向的单一性

吸气时吸气阀充分开放、呼气阀关闭或维持较小的开放状态,气体由呼吸机进入气道,而不至于由呼气口漏出;呼气时呼气阀充分开放,吸气阀关闭或维持较小的开放状态,气体从呼气口排出,而不至于反流进入气道,从而保证有效通气量的完成和通气模式的正常运转。

1. 机械阀　保障通气方向单一性的方法有单向活瓣或单向阀(机械阀),包括吸气阀和呼气阀,如简易呼吸器、早期呼吸机和现代部分呼吸机(图7-6)。

因被通气者必须克服吸气单向活瓣或单向阀的阻力触发呼吸机送气,而呼出气流又必须经过阻力

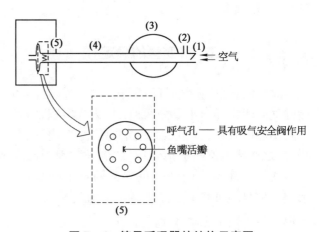

图7-6　简易呼吸器的结构示意图
(1):单向活瓣;(2):氧气导管;(3):气囊;(4):螺纹管;
(5):鱼嘴活瓣

较高的呼气单向阀,故常明显影响辅助通气或自主通气模式的吸气触发和送气过程的完成。

2. 电磁阀　现代呼吸机多采用双气路完成吸气和呼气,通过电子阀或电磁阀保持通气方向的单

一性,其特点是呼气阀在吸气期关闭或维持较小的开放状态;在呼气期充分开放或维持较小的开放状态,吸气阀则相反。吸气阀在吸气期的充分开放和呼气期的关闭或接近关闭同步;反之亦如此。

3. 持续气流 BiPAP 呼吸机主要通过较高流量的持续气流完成单一性,即吸气时,少部分气体经呼气口漏出,但较大流量的持续气流仍能够进入肺内;呼气时,大部分气体通过呼气孔迅速排入大气,少部分气流反流入气道,但通过持续气流的冲洗,又大部分排入大气,故无效腔非常小。

二、通气管路的密闭性

吸气时气体由呼吸机进入气道,呼气时从呼气口排出,而不至于从异常部位漏出,称为密闭性。这有助于保障各种通气模式正常运转(包括吸气触发、送气完成、屏气、吸呼气转换、PEEP/CPAP 的维持),保障有效通气量。漏气,特别是"隐形漏气"(主要见于通气参数调节不当)是导致失败的常见原因,但容易被忽视。

第五节 机械通气模式

通气模式是呼吸机的基本功能设置,与通气参数结合,共同完成机械通气。通气监测和报警保障机械通气的安全性。

一、常用通气模式

1. 控制通气(control ventilation,CV) 是指通气量及通气方式全部由呼吸机决定的通气模式,与自主呼吸无关,分压力控制通气和容积控制通气。

(1)容积控制通气(volume control ventilation,VCV):简称控制通气(CV)。潮气量(V_T)、呼吸频率(RR)、吸呼气时间比(I:E)或吸气时间(T_i)完全由呼吸机控制。其压力变化为间歇正压通气(IPPV),现多加用吸气末屏气,时间转换。

(2)压力控制通气(pressure control ventilation,PCV):分两种基本类型。一种是传统意义上的压力限制压力转换,压力变化接近三角形;另一种是压力限制时间转换,压力波形为梯形或方形,流量为递减波,后者已基本逐渐取代前者。

2. 辅助通气(assist ventilation,AV) 潮气量(或通气压力)由呼吸机决定,但由自主吸气触发,RR 和 I:E 随自主呼吸变化,可理解为控制模式同步化,也分为容积辅助通气(volume assist ventilation,VAV 或 AV)和压力辅助通气(pressure assist ventilation,PAV)。

3. 辅助/控制通气(A/C) 是上述两种通气方式的结合,也分定容型(V-A/C)和定压型(P-A/C)。自主呼吸能力强,超过预设 RR 为辅助通气;反之,若自主呼吸能力弱或无自主呼吸,实际 RR 等于预设 RR,则为控制通气。预设 RR 称为背景频率,起"安全频率"作用,有利于防止通气过度或不足,也有利于改善人机配合。现代呼吸机基本用此方式取代单纯控制通气和辅助通气。

(1)容积辅助/控制通气(volume assist-control ventilation,V - A/C):常简称为辅助/控制通气(A/C)。当患者自主 RR 低于预设 RR 或患者吸气努力不能触发呼吸机送气时为容积控制通气;患者吸气能触发呼吸机送气时为容积辅助通气的通气模式类型。预设 RR 为背景频率,起"安全频率"作用,有利于防止通气过度或不足,也有利于改善人机配合。

除 V_T、T_i(包括送气时间和屏气时间)、RR 等常规参数外,现代 A/C 模式还常有流量波形和大小、流量上升速度、压力限制等参数,但临床上容易被忽视或调节不当,是导致通气失败的常见原因。

(2)压力辅助/控制通气(pressure assist-control ventilation,P - A/C):当患者自主呼吸频率低于 RR 或患者吸气努力不能触发呼吸机送气时为压力控制通气;患者吸气能触发呼吸机时为压力辅助通气的通气模式类型。预设 RR 为背景频率,起"安全频率"作用,有利于防止通气过度或不足,也有利于改善人机配合。

除通气压力、T_i、RR 等常规参数外,现代 P-A/C 模式还常有吸气压力坡度、呼气压力坡度等参数,但临床上容易被忽视,调节不当,是导致通气失败的常见原因。

上述通气方式的特点：无论自主呼吸次数的多少和强弱，呼吸机皆在预设 T_i 内，按预设潮气量（定容型模式）或通气压力（定压型模式）等对每次呼吸给予通气辅助，故称为持续指令通气（continous mandatory ventilation，CMV）（图7-7）；有自主吸气触发时，习惯称为同步持续指令通气（synchronized continous mandatory ventilation，SCMV）。

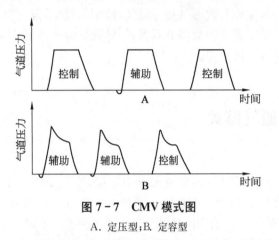

图7-7　CMV 模式图

A. 定压型；B. 定容型

现代呼吸机皆有同步功能，CMV 和 SCMV 有相同的含义。

（1）定容型持续指令通气（V-CMV 或 V-SCMV，简称 CMV 或 SCMV）：无论自主呼吸次数的多少和强弱，呼吸机皆在预设 T_i 内，按预设 V_T 对每次呼吸给予通气辅助。现代 V-A/C 与 V-CMV 或 V-SCMV 有相同的含义，即按容积控制或容积辅助完成的持续指令通气称为 V-CMV，若确有自主呼吸触发，则称为 V-SCMV，包括容积辅助/控制通气、容积控制通气和容积辅助通气。

（2）定压型持续指令通气（P-CMV）：无论自主呼吸次数的多少和强弱，呼吸机皆在预设 T_i 内，按预设通气压力对每次呼吸给予通气辅助。现代 P-A/C 与 P-CMV 或 P-SCMV 也有相同的含义，即按压力控制或压力辅助完成的持续指令通气也称为 P-CMV，若确有自主呼吸触发，则称为 P-SCMV，包括压力辅助/控制通气、压力控制通气和压力辅助通气。

4. 间歇指令通气（intermittent mandatory ventilation，IMV）　曾称为间歇强制通气，即呼吸机按预设要求间断发挥指令通气作用，其压力变化相当于间断 IPPV，每两次机械通气之间是自主呼吸，此时呼吸机只提供气流量。在自主呼吸期间可加多种"自主性通气模式"，最常用 PSV 及其智能模式。IMV 也分容积控制间歇指令通气（V-IMV 或 IMV）和压力控制间歇指令通气（P-IMV）（图7-8）。

（1）容积控制间歇指令通气（volume-controlled intermittent mandatory ventilation）：又称定容型间歇指令通气，简称间歇指令通气（IMV）。呼吸机按预设 RR 送气，每个吸气过程皆由预设 V_T、T_i 完成，两次呼吸机送气之间是不受呼吸机影响的自主呼吸。

（2）压力控制间歇指令通气（pressure-controlled intermittent mandatory ventilation，P-IMV）：又称定压型间歇指令通气。呼吸机按预设 RR 送气，每个吸气过程由预设通气压力、T_i 完成，其两次呼吸机送气之间是不受呼吸机影响的自主呼吸。

5. 同步间歇指令通气（synchronized intermittent mandatory ventilation，SIMV）　即 IMV 同步化，其特点是呼吸机皆设定一定时间的触发窗，一般为呼吸周期时间的后 25%。在这段时间内，自主吸气动作可触发呼吸机送气；若无自主吸气触发，则在下一呼吸周期开始，呼吸机按 IMV 的设置要求自动送气。SIMV 分为定容型同步间歇指令通气和定压型同步间歇指令通气（图7-8）。现代呼吸机的 IMV 皆有同步功能，IMV 和 SIMV 有相同的含义。

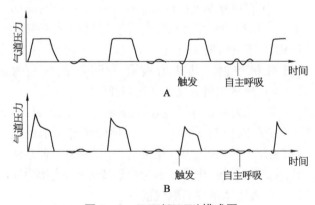

图7-8　IMV(SIMV)模式图

A. 定压型；B. 定容型

（1）容积控制同步间歇指令通气（volume-controlled synchronized intermittent mandatory ventilation，V-SIMV）：又称定容型同步间歇指令通气，简称同步间歇指令通气（SIMV）。呼吸机按预设 RR 送气，但由自主吸气触发，每个吸气过程由预设 V_T、T_i 完成，两次呼吸机送气之间是不受呼吸机影响的自主呼吸。

与 A/C 模式相同，除 V_T、T_i（包括送气时间和屏气时间）、RR 等常规参数外，现代 V - SIMV 模式也有流量波形和大小、流量上升速度、压力限制等参数，但临床上容易被忽视或调节不当，是导致通气失败的常见原因。

（2）压力控制同步间歇指令通气（pressure-controlled synchronized intermittent mandatory ventilation，P - SIMV）：又称定压型同步间歇指令通气。呼吸机按预设 RR 送气，但由自主吸气触发，每个吸气过程由预设通气压力、T_i 完成，两次呼吸机送气之间是不受呼吸机影响的自主呼吸。

与 P - A/C 模式相同，除通气压力、T_i、RR 等常规参数外，现代 P - A/C 模式还常有吸气压力坡度、呼气压力坡度等参数，但临床上容易被忽视或调节不当，是导致通气失败的常见原因。

6. 压力支持通气（pressure support ventilation，PSV）　是自主呼吸触发和维持吸气过程，并间接影响吸呼气的转换，呼吸机给予一定压力辅助的通气模式。压力为方波，流量为递减波，流量转换。吸气流量、潮气量、呼吸频率受自主呼吸能力和通气能力的双重影响，是目前最常用的通气模式。

现代 PSV 模式常有吸气压力坡度、呼气压力坡度、吸呼气转换水平的调节，但临床上容易被忽视或调节不当，是导致通气失败的常见原因。

PSV 主要用于有一定自主呼吸能力且通气阻力不是非常大的患者。无自主呼吸的患者不能触发 PSV 送气，不能使用；呼吸中枢兴奋性显著降低、神经-肌肉严重病变、呼吸肌严重疲劳的患者不能有效触发或维持 PSV 送气，也不宜应用；气道阻力显著增加的患者触发和维持 PSV 非常困难，也不适合单独应用 PSV 模式；胸肺顺应性显著减退的患者容易出现浅快呼吸，通气效率显著下降，需注意适当选择、调节以及与 SIMV 的联合应用。

7. 持续气道内正压（continuous positive airway pressure，CPAP）　呼吸机在整个呼吸周期中只提供一恒定的压力，通气过程由自主呼吸完成。实质是以零压为基线的自主呼吸基线上移（图 7 - 9）。其基本特性和作用与 PEEP 相似。

CPAP 和 PEEP 的概念有较大的随意性，比如 SIMV＋PEEP 模式，呼吸机若按预设潮气量或压力要求送气的部分为 PEEP；按自主呼吸要求送气的部分应为 CPAP，故有些人也称 SIMV＋PEEP 为 SIMV＋CPAP，特别是在自主 RR 占绝对优势的情

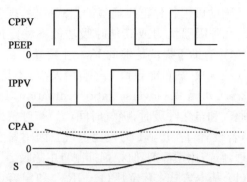

图 7 - 9　CPAP 的特点及其与其他压力的区别
S 代表自主呼吸

况下。再比如也有人将 PSV＋PEEP 和 PSV＋CPAP 混用，因为 PSV 既是机械辅助性通气，又是自主性通气，在前者应称为 PEEP，在后者则应称为 CPAP。下面将要描述的 BIPAP 和 APRV 也有相似的情况，因此实际应用时，无须过于纠缠 CPAP 和 PEEP 的概念，但正式文本中应采用正规的定义，即完全由自主呼吸提供的为 CPAP，有呼吸机起辅助或指令作用的为 PEEP。

8. 自动持续气道正压（auto continuous positive airway pressure，auto - CPAP）　简称自动 CPAP。在微电脑调节下，根据实际需要自动调节 CPAP 的大小，从而既能保障治疗效果，又能降低呼气阻力，显著改善患者的依从性。其主要用于 OSAS 的治疗。在 OSAS 患者，入睡前，上气道充分开放，不需要 CPAP；在不同睡眠时相和不同阶段，气道塌陷程度不同，对 CPAP 的需求也不同，自动 CPAP 能满足不同情况下的需求。

9. 叹气样通气（sign）　相当于自然呼吸中叹气样呼吸，潮气量大小增加 0.5～1.5 倍，其作用是扩张陷闭肺泡，多在容积辅助/控制通气或定容型间歇指令通气时发挥作用，部分呼吸机是通过增加 PEEP（潮气量不变）实现叹气样通气的作用。因此 sign 不是真正的通气模式，而是部分通气模式中的一个特殊参数。

二、较少用到的通气模式

1. 指令分钟通气（mandatory minute ventilation，MMV）　呼吸机按预设每分通气量（V_E）通气，若自主通气量低于预设值，不足部分由呼吸机提供；若无自主呼吸，则实际 V_E 等于预设 V_E；若自主 V_E 已大于或等于预设值，呼吸机则停止呼吸辅助。MMV

的通气辅助可用各种正压通气的形式提供,现多用PSV。在呼吸肌无力或其他呼吸功能不稳定的患者,MMV有助于提供足够的V_E。主要缺点:不能识别浅快呼吸,故可能导致V_D/V_T增大,$\dot{V}_A$不足。

2. 反比通气(inverse ratio ventilation, IRV) 常规通气和自然呼吸时,吸气时间(T_i)<呼气时间(T_e),若设置$T_i/T_e \geqslant 1$为反比通气。因不符合呼吸生理,常需用镇静剂、肌松剂抑制自主呼吸。

(1)基本方式:有定压(P-IRV)和定容(V-IRV,简称IRV)两种基本形式,后者实质是V-A/C或V-IMV按反比形式完成,常需用较大量的镇静剂、肌松剂抑制自主呼吸,一般不宜应用;前者实质是PCV或P-IMV按反比完成的通气形式,宜首选,其主要特点:压力为方形波,气道压力恒定;流量为递减波,气体分布均匀,初始流量较高,有自主呼吸时,容易实现人机配合,对镇静剂、肌松剂的需求量较小。

(2)参数设置:现代定压或定容IRV的实施皆涉及上述各种定压或定容模式的参数。

(3)适应证:曾较多用于ARDS的治疗,短时效果较好,但死亡率可能进一步升高,现很少应用;即使应用,也应该短时应用。

(4)主要优点:① T_i延长,气体分布更均匀;气体交换时间延长,有助于改善气体交换;气道峰压和平台压下降,可能有助于预防气压伤。② T_e缩短,气道产PEEPi,增加FRC,有利于萎陷的肺泡复张。

(5)主要缺点:① 与自主呼吸不能协调,需用镇静剂、肌松剂抑制自主呼吸。② T_i延长,肺泡扩张时间(平台时间)延长,与PEEP或PEEPi共同作用可加重对心血管系统的抑制。③ PEEPi在肺泡内分布不均,改善换气功能的效率较低。④ 肺泡在高压力水平扩张时间过长,容易导致跨肺压持续升高和扩张性损伤。

(6)临床实际情况:临床上按正比通气参数设置,但因设置不当,导致实际RR明显增快,出现反比通气的机会很多,从而导致肺扩张性损伤、切变力损伤和负压性水肿的机会明显增加和治疗失败,但临床上容易被忽视。

3. 气道压力释放通气(airway pressure release ventilation, APRV) 传统通气方式的供气特点是:呼吸机供气,使肺组织从较低容积(FRC)升至较高的肺容积(吸气末),产生潮气量。APRV为周期性释放气道压力,肺组织从高容积降至低容积产生潮气量,属定压型通气模式,实质是CPAP(或PEEP)的周期性降低(图7-10)。

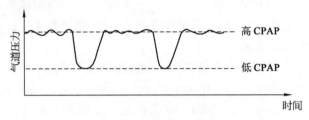

图7-10 APRV模式图

(1)特点:APRV实质是复合型模式,若无自主呼吸,通气方式与PCV或PC-IRV完全相同。若在两个水平上皆存在一定的自主呼吸,则为PCV加双水平CPAP。如果压力释放与自主呼吸同步,则为同步气道压力释放通气。若压力释放按指令间歇进行,则为间歇指令压力释放通气(IM-APRV)。实施APRV时,$\dot{V}_A$的增加取决于释放容积和释放频率。释放容积由释放压力、释放时间决定,也与胸肺顺应性、气道阻力和自主呼吸强弱等直接相关。

(2)主要优点:① 通气辅助取决于自主RR,RR越快,释放频率也越快。② 多发性损伤的连枷胸患者,应用APRV可逆转胸壁的部分矛盾运动。③ 降低吸气相肺泡内压。

(3)主要缺点:实质是在PEEP的基础上进行,对心血管功能影响大;同步性能较差,逐渐被BIPAP形式取代。

三、通气模式的发展衍化

1. 压力限制通气(pressure limited ventilation, PLV) 见于Draeger Evita呼吸机。本质是V-A/C,但吸气峰压达预设值后,呼吸机自动减慢送气流量,在吸气时间内将预设的剩余潮气量缓慢输送完毕。

(1)主要特点:与V-A/C模式相同,但压力相对恒定(图7-11)。

(2)主要问题:在病情加重的情况下,容易导致平台压显著升高,气压伤机会增加,机械通气对循环功能的抑制作用增强,不符合保护性通气策略的要求;也可能限制过度,使送气流量在预设吸气时间内不能输送完毕,实际潮气量远低于预设潮气量,导致通气不足,故临床上呈逐渐被淘汰的趋势。

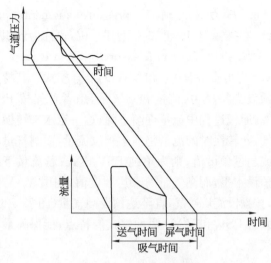

图 7-11　PLV 模式图

（3）实际临床情况：压力限制多出现在 Draeger Evita 呼吸机的其他模式中,是导致通气失败的常见原因,但临床上容易被忽视。

2. 自动气流(autoflow)　不是独立的通气模式,而是完善常规通气模式的一种方法,其特点是在一定范围内自动调节吸气流量,且这种自动调节是按照设置的潮气量和当时的肺顺应性来进行的,可加用于各种定容型通气模式(包括持续和间歇指令通气),从而改善人机配合,降低气道压力。

3. 流量适应容积控制通气(flow adapted volume control ventilation, A/C＋autoflow)　是传统定容型通气模式的进一步完善,即在 V-A/C 模式的基础上具有流量调节功能(实质是自动气流),在呼吸机送气的过程中,能感知患者的吸气用力,在一定限度内调节自动气流,并迅速输送与患者需要尽可能相适应的吸气流量。与预设值相比,潮气量有所波动;压力波形为方形,但随通气阻力而变化(图 7-12)。故在定容型模式的基础上兼有定压型模式的特点。

4. 流量适应间歇指令控制通气(flow adapted intermittent mandatory ventilation, SIMV ＋ autoflow)　是传统 V-SIMV 的进一步完善,即在 V-SIMV 的基础上具有流量调节功能(实质是自动气流),在呼吸机送气的过程中,能感知患者的吸气用力,在一定限度内调节自动气流,并迅速输送与患者需要相适应的吸气流量,与 A/C＋自动气流的本质相同(图 7-12)。

上述模式主要见于 Draeger Evita 呼吸机。

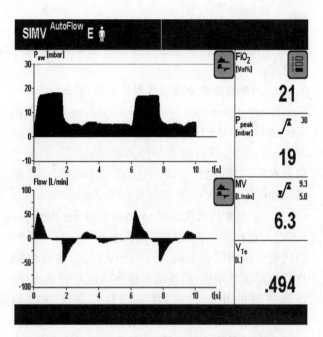

图 7-12　A/C 或 SIMV＋autoflow 的波形图特点

5. 压力调节容积控制通气(pressure regulated volume control ventilation, PRVCV)　首先预设潮气量和最高压力上限,用 PCV 模式通气,但用尽可能小的压力获取预设潮气量,从而有助于保障通气量和减少高压损伤的机会。

基本工作原理：在 5 cmH₂O 水平进行第一次呼吸,自动测定胸肺顺应性,并计算获得预设潮气量的通气压力。其后 3 次呼吸,呼吸机按预设压力的 75% 送气,如低于预设潮气量,则通气压力以 3 cmH₂O 为标准逐渐增加通气压力,直至达预设潮气量;若超过预设潮气量,也以 3 cmH₂O 为单位下降(图 7-13)。实际通气压力在 PEEP 和最高压力上限之间变化。其实质是 PCV 的人工调节由微电脑自动完成,故在 PCV 模式的基础上,兼有定容通气模式的特点。其可用于各种患者,特别是无自主呼吸的患者。早期见于 Servo 300 型呼吸机;目前

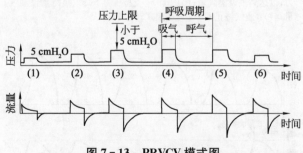

图 7-13　PRVCV 模式图

（1）：在 5 cmH₂O 的通气压力水平测定顺应性;(2)～(3)：增大通气压力达预设潮气量;(4)～(5)：通气压力稳定;(6)：通气压力下降,降至预设潮气量

多种类型呼吸机皆有该模式,且压力调节的幅度更小,调节时间更短,故更容易满足通气需求,改善人机配合。

6. 间歇指令压力调节容积控制通气(intermittent mandatory pressure regulated volume control ventilation) P-IMV 模式通气时,呼吸机自动测定 $P-V$ 曲线,并自动调节压力水平,使 V_T 不低于预设水平,实质是 P-IMV 模式由人工调节,由计算机自动调节或 PRVCV 靠间接指令完成。

7. 容积支持通气(volume support ventilation, VSV) 也称为压力支持容积保障通气。首先预设潮气量和最高压力上限,采用 PSV 模式,由微电脑自动测定胸肺顺应性,自动调整支持压力水平,以保证潮气量的相对稳定(图 7-14),调节方式与 PRVCV 相同,用于有一定自主呼吸能力的患者。随着自主呼吸能力的增强,支持压力自动降低,直至转换为自然呼吸;若呼吸能力减弱,呼吸暂停时间超过一定数值(一般为 20 s),则自动转换为 PRVCV。故在具有 PSV 模式特点的基础上,兼有定容型模式的特点。早期见于 Servo 300 型呼吸机;目前多种类型呼吸机皆有该模式,且压力调节的幅度更小,调节时间更短(图 7-15),故更容易满足通气需求,改善人机配合。

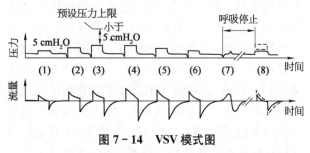

图 7-14 VSV 模式图

(1):在 5 cmH$_2$O 的支持压力水平上通气,测定顺应性;(2)~(4):在预设压力上限 5 cmH$_2$O 以下和 PEEP 之间调整通气压力,以达到预设潮气量;(5)~(6):支持压力下降以维持预设潮气量;(7):通气终止;(8):呼吸模式转为 PRVCV

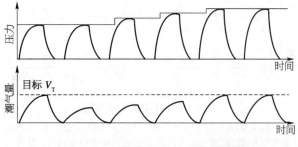

图 7-15 可每次调节的 VSV 模式图

8. 压力放大通气(pressure augmentation, PA) 主要见于 Bear 1000 型呼吸机,也称为容积保障压力支持通气(volume assured pressure support, VAPS),实质是 VAV 和 PSV 的复合模式。其特点为预设支持压力、流量和潮气量,患者首先按 PSV 送气,通气过程中流量逐渐下降,达一定水平转换为呼气,若转换时的流量仍高于预设流量,而潮气量已达或超过预设值,则为单纯 PSV 模式;若流量下降至预设水平,而潮气量尚未达预设值,则由 VAV 补充,按预设流量送气,直至达预设潮气量(图 7-16),故兼有 PSV 和 VAV 两种模式的特点,能保障最小潮气量。

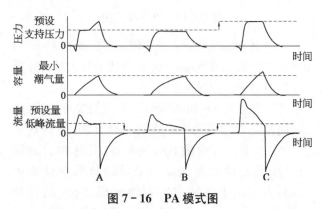

图 7-16 PA 模式图

A. PSV 运转,吸气流量下降预设流量后,V_T 未达预设值;转换为 VAV,按预设流量送气达最小预设 V_T 送气终止;B. PSV 运转,V_T 正好达预设 V_T,VAV 不发挥作用;C. PSV 产生的 V_T 超过预设 V_T,VAV 不发挥作用

上述模式的实质是容积控制(辅助)通气、压力控制(辅助)通气和压力支持通气的调节由人工向计算机化发展,故大多是闭环通气模式或双重通气模式,从而使临床应用更为方便,并减少高压损伤或通气不足的机会。但应注意:一类模式在兼有另一类模式优点的同时,也必然同时丧失其本来的一些特性,并同时兼有另一类模式的某些缺点;影响呼吸系统顺应性的因素较多,特别是在自主呼吸较强的情况下,不可能准确测定顺应性,更不能准确测定压力-容积曲线,自动调整参数可能有较大的误差。更主要的是自动调节远未达到理想水平,是导致通气失败的常见原因。

9. 双相气道正压(biphasic positive airway pressure,BIPAP) 是一种特殊的压力调节方式,设置吸气相和呼气相,分别给予不同水平的气道正压,在吸气相和呼气相之间定时切换;吸气相时间、呼气相时间、吸气相压力、呼气相压力皆可自由调节,互不影响;通气压力是吸气相压力和呼气相压力之差;允许患者在两种压力水平上自主呼吸。实质是 PCV 和 CPAP 的结合(图 7 - 17)。

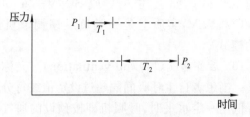

图 7 - 17　BIPAP 模式图

P_1、T_1 为吸气相压力和吸气相时间;P_2、T_2 为呼气相压力和呼气相时间

(1) 具体模式:无自主呼吸时,若 $P_2=0$、$T_1<T_2$,为 PCV;$P_2=0$、$T_1>T_2$,为 PC - IRV;$P_2>0$、$T_1<T_2$,为 PCV+PEEP;$P_2>0$、$T_1>T_2$,则为 PC - IRV+PEEP。有自主呼吸时,若 T_2 较短,为 APRV;T_2 较长,则为双水平 CPAP(Bi - CPAP);$P_1=P_2$,为 CPAP。

(2) 主要特点:万能通气模式,可满足上机、治疗、撤机的全过程;允许自主呼吸在两个压力水平上间断"随意"发生,从而克服了用传统模式通气时,自主呼吸和控制通气不能并存的缺点,提高人机配合程度,改善人机对抗。

10. 适应性支持通气(adaptive support ventilation, ASV)　根据被通气者的胸肺顺应性、气道阻力和呼吸功,设置合适的初始通气参数。通气过程中,呼吸机自动测定上述阻力和呼吸功的变化,并自动调节通气参数。若病情加重,逐渐改为以压力辅助或控制通气为主;病情好转,则逐渐转为以压力支持通气为主,直至停机。其是一种闭环通气方式(图 7 - 18)。

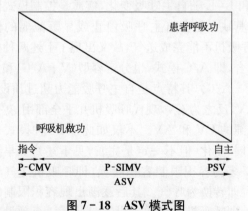

图 7 - 18　ASV 模式图

11. 成比例辅助通气(proportional assist ventilation, PAV)　简称成比例通气。传统通气模式是以呼吸机控制人为主,被通气者仅能进行有限的调节;PAV 则是被通气者完全控制呼吸机,而呼吸机对人的呼吸能力进行不同比例的放大(图 7 - 19)。例如,PAV 1∶1 指吸气气道压的 1/2 由呼吸肌收缩产生,1/2 由呼吸机给予,被通气者通过改变自主呼吸的用力程度来改变呼吸机提供的通气量,而两者的呼吸功比例维持 1∶1 不变,即呼吸机放大自主呼吸能力 1 倍;PAV 1∶3 则是放大自主呼吸能力 3 倍。理论上 PAV 较 PSV 有更好的同步性和生理学效应,但实际上并非如此,可以出现辅助通气不足或过度,甚至通气失控,故需进一步完善。

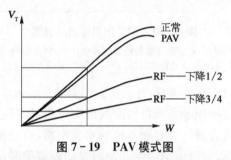

图 7 - 19　PAV 模式图

本图可显示呼吸功(W)与潮气量(V_T)的关系;RF 是呼吸衰竭的简写;经过 PAV 放大,可与自然呼吸相同

12. 神经调节辅助通气(neurally adjusted ventilatory assist, NAVA)　是较 PAV 有更进一步发展的新型自主性通气模式。其特点是完全模拟自主呼吸,选择膈肌电活动(electrical activity of the diaphragm, Edi)作为调节呼吸机通气的信号,以 Edi 的开始上升点、开始下降点分别作为吸气触发和吸呼气转换的标准,以 Edi 的发放频率为呼吸机的送气频率,按照 Edi 大小的一定比例给予通气辅助,故理论上"完全"符合呼吸生理特点,有最好的同步性和生理学效应,但发展时间短,多局限于动物或人的生理学研究,需积累更多的临床经验,特别是膈肌电活动的无创测定需进一步完善。

13. 自动导管补偿(automatic tube compensation, ATC)　不是通气模式,而是完善通气模式的一种手段。因为人工气道内径非常细,大约只有自然气道的 1/3,气流形态表现为湍流,其阻力表现为流量依赖性,因此气道阻力和内径变化表现为一定的非线性关系。现代呼吸机根据流量和管径大小连续计算克服导管阻力所需要的压力,提前补充气流,降低通气模式的支持水平,改善人机关系,故称为自动导管补偿,主要用于 PSV 及其衍生模式。与 PSV 间接克服人工气道阻力明显不同(图7-20)。

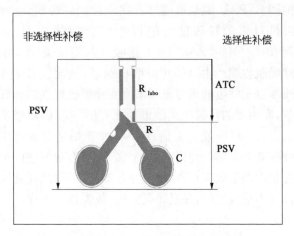

图7-20 ATC作用特点示意图

用PSV模式通气,在吸气触发过程中,PSV辅助通气前,ATC发挥作用,改善人机配合;其后PSV发挥作用,完成通气过程

14. **闭环通气**(closed loop ventilation) 呼吸机模拟操作者实施机械通气的全过程,即通过获取被通气者通气需要和其他的相关资料,自动监测各项指标,分析监测结果并及时自动地调整呼吸机参数的一类通气模式,如上述PRVCV、VSV、ASV。

15. **双重控制模式**(dual control modes) 呼吸机建立自动反馈功能,在患者的呼吸阻力和呼吸用力不断变化的情况下,对通气压力和容积进行双重控制来达到预定的目标潮气量,从而使通气支持水平能适应患者的呼吸能力和通气需要的一类通气模式。如上述A/C或SIMV+autoflow、PRVCV、VSV,实质上是一类负反馈调节机制完成的模式。

16. **后备通气**(backup ventilation) 又称背景通气。当患者自主呼吸间隔超过设定值或每分通气量降低至一定水平时,呼吸机即按预设的通气模式和参数自动提供通气支持,是呼吸机的一种安全保障设置。

上述通气模式之间多数具有密切的关系,可总结为图7-21。

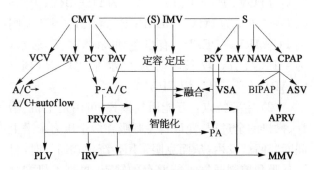

图7-21 基本通气模式及其相互之间的关系

第六节 客观评价新型机械通气模式

广义上讲,新型机械通气模式包括两类:① 形式和内容全新的模式;② 形式老而内容新的模式。前者是狭义的或习惯称谓的新型模式;后者是传统通气模式的完善和发展,临床应用最多,出现问题也特别多。此类模式应用不当是导致机械通气失败的常见原因,但容易被忽视。

一、基本通气模式的发展和完善

1. 同步功能的出现和参数调节的变化

(1) 早期特点和发展演变:早期机械通气主要用于心跳、呼吸骤停的抢救,对呼吸机的要求不高,因此通气模式非常简单,仅有压力控制通气(PCV)和容积控制通气(VCV),即通气压力或潮气量(V_T)、呼吸频率(RR)、吸呼气时间比(I:E)完全由呼吸机决定,与自主呼吸无关。其后机械通气开始用于有一定自主呼吸能力的患者,故出现压力辅助通气(PAV)和容积辅助通气(VAV),即通气压力或潮气量由呼吸机决定,但送气由自主吸气动作触发;RR和I:E随自主呼吸变化,实质是控制模式同步化。其缺点是在自主呼吸停止或显著减弱的情况下,呼吸机不能完成送气,故又出现了上述两种模式的结合,即A/C模式,也分定容型(V-A/C)和定压型(P-A/C),其特点是自主呼吸能力超过预设RR为AV,反之为CV,现代呼吸机几乎全部用A/C取代单纯的CV和AV。不仅如此,同一种模式也不断发展、变化(但不一定是完善,见下述),如早期的VAV多为容积限制容积转换,即呼吸机送气达预设V_T即转换为呼气。其后逐渐出现容积限制时间转换,即呼吸机送气达预设V_T后屏气,至预设吸气时间(T_i)后转为呼气。前者容易导致气体分布不均,部分肺区过度扩张,发生气压伤的机会增加;部分肺区出现萎陷倾向，导致低氧血症加重和肺泡引流不畅。后者可使不同肺区的气体重新分布，$\dot{V}/\dot{Q}$失调改善，发生负效应的机会减少，但若设定的T_i不足，则预设V_T尚未送入，呼吸机就开始呼气，导致V_E不足和人机对抗；反之则导致屏气时间过长和人机对抗。现代呼吸机多采用流量限制时间转换，即按一定的流量形态（常用方波和递减波）和流量大小送气，然后屏气，达预设T_i后转为呼气。实际输出V_T=预设流量的平均值×预设送气时间，肺内气体分布更均匀，但需设置的吸气参数更多，包括流量形态、流量大小、送气时间、屏气时间、流量上升时间、压力限制、潮气量，其中流量上升时间的特点和P-A/C的吸气压力坡度、PSV的吸气压力坡度的作用相似，见本节"自主通气模式的出现和完善"。任何一个参数设置不当都可能导致送气时间不足、流量不足或过大、潮气量不足、屏气过长或缺失等，这些情况皆可导致通气量不足、通气量过度和人机对抗。P-A/C也有类似的特点，现代呼吸机皆采用压力限制时间转换，必须注意通气压力、吸气压力坡度、呼气压力坡度、送气时间、屏气时间的设置。不同模式和参数的具体用法详见第九章。当然公共参数，包括触发灵敏度（还要注意是流量或压力触发等）、CPAP/PEEP、FiO_2的设置也必须注意。

（2）基本特点和临床应用：由于上述各种模式的基本特点是机械通气强制作用于患者的每一次呼吸，而自主呼吸不发挥或仅发挥较弱的作用，故称为持续指令通气（CMV）；有自主呼吸触发时也称为同步持续指令通气（SCMV）。因此心肺复苏、严重呼吸中枢抑制的患者应首选；在神经-肌肉疾病和气道阻塞性疾病也常应用；在肺实质疾病，容易导致人机配合不良，可选择定压型模式，并注意通气参数的调整，必要时使用镇静剂和肌松剂。控制通气模式也常用于呼吸动力学的精确监测。

2. IMV的出现和完善　与CMV不同，IMV是指呼吸机间断进行指令通气，每两次机械通气之间允许自主呼吸，此时呼吸机只提供气源，不提供通气辅助。早期IMV仅有定容型（V-IMV），其后又出现定压型（P-IMV）。SIMV实质是IMV的同步化，提前出现的自主吸气动作可触发呼吸机送气；若无自主呼吸，在下一个呼吸周期开始时，呼吸机按IMV的设置要求送气。现代呼吸机的IMV和SIMV有相同含义。定容型或定压型IMV的发展、变化与CMV相同，参数的设置要求也相同。在各种IMV，自主呼吸和机械通气交替发挥作用，故主要用于有一定自主呼吸能力或准备撤机的患者。

3. 自主通气模式的出现和完善　与CMV全部限制或IMV部分限制自主呼吸不同，自主通气模式的吸气流量、V_T、RR由自主呼吸、通气压力和通气阻力共同决定，故具有良好的同步性。典型代表是PSV，主要用于有一定自主呼吸能力或准备撤机的患者。没有自主呼吸的患者不能应用；自主呼吸太弱、气道阻力太大的患者不能触发或完成PSV通气，不宜应用。IMV和PSV模式常联合应用，其应用范围更广，可用于大部分呼吸衰竭的治疗。传统PSV和P-A/CV模式，压力呈方波，自主吸气一旦触发，压力和流量皆迅速达峰值，随着肺泡压力的升高，呼吸机预设压力与肺泡的压力差降低，吸气流量降低呈递减波，更符合呼吸生理，特别是呼吸较强、较快时；若呼吸较弱时，患者对上述初始高流量可能不耐受，若使压力逐渐上升，即给予吸气压力坡度，则吸气流量逐渐上升，患者更舒适；这与上述压力辅助/控制通气相同。总体上方波压力的应用范围更广，压力坡度的时间不宜超过0.3 s，否则会导致吸气流量上升过慢，氧耗量增大，甚至人机对抗。部分呼吸机也有呼气压力坡度，但仅能用于OSAS，个别情况下用于COPD。这些特点对P-A/C模式而言也是适用的。

二、现代通气模式发展和"完善"

1. 定容型和定压型模式的融合与调节的自动化

（1）参数调节的衍变：如上述，V-A/C、V-IMV的基本特点是V_T为预设值，气道压力随通气阻力变化，故称为定容型模式。通气阻力显著增大时容易导致峰压和平台压的过度升高，诱发扩张性损伤；自主呼吸显著增强时则容易导致负压性肺水肿和切变力损伤；呼吸较弱的患者容易发生通气过度和呼吸性碱中毒。P-A/C、P-IMV、PSV、BIPAP、ASV的基本特点是压力为预设值，V_T随通气阻力变化，称为定压型模式。通气阻力较大的患者容易导致通气不足，不利于病情的改善；反之则容易导致通气过度，不利于撤机。为减少或避免上述情况，出现了两类模式融合的趋势。如压力增强通气（PA）是预设支持压力和V_T，首先用PSV通气，流量下降到一定程度导致吸呼气转换，若转换时的流量仍高于预设值,而 V_T 已达到或超过预设值,则用 PSV 完成通气;若 V_T 尚未达预设值,则由定容型模式、按预设流量送气,直至达预设 V_T,可用于各种类型的呼吸衰竭。流量适应容积控制通气(包括间歇指令通气),习惯上称为定容型模式＋自主气流,是指在定容型模式的基础上具有流量调节功能,在呼吸机送气的过程中,能感知患者的吸气用力,根据患者需要自动调节气流,人机关系改善,压力波形变为方波,故兼有定压型模式的特点,故应用范围扩大。PRVCV 和 VSV 首先预设 V_T 和最高压力上限,分别用 PCV 和 PSV 通气,通过微电脑自动测定通气阻力,并自动调节通气压力,用尽可能小的压力获得预设 V_T,故兼有定容型模式的优点。前者可用于各种呼吸衰竭,特别是自主呼吸消失或较弱的患者;后者用于有一定自主呼吸能力的患者,撤机过程更有优势,因为随着自主呼吸增强,支持压力自动降低,直至转换为自主呼吸。

大部分通气模式,如 VCV、PSV、BIPAP 等,通气参数需操作者根据病情调节,称为人为调节型模式。少部分模式,如 PRVCV、VSV、ASV 等,通气参数由电脑自动调节,直至撤机,称为电脑调节模式或智能模式。后者是前者的完善和发展,理论上更适合从上机、治疗到撤机的全过程,应用逐渐增多。

(2)基本特点和临床应用:综合机械通气的四大主要效应(改善通气、改善换气、机械通气相关性肺损伤、影响循环功能)比较,定容型模式仅在保障通气量上有优势,而定压型模式在后三种效应上有较多优点。总体上讲改善通气比较容易,而在后三个方面取得较好的效应比较困难;强调保护性肺通气,甚至是允许性高碳酸血症(PHC),而不必过分顾及 V_T 是否"充足",因此传统定压型模式的应用逐渐增多。上述定容和定压的混合型模式,在病情加重、需要控制高压的情况下,容易导致峰压和平台压升高,并可能增加气压伤的机会,因此在肺组织疾病患者应慎重。

2. 单一模式向复合型模式的发展 早期和现代的 VCV、PCV、IMV、PSV 等模式和被通气者都有固定的关系,称为单一模式,其适应证相对较狭窄。如用 VCV 通气时,患者的呼吸被完全控制,故适合于自主呼吸消失或非常弱的患者,一旦自主呼吸能力明显恢复,需改用 IMV 或 PSV 等模式。BIPAP 和 ASV 通过调整通气参数,可设计出从 PCV 到 P－IMV、自主呼吸(或合用 PSV)的多种模式,故称为复合型模式或万能通气模式,适合各种病理状态,以及从上机、治疗到撤机的全过程。BIPAP 模式有高压、低压两个水平,以及相应的高压时间和低压时间。与传统 CPPV 不同,在 BIPAP 模式中,两个水平压力的调节互不影响,如低压增大,高压维持不变,通气压力相应降低,反之亦如此;其另一个主要特点是允许自主呼吸在两个压力水平上"随意"发生,从而克服了 CPPV 时,自主呼吸和指令通气不能并存的缺点,提高了人机配合程度,更适合自主呼吸较强的肺实质疾病患者。ASV 模式则根据患者的胸肺顺应性、气道阻力和呼吸功,设置合适的初始通气参数,通气过程中,微电脑自动测定上述指标的变化,并自动调节通气参数;若病情加重,逐渐改为以 PCV 为主;反之则逐渐转为以 PSV 为主,直至撤机。

3. 新型自主通气模式 上述所有模式的基本特点是呼吸机控制患者,被通气者仅能进行有限的调节,不符合呼吸生理,故无论"如何完善"均容易导致人机对抗、通气不足或过度。通过患者的自主呼吸调节呼吸机,呼吸机提供适当的通气辅助是通气模式发展的主要方向。PAV 是其中之一,被通气者完全控制呼吸机,呼吸机对自主呼吸能力进行不同比例的放大。例如,PAV 1∶1 指吸气气道压的1/2由呼吸肌收缩产生,1/2由呼吸机给予,患者通过改变自主呼吸的用力程度改变呼吸机提供的通气量,而两者的呼吸功比例维持不变。理论上,PAV 有更好的同步性和生理学效应,但此模式中有些技术指标尚不完善,如与传统模式一样,只能感知连接管路的"呼吸信号",可以导致假触发或触发不良;不能区分气道阻力和胸肺弹性阻力、大气道阻力和小气道阻力,准确设定通气辅助比例比较困难,更不能随病情的变化自动调整,因此可以出现辅助通气不足或过度,甚至通气失控,故需进一步完善。NAVA 模式则完全模拟自主呼吸,选择 Edi 作为调节呼吸机通气的信号,以 Edi 的开始上升点、开始下降点分别作为吸气触发和吸呼气转换的标准,以 Edi 的发放频率为呼吸机的送气频率,按照 Edi 大小的一定比例给予通气辅助。故 NAVA 与 PAV 有很大的相似性,用于有一定自主呼吸能力的患者,特别是后者几乎"完全"符合自主呼吸特点,理论上有最好的同步性和生理学效应,但发展时间短,多局限于动物或人的生理学研究,需积累更多的临床经验,特别是 Edi 的无创测定需进一步完善。

第七节 机械通气的参数

机械通气参数主要涉及压力及呼吸形式(包括 V_T、RR、I∶E)等内容,简述如下。

一、机械通气压力

1. 气道压力 在通气压力设置或监测中经常涉及气道压、肺泡压等概念,但呼吸机的压力感受器既不在气道,也不在肺泡,因此无法直接测定上述压力。部分情况下,压力感受器在呼吸机连接管路的近患者端,即 Y 形管附近;也有部分在吸气阀或呼气阀附近,故其显示的压力实质是连接管路的压力。由于连接管路粗短,阻力非常小,可认为其代表大气道的压力。压力变化的最高值称为峰压。峰压为克服全部通气阻力(其中主要是气道黏性阻力和胸肺弹性阻力)所产生的压力,故用定容型模式通气时,肺泡内压比峰压要低。在吸气末屏气或人为堵塞呼气口时,呼吸机、连接管路、患者形成一密闭容器。密闭容器内,在气体停止流动的情况下,气道、肺实质的黏性和惯性阻力皆消失,各个部位的压力相等,即此时的气路压力与肺泡内压相等,故称为平台压。合理应用定压型模式通气时,气路、气道、肺泡相继达到预设压力,故峰压和平台压相等(部分不能出现平台,称为吸气末正压更合适)。

2. 呼气末压 有多种表现形式,PEEP 最常用,若未设置,PEEP=0。与峰压的测定原理相同,PEEP 代表大气道的呼气末压力。在正常肺,无论自然呼吸,还是机械通气,其呼气末肺泡内压皆降为 0;PEEP 存在时,其呼气末肺泡内压等于 PEEP。在大部分气道阻塞性疾病和部分肺实质疾病,呼气结束,气道压力降为 0 后,肺泡内压不能降为 0,则称为内源性 PEEP(PEEPi)。其基本测定方法为:将 PEEP 调整至零位,呼气末堵塞呼气口,气路、气道、肺泡则形成一密闭容器,此时测定的气道压力代表呼气末肺泡内压,称为 PEEPi。若 PEEP 和 PEEPi 皆存在时,PEEP 仍代表呼气末的气道压力,而堵塞呼气口测定的压力为真正的呼气末肺泡压力,称为 PEEPtot,可能既不等于 PEEP,也不等于 PEEPi,多数情况下介于 PEEPi 和 PEEP+PEEPi 之间。高档

呼吸机大多能自动测定上述压力,部分呼吸机则不能准确区分上述概念,测定值不准确。

3. 主要压力概念 见本章第二节、第三节。

二、潮气容积

潮气容积(潮气量)是最常用的通气参数,V_T 有吸气 V_T 和呼气 V_T、预设 V_T 和监测 V_T 等概念。

(一)潮气量的基本概念

1. 预设潮气量(preset tidal volume) 是指用定容型通气模式时,在主机上设定的 V_T。

2. 直接设置潮气量(direct preset tidal volume) 定容型通气模式 V_T 的直接设置分两种类型,一是容积限制容积转换,即达预设 V_T 转化为呼气;二是容积限制时间转换,即有吸气末屏气,V_T 达预设值后吸气维持一定时间,达预设 T_i 后转换为呼气。

3. 间接设置潮气量(indirect preset tidal volume) 先设定流量形态、流量大小以及送气时间和屏气时间。V_T 是平均流量和送气时间的乘积。特点是流量限制(流量的形态和大小恒定)、时间转换。比如预设值分别为:T_i 为 1 s(其中送气时间为 0.8 s,屏气时间为 0.2 s),流量为方波,大小为 500 ml/s,则 V_T=500 ml/s×0.8 s=400 ml。现代呼吸机常同时有 V_T 设定按钮和上述各种参数的设置按钮,其中设定的 V_T 只是期望输出的最大 V_T,但若设置的流量和时间参数不合适,实际输出 V_T 远低于预设 V_T。这在临床上非常常见,是导致人机对抗、呼吸机相关性肺损伤、呼吸机相关性肺炎的常见原因,但容易被忽视。

4. 输出潮气量(efferent tidal volume) 由于通气参数设置不当和压力对容积的影响,预设 V_T 不能全部进入吸气管路。实际进入吸气管路的气量称为输出 V_T。

5. 监测潮气量(monitoring tidal volume) 是指呼吸机监测的 V_T 大小。由于连接管路的顺应性和气体的可压缩性,监测的吸气 V_T 常比预设 V_T 或输出 V_T 小。在设定的流量和时间参数合适的情况

下,现代呼吸机多能自动校正上述影响,设定值、输出值、监测值基本相同。

6. 吸气潮气量(inspiratory tidal volume) 是指静息状态下,每次呼吸时,自主吸入或呼吸机输入 V_T 的多少。

7. 呼气潮气量(expiratory tidal volume) 是指静息状态下,每次呼出 V_T 的多少。由于呼出气是肺内充分湿化、温化的气体,故一般比吸气 V_T 大。

(二)影响潮气量的因素 如上述,不同 V_T 可以有较大差别,对通气效果和肺泡引流有重要影响,但临床上容易被忽视。在定容型通气模式,吸入 V_T 是预设值;在定压型通气模式,吸入 V_T 是因变量(监测值)。预设值一般为吸气 V_T;监测值可以是吸气 V_T,也可以是呼气 V_T,或两者皆同时监测。一般情况下,呼气 V_T 和吸气 V_T 不同,主要原因有以下几个方面:① 气体存在动态压缩,压缩容积为 $1\sim2$ ml/cmH_2O。连接管路也存在动态扩张,增加气容积也为 $1\sim2$ ml/cmH_2O,故总体压缩容积为 $2\sim3$ ml/cmH_2O,如气道峰压为 50 cmH_2O 时,气体压缩容积可达 150 ml,此时吸气 V_T 可以显著小于呼气 V_T,故现代呼吸机加用顺应性校正以减轻或消除该部分因素的影响。② 呼吸商一般为 0.85,故正常情况下呼气 V_T 小于吸气 V_T,不同进食情况影响两者的大小。③ 吸入气为室温气体,随环境状态可以有较大变化。呼出气为充分加温、加湿的肺泡气,一般温度为 38℃ 或略高(随体温而变化);湿度恒定,为 100%,相当于水蒸气压 47 mmHg。其中后者是主要的影响因素,故实际呼气 V_T 常明显大于吸气 V_T,评价 V_T 时应充分考虑上述因素的影响。

当呼吸机输出 V_T 相同时,不同型号呼吸机的吸气 V_T 可以有较大差别,随容积(流量)感受器的位置及校正装置的有无而改变,这是临床应用时强调个体化 V_T 的原因之一。在连接管路吸气端监测的吸气 V_T 是呼吸机输出的 V_T,只有感受器位置在近患者端时,才能准确代表进入人工气道(或气管)的吸气 V_T,否则为输出 V_T,即实际进入气道 V_T 和压缩气气容积之和。若连接管路为面罩,还要减去一部分无效腔后才能表示进入气道的吸气 V_T;持续气流的存在,可减少无效腔;在吸气初期,可追加小部分 V_T。同样感受器近患者端时,呼气 V_T 才能真正代表患者的呼气潮气量。

三、呼 吸 频 率

与自主呼吸不同,应用呼吸机时,呼吸频率(respiratory rate,RR)的概念有较大差异。

1. 预设通气频率(preset ventilation rate) 为保证呼吸机完成必要的通气量,根据患者情况,按通气模式要求设定的 RR,如 A/C、C、SIMV、IMV 模式等各种辅助/控制通气、控制通气或间歇指令通气实际设定的 RR。A 模式、PSV 模式等辅助性或自主性通气模式没有预设 RR。

2. 实际呼吸频率(actual breathing frequency) 为呼吸机实际监测到的 RR,包括由患者自主吸气触发和呼吸机按预设要求完成的呼吸次数。实际 RR≥预设 RR。

3. 机械通气频率(mechanical ventilation frequency) 为呼吸机按预设吸气要求进行通气的次数,主要用于描述按吸气指令要求完成的 RR,如 C 模式和 SIMV 模式的预设 RR、A 模式和 A/C 模式的实际 RR。

4. 自主呼吸频率(spontaneous respiratory frequency) 为机械通气时,自主呼吸或主要由自主呼吸完成的呼吸次数,如 CPAP、PSV 及其衍生模式、PAV、NAVA 的 RR,在 SIMV 或 SIMV+PSV 中,其为除预设 RR 以外由自主呼吸完成的呼吸次数。

5. 总呼吸频率(total respiratory frequency) 为每分钟呼吸机按呼吸机指令送气的次数和自主呼吸完成的呼吸次数之和,主要描述 SIMV、SIMV+PSV 及其衍生模式完成的全部 RR。

总之,无论患者自主呼吸次数的多少和强弱,呼吸机强行完成的呼吸次数或最低送气次数,称为预设呼吸频率。实测频率是呼吸机实际送气次数或呼吸机送气与自主呼吸次数之和,部分呼吸机能区分机械通气和自主呼吸频率。

四、吸气时间和吸呼气时间比

也分预设值和实测值(或实际值),在 CMV 或 IMV 的机械通气部分,吸气时间(T_i 或 I)一般为预设值,包括送气时间和屏气时间(严格讲还包括触发时间)。实测呼气时间(T_e 或 E)和 I:E 受实际监测 RR 的影响,实测 RR 和预设 RR 相同时,E 和 I:E 皆为预设值,否则皆随实际监测 RR 的增加而相应缩短。注意实际监测值，而不是预设值，应符合患者的呼吸生理要求，不要超出呼吸机的工作范围。实际 T_i 和 $I：E$ 不符合要求是导致实际输入 V_T 不足、人机对抗、呼吸机相关性肺损伤、呼吸机相关性肺炎的常见原因，但容易被忽视。

有关吸气时间和呼气时间的具体概念见本章第二节。

五、吸 气 流 量

吸气流量包括流量形态和流量大小，后者常用平均流量和峰流量的概念。方波时，峰流量和平均流量相等；递减波时，平均流量远低于峰流量。平均流量和送气时间的乘积为潮气量，反之潮气量除以送气时间为平均流量。在定容型通气模式，流量为预设值；在定压型通气模式，流量为监测值。在各种持续指令性或间歇指令性定容模式，流量波形或大小选择不当是导致实际输出 V_T 不足、人机对抗、呼吸机相关性肺损伤、呼吸机相关性肺炎的常见原因，但容易被忽视。

有关吸气流量的概念和具体问题见本章第二节。

第八节　呼吸机的监测

呼吸机主要监测预设指标的准确度、因变量变化和呼吸力学变化，监测指标大体分为三类。新式呼吸机可对某些特殊呼吸功能进行监测。

（一）压力监测　主要是指气道压力监测。

1. 压力感受器的位置　一般安装在连接管路的近端（Y 形管附近）、呼气端或进气端。在 Y 形管附近可较准确地反映气道压的变化，在呼气端容易低估气道压的变化，在进气端则容易高估。

2. 常用压力参数

（1）直接测定参数：① 峰压（P_{peak}），指压力感受器显示的最大压力。② 平台压（P_{plat}），指吸气末屏气，压力感受器显示的压力，若没有屏气，则称为吸气末正压，反映吸气末的最大肺泡平均压。③ 呼气末气道正压（PEEP），指呼气末显示的气道压力。

（2）间接测定指标：① 内源性 PEEP（PEEPi），指 PEEP 为 0 时，堵塞呼气管显示的气道压力，反映呼气末肺泡内压。② 总呼气末压力（PEEPtot），指呼气末堵塞呼气管显示的气道压，是 PEEP 和 PEEPi 的综合反映，其大小不是两者之和，而是小于两者之和。由于呼吸管路的顺应性，PEEPi 和 PEEPtot 皆容易低估呼气末的实际肺泡内压。部分呼吸机通过 Braschi 阀测定 PEEPi，在严重气道阻塞时，容易低估真实的呼气末肺泡内压。

（二）流量监测　监测装置多连接在 Y 形管与人工气道之间或呼气端，前者可准确反映吸入气和呼出气流量、潮气量的变化，但由于需增加连接管路，无效腔增大；移动性也较大，易损坏。后者无效腔小，不易损坏，但与患者的实际呼出气流量、潮气量可能有一定差异。流量监测器可因水蒸气或气道分泌物而损坏，应经常更换或清洗。

（三）容积监测　容积是流量对时间的积分，现代呼吸机多应用微处理器对流量积分测定潮气量，而通气量则是潮气量与呼吸频率的乘积。

（四）压力、流量、容积的波形图监测　现代呼吸机几乎皆有此功能，是最有价值的简单监测，但临床上容易被忽视。本节略，主要见第十一章和第二十八章第九节。

（五）有效顺应性　有效顺应性（effective compliance，Ceff）指控制通气时，患者呼吸系统的弹性扩张或回缩的能力，一般指呼气顺应性，计算公式如下。

$$Ceff = \frac{V_T - (P_{plat} - PEEPtot)Fcv}{P_{plat} - PEEPtot}$$

压缩容积指数（compressible volume factor，Fcv）一般为 $2\sim3$ ml/cmH_2O，现代呼吸机皆能自动进行校正，实际进入或呼出气道的 V_T 比较准确，但呼吸机的任何计算方法皆不能完全考虑到影响顺应性的所有压力和容积因素，所以具体应用时也应考虑测定 V_T 的准确性。

（六）气流阻力　严格讲，气道的黏性阻力实质测定的是呼吸阻力，包括气道的黏性阻力、肺和胸廓的黏性阻力。气道阻力的准确测定见图 11-7。

$$吸气阻力(R_i) = \frac{P_{peak} - P_{plat}}{V_T / T_i}$$

$$呼气阻力(R_e) = \frac{P_{plat} - PEEPtot}{PEF}$$

PEF是呼气初期的最大流量，与自主呼吸主要测定呼气阻力不同，机械通气一般测定吸气阻力。

（七）压力-容积环和流量-容积环 现代呼吸机有此功能或有升级为此功能的能力。按特定要求检测对判断胸肺顺应性和气流阻力的变化更有帮助；动态常规检测有多方面的价值。本节略，主要见第十五章第二至第四节和第二十八章第九节。

（八）$P_{0.1}$、最大吸气压（MIP）和肺活量（VC） 少数呼吸机有此功能。前两者实际是特殊条件下气道压力的变化，准确度较差，见相关章节，主要是第二十八章第七节。

第九节 呼吸机的报警

报警（alarm）是机械通气过程中，超过预设的要求及安全范围而发出的警示信号，一般包括声、光两种信号。根据可能危及生命的程度分为一类报警、二类报警和三类报警。

1. 一类报警 可能会立即危及生命，需迅速处理的报警。报警特点是持续性报警，报警指示器闪亮，并发出较响亮的声音，报警声不能人工消除。常见问题有断电或供电不足、窒息、气源压力不足、气源压力过度、呼气阀和计时器失灵等。

2. 二类报警 具有潜在危及生命，需较快处理的报警。报警特点为间断性、柔和的声光报警，可人工消除报警声音。常见原因是各种通气参数，如压力、潮气量、通气量、通气频率、氧浓度等超出预设范围，也见于备用蓄电池电压不足、管路漏气、空氧混合器失灵、气路部分阻塞、湿化温度过高或过低、PEEP过大或过小、自动切换或其他预防性措施超过预设值等。

3. 三类报警 不会危及生命的报警。仅有光报警，如中枢驱动能力的变化、呼吸动力的变化、内源性PEEP>5 cmH_2O。大部分呼吸机无三类报警。

第十节 呼吸机的临床分类

根据呼吸机的结构和功能特点有不同的分类方式，常用的分类方法如下。

1. 根据动力分类 基本类型有电动呼吸机和气动呼吸机，现代呼吸机多通过复杂的微电子技术调节，又称为电控电动呼吸机和电控气动呼吸机。

2. 根据基本功能分类 基本类型有定容呼吸机和定压呼吸机，前者潮气量基本恒定，后者气道压力基本恒定。现代呼吸机多有定压和定容模式，称为多功能呼吸机。

其他：① 高频呼吸机，其基本特点是通气频率特别高且恒定，容积和压力皆变化。② 自主控制呼吸机，压力、潮气量、通气频率皆变化，如成比例通气呼吸机。

3. 根据同步功能分类 基本类型有非同步呼吸机和同步呼吸机。现代呼吸机皆有控制和同步功能，也称为多功能呼吸机。

4. 根据结构和功能的复杂程度分类 基本类型有简易呼吸机和多功能呼吸机。

5. 根据吸气完成形式分类 基本类型有压力控制呼吸机、流量控制呼吸机、时间控制呼吸机、容积控制呼吸机、频率控制呼吸机和自主控制呼吸机。现代呼吸机多有两种以上控制形式，也称为多功能呼吸机。

6. 根据吸呼气的转换方式分类 基本类型有压力转换呼吸机、时间转换呼吸机、流量转换呼吸机和容积转换呼吸机。现代呼吸机多有两种以上的转换形式。

（朱 蕾）

第八章
机械通气的生理学效应

理论上机械通气的主要作用是改善通气和换气,缓解呼吸肌疲劳;增加气压伤的机会,增强对循环功能的抑制,但实际上要复杂得多。

第一节　机械通气对气体交换功能的影响

健康人自然呼吸状态下,因重力作用,上肺区含气量多、血流量少;下肺区则相反,从而导致通气血流比值($\dot{V}/\dot{Q}$)失调。但通过神经-内分泌的调节作用和膈肌收缩的代偿作用,下肺区通气量增加,上肺区血流增加,从而使$\dot{V}/\dot{Q}$维持在较理想的水平。

一、机械通气对换气功能的影响

1. 正常人　从肺尖部到肺底部的$\dot{V}/\dot{Q}$平均为1.0到0.5;改为控制通气后变为1.3到0.5,随着通气时间延长,其变异范围进一步扩大。在疾病状态和不同的疾病类型,$\dot{V}/\dot{Q}$的变化又有所不同。

2. 不同疾病患者

(1) 严重气流阻塞性疾病:患者发生严重高碳酸血症型呼吸衰竭,上述代偿作用显著减弱,出现明显$\dot{V}/\dot{Q}$失调,机械通气正压可改善气体分布,而肺泡PO_2和PCO_2的改善又可改善肺的血液循环,从而改善弥散功能、$\dot{V}/\dot{Q}$失调和静动脉血分流。

(2) 严重肺实质疾病:在急性肺水肿或肺损伤初期,机械通气可改善肺间质和肺泡水肿,改善换气功能。

(3) 自主呼吸的影响:在有较强自主呼吸的患者,过度机械通气(包括镇静剂、肌松剂的应用)可导致自主呼吸被抑制,代偿作用显著减弱或消失,在通气压力和重力的双重作用下,更多气体进入压力较低的上肺区或气道阻力更低的肺区,更多血流则进入下肺区,故通气正压又有加重$\dot{V}/\dot{Q}$失调的作用,总体改善换气功能的效率减低,甚至逆转,特别是在通气压力较大或镇静剂、肌松剂的剂量较大时。因此,

机械通气必须合理应用才能达到改善气体交换的目的。

(一) 通气参数的合理应用　通气参数主要有多种压力、V_T、I∶E 或 T_i、吸气流量的大小和形态等。

1. 压力　主要涉及呼气末正压(PEEP)、平台压(P_{plat})和峰压(P_{peak})。

(1) PEEP 和 P_{plat}:除提高 FiO_2 外,PEEP 和 P_{plat} 是改善换气功能和提高 PaO_2 的最常用参数,但两者的作用特点皆有一定限度(图8-1)。在 ARDS 患者,PEEP 等于或略高于压力-容积($P-V$)曲线的低位拐点(LIP)时,可充分扩张陷闭肺泡,显著提高 PaO_2;同时减少呼吸机相关性肺损伤(VILI)的机会,对循环功能无明显影响。在气流阻塞性疾病,PEEP 等于气道陷闭所致 PEEPi 时,可充分扩张陷

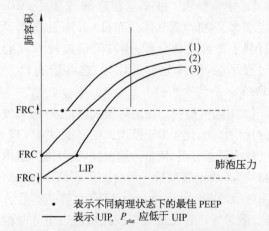

- 表示不同病理状态下的最佳 PEEP
- 表示 UIP,P_{plat}应低于 UIP

图8-1　改善换气功能的 PEEP 和 P_{plat}选择模式图

(1):COPD;(2):正常;(3):ARDS

闭气道(即对抗 PEEPi),显著减少呼吸功,间接提高 PaO_2,同时不增加 P_{peak} 和 P_{plat}。上述 PEEP 皆可称为"最佳 PEEP"。P_{plat} 远较 PEEP 高,可有效扩张气道和肺泡,减轻肺水肿,但其作用时间短暂(一般设置为呼吸周期的 5%~10%),适当延长 P_{plat} 时间有助于改善气体分布,但不宜长时间超过 15%。P_{plat} 与 PEEP 综合作用才能有效提高 PaO_2。在上述基础上,继续增大 PEEP,将导致 P_{plat} 同步升高,PaO_2 继续改善;若 PEEP 增加导致 P_{plat} 超过 $P-V$ 曲线的高位拐点(UIP)时,PaO_2 还可能升高,但副效应显著增加,特别是 VILI 的机会增加,最终结果是病情恶化,PaO_2 反而下降。

(2)P_{peak}:与 P_{plat} 的直接作用不同,P_{peak} 间接通过 P_{plat} 的大小及其分布影响气体交换。气道或肺泡病变的不均匀性和重力作用导致峰压克服气道阻力后,在肺泡内分布不一致,常规测定的 P_{plat} 实质是吸气期肺泡的平均压力($P_{plat_{mean}}$,简称 P_{plat}),时间常数短的肺区 P_{plat} 高,时间常数长的肺区 P_{plat} 低。最大肺泡内压($P_{plat_{max}}$)导致该部位肺容积过度增大和无效腔样通气;最小肺泡压($P_{plat_{min}}$)则导致该部位肺容积减小和分流样效应(图 8-2)。

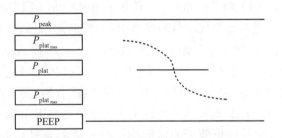

图 8-2 吸气末肺泡内压分布模式图

2. 呼吸形式 除非危重哮喘或重症 ARDS,适当增大 V_T 可改善气体分布;I:E 缩短或 T_i 延长也有利于改善气体分布;递减流量波较方波的送气过程平缓,气体分布更均匀,这些皆有助于提高 PaO_2。

(二)通气模式 在 AV 模式,自主呼吸可发挥部分代偿作用,优于 CV 模式。在定压型通气模式,吸气压力近似方波,流量为递减波,吸气末肺泡内压分布均匀,较定容型通气为佳。在 IMV 模式,间断自主呼吸改善气体交换,较 CMV(目前基本是 A/C 模式)效果好。自主性通气模式通过自主呼吸的调节作用改善气体交换,多数情况下较 CMV、IMV 更好。反比通气时,T_i 延长,气体在肺内的分布均匀,

气体交换时间延长;T_e 缩短,并产生 PEEPi,有助于扩张陷闭肺泡。需强调,无论是通气模式还是通气参数,都必须结合不同疾病状态,应用适当才能真正有效地改善气体交换,因此本节仅是给出简单的描述,具体见相关章节。

(三)影响换气功能的患者因素

1. 慢性阻塞性肺疾病 其特点为 FRC 和 RV 显著增大,TLC 增大,但有效肺容积($P-V$ 曲线陡直段容积)减少;有一定程度的 $\dot{V}/\dot{Q}$ 失调和弥散功能障碍,无明显分流,低浓度氧疗即可纠正低氧血症,高浓度氧疗可使低通气肺区 PO_2 升高,肺血管痉挛缓解,肺血流量增加,$\dot{V}/\dot{Q}$ 失调反而加重。运动、躁动、发热等导致呼吸增强的因素常加重换气障碍和低氧血症;若静息状态下出现顽固性低氧血症,提示有并发症。

2. 支气管哮喘 其特点为 FRC 和 RV 显著增大,TLC 正常,有效肺容积显著减少;有明显 $\dot{V}/\dot{Q}$ 失调,低浓度氧疗即可改善氧血症,但与 COPD 不完全相同,高浓度氧疗可导致低通气肺区收缩的肺血管扩张、肺泡萎陷,发生一定程度的静动脉血分流。若静息状态下出现顽固性低氧血症,也提示存在并发症。

3. 急性呼吸窘迫综合征 主要表现为严重静动脉血分流,弥散功能障碍和 $\dot{V}/\dot{Q}$ 失调对低氧血症的发生和加重也有一定影响,故表现为严重和顽固性低氧血症,高浓度氧疗对提高 PaO_2 效果有限,也不能明显改善低通气肺区的血流,但可能增加分流量,需要机械通气治疗。

4. 单纯重症大叶性肺炎 主要表现为严重 $\dot{V}/\dot{Q}$ 失调和一定程度的分流。高浓度氧疗可显著提高 PaO_2,改善肺血管收缩,而不明显增加分流量。

5. 肺间质疾病 主要表现为 $\dot{V}/\dot{Q}$ 失调和弥散功能障碍,部分有明显静动脉血分流,以低氧血症为主要表现,早期低氧血症不明显,但有运动性低氧血症,低浓度氧疗效果较好。急性严重患者的表现与 ARDS 相同,实质是 ARDS 的一种亚型——肺内型 ARDS。

6. 其他因素 $\dot{V}/\dot{Q}$ 也受呼吸形式和心排血量(CO)等因素的影响。在 COPD 呼吸衰竭,若患者采用浅快呼吸,CO 增加,$\dot{V}/\dot{Q}$ 失调加重。主要机制有:患者呼吸肌明显疲劳,自主呼吸的代偿作用有限;气道病变不均匀,阻塞重的气道通气不足更明显,导致分流样效应;低氧血症和高碳酸血症可使 CO 增加。

这些因素皆会加重$\dot{V}/\dot{Q}$失调,控制性通气可增加通气量,改善气体分布,尤其是通气差肺区的气体分布,从而改善$\dot{V}/\dot{Q}$失调。

总之,改善换气功能应根据疾病特点,尽量选择定压型通气模式,适当保留和发挥自主呼吸功能,合理调节P_{plat}和PEEP,选择递减流量波,适当延长吸气时间。

二、机械通气对通气功能的影响

与对换气功能的作用有所不同,机械通气改善通气似乎是顺理成章的事,但事实上并非如此,临床工作中经常发现通气后$PaCO_2$无改善,甚至恶化,或者短期内$PaCO_2$显著下降,导致严重碱中毒的现象,因此应重视相关因素的分析和机械通气的合理应用。

1. 改善通气功能的机械通气因素　机械通气压力克服通气阻力,增加肺泡通气量($\dot{V}_A$);改善病变区气体的分布,进一步增加$\dot{V}_A$;使疲劳的呼吸肌休息,呼吸做功减少,氧耗量减少,CO_2产生量也相应减少,需要的$\dot{V}_A$降低。

2. 加重通气功能障碍的机械通气因素　机械通气设置或调节不当,通气压力不足以克服通气阻力,则$\dot{V}_A$下降;机械通气应用不当导致人机对抗,氧耗量增加;在呼吸中枢兴奋性较弱或呼吸肌疲劳明显的患者,辅助通气或自主性通气可导致周围感受器的兴奋性下降,RR减慢,$\dot{V}_E$下降;通气压力的升高和重力的双重作用导致V_D增大,$\dot{V}_A$降低;高FiO_2可引起病变区域的肺泡膨胀不全,甚至完全不张,进一步加重$\dot{V}/\dot{Q}$失调和增大V_D。

若前者的作用强于后者,通气改善;两者相似,则基本不变;否则通气恶化。若前者的作用显著强于后者,则导致通气过度和呼吸性碱中毒。$\dot{V}_A = (V_T - V_D) \times RR$,因此影响$V_T$、$V_D$和RR的因素皆可影响$\dot{V}_A$。其他因素主要通过容积参数对通气功能产生影响。

（一）人工气道和连接管路　主要通过影响解剖无效腔影响$\dot{V}_A$。人工气道使无效腔减小,特别是气管切开后减小更明显;面罩连接使无效腔增大。单气路、单向活瓣连接,无效腔小;双气路连接,吸气管道有一定反流,无效腔稍大;单气路、漏气孔连接,反流量更多,无效腔也更大。持续气流可减小无效腔。

（二）通气参数

1. 有效V_T增大　$\dot{V}_A$自然增大。注意:现代呼吸机的V_T设置有一定特殊性,设置V_T不一定是有效V_T。

2. RR增快　对$\dot{V}_A$的影响取决于其和V_T的关系,有效V_T不变或增大,$\dot{V}_A$增大;反之V_D/V_T增大,$\dot{V}_A$降低。

3. 气道压力　PEEP及P_{plat}可使病变区肺泡扩张,气体分布改善,V_D减少,但压力显著升高也可使气道显著扩张,解剖无效腔反而增大。P_{peak}与P_{plat}的差值增大,则可能导致气体分布不均,V_D增大。

（三）通气模式

1. 对通气量的影响　适当应用定容型模式通气可保证V_E,但若调节不当,容易导致人机对抗,氧耗量增大,有效通气量下降;应用定压型模式时,V_E随气道阻力和胸肺顺应性变化,出现通气量不足的机会较多。控制性通气:容易保证V_E,但调节不当,易导致通气过度,但不适合自主呼吸较强的患者;PSV作为自主和辅助通气的双重组合,其V_T、RR、I∶E由自主呼吸调节,在一定压力范围内V_E相对恒定,但不适合于通气阻力过大的患者。

2. 通过气体分布和$\dot{V}/\dot{Q}$对无效腔的影响　在肺功能较差的患者,$\dot{V}/\dot{Q}$增大使V_D增大,$\dot{V}_A$减小;反之亦然,因此$\dot{V}/\dot{Q}$对V_D和$\dot{V}_A$的影响必须重视。控制通气可改善严重呼吸衰竭患者的$\dot{V}/\dot{Q}$失调,V_D降低,但使自主呼吸消失,可使V_D增大;适当辅助通气时,自主呼吸部分代偿,气体分布有所改善;而自主性通气模式则充分发挥自主呼吸的调节作用,改善$\dot{V}/\dot{Q}$失调和降低V_D。定容型模式容易导致肺泡内压分布不均,加重$\dot{V}/\dot{Q}$失调;定压型通气模式则有助于改善气体分布,降低V_D。

3. 对氧耗量的影响　控制通气完全取代自主呼吸功能,氧耗量显著下降,所需$\dot{V}_A$相应下降;不同程度的辅助通气使氧耗量有不同程度的下降。人机配合不良时,氧耗量反而增加,这在临床上非常常见,但容易被忽视。

总之,高碳酸血症的改善不仅取决于V_E,而且显著受换气功能和疾病状态等因素的影响。若有足够的有效肺组织时,单纯调节V_T和RR即可充分保障$\dot{V}_A$,降低$PaCO_2$。但有效肺容积显著减少时,如重症COPD和ARDS,则必须充分重视$\dot{V}/\dot{Q}$失调和氧耗量对通气功能的影响。

第二节　呼吸机相关性肺损伤

呼吸机相关性肺损伤(ventilator associated lung injury,VALI)指机械通气对正常肺组织的损伤或使病变肺组织的损伤进一步加重,是机械通气引起的跨肺压、切变力增大导致的直接机械性损伤、继发性生物学损伤和氧中毒共同作用的结果,包括肺泡外气体、系统性气栓塞、弥漫性肺损伤和弥漫性肺纤维化四种基本类型。近年来的研究取得了重大进展,但也出现了一系列问题,包括对其发病因素、发病机制和临床表现的认识都有一定误区。

一、命　名

呼吸机只是静态的仪器,和肺没有直接的关系,只有应用于机体,在通气过程中才能发挥作用,因此命名为机械通气相关性肺损伤更确切。由于原名已应用多年,且为大家所熟悉,因此可继续应用,但必须注意其内涵已有显著变化。

二、类　型

1. 肺泡外气体(extra-alveolar air)　包括肺泡及胸膜破裂导致的气胸和单纯肺泡破裂导致的大疱以及间质、纵隔气肿等一类现象。气体可蔓延至其他部位,如皮下、心包、腹膜后,形成各种气肿甚至形成气腹。气胸多需紧急处理。

2. 系统性气栓塞(systemic air embolism)　在切变力和扩张力增大的作用下,肺泡毛细血管膜和周围血管鞘损伤,肺泡溢出的气体直接进入肺静脉,通过体循环栓塞心、脑等体循环供血器官的一种类型。常见脑栓塞和冠状动脉栓塞。发生率较低,与脑、冠状动脉血栓栓塞的表现相似,但诊断要点和治疗方法差异极大。

3. 弥漫性肺损伤(diffuse lung injury)　肺泡上皮和周围微血管的广泛损伤,但无气体外漏。若气道-肺实质不均匀,时间常数差别较大,也可出现多部位的广泛性肺损伤,统称为急性肺损伤。

4. 弥漫性肺间质纤维化(diffuse interstitial pulmonary fibrosis)　是肺泡上皮和周围微血管损伤伴有纤维组织及细胞增生的慢性损伤,主要见于机械通气时间较长的患者。

后两者的发生率远高于第一种情况,容易误诊为呼吸机相关性肺炎,也是导致病情恶化的常见并发症。

三、发生机制的有关概念及合理解释

1. 气压伤(lung barotrauma)　传统概念认为自然呼吸时肺泡内压过高或机械通气时气道压力过高导致肺泡损伤和气体外漏,故称为气压伤。现代研究发现 VALI 是机械通气的多种因素和原发性肺组织病变共同作用的结果,但主要是跨肺压和切变力直接或间接作用的结果,故可以认为 VALI 和气压伤有相同的含义。

2. 容积伤(lung volutrauma)　是肺泡容积显著增大导致的肺损伤。现代研究认为肺容积增大主要通过跨肺压增大引起肺损伤,实质是跨肺压增大导致扩张力损伤的一种表现形式,而不是一种独立的 VALI 概念。

3. 扩张力损伤(overdistention induced lung injury)　是跨肺压过大导致的肺损伤,主要见于肺泡容积较长时间的过度增大和短时间内的快速扩张,是 VALI 的主要形式之一。

4. 切变力伤(shear stress induced lung injury)　又称剪切力伤,是肺泡加速度扩张和回缩、周期性开放和塌陷以及顺应性不同的肺组织相对运动等产生的高切变力引起的肺损伤,是 VALI 的一种形式。其主要见于 ARDS、其他急性肺实质病变、不适当的机械通气等情况。

5. 萎陷伤(lung atelectrauma)　肺泡周期性开放和塌陷导致高切变力,从而引起的肺损伤,实质是切变力伤的一种表现形式,而不是一种独立的 VALI 概念。

6. 生物伤(lung biotrauma)　是机械或生物因素激活炎症反应导致的肺泡和毛细血管损伤,表现为弥漫性或广泛性肺损伤;慢性期表现为肺间质纤维化。除高浓度氧外,机械通气导致的炎症反应是跨肺压和切变力作用的结果,是压力作用引起肺损伤的一个环节,而不是独立的 VALI 概念。

四、发　生　机　制

(一) VILI 概念的演变　常规机械通气时,肺损伤的出现皆有气道压升高,故早期称为气压伤。有人比较了高压高容通气(常规正压通气)、高容低压通气(负压通气)、高压低容通气(包裹胸腹部限制潮气量)等对健康动物的影响,发现无论气道压高低(无论正压或负压),只要大潮气量通气,就发生高通透性肺水肿;相反高压低容通气则无肺损伤,因此称为容积伤。上述试验的条件与常规机械通气和自然呼吸皆有较大差异;常规机械通气时,对单一个体和通气方式而言,肺损伤与压力和容积变化皆有关系,因此又有人提出了气压-容积伤的概念。机械通气还可引起中性粒细胞等炎症细胞聚集,导致炎症反应,使肺毛细血管膜(ACM)的通透性增大,称为生物伤。上述概念的变化说明了对 VALI 认识的不断深入,但也提示存在较多误区。

(二) VILI 的基本发生机制　在健康肺组织,肺泡之间紧密连接,肺泡间隔较薄,还有肺泡孔相通,相互之间的压力容易平衡;正常情况下,肺实质和胸膜结构完整,平静呼吸导致的压力波动较小,不容易发生肺损伤;用力呼吸或咳嗽时,肺泡压显著升高或降低皆伴随肺间质压和胸腔内压的同步变化,跨肺压和切变力的变化也有限,故也不容易发生肺损伤。在疾病状态下,上述结构的完整性和功能受到破坏,肺泡之间、肺泡与肺间质或胸腔之间将产生明显的压力差,一旦有突然的肺泡压升高或周围间质压降低,将导致跨肺压或切变力的骤然增大,从而可能发生气体外漏或急性肺损伤。机械通气时,若 V_E 过大、RR 过快,可导致弥漫性肺组织快速过度扩张,产生高跨肺压和高切变力;若气道-肺实质病变不均,可出现区域性跨肺压和高切变力增大,导致压力性损伤;也可间接引起中性粒细胞等炎症细胞聚集,导致生物性损伤。

(三) 切变力损伤　切变力用于描述曲线运动物体的非匀速运动的特点。肺泡扩张时受两个力的作用:向外的法向力(即跨肺压)和与其垂直的切变力。切变力的大小与单位时间的速度变化,即加速度(d_v/d_t)成正比,与平台压和肺顺应性无直接关系(图 8-3)。在平台压均匀缓慢上升的情况下不会

产生切变力,但若吸呼气流量明显加速或减速将产生高切变力;低容积时,小气道和肺泡的周期性陷闭和开放将产生巨大切变力(图 8-4)。将肺组织作为一个整体考虑,则病变重和病变轻的区域,顺应性和时间常数不同,交界处也可产生高切变力(图 8-5)。实验证实,如果两个相邻肺单位的顺应性显著不同,一个的容积是另一个的 10 倍,若用 30 cmH$_2$O 的正压通气,即跨肺压大约是 35 cmH$_2$O 的情况下,将产生高达 140 cmH$_2$O 的切变力。

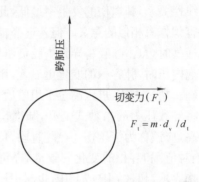

图 8-3　肺泡加速扩张产生跨肺压和切变力示意图

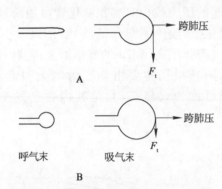

图 8-4　陷闭肺泡与切变力关系示意图

A. 陷闭肺泡(以柱形箭头表示)开放产生巨大切变力(向下箭头长);B. 正常肺泡(以小球形表示)较匀速扩张,切变力小(向下箭头非常短)

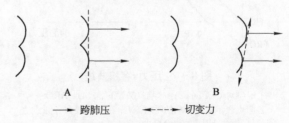

图 8-5　区域界面与切变力示意图

A. 正常肺:不同肺区同步扩张,无切变力;B. 病变肺:不同肺区扩张程度不同,产生切变力

(四) 压力-容积(P-V) 曲线与 VILI 的关系　典型吸气相 P-V 曲线由三段二点组成。在正常 FRC 以下,部分肺泡开放,部分陷闭,形成低位平坦

段。低位拐点(LIP)为陷闭肺泡的开放点,其后正常肺泡和已开放的陷闭肺泡同时扩张,出现陡直段。肺容积接近 TLC 后,压力进一步升高引起的肺容积变化将非常有限,称为高位平坦段,陡直段与高位平坦段的交点为高位拐点(UIP)。LIP 和 UIP 是肺损伤发生机会多少的转折点(图 8-6)。在低位平坦段,肺容积特别小,肺泡内压也特别低,但切变力可非常大,容易发生 VILI,因此用传统的气压伤和容积伤描述皆不确切。在陡直段,肺泡内压与肺容积的变化呈线性关系,肺损伤的发生率最低,此时称谓气压伤或容积伤有相似的意义。但若选择辅助通气或自主性通气时,自主呼吸将导致胸腔负压增大,使得相同肺泡内压时,肺容积的变化更显著,用容积伤表达更准确。超过 UIP,进入高位平坦段后,容积的轻度增大将导致压力的指数式上升,肺损伤的发生率显著升高,应该称为气压伤。在陡直段,负压通气的压力(绝对值)和容积的变化一致,同样可用气压伤或容积伤表示,超过 LIP 或 UIP,也与正压通气也有相似的特点。P-V 曲线的不同部位或不同通气方式引起的压力或(和)容积变化皆可用跨肺压表示,如高压低容通气跨肺压低,VILI 的概率小;高容低压通气跨肺压高,VILI 的概率增大;若肺容积低于 LIP,则肺损伤主要由切变力增大引起,因此 VILI 仍可称为气压伤,只是其内含已发生较大变化。

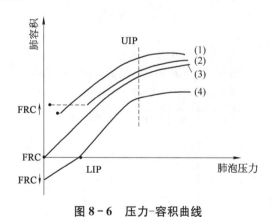

图 8-6 压力-容积曲线

(1):COPD;(2):哮喘;(3):正常;(4):ARDS
各圆点表示以上疾病的呼气末压,在竖虚线和各圆点之间通气,发生 VILI 的机会最少

五、客观评价影响 VILI 的
机械通气因素

尽管对 VILI 的认识有明显的进步,但也存在

相当大的误区,表现为过度重视控制通气压力和潮气量,甚至广泛"滥用或误用"小潮气量或允许性高碳酸血症(PHC)。临床上真正因气道压过高导致气压伤的机会相对不多,但不合适的呼吸形式和人机对抗却是非常常见、又最容易被忽视的因素。

(一)机械通气压力

1. 平台压和峰压

(1)压力大小:平台压克服胸肺的弹性阻力,反映了机械通气时肺泡承受的最大压力,主要通过增大跨肺压引起 VILI。峰压为克服呼吸系统黏性阻力(主要是气道阻力)和胸肺弹性阻力的压力之和,间接通过平台压影响气压伤的发生。气道病变的不均匀性和重力的双重作用导致峰压克服气道阻力后的压力分布并不一致,最大的肺泡内压($P_{plat_{max}}$)可能接近峰压,并导致该部分肺区过度扩张;反之最小肺泡内压($P_{plat_{min}}$)则可能接近 PEEP,肺泡趋向萎陷(图 8-2);不同肺区的存在将导致切变力出现。因此,选择描述影响气压伤的常规压力参数时,应首选平台压,并参考峰压。

(2)压力持续时间:也是影响 VILI 的重要因素,适当的平台时间有助于改善气体分布;持续时间过短,容易导致高切变力;持续时间过长则导致肺泡的持续过度扩张,两者皆容易导致肺损伤。

2. 呼气末气道正压 PEEP 的作用比较复杂。一般而言,低水平 PEEP 对气压伤无明显影响;PEEP 较高则可能有一定的加重作用。在 ARDS 患者,适当 PEEP 可扩张陷闭肺泡,显著降低切变力,保护肺组织;若 PEEP 太低则不能发挥保护作用,太高则可能使平台压过度升高,增加 VILI 的机会。在 COPD 患者,适当 PEEP 防止气道陷闭,对抗 PEEPi,不升高甚至降低平台压,降低胸腔负压和跨肺压,不影响或减少气压伤的发生。在支气管哮喘患者,PEEP 对阻塞气道的扩张作用有限,常导致平台压升高,发生 VILI 的机会可能增加。

3. 平均气道压(P_{mean}) 部分学者将 P_{mean} 作为反映肺损伤的指标,发现随着 P_{mean} 的增大,肺损伤的发生率升高。P_{mean} 包括吸气压和呼气压。如上所述,多数情况下,适当 PEEP 不加重或减轻肺损伤的发生;而吸气压为克服气道阻力和胸肺弹性阻力的压力之和,前者基本不影响肺泡内压,因此用 P_{mean} 作为反映气压伤的参数是不合适的,但在 PEEP 恒定的 ARDS 患者,P_{mean} 反映吸气压的变化,对动态评估 VILI 有一定的价值。

（二）呼吸形式

1. 潮气量 V_T 是否诱发 VILI 取决于是否产生高跨肺压和高切变力。FRC 低于 P-V 曲线的 LIP 时，无论是高、低或常规 V_T 皆可引起肺泡的切变力损伤，此时处理的核心是根据疾病特点，采取合适手段（主要是 PEEP）维持肺泡的开放；若 V_T 超过 UIP 使肺泡过度膨胀，则产生高跨肺压，主要见于少部分重症 ARDS 和支气管哮喘，此时宜采取小 V_T 和 PHC。在陡直段，平稳、适当较大的 V_T 对维持气体交换是必需的，且能使跨肺压和切变力尽可能维持在较低水平。若选择较小 V_T，即使在大部分 ARDS，也将导致自主呼吸的代偿性增强、增快，使胸腔负压和跨肺压显著增大，而肺泡的快速胀缩和肺组织的不均匀扩张又产生高切变力，故 VILI 的机会反而增多，因此需适当增大 V_T 或适当应用镇静剂、肌松剂。

2. 呼吸频率和吸呼气时间比 需根据疾病特点调整，在气流阻塞性疾病，宜深慢（病情好转）或浅慢（初始治疗），I∶E 适当延长；在限制性肺疾病，RR 适当增快，I∶E 适当缩短，但无论何种情况，皆应避免呼吸过快、过强，否则容易导致高切变力和肺损伤。RR 较长时间超过 30 次/min，特别是伴随明显呼吸增强时，VILI 发生的机会明显增多，这在临床上非常多见，但容易被忽视。

3. 其他 在避免人机对抗的情况下，吸气时间（T_i）适当延长，可使吸气流量减慢，气道阻力降低，平台压分布均匀，跨肺压和切变力减小。与方形流量波相比，递减波对减少气压伤更具优势。

（三）通气模式

1. 一般模式 持续指令通气（CMV）常有肺泡内压的分布不均，上肺区通气量大，肺泡扩张度大，容易发生人机对抗，产生高跨肺压和高切变力；自主性通气，如压力支持通气（PSV），通气压力和通气量在肺内分布较均匀，人机同步好，不容易产生高跨肺压和高切变力。定容性模式的气道压是因变量，变异度大，平台压在肺泡内分布不均，容易发生人机对抗；定压型模式的肺泡压恒定，发生人机对抗的机会较少。

2. 持续正压通气与双水平正压通气 传统模式的压力特点为间歇正压通气（IPPV）和持续正压通气（CPPV＝IPPV＋PEEP），峰压或平台压随 PEEP 变化，调节不当，易导致高平台压；吸气期（包括送气和屏气阶段）呼气阀关闭，一旦发生呼气动作或咳嗽将导致肺泡内压显著升高；屏气期吸气阀和呼气阀皆关闭，一旦出现吸气动作将导致胸腔负压的显著增大，两种情况皆会导致跨肺压的显著增大。在双水平正压通气或双相正压通气，吸气压和呼气压的调节互不影响；吸气阀、呼气阀为伺服阀，有助于避免人机对抗和跨肺压过大，减少 VILI 的发生。

3. 新型通气模式 如成比例通气或神经调节辅助通气，自主呼吸决定整个通气过程，呼吸机主要起放大作用，有助于避免肺泡内压和胸腔负压的过度增大，减少 VILI 的发生。

（四）机械通气不当 无论何种模式，参数的设置和调节皆必须适当，才能保持良好的人机关系，避免跨肺压和切变力的过度增大。机械通气调节不当影响气压伤大体包括两种情况，一是通气量绝对或相对不足，导致患者代偿性呼吸增强、增快；二是通气参数设置不当，导致人机对抗。在肺实质病变，牵张反射、毛细血管 J 反射等导致呼吸运动反射性增强、增快，若用 PSV 等自主性通气模式，人机协调好；若用 CMV、IMV 则常有明显的人机对抗。气道阻力增大、较高 PEEPi、人工气道太细或痰痂形成等是导致人机对抗的常见内在因素。吸气压力、吸气压力斜坡或流量上升速度、吸气流量、送气时间、屏气时间、呼气时间等设置不当则是导致人机对抗的直接原因。呼吸过强导致胸腔负压增大；人机对抗导致肺泡内压瞬间骤升，两者都会导致跨肺压显著增大；呼吸增强、增快导致呼吸气流有较大的加速度，以及萎陷肺泡的快速复张和闭合，从而产生巨大的切变力。

（五）影响 VILI 的患者因素

1. 危重支气管哮喘 主要特点有肺过度充气，FRC 接近 TLC，是发生 VILI 的主要基础。存在气道高反应性，气管插管或机械通气刺激等可导致气道缩窄，人机配合不良，肺泡内压骤然升高；气道阻力和 PEEPi 显著升高，患者代偿性用力吸气，胸腔负压显著增大，两者皆可导致跨肺压显著增大。由于中心部位肺泡较周围肺泡承受更高的压力，故纵隔气肿和皮下气肿的发生率较高。发生气胸的机会也较多，且常与纵隔、皮下气肿同时发生，气胸多为单侧，张力性多见。因为气胸发生后，该部位通气阻力下降，气流容易进入胸腔，而其余部位肺泡由于小气道陷闭,排气困难,肺组织不容易回缩,导致胸腔内压升高。同样一侧发生气胸后,通气量减小,更多的通气进入对侧肺,使肺过度充气进一步加重,其压力又会进一步升高,因此若不及时处理,发生对侧气胸的机会也将增加。强调机械通气时应避免肺过度充气的进一步加重,采用 PHC 策略,适当应用镇静剂和肌松剂。

2. 慢性阻塞性肺疾病 其主要特点是气道-肺实质结构破坏,肺过度充气,大疱形成,周边肺组织病变较重,但发病缓慢,肺顺应性增加,患者容易接受和配合机械通气,VILI 的发生率并不高,有明显人机对抗时例外。

3. 急性呼吸窘迫综合征 肺实质严重损伤;陷闭肺泡周期性开放,陷闭肺区与正常肺区或与实变肺区之间顺应性差别较大,容易产生高切变力;呼吸增强、增快容易导致跨肺压和切变力增大;实变肺区在渗出物吸收过程中,肺泡易受跨肺压和切变力的损伤。因此,对 ARDS 患者而言,无论是病变肺区还是相对正常肺区;急性期还是恢复期皆容易发生肺损伤,以弥漫性肺损伤更常见,肺泡外气体的发生率也较高。在恢复期,由于丧失间质水肿的"支架作用",而损伤的肺泡没有修复,发生气胸、大疱的机会更多,尤其是病变较重的中下肺。

4. 慢性间质性肺病 以纤维组织弥漫性增生为主,急性损伤相对较轻,结构相对完整,不容易发生肺损伤。

5. 胸廓疾病 胸廓顺应性减退(包括胸腔积液或积气等原因)将限制肺的扩张,故气道压升高导致肺泡内压升高的同时,胸腔内压也升高,跨肺压增大有限,发生 VILI 的机会少。

(六)氧中毒 以弥漫性 ACM 损伤为主,见于高浓度氧疗,是氧自由基作用的直接结果。

总之,VILI 是指机械通气因素和肺相互作用导致的多种形式的肺损伤,其高发区是 $P-V$ 曲线的高位平坦段和低位平坦段,是跨肺压、切变力增大导致的机械性损伤,继发性生物学损伤和氧中毒等共同作用的结果。跨肺压导致肺泡的过度膨胀,实质是扩张力损伤或牵拉伤;切变力导致肺泡的扭曲变形,实质是撕裂伤。与牵拉力相比,撕裂力的作用更强,这也是 ARDS 患者特别容易发生肺损伤的主要原因;生物伤是压力作用导致 VILI 的一个环节。将 VILI 仍定义为气压伤是合适的。常规机械通气时,平台压升高和持续时间较长是导致 VILI 的直接原因,峰压通过影响平台压的大小和分布间接影响气压伤的发生。人机对抗、呼吸增强增快将产生高跨肺压和高切变力,是发生 VILI 容易被忽视的常见原因(图 8-7、图 8-8)。

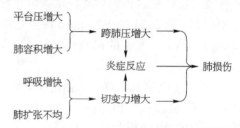

图 8-7 VALI 发生机制简图

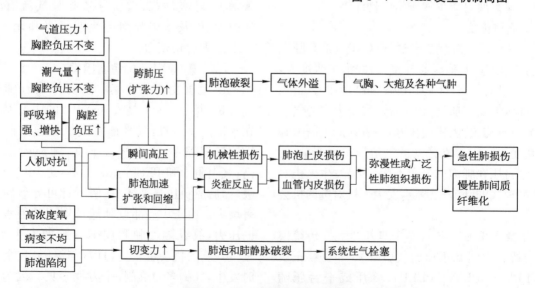

图 8-8 VALI 发病机制示意图

第三节　机械通气对呼吸肌的影响

机械通气的基本作用是改善通气和换气,缓解呼吸肌疲劳,但应用不当会对呼吸肌产生复杂影响。

一、缓解呼吸肌疲劳

机械通气过程中,呼吸肌随胸廓的被动扩张而伸长,故适当机械通气可改善呼吸肌疲劳。改善的指征是呼吸窘迫改善、胸腹矛盾运动好转或消失、辅助呼吸肌活动减弱或消失、三凹征减轻或消失等,同时保持适当的自主吸气触发。

二、呼吸肌失用性萎缩

主要是长期机械通气的结果,特别是控制通气时或控制通气为主时,是机械通气患者撤机失败的常见原因。其特点是呼吸平稳,人机配合良好,自主吸气触发微弱或消失。一旦停机,患者很快出现呼吸窘迫,呼吸频率迅速增快,伴心率增快、血压升高、大汗淋漓。再次上机后,患者症状迅速缓解。

三、呼吸肌做功增加和呼吸肌疲劳

临床很常见,是人工气道或机械通气不当的常见表现,但容易被忽视。主要见于以下两类情况。

1. 连接装置不合理

(1)连接装置和连接管路:连接装置可增加通气阻力。自主吸气触发呼吸机送气需克服人工气道或面罩阻力,而压力或流量感受器位于呼吸机吸气端时又需克服连接管路,特别是湿化器的阻力。在连接装置中,气管插管和连接接头的内径仅占正常气管的1/4～1/3,局部阻力可增加数十倍或上百倍。

(2)呼吸管路:可增加呼气阻力,特别是应用性能较差的 PEEP 阀或持续气流时。呼气阻力增加可导致肺过度充气和 PEEPi 形成,进一步增加吸气阻力。

2. 通气模式选择和参数设置不当　与呼吸机相关性肺损伤的原因有较大的相似性。

(1)触发水平设置不当:设置过高,触发压力或流量过大,患者呼吸肌做功增大;若触发水平太低,又可导致假触发和人机配合不良,这会间接导致呼吸肌做功增加。

(2)通气参数设置不当:设置的潮气量或通气压力过小,或初始吸气流量小,吸气时间过长或过短,吸气压力坡度或流量上升时间设置不合适,呼吸机的吸呼气转换与患者不一致,皆可使吸气肌做功显著增加。这些皆是临床常见,但又非常容易被忽略的原因。

(3)人机对抗:任何因素导致的人机对抗皆可使呼吸肌做功增加和呼吸肌疲劳。

第四节　机械通气对循环功能的影响

机械通气主要通过肺容积扩大、肺泡正压和胸腔内压的增高以及心脏的移位影响肺循环和体循环。

一、肺容积变化对循环功能的影响

机械通气或自主呼吸引起的肺容积变化可对循环系统产生复杂影响,并通过以下几种机制发挥作用:自主神经张力改变、肺血管阻力(PVR)变化、对心脏的直接压迫、腹内压升高等。机械通气除可导致肺容积的周期性扩大外,应用 CPAP/PEEP 以及气流阻塞导致的过度充气使肺组织过度扩张,对循环系统产生更大影响。

(一)基本循环功能变化

1. 正常自主呼吸时的基本变化

(1)肺容积变化对自主神经张力的影响:肺的

周期性扩张和回缩影响交感神经和副交感神经的张力。正常自主吸气时,心率加快,呼气时心率变慢,称为呼吸性心律不齐,它反映了呼吸、循环系统偶联的敏感性。一般情况下,吸气时交感神经兴奋占主导地位,呼气时副交感神经兴奋占主导地位,但若$V_T > 15$ ml/kg,使肺处于高容积状态时反而出现心率下降,血管扩张,这种肺充气血管扩张反应在新生儿机械通气初期较易出现,由迷走神经介导,选择性迷走神经切除可阻断这一现象。

(2) 肺容积变化对肺血管阻力的影响:PVR受肺容积的影响较大,在FRC位置时肺血管处于良好的弹性扩张状态,阻力最小(图8-9),这与肺毛细血管和肺静脉的特性有直接关系。肺毛细血管分三种(图8-10),特点明显不同。

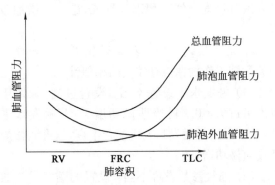

图8-9 自主呼吸时肺容积与肺血管阻力关系示意图

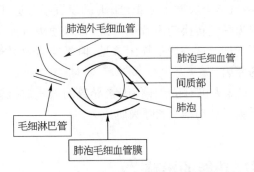

图8-10 肺毛细血管特点示意图

1) 肺泡毛细血管(alveolar capillary):存在于相邻肺泡壁间并填满肺泡间隔的毛细血管,其部分基底膜和肺泡上皮基底膜融合,形成肺泡毛细血管膜(ACM),是气体交换的场所。这部分血管易受肺泡内压变化的影响,当肺泡内压升高超过胸腔内压时血管受压,血流减少;反之,血管扩张,血流量增加。这部分血管还受到肺泡表面张力的影响,因此肺泡毛细血管的血流状态取决于肺容积、血管压力和肺泡表面张力的综合变化。

2) 肺泡交界毛细血管(alveolar corner capillary):位于3个肺泡的交界处,这部分血管行走于肺泡上皮皱襞中,位于肺泡表面活性物质薄膜转曲处的正下方,避免肺泡内压变化的影响,但这部分血管的数量有限,作用也有限,可忽略。

3) 肺泡外毛细血管(extraalveolar capillary):是包绕于结缔组织鞘中的毛细血管,主要受肺间质压的影响。吸气时,肺泡毛细血管内径缩小,甚至关闭;而肺泡外毛细血管开放,肺泡交界毛细血管无明显变化。肺泡毛细血管阻力显著增大时,血流仍可通过肺泡交界毛细血管和肺泡外毛细血管继续从动脉端流向静脉端,当然这主要在极端情况下发挥作用,如严重哮喘发作、深吸气末屏气;否则将导致静动脉血分流和低氧血症。肺泡内、外血管在呼吸过程中的不同状态说明肺血管容量和阻力的肺容积依赖性。

2. 机械通气时的基本变化 机械通气对血管的影响与自主呼吸时有一定程度的不同。

(1) 肺泡毛细血管:吸气期肺泡扩张,肺血管受压,循环阻力增大,这在自主呼吸和机械通气时是相似的,但自主呼吸时,胸腔负压和肺间质负压对肺泡毛细血管也有一定程度的扩张作用,故血管阻力增加的幅度较小。机械通气时主要表现为肺泡的被动扩张,自主呼吸的代偿作用有限,循环阻力明显增大。不合理机械通气时,循环阻力的变化将更为显著,通气过度时,循环阻力显著增加;反之,通气不足时,自主呼吸代偿性显著增加,变化不大。

(2) 肺泡外毛细血管:血管阻力在自主呼吸和机械通气时差异较大,因为血管阻力显著受肺间质压影响,而肺间质压与胸腔内压相近。自主吸气时,肺容积增大,肺弹性回缩力增大,肺间质压减少(负压增大),导致肺在吸气期血流增加。机械通气时,肺泡正压向肺间质传导,使血流阻力增加,但与肺泡毛细血管相比,其增加程度要轻得多。

上述效应导致自主呼吸时肺容积、总肺血管阻力(PVR)、肺血容量和肺血流之间的复杂关系(图8-9),但总体上是肺容积增加,PVR增大,肺血流量增加;而机械通气时则比较一致,随着肺容积的增加,PVR增大,肺血流量减少。在正常情况下,PVR的增加是轻微而短暂的,右心室很容易做出适当调整,以保持恒定的心排血量。

3. 疾病状态时的基本变化 主要是肺容积增大和减少时的变化。在气流阻塞时,肺过度充气会降低右心室前负荷,增大 PVR,但自主呼吸增强导致的胸腔负压增大会改善回心血流量,降低 PVR,故心排血量相对稳定。机械通气时,一旦应用镇静剂、肌松剂抑制自主呼吸,可出现 PVR 的明显增大和心排血量下降。当肺容积减少至正常 FRC 以下时,PVR 也会显著增加。肺容积显著缩小时,肺血管周围弹力纤维缩短,弹性减小,肺血管因缺乏弹性牵引而缩小,使得 PVR 显著增加;肺弹性回缩力的下降使终末气道和肺泡萎陷,导致肺泡通气不足和肺泡低氧,当肺泡 $PO_2 < 60$ mmHg 时,PVR 也将增大。局部肺泡或小气道陷闭也将导致局部肺血管收缩和 PVR 增加,如 ARDS、肺水肿和其他肺实质疾病。适当提高 FiO_2,通过改善肺泡低氧可以减轻或去除低氧性肺血管收缩,降低 PVR;采用 CPAP/PEEP 使总体缩小的肺容积恢复至正常 FRC 或局部肺容积恢复至正常 FRC,亦能降低 PVR 和右心室后负荷。若机械通气的 V_T 过大或 PEEP 水平过高,或呼气时间过短,导致肺过度充气则都可引起 PVR 增高。若吸气末肺容积超过 $P-V$ 曲线的 UIP,将显著增大 PVR。若存在肺容积缩小,如 ARDS;或肺血管床减少,如 COPD、原发性肺动脉高压,机械通气对 PVR 的影响将明显增强。

总之,低于或高于 FRC 的肺容积变化均会引起 PVR 增加,随之影响右心室排血量,吸气末容积超过 $P-V$ 曲线的 UIP 或呼气末肺容积低于 LIP 都将显著增大 PVR,任何治疗措施能使肺容积处于或接近生理 FRC 时,PVR 可明显降低。

(二)对心脏的机械性挤压

1. 正常自主呼吸状态　吸气时,两肺扩张,挤压心脏。自然呼吸时的挤压是短暂而轻微的,影响不大。

2. 疾病和机械通气状态　肺过度充气,见于严重气道阻塞、不合理机械通气导致的吸气增多、呼气减少或高水平 PEEP 治疗时,这种挤压作用是持续而严重的,类似于心包填塞,结果左心室、右心室的前负荷和顺应性降低,心排血量减少。若肺过度充气持续存在,则冠状血管被持续挤压,将导致心肌缺血,因此在肺过度充气状态下,若未测定心包压力或左心室舒张末期的顺应性,肺动脉契压(PAWP)不一定能准确反映左心室舒张末期容积,因此机械通气时,PAWP 的解释要慎重。还需强调自然呼吸时,过度充气的机械性挤压与机械通气的过度挤压差别非常大,前者通过代偿性吸气增强使胸腔负压

和肺间质负压增大,维持循环血流量和心排血量的相对稳定;后者容易导致心排血量和血压的下降。

(三)心室间相互作用　包括两方面的含义,首先是指心室间的直接作用,其次是指一个心室射血量的变化对另一心室射血量的影响。

1. 心室间的直接作用　指左心室、右心室不同顺应性和共同室间隔而相互作用,一般指右心室容积变化对左心室的影响。一般肺容积增大时,心包内压上升。由于右心室舒张期的顺应性较左心室大,心包内压上升对右心室舒张末期容积的影响大于左心室。心脏在心窝内活动,其中右心室受胸廓和横膈的限制,活动度较小;而左心室可向左下移动,活动度较大,这也是肺容积增大主要影响右心室的主要原因之一。

机械通气使 PVR 升高,也使右心室舒张期血容量增加,从而推动室间隔移向对侧,使左心室功能下降。自主吸气时,肺静脉扩张,回流入左心室的血流量下降,室间隔向左心室移位,但作用短暂而轻微,且体循环回心血流量增加,心排血量和血压仅轻微下降。在肺过度充气的情况下,自主吸气或机械通气将导致室间隔向左侧明显移位,从而出现心排血量和血压明显下降。若循环血流量不足,体循环回心血流量下降,右心室舒张末期容积减小,室间隔也可无明显移位,甚至向右心室移位。因此,心室之间的作用可以是多向的,要结合不同的病理生理状态客观评价。

2. 心室间的间接作用　一个心室射血量的变化对另一心室射血量的影响,右心室排血量的下降可导致左心室舒张末期容积减小和左心室射血量下降。体循环有较大的储血量,左心室心排血量的变化对右心室的影响不大。心室间的作用一般指前者。

(四)跨膈压变化　自主吸气时,膈肌收缩,横膈下降,胸腔负压增大,胸腔内血管(主要是静脉)扩张,阻力减小;腹内压增加,腹腔内血管(主要是静脉)受压,阻力增加,压力也增加,该作用在正常肺自然呼吸时轻微而短暂。若肺容积显著增加,如严重气道阻塞,机械通气流量或吸气时间设置不当、呼气不足、较高 PEEP 治疗,可导致横膈显著下降和腹内压显著升高。

体循环的静脉血回流量与驱动压成正比,与血管阻力成反比。驱动压是外周静脉与中心静脉或右心房的压力差。自主吸气时,胸腔内压降低,腹内压

升高,跨膈压增大,胸腔内血管的压力和阻力减小;腹腔血管的压力和阻力上升,复合效应往往是增加静脉回流。机械通气时,吸气期正压增加了右心房压,但相应腹内压亦增加,其复合效应是静脉回流没有变化或轻度降低。若肺容积明显增加,腹腔静脉的阻力和胸腔内压皆将显著上升,胸腔内血管的压力和阻力也上升,四方面因素共同作用可能使回心血流量明显下降。有报告显示健康犬应用 PEEP 后,若压力从 15 cmH$_2$O 增加至 20 cmH$_2$O,心排血量明显下降;若用绷带缠绕腹部使腹内压显著升高后,心排血量可明显恢复。

二、胸腔内压变化对循环功能的影响

由于体位、重力和表面张力的影响,胸腔不同部位的压力不同,一般肺尖部较肺底部负压高,心脏周围较同水平其他部位的负压高。临床上测量每一点的胸腔内压非常困难,而且没有必要,常用单一的胸腔内压表示整个胸腔内压的变化。

1. 基本概念

(1) 胸腔内压(intrapleural pressure,P$_{pl}$):也称为胸膜腔内压,曾称为胸内压,指胸腔内压强与大气压的差值,一般为负值,其大小等于肺泡内压与肺回缩力之差,正常功能残气位时平均约为 -5 mmHg。胸腔内压增大是负值缩小,甚至转为正压。

(2) 胸腔负压(intrapleural negative pressure):也称为胸膜腔负压。正常情况下胸腔内压表现为负压,故称为胸腔负压。胸腔负压是维持肺扩张状态的基本条件,也是促进静脉血与淋巴液回流的重要因素。胸腔负压增大时,压力降低,但绝对值增大。

(3) 肺间质压(pulmonary interstitial pressure,Pin):指肺间质的静水压,即间质内压强与大气压的差值,静息状态下是负值,随呼吸周期而变化,与胸腔内压相似。各部位的肺间质压并不相同,从胸膜下向肺门、从肺尖到肺底皆存在一定的压力梯度。心包周围的肺间质压较相同平面的其他位置略高。

(4) 肺间质负压(pulmonary interstitial negative pressure):正常情况下肺间质压表现为负压,故称为肺间质负压。肺间质负压是维持肺血管开放和肺循环血容量的重要条件。

(5) 中心静脉压(central venous pressure,CVP):是上、下腔静脉进入右心房处的压强与大气压的差值。它受心包和右心泵血功能、循环血容量、胸腔负压及神经体液调节系统等因素的影响。

(6) 中心静脉跨壁压(central venous transmural pressure):是中心静脉压与胸腔内压之差。由于排除了影响胸腔负压的其他因素的作用,它是反映循环血容量和右心功能的较可靠参数。

(7) 左心室跨壁压(left ventricular transmural pressure):是左心室内压与胸腔内压之差,是反映左心室后负荷的可靠参数。

(8) 右心室跨壁压(right ventricular transmural pressure):是右心室内压与胸腔内压之差,是反映右心室后负荷的可靠参数。

2. 胸腔内压、压力梯度与静脉回流

(1) 自主呼吸和机械通气时的基本变化:自主吸气时,胸腔内压下降;机械通气吸气期,肺泡被动扩张,胸腔内压升高。气道阻力增加、PEEPi、肺顺应性降低、机械通气模式和参数设置不当皆可导致自主呼吸的显著增强和胸腔内压的显著下降。在肺过度充气、肺顺应性增加、胸壁顺应性降低的患者,正压通气,特别是较大潮气量通气或应用较大剂量的镇静剂、肌松剂,可引起胸腔内压的明显升高。

(2) 呼吸运动的影响和中心静脉压的客观评价:胸腔内压变化明显受呼吸运动的影响,故一般用平均胸腔内压作为机械通气影响循环功能的评价指标。一般可将循环系统分为两部分,一部分位于胸腔内,受胸腔内压影响较大;另一部分位于胸腔外,受大气压影响较大。胸腔内压下降必然导致压力梯度增大,回心血流量增加。通常用中心静脉压(CVP)表示回心血流量是否充足,但上述呼吸状态和机械通气皆可通过胸腔内压变化影响 CVP,故在有心肺疾病、机械通气或自主呼吸显著变化的患者,应谨慎评估中心静脉压的价值。

3. 胸腔内压对右心功能的影响

(1) 基本变化:右心舒张末期容积与静脉回流至右心房的血容量和右心室顺应性有关。自主呼吸导致胸腔内压的周期性降低,使静脉回流至右心的血量增加。

(2) 限流效应:由于静脉壁缺乏弹性支持,若出现胸腔内压显著下降(或胸腔负压显著增大),会在胸腔与腹腔交界部位引起下腔静脉的明显塌陷。若右心房压降低明显,则静脉塌陷也将更为明显,静脉回流阻力上升,出现"限流现象"(图 8-11)。继续降低胸腔内压及右心房压并不能继续增加回心血量,这种限流机制对防止胸腔内压显著降低引起的

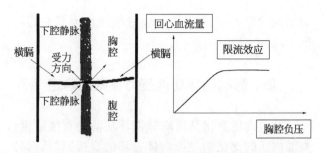

图 8-11　胸腔负压显著增大导致限流效应模式图

胸腔内循环血液超负荷有重要作用。

（3）机械通气时的变化：机械通气时，血流动力学的改变与自主呼吸相反，机械通气引起胸腔内压增大将阻碍静脉血回流。在心功能正常的患者，心排血量主要取决于前负荷，与后负荷关系不大，因此机械通气过度引起的右心室舒张末期容积变化可明显降低心排血量；需进行适当处理，包括调整呼吸机参数，降低通气压力，防止肺过度扩张等，适当补充血容量。相反，在心功能减退的患者，心功能与后负荷关系比较大，而对前负荷不甚敏感，机械通气可通过降低左心室后负荷而改善心血管功能；同时静脉血回流量适当减少，右心室过度充血减轻，也有助于改善心功能。

4. 胸腔内压对左心功能的影响　一般描述心脏后负荷时常用外周动脉血压。事实上胸腔内动脉也受胸腔内压影响，实际压力要比胸腔外高，因此表示左心室后负荷时，用胸腔内血压更准确。

（1）左心室跨壁压：左心室后负荷实质为左心室内压（反映外周动脉血压）与心室周围压（接近胸腔负压）之差，称为左心室跨壁压，较外周动脉血压要高，包括收缩期和舒张期，但主要是收缩期。自主呼吸时，左心室后负荷在吸气期随胸内压降低而有所增加，这种轻度增加不影响正常心脏的血流动力学变化。但在胸内压显著降低时，如严重气道阻塞或通气不足，自主呼吸代偿性增强，左心室跨壁压和后负荷显著增加，与右心室前负荷增加的复合效应导致急性左心衰竭、肺水肿。

（2）机械通气的作用：适当机械通气可改善胸内压的过度下降，降低左心室后负荷和右心室前负荷，改善左心功能不全和肺水肿。在机械通气治疗的左心功能不全患者，若突然撤机，将可能导致左心室后负荷增加和心血管功能失代偿，这往往是撤机失败的原因之一。

机械通气除通过胸腔内压影响心功能外，也可通过取代或部分取代自主呼吸，降低呼吸肌做功和

氧耗量，改善动脉血气，间接改善心功能。

5. 胸腔内压对肺血流量的影响　静息自主呼吸状态下，吸气期肺循环血容量约占总血容量的9%；呼气期有所减少，约占6%。其波动幅度主要受胸腔内压的影响。胸腔负压越大，含血量越多；反之亦然。机械通气对肺循环血容量的影响取决于通气类型和患者状态。研究表明，吸气压力为 30 cmH_2O，且被通气者平稳呼吸时，血容量可较自主呼吸减少一半，另一半被挤入四肢和腹腔。若血管神经反射功能正常，可通过全身血管代偿性收缩，使肺血容量恢复到正常或接近正常；反之在血管神经反射功能较差或血容量不足的患者，易出现肺血容量的减少，$\dot{V}/\dot{Q}$ 失调，甚至导致肺血管 I 区出现和无效腔通气，也可能影响左心室的充盈和左心功能。

吸气主动或被动完成对血流动力学的影响起主要作用，但自主呼吸或机械通气时，主动呼气的完成也有一定的影响。首先是腹肌收缩增加腹腔内压，可增加体循环回流的动力。腹腔内压升高也可增加膈肌的曲率半径，增加膈肌吸气时的收缩力；使肋骨回缩，增加呼气动力，改善肺过度充气；而胸廓的回缩也促进下一次吸气时的胸廓扩张。

三、影响循环功能的机械通气因素

1. 机械通气压力　对循环功能的影响程度主要取决于通气压力和 $P-V$ 曲线的关系，以及自主呼吸的存在。PEEP略高于低位拐点（LIP）时，可改善肺循环，对体循环血流动力学无明显影响，P_{plat} 超过高位拐点（UIP）对肺循环和体循环的抑制作用都将显著增强。高水平的 PEEP 和 P_{plat} 也可影响肾素-血管紧张素-醛固酮系统的活性，并导致肾、脑、肝等重要脏器的静脉淤血，P_{plat} 应限制在一定的时间和水平，其大小一般限制在 35 cmH_2O（控制通气时）或 30 cmH_2O（有适当自主吸气触发时）以下，时间一般为呼吸周期的 5%～10%，不超过 15%。气道峰压实质上通过 P_{plat} 的大小、持续时间和分布影响循环功能。这与机械通气对VALI的影响相似。

若被通气者的自主呼吸存在时，则胸腔负压和肺间质负压增大，机械通气对循环功能的抑制作用明显减弱，这与自主呼吸增大跨肺压和切变力、增加VALI的机会有明显不同。所以机械通气对气压伤和循环功能的影响既有明显的一致性，也有一定不同，应结合患者的具体情况分析和处理。

2. 潮气量和吸气时间　V_T 过大使 P_{plat} 增大；I∶E 缩短或 I 延长将导致 P_{plat} 时间延长；流量为递减波时，P_{plat} 时间也相应延长，皆可能加重机械通气对循环功能的抑制。

3. 通气方式　控制通气完全取代了自主呼吸主动扩张胸廓的作用，胸腔负压和肺间质负压减小，机械通气对循环功能的抑制作用最强。辅助通气：吸气早期，呼吸肌收缩，并持续于整个吸气过程，胸廓主动扩张，胸腔负压和肺间质负压有一定程度的增加，对体循环和肺循环的抑制作用减轻。间歇指令通气：存在部分自然呼吸，对循环功能的抑制作用显著减轻。自主性通气：自主呼吸发挥较强的代偿作用，对循环功能的抑制作用最轻。反比通气：P_{plat} 时间延长，且可能出现 PEEPi，对循环功能的抑制作用显著增强。

4. 初始机械通气　患者从自然呼吸突然过渡至机械通气，胸腔负压和肺间质负压迅速减小或转换为正压，体循环静脉回心血流量减少、PVR 增加，而机体常来不及代偿，从而导致左心室、右心室射血量的下降和低血压，这是机械通气导致低血压的最常见因素。初始机械通气常伴随人机不配合，需镇静剂治疗，进一步降低血压。初始通气时也常因通气模式和参数的调节不当，导致肺过度充气、前负荷减小或代偿性呼吸增强，心室跨壁压和后负荷增大，加重低血压。该类低血压一般无须特殊处理，随着自主神经调节功能的恢复和人机关系的改善而在短时间内自然恢复。对不能恢复的患者则需适当调整通气参数，如增大吸气流量、降低 V_T、降低 PEEP、延长呼气时间，减少镇静剂的用量，适当加用血管活性药物和补充血容量。

5. 机械通气过程　患者已渡过初始通气的不适应阶段，低血压恢复。若血压仍降低，则需考虑以下因素，并给予适当处理：① 血容量不足，特别是低白蛋白血症导致的胶体渗透压降低。② 机械通气不足，导致代偿性呼吸增强，吸气负压和左心室后负荷增大。③ 伴随或合并心脏的器质性损伤。④ 机械通气压力或潮气量过大，或镇静肌松剂用量过大。⑤ 患者的一般情况较差，心血管系统的反应性减弱。

6. 人机配合程度　如上述，若控制通气实现人机配合，则对回心血流量和前负荷的影响甚大，容易发生低血压；有一定自主呼吸且配合良好的患者，对循环功能的影响较轻；反之，人机配合不良，呼吸显著增强的患者，则导致左心室跨壁压增大和左心功能下降。

四、影响循环功能压力参数的确定

肺泡内压变化是影响肺循环功能的直接原因；胸腔内压的变化则是影响体循环的直接原因，对肺间质血管（包括肺泡外毛细血管、静脉等）也有较大程度的影响，因此只要确定整个呼吸周期肺泡和胸腔内压就可确定机械通气对肺循环和体循环的影响程度。整个呼吸周期的压力应是每个点的压力对时间的积分，因点压力测定困难，故理论上可用平均肺泡压和平均胸腔内压表示。

1. 平均气道压　机械通气时，肺泡内压与胸腔内压的变化有较高的相关性，任何一个压力指标皆可较好地反映机械通气对循环功能的影响。因两者皆无法直接测定，而 P_{mean} 与平均肺泡压有一定程度的相关性，故实际临床应用时，常用 P_{mean} 表示。一般认为其 $P_{mean} < 7\ cmH_2O$ 时对循环功能无明显影响，但对不同疾病的影响特点不同。

(1) 气流阻塞性肺疾病：P_{mean} 包括克服气道阻力的部分压力，该压力对肺循环和体循环皆无明显影响，故在气流阻塞性疾病，P_{mean} 不能准确反映机械通气对循环功能的影响程度；P_{mean} 也不能反映 PEEPi，因此 P_{mean} 与实际肺泡内压可能有较大的差距，用 P_{mean} 作为反映肺泡内压和胸腔内压的参数是不准确的；此时肺容积的变化与肺泡内压和胸腔内压直接相关，因此在严重气流阻塞导致肺过度充气的情况下，应选择肺容积参数。一般吸气末肺容积（V_{ei}）不超过 20 ml/kg 时，不但发生 VALI 的概率小，且对循环功能的抑制程度也较轻。

(2) 限制性肺疾病：P_{mean} 反映机械通气对肺循环的影响程度有较高的准确度，可用于动态随访。体循环功能除与肺泡内压密切相关外，也与肺泡内压的传导程度和自主呼吸强弱密切相关。肺实变或肺泡陷闭时，肺的弹性阻力和黏性阻力皆显著增加，大部分平台压用于克服该部分阻力，故传至胸腔时，其大小将显著下降；同样自主呼吸扩张胸腔的程度也可对抗传导至胸腔的机械通气压力，使其对循环功能的抑制作用减弱。在某些患者，PEEP 扩张陷闭肺泡后肺顺应性改善，肺泡内压向胸腔的传导增强，而胸廓顺应性的下降则使肺泡内压向胸腔的传导增强，因此用 P_{mean} 反映机械通气对体循环的影响程度也需结合自主呼吸客观评价。

2. **肺容积** 肺泡内压对体循环的影响也受胸腔容积的限制。若 FRC 不高，V_T 在胸廓弹性扩张位以内，胸腔内压是机械通气压力、肺弹性回缩力和胸廓弹性扩张力相互作用的结果，此时肺弹性扩张，压力传导至胸腔有限，胸腔内压不会明显升高。若胸廓的弹性扩张压超过 0（FRC 超过 TLC 的67%），肺的扩张将受胸廓的压迫和限制，胸腔内压将升高。若 V_T 超过 P-V 曲线的 UIP，胸腔内压将显著升高。在 LIP 以下，PVR 显著增加；一旦达到 LIP，PVR 下降，其后肺泡内压对肺循环的影响规律与体循环相似。

总之，肺泡正压和自主呼吸是影响循环功能的主要因素，气道-肺实质病变、胸廓和肺的力学状态、基础血流动力学状态对循环功能也有较大影响。用 P_{mean} 反映机械通气对循环功能的影响程度有一定的价值，特别是动态随访时。

第五节 机械通气对胸腔外脏器功能的影响

机械通气对胸腔外脏器的影响与机械通气本身的特点以及气体交换功能、循环功能的变化密切相关，但不同脏器也有一定特殊性。

一、脑血流

脑血流量与 $PaCO_2$ 密切相关。$PaCO_2$ 上升，脑血流量增加；反之减少。当 $PaCO_2$ 由 40 mmHg 降至 20 mmHg 时，脑血流量可减少至正常的 40%。机械通气不当，$PaCO_2$ 降低过多、过快，pH 过高，可引起脑血流量显著减少，同时脑脊液产生量下降，颅内压降低。机械通气时，胸腔内压的升高也可导致颈内静脉回流障碍及颅内压升高。

二、肝血流

机械通气纠正严重低氧血症和呼吸性酸中毒可改善肝功能。若机械通气不当，可导致胸腔内压升高，使肝静脉和门静脉回流障碍，发生肝淤血；而心排血量的下降又可导致肝缺血，加重肝功能障碍。

三、肾功能

机械通气纠正严重低氧血症和呼吸性酸中毒可改善肾血流量、肾小球滤过率及肾小管功能，改善水钠潴留。机械通气过度导致的心排血量下降和胸内压升高，导致肾动脉缺血和肾静脉淤血，加重肾功能障碍。

四、胃肠道

机械通气后，随着呼吸衰竭的改善，胃肠道功能相应改善。若通气压力较高则可导致胃肠道淤血，甚至发生上消化道出血。人工气道机械通气初期，部分患者可发生胃胀气，可能与神经反射、胃肠道蠕动减弱有关；也可能是气管插管过程中患者吞咽活动增强，或气囊漏气，导致空气进入胃内。一般为轻度胃胀气，可自然缓解。若为胃肠道弥漫性严重胀气，则可能合并低血钾或严重胃肠道淤血。经面罩机械通气不当也容易发生严重胃胀气，需立即行胃减压。严重胀气的胃肠道可压迫横膈和肺，影响通气效果。

第六节 机械通气对其他呼吸功能的影响

本章第一至第三节主要阐述了机械通气对通气、换气功能和呼吸肌的影响，是机械通气的主要目标，也是本章的重点。机械通气还影响呼吸功能的其他方面，简述如下。

一、肺 容 积

机械通气时气道和肺泡扩张,肺泡内压升高,肺血流量减少,肺容积增加,特别是应用 CPAP/PEEP 时。健康成人用 5 cmH$_2$O PEEP 时,FRC 约增加 500 ml,用 13 cmH$_2$O 时增加 1180 ml。在病理状态下,机械通气扩张肺容积的作用与 PEEP 大小、胸肺顺应性、气道或肺泡的动态陷闭等有直接关系。气道陷闭时,等于或小于 PEEPi 的 PEEP 不增加 FRC。肺泡陷闭时,PEEP 可使陷闭肺泡开放,FRC 显著增加。

二、呼 吸 力 学

机械通气可使气道扩张,气道阻力降低。机械通气还可增加肺泡内压,在 P-V 曲线的中间陡直段,肺泡内压升高对顺应性基本无影响;在肺过度充气的情况下则明显降低顺应性;在肺泡和肺间质水肿或肺泡陷闭的情况下则改善肺顺应性。

三、呼 吸 中 枢

V_E 过大可导致 pH 升高,呼吸中枢抑制,RR 减慢。机械通气可使呼吸肌疲劳及呼吸困难的程度减轻或缓解,外周感受器的敏感性减弱,也可使呼吸中枢的兴奋性减弱。总体上,机械通气对呼吸中枢的直接影响有限,影响机制也不明确,有实验证实正常肺在常规 V_E 和动脉血气情况下,突然撤离机械通气,会出现呼吸的短暂停止,但很快恢复正常。

(朱　蕾)

第九章
机械通气装置对呼吸功的影响

呼吸机和连接管道的机械特性增加气流阻力,使患者自主吸气触发困难,呼吸功增加。

一、增加机械通气阻力的因素

1. 连接管路的阻力 呼吸机连接管路、细菌过滤器的阻力较低,对吸气触发和呼吸功影响不大。但若管理不当,发生管路积水、管路扭曲、细菌过滤器堵塞等情况时,管路阻力会明显增大。采用串联方式连接湿化器时,阻力可明显增大,而并联湿化器的阻力不大。

2. 人工气道及其连接管 其阻力是气道总阻力的重要构成部分,尽管接头的长度有限,但管径比导管要细得多,阻力可能更大。因为管道阻力与内径 4 次方(层流)或 5 次方(湍流,气体在人工气道皆为湍流)成反比,与气体流量和长度成正比,亦受弯度(弯曲必然导致湍流)影响,故人工气道和接头的存在使总气道阻力明显增大。Patrick E 等的研究表明,① 气管内导管(ETT)内径越小,气流阻力越大;气流流量为 30 L/min 时 6 号、8.5 号导管的阻力分别为 1.18 kPa/(L·s)和 0.29 kPa/(L·s)。② 导管内径不变时,气流流量越大,气流阻力越大。气流流量 50 L/min 时,8 号导管的气流阻力为 0.48 kPa/(L·s);气流流量 80 L/min 时,阻力升至 0.6 kPa/(L·s)。③ 导管内径和气流流量固定时,在体导管的气流阻力明显高于体外测定值。比如与②相同的测量条件下,体外和体内测定结果分别为 0.3 kPa/(L·s)和 0.51 kPa/(L·s)。这可能与在体 ETT 较弯曲、气流转为更多的湍流成分等有关。与经口插管相比,经鼻气管插管具有弯曲度大、管径细和分泌物引流困难等缺点,阻力增加更明显。气管切开导管内径较细(与气管相比)、弯曲度较大(90°),也可使阻力增加,但因呼吸道缩短(包括避开鼻腔狭小的容积和较大的弯曲度)而降低气道阻力,总体上表现为气道阻力下降或升高不明显。面罩或鼻罩通气对气道阻力基本无影响。

3. 呼吸机本身的阻力 主要取决于触发灵敏度、触发机制和呼吸机的性能。触发灵敏度产生的阻力可通过人为调节改善,但不可能完全消除,其中压力触发的阻力较流量触发大,远端连接比近端连接的阻力大,该部分阻力称为触发阻力。其他因素则由呼吸机本身的特性决定,主要是吸气阀、呼气阀的阻力,称为延迟阻力,不同呼吸机有一定差别。患者的呼吸阻力、触发阻力、延迟阻力共同决定吸气触发的同步性。

二、判断阻力大小的方法

呼吸机阻力可直接测定,也可通过测定呼吸功和氧耗量间接测定,当然最简单的方法是观察 CPAP 通气。CPAP 压力的波动程度可大体反映胸腔内压的变化和呼吸功的多少。正常情况下,通气阻力主要来源于气道-肺实质阻力,以 CPAP 为中心可发生 $1\sim2$ cmH$_2$O 的压力波动。若吸气阻力增加,吸气压的波动幅度显著增大,而呼气压不变;反之,若呼气阻力增加,呼气压的波动幅度增大,吸气压不变;若吸气和呼气阻力皆增大,吸呼气压力的波动幅度皆显著增大。

三、影响吸气功的呼吸机因素

主要影响因素是供气系统阻力和气体的输出时间。供气系统大体分按需阀供气、伺服阀供气和持续气流供气,传统按需阀比伺服阀、持续气流的阻力要高得多,气体的输出时间(呼吸机的反应时间)也较长,呼吸肌做功较大。但现代呼吸机多采用电磁或电子阀,且常有伺服功能,对监测信号也采用微电脑自动处理,阻力显著减小,甚至比持续气流的阻力还要小,反应时间显著缩短,呼吸肌做功可显著减少。呼气阀或 CPAP/PEEP 阀也会影响呼吸功的大小。如前所述,CPAP/PEEP 装置皆有一定的流量依赖性,流量依赖性越大,呼吸功也越大。吸气时,不仅呼吸机输出气流,也会出现由呼气阀向患者方向的气体流动(流动多少取决于流量依赖性)和 CPAP/PEEP 的下降,导致患者进一步加强吸气,从而使呼吸功增加。现代呼吸机的呼气阀与 CPAP/PEEP 阀安装在一起,且性能显著改善,故除非是应用时间过长、维护不到位(这容易被忽视),其阻力非常小,对呼吸功的影响也非常有限。最后强调呼吸功的显著增加也会使吸气功增加。

四、影响呼气功的呼吸机因素

呼气阀的流量依赖性是增加呼气功的主要因素。平静 CPAP 通气可导致呼气压轻微增加,而用力呼气则会明显增加,从而导致呼气功增加;在间歇正压通气,呼气压的增加会延长呼气时间,加重过度充气和 PEEPi,增加吸气功。

人工气道及连接管使吸气功和呼气功皆增加。

五、通气模式的作用

只有出现自主吸气触发或自主呼吸维持呼吸过程的情况下,呼吸机和连接管道因素才会增加呼吸功,控制通气不存在自主呼吸,当然无自主呼吸做功。在自主呼吸参与的通气模式中,因 CPAP 缺乏通气支持;辅助通气模式的流量形态和大小固定(定容型模式)或比较固定(定压型模式),不容易配合自主呼吸变化,增加呼吸功的机会较多。在 PSV 及其衍生模式,由于支持压力辅助和自主呼吸调节的双重作用,有利于减少呼吸功。因此,在有明显呼吸肌疲劳的患者,对 CPAP 的单独使用要慎重,一般需加用 $3\sim5$ cmH_2O 的 PSV,或单独应用 PSV;在呼吸肌疲劳起重要作用的情况下,最好先选择控制通气,然后逐渐过渡至辅助通气或自主性通气模式。

(朱 蕾)

第十章
呼吸机相关性肺炎

呼吸机相关性肺炎（ventilation associated pneumonia，VAP）是机械通气效应的一部分，但其和机械通气相关性肺损伤、机械通气对循环功能的影响有明显不同，前者不一定和机械通气明显相关，后两者则必然存在，只是程度不同，故单独将 VAP 列为一章。

第一节　基本概况和问题

VAP 传统英文名为 ventilator associated pneumonia，是医院获得性肺炎（hospital acquired pneumonia，HAP）的最常见类型，而 HAP 是我国第一位的医院内感染。20 世纪 90 年代国内文献 meta 分析显示 HAP 发病率为 2.33%；大城市综合性医院中医院获得性下呼吸道感染（主要是肺炎）占医院内感染的 33.1%，远高于国外报道的 13%～18%，由此造成住院时间延长 31 日，直接医疗费用增加 18 386.1 元。随着机械通气时间延长，VAP 的发病率升高，在机械通气≥3 日的患者，发病率为对照组的 16.7 倍。

一、VAP 的定义

VAP 包括入院后、非院外感染潜伏期发生的肺炎；或院内已经感染，但出院后发病的肺炎。一般认为，入院 48 h 后发生的肺炎为 HAP，其中最初 4 日发生者为早发性 HAP，5 日或以上者为晚发性 HAP；经气管插管或气管切开机械通气 48 h 后，直至撤机拔管后 48 h 内所发生的肺炎为 VAP。目前相对认可的 VAP 的诊断标准为：① 机械通气 48 h 后发生的肺炎；② 与机械通气前胸部 X 线片比较，出现肺内浸润性阴影或显示新的炎症病灶；③ 肺实变征和（或）湿啰音，并具备以下条件之一者：血白细胞>10.0×10⁹/L 或<4.0×10⁹/L，伴或不伴核左移；体温>37.5℃，呼吸道分泌物增多且呈脓性；起病后从支气管分泌物中分离到新病原体。VAP 是人工气道（气管插管和气管切开）和机械通气的并发症，非创伤性机械通气并发肺炎亦属于 HAP，但不是 VAP。

二、VAP 的命名是否恰当

呼吸机只是静态仪器，和肺没有直接关系，只有应用于机体，进行通气后才能发挥作用，因此称为呼吸机相关性肺炎（VAP）不合适。再者，呼吸机并不一定是导致感染的真正原因，比如无创机械通气患者，HAP 的发病率低；而人工气道机械通气患者，HAP 的发病率要高得多，核心是人工气道的建立直接破坏机体的防御系统和免疫功能，而不是呼吸机。机械通气的合理实施可以改善气管、各级支气管和肺泡的引流，有一定的预防和治疗肺部感染的作用；当然呼吸机应用不当，包括呼吸机的连接管路管理不当，皆可以增加肺部感染的机会，因此命名为人工气道相关性肺炎或机械通气相关性肺炎更确切。由于 VAP 已经应用了很多年，且为大家所熟悉，因此可继续应用，但必须明确其本质已有明显变化。

三、VAP 诊断中的基本问题

除确定发病的时间比较一致外，临床表现、影像学变化和病原体诊断方面皆有较多问题。在机械通气患者，特别是通气时间较长的患者，即使没有 VAP，下述"所谓 VAP 表现"也普遍存在。

1. 呼吸道症状　建立人工气道后，由于导管刺激，患者常有一定程度的咳嗽和咳白痰，也容易出现鼻、咽、喉部和气管的感染而咳黄色脓痰,故呼吸道症状缺乏特异性。

2. 发热 患者容易合并其他部位的感染性或非感染性发热,如普通感冒或流行性感冒、导管相关性感染、各种体内置管引起的反应性发热、输液反应、药物热、成人 Still 病、肿瘤热等,故发热缺乏特异性。

3. 定植菌 若为住院时间较长的患者,无论是否有 VAP,呼吸道分泌物中皆容易分离到多种病原体,定植菌的比例非常高,也有一定比例的污染菌,特别是不动杆菌、铜绿假单胞菌、耐甲氧西林金黄色葡萄球菌(MRSA)等。

4. 影像学 机械通气患者特别容易出现误诊为"肺炎"的多种影像学异常,包括直接与机械通气相关的改变,如机械通气相关性肺损伤、肺水肿;也有其他病灶,如慢性或陈旧性病灶、肺梗死、肺不张、心源性肺水肿、增大心脏压迫导致的肺膨胀不全;还有肺外病灶,如胸腔积液、胸膜增厚、心脏旁脂肪垫等。即使是急性肺炎也不一定是细菌或真菌感染,故患者的影像学异常多见,且缺乏特异性。

5. 血炎症标志物 如白细胞、红细胞沉降率、C反应蛋白升高在多种感染或非感染性炎症很常见,皆缺乏特异性。

将上述几种情况组合非常容易误诊为 VAP,然后根据痰培养结果治疗而失败。临床研究也发现上述问题普遍存在,如 Andrews 等对 ARDS 患者进行的尸检结果显示:在没有肺炎的情况下,80%的患者有发热,80%的患者出现白细胞计数升高或降低,70%的患者痰中分离到细菌;Chastre 对气管插管患者的研究也有相似结果,62%同时有发热、呼吸道脓性分泌物和胸片渗出病灶的患者没有肺炎。发热、心率增快和白细胞计数升高等肺炎的全身表现皆没有特异性,可以由任何释放 IL-1、IL-6、TNF-α 和 γ 干扰素(IFN-γ)的病理状态引起。

因此,若患者出现上述表现的组合,表面上符合 VAP 的诊断标准时,应首先进行合理的生理学分析和生物学分析,判断是否为肺炎,或肺炎与肺内非感染性病灶、肺外疾病等同时存在。若同时存在,还需要分析哪种情况是导致病情恶化的主要原因,以及疾病的动态变化。

第二节 发病机制和危险因素

在 VAP 的发生过程中,病原体侵入下呼吸道并到达肺泡的主要途径是误吸(aspiration);其他途径,如吸入(inhalation)、血行播散和直接接触,较少见。

病原微生物的毒力及数量与宿主免疫防御机制的相互作用是感染发病的决定性因素,而宿主的炎症反应和抗炎反应之间的平衡则是决定病情严重程度的最重要因素,如果炎症反应过剧,抗炎反应不足以相抗衡时则引发器官损伤,出现病情加重,导致 ARDS,甚至多器官功能衰竭;反之,炎症反应过弱或抗炎反应过强则不利于病原微生物的清除。

VAP 的发病危险因素可分为宿主和医源性两类。由于研究对象、时间、诊断方法、危险因素暴露时间、定植微生物类型的不同,危险因素可以有较大差异。

一、危险因素的分类

大致分宿主因素和医源性因素。

1. 宿主因素 低白蛋白血症、高龄、ARDS、COPD、支气管扩张症或其他慢性肺部疾病、糖尿病、昏迷或意识障碍、烧伤和创伤、器官功能障碍或衰竭、大量胃液吸入、胃内细菌定植、上呼吸道细菌定植、鼻窦炎等。

2. 医源性因素 H_2 受体拮抗药和其他抗酸剂、糖皮质激素(激素)、持续静脉应用镇静剂和肌松剂或麻醉剂、颅内压监测、机械通气 2 日以上、频繁更换呼吸机气路管道、重复气管插管,留置鼻胃管,仰卧位,转出或转入 ICU,前期使用广谱抗菌药物治疗等。

尽管 VAP 是 HAP 的一种类型,但除人工气道和机械通气因素外,VAP 和非机械通气 HAP 患者的其他危险因素也并不完全一致。有些是共同的,也有不少因素为各自所独有的,临床往往不重视这些区分。事实上区分危险因素对于采取不同的预治措施非常重要。

二、危险因素的合理评价

上述情况是 VAP 发生的基本因素,对 VAP 的评价非常重要,但也很笼统,未能区别基本诱发因素和直接诱发因素,尤其是缺乏对后者的分析,不同诱发因素在不同疾病状态下的价值可以有很大不同。多数情况下,不同情况的人工气道和机械通气导致的肺部异常或感染可以有较大差异,在缺乏充分机械通气知识的情况下,理解和治疗 VAP 是困难的,简述如下(详见第四十一章呼吸系统的引流)。

1. 人工气道的作用　气管插管不仅有破坏呼吸道防御屏障的一般作用,更主要的是破坏会厌和声门的防御功能,导致口咽部分泌物和胃内容物的吸入机会和 VAP 的发生机会显著增加;气管切开则充分保留会厌、声门的防御功能,发生 VAP 的机会显著减少。若人工气道导管选择合适,导管和气管匹配良好,则呼吸平稳,引流通畅,发生 VAP 的机会显著减少;若导管太细,气囊不容易充分封闭气道,则吸入的机会增加,更主要的是吸气时导致两侧主支气管内产生高速的喷射性气流,从而对双上肺支气管产生负压吸引,导致双上肺特别是右上肺通气差,引流更差,故右上肺、左上肺发生肺炎的机会显著增加。

2. 人工气道的管理　不仅要注意一般管理,还应重视某些特殊情况的管理,如"临床上为防止吸入性肺炎的发生,经常在停机后仍给予气囊充气,封闭气道",结果导致气囊上分泌物潴留和吸入的反复发生,并显著削弱咳嗽反射的敏感性和咳嗽的效率。充分抽光气囊内的气体,则引流显著改善,发生 VAP 的机会也显著减少,但这被严重忽视。

3. 机械通气　在肺外疾病患者,如药物和毒物中毒、颅脑疾病、神经-肌肉疾病、麻醉、外科手术后,发病初期患者气道阻力和肺容积接近正常,但其呼吸能力显著减弱,随着机械通气时间延长,肺下部和底部容易发生淤血和肺泡陷闭,容易发生感染。大

V_T 通气促进肺泡开放,显著改善肺泡引流,对预防和治疗 VAP 皆有重要作用。低水平 PEEP 有助于预防肺泡陷闭,但感染一旦发生,低水平 PEEP 就不能开放陷闭肺泡,反而可能促进部分肺泡陷闭,同时部分肺泡过度扩张。此时若用高水平 PEEP,则有助于陷闭肺泡的开放,但也导致部分肺泡持续过度扩张,故用大 V_T 通气开放肺泡可能更好。适当应用 PEEP 改善 COPD 的气道陷闭和急性期 ARDS 的肺泡陷闭,有助于气体交换的改善,也有助于肺感染的防治。过低、过高的 PEEP 皆不合适。

4. 药物治疗　以激素为例说明,大部分情况下对防治感染不利,但若患者存在严重的气道痉挛和水肿,则周边气道引流困难,发生感染的机会显著增多。若适当应用激素,则气道阻塞迅速改善,感染的机会显著减少。若为病毒性肺炎导致的 ARDS,在感染早期,炎症反应虽然损伤组织,但也在清除病毒,应用激素抑制炎症反应则是不利的;在严重期,大量炎症介质和炎症细胞的释放或浸润导致严重肺组织损伤,而过度的炎症反应也清除了大量的致病微生物,并有助于对抗新微生物的侵入,此时激素的应用可抑制过度的炎症反应,改善气体交换,也有助于肺损伤的迅速修复,可能并不增加感染的机会;若进入恢复期,则机体免疫功能减退,炎症反应受抑制,合成代谢增强,对能量的需求增加,应用激素有弊无利。

三、直接诱发因素的确定

HAP、VAP、机体真菌感染的发病因素总体差别不大。根据这些因素进行适当防治有一定价值,但缺乏针对性。很多情况下,VAP 的发生常有直接但又难以识别的 1 种或 2～3 种诱发因素,需结合呼吸生理和机械通气知识综合分析。例如,上叶肺炎的最常见诱发因素是人工气道导管太细,患者呼吸过强、过快;双下肺叶、段肺炎的主要发生因素是 V_T 太小,部分与 FiO_2 过高有关。

第三节　传统呼吸机相关性肺炎诊断中的问题

本节重点阐述容易误诊为肺炎的几个重要问题,即误诊为肺炎的影像学改变、误诊为肺炎的发热、误诊为肺炎的痰菌阳性、误诊为肺炎的炎症指标异常。

一、X线胸片发现的肺部病灶

(一) VAP影像学的诊断现状 较早的报道显示,用X线胸片诊断VAP,肺泡浸润的敏感性为87%～100%,支气管充气征为58%～83%,新的或进展性浸润为50%～78%,但其特异性不清楚。关于影像学检查对VAP诊断的影响缺少研究,也很难进行研究。一项对腹部手术后非气管插管患者的研究结果显示,与CT片比较,床边摄片对肺底部浸润的诊断敏感性仅为33%。不同机械通气模式和策略对肺部浸润部位、性质、程度可以产生明显影响,但缺乏生理学分析和诊断依据。X线误诊VAP导致的过度诊断是常见的,继而导致的过度治疗的花费是巨大的,但缺乏客观依据。最近10余年来,诊断方法虽有进展,但根本态势并没有明显改变,仍主要是临床经验上的判断。

(二) 肺内感染性病灶

1. **肺内细菌或真菌感染性病灶** 一般而言,一旦怀疑VAP,首先考虑为细菌感染,其次是真菌感染。其影像学表现多有一定特点,除非严重免疫抑制患者,皆主要表现为肺实质炎症,其中细菌感染主要表现为大叶性肺炎和小叶性(支气管)肺炎,数日内变化较快。该类感染对应的病原体也有一定特点,如革兰阳性球菌以侵袭力致病为主,主要表现为局限性感染;而医院内球菌感染又以MRSA最多见,且容易出现坏死和空洞,痰细菌涂片常阳性(临床检查少),培养应该为阴性(常规检查);若培养结果为铜绿假单胞菌、不动杆菌,则经人工气道污染的可能性大。若为革兰阴性杆菌感染,则以内毒素致病为主,病灶多散在分布,且可出现内毒素血症的全身表现。再如不动杆菌的致病力非常低,若肺内出现广泛性病灶,而痰培养结果为鲍曼不动杆菌时,应首先考虑为非感染性病灶,不动杆菌为定植菌的可能性大或在感染中发挥次要作用。肺部真菌感染以白念珠菌和曲霉为主,多为支气管肺炎的表现,常有黏液痰或黏液脓性痰;后者还常出现肺内多发性结节灶或片状影,以周边部位为主,常有坏死、空洞形成,部分患者有咯血。

2. **非细菌、非真菌感染性病灶** 如上述,一旦考虑为VAP,习惯上诊断为细菌感染或真菌感染;但病毒感染、非典型病原体感染等并不少见,且又难以确诊。后者的主要特点为间质性肺炎,以发热、干咳或进行性气急为主,白细胞计数不高。病毒感染常无特效药,部分早期应用抗病毒药物有效;对非典型病原体而言,大环内酯类、氟喹诺酮类、四环素类抗生素有效,且部分常用药物已出现明显耐药性,对其他种类的抗生素几乎无效。因此,习惯上对VAP的抗菌治疗实质上就是抗细菌治疗,有时兼顾抗真菌治疗。而这些治疗对病毒无效,在绝大部分情况下对非典型病原体也无效,也就意味着没有抗病毒、抗非典型病原体治疗。临床上更为严重的是,在一般抗细菌治疗无效的情况下,不断增加抗细菌和抗真菌药物的数量和级别,常导致更多问题的出现。

3. **人工气道或机械通气不当导致的肺部感染病灶** 人工气道建立和机械通气可通过多种因素间接诱发肺部感染,在某些情况下却是导致感染的直接原因和主要原因,并影响影像学的特点,但容易被忽视,分析如下。

(1) 细导管导致上肺部感染:临床常用7～9号导管,但因操作问题,实际上倾向于用偏细导管。粗导管的呼吸气流多以层流为主;细导管则以湍流为主。在层流状态下,导管阻力小且恒定,其大小与导管半径的4次方成反比;在湍流状态下,其阻力显著增大,与半径的5次方成反比,且随呼吸流量的增大进一步增大,故导管内径1～2 mm的减小可导致气道阻力的大幅度增大。双下肺叶、段支气管是双侧主支气管的自然延伸,与气管或人工气道的夹角小,通气好,引流更好;双上肺叶、段支气管与双侧主支气管接近垂直,通气差,引流更差(图10-1～图10-3);

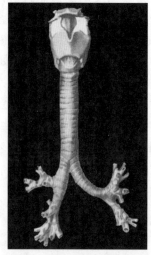

图10-1 气管、叶支气管的结构特点

右下叶支气管为气管的自然延伸,双上叶支气管与主支气管垂直

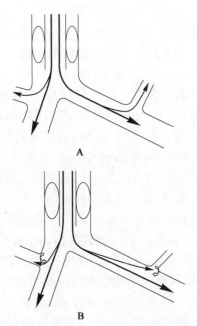

图 10-2　内径不同的人工气道的气流分布模式图

A. 人工气道，与气管匹配，呈理想的气流分布，气流量在不同肺叶分布较均匀；B. 细导管，与气管不匹配，气流分布严重不均匀，双下肺气流量大，双上肺非常小，甚至产生负压抽吸作用

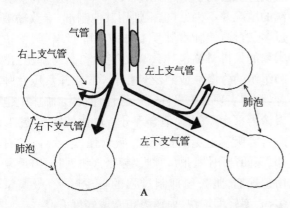

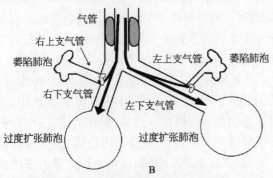

图 10-3　人工气道导管内径对气体分布和引流影响的模式图

A. 内径较粗的导管，与气管匹配，上叶和下叶的肺泡通气均匀；B. 内径太细的导管，产生高速气流，在双上肺叶导管开口处产生喷射效应，通气量减少，双上肺叶的肺泡萎陷；双下肺通气量增大，肺泡过度扩张

健康人自主呼吸时，通过神经-体液调节和膈肌收缩的代偿作用，各肺区气流量和气体分布的差别不大。若选择内径≤7 mm 的细导管或与患者气管内径不匹配的细导管，而患者的呼吸较强，则在射流效应的作用下，双上肺支气管的通气和引流进一步变差，导致上肺一侧或双侧萎陷不张或感染（图 10-2B、图 10-3B）。其处理原则是更换较粗的导管，使之与患者匹配；调整机械通气，改善人机配合。其后随着上肺通气和引流的改善，肺部感染自然好转。在此基础上可适当应用抗菌药物。

（2）潮气量偏低导致的下肺部或背部感染：在多数肺外疾病或手术后患者的初始阶段，气道阻力和肺弹性阻力增加不明显，P-V 曲线陡直段的容积大，一般在 2 000 ml 以上，因此理论上可用小、常规或大 V_T 通气，但临床上倾向于将治疗危重哮喘和 ARDS 的"小 V_T 通气"不加区分地用于该类患者。通常情况下，由于重力作用，上肺区含气量多，血流量少，肺泡周围毛细血管呈陷闭倾向；下肺区血流量多，含气量少，终末细支气管-肺泡呈陷闭倾向。健康人自主呼吸时，通过神经的调节作用和膈肌收缩的代偿作用，上肺区血流增加，下肺区通气增加，从而防止上肺区血管和下肺区肺泡陷闭，维持 $\dot{V}/\dot{Q}$ 正常（图 10-4、图 10-5A）。但若用较小 V_T 通气，而自主呼吸又较弱或消失，则自主呼吸的代偿作用显著减弱或消失，膈肌上抬；加之机械通气的正压作用，将发生重力依赖性的肺泡陷闭（图 10-4B、图

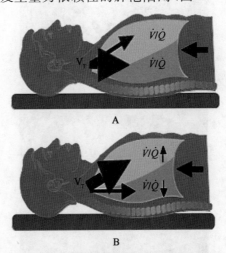

图 10-4　自主呼吸和控制通气时横膈、肺容积及通气/血流变化

A. 健康人自主呼吸，前、上肺区通气量少，血流量少；下肺区血流量大，通气量也大，各肺区 $\dot{V}/\dot{Q}$ 匹配；B. 控制通气时，前上肺区通气量大，血流量少；下肺区血流量大，通气量少，各肺区 $\dot{V}/\dot{Q}$ 严重不匹配

10-5B),不仅导致$\dot{V}/\dot{Q}$失调,也将使分泌物和病原体包绕其中,形成感染灶,故表现为肺底部或背部的叶、段性炎症,且肺容积减小(图10-6A)。发热、白细胞计数升高、C反应蛋白升高等皆不明显。治疗原则是使用大V_T、慢RR呼吸或通气,并间断进行

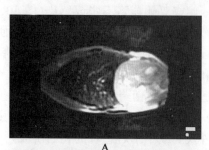

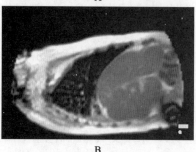

图10-5 自主呼吸和控制通气的肺容积变化

A. 健康人膈肌功能正常,肺泡充分开放,肺容积大;B. 健康人用麻醉剂、控制通气后,横膈上抬,低位肺组织萎陷,肺容积缩小

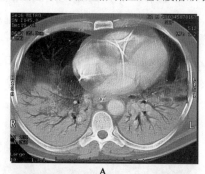

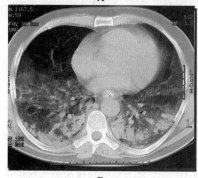

图10-6 控制通气时的肺炎

A. 控制通气,肺实质渗出和实变,支气管充气征阳性,且呈弯曲改变,肺底部容积缩小;B. 大V_T通气后数小时,炎症明显好转,肺底部容积增大

叹气样呼吸或更大V_T通气(图10-6B)。在此基础上可适当应用抗菌药物。

(三)容易误诊为肺炎的胸部病灶 主要包括胸腔内病灶和肺内非感染性病灶。

1. **胸腔内病灶** 主要为胸腔积液,特别是包裹性积液、叶间积液和包裹性脓胸等,在胸部手术或初始发生社区获得性肺炎(CAP)的患者更常见。床旁胸片很难鉴别,需根据手术部位、手术特点、临床表现、病灶的细微特点综合分析,必要时尽可能进行胸部CT检查。局部评价和治疗特别重要。

2. **肺内非感染性急性病灶** 常误诊为"肺炎"的病灶为各种原因造成的肺损伤和肺水肿,包括呼吸机相关性肺水肿和呼吸机相关性肺损伤。

(1)机械通气相关性肺损伤或肺水肿:若机械通气不当,人机配合不良,导致持续呼吸增强、增快,可出现负压性肺水肿,影像学表现为双肺弥漫性、渗出性改变,周边部位更明显,常有低白蛋白血症。容易误诊为新发性肺炎或肺炎加重,导致不停地加用或换用抗菌药物治疗,出现4～5种抗菌药物静脉点滴的情况并不少见;也常加用其他制剂,导致输液量过多、过快,使肺水肿反复加重。呼吸增强、增快或频繁的人机对抗也导致高切变力和高跨肺压,出现肺组织的弥漫性或广泛性损伤,常合并负压性肺水肿,胸片表现为弥漫性或广泛性片状影,临床上也常误诊为重症VAP。但合理分析也比较容易鉴别,如患者呼吸窘迫更明显,除呼吸增强、增快外,常有大汗、三凹征阳性、张口呼吸、频繁人机对抗,需反复应用镇静剂、肌松剂抑制过强的自主呼吸,吸痰量不多,心率轻度增快,血压多正常或轻度升高。

若患者长时间卧床、麻醉、肥胖,以指令通气为主或V_T偏低、呼吸较弱等容易引起肺底部或背部的淤血而误诊为肺炎,或以淤血为主同时合并感染,其治疗的主要措施是改变体位、大V_T通气,而不是抗菌药物治疗。

(2)其他病灶:最常见左心功能不全、肺水肿,多见于外科手术、老年、低蛋白血症患者,因术中、术后或其他辅助治疗时输液过多、过快而诱发,但在机械通气导致的肺泡高压作用下,明显的肺泡水肿较少发生,故临床表现不典型,极少出现大量泡沫样痰和肺底部大量湿啰音。该类患者除上述病史特点外,常有血压明显升高、心率异常增快(即比一般感染的反应性心率增快更明显)或心律失常,肺底部新出现湿啰音。胸片或CT片显示肺门影增大,肺血管影增粗;肺间质渗出性改变,以肺门部位和背部更

明显;部分可出现比较典型的"蝴蝶翼样"改变。若病情明显加重,则出现血压下降和肺泡水肿的表现。

隐源性机化性肺炎也不少见,最初多为急性上呼吸道或下呼吸道感染,但逐渐出现肺内叶、段性病灶,而患者的一般情况相对较好。此肺炎为非感染性疾病,首选激素治疗。上述情况表明,机械通气患者在治疗过程中出现的弥漫性或广泛性肺部病变多不是肺部感染的表现,而局灶性渗出或实变则常为肺部感染。比如在临床肺部感染评分(CPIS)中,弥漫性(或片状)浸润的评分仅为 1 分,而局部浸润则为 2 分,也与上述情况符合。

3. 肺内慢性或陈旧性病灶　因机械通气患者以摄床旁片为主,对比度较差,故慢性或陈旧性病灶容易被误诊为急性肺炎,需临床医师结合临床表现及病灶特点分析、鉴别,如肺内病灶的轻重和临床表现不符合,动态随访无变化为慢性或陈旧灶,必要时进行胸部 CT 检查。床旁摄片也经常发现上述的其他类型病灶,不赘述。

(四)肺内病灶的动态演变　危重症患者的主要特点就是病情重、变化快,并发症多,各种介入性操作、治疗措施多,特别是机械通气本身导致的问题多且复杂,需动态随访,强调鉴别第一诊断和其他继发性问题。临床上比较常见的、与 VAP 容易混淆的问题是:初始为 CAP(重症)或早发性 HAP,后并发 VAP;CAP 或 VAP 并发心源性肺水肿,CAP 并发负压性肺水肿或机械通气相关性肺损伤。除先后出现的动态演变外,多种病变混合存在的情况也常见。在急性渗出性病灶中,心源性肺水肿、负压性肺水肿、机械通气导致的弥漫性或广泛性肺损伤与 VAP 同时存在的情况比较多见,且前者常常是病情恶化的主要原因,而临床医师重视后者的诊断和治疗,结果静脉用抗菌药物越来越多,伴随补液量增多,导致肺部病变持续存在或反复加重,最终失败。

二、发热的原因

(一)发热　大体可分为感染性发热和非感染性发热。

1. 非感染性发热　大体可分为一般非感染性发热和感染相关性发热(即与感染或感染治疗有关,但不是感染本身所致),前者如外科手术、创伤、介入治疗、消化道出血等引起的发热,其特点是以中低热为主,个别为高热,如介入治疗后;后者如输液反应、

药物热,成人 Still 病,各种静脉、气管、胸腔、腹腔、头颅放置导管引起的异物反应,可以是高热,也可以是中低热,其中各种导管引起的异物反应以低热为主,容易被忽视。

2. 感染性发热　常见于 HAP、导管相关性感染、上呼吸道病毒感染和其他部位的感染。

(二)医院内高热　主要见于导管相关性感染、药物热、病毒感染(包括单纯病毒感染和引起间质性肺炎的病毒感染两种基本类型)、成人 Still 病、早发性 HAP。在晚发性 HAP 患者中极少有高热;或者说,在该类患者中,一旦出现高热,应考虑其他并发症的可能,而不是肺炎本身。几种常见导致高热且容易与 VAP 误诊的疾病简述如下。

1. 病毒感染　主要包括普通病毒感染和免疫抑制患者的病毒感染。普通病毒感染又分为两种情况:① 一般病毒感染,主要是流感,以高热为主要表现,持续时间较短;可出现全身中毒症状;白细胞计数不高。② 病毒感染引起的间质性肺炎有以下特点:在高热的过程中逐渐出现进行性气急和低氧血症,咳嗽常不明显,影像学表现为急性肺间质渗出,白细胞计数不高,常有淋巴细胞计数下降。免疫抑制患者的病毒感染以巨细胞病毒多见,容易导致重症间质性肺炎。但需注意,一般病毒感染可与 VAP 或非 VAP 的肺内病灶同时存在,并常因后者而忽视病毒感染;在病毒感染过程中,容易继发细菌感染,常见急性支气管炎,少部分为急性支气管肺炎。

2. 导管相关性感染　主要见于各种深静脉留置导管,静脉导管植入是导致医院内感染的常见外在因素,有两个发病高峰:① 插管后的 1~2 日,多因消毒不严所致;② 插管后 2 周左右,在这段时间内,发生率随插管时间的延长而增加。临床表现以高热、寒战为主;若持续时间较长,容易出现感染性休克、微循环障碍、脏器功能损害、其他部位的感染灶等。多与 VAP 或非感染肺部病灶并存,常因后者而忽视导管感染的存在。不同位置的置管,病原体差别较大,上腔静脉以凝固酶阴性葡萄球菌、白念珠菌为主,下腔静脉则以肠杆菌科细菌为主,这与皮肤病原菌的分布特点一致。若为长时间住院患者,则皮肤上可出现 ICU 内的各种优势定植菌,此时抗感染用药应兼顾上述病原菌。其处理原则为:即刻查血培养,拔除或更换导管,进行导管和血培养,尽可能进行皮肤表面的细菌、真菌培养或涂片。在此基础上结合目前的病原菌流行情况进行经验性抗菌

药物治疗。

3. **早发性 HAP** 根据发病时间,HAP 大体可分为早发性和晚发性两种基本类型。前者特点与 CAP 的表现差不多。外科术后患者多见,其中消化道手术多为肺炎克雷伯杆菌或其他肠杆菌科感染,以大叶性肺炎为主要表现。

4. **成人 Still 病** 多为高热,以弛张热为主,常于 1~2 周后消退,然后反复发作;全身中毒症状不明显或退热后一般情况非常好;出现反复多发性、多形性皮疹;可逆性关节症状;淋巴结肿大;白细胞和中性粒细胞计数升高;用地塞米松 5 mg 后,体温降至正常,并持续较长时间(常超过 24 h);红细胞沉降率(ESR)、C 反应蛋白(CRP)、球蛋白、铁蛋白升高,降钙素原(PCT)不高或非常低,G 试验、GM 试验阴性等。但真正的典型病例并不多见,其主要特点是高热,一般情况较好,各种抗感染治疗无效,对激素特别敏感且退热时间持续较长。

5. **药物热** 绝大多数见于静脉用药,其特点为寒战、高热,不用药时体温较低,输液后体温明显升高,一般情况相对较好;白细胞和中性粒细胞计数升高;ESR、C 反应蛋白、球蛋白、铁蛋白升高,PCT 不高或呈下降趋势,G 试验、GM 试验阴性等。常与轻度 VAP 或其他肺内问题同时存在,且常因重视肺感染或误诊的肺感染而忽视药物热的诊断和治疗。其处理原则是停药,且一般不少于 3 日。停药后体温逐渐下降,约 3 日降至正常;加用激素可促进降温。还有一种情况的药物热,即用药初期不发热,用药过程中或停药后发热,常伴有皮疹,为典型变态反应;此时不仅需要停药,还需加用激素。

6. **输液反应** 其特点是输液时发热,体温迅速升高,伴寒战,停输液后体温迅速降至正常。不仅需要立即停药,还需要加用激素和其他抗过敏药物治疗。

三、痰细菌或真菌培养阳性

1. **基本状况** 无论社区还是医院获得性细菌感染,下呼吸道感染最常见,故在国内,痰细菌培养(广义上包括痰、呼吸道分泌物、灌洗液)是最多的细菌培养类型。但问题是,在社区或可疑社区感染、早发性 HAP,病原菌的阳性率不高,而污染率不低;较长时间的住院患者,无论是否存在肺部感染,痰菌阳性率太高,且变异度大,故首先要判断痰菌是否为真

正的病原菌。一般可根据下列情况判断:肺炎发生的早晚,人工气道建立时间的长短,细菌定量或半定量培养的种类和浓度,痰菌的稳定性,目前 ICU 内的定植菌类型,病原菌的生物学特性,肺内病变的解剖和生理学特点。总体而言,在 VAP 患者中,痰培养的污染菌较多见,定植菌的比例更高。在国内,细菌培养及药敏结果更多的是提供一种变化趋势,指导临床用药的总体框架,大部分个体是否用药必须结合临床特点。

2. **痰培养结果价值较高的情况** 对指导用药可能有较高价值的情况有:早发性 HAP;人工气道建立后即刻采样;细菌定量培养为致病力比较强、浓度比较高的细菌,如大肠埃希菌、肺炎克雷伯杆菌、铜绿假单胞菌,而不是不动杆菌、嗜麦芽窄食假单胞菌,以后连续培养为同一种细菌,非目前 ICU 内的常见菌;肺内病变特点与病原菌的生物学特性吻合,如肺炎链球菌、肺炎克雷伯杆菌感染常表现为大叶性肺炎,金黄色葡萄球菌感染表现为局限化脓性病灶。除非是免疫功能严重受抑制的患者,不动杆菌感染不可能出现肺内大片状病灶。一般而言,革兰阴性杆菌致病以内毒素为主,病灶一般不会局限,表现为散在性病灶。革兰阳性球菌主要依靠侵袭力致病,病灶常有明确的叶或段界限;坏死病灶的"痰菌培养"应该为阴性,若为阳性则多为呼吸道或人工气道的定植菌污染,同时进行涂片检查可能更有价值。

3. **痰培养为多重或泛耐药菌的评价和处理对策** 近年来,ICU 中铜绿假单胞菌和不动杆菌等多重耐药(multidrug resistance,MDR)和泛耐药(pan-drug resistance,PDR)菌株增多,部分医院因过度滥用抗生素,MDR 的肺炎克雷伯杆菌也明显增多,且清除困难。MDR 一般是指细菌对包括头孢菌素类、青霉素类、喹诺酮类、氨基糖苷类、碳青霉烯类、单环类、其他类(如四环素、氯霉素、利福平)等在内的 7 类抗生素中的至少 5 类耐药;PDR 是指细菌除对多黏菌素、舒巴坦可能敏感外,对临床上常用的 7 类抗生素均有不同程度的耐药,PDR 是 MDR 中的特殊类型。在该类患者,由于抗菌药物选择困难,故判断细菌是定植菌还是致病菌以及其致病力的强弱非常重要。需强调病原菌清除困难与疾病治疗困难在很多情况下不是一回事。与社区耐药菌的致病力多增强不同,医院内耐药菌的致病力多减弱,故出现定植的机会大;高度耐药菌的致病力更是显著下降,定植机会更高,故总体上判断,医院内细菌

的致病性降低,包括产超广谱β-内酰胺酶(ESBL)的肺炎克雷伯杆菌、耐甲氧西林金黄色葡萄球菌(MRSA),而 MDR、PDR 的不动杆菌、嗜麦芽窄食假单胞菌的致病力更低,绝大部分以定植菌出现。即使是致病菌,肺内病灶也多较轻,体温多为中低热。或者说,一旦出现高热或肺内大片状阴影,应考虑其他并发症,或病原菌不是分泌物中培养到的细菌。即使考虑为肺部感染,抗菌药物的选择也非常困难,此时可选用个别敏感或可能有效的药物,但更主要的是采取以下措施:① 适当停用抗生素。抗生素过度应用是导致 MDR/PDR 的主要因素;随着抗生素的停用,致病力强的肠杆菌科细菌或正常菌群出现,前者较容易选择敏感的抗生素,后者根本不需要抗生素。② 促进菌群失调的改善,如停用抗生素后,口服乳酸杆菌等制剂有助于改善胃肠道菌群失调,减少内源性感染。③ 采用非抗生素治疗手段,如加强呼吸系统的引流,包括肺泡-支气管-气管的引流;改善患者的一般情况,在此基础上适当应用提高免疫功能的药物。这是迟发型 HAP 的最主要治疗手段。

4. 痰培养为阳性球菌的几种情况　上述情况主要是指革兰阴性杆菌中的非发酵菌,少部分为肠杆菌科细菌。革兰阳性球菌也有一定程度的相似性,发现细菌也不一定就需要抗菌药物治疗,其中耐甲氧西林凝固酶阴性葡萄球菌(MRSE)和万古霉素耐药肠球菌(VRE)的分离率高,但真正导致肺炎的情况少,故目前不推荐做药物敏感试验。MRSA 的致病力也普遍降低,是呼吸道定植菌中最主要的阳性球菌。

5. 痰真菌阳性的价值　痰培养发现白念珠菌并不少见,但其致病力低,大部分为定植菌,故常规情况下也不做药物敏感试验,是否治疗也需结合临床特点。相对而言,曲霉的致病力较强,若连续发现菌丝,且肺内病灶有一定特点,则必须抗真菌治疗。

四、白细胞和中性粒细胞计数升高

1. 感染　VAP 中,革兰阳性球菌多通过本身的侵袭力致病,故可引起白细胞和中性粒细胞计数升高;革兰阴性杆菌主要通过内毒素致病,内毒素引起白细胞和中性粒细胞计数降低,而炎症反应则引起白细胞和中性粒细胞计数升高,故最终结果可以是升高、正常或降低。其他部位的感染也有类似表现。在肺内或肺外真菌感染,由于真菌的致病力低,白细胞和中性粒细胞计数多变化不大或轻度升高。在病毒感染、非典型病原体感染,白细胞和中性粒细胞计数多正常,甚至降低。

2. 非感染　在上述引起高热的非感染性疾病,如输液反应、药物热、成人 Still 病,白细胞和中性粒细胞计数几乎皆升高。在各种导管导致的异物反应中,白细胞和中性粒细胞计数也常有所升高。

3. 激素应用　在机械通气患者,经常应用激素,而后者可导致白细胞和中性粒细胞计数升高,容易和感染导致的细胞计数升高混淆,但合理分析其特点,鉴别也不困难。激素作用的特点是白细胞和中性粒细胞计数逐渐升高,数日后有所下降,若持续存在较大幅度的升高,则合并感染的可能性大;随着激素用量的下降,白细胞和中性粒细胞计数下降,若仍持续升高,则合并感染的可能性大。反之,在应用激素或增大激素用量的过程中,白细胞和中性粒细胞计数下降则是感染好转的表现。

五、炎症指标和感染指标

除白细胞总数(WBC)和中性粒细胞(N)外,还有多项与炎症密切相关的指标,合理组合、分析和评价这些指标有重要价值。

1. 急性反应指标　主要是白细胞和中性粒细胞、C 反应蛋白。任何类型的炎症反应,包括感染、创伤、上述多种非感染性疾病皆可升高。当然 TNF-α、IL 等炎症介质和细胞因子是更敏感的指标,但检查费用稍高、影响因素较多,临床应用不多。

2. 亚急性或慢性反应指标　主要是淋巴细胞(L)、ESR、铁蛋白。在重症炎症患者、急性炎症慢性化的过程中,慢性炎症反应常明显升高,与是否感染无直接关系;ESR 升高也可以是白球蛋白比值倒置的表现,需注意鉴别;若淋巴细胞计数下降(或同时有乳酸脱氢酶升高)常常是严重感染的表现,特别是病毒性感染。

3. 过敏性炎症反应或寄生虫感染的指标　主要是嗜酸性粒细胞和 IgE,前者变化较快;后者升高慢,下降更慢。

4. 微循环损伤的指标　主要是 D-二聚体、纤维蛋白降解产物(FDP)、纤维蛋白原、血小板。在急性、重症炎症反应,常有纤维蛋白原、血小板的反应性升高。若有严重微循环障碍,常同时有 D-二聚体、FDP 的明显升高;严重感染或损伤常明显升高,成人 Still 病不升高或仅轻微升高。动态随访价值更大,重症感染早期,纤维蛋白原、血小板明显升高,D-二聚体、FDP 基本正常或有所升高;若纤维蛋白原、血小板下降(仍较正常值高),D-二聚体、FDP 明显升高则是感染明显加重或早期 DIC 的表现;若纤维蛋白原、血小板下降,D-二聚体、FDP 升高不明显则是感染好转的表现,其中前者是应激反应缓解、消耗的纤维蛋白原和血小板尚未恢复的表现;后者则是微循环改善的表现。

5. 感染性指标 除病原菌涂片、培养等检查外,主要是 PCT、T-SPOT、隐球菌乳胶凝集试验、G 试验、GM 试验。这些指标对判断感染、感染类型、感染严重度的价值较大。PCT 升高常提示细菌感染,升高越明显,感染越重。但在 VAP 患者,PCT 特异性下降,有些非感染或轻度感染患者,PCT 可显著升高(事实上 PCT 显著升高多是非感染因素所致),需结合患者的整体情况,综合判断。T-SPOT 对结核杆菌感染有一定的辅助诊断价值,其中阴性对排除结核诊断的价值可能更高。后三种检查针对真菌,其中隐球菌乳胶凝集试验特异性较高,GM 误差较大,G 试验的特异性非常差。

将上述几类指标有机组合对感染、非感染性炎症的鉴别诊断,感染类型的判断,感染或炎症严重度的评价有重要价值。

第四节 呼吸机相关性肺炎的合理诊断

由于出发点和目标不同,VAP 诊断时的标准有很大差异。若为控制耐药菌传播,在气管插管或切开患者,只要气管吸出物中出现病原菌,特别是易耐药菌或高耐药菌株,即使临床尚未确定为肺炎,也应按 VAP 采取控制措施;若为统计或比较发病率,则诊断标准比较严格,该标准在较长时间内保持相对稳定,适用于各种患者,能使监控人员、临床医师等根据临床表现和实验室检查做出诊断;若为治疗目的,诊断标准则需要具有高度特异性。诊断肺炎的金标准是肺组织出现病理学改变,组织标本发现或培养分离到病原体,且病原体与病理学变化一致;或影像学确认肺脓肿,穿刺物培养分离到病原体,且病原体与病理学变化一致。由于肺组织标本难以获取,至少难以在肺炎发病早期获取;而经验性抗菌治疗或其他治疗常影响微生物的分离,甚至是组织学表现,故追求金标准对治疗的价值不大。尽管严格 VAP 定义的要求很高,但通过肺组织活检确诊的较少,所谓"影像学确定的肺脓肿"一般通过床旁摄片获得,是不敏感的,故应首选胸部 CT 检查,而这需要搬动和运送患者,多数情况下不容易实施。根据人工气道和机械通气的生理学特点,以及病原体的生物学特性合理分析对诊断和治疗皆是必要的。

一、临床诊断

一般推荐的临床诊断标准是:发热、白细胞计数升高(或降低)和脓性气道分泌物 3 项中具备 2 项,加上 X 线胸片或 CT 显示肺部浸润性病变。该标准的敏感性高,但特异性很低。即使上述 3 项临床标准和影像学异常同时存在,其特异性仍低于 50%,难以为 ICU 医师所接受。尽管如此,临床表现仍是诊断 VAP 的基础,而且普遍认为重视临床诊断而不是等待或依靠病原学诊断选择抗菌治疗才可能有效改善 VAP 患者的预后。有人在上述 4 项标准的基础上,增加氧合指数、痰培养和涂片所见共 6 项指标,并根据其变化幅度设计为临床肺部感染评分(clinical pulmonary infection score, CPIS),见表 10-1。与侵袭性技术-BAL 定量培养结果比较,多指标综合判断可使 VAP 临床诊断的准确性明显提高,其中氧合指数在 ARDS 等严重影响氧合的肺实质疾病合并 VAP 时失去诊断价值;以吸引次数界定气管分泌物的量,人为影响因素太大。故各种新标准出现后,仍需要进行合理的生理学和生物学分析。

表 10-1 临床肺部感染评分

指标	分级	评分
体温(℃)	36.5~38.4	0
	38.5~39.0	1
	<36.5 或>39.0	2
白细胞	4.0~11.0	0
(×10^9/L)	<4.0 或>11.0	1

（续表）

指标	分级	评分
带状核	≥500	+1
气管分泌物	<14 次/24 h 吸引	0
	≥14 次/24 h 吸引	1
	脓性分泌物	+1
氧合指数	>240,或有 ARDS	0
	<240,或未证明有 ARDS	2
X 线片	无肺浸润	0
	弥漫性(或片状)浸润	1
	局部浸润	2
气管分泌物	无病原菌生长	0
	病原菌生长	1
	Gram 染色见细菌	+1

CPIS>6 分符合 VAP 诊断

二、X 线诊断

如上述,用 X 线胸片诊断 VAP 的敏感性高、特异性低,受上述许多非感染疾病或胸腔疾病变化的影响,因此在不能充分理解机械通气特性的基础上,直接判断浸润影为肺感染性病变是不合适的。

X 线检查误诊 VAP 导致的过度诊断是普遍存在的,由此引起的过度治疗是巨大的,但缺乏客观的统计依据,仅仅是理论上和临床经验上的判断。尽管如此,胸部 X 线检查对 VAP 的诊断仍是必要的。

还需注意,若机械通气患者出现脓性气道分泌物而 X 线检查阴性,常被认为是化脓性气管支气管炎,而非 VAP,但也可能是肺炎早期的表现。

三、病原学诊断

临床诊断和 X 线诊断 VAP 的特异性皆较低,"理论上"需联合其他诊断方法(主要是病原学检查)以提高特异性;从抗菌治疗的角度来说,VAP 亦需要特异性的病原学诊断。由于多数从事微生物研究和临床肺部感染研究的医师缺乏呼吸生理学和机械通气知识,可靠的无菌检查技术也有较多欠缺,因此肺炎的病原学诊断有较大的问题,总体上对临床治疗的价值有限。

1. 病原学诊断的临床价值 无论是 CAP 还是 HAP,迅速确定感染的病原体,选择合理的抗菌药物治疗,避免滥用多种药物或广谱抗菌药物的联合治疗,改善因不懂呼吸生理和机械通气知识而采用的"覆盖所有可疑病原体"的所谓"经验性治疗",最大限度地减少病原体耐药,是 VAP 临床处理的基本原则和追求的理想目标。但恰当或合理的抗菌治疗仅在一种或多种特异性病原体被确诊的情况下才有可能,有报道显示:借助纤维支气管镜侵袭性诊断后,有 43% 的患者更改了初始抗菌治疗,其中 27% 的初始治疗属于无效治疗,9% 为不合理治疗,7% 不需要抗菌治疗。在机械通气患者中,应用防污染样本毛刷采样诊断下呼吸道 MSSA 和 MRSA 感染的研究显示,所有 MRSA 感染者先期均接受过抗菌药物治疗,而 MSSA 感染者则仅为 26%。

2. 经验性治疗的临床价值 理论上,具备准确的病原学结果对诊断 VAP 无疑是正确的,但实际操作时则存在难以满意解决的问题,主要有病原学诊断的假阴性(包括早期抗菌药物治疗者)、治疗延误对预后的影响、侵袭性诊断技术本身的可靠性(如标准化与重复性)和诊断标准(细菌浓度阈值)、操作风险及医疗费用支出的增加等。多年研究表明,初始经验性治疗是否合适(以后来获得的病原菌及其药物敏感测试结果与初始治疗方案对照,有一种抗菌药物敏感即属合适)是决定真正 VAP(注意不是根据目前指南推荐的有较高假阳性率的标准)病死率的最重要因素,而非病原菌培养阳性或阴性。对侵袭性诊断技术而言,细菌阴性者停用抗菌药物可以获得生态学(减少耐药菌)和经济学效益;若以病死率为终点,只要临床诊断的可靠性超过 50%,侵袭性诊断的敏感性低于 80%,经验性治疗的病死率为 50%,而不治疗的病死率可高达 100%,也就是说侵袭性诊断技术即使改变了治疗,也不能降低病死率。

3. 侵袭性诊断技术的价值 上述围绕 VAP 病原学诊断价值的争论,焦点并不在诊断本身,而是侵袭诊断技术的应用价值和临床指征。支持者强调侵袭性诊断技术具有很高的特异性,在 VAP 诊断中应尽可能采用,但也同意尽快完成侵袭性技术,然后对危重患者立即开始经验性抗菌治疗。反对者主张在 VAP 可以采用较简单的采样技术,如气管内吸引物做病原学检查,而不需要普遍应用侵袭性技术,但赞同在免疫受损、初始经验治疗无效的病例采用侵袭性诊断技术,并且认为侵袭性诊断结果可能有助于指导抗菌治疗的疗程。

4. 病原学诊断的采样技术 主要有气管内吸

引、支气管肺泡灌洗(bronchial alveolar lavage，BAL)、防污染样本刷(protected specimen brush，PSB)和盲式微侵袭性操作等。

(1) 气管内吸引：气管内吸引分泌物定量或半定量培养常被用来代替侵袭性诊断技术。其结果随细菌负荷量、人工气道建立的早晚、机械通气时间长短、有无先期抗菌治疗等而异，总体诊断的敏感性和特异性差异较大，其中敏感性相对较高(38%～100%)，特异性可以很低(14%～100%)。文献报道的阳性诊断：细菌浓度为 10^5～10^6 CFU/ml。在长时间机械通气患者，定植菌出现的机会明显增多，定植菌的负荷增加，故诊断的特异性降低。严格讲，很多情况下，该类培养不是下呼吸道分泌物培养，而是人工气道导管或气管定植菌的培养。同时进行分泌物的涂片和培养可能有助于提高 VAP 诊断的准确性。

(2) 支气管肺泡灌洗：在不同研究，支气管肺泡灌洗(BALF)定量培养诊断的敏感性和特异性也有较大差异，前者为 42%～93%(平均 73%)，后者为 45%～100%(平均 82%)。其结果除受研究对象、先期抗菌药物治疗的影响外，还与定量培养的阳性标准有关。与气管内吸引不同，通常以 10^4 CFU/ml 划定为阳性，但文献中报道的标准差异较大，为 10^3～10^5 CFU/ml。有研究报道显示，BAL 对细胞内病原体诊断的特异性高，可达 89%～100%。在肺炎急性期患者，应用 BAL 是安全的，主要风险是氧合降低，但注意操作，实际风险是可控的。

(3) 防污染样本刷：诊断的敏感性为 33%～100%(中位数为 67%)，特异性为 50%～100%(中位数为 95%)。但 PSB 采样技术未标准化，多数研究报告未说明标本的性状、采样前是否经过支气管吸引并清除分泌物。有一篇报道进行了可重复性研究，显示有 5% 的病例单次采样可能导致假阳性或假阴性。总体倾向性意见是 PSB 诊断 VAP 的特异性更高、敏感性较低，除纤维支气管镜检查的危险性外，PSB 是否增加额外危险尚不清楚。但随着临床应用的增加，其问题也逐渐显现，对临床治疗的指导价值也有所降低。

(4) 盲式微侵袭性操作：包括 3 种基本技术：① 盲式支气管采样(blinded bronchial sampling，BBS)，即将吸引导管盲插送至远端支气管，吸引分泌物而不灌注液体。该技术的敏感性和特异性均可

达 74%～97%。② 微量 BAL(mini BAL)，即以长 50 cm、灭菌、单鞘、带塞的套筒式导管盲法插入支气管，灌注液体量为 20～150 ml，吸引采集回收液。该技术诊断的敏感性为 66%～100%，特异性为 66%～99%。③ 盲式 PSB 采样(blinded sampling with PSB，BPSB)，即以防污染样本毛刷盲检而不用纤维支气管镜，故与 PSB 的直视下操作不同。诊断的敏感性为 58%～86%，特异性为 71%～100%，故与 BAL 和 PSB 相似，但更方便经济，危险性可能低于纤维支气管镜检查，但问题也是缺乏标准化。随着临床应用的增加，其问题也同样逐渐显现，指导价值也有所降低。

(5) 血液和胸液培养：血培养应常规进行，要求从机体的两个部位同时抽血，充分皮肤消毒，每处采血量不少于 10 ml，以提高阳性率，减少皮肤寄生菌的污染机会；若分离出皮肤寄居菌，如凝固酶阴性葡萄球菌或棒状杆菌时，则诊断的价值不大。胸腔穿刺视实际情况而定，若有足够的胸腔积液时，应尽可能行诊断性穿刺。

5. 早发性和晚发性 HAP　有关 HAP 发生早晚的分类较乱，有些分为早、晚两种情况，有些则分为早、中、晚三种情况，人为因素很强，但结合其他因素对推断可能的致病菌仍有较大价值。

(1) 早发性 HAP：一般发生于住院 5 日内，其感染的病原菌和临床表现与 CAP 相似，外科术后更多见，尤其是消化道手术后，肺炎克雷伯杆菌和其他肠杆菌科细菌(如大肠埃希菌)引发的大叶性肺炎或支气管肺炎多见，且病原菌为 ESBL 的可能性较大。

(2) 晚发性 HAP：即于住院 5 日后发生者，其病原体的特点为高耐药性、低致病力，临床或实验室常过分强调病原体的耐药性，但忽视致病力的显著下降，故特别容易发生抗生素的滥用，而忽视非抗菌药物治疗手段的实施。由于致病力降低，临床表现较轻且不典型，患者早期表现为食欲下降、精神差、心跳呼吸加快，一般表现为咳嗽更频繁，痰量增多或变黄，肺内出现湿啰音，呼吸、心率增快，发热多为中低热，极少高热，影像学表现轻，以小片状渗出影为主，白细胞和中性粒细胞正常或轻度升高，CRP 轻、中度升高，PCT 轻度升高或正常。

由于两种类型肺炎的特点不同，因此适当划分对经验性抗菌药物治疗、呼吸系统的引流、支持治疗都有重要的指导作用。

第五节 治 疗 策 略

针对上述诊断中的问题,在治疗 VAP 时,首先要考虑诊断是否正确,而诊断是否正确不能单凭临床表现和几种检查结果的组合,而是要根据呼吸生理、人工气道和机械通气的特点、病原体的生物学特性进行综合分析后,不精通机械通气而诊断为 VAP 是有明显欠缺的。在此基础上,还要明确第一诊断,以及并发症与合并症(这在机械通气患者多见),注意动态变化。而确诊 VAP 后,强调抗菌药物的经验治疗不是抗菌药物的"堆积或广覆盖",而是要客观评价和处理主要、直接的诱发因素,充分应用非抗菌药物治疗手段,重视抗菌药物的停用策略。

一、常 规 治 疗

常规治疗是针对所有或绝大多数 VAP 患者的共性治疗。

1. 改善呼吸系统引流 是大部分 VAP 治疗的核心,但强调肺泡、支气管、气管的全程引流,加强被动引流,促进主动引流的恢复。咳痰或吸痰仅仅解决气管内的问题,而 VAP 主要是肺泡的感染,对治疗 VAP 是远远不够的(详见第四十一章)。

2. 支持治疗 首先是基本状况的改善,包括纠正低白蛋白血症和贫血;维持内环境稳定,包括水、电解质和酸碱平衡,强调避免出现脱水和水肿;维持钾、镁离子浓度在正常中等水平以上,而不是在正常低限水平;钠离子浓度在正常低限水平,而不是高限水平,尤其是高龄患者;pH 应正常或偏酸,尽可能避免碱中毒;血糖可维持在正常水平,但允许危重患者适当升高,维持在 5~10 mmol/L 是合适的。在纠正上述问题的基础上,可适当应用提高免疫功能的药物,如丙种球蛋白、转移因子,但避免出现白球蛋白比值倒置(详见第三十九章)。

3. 及早改善危重患者的低血流灌注 在脓毒症或其他危重症患者,改善低灌注是治疗的核心,应根据情况选择晶体(氯化钠、碳酸氢钠、林格液)和胶体(白蛋白、羟乙基淀粉等),并注意水、晶体、胶体的合理搭配。一般情况下,液体复苏要达到下述目标:中心静脉压(CVP)8~12 cmH$_2$O,平均动脉压

(MAP)>65 mmHg,尿量>0.5 ml/(kg·h),中心静脉血氧饱和度(ScvO$_2$)>70%。但这些目标要注意适当分析,符合生理学特点(详见第二十八章第五节和第四十章)。

4. 尽可能避免或减少误吸 强调进食的规律性,避免吸痰前进食,进食后抬高床垫,维持 30°~45°的体位,必要时应用十二指肠管或空肠管,适当应用胃肠动力药,控制镇静剂和肌松剂的用量。

5. 改善肺底淤血 除加强翻身、拍背外,应用适当大潮气量治疗,这与改善肺泡引流是一致的。

6. 抗菌药物的合理应用 如上述,在 VAP 患者很难获得可靠的病原菌,即使能选择少数敏感性和特异性较高的诊断手段,获得报告结果也需要一定时间,因此经验性用药仍是 VAP 的主要抗生素治疗方法。

(1) 客观评价经验性抗菌药物治疗:经验性抗生素治疗经常被冠以"广覆盖"治疗,经常听到临床医师或微生物专家说:"我们把能用的抗生素都用上了,还是无效。"从上述分析可以看出,这是欠缺呼吸生理和机械通气知识,对临床情况不能进行合理判断的表现。因为较多情况下,患者病情加重不是肺部感染问题或肺部感染仅为次要问题。

1) 合适的经验治疗:应该是对疾病和机械通气进行合理的生理学分析,对病原体进行合理的生物学分析后,结合下述因素,选择治疗药物和治疗方案。这些额外因素包括:① 发病时间、先期抗菌药物的种类和治疗情况、器械和环境污染情况、ICU 内的流行菌株。② 当地、所在医院、所在 ICU 的耐药情况。③ 基础疾病或影响抗菌治疗的因素,如肝肾功能、肥胖、极度消瘦或严重低蛋白血症。④ 其他侵袭性检查或治疗手段。⑤ 患者的一般状况和免疫状态。⑥ 呼吸系统引流情况。强调选择真正有效的抗感染药物,不仅要体外敏感度高,还要求药代动力学(PK)好,兼顾药代动力学、药效动力学(PD)的综合优势。

2) 抗菌药物的应用时间:也是必须重视的问题,包括初始应用时间、有效治疗时间。临床上经常听到类似的语言,用头孢他啶 10 日还是不退热,怎

么办？这实质上是错误治疗,以抗细菌治疗为例,若治疗有效,则24 h后出现临床症状的改善(首先是体温下降),时间较长的也不超过72 h;若仍无改善,就应该判断为治疗无效,需更换药物和治疗方案。若治疗有效,则1周疗程足够;对部分难以清除的病原菌,如铜绿假单胞菌,可以用常规的2周治疗方案;对表现为肺脓肿的患者需进一步延长治疗时间,无必要,也不应该治疗至肺内病灶完全吸收,因为抗菌药物治疗的是病原菌,而不是病灶。多数情况下,病灶的吸收远比病原菌的清除需要的时间长。对真菌而言,尽可能采取预防性用药,疗程一般不超过7日;若已经临床诊断或确诊,则需选择治疗性用药,疗程要长得多,可参考目前的指南或共识。

3) 其他注意事项:无论是经验性还是针对性抗菌药物治疗,均应强调首选低诱导耐药的药物,大部分情况下以β-内酰胺类抗生素加酶抑制剂为主,并注意抗菌药物的策略性轮换。若选择碳青霉烯类药物,应根据治疗反应及早换药或停药。长时间用该类药物容易诱导高度耐药菌出现。在多种药物无效的情况下,强调策略性停药和非抗生素治疗手段的实施,特别是一般情况的改善和呼吸系统的引流。

(2) 多重耐药菌或泛耐药菌的抗菌药物治疗:以非抗生素治疗和适当停用抗生素策略为主,可以选择的药物治疗方法有:① 根据最低抑菌浓度(MIC),从 Monte Carlo 模型(此处不赘述)中寻找可以达到 PK/PD 目标值的有效药物及其给药方案,包括剂量和给药间隔。② 选择 MIC 尚不太高(如在中间范围)的两种药物进行联合药物敏感试验,选择联合用药的组合。③ 氨曲南对铜绿假单胞菌的金属酶比较稳定,舒巴坦对不动杆菌有一定抗菌活性,可结合药物敏感试验结果进行选择。④ 黏菌素或多黏菌素对 PDR 仍然比较敏感,毒副作用尚在可接受的水平,是目前推荐的唯一可以治疗 PDR 的抗菌药物。⑤ 其他可能有效的药物有替加环素、米诺环素、多西环素、莫西沙星等。

(3) 产 ESBL 细菌的抗菌药物治疗:ESBL 是指能水解头孢噻肟、头孢他啶、头孢曲松(头孢三嗪)等第三代头孢菌素及氨曲南等单环类抗生素,并介导细菌对这些抗生素耐药的 β-内酰胺酶。其基本特点为:① 细菌一旦产生此类酶,临床上对所有青霉素类、头孢菌素类和单酰胺类抗生素耐药。② 一旦产生将难以消除。③ 产 ESBL 的致病菌常伴随对其他类抗生素的交叉耐药。④ 敏感抗生素主要

有 β-内酰胺类-酶抑制剂复合制剂(主要是头孢哌酮-舒巴坦、哌拉西林-他唑巴坦)和碳青霉烯类、氨基糖苷类、头霉素类、新氟喹诺酮类抗生素。

(4) MRSA 的抗菌药物治疗:MRSA 的特点是对全部 β-内酰胺类抗生素耐药,包括青霉素类、头孢菌素类、β-内酰胺类-酶抑制剂复合制剂、碳青霉烯类等;同时对氨基糖苷类、大环内酯类等多重耐药;万古霉素曾是唯一有效的抗生素,目前常用的敏感药物还有替考拉宁、夫西地酸、利奈唑胺等,其他敏感药物有米诺环素、替加环素、利福平等。

二、重症肺炎缓解期的治疗原则

经过适当的治疗,重症肺炎患者度过危重的急性期,进入缓解期,病情改善,但也出现其他一系列内分泌、代谢功能的巨大变化。首先是从以分解代谢为主转为以合成代谢为主,对能量、蛋白质、钾、镁、水溶性维生素的需求明显增多,容易出现低蛋白血症、低钾血症和低镁血症,因此应加强支持治疗。患者的应激状态解除,进入相对"衰竭状态",免疫反应和炎症反应皆受到抑制,加之上述代谢变化,容易继发耐药细菌、真菌感染,故应在加强支持治疗的基础上,适当应用提高免疫功能的药物,如丙种球蛋白等。

三、吸入性肺炎的防治

吸入性肺炎是吸入性综合征(aspiration syndrome, AS)的一种,主要包括感染性和化学性肺炎两种情况,但多数是两者同时存在,是机械通气患者常见的肺炎类型。老年人、危重患者、气管插管患者误吸的发生率高,吞咽功能障碍和咳嗽能力下降是主要高危因素。CAP 中,吸入性肺炎占 15%～23%,有 2%～25% 为"沉默性吸入",即有吸入发生,但无吸入的临床表现,如呛咳。吸入性感染多为混合感染,致病菌包括革兰阳性球菌、革兰阴性杆菌和厌氧菌等。在预防和治疗上有一些共同的特点。

(一)基本预防要求 规律进食,避免吸痰前进食,进食后抬高床垫,维持 30°～45° 的体位,必要时应用十二指肠管或空肠管,适当应用胃肠动力药,控制镇静剂和肌松剂的应用。

(二)治疗原则

1. 气管支气管吸引和肺泡灌洗 一旦吸入,及

早用纤维支气管镜行充分吸引，并根据情况进行灌洗。充分吸引，可及时清除误吸物，迅速解除支气管阻塞，减轻化学因素对支气管黏膜和肺泡的损伤，显著减轻炎症反应。一旦建立人工气道，还应反复吸引。

2. **选择适当的抗菌药物**　选择药物时应考虑以下因素：发生吸入的临床背景，病史，发生的肺炎种类（CAP、HAP 或 VAP），痰涂片、革兰染色的结果，下呼吸道需氧菌和厌氧菌的培养结果。起始经验治疗应覆盖厌氧菌和需氧菌。

3. **糖皮质激素的应用**　激素可有效减轻化学物质对肺泡和支气管的损伤，重症肺炎应静脉用药，强调大剂量、短疗程；一旦好转及早停药。

4. **胃管或十二指肠管的放置**　大部分患者需放置胃管，进行鼻饲；对一般情况较差、反复吸入的患者可放置十二指肠管或空肠管；对神经系统疾病引起吞咽和声门功能障碍者，建议行胃造瘘。有严重胃、肠胀气者应通过鼻饲管引流。

正确鼻饲是治疗吸入性肺炎和减少误吸的重要方法，包括以下几个方面：① 每次鼻饲前回抽胃液或十二指肠液，确保鼻饲管位置正确。② 管饲前将患者的床头摇高 35°～45°，每次管饲 150～300 ml，保持床头高位 1～2 h，以防食物反流。③ 每隔 4 h 观察鼻饲管位置 1 次，同时检测胃内食物残留量，若 >150 ml 应暂停管饲；还需听诊肠鸣音，判断胃肠蠕动情况。④ 气管切开或气管插管患者，管饲前应给予翻身、叩背、充分吸痰；避免鼻饲后 30 min 内深部吸痰，防止刺激性剧咳引起的食物反流和误吸；吸痰时应保持胃管开放。⑤ 一旦发现误吸，应立即停止管饲，让患者取右侧卧位，吸出口、鼻反流物，必要时用纤维支气管镜协助清除误吸物。

5. **体位的保持**　对食管、胃反流者应抬高床头 30°～45°，对吞咽和声门功能障碍者应保持侧卧位或半俯卧位。

6. **口腔清洁**　是目前国内外研究的热点，深受重视，开发了多种药物，但大部分情况下用清水清洁即可。经口插管患者的口腔护理较困难，需特别注意。

7. **调整机械通气**　改善人机配合，不仅可提高机械通气的效率，也有助于减少吸入。

8. **支持治疗**　维持水、电解质和酸碱平衡，保障营养。

四、上叶肺炎的防治

常见于人工气道较细、呼吸频数的患者，具体机制见本章第三节。处理原则是更换较粗的导管，使之与患者匹配；调整机械通气，改善人机配合。随着上肺通气和引流的改善，肺部感染自然好转。在此基础上适当应用抗菌药物。

五、肺背部、底部感染的防治

常见于呼吸较弱、潮气量较低的患者，具体机制见本章第三节。治疗原则是使用大 V_T 通气，并间断进行叹气样呼吸或高压力、高流量通气。在此基础上适当应用抗菌药物。

第六节　典型病例分析

病　例　一

【病情介绍】

男性，79 岁，反复咳嗽、气急 40 余年，曾行肺功能检查，为重度阻塞性通气功能障碍，舒张试验（−），临床诊断为 COPD（极重度）。患者平时生活能力较差，大部分时间仅能在室内活动。因受凉、感冒后再次急性发作，出现发热，咳少量黄痰，气喘迅速加重，意识淡漠。吸氧条件下，pH 7.13，PaO_2 85 mmHg，$PaCO_2$ 96 mmHg。胸片：双肺纹理增多、模糊（图 10-7A），诊断为 COPD 急性发作（AECOPD）、呼吸衰竭（Ⅱ 型）。给予抗生素、糖皮质激素（激素）、气道扩张剂等治疗，并用 BiPAP 呼吸机经面罩通气治疗，但病情仍继续加重，逐渐出现呼吸减弱，昏迷，$PaCO_2$ 进一步升高，故改用经口气管插管机械通气，并增加激素用量，病情迅速好转，神志转清，停机观察 2 h，$PaCO_2$ 在正常范围，然后拔管。当日夜间病情再次加重，出现昏迷，$PaCO_2$ 又升高至 100 mmHg 以上。经上述药物和机械通气治疗后很快好转，再次撤机、拔管。如此反复加重、好

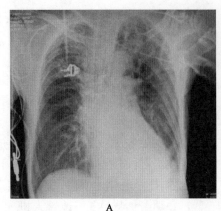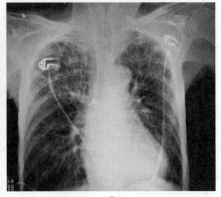

图10-7 气管插管前后的X线胸片

A. 入院时,双肺纹理增多、模糊;B. 气管插管通气后,双上肺渗出、双下肺过度充气

转,在3周时间内共撤机、拔管3次,后又给予第4次经口气管插管,先后应用哌拉西林-他唑巴坦、万古霉素、美罗培南、氟康唑等多种抗生素。患者反复出现严重的人机对抗,烦躁不安,心率增快,辅助呼吸肌活动,三凹征阳性,需经常应用镇静剂、肌松剂;并逐渐出现VAP的表现:低热、咳痰增多,胸片和CT

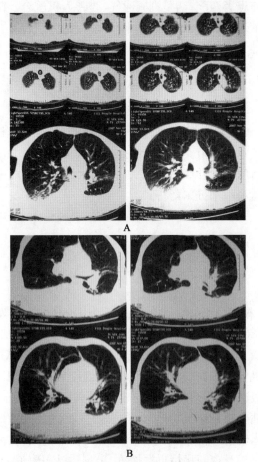

图10-8 气管插管过程中的胸部CT片

A. 双上肺渗出性病变(导管内径大约为气管内径的1/4);B. 双下肺过度充气,双侧少量胸腔积液

显示双上肺渗出性改变(图10-7B、图10-8A),血白细胞总数和中性粒细胞升高,痰培养最初为铜绿假单胞菌,后转为泛耐药不动杆菌。诊断为并发不动杆菌肺炎。用头孢哌酮-舒巴坦等治疗,病情无改善。

【病情分析】

病情加重的主要原因:基础疾病诊断不正确,治疗不恰当;VAP存在,但主要致病因素判断不准确。

1. **基础疾病** 为支气管哮喘或主要为支气管哮喘,而非COPD。

(1)病史:① 短时间内迅速出现严重高碳酸血症,治疗后迅速好转;且反复多次发生,说明气道阻塞有较大程度的可逆性,符合支气管哮喘的特点;与COPD的缓慢进展和逐渐好转不一致。② 单纯COPD出现严重高碳酸血症应该有严重肺气肿、严重肺部感染或其他并发症,而患者无该方面的表现,但符合支气管哮喘的特点。

(2)影像学变化:无肺结构破坏(包括肺气肿)表现,初发病时双肺纹理明显增多,外带也较明显,心脏、横膈形态基本正常,符合支气管哮喘的特点,与重度COPD明显不一致。

(3)机械通气流量波形图监测:流量曲线的下降支呈斜形下降,流量普遍降低,至下次吸气时仍未降至0,符合周围气道阻塞和哮喘的特点(图10-9),不符合周围气道陷闭和COPD的变化(图10-10)。

(4)通气参数的监测:主要监测减慢RR和应用PEEP后的参数变化。减慢RR后,呼气时间(T_e)延长,V_T明显增大,峰压、平台压降低,符合周围气道阻塞和哮喘的特点,不符合周围气道陷闭和COPD的变化。后者因气体不能进一步呼出,进一

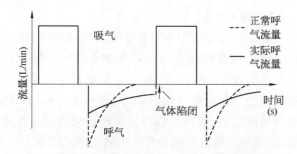

图 10 - 9　周围气道严重阻塞的流量曲线

呼气流量普遍下降,至下一次吸气时流量仍未降至 0

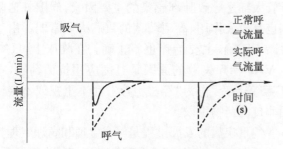

图 10 - 10　周围气道陷闭的流量曲线

峰流量下降,且流量迅速降低呈凹形改变,并迅速接近 0

步减慢 RR 后,V_T、平台压、峰压的变化幅度小。加 PEEP 后,V_T 基本不变,而峰压、平台压升高,符合气道阻塞和哮喘的特点。因为 PEEP 可扩张痉挛和水肿气道,但作用有限;同时增加呼气阻力,可能使呼气减慢。若为周围气道陷闭和 COPD,适当 PEEP 可对抗陷闭和 PEEPi,故 V_T 增大或基本不变,平台压、峰压不变或略降低。

(5) 对激素治疗的反应特别好:24 h 内 $PaCO_2$ 从 100 mmHg 以上下降至正常水平,符合哮喘的特点,而与 COPD 不一致。

2. **基础疾病治疗不正确**　诊断不正确必然导致治疗的不恰当。哮喘的治疗主要涉及两个方面的问题。首先是诱发因素的治疗,由于该例患者是感染诱发,正规应用抗菌药物是必要的。患者为老年人,有慢性气道疾病,经常应用抗菌药物,且本次发病后病情迅速加重,故首选哌拉西林-他唑巴坦。再次是哮喘的正规治疗,本例患者每次病情显著加重的时候皆静脉应用甲泼尼龙,每次 40～120 mg 不等,一般用 1～3 次,然后迅速停药,其理由是"激素抑制免疫功能,加重感染,其他副作用也很大,尤其是在老年人"。这种用法和说法是完全错误的,其在认识上有明显的误区。

(1) 激素的免疫抑制功能与患者的病理生理状态和时间有关:激素的免疫抑制作用是客观存在的,对健康人而言,应用治疗剂量的激素是有害的,对大部分患者防治感染也是不利的。但免疫功能亢进、炎症反应失控则是激素应用的良好适应证。对诱发哮喘发作的肺部感染患者而言,感染是诱发哮喘的主要因素;气道阻塞又会导致引流困难,加重感染或反复诱发 HAP,两者互相影响,形成恶性循环。若适当应用激素,则气道阻塞和引流迅速改善,感染也将明显好转,再次感染的机会也会显著减少;而感染的好转也促进哮喘的迅速控制。还需强调,在大部分情况下,激素需应用相对较长的时间才能明显抑制免疫功能,短时间内应用是安全的,对下丘脑-垂体轴的影响也非常有限,可以直接停药,而不需要逐渐减量。随着诱发因素的去除和激素的合理应用,哮喘将迅速改善,并逐渐趋向稳定。

(2) 激素应用的问题和正确用法:① 由于诊断不正确,激素仅被作为"平喘药"临时应用,故尽管有效,但作用时间远远不足,导致疾病反复发作和加重。② 病情一旦加重,又临时增加剂量,即所谓的"填油战术",使哮喘更严重、更频繁和持续时间更长的发作。正确的治疗原则是大剂量、短疗程,并保障一次治疗剂量有效,且能维持 24 h,一般剂量为甲泼尼龙每日 80～480 mg,8～12 h 1 次,应用 3～5 日,根据病情轻重和患者对激素的敏感性适当调整用药剂量和时间,同时尽可能给予较大剂量的吸入激素;也可应用相当剂量的其他激素,如地塞米松等。待病情稳定后迅速减量,但仍需一段时间内给予小剂量口服激素或较大剂量的吸入激素,以维持疗效,又无明显的不良反应。

3. **VAP 的诱发因素**　主要是人工气道导管太细导致的严重大气道阻塞,其次是哮喘发作导致的周围气道阻塞,分离到的病原菌(泛耐药不动杆菌)起非常次要的作用,也可能是定植菌。

(1) 细导管的生理特点及与 VAP 的关系:在较细的导管内,气体流动基本是湍流,气流阻力与导管半径的 5 次方成反比,且随流量的增大而增大;这与粗导管的层流有巨大差异(详见本章第三节)。因此,导管内径 1～2 mm 的变化可导致气道阻力的大幅度变化。在本例患者,用于同时存在哮喘所致的周围气道阻塞和细导管所致的中央气道阻塞,使通气和引流皆非常困难,这是导致 VAP 的主要原因和直接原因。

双下肺叶支气管是双侧主支气管的自然延伸,

与人工气道的夹角小,通气好,引流更好;双上肺叶支气管与双侧主支气管的主干接近垂直,通气差,引流更差(图10-1~图10-3)。若选择内径≤7 mm(本例为6 mm,图10-8A)的细导管,将在导管内和管口处形成高速气流,并在管口周围产生射流效应,使双上肺叶支气管开口处的压力明显降低,甚至形成一定程度的负压。在射流效应作用下,双上肺支气管的引流进一步变差。导管过细是双上肺感染出现、反复加重和撤机困难的主要原因之一。胸部X线片和CT片也显示双上肺渗出性病灶,而中下肺无任何感染的表现,因此导管过细是导致VAP的主要因素,主要的治疗手段自然是更换较粗的导管,使其与自然气道匹配。

当然若仅需短时间插管时,如多数外科手术患者,可以用稍细的导管。

(2)哮喘的周围气道阻塞:是导致分泌物引流不畅和VAP发生与加重的重要因素。周围气道的引流主要取决于气道阻力和纤毛的运动。适当应用激素和气道扩张剂是主要的治疗措施,特别是激素的正规应用;而间断应用呼吸机或咳痰机的高速气流和适当应用β_2受体兴奋剂也有助于改善纤毛运动和分泌物的引流。

(3)泛耐药不动杆菌的作用:治疗过程中,曾出现多种细菌,抗生素治疗后能将其清除掉,但病情不能好转,说明病原菌的致病作用有限,是导致感染的次要因素。泛耐药不动杆菌的致病力和诱发VAP的作用更弱,甚至可能是定植菌。

与社区耐药菌的致病力多不同,在医院内,耐药菌的致病力多较弱,故出现定植的机会大,而高度耐药菌的致病力更是显著下降,故总体上判断,细菌的致病力降低,特别是MDR或PDR的不动杆菌更低,大部分以定植菌出现。即使是致病菌,肺内病灶和临床症状也较轻。此时抗菌药物的选择非常困难,可选用少数有一定敏感度或可能有效的药物,但主要是采取以下措施:① 适当停用抗菌药物。抗菌药物过度应用,特别是碳青霉烯类抗生素的过度应用是导致MDR/PDR的主要原因;随着抗菌药物的停用,致病力强的肠杆菌科细菌或正常菌群出现,前者较容易选择敏感的抗菌药物,后者根本不需要治疗。② 采用非抗菌药物治疗手段,如上述加强呼吸系统的引流,改善患者的一般情况和免疫功能。这是迟发型HAP或VAP的最主要治疗手段。

【总体评价】

基础疾病应该为支气管哮喘,但误诊为COPD;以气道舒张试验结果区分哮喘和COPD是临床上的常见误区。治疗不正确,特别是激素的应用有严重的问题。在重症哮喘患者,把激素作为平喘药临时应用或加用,而不是作为抗炎药正规应用非常常见,这是导致重症哮喘治疗失败的最常见因素。

VAP存在,但主要致病因素诊断不正确,过度重视高耐药菌的致病作用。在本例患者,气管插管导管太细是导致肺部感染的主要因素,周围气道阻塞也有较大作用,高耐药菌的致病力非常弱。由于诊断不正确,主要治疗也不正确。在临床上,HAP或VAP治疗失败的原因是过度应用抗菌药物,把"广覆盖治疗"作为"经验治疗";而不重视或不会应用非抗菌药物手段。

危重疾病的发展过程是符合生理和病理生理特点的动态变化过程,相互之间存在密切的内在联系;而不是几个表现的简单组合。该例缺乏适当的生理学分析,简单套用指南,故主要诊断是错误的,治疗也是不科学的。

【治疗原则】

1. 更换人工气道 改用气管切开,选用8.5号导管,从而显著降低气道阻力,显著减弱射流效应,使双上肺的通气和引流皆显著改善。

2. 调整机械通气 使人机配合状况改善,不仅提高患者的依从性,改善通气;也相应改善上肺的气体分布和引流(具体应用问题和用法见相关章节)。

3. 正规应用激素 使哮喘迅速控制,也有助于周围气道引流的改善和感染的控制。激素的用法见上述。

4. 停用抗菌药物 促进正常菌群的恢复和不动杆菌的消除。

5. 辅助治疗 加强支持治疗,逐渐缓解患者的不良情绪,促进疾病的恢复。

【转归】

约1周后,患者病情稳定,停用呼吸机,改用泼尼松10 mg,口服,每日1次。通过加强康复锻炼,2周后一般情况明显改善,拔除气管插管,吸入常规剂量的糖皮质激素。3周后下床活动,停用泼尼松。

病 例 二

【病情介绍】

女性,52岁,因垂体瘤收入某医院神经外科,准备手术治疗。患者在等待手术的过程中,夜间睡眠时突发呼吸骤停,给予紧急气管插管,患者很快清醒,且有稳定的自主呼吸,1日后拔管。但其后又突发3次呼吸骤停,不得已放弃垂体瘤手术,改用气管切开机械通气治疗。在治疗过程中,出现VAP,给予多种抗菌药物,包括碳青霉烯类、万古霉素反复应用,并给予抗真菌药物预防性应用,但肺内病灶持续存在且反复加重,1个月后转入复旦大学附属中山医院呼吸重症监护病房(RICU)。当时患者体温37.8℃,气道吸引有较多分泌物,以白色为主,有时为黄色;血白细胞、中性粒细胞、C反应蛋白皆升高;痰培养为铜绿假单胞菌,对多种抗菌药物敏感(患者在原医院也多次使用这些药物,但无效);胸部CT示双肺炎症(图10-6A),当时诊断为VAP(铜绿假单胞菌感染),并给予以磷霉素为主的综合治疗。

入本院后,主要对呼吸机参数进行了调整,肺炎很快好转。

【病情分析】

VAP存在,但主要致病因素的判断不正确。

1. VAP的诱发因素　主要因素是患者呼吸浅慢和控制通气导致下位肺萎缩(图10-6B),分离到的病原菌(转院时是铜绿假单胞菌)起次要作用,也可能是定植菌。

(1)潮气量偏低和控制通气导致的下部或背部的肺泡陷闭和感染

1)基本特点:患者基础肺功能较好,在治疗的初期,气道阻力和肺弹性阻力基本正常,P-V曲线陡直段的容积大,一般在2 000 ml以上;即使刚发生肺炎,由于病变范围较小,陡直段容积仍较大。发生较重肺炎后,肺泡陷闭,但肺泡毛细血管膜(ACM)的结构仍正常(图10-11C),对机械通气压力的耐受性好,这与ARDS明显不同。

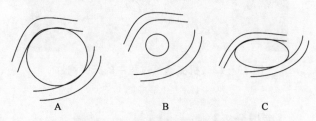

图10-11　不同肺泡结构模式图

A. 正常肺泡:开放,ACM完整,见于正常人、大叶性肺炎;B. 损伤肺泡:ACM损伤,肺泡上皮和血管内皮基底膜分离,间质水肿,肺泡容积显著缩小,肺泡毛细血管收缩,见于ARDS;C. 萎陷肺泡:肺泡容积缩小,ACM完整,肺泡毛细血管收缩,常见于麻醉、控制通气或呼吸较弱的患者

2)机械通气情况:该患者用容积辅助/控制通气,但大部分情况下无自主呼吸,实质是容积控制通气。患者身高约165 cm,气管插管时的V_T为500 ml(一直无变化),相当于8.3 ml/kg;气管切开后,由于无效腔减小,V_T改为450 ml,相当于7.5 ml/kg。RR和I∶E根据临床情况和动脉血气调整,$PaCO_2$和pH基本在正常范围。FiO_2多数在40%～60%,SaO_2大部分时间在98%～100%。

3)机械通气的作用和问题:由于重力作用,上肺区含气量多,血流量少,毛细血管呈陷闭倾向;下肺区血流量多,含气量少,肺泡呈陷闭倾向。健康人通过神经调节和膈肌收缩的代偿作用,上肺区血流量增加,下肺区通气量增加,从而防止上肺区血管和下肺区肺泡陷闭,维持毛细血管、肺泡正常开放和$\dot{V}/\dot{Q}$在适当范围(图10-4A,图10-5A)。该患者采用类似"治疗重症ARDS"的小V_T通气,自主呼吸又基本消失,膈肌的代偿作用也相应消失,横膈上抬,在机械通气正压作用下,将发生重力依赖性的肺泡陷闭(图10-5B,图10-6A),不仅导致$\dot{V}/\dot{Q}$失调和低氧血症,也将使分泌物和病原体包绕其中,形成肺底部或背部的叶、段性炎症,且肺容积减小(图10-5A,图10-6A)。由于肺泡陷闭和引流困难,抗菌药物的疗效自然不佳;肺泡萎陷,肺泡PO_2明显降低,反射性引起肺泡毛细血管收缩,血流量明显减少,抗菌药物的局部浓度也显著降低,达不到治疗作用,反而容易诱导细菌耐药或真菌出现。因此,机械通气导致的肺泡萎陷是发生感染和抗感染药物疗效不佳的主要原因。

(2)铜绿假单胞菌的作用:治疗过程中,出现多种细菌,抗菌药物治疗后也能清除掉,但病情不能好转,说明病原菌的致病作用有限,是导致感染的次要因素,甚至是定植菌。本次培养出的铜绿假单胞菌尽管在体外对多种药物敏感,但各种抗菌药物治疗无效,不仅病灶未改善,细菌也未能清除,也是导致感染的次要因素或定植菌。最后采用治疗作用更弱的磷霉素,用药依据是"磷霉素疗效不强,副作用也不大;不用药又不放心",如此治疗的后果就可想而知了。

【总体评价】

VAP存在,但主要致病因素判断不正确,抗菌药物过度应用。在本例患者,呼吸弱、控制通气导致的肺泡萎陷是肺部感染的主要发病因素,铜绿假单胞菌或其他细菌的致病力弱。由于诊断不正确,主要治疗也不正确,过度应用抗菌药物,不重视或不会应用非抗菌药物手段。

【治疗原则】

使用大 V_T、慢 RR 通气,并间断进行更大 V_T 通气。在此基础上适当应用抗菌药物或停药观察。

1. 调整机械通气　通气模式不变,增大 V_T 至 750 ml(12.5 ml/kg),减慢 RR,维持 $PaCO_2$ 和 pH 正常;降低 FiO_2 使 SaO_2 在 90%～96%。由于重力作用,大 V_T 通气时,大部分气体进入肺的上部和前部,其弹性阻力明显增大,限制气体的进一步进入;相应地"逼迫"较多气体进入肺的下部和背部,导致陷闭肺泡开放,肺泡引流得以改善;肺泡 PO_2 升高,反射性地引起肺泡毛细血管舒张,更多的抗菌药物进入病灶,抗菌药物的疗效随之提高。FiO_2 降低意味着肺泡氮浓度升高,有助于维持肺泡开放和防止肺泡陷闭。

用 PSV 或 P-A/C 间断进行高压力通气,设置 PEEP 为 0～2 cmH_2O,通气压力为 30 cmH_2O,每次操作约 2 min,每日操作 4～6 次,可使肺泡充分开放;肺泡一旦开放,再次陷闭需要较长的时间。首选定压型模式,控制通气压力,安全性更高。

2. 应用敏感抗菌药物并迅速停药　正规应用对铜绿假单胞菌敏感的头孢哌酮-舒巴坦 5 日,促进细菌的清除;然后迅速停药,促进正常菌群的恢复,避免耐药菌的再次产生。

3. 加强支持支持　迅速改善营养不良和内环境紊乱。

【转归】

当日下午,体温明显下降,复查胸部 CT,病灶即明显好转(图 10-10B);约 72 h 复查,白细胞、中性粒细胞皆恢复正常,C 反应蛋白接近正常,FiO_2 降至 21%(相当于吸空气),SaO_2 约为 95%,患者一般情况也明显好转。

病 例 三

【病情介绍】

女性,41 岁,支气管哮喘病史近 20 年,再次气喘发作 1 日,收入急诊病房。患者有长期吸毒史。入院后给予激素(有时用甲泼尼龙,有时用地塞米松)、平喘药、抗生素等治疗无效,不断增加激素用量,病情仍反复加重。符合危重哮喘的诊断,给予气管插管机械通气治疗,收住 RICU 增加甲泼尼龙至每日 560 mg,每 8 h 1 次,并加强对症支持治疗,但病情未能缓解。在采取保护性通气策略的条件下,第

1 周 $PaCO_2$ 波动于 90～110 mmHg,并需要使用较大剂量的镇静剂和肌松剂抑制自主呼吸、缓解人机对抗。其间曾行纤维支气管镜检查:气管、支气管黏膜充血,分泌物不多。机械通气 10 日后 $PaCO_2$ 下降至 60 mmHg,但出现顽固性高血压、顽固性高血糖、肺部感染、消化道出血等多种并发症,皆给予相应治疗,包括使用多种抗细菌和抗真菌药物等,均逐渐好转。

治疗 2 周后,$PaCO_2$ 降至正常,逐渐减少和停用肌松剂、镇静剂,患者逐渐清醒,准备撤机时发现肌无力,无自主吸气触发。此时采用的治疗方法为:① 停静脉用激素,改为胃管内用泼尼松 10 mg,每日 1 次,同时吸入激素。② 静脉应用头孢哌酮-舒巴坦,同时预防性应用伏立康唑。③ 降低通气支持频率,使 $PaCO_2$ 逐渐升高至 50 mmHg 左右,以促进自主呼吸的恢复。④ 加强支持治疗和康复锻炼。在该过程中,患者出现发热,为中低热;咳少量黄痰;在激素减量过程中出现白细胞和中性粒细胞计数升高;复查胸片(图 10-12)显示左上肺实变影;痰培养连续 3 次皆为铜绿假单胞菌,且皆对头孢哌酮-舒巴坦、亚胺培南、环丙沙星敏感。诊断为 VAP(铜绿假单胞菌感染)。因头孢哌酮-舒巴坦疗效不佳,改用亚胺培南和环丙沙星联合治疗,1 周后发热持续存在,仍咳黄痰,行胸部 CT 检查显示左上肺渗出和实变影,伴空洞形成(图 10-13)。

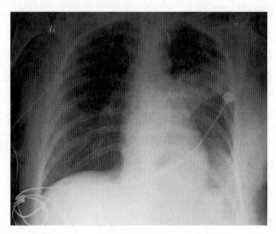

图 10-12　机械通气过程中的床旁胸片
显示左上肺实变影

【病情分析】

危重支气管哮喘的诊断正确,住 RICU 后的治疗也较恰当,但病情改善后肌松剂减量过晚、过慢,导致患者出现重症肌无力,使机械通气过长,诱发 VAP。尽管 VAP 存在,但病原菌的判断不准确,抗菌药物应

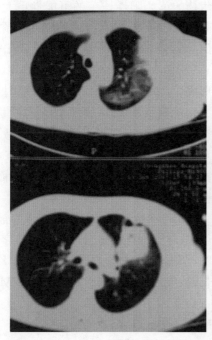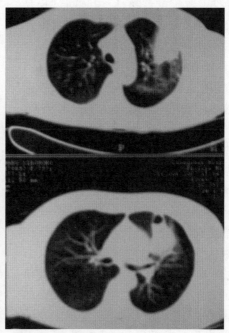

图 10 - 13　机械通气过程中的胸部 CT 片

显示左上肺渗出、实变影,近胸膜处空洞形成

用不恰当。

1. **基础疾病诊断**　基础疾病为支气管哮喘,本次加重至危重状态,建立人工气道后的治疗在总体上是合适的,但也有一些问题。

(1)治疗经验:主要涉及药物治疗和机械通气治疗。

1)激素的应用:建立人工气道后按大剂量、短疗程的原则正规应用激素,好转后迅速减量,然后给予适当的维持剂量,直至停用;并加用吸入激素,符合治疗要求。

2)机械通气:尽管为顽固性重症哮喘,但采取保护性通气策略,甚至允许 $PaCO_2$ 升高至 $90 \sim 110$ mmHg。由于体细胞对呼吸性酸中毒的缓冲作用强大,经适当处理后,长时间维持如此高的 $PaCO_2$ 也是安全的;应用镇静剂和肌松剂抑制自主呼吸,避免人机对抗。

患者年轻,一般情况好,基础肺功能好,哮喘导致的气道阻塞也有较大的可逆性,只要机械通气适当,病情就能缓解;治疗结果确实如此。

患者哮喘顽固,对激素和平喘药不敏感;无痰栓形成,不能灌洗治疗;并发症多(如 VAP 和肺脓肿),但治疗有效;也没有出现气压伤和循环功能抑制等机械通气直接导致的并发症,故最终仍然缓解,只是要花费更多的时间。换言之,只要安全地进行

机械通气,并给予合理的综合治疗,患者就能好转。

3)药物的并发症:激素、镇静剂、肌松剂联合应用容易导致重症肌无力,但为功能性改变;只要给予足够的时间,并积极康复治疗,仍可完全恢复。

(2)治疗教训

1)急诊治疗:最初在急诊科治疗,激素被作为"平喘药"临时应用,故尽管有效,但作用时间和剂量皆不足,导致疾病反复加重;而一旦加重,又临时增加剂量,造成"填油战术",导致危重哮喘持续加重,且难以控制。

2)入院后治疗:入院后使用过多种激素,但对激素的种类选择并不恰当,如用甲泼尼龙后出现水钠潴留和严重高血压;及早改用对钠、水代谢影响小的地塞米松可能更好。

3)激素用量:尽管严重顽固性哮喘需要较大剂量的激素,但高达每日 560 mg、每 8 h 1 次的剂量仍可能是不适当的。因为对包括激素在内的绝大多数药物,剂量与效应之间的关系并非线性,而是多表现为反抛物线性,达一定限度后治疗作用不再继续增强,不良反应反而增加。事实上,应用如此大剂量激素后,患者症状并未迅速改善,却出现了严重高血压、顽固性高血糖和消化道出血等并发症。

4)激素、镇静剂、肌松剂的联合应用:药物联合应用导致重症肌无力不是非常多见,有明显个体差异性,但其轻重和持续时间与药物剂量、应用时间

有关。患者病情改善后减量过晚、应用时间过长是长时间不能撤机、发生 VAP 和其他并发症的重要原因，应引起重视。

2. VAP 的诊断　VAP 确实存在，且多次发生，但对本次 VAP（实质是肺脓肿）的致病菌判断不正确，主要问题是过度依赖可靠性较低的痰培养结果，而忽视了机械通气的特点、临床表现、病灶特点和不同细菌的生物学特性，因而误诊为铜绿假单胞菌感染。

（1）表面现象分析：病原菌的判断是正确的。患者出现发热、咳脓痰、白细胞总数和中性粒细胞总数升高，胸片提示左上肺出现实变影，连续多次痰培养均为铜绿假单胞菌，且细菌浓度较高（＋＋）～（＋＋＋），故诊断为铜绿假单胞菌感染是正确的。

（2）合理生理性分析：合理分析，而不是简单组合，可发现表面现象分析有较大问题，对病原菌的分析不到位，判断不恰当。在 V_T 较小、气道阻塞的情况下（本例采取小 V_T 和 PHC，V_T 约 6 ml/kg），上肺叶感染的机会更大（见上述）。

1）不符合铜绿假单胞菌感染：① 以抗革兰阴性杆菌的抗生素为主，且应用敏感抗生素（头孢哌酮-舒巴坦）时发病。② 改用敏感的抗生素组合（亚胺培南、环丙沙星），并应用较长时间仍无效。从治疗过程和实际结果看，先后给予两个方案的敏感抗生素治疗超过 10 日无效，则铜绿假单胞菌感染的可能性不大。③ 胸部 CT 出现局限性实变、渗出病灶，有空洞形成。坏死病灶的出现意味着肺组织和病原菌可能"全部坏死"，故痰培养结果应该为阴性。若为阳性，则为人工气道或气管内定植菌污染的可能性大，而铜绿假单胞菌的定植率又非常高。相比较而言，同时通过痰涂片和痰培养判断致病菌则更为可靠。④ 铜绿假单胞菌属于革兰阴性杆菌，主要致病物质为内毒素和外毒素 A，前者发挥主要作用，故病灶一般不会局限，常为肺内多发性散在病灶，也可出现各种全身表现，但患者胸片和 CT 皆为非常局限的感染灶，不符合铜绿假单胞菌感染的影像学特点。⑤ 铜绿假单胞菌在人工气道和气管的定植率皆非常高，即使没有肺部感染，也有较高的分离率；且该菌也是当时 RICU 的常见菌。

2）符合革兰阳性球菌感染（MRSA 可能性最大）：① 尽管患者有较多 VAP 感染的高危因素，但更重要的长时间应用以抗革兰阴性菌为主的抗生素，且曾应用抗细菌作用较强组合和抗菌谱较广的抗真菌药（伏立康唑），故再次感染时致病菌为高度

耐药的革兰阳性球菌的可能性更大。② 革兰阳性菌感染以侵袭力为主，病灶容易局限在叶、段，与本例的影像学表现一致。③ 革兰阳性球菌导致的 VAP 中，MRSA 最多；且容易出现组织坏死、脓肿形成，与本例的特点一致。④ 院内 MRSA 的致病力相对较弱，故临床表现较轻，且对目前常用的抗生素皆不敏感，与本例的临床表现一致。

综上所述，该例患者 VAP 存在，革兰阳性球菌特别是 MRSA 感染的可能性最大，而痰培养阳性的铜绿假单胞菌应该是定植菌。

3. VAP 的治疗　因为误诊为铜绿假单胞菌感染，故尽管加强气道管理和支持治疗，同时应用多种"所谓敏感"的抗生素也无效。由于治疗的时间足够长，故应停用这些抗生素，换用对 MRSA 敏感的万古霉素、去甲万古霉素、替考拉宁、夫西地酸、利奈唑胺等药物。

【总体评价】

患者的病史、临床表现和各项检查结果符合危重哮喘的诊断，机械通气后的治疗也基本符合要求，但初期激素的应用不正规，后期应用肌松剂时间过长导致重症肌无力，是 VAP 的主要诱发因素。再次出现的肺部病变符合 VAP 的诊断标准，但判断病原菌时，单纯根据痰培养结果，缺乏合理的生理学和生物学分析，故判断不准确，治疗也是无效的。

【治疗及转归】

VAP 诊断成立，综合分析后，致病菌为 MRSA 的可能性大。因已先后应用对痰培养菌结果敏感的抗生素（头孢哌酮-舒巴坦、亚胺培南、环丙沙星）超过 10 日无效，故改用对 MRSA 敏感的万古霉素；治疗后体温逐渐下降，约 5 日后正常；2 周后复查胸片：左肺病灶明显吸收（图 10-14）。

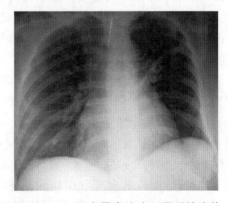

图 10-14　万古霉素治疗 2 周后的胸片

左上肺病灶基本吸收

病 例 四

【病情介绍】

男性,58 岁,检查发现早期食管癌,一般情况好,术前胸片(图 10-15)和肺功能正常,给予经右侧胸腔手术治疗。手术顺利,出血量少,术后回到胸外科病房。

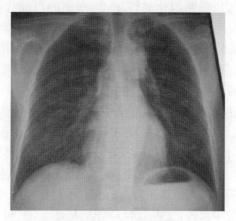

图 10-15　手术前胸片

术后第一日(术后约 15 h)出现高热、咳黄痰、白细胞和中性粒细胞计数升高;胸片(图 10-16):手术侧出现渗出性改变(因肺未完全复张,容积仍较小),诊断为院内获得性肺炎,给予左氧氟沙星和头孢他啶治疗,但患者持续高热,并迅速出现严重呼吸困难和低氧血症;右肺病变显著加重,并出现左肺病变,诊断为院内获得性肺炎、ARDS。停原抗生素,改用亚胺培南-西司他丁抗感染,用 PB 840 呼吸机经面罩通气,选择 SIMV+PSV 模式,V_T 500 ml,T_i 1.2 s,RR 18 次/min,支持压力(PS)20 mmHg。因

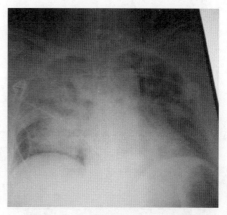

图 10-17　手术后 30 h 的胸片

右肺复张,广泛实变,肺容积增大;左肺门增大,肺静脉淤血,伴肺间质渗出,呈向心性变化,周边部位基本正常

人机配合不良和低氧血症加重,数小时后改用气管插管,通气模式和参数不变,需经常用镇静剂、肌松剂抑制过强的自主呼吸。

经上述治疗后,体温明显下降,并很快降至正常,但患者仍存在呼吸窘迫,严重低氧血症持续存在。复查胸片:右肺炎症明显吸收好转,左肺病变反而增多(图 10-18),考虑原肺炎基本控制,但出现 VAP。后改用其他抗菌药物治疗,并行气管切开,仍用 SIMV+PSV 模式,但 V_T 降至 450 ml,其余不变;由于气管切开后,无效腔减小,V_T 需求减小。体温一直正常或基本正常,但仍有呼吸窘迫和严重低氧血症,手术后 17 日痰培养为泛耐药鲍曼不动杆菌,胸片显示右肺、左上肺渗出性病灶增多,左下肺吸收好转(图 10-19),考虑原 VAP 好转,但又出现新的 VAP(不动杆菌感染),给予多种对不动杆菌可能有效的抗菌药物(包括头孢哌酮-舒巴坦、莫西沙

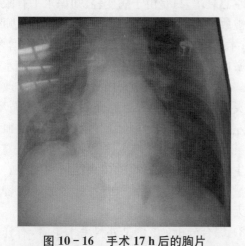

图 10-16　手术 17 h 后的胸片

手术后右肺部分复张,且出现渗出性改变;左肺门增大,肺静脉淤血

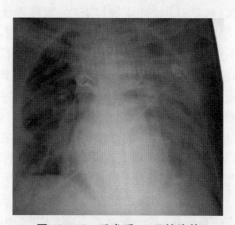

图 10-18　手术后 10 日的胸片

右肺炎症明显吸收;左肺门增大,肺静脉淤血缓解,但出现左全肺弥漫性间质渗出,中下肺重,上肺轻

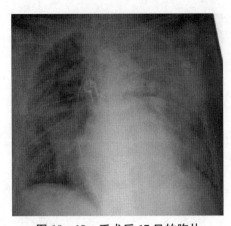

图 10-19　手术后 17 日的胸片

右肺出现大片间质渗出；左肺弥漫性间质渗出，下肺好转，上肺加重

星、米诺环素等），同时给予预防性抗真菌治疗，仍无改善；患者的整体状况逐渐恶化。

【病情分析】

（一）早期

1. 诊断和治疗

（1）最初诊断：HAP 的诊断成立，但对病原菌的判断不合适，经验治疗有问题，抗生素选择不恰当。合适的诊断应该是右肺肺炎（院内、早发性、大叶性、消化道手术后）。

（2）加重后诊断：肺炎发生后短时间出现的不是 ARDS，而是急性左心衰竭、肺水肿。

2. 合理分析

（1）院内获得性肺炎

1）诊断现状：肺炎最理想的诊断要求是病原菌学诊断，但实际上很难做到。在社区和院内早发性肺炎，很难获得病原菌，国际、国内的流行病学皆证实了该点，其中国内有 3 次严格的大规模调查：病原菌（包括抗原、抗体等检查）的阳性率大约为 50%；平时的临床检查达不到非常严格的要求，阳性率多不会超过 1/3。当然在晚发性院内获得性肺炎，病原体的阳性率非常高，但多为定植菌；即使是致病菌，其致病力也多明显降低，在肺炎发生中的作用有限，这与 CAP 有明显差别（详见上述）。因此，肺炎（包括社区、院内）的治疗仍主要是建立在合适的生理学和生物学分析上，有较高科学依据的"经验治疗"。

2）现行诊疗标准的问题与合理分析：肺炎的分类方法有多种，包括根据形态学（大叶、小叶、间质）、发病地区（院内、院外、护理院）、发病时间（早发、晚发）等分类，如此多分类的目的是希望通过这

些方法提供可能的病原学依据，指导合理的经验治疗，但实际临床操作上发生混乱的机会更多。合理分析方法为：本例为早发性 HAP，其致病菌和 CAP 相似；大叶性肺炎的致病菌基本为肺炎链球菌、肺炎克雷伯杆菌、金黄色葡萄球菌。患者为消化道手术，则肺炎克雷伯杆菌或其他肠杆菌科细菌感染的可能性大，因为是 HAP，则为 ESBL 的机会多。另外，金黄色葡萄球菌为化脓性感染，本例的可能性很小。故综合考虑为肺炎克雷伯杆菌或其他肠杆菌细菌（ESBL）感染的可能性大，抗菌药物的选择应针对 ESBL，适当兼顾肺炎链球菌。事实上，只要针对 ESBL，也很容易兼顾肺炎链球菌。

在初始抗生素选择中，第三代头孢菌素对 ESBL 无效，左氧氟沙星在我国住院患者中耐药率极高，也大多无效，因此该患者的治疗是"凑数"的"习惯治疗"，失败的概率极高。其首选抗生素应该是加酶抑制剂抗生素（如头孢哌酮-舒巴坦）、碳青霉烯类抗生素等，这符合合理分析基础上的"科学"的"经验治疗"；事后证明，这样的选择是正确的（很快体温正常，原发病灶吸收）；当然若早期分析得当，也就没有必要用亚胺培南-西司他丁这样"高级"的抗生素了。

（2）合并急性左心衰竭和肺水肿

1）ARDS 的临床诊断：患者有肺部感染的临床和胸片表现；其后较快出现气急、严重低氧血症，右肺病变的迅速加重，左肺出现渗出性病灶，合并 ARDS 似乎是肯定的。

2）胸片分析：与术前胸片相比，术后第一张胸片已经出现左肺门影增大、肺静脉淤血改变，应考虑急性左心衰竭，只是由于病变轻、知识水平有限等原因而被放射科、呼吸科、ICU、外科等部门医师全面忽略；术后第二张胸片出现明显的左肺门影增大，肺静脉淤血和间质渗出，是明显的左心衰竭、肺水肿的表现。若没有右肺炎，则是典型的"蝴蝶翼样改变"。右肺炎激活炎症细胞和炎症介质进入血液循环，诱发的左肺 ARDS 改变应该是弥漫性的，其中血液循环丰富的中间、周边区域应该更明显；而不是左心衰竭发生后，血管静水压高的中央区域更明显。左肺被大量的肺炎改变"覆盖"，各种肺水肿表现皆不出现或无法判断。

3）综合分析：该例是外科手术患者，有详细记录，会诊时皆查到，具体情况如下。

A. 快速、大量补液的病史：从病房准备、麻醉

到手术结束,大约 5.5 h,输入液体约 6 000 ml,如此大量、快速补液是为了应对麻醉手术需要和血压下降。多数情况下血压下降应该补液,但要分析原因。该患者手术顺利,失血、失液皆非常少,血容量不足占次要的地位,主要原因是麻醉药、手术刺激等因素导致的血管扩张,因此应该使用血管收缩剂和适当补液,但不宜大量补液。

术后,在血压回复甚至升高的情况下仍大量补液。

术后患者逐渐出现呼吸增强、增快,导致胸腔内中心静脉扩张,中心静脉压(CVP)下降,最低为 2 cmH_2O,但被临床医师(包括重症医学科、外科、麻醉科)错误地判断为血容量不足,进一步增加补液量,最终 20 h 的补液量大约为 11 000 ml。

B. 临床表现:血压异常升高,为 150～180/(80～100) mmHg;心率异常增快,为 130 ～ 150 次/min;CVP 明显下降,最低为 2 cmH_2O。

血压升高、心率增快可以为肺部感染导致的应激反应的表现,但变化幅度有限;若血压异常升高、心率异常增快则是心力衰竭的表现。一旦转为心率异常增快、血压下降则是严重左心衰竭的表现,此时常有大量白色或粉红色泡沫液,肺底部大量湿啰音。本例患者加重后湿啰音不明显,则是主要机械通气压力的"压迫作用"所致。

CVP 受右心(不是左心)功能、血容量等因素的综合影响,但更显著受静脉周围压的影响。与动脉不同,静脉壁菲薄,对周围压力的变化非常敏感。患者基础心功能较好,但输液过多、过快导致左心衰竭,加之肺部感染、高热,患者的呼吸明显增强、增快,胸腔负压显著增大,CVP 显著下降。故在本例患者,CVP 下降不能反映血容量不足,是急性心力衰竭、肺水肿的表现。

C. 影像学变化:见上述。

(3) 左心衰竭、肺水肿误诊为 ARDS 的后果:不仅耽误治疗,还会因 ARDS 的治疗加重左心衰竭、肺水肿。诊断为 ARDS,就意味肺炎加重或又出现新的感染,需应用更多抗菌药物,输入更多的液体,左心衰竭、肺水肿的控制将非常困难。

(二) 机械通气

1. 机械通气的选择

(1) 无创通气选择:是正确的,但由于上述诊断、治疗的不正确,疾病迅速加重,不得不很快终止无创通气。呼吸机的选择欠合适,通气模式的选择和参数的调节有较多问题。

(2) 人工气道机械通气:无论气管插管还是气管切开皆是合适的,但通气模式的选择和参数的调节有较多问题。

2. 合理分析

(1) 用传统大型呼吸机进行无创通气有欠缺:传统呼吸机缺乏良好的漏气补偿功能和同步性,应用难度较大;现代大型呼吸机也逐渐出现上述功能,但仍有一定欠缺,需更精细调节。简单的 BiPAP 呼吸机有上述功能,更适合无创通气。在宣传上,现代最新式 BiPAP 呼吸机更适合无创通气,但实际上有较多问题(详见第二十四章)。

(2) 无创、有创通气皆不合适:主要是 SMIV 的应用不当,机械通气仅起到一定程度的生命支持作用,未发挥其治疗作用,相反其不良反应持续存在。见下述。

(三) 中后期

1. 疾病诊断

(1) 肺内病灶:是机械通气所致 ARDS,而不是 VAP。

(2) 泛耐药鲍曼不动杆菌:是定植菌。

2. 合理分析

(1) 中后期肺内病灶缺乏感染的依据

1) 早期感染治疗有效:更换亚胺培南-西司他丁后,患者迅速好转,体温迅速降至正常;吸痰时分泌物少,且为白痰,无黄痰;胸片示右肺炎症明显吸收,说明肺炎得到控制,只是余留少数病灶尚未吸收。

2) 左心衰竭的控制:在人工气道机械通气和肺部感染好转的同时,补液量逐渐减少,血压明显下降至正常(不需要降压药),心率也明显减慢;胸片提示肺门影增大和肺静脉淤血消失,说明左心衰竭、肺水肿得到控制。

3) 左肺新病灶不符合感染:左肺病灶弥漫、进展较快,但缺乏感染的其他表现,如没有发热,气道吸出物不多,更没有脓性分泌物;加之呈广泛、弥漫性间质病变,不符合细菌感染的特点,总体上也不符合病毒性感染的表现;其他,如真菌、结核感染更不符合,因为患者免疫功能较好,但病变进展太快,也没有前述感染的表现。CPIS 评分中,局限性病灶为 2 分,弥漫性为 1 分,也间接说明广泛新病灶出现和确定感染有一定差距。

(2) 符合机械通气所致 ARDS 的表现

1) 机械通气参数设置不符合呼吸生理

A. 通气要求:患者发生肺部感染和肺水肿后,

将出现代偿性呼吸增强、增快。若选择机械通气，需给予较大 V_T、较短 T_i、较快 RR；或用常规或小 V_T、正常 T_i、正常 RR，给予充分、较长时间的镇静剂、肌松剂治疗，抑制过强、过快的自主呼吸，直至病情明显改善。

B. 通气模式和通气参数：通气模式为 SIMV＋PSV，参数的设置为：SIMV 的 V_T 500 ml（气管插管）或 450 ml（气管切开），T_i 1.2 s，RR 18 次/min；PSV 20 cmH_2O；触发灵敏度为 2 L/min，PEEP 5 cmH_2O，FiO_2 在 50%～80%（根据 SaO_2 调整）；间断应用镇静剂、肌松剂。

C. 实际通气情况：PSV 设置合适，SIMV 的设置不合适。在未用镇静剂、肌松剂抑制自主呼吸的情况下，PSV 的 V_T 在 800～900 ml，实际通气峰流量在 80～120 L/min，T_i 约为 0.7 s，RR 经常＞35 次/min（睡眠后约为 25 次/min）。这意味着在肺部感染、水肿、损伤等存在下，PSV（自主性模式）产生的通气参数变化接近患者的实际呼吸状况，而 SIMV（指令性模式）的各种参数与患者皆有巨大差异，简言之，SIMV 的流量和 V_T 严重不足，大约只有实际需求的 1/2，即患者仅能"吸半口气"，且每次持续 1.2 s，每分钟持续 18 次（图 10-20）；在这 18 次/min 呼吸中，只有约 0.7 s 送气，另外 0.5 s（1.2 s－0.7 s）处于屏气状态，相当于"窒息样"呼吸（图 10-21）。

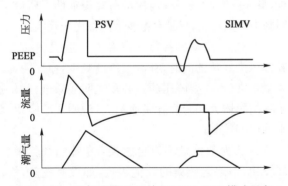

图 10-20　吸气流量不足的 SIMV＋PSV 模式通气

SIMV 的流量严重不足，导致 V_T 不足，吸气触发压和峰压显著降低

2) 不适当机械通气导致急性肺损伤：在上述 SIMV 条件下，将出现胸腔负压持续显著增大和跨肺压增大；在屏气期呼气，则出现肺泡内压短时或瞬间显著增大和跨肺压增大（图 10-21）。呼吸显著增强、增快将导致切变力显著增大。跨肺压和切变力的持续增大将导致肺损伤，实质就是机械通气导致的 ARDS。在正常或相对正常的肺组织，顺应性

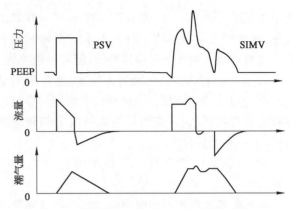

图 10-21　吸气时间过长的 SIMV＋PSV 模式通气

SIMV 的吸气时间过长，屏气期先后出现呼气动作、吸气动作，压力短暂明显升高和短暂明显下降；流量和 V_T 波形图不规整，但绝对值不变

好，随吸呼气的变化幅度大，跨肺压或切变力更大，特别是切变力更大，容易发生损伤；而病变重的肺组织，顺应性差，随吸呼气变化的幅度小，切变力更小，故机械通气过程中首先出现左肺（相对正常肺）的弥漫性损伤，而右肺（感染肺）的感染好转后显示的肺损伤比较轻（图 10-18）。在其后的机械通气过程中，基本正常或病变轻的肺组织又出现类似变化，病变重的肺组织则有所好转（图 10-19）。

（2）鲍曼不动杆菌是定植菌：如上述，患者无发热，无呼吸道分泌物增多或脓性分泌物等表现，肺内弥漫性或广泛性间质渗出符合机械通气所致急性肺损伤的表现。泛耐药鲍曼不动杆菌的致病力低，在免疫功能相对较好的患者，不应该出现肺内广泛、渗出性病变。

【总体评价】

手术后确实发生了 HAP，但对可能的病原菌判断不合理，故抗生素经验选择不合适，肺炎迅速加重；更换合适抗生素后，肺炎迅速好转。肺炎出现和加重时合并急性左心衰竭、肺水肿，而不是 ARDS，其后随着补液量的减少和机械通气的实施，也较快缓解。

机械通气治疗的半个月内，由于 SIMV 参数设置不合适，镇静剂、肌松剂的应用不规范，频繁人机对抗，跨肺压和切变力持续或反复增大，导致弥漫性或广泛性肺损伤，实质是机械通气导致的 ARDS，而不是 VAP。在免疫功能较好的患者，泛耐药鲍曼不动杆菌一般不会导致弥漫性或广泛性肺炎，应该是定植菌。

出现上述错误是因为没有或不能进行合理的生理学分析和生物学分析，严重缺乏机械通气知识。

机械通气不当导致的 ARDS 是撤机困难的直接原因,而不是 VAP。

【治疗与转归】

1. 停药　停用抗菌药物。

2. 调整机械通气　调整的基本方法有 4 种:① 明显增大 SIMV 的流量和 V_T、缩短 T_i,使之接近 PSV 的通气反应;② 适当调整上述 SIMV 的参数,同时适当应用镇静剂、肌松剂,直至肺部炎症明显好转;③ 不改变通气参数,应用较大剂量的镇静剂、肌松剂,直至肺部炎症明显好转;④ 改用单纯 PSV 模式,充分发挥自主呼吸的调整作用,改善人机配合。

既然患者的自主呼吸能力非常强,PSV 模式的运转好,产生足够大的 V_T,故最终采用最后一种方法。调整机械通气后,RR 迅速减慢,在 10 min 内就降至 30 次/min 以下;约 30 min 后呼吸窘迫明显缓解,V_T 降至约 600 ml,RR 降至约 25 次/min。次日撤机、拔管。

病　例　五

【病情介绍】

男性,72 岁,离休干部,脑梗死后遗症长期住院,11 月 17 日发热,体温 38.3℃,一般情况可,无咳嗽,血白细胞计数正常,痰培养阴性(后报告),床旁胸片报告"左上肺少许炎症",临床诊断为院内获得性肺炎,给予海正美特(美罗培南)静脉治疗(表10-2)。8 日后仍发热,且白细胞总数和中性粒细胞计数升高,加用罗氏芬(头孢曲松)治疗,并先后更换数种抗生素组合;半个月后仍高热,且呈上升趋势;痰培养:耐甲氧西林金黄色葡萄球菌(MRSA),又先后加用针对 MRSA 的药物——他格适(替考拉宁),以及预防真菌感染的药物——大扶康(氟康唑)。患者仍持续发热(高峰有所回落),白细胞和中性粒细胞计数升高持续存在,MRSA 阳性持续存在,痰和粪皆培养出白念珠菌和热带念珠菌,而所用抗菌药物组合达 5 种(他格适＋拜复乐＋立思丁＋SMZCo＋大扶康),几乎兼顾各种院内感染的病原体,最终清除了 MASA 和念珠菌,但 20 余日后(12月 19 日)出现泛耐药鲍曼不动杆菌,且体温又呈升高趋势,期间数次床旁胸片检查,仍为左上肺少许炎症,随访无变化;多次血培养阴性。经先后多次院内、市内大会诊,不能除外深静脉置管感染,给予拔管,改用浅静脉输液;同时考虑普通痰培养的可靠度差,给予纤维支气管吸痰培养。因麻醉药抑制了患者的咳嗽反射,纤维支气管镜检查当晚发生痰堵窒息,不得不紧急行气管插管机械通气(12 月 27 日),后改为气管切开机械通气,数日后转入 RICU。又经 2 次院内和市内大会诊后,病情仍无改善,家属提出不再会诊,完全尊重主管医师的诊断和治疗意见。

【病情分析】

(一)病初发热　患者高热,一般情况好,白细胞计数不高,无肺部感染的症状和体征,是典型的流行性感冒(流感)表现,使用抗菌药物,特别是使用广谱、强效、高诱导耐药的抗生素美罗培南是错误的。

(二)长时间抗菌药物的应用导致呼吸道定植菌出现和变迁

1. 抗菌药物选择与病原菌的关系　长时间应用以杀灭或抑制革兰阴性杆菌为主的广谱抗生素,自然容易导致耐药革兰阳性球菌 MRSA 的出现;长时间联合应用针对 MRSA 的抗菌药物,进一步抑制细菌,自然导致真菌的出现;其后又长时间联合应用抗真菌抗生素,自然导致泛耐药鲍曼不动杆菌的出现,以致最后抗菌药物无法选择(尽管对多黏菌素敏感,但无药物可用)。

2. 发热与细菌变迁的关系　尽管不断更换抗生素、细菌也不断清除和更换,但发热持续存在,白细胞持续计数升高,胸片报告少许炎症无变化,患者一般情况可,初步判断痰菌仅是定植菌,和发热无直接关系。

3. 抗菌药物对定植菌有效　除最后出现的泛耐药不动杆菌外,早期、中期出现的细菌尽管耐药性强,但毕竟有敏感抗菌药物可选,且在肺内有较好的药代动力学效应,故应用较长时间后,痰菌被清除。真菌对大扶康的敏感性高,也被清除。

(三)中晚期发热是非感染性发热

1. 非感染性发热的依据

(1)尽管发热(主要是高热)长达近 1.5 个月,但患者一般情况较好,特别是退热后,患者无明显不适感。

(2)胸片报告"肺内仅少许炎症病灶,随访无改变",因此是慢性或陈旧灶的可能性最大;即使是急性感染灶,也不应该出现长时间高热。痰菌(包括念珠菌)是定植菌(见上述)。

(3)深导管置管引起血流感染的可能性基本被排除,也无其他部位感染的表现。

2. 发热的可能原因　上述情况提示非感染性

发热,首先考虑药物热,包括普通药物热或变态反应性药物热,成人 Stiil 病的可能性也非常大。

【总体评价】

对初始发热的原因未进行合理分析,导致感冒的误判和抗生素的滥用,这是其后发生多种问题的基础。诊断 HAP 过于武断,缺乏合理的生理学和生物学分析。从表面看,患者有发热、肺内病灶、痰菌阳性、白细胞计数升高,诊断 HAP 似乎顺理成章。但根据上述分析,肺内病灶应该是稳定病灶,细菌和真菌应该是定植菌,两者皆可能和发热无关,故 HAP 的诊断不成立。还有更重要的一点,临床重视耐药菌的清除困难,但忽视院内耐药菌的致病力减弱,特别是晚发 HAP 很少高热;反之,一旦出现高热,HAP 所致的可能性很小(即使合并 HAP),应首先考虑其他部位感染(深静脉置管所致血流性感染、流感)或非感染性发热(药物热、成人 Stiil 病)。

【治疗与转归】

停用所有静脉用药,3 日后患者仍高热,但一般情况好,血培养阴性,排除输液反应和普通药物热,成人 Stiil 病的可能性最大(尽管无皮疹、关节肿痛等其他表现),加用泼尼松 10 mg,每日 3 次,当日体温即降至正常;10 日后改为 30 mg,每日 1 次,体温持续正常;20 日后开始减量;2 个月后停药,患者病情持续稳定。随着抗菌药物的停用,呼吸道正常菌群(草绿色链球菌)出现,不动杆菌很快自动清除。

表 10-2 患者病情演变情况

日 期	最高体温 (℃)	痰培养	Hb(g/L)	WBC ($\times 10^9$/L)	中性粒细胞(%)	白蛋白 (g/L)	用 药	其 他
11 月 17 日	38.3		96	8.5	73.5	35	海正美特	
11 月 26 日	37.9		99	13.4	75.5	37	特治星＋海正美特	
11 月 30 日	39		106	8	70	36	罗氏芬＋莫西沙星	
12 月 2 日	39		107	12.9	87.6	30	海正美特＋莫西沙星	
12 月 3 日	40.3	MRSA(＋＋＋)				31		
12 月 5 日	40.3	MRSA(＋＋＋)	100	16.5	86.8	29	海正美特＋他格适＋大扶康	甲泼尼龙 40 mg× 3 d,深静脉置管
12 月 8 日	40	MRSA(＋＋＋)	104	15.1	72.6	31	海正美特＋他格适＋甲硝唑＋大扶康	白蛋白 12.5 g,每日 1 次
12 月 11 日	38.9	MRSA(＋＋＋) 白念珠菌(＋＋＋) 热带念珠菌(＋＋＋)	104	18.5	82.8	33		
12 月 12 日	38.4	粪培养: 白念珠菌(＋＋＋) 热带念珠菌(＋＋)						
12 月 13 日	38.2	MRSA(＋＋＋) 白念珠菌(＋＋＋) 热带念珠菌(＋＋＋)						
12 月 15 日	38.4	MRSA(＋＋) 粪培养: 白念珠菌(＋＋＋) 热带念珠菌(＋＋＋)	85	11.3	77.8	33		
12 月 17 日	39.4	MRSA(＋＋＋)					他格适＋莫西沙星＋大扶康	
12 月 19 日	38	鲍曼不动杆菌 (＋＋＋)	85	9	71.2	36	他格适＋莫西沙星＋立思丁＋SMZCo＋大扶康	
12 月 21 日	38.4	鲍曼不动杆菌(＋＋)	80	9.4	69.1	36		

（续表）

日　　期	最高体温 (℃)	痰培养	Hb(g/L)	WBC (×10⁹/L)	中性粒 细胞(%)	白蛋白 (g/L)	用　　药	其　他
12月23日	40.5	鲍曼不动杆菌 （＋＋＋＋）					莫西沙星＋立思丁＋ 舒普深＋大扶康	停深静脉置管
12月24日	39	痰及粪培养: 热带念珠菌（＋＋）						
12月27日	39.4	鲍曼不动杆菌 （＋＋＋）	74	7.9	74.8	31	海正美特＋萨典＋甲 硝唑＋大扶康	气管插管
12月29日	38.2		69	9.9	80.7	35	舒普深＋大扶康	

（朱　蕾）

第十一章
基础机械通气模式

数十年来,机械通气模式有很大进展,出现多种复合型模式、智能型模式和新型自主性模式,但传统持续指令通气(CMV)、间歇指令通气(IMV)和压力支持通气(PSV)等仍是最常用的模式,是用好其他通气模式的基础。何况现代 CMV、IMV、PSV 的内涵都出现了较大变化,用好并不容易,是本章介绍的重点,也是本书的重点。

第一节　容积辅助/控制通气

辅助/控制通气模式,一般是指定容型辅助/控制模式,简称 V‑A/C 模式或 A/C 模式。现代呼吸机用 A/C 模式取代传统的单纯控制通气(C)和辅助通气(A)。呼吸机可预设恒定的潮气量(V_T)或流量、吸气时间(T_i,包括触发时间、送气时间和屏气时间)以及背景呼吸频率(RR),背景 RR 是指呼吸机工作的最低频率,起保障最低通气量的作用。呼吸机按预设 V_T、T_i、背景 RR 送气为控制通气,与传统控制通气模式完全相同;若由自主呼吸触发呼吸机,按预设 V_T 和 T_i 送气,实际 RR 和实际吸呼气时间比(I:E)随自主呼吸变化为辅助通气,与传统辅助通气模式完全相同。A/C 模式是目前最常用的通气模式。典型 A/C 模式的参数变化波形见图 11‑1。

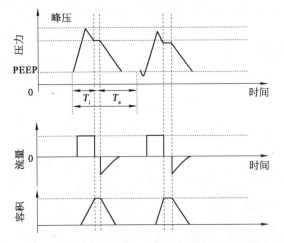

图 11‑1　A/C 模式正常气道压力、流量和潮气量波形图

左侧为控制通气;右侧为辅助通气,平台压和峰压稍降低

一、基　本　特　征

(一)潮气量　V_T 是预设和恒定的,V_T 的设置方法大体分以下两种。

1. **直接设置潮气量**　可分为两种类型:① 容积限制容积转换,即达预设 V_T 转换为呼气。② 容积限制时间转换,V_T 达预设值,并维持一段时间(屏气),达预设 T_i(触发时间、送气时间和屏气时间之和)后转换为呼气。

(1) 容积转换:是最老式呼吸机的工作方式,缺乏屏气时间,不符合自然呼吸的特点,容易导致气体分布不均,改善换气的效果较差,已基本被淘汰。

(2) 时间转换:是现代定容型模式的转换方式之一,目前较少用。由于存在屏气时间,改善气体交换的作用有所提高。T_i 多通过预设 I:E 和预设 RR 间接设定,即若预设 I:E=1:2,RR 为 20 次/min,则 T_i 和 T_e 分别为 1 s 和 2 s。若呼吸机按预设 RR 送气,则 T_i、T_e、I:E 皆保持恒定,为控制通气;若实际 RR 较预设值快,则 T_i 保持恒定,T_e、I:E 缩短,为辅助通气,比如实际 RR 为 30 次/min 时,T_e 将缩短至 1 s,I:E 为 1:1;实际 RR 进一步加快则出现明显的反比通气,导致严重人机对抗,但临床上容易忽视。

2. **间接设置潮气量**　特点是流量限制(流量的形态和大小恒定)、时间转换,是目前最常用的定容型模式。与早期呼吸机的直接设定V_T不同,现代呼吸机设置V_T或多或少涉及以下几个方面:目标V_T、送气时间、屏气时间、流量形态、流量大小、流量上升速度及压力限制(工作压力)。

(1)目标V_T:即希望呼吸机输出V_T达到的数值。若流量、送气时间等设置合理,则实际输出V_T和目标V_T相同,否则实际输出V_T小于目标V_T。

实际V_T=平均流量×送气时间,故实际V_T与流量形态、流量大小和送气时间皆直接相关。

(2)吸气流量波形:健康人自然呼吸时,流量逐渐增大,达峰值后逐渐减小,流量波形近似正弦波,其持续时间、流量上升速度、峰流量、平均流量皆较小;呼吸加快时,流量波形近似递减波,初始流量迅速增大至峰值,然后逐渐减慢,达峰流量的一定比例(不是降为0)后转换为呼气,因此工程师模拟人的呼吸形式设置了多种流量形态,从最简单的方波到与自然呼吸相似的正弦波,还有不同类型的递减波(有两种基本类型:最低流量约为峰流量的25%和0)、递增波等(图11-2),供临床医师选择。

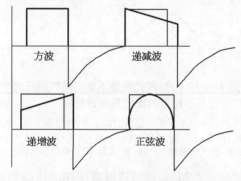

图11-2 呼吸机吸气流量波形图

临床常用方波和递减波,前者的特点为呼吸机一旦送气,流量迅速上升至预设值,并持续至送气结束,故峰流量和平均流量相同,V_T=预设流量×送气时间;后者的特点为呼吸机一旦送气,流量迅速上升至预设值,然后呈线性下降,一般降至峰流量的25%时送气结束,故平均流量约为峰流量的62.5%,V_T=平均流量×送气时间。对于呼吸平缓的患者,理论上可选择的流量波形有正弦波、递增波和方波,且峰流量应较低,持续时间应较长,但实际上由于人工气道、触发灵敏度、呼吸机阀门等增加了呼吸阻力,延迟了送气时间,故正弦波和递增波并不合适,而应选择方波或递减波,且平均流量较低;对于呼吸深快的患者,应选择递减流量波,用较高的峰流量;

最低流量约为峰流量的25%,T_i较短,即流量的选择应满足患者吸气初期对高流量的需求,也应满足合适的V_T和适当的I:E。

(3)吸气时间:临床常用的T_i为0.8~1.4 s,其中送气时间为0.6~1.2 s,屏气时间为0.2~0.4 s,但实际上的变异范围极大,且容易被忽视。

1)基本要求:T_i的调节应符合疾病的特点和患者的呼吸生理状态,如在COPD急性加重期应为浅慢呼吸,病情好转和缓解后应为深慢呼吸,T_i应较短,T_e和I:E应较长。急性肺实质或肺间质疾病应为深快呼吸,慢性期应该为浅快呼吸,T_i、T_e和I:E皆应较短。

2)注意事项:① 机械通气的T_i与自主呼吸的T_i尽可能一致,以保持同步;若机械通气的T_i明显超过自主呼吸的T_i,将导致严重的人机对抗,且容易诱发VALI;反之,若前者短于后者,将使实际V_T显著小于目标V_T,导致实际V_E下降,出现代偿性呼吸增强、增快,呼吸肌做功显著增加,也会有明显的人机对抗,并容易诱发VALI。② 另一个容易忽视的问题是没有屏气时间(图11-3),导致送气时间不足,实际V_T显著小于目标V_T,也同样会导致严重的人机对抗、呼吸做功增加和VALI。③ 应尽可能缩短触发时间(控制通气不存在,辅助通气时出现),否则将导致送气时间、屏气时间缩短,出现上述一系列问题。触发时间过长主要见于通气阻力过大(如高PEEPi、高气道阻力)、触发灵敏度设置不当、呼吸

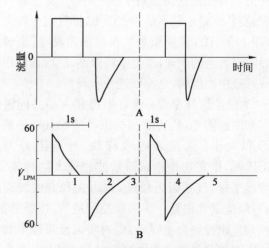

图11-3 送气时间不足的流量波形图

A. 方波,左侧图有一定屏气时间,送气时间合适;右侧图无屏气时间,导致送气时间不足和实际输出V_T下降;B. 递减波(见于部分定容模式或定压模式),左侧图吸气末流量降至0,出现平台,吸气时间合适;右侧图吸气末流量降至峰流量的大约40%,吸气时间明显不足

机性能下降、管路问题等。

（4）实际 V_T：与设置 V_T 经常不同，但临床上容易忽视。实际 V_T＝平均流量×送气时间，实际参数的设置皆应注意实际 V_T 的大小、吸气初期流量、I：E、屏气时间应满足患者的实际需要和呼吸生理特点。

1）基本流量要求：呼吸机吸气或呼气时间单位为 s；流量单位为 L/min，需转换为 ml/s 后计算，如流量 12 L/min＝200 ml/s，24 L/min＝400 ml/s，36 L/min＝600 ml/s，42 L/min＝700 ml/s，54 L/min＝900 ml/s，60 L/min＝1 000 ml/s。一般情况下，临床上所选方波的流量为 40～60 L/min；递减波 60 L/min 和 90 L/min 分别大约相当于方波的40 ml/s 和 60 ml/s，故后者一般选择 60～90 L/min。若患者呼吸深快或身材较高，则流量较大；反之，则流量较低。不合适的吸气流量是辅助通气时增加呼吸功和人机配合不良的主要因素之一，但临床常被忽略，需特别注意。如方波流量为 24 L/min＝400 ml/s，T_i 1.2 s（屏气 0.2 s），目标 V_T 600 ml，则实际输送的 V_T＝350 ml/s×1 s＝350 ml；若方波流量为 12 L/min＝200 ml/s，T_i 1.2 s（屏气 0.2 s），目标 V_T 600 ml，则实际输送 V_T 仅为 175 ml，这都容易导致患者实际 V_E 下降，代偿性呼吸增强、增快和人机对抗，呼吸功显著增加；严重者实际 $V_T \leqslant V_D$，患者将因"窒息"死亡。波形图表现为流量较低，可出现不规则变化；V_T 下降，可出现不规则变化；吸气触发压力和峰压显著降低（图 11-4A）。若患者自主呼吸较弱，流量不足不是非常严重，则气道压缓慢上升（图 11-4B）流量和潮气量波形图规整；患者无明显呼吸窘迫的表现，常见于镇静剂、肌松剂应用过度或呼吸中枢疾病，也需要进一步调整。

2）流量选择原则：流量形态和大小共同影响吸气初期的需要，故还需根据患者的特点选择流量波形和大小。若患者呼吸深快、气道阻力大或 PEEPi 高，则宜选择递减流量波和较大的峰流量；若呼吸平缓、气道阻力较低，则可选择方波或递减波，且峰流量宜偏低。若采取控制通气，用镇静剂、肌松剂完全抑制自主呼吸，则对吸气流量波形和大小不需要过分强调。总体而言，与方波相比，采取递减波时，气道峰压和平台压低、平均气道压高，容易满足吸气初期的需要，同步性好，适合大部分患者，而方波则更适合有低血压的患者。

3）屏气时间：可按绝对值设置，如 0.2 s，见于

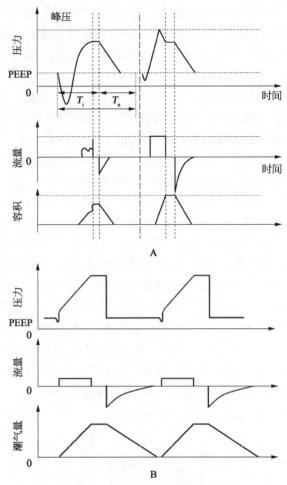

图 11-4　A/C 模式流量不足时的气道压力、流量和潮气量的波形图

A. 左侧图为流量严重不足时的波形图，吸气触发压、峰压、潮气量显著降低；右侧图为正常波形图；B. 流量不足、自主呼吸不强的波形图，吸气压缓慢上升，压力、流量、潮气量波形图规整

较多呼吸机类型；也可按占呼吸周期的比值设置，如早期 Newport E200 呼吸机，常设置为呼吸周期时间的 5%～10%。目前更多的呼吸机根据吸气流量大小间接设置屏气时间，即根据目标 V_T 大小，随吸气流量变化，流量大时，送气时间缩短，屏气时间自然延长，反之则屏气时间短。实际屏气的设置也需符合疾病特点和呼吸生理要求，如呼吸深慢时，屏气时间应稍长；反之应较短。若患者有低血压，则屏气时间应缩短。若患者为重症 ARDS 则需较长的屏气时间。适当的屏气时间符合呼吸生理特点，也是保障实际 V_T 达目标 V_T 的基本要求。若无屏气时间，则意味着送气尚未结束和刚结束就迅速转换为呼气，容易导致患者的不适感和人机配合不良；送气时间不足，实际吸入 V_T 下降（图 11-3）。

4) 吸呼气时间比：触发时间（控制通气无）＋送气时间＋屏气时间＝T_i，适当送气时间和流量的设置影响实际 I：E。比如预设值为：T_i 1 s（控制通气），其中送气时间为 0.8 s，屏气时间为 0.2 s；RR 为 20 次/min；流量为方波，大小为 500 ml/s，则 V_T＝500×0.8＝400 ml。60 s/20 减去 T_i 为 T_e，I：E＝1：2，因此在控制通气条件下，I：E 由预设 T_i 和预设 RR 决定。但若出现自主呼吸，即辅助通气条件下，实际 RR 加快，I：E 相应由预设 T_i 和实际 RR 决定，比如在上述预设条件下，若实际 RR 增快至 30 次/min，T_e 将缩短至 1 s，I：E＝1：1；若实际 RR 进一步加快则出现明显的反比通气，容易导致严重的人机对抗，但临床上容易被忽视。

（5）流量上升速度

1) 必要性：无论是方波还是递减波，送气时流量迅速升高至峰值，对改善部分患者的呼吸窘迫非常有利。如在严重气流阻塞导致的呼吸衰竭，患者出现吸气动作后，需克服肺弹性阻力、PEEPi、气道阻力、人工气道或面罩阻力、触发阻力、呼吸机的延迟阻力才能产生送气，导致"同步时间"显著延长。在这段"同步时间"内，患者表现为"窒息样呼吸"和严重的人机对抗，因此流量的迅速升高可改善患者的呼吸窘迫。但若患者气道阻力不大，呼吸较平稳，呼吸机的性能也较好，则上述阻力显著降低，同步时间显著缩短，迅速增大的气流会对面部（无创正压通气）或气管（人工气道通气）产生一定的刺激，降低依从性，甚至诱发刺激性结膜炎或频繁咳嗽。为此，新式呼吸机设置流量上升速度，使呼吸机送气的流量

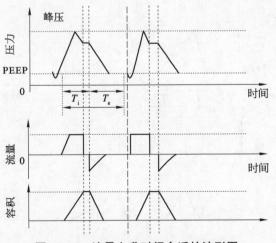

图 11-5　流量上升时间合适的波形图

左侧为流量上升时间合适的波形图，峰压、V_T 的上升也较缓慢；右侧为传统的波形图

逐渐上升至预设值（图 11-5），以减轻气流对面部或气管的刺激。

2) 应用原则：原则上，呼吸深快或气道阻力显著增大的患者，对高流量的需求高，流量上升速度应较快，具体要求为 0～0.2 s；深慢或浅慢呼吸患者需求的流量较低，流量上升速度应较慢，具体要求为 0.1～0.3 s。但无论何种情况，上升速度都不应过慢，具体要求是不超过 0.3 s，否则会导致吸气初期的流量不足和 V_T 下降（图 11-6A），导致患者代偿性呼吸增强、增快和人机对抗，呼吸功显著增加。波形图表现为流量和 V_T 皆较小，出现凹陷性变化；吸

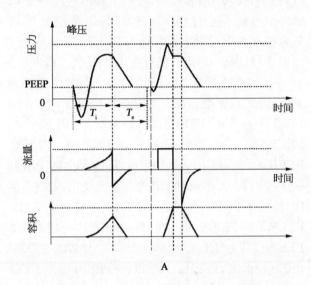

A

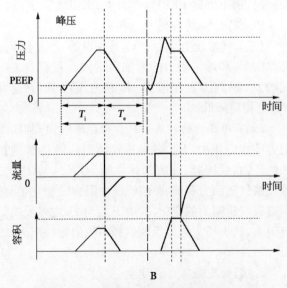

B

图 11-6　流量上升时间不适当的波形图

A. 左侧为流量上升时间太长，至吸气结束达预设流量，V_T、吸气触发压和峰压明显下降；右侧为传统的流量波形图，产生正常的压力和 V_T 波形图；B. 右侧正常；左侧为流量上升时间过长、自主呼吸不强的波形图，其压力、流量、潮气量波形图规整，但 V_T 下降

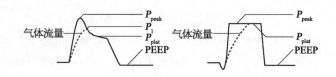

气触发压和峰压显著降低。若患者自主呼吸较弱，则压力、流量和潮气量的波形图规整（图11-6B）；患者无明显呼吸窘迫的表现，常见于镇静剂、肌松剂应用过度或呼吸中枢疾病，但也需要进一步调整。

（二）呼气末正压　见于各种通气模式，不是A/C模式的特征，但其可影响P_{peak}、P_{plat}的变化。

1. 呼气末气道正压（PEEP）　是预设的基线压力，但不仅仅是在呼气末起作用。PEEP在吸气期升高P_{peak}和P_{plat}；在呼气早、中期，升高呼气压；在呼气末下降至预设压。

2. 内源性PEEP（PEEPi）　正常情况下，呼出气容积和吸入气容积相当，呼气末肺泡内压等于0；若呼气过程不能充分完成，在无PEEP的情况下，呼气末肺泡内压不能降至0，称为PEEPi，主要见于气流阻塞性疾病。PEEPi的存在也升高P_{peak}和P_{plat}。

3. 呼气末肺泡内压（PEEPal）　是呼气末肺泡的实际压力，多数情况下与PEEP相同，PEEP＝0，PEEPal＝0。在PEEPi存在的情况下，PEEPal与PEEP常不一致。PEEP为0时，PEEPal＝PEEPi；PEEP＞0时，PEEPal≥PEEPi，具体大小随PEEPi的产生机制、大小和PEEP的大小而变化，如气道陷闭（多见于COPD）导致的PEEPi，若PEEP≤PEEPi，PEEPal＝PEEPi；反之，则PEEPal＝PEEP＞PEEPi。若为气道阻塞（多见于哮喘）导致的PEEPi，PEEP较低时，PEEPal≥PEEPi＞PEEP；反之PEEP较高时，PEEPal＞PEEPi，亦大于PEEP。

PEEPal＞0将升高P_{peak}和P_{plat}。

（三）气道压力　由于V_T是预设的，P_{peak}和P_{plat}必然随V_T和通气阻力的增加而增大。若有自主吸气触发，则胸腔负压增大，肺泡内压降低，P_{peak}和P_{plat}也相应降低。

1. 不同压力的特点　P_{peak}为克服气道-肺实质阻力产生的压力，P_{plat}则为送气结束后维持肺泡扩张的压力，反映肺、胸廓的弹性阻力，P_{peak}与P_{plat}之差反映气道阻力和胸、肺组织黏性阻力的变化，当然主要是气道阻力的变化，其中P_{peak}与P_1之差反映气道阻力，P_1与P_{plat}之差反映胸肺组织的黏性阻力（图11-7）。

2. 影响气道压力的因素

（1）潮气量：是影响气道和肺泡内压的基础。没有呼吸和气体流动，就不可能有气道和肺泡内压的变化。V_T增大，气道和肺泡内压必然增大。在正常肺，由于气道肺实质结构正常，流量-容积（F-V）

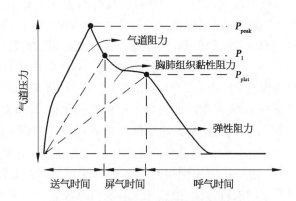

图11-7　定容和定压通气模式的压力以及各种阻力的精确计算

曲线和压力-容积（P-V）曲线皆处于理想水平，V_T的明显增大仅能引起P_{peak}和P_{plat}的轻微升高。

（2）气道阻力：是气道压升高的主要原因。气道压＝阻力×流量，而一定吸气时间（T_i）的流量为V_T，因此在吸气流量或V_T恒定的情况下，P_{peak}随道阻力增大，P_{plat}基本无变化（图11-8）。气道阻力的明显增大会导致功能残气量（FRC）增大，P_{peak}进一步升高；严重气流阻塞导致FRC的进一步升高和PEEPi的形成，P_{peak}显著升高，同时伴随P_{plat}的升高，P_{peak}与P_{plat}之差增大（图11-9）。气道阻力的不均匀分布和重力的双重作用还会导致气道压分布的不均匀，并最终导致P_{plat}分布的不均匀；测定的P_{plat}实质是吸气末期肺泡的平均压（$P_{plat_{mean}}$），在气道阻

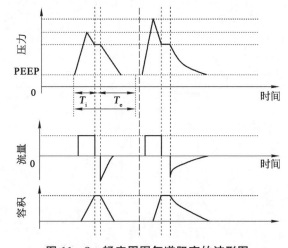

图11-8　轻度周围气道阻塞的波形图

左侧为正常波形图；右侧为轻度气道阻塞波形图：呼出气流缓慢，峰压升高，平台压不变

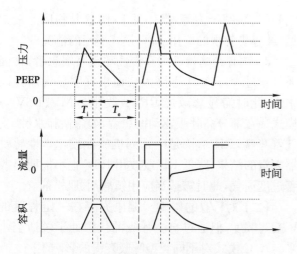

图 11-9 严重周围气道阻塞的波形图

左侧为正常波形图；右侧为重度气道阻塞波形图：呼出气流缓慢，至下一次吸气时气流仍未降至 0；V_T 呼气支下降缓慢，峰压明显升高，平台压升高，峰压平台压之差增大

力最低的肺区产生最高肺泡内压（$P_{plat_{max}}$），可能接近峰压，并导致该肺区充气量增多，肺泡过度扩张；在气道阻力最高的肺区产生最低的肺泡压（$P_{plat_{min}}$），可能接近 PEEP。

（3）弹性阻力：是升高平台压的主要因素，并间接影响气道峰压。在限制性肺疾病，肺顺应性减退，P_{plat} 可迅速升高，P_{peak} 也相应升高，但 P_{peak} 与 P_{plat} 的差值正常（图 11-10）。

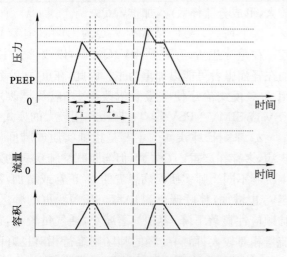

图 11-10 限制性通气障碍的波形图

左侧为正常波形图；右侧为限制性通气的波形图：P_{plat} 和 P_{peak} 升高，$P_{peak}-P_{plat}$ 不变

（4）自主吸气：降低峰压和平台压。自主吸气可在吸气初期产生较高的肺泡负压，其大小由患者吸气能力、触发水平、通气阻力和呼吸机的反应时间等决定。因为患者吸气后并不能马上使呼吸机送

气，而必须首先克服一系列阻力。在吸气初期，肺泡内压下降，伴随气道内压逐渐下降；气道阻力增大延缓肺泡内压变化向气管的传导，导致患者继续用力吸气，肺泡内压进一步降低。触发灵敏度的存在要求有更低的肺泡内压，而呼吸机反应时间进一步导致肺泡内压下降并延缓气流的产生。试验证实在触发灵敏度为 -1 cmH$_2$O 和无明显气道阻塞的情况下，人工气道的压力可降至 $-2.8\sim-7$ cmH$_2$O，推测肺泡内压为 $-2.8\sim-10$ cmH$_2$O；有严重气道阻塞时，肺泡内压的降低更显著。

（5）肺过度充气和 PEEPi：可显著升高峰压和平台压。这与限制性通气的作用相似，但由于存在气流阻塞，不仅 P_{plat} 升高，P_{peak} 的升高更显著；P_{peak} 和 P_{plat} 的差值明显增大（图 11-9），具体见上述。

（6）呼吸形式：影响峰压和平台压。呼吸形式对气道压力的影响主要取决于吸气流量。在 V_T 恒定的情况下，流量增大使 T_i 缩短，P_{peak} 升高，P_{plat} 和平均气道压（P_{mean}）下降，尤其是在气流阻塞性疾病。同样 V_T，流量为方波时，T_i 缩短，P_{peak} 升高，P_{plat} 和 P_{mean} 下降；若为递减波，则 T_i 延长，P_{peak} 降低，P_{plat} 和 P_{mean} 升高。RR 和 I：E 也主要通过吸气流量和 T_i 的变化影响 P_{peak} 和 P_{plat}，还可通过 PEEPi 的形成与否发挥作用。

3. 压力限制

（1）适当压力限制：气压伤曾被认为是气道压力升高所致，为减少气压伤的发生，工程师提出压力限制的概念。用定容型模式通气时，除设置压力报警外，还设置压力限制，呼吸机用方波流量送气。在送气过程中，若峰压未达到压力限制水平，则按预设要求送气，气道压力、流量、潮气量呈典型变化；若送气过程中，气道压力达到压力限制水平，而送气尚未结束，则送气流量减慢，直至送气结束，使峰压维持在压力限制水平，避免压力的进一步升高，而 V_T 不变（图 7-11、图 11-11）。其特点是在通气阻力升高的情况下，降低气道峰压，保障 V_T，避免通气不足；若为危重哮喘或 ARDS，则 V_T 的保障就意味着平台压和跨肺压的升高或持续时间延长，发生 VILI 和低血压的机会增多，因此采取 PHC 时不宜应用。

（2）压力限制过度：若通气阻力（主要是气道阻力）显著升高，则送气流量刚达到预设值，气道压力就达压力限制水平，此时送气流量迅速减慢，以致送气流量尚未降至 0（即达平台水平），即转换为呼

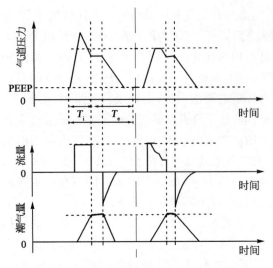

图 11 - 11　压力限制适当的 A/C 模式通气

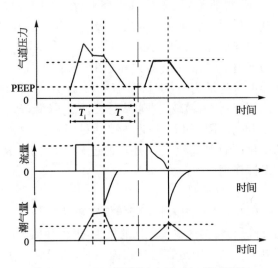

图 11 - 12　压力限制过度的 A/C 模式通气

气,导致 V_T 下降(图 11 - 12),实际 V_E 不足。这是临床上常见的设置不当和人机对抗原因,但容易被忽视。

二、生理学效应的特点

(一)对通气功能的影响

1. **基本影响**　调节得当可充分保障 V_T 和 V_E,迅速改善高碳酸血症。但应特别注意背景 RR 和 V_T 的设置,若背景 RR 太低,而患者又存在明显的中枢抑制,如镇静剂过量或颅脑疾病,则容易导致通气不足;而设置过快,则容易导致通气过度。

2. **常见问题**　V_T 设置是否适当需涉及多方面的问题,V_T 过大,不符合要求,但 V_T 不足更常见,包括流量形态、流量大小、流量上升速度、送气时间、屏

气时间、限制压力等,具体见上述,这是临床上最常见、最容易忽视的应用 A/C 模式不当的情况。

3. **几种特殊情况**　在慢性呼吸衰竭患者,常因通气量过大,$PaCO_2$ 下降太快而出现明显代谢性碱中毒,此时需显著减慢 RR,或改用 SIMV、PSV 等模式。在部分高呼吸驱动的患者,如急性肺水肿、支气管哮喘,RR 增快是一系列机械性或化学性感受器兴奋的结果,降低 RR 或改用 PSV 也不能明显改善过度通气,此时需适当应用镇静剂、肌松剂。

(二)对 $\dot{V}/\dot{Q}$ 的影响　健康人存在一定程度的 $\dot{V}/\dot{Q}$ 离散度,但通过自主呼吸的代偿处于较适当水平。A/C 模式对不同类型呼吸衰竭的影响不同。

1. **阻塞性肺疾病**　由于气道阻力显著增加和自主呼吸能力显著下降,常表现为浅快呼吸,肺泡通气量($\dot{V}_A$)下降,肺血流量代偿性增加,出现明显 $\dot{V}/\dot{Q}$ 失调。A/C 模式调节适当可有效增加 V_T,减慢 RR,增加 $\dot{V}_A$;机械通气正压可使肺总血流量减少,因此可从总体上改善 $\dot{V}/\dot{Q}$。通过机械通气正压还可增加阻塞重、通气差肺区的通气量,从局部改善 $\dot{V}/\dot{Q}$。

由于 A/C 模式可大部或全部取代自主呼吸的代偿作用,通气压力和容积在上肺区分布更多,并可能导致毛细血管全部或部分断流,形成Ⅰ区和Ⅱ区,表现为无效腔样通气;而下肺区通气量较小,血流量较大,形成分流样效应,加重 $\dot{V}/\dot{Q}$ 失调。

综上所述,A/C 模式对 $\dot{V}/\dot{Q}$ 的影响具有双重性。在重症患者,存在严重 $\dot{V}/\dot{Q}$ 失调,以改善为主;而在轻症患者可能以加重为主。因此,在重症患者,用 A/C 模式治疗使呼吸衰竭改善后,应及早改用 PSV 或 SIMV+PSV 等自主呼吸作用较大的模式。

2. **限制性肺疾病**　主要是指肺实质或肺间质疾病,多存在严重 $\dot{V}/\dot{Q}$ 失调,但与阻塞性肺疾病的发生机制不同。肺实质疾病患者的 V_E 正常或增加,甚至 $\dot{V}_A$ 也增加,伴呼吸性碱中毒。在病变重的肺区,肺顺应性显著下降,容积显著减小,通气量较小,血流量相对较大;而病变轻的肺区则维持相对良好的通气,故总体上表现为 $\dot{V}/\dot{Q}$ 失调,前者为低 $\dot{V}/\dot{Q}$,后者为高 $\dot{V}/\dot{Q}$。由于 RR 快,V_D/V_T 增大,间接影响 $\dot{V}/\dot{Q}$。在顺应性非常差的肺区,A/C 模式正压不能使肺泡通气量增加;相反,在通气正压和重力作用下,气流更多地进入病变相对较轻的肺区,可能使 $\dot{V}/\dot{Q}$ 失调加重。因此在限制性肺疾病,机械通气应以改善换气为主,应首选定压型和自主型通气模式,

适当加用 PEEP，提高 FiO_2；而不是定容型 A/C 模式，若选择后者，就必须进行精细调节。

（三）对循环功能的影响　理论上用 A/C 模式时，自主呼吸的代偿作用较弱或完全缺如，机械通气正压将抑制循环功能，但实际上并非完全如此。

1. 改善心功能　在急性左心衰竭、肺水肿患者，适当机械通气可迅速降低左心室跨壁压和后负荷，维持适当的前负荷，改善心功能，故可用于急性心功能不全的治疗；在有明显呼吸代偿、胸腔负压显著增大的患者，适当机械通气降低左心室跨壁压的作用显著，对心功能也有较好的改善作用。对慢性心功能不全，特别是合并睡眠呼吸紊乱的患者，机械通气也有一定的治疗作用。在心功能不全好转后，应逐渐降低通气辅助或改为 PSV 或 SIMV 等模式后，逐渐降低通气压力或频率；突然撤去通气辅助，则容易诱发心功能不全的再次加重。

2. 抑制心功能　在单纯低血容量或单纯心肌缺血的患者，机械通气将显著降低前负荷，抑制心功能，若无严重低氧血症，不宜应用。

3. 基本不影响心功能　在心功能正常的患者，由于机体代偿良好，适当机械通气对心功能的影响不明显，除非过度抑制自主呼吸或合并血容量不足。

（四）气压伤　控制通气时，由于失去自主呼吸的代偿作用，可导致上肺区或气道阻塞轻的肺区过度充气，A/C 模式也容易导致人机配合不良和部分肺区过度充气，因此容易诱发气压伤；而应用镇静剂、肌松剂抑制自主呼吸，可促进人机配合，减少气压伤的发生。因此为减少气压伤，应着重调节通气参数和促进人机配合，不应过分追求通气模式。当然考虑到机械通气的综合效应和减少镇静剂的用量还是以选择定压型或自主型通气模式为宜。

（五）对呼吸功的影响　不同通气条件对呼吸肌做功的影响不同。

1. 控制通气　完全抑制呼吸肌做功，有效改善呼吸肌疲劳；应用时间过长可发生呼吸肌的失用性萎缩，导致呼吸机依赖。动物实验发现控制通气 48 h 后可出现膈肌纤维的萎缩以及膈肌张力的下降，因此控制通气时间不宜过长。

2. 辅助通气　习惯上认为辅助通气仅在吸气初期做功，但对膈肌肌电图的监测显示，呼吸肌做功持续于整个吸气期。因为自主吸气由呼吸中枢触发和调节，一旦呼吸中枢发出吸气信号，呼吸肌将持续收缩，直至肺容积达一定水平；随着吸气信号的终止和呼气信号的出现而终止吸气，呼吸机送气不能终止吸气信号，故整个吸气期皆存在呼吸肌做功。

一般情况下，气道压（P_{aw}）与 V_T 的乘积为呼吸做功量（图 11-13）。控制通气时，呼吸做功量完全由呼吸机控制；辅助通气时，则由自主呼吸和呼吸机共同完成，两者在 P-V 曲线交界部位的面积为自主呼吸做功量。在合理设置通气参数的条件下，辅助通气时，自主呼吸做功约占完全控制通气做功量的 1/3，占完全自主呼吸时的 40%；而不合理的设置则可使总呼吸功和呼吸肌做功皆显著增加，甚至超过单纯自主呼吸的做功量。通气参数设置不合适在临床上非常常见，但容易被忽视（见上述）。

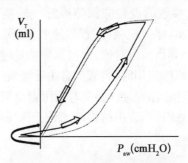

图 11-13　机械通气时的做功量

虚线为控制通气的 P-V 曲线，在纵坐标右侧，P_{aw} 和 V_T 的乘积为机械通气的做功量，无自主呼吸做功；实线为辅助通气的 P-V 曲线，在纵坐标右侧，P_{aw} 和 V_T 的乘积为机械通气的做功量，在纵坐标左侧部分为自主呼吸做功量

3. 影响自主呼吸做功量的因素

（1）吸气触发：同步时间延长是呼吸功增加的最主要因素。任何导致呼吸机送气时间延迟的因素，如弹性阻力增大、PEEPi、气道阻力增加、触发水平设置不合适、呼吸机反应时间过长，都将导致呼吸肌做功量显著增加。这些因素对各种通气模式的影响都是相同的，详见第十二章第一节机械通气同步部分。

（2）潮气量：若 V_T 足够大，将显著减弱吸气信号的强度，抑制呼吸肌收缩和做功；V_T 不足将反射性地引起呼吸肌收缩增强和做功增加。

（3）吸气流量：即使在呼吸机输出 V_T 与自主呼吸 V_T 相同的情况下，自主吸气触发呼吸机送气的初期，也常存在吸气流量不能满足自主呼吸的情况，相当于"阻力呼吸"或"窒息样呼吸"，尤其是流量波形为正弦波、递增波时，这将刺激呼吸中枢进一步兴奋，导致呼吸肌收缩和做功量进一步增加，表现为患者吸气费力，触发压增大。呼吸机送气后，气道峰压、平台压进一步下降（图 11-6），详见上述。

影响吸气流量是否适当的因素主要有流量形态、流量大小、流量上升速度。

（4）吸气时间：若自主呼吸的 T_i 与机械通气的 T_i 基本一致，则同步性好，自主呼吸做功减少，否则将导致人机对抗和呼吸肌做功增加。机械通气时间太长容易出现屏气期呼气或先呼气后吸气，导致气道压骤升、骤降（伴随跨肺压的显著增大），波形图有相应的表现（详见本章第四节 SIMV 的波形图），容易导致气压伤。吸气时间太短，无屏气时间，则容易出现实际 V_T 不足，详见上述。

（5）吸呼气转换：尽管呼吸机送气不能终止吸气信号，但可改变吸气信号的强度和过程，合理的 A/C 模式参数的设置应保障吸呼气转换和自主吸气基本同步，呼吸机吸呼气转换时间的显著提前或滞后，都会导致人机对抗，呼吸肌做功量增加。

实际临床应用时，为减少自主呼吸做功，需精细调节 A/C 模式的参数；必要时改用定压型或自主型通气模式，或适当应用镇静剂、肌松剂抑制过强的自主呼吸。

三、A/C 模式的应用

1. 用于各种呼吸衰竭的治疗　心肺复苏、严重呼吸中枢抑制的患者应首选。在神经-肌肉疾病和气道阻塞性肺疾病，A/C 模式也较常用。在肺实质疾病，容易导致人机配合不良，应特别注意通气参数的调整，必要时适当使用镇静剂、肌松剂抑制过强的自主呼吸，尽可能选择定压型、自主型、智能型程度较高的通气模式。

若为急性神经-肌肉疾病，应尽可能选择辅助通气，否则容易加重肌肉的神经营养不良性萎缩和失用性萎缩，使疾病不可逆，因此除非自主呼吸消失或严重受抑制，应尽可能以辅助通气为主，这也有利于循环功能的改善和呼吸道分泌物的引流。

2. 用于呼吸动力学的精确监测　主要测定 P-V 曲线、胸肺顺应性和气道阻力。

（1）测定要求：临床上经常碰到医务人员汇报监测数据，但不知道监测时的通气状态，这样的测定数据是没有价值的。"精确测定"时需完全抑制自主呼吸，且要求选择方形流量波、RR 足够慢、出现稳定的吸气末平台、呼气末流量降至 0。

（2）测定原理

1）顺应性：单纯控制通气时，吸气末与呼气末肺泡的压力差（$P_{plat}-PEEPal$）是决定 V_T 的直接动力，可反映胸肺顺应性（呼气相顺应性）的变化。如前述，PEEPal 不一定与 PEEP 相同，而是两者综合作用的大小。若为辅助通气，即存在自主呼吸时，V_T 不变，但吸气末胸腔负压增大，吸气末肺泡内压也相应下降，即 P_{plat} 下降，$P_{plat}-PEEPal$ 相应下降，将高估顺应性。

2）气道阻力：具有流量依赖性，特别是在以湍流为主的人工气道和大气道。在湍流状态下，气道阻力与半径的 5 次方成反比，与流量成正比；与层流的特点有明显不同。方形流量波的流量始终维持在同等水平，可使流量对气道阻力的影响维持在相同水平，而其他任何波形，如递减流量波、正弦波的流量始终处于波动中，必然会对阻力产生不同程度的影响。即使应用方波测定，也必须保障流量或 V_T 恒定，否则测定的气道阻力也将因为湍流程度的不同和流量大小的不同而发生变化，缺乏可比性。

具体计算见下列公式（图 11-7），其中 PIF 为吸气峰流量。若加入食管气囊测定胸腔内压可分别测定胸廓和肺的顺应性。

$$气道阻力(R_{aw}) = \frac{P_{peak}-P_1}{PIF}$$

$$呼吸阻力(R_{rs}) = \frac{P_{peak}-P_{plat}}{PIF}$$

$$胸肺顺应性 = \frac{V_T}{P_{plat}-PEEPal}$$

3. 改善肺泡和呼吸道的引流、防治肺感染　在肺外疾病导致的呼吸衰竭患者，初始气道阻力和肺顺应性接近正常或降低不明显，但自主呼吸，特别是膈肌运动被严重抑制，在重力和机械通气正压的双重作用下容易导致低位肺泡陷闭和肺部感染；而已经发生的肺部感染则难以控制，故应选择较大 V_T（12~15 ml/kg）和较慢的 RR，此时不仅通气压力安全，能维持动脉血气的稳定；且有助于扩张陷闭肺泡，促进肺泡引流，防治肺部感染。合理加用叹气样通气或简单进行更高 V_T 通气效果更佳。间断叹气样通气或更高 V_T 通气产生的高流量还可刺激气管黏膜，促进咳痰，促进纤毛摆动，改善周围气道引流。若为严重气道阻塞或肺实质病变则不宜应用叹气样通气或高 V_T 通气，应根据具体情况适当控制 V_T。当然用定压型通气和自主型通气模式进行大 V_T 通气安全性更高，宜首选。

四、通气参数的调节

1. **触发灵敏度** 是公用通气参数,对所有模式都是合适的(介绍其他模式时不赘述)。触发灵敏度、触发后呼吸机的反应时间是影响自主呼吸做功和人机配合的主要因素之一。原则上最容易触发又基本不发生假触发的灵敏度为最佳触发灵敏度。

(1)压力触发:触发水平过高将导致触发困难,过低容易导致假触发。一般设置为$-1\sim-2$ cmH_2O;自主呼吸较弱时,触发水平可为$-0.5\sim-1$ cmH_2O;呼吸驱动较强时应为$-2\sim-3$ cmH_2O。许多因素,如高峰压、连接管路积水等容易引起管路抖动,出现压力波动时,容易发生假触发。

(2)流量触发:设置原则与压力触发基本相同,大约为 2 L/min,但较压力触发的稳定性更好,不容易发生假触发。需强调流量触发的大小随呼吸机的不同而不同,即在一种呼吸机,1 L/min 的触发水平可能相当于另一种呼吸机的 2 L/min,因为在不同呼吸机,流量触发的机制可能不同,详见第十二章第四节。还有部分呼吸机,流量大,为触发敏感,需注意选择和调节。

2. **潮气量** 强调"有效V_T"而不是"目标V_T"。在肺外疾病患者,为克服较低V_T(或流量)可能导致的低位肺泡陷闭、微小肺不张、肺顺应性减退,强调使用大于自然呼吸时的V_T,一般为$10\sim15$ ml/kg(同时 RR 也降至 $10\sim16$ 次/min),并应适当应用"Sign"功能或 PEEP。肺过度充气时,不存在肺泡的陷闭,强调正常V_T($8\sim12$ ml/kg);严重过度充气,则选择小V_T(可低至 $6\sim8$ ml/kg)。肺容积缩小时,强调常规V_T($8\sim12$ ml/kg);严重缩小时,强调小V_T($6\sim8$ ml/kg)。后两者应避免叹气样通气。

在自主呼吸较强的情况下,膈肌功能正常,克服肺泡陷闭的能力较强,气道压低,完成同样$\dot{V}_A$所需的V_T比缺乏自主呼吸(控制通气)时要低。

3. **吸气流量和流量波形**

(1)自主呼吸:如上述,健康人自然呼吸时,吸气流量波形近似正弦波,峰流量和平均流量皆较小,持续时间较长;呼吸增强、增快时,流量波形近似递减波,初始流量和峰流量较大,持续时间较短。

(2)机械通气

1)原则:在呼吸平缓的患者,考虑到触发灵敏度、反应时间、人工气道阻力等的影响,可选择方波或递减波,且流量应较低,T_i宜较长;在呼吸较快、较强的患者,宜选择递减流量波和较高的吸气峰流量,T_i宜较短。

2)具体大小:一般情况下,方波流量宜选择$40\sim60$ L/min,递减流量波为 $60\sim90$ L/min;身高较低、呼吸较弱的患者,流量适当降低;反之流量较高。总体而言,用方波时,P_{peak}高、P_{mean}低,但不容易满足吸气初期的需要,临床应用逐渐减少;应用递减波时,P_{peak}低、P_{mean}高,容易满足吸气初期的需要,临床应用逐渐增多。

3)注意问题:再次强调,用 VAV 或 V-SIMV 模式通气时,较低的吸气流量,特别是初始吸气流量(包括流量形态、流量大小、流量上升速度),是影响呼吸功增加和导致人机配合不良的主要因素之一,但非常容易被忽略。

4. **呼吸频率**

(1)概念:背景 RR 或预设 RR 可保障最低通气频率;实际 RR 是机械通气过程中实际通气的频率。在控制通气时,实际 RR 与预设 RR 相同;有自主吸气触发(辅助通气)时,实际 RR 多大于预设 RR。

(2)设置原则:应结合V_T、自主呼吸能力和疾病特点综合考虑。首先 RR 与V_T的乘积,即V_E应保障适当大小,维持适当动脉血气水平;其次在缓解呼吸肌疲劳的前提下,维持一定的自主吸气触发,以改善血液循环和呼吸系统引流为原则。在阻塞性肺疾病和正常肺者,宜选择慢 RR;在限制性肺疾病患者,宜选择较快 RR。

在呼吸中枢显著受抑制或有严重呼吸肌疲劳时,以控制通气为主,RR 以维持合适的 pH 和$PaCO_2$水平(正常或接近发病前水平)为原则,一般为 $12\sim16$ 次/min;严重肺过度充气(如重症哮喘)应进一步减慢(如 $8\sim12$ 次/min)。肺容积减小患者应增快,但不宜较长时间超过 25 次/min(控制通气)或 30 次/min(辅助通气)。

若患者有一定的自主呼吸能力,可选择较低的背景 RR,而实际 RR 由自主呼吸决定,但为防止通气量不足,一般最低 RR 设置在 $6\sim10$ 次/min。

5. **吸呼气时间比或吸气时间**

(1)概念:预设 I∶E 是在呼吸机上设置的,可直接设置(T_i根据 I∶E 和 RR 换算),也可间接设置(先设置T_i,再根据 RR、送气流量换算为 I∶E)。实际 I∶E 是通气过程中的真实 I∶E。控制通气时,实际 I∶E 等于预设 I∶E;有自主吸气触发(辅助通气)时,实际 I∶E 小于预设 I∶E,但 T_i 一般是不变的。

(2) 设置原则:在肺外疾病患者,气道、肺实质基本正常或接近正常,I∶E 的选择与自然呼吸相似或略长,一般为 1∶2;阻塞性肺疾病患者应延长,一般为 1∶2.5 左右;限制性肺疾病患者应缩短,一般为 1∶1.5 左右。若以改善低氧血症为主要目的时,可选择较短的 I∶E。

(3) 注意事项:实际 I∶E 和 T_e 也随实际 RR 变化,但 T_i 不变,故应注意根据实际 RR 和疾病状态设置和调节 T_i。

五、A/C 模式的智能化调节

1. **基本模式**　主要是流量适应容积控制通气,简称 A/C 模式+自主气流(autoflow)。它是传统定容型通气模式的进一步完善,即在传统定容型模式(包括 A/C 模式或 V-SIMV 模式)的基础上具有流量调节功能(即 autoflow),实质是呼吸机送气的过程中能自动感知患者的吸气用力,在一定限度内自助调节送气流量的大小,并迅速输送与患者呼吸需要相匹配的吸气流量,从而调节 V_T,改善人机关系,避免或改善人机对抗。

2. **基本特点**　压力波形近似方波(峰压和平台压相同),但大小不恒定,随通气阻力的增大而增大;流量和 V_T 波形不稳定(图 7-12)。

3. **容易忽视的问题**　习惯上认为该模式能保障患者在不同情况下的流量需求和 V_T 需求,可用于各种呼吸衰竭的治疗,但容易忽视其存在的问题。

(1) 自主气流的调节有一定的限度:并非习惯上认为的"无限度"调节,若基础 V_T 设置过低,或影响 V_T 的流量形态、流量大小、流量上升速度设置不当,必然导致 V_T 和 V_E 不足,难以纠正高碳酸血症,发生人机对抗。在对呼吸机和模式特点不能充分理解的情况下,过度重视自主气流的调节作用,发生通气不足和人机对抗的机会反而更多。

(2) 不适合用于通气阻力过大的患者:与上述情况相反,若各种参数设置合适,就能保障充足的 V_T,在通气阻力显著增大的情况下,容易导致平台压(吸气末肺泡内压)的显著升高,因此不宜用于采取保护性通气策略的患者(如危重支气管哮喘和重症 ARDS)或有低血压、休克的患者。

4. **适应证**　主要用于肺外疾病导致的呼吸衰竭患者或其他严重呼吸衰竭好转后的治疗。

六、A/C 模式的适当设置

在不同疾病和病理状态下,对 A/C 模式的要求不同,因此判断其是否适当的标准也不同。

1. **生命支持手段**　无自主呼吸或自主呼吸微弱的疾病,如心跳呼吸骤停、严重脑血管意外、药物或毒物中毒,呼吸中枢严重受抑制,机械通气是重要的生命支持手段,要求控制通气、深慢呼吸,$PaCO_2$ 在正常范围,避免出现明显碱血症,这很容易实现。

2. **允许性高碳酸血症**　主要用于危重支气管哮喘和部分重症 ARDS。因患者多有明显的呼吸增强和呼吸窘迫,常需用镇静剂、肌松剂抑制过强的自主呼吸,进行控制通气;若无明显的呼吸窘迫,尽可能不要过度抑制,以有自主吸气触发为原则,这对改善循环功能和呼吸系统引流有重要作用。

在危重支气管哮喘患者,要求小 V_T、慢 RR、较长 I∶E,多需控制通气;在 ARDS 患者,要求小 V_T、快 RR、较短 I∶E,多需辅助通气。

3. **强制性呼吸性碱中毒**　在代谢性酸中毒、pH 明显下降或脑血管扩张导致颅内高压患者,可选择控制通气或辅助通气,给予深慢呼吸、适当过度通气,以出现轻度呼吸性碱中毒为原则,这有助于迅速缓解代谢性酸中毒,改善颅内高压。

4. **大部分情况**　初期以控制通气为主,迅速改善气体交换和呼吸肌疲劳。若疾病处理适当,呼吸机应用得当,则病情迅速好转,逐渐改为以辅助通气为主,此时理想的压力变化为较低的触发压力下降、P_{peak} 和 P_{plat} 轻度降低(图 11-1)。

七、A/C 模式的不适当设置

大体有以下两种情况。

1. **通气过度**

(1) 特点:除初始应用者外,目前相对比较少见。大部分患者主要表现为安静,无自主吸气触发,呼吸性碱中毒;若为严重过度通气,可出现躁动、肢体抽动、昏迷等表现,$PaCO_2$ 显著下降,pH 显著升高。

(2) 处理原则:降低 V_E,原则上以减慢 RR 为主,少部分以降低 V_T 为主,或两者同时降低。

2. 通气不足　目前非常多见,但容易被忽视。

(1) 特点:少部分表现为呼吸性酸中毒,且呼吸平稳,机械通气的波形图典型、稳定,主要见于呼吸微弱的患者。大部分可以 pH 正常或有呼吸性酸中毒,临床表现为呼吸窘迫,辅助呼吸肌活动,胸腹矛盾运动,三凹征阳性;多汗、烦躁、心率增快;人机对抗;反复低压报警;机械通气的波形图出现异常变化,吸气触发压显著下降,P_{peak} 和 P_{plat} 显著下降等(图 11-4、图 11-6、图 11-12)。这也是各种通气模式应用不当时的共同表现。

(2) 原因:常见于通气阻力太大、流量不足的患者。具体原因主要有:① 参数设置不当,目标 V_T 太小,送气时间、屏气时间、流量形态、流量大小、流量上升速度、限制压力(工作压力)的选择或设置不当,特别是初始吸气流量太低,压力限制过度,不能满足患者的吸气需求。② 高水平 PEEPi 存在,或气道阻力显著增加,阻力时间延长,间接导致同步时间显著延长。③ 人工气道或连接接头太细或人工气道内痰痂形成,气道阻力显著增大,从而延缓自主吸气压力的传导。④ 触发灵敏度太低,导致触发时间显著延长。⑤ 连接管路积水,导致呼吸阻力显著增大,且容易假触发。⑥ 呼吸机性能减弱,反应时间延长,无法满足同步需求。

(3) 常见后果

1) 肺损伤:人机对抗、吸入气流量不足导致的肺泡动态陷闭、呼吸增强增快,使跨肺压和切变力显著增大,发生或加重弥漫性或广泛性肺损伤(实质是机械通气导致的 ARDS),导致病情迅速或逐渐恶化,且容易误诊为 VAP,详见第十章第四节病例四;若持续时间较长,将发生慢性肺组织增生和纤维化。其主要见于 ARDS、重症肺炎、肺间质疾病、肺水肿等急性肺实质疾病。

2) 负压性肺水肿:各种肺实质疾病导致的呼吸增强、增快或人机对抗不仅容易发生切变力损伤,也容易同时或单独发生负压性水肿,胸片表现为双肺弥漫性磨玻璃样改变,也容易导致病情迅速恶化和误诊为 VAP。

3) 呼吸肌做功显著增加:呼吸增强、增快或人机对抗会导致呼吸肌氧耗量的大幅度增加,甚至超过总氧耗量的 30%,导致组织供氧进一步恶化。

上述情况是病情反复加重和撤机失败的常见原因。

(4) 处理对策:一旦发现气道压力明显下降,应查找原因,并采取适当的处理措施。不同原因的表现特点不同,若呼吸机送气时出现上述异常表现,改用简易呼吸器通气时明显改善,则为呼吸机模式和参数调节不当或呼吸机性能下降所致;若改用 PSV 后改善,则为呼吸机模式选择和参数调节不当所致,而呼吸机性能没有问题。若抽光气囊内的气体、停用呼吸机、经人工气道吸氧时,患者呼吸反而趋向平稳,则是人工气道内痰栓形成的指征。主要治疗措施有以下几个方面:① 增大 V_T 或增大吸气流量,主要是增大吸气初期流量,在 V_T 不变的情况下改方波为递减波,加快流量上升速度,提高压力限制水平;在已经应用递减波的情况下,可缩短 T_i,增大峰流量,也可改用定压型模式或自主型模式。② 积极降低 PEEPi 和气道阻力,主要是吸痰、应用气道扩张剂和糖皮质激素、延长 T_e;若怀疑或证实气管导管内痰痂形成,则单纯冲洗效果不佳,应及早更换人工气道。③ 改压力触发为流量触发,并改善触发的敏感度。④ 更换粗导管、连接接头,处理管路积水。⑤ 必要时更换呼吸机。⑥ 仍无法解决时,则适当使用镇静剂、肌松剂抑制过强的自主呼吸。需强调,呼吸机参数调节不当、人工气道太细、导管内痰痂形成是最常见的因素,应注意鉴别,并给予相应的处理。

总之,适当应用 A/C 模式通气可保障通气量,有效改善通气,对血流动力学和 $\dot{V}/\dot{Q}$ 影响较复杂,随患者疾病类型及其病理生理特点而变化。控制通气可有效缓解呼吸肌疲劳,但长期应用将导致呼吸肌的失用性萎缩,使用时间尽可能不超过 2 日;呼吸肌疲劳一旦改善,应减慢 RR,使患者在辅助通气条件下通气。辅助通气时,呼吸肌做功不仅发生于吸气初期,而是持续于整个吸气过程,触发灵敏度、流量波形及大小、流量上升速度、送气时间、屏气时间、压力限制、V_T、I:E 调节不当,皆可显著增加呼吸功,导致人机配合不良,特别是流量形态和大小、流量上升速度、压力限制、T_i 的设置不当特别容易忽略。

八、典型病例介绍

【病情介绍】

男性,69 岁,有 COPD 病史,肺功能检查提示轻度阻塞性通气障碍,因反复胆石症发作,全麻下行腹腔镜手术治疗。手术顺利,但考虑患者年龄较大、有基础肺功能减退,术后转入 SICU,继续给予机械通气维持,准备麻醉完全恢复后回普外科病房。

在 SICU,用当时最新式的 Servo-i 呼吸机,选择 A/C 模式通气。参数设置:流量触发,FiO_2 50%,V_T 500 ml,T_i 1.2,RR 20 次/min。在机械通气期间,患者很快出现明显呼吸窘迫,且神志恍惚、躁动不安;动脉血气:pH 7.21,$PaCO_2$ 72 mmHg,PaO_2 118 mmHg。总体考虑 V_E 和 $\dot{V}_A$ 不足,故增大 V_T,从 500 ml 逐渐增加至 520 ml、550 ml、580 ml,但呼吸窘迫和呼吸性酸中毒无好转;检查呼吸机管路,也未发现漏气;频繁人机对抗,需反复应用镇静剂抑制过强的自主呼吸。

【病情分析】

1. **基本情况分析** 患者尽管有轻度阻塞性通气功能障碍,但 COPD 稳定,术中、术后皆无急性发作;全麻刚结束,自主呼吸不会过强,应该很容易实现稳定的机械通气。实际情况却是患者刚苏醒不久就出现严重呼吸窘迫和人机对抗,呼吸机模式和参数设置不合适的可能性极大。

2. **机械通气分析** $PaCO_2$ 高达 72 mmHg;FiO_2 50% 时,PaO_2 仅为 118 mmHg,说明 $\dot{V}_A$ 不足,同时合并换气功能障碍;在不断增加 V_T 的情况下,PaO_2 基本无变化,说明增大 V_T 是徒劳的。

【现代 A/C 模式的问题和合理设置】

1. **问题** 在 SICU,询问医务人员,皆不知道送气流量大小,也未注意波形图的变化。检查发现流量为方波,大小为 18 L/min,相当于 300 ml/s;实际触发和送气时间为 0.8 s,屏气时间为 0.4 s(两者之和等于吸气时间 1.2 s),故实际输出(输入气道)V_T 最多为 300 ml/s × 0.8 s = 240 ml。设置的 V_T (500 ml)仅仅是目标 V_T,是希望达到的 V_T。在现代呼吸机,能否达到目标 V_T,取决于流量形态、流量大小、流量上升速度、送气时间、屏气时间、压力限制等,且不同呼吸机设置的参数不完全相同,容易发生临床混乱。本例的核心是最基本的流量设置过低;在这种情况下,不断增大 V_T 并不能增加实际输入气道的 V_T,因此 V_E 持续不足,呼吸性酸中毒、呼吸窘迫、波形图异常(图 11-4)持续存在。

2. **合理调节和设置** 有两种基本方法:① 继续用 A/C 模式,增大流量和调整 I∶E(后者间接设置 T_i),前者增大至 40 L/min,相当于 667 ml/s;后者调整至送气时间约 0.9 s,且出现适当的屏气时间,则实际输入 V_T 等于预设 V_T。② 既然患者的呼吸能力非常强,就没有必要持续用 A/C 模式控制患者的呼吸,改用以自主呼吸为主的 PSV 模式更合适,并注意现代 PSV 参数的调节。

【调整后的结果和分析】

1. **结果** 本例用第一种方式调节,数分钟后呼吸窘迫即缓解,波形图恢复正常(图 11-1),神志逐渐清醒,人机配合协调;另外,同时将 FiO_2 降至 21%,30 min 复查动脉血气:pH 7.42,$PaCO_2$ 37 mmHg,PaO_2 72 mmHg。通气大约 6 h 即撤机、拔管。

2. **分析** 本例用早期 A/C 模式的要求设置通气参数,忽略或不知道现代呼吸机的特点。根据现代呼吸机特点调整后,实际输入 V_T 迅速增大,V_E 和 $\dot{V}_A$ 也相应增大,呼吸性酸中毒迅速改善。随着 V_T 增大和自主呼吸改善,肺泡开放,$\dot{V}/\dot{Q}$ 失调改善;加之通气功能的迅速改善,低氧血症也迅速纠正。

第二节　定容型同步间歇指令通气

容积控制间歇指令通气(V-IMV、IMV),也称为定容型间歇指令通气,指呼吸机按预设呼吸周期和 RR 送气,每个吸气过程的 V_T、T_i 恒定,两次呼吸机送气之间是不受呼吸机控制的自主呼吸。若呼吸机送气与自主吸气触发同步,则为同步间歇指令通气(SIMV),现代呼吸机的 IMV 皆有同步功能,故除非有特殊说明,IMV 与 SIMV 通用。

一、实施 IMV 的方式

有三种基本的 IMV 工作系统在临床应用,即持续气流系统、按需阀气流系统和伺服阀气流系统。

(一)持续气流系统 是最早的 IMV 工作系统,特点为供气源输出气流,并通过两条平行的管道与连接管路相通,一条为主机管路,是呼吸机按预设V_T输出气流的通路;另一条为侧支管路,并有单向阀,呼吸机主机工作时,输出气流产生V_T的同时,也产生压力将单向阀关闭,侧支气流停止;吸气结束后,压力迅速下降,侧支管路的单向阀开放,气源输出气流进入侧支系统,并通过呼气装置排入大气,若存在自主吸气,该管路中的部分气流将被吸入肺内。

1. **完成持续气流的结构** 供气结构有开放式和闭合式两种。

(1)开放式:侧支管路有较大的容积,可发挥储存气体的作用,供气量相当于V_T的1.5倍或更高,可满足自主呼吸的需要,管路末端与大气相通,故称为开放式。因需附加管路,体积大而笨重,不能在自主呼吸时完成CPAP,故很快被淘汰。

(2)闭合式:侧支管路明显缩短,不与大气直接相通,自主呼吸与呼吸机呼出的气体通过共同的呼气管路排入大气,在机械通气或自主呼吸时皆可完成CPAP/PEEP功能,故称为闭合式。闭合式管路上有一储气囊,呼气时,气源输出的部分气体储存在气囊内,而不是像开放式那样流至大气中,这样可减少不必要的浪费,也可使侧支管路的压力不至于明显升高;在吸气期,气囊内气体补充侧支管路,使压力不至于明显下降。当然若气流量调节不当,压力升高时,多余气体可通过减压阀排入大气。

需强调持续气流的流量应超过自主呼吸的峰流量,以满足自主吸气需要,否则将导致呼吸肌做功增加及管路压力的大幅度波动,即最好的持续气流系统应像完全自然呼吸一样。早期Newport 100型呼吸机即采用持续气流工作。

2. **持续气流的供气特点** IMV系统通过侧支管路为自主呼吸提供高流量,故其主要优点是阻力低,自主呼吸自然、舒适,CPAP水平稳定。主要缺点为高流量导致气源浪费;不能准确监测呼出气,需安装特殊的监测系统;侧支管路独立供气,导致自主呼吸和机械通气不能很好同步,需安装特殊同步装置;容易发生连接管路脱落或安装错误,故使用时应特别注意。

事实上,随着呼吸机通气阀门(包括机械阀和电磁阀等)的不断改进,持续气流的优点几乎被通气阀完全实现,而无其弊端,故持续气流系统已基本被淘汰。

(二)按需阀气流系统 传统SIMV或A/C模式皆使用按需阀供气。自主吸气使气道压力下降或连接管路流量变化,达一定水平(触发水平)后按需阀开放,若呼吸机按设置要求输出气流为机械通气;若完全随自主呼吸输出气流,则为自主呼吸。若不存在自主呼吸,呼吸机则按预设V_T、T_i和RR送气,则为控制通气。与一般呼吸机的触发机制相同,也主要包括压力触发和流量触发。

1. **基本特点** 机械通气时维持气流运动单一性的主要基础是通气阀,包括吸气阀和呼气阀。送气时呼气阀关闭,吸气阀开放,气流进入呼吸道;屏气时,吸气阀和呼气阀关闭,气流终止;呼气时,呼气阀开放,吸气阀关闭,气体从气道呼出,排入大气。

(1)机械阀:从制作材料看,早期通气阀的基本结构是机械阀,主要特点是结构简单、功能可靠,但同步性差。主要工作机制为:送气时吸气阀充分开放,气体全部进入连接管路和气道,呼气阀完全关闭,不漏气;屏气时,吸气阀和呼气阀皆完全关闭,连接管路内无气体流动,不漏气;呼气时,呼气阀充分开放,肺内气体呼出体外,吸气阀完全关闭,不漏气(图11-14)。若在屏气期出现自主吸气动作,则无气流产生,导致患者呼吸窘迫,气道压大幅度下降伴跨肺压增大;若有自主呼气动作,则气流不能呼出,气道压和肺泡压迅速升高,跨肺压增大,容易发生人机对抗和气压伤(图11-15)。上述通气特点是呼吸机根据预设吸气和呼气要求充分开放和完全关闭,与额外的自主呼吸动作无关,故在功能上称为"按需阀"。

早期"按需阀"的性能较差,开闭较慢,与自主呼吸动作的同步性差。随着材料的不断改进,目前通气阀的开放和关闭皆非常迅速,同步性显著改善,成为现代呼吸机的重要结构。

(2)电磁阀:通气阀材料的另一个发展方向是从机械阀向电磁阀或电子阀发展。机械阀是机械装置,有一定的阻力和惯性,其开放和关闭需要相对较长的一段时间,与自主呼吸动作有一定程度的不协调,故需要用性能更优越的材料来取代它。随着电子技术和计算机技术的发展,出现了电子阀或电磁阀。理论上,其阻力要比机械阀小得多,同步性明显改善,但实际上电磁或电子装置也必须和呼吸机的机械装置相连才能发挥作用,因此是否更优越需结合实际情况判断。但总体而言,电磁阀或电子阀是将来的发展方向。

2. **SIMV按需阀的供气特点**

(1)压力触发:早期按需气流系统皆为压力触

发,按需阀为普通机械阀,性能差、阻力高,自主吸气触发呼吸机送气,常使气道压基线下降6~8 cmH$_2$O,而同步时间为0.3~0.7 s,与持续气流相比,呼吸肌做功增加,同步性能极差,并可能加重呼吸衰竭。这也是多数专著或文章描述SIMV模式缺点的依据。

现代呼吸机多采用新型机械装置,性能显著改善,这与A/C模式性能的改善是一致的。由于呼吸机及连接管路的机械特性,呼吸机从触发后到开始送气仍有一定的时间,称为呼吸机的反应时间,是反映呼吸机性能的主要指标。

在反应时间内,连接管路和呼吸道内无气流进入,相当于窒息样通气,因此呼吸肌将更用力收缩,伴随呼吸肌做功增加,气道压力进一步下降,表现为实际触发压显著下降或CPAP水平不稳定,因此判断呼吸机性能可通过观察CPAP实现。

(2)流量触发:可改善自主呼吸对气流的需求,因此呼吸肌做功减少,触发压下降,CPAP波动小。

(3)压力触发+持续气流:加用一定持续气流有利于满足吸气初期对气流的需求,但也可能进一步延迟触发时间,因此压力触发+持续气流能改善呼吸窘迫,与流量触发相似,但不可能达到流量触发的作用。为减轻上述机械阻力引起的呼吸肌做功增加,也可加用5 cmH$_2$O的PSV。动物实验证实:选择合适气管导管时,该支持压力与流量触发时的呼吸肌做功相似。

(三)伺服阀气流系统 是呼吸机通气阀发展的必然结果,该结构不仅在SIMV模式中发挥作用,在A/C模式或各种定压型模式中也发挥作用。

1. **基本特点** 通气阀的一个发展方向是通过一系列电子装置设立反馈通路,吸气时吸气阀充分开放,呼气阀无须全部关闭,而是允许少量气体流出,故气路内压迅速升高,气体有效进入连接管路和气道。屏气时,吸气阀迅速关闭,但不是全部关闭,也允许少量气流流出,且与呼气阀流出的气流量相同,从而维持屏气压力的恒定,此时若有自主吸气动作,肺泡内压下降,平台压也相应下降,但在反馈通路的调节下,吸气阀开大,呼气阀开口缩小,压力迅速恢复至接近原平台压水平;同时部分气流进入连接管路和气道,产生额外的吸气V_T,以满足吸气需要,避免人机对抗。若出现呼气动作,则吸气阀开口缩小,呼气阀迅速开大,气体迅速呼出,产生额外的呼气V_T,避免气道压的明显升高和人机对抗。呼气

时,呼气阀充分开放,气体从肺内充分呼出,而吸气阀迅速关闭,但也不完全关闭,输出的少量气流可阻挡呼出气反流入呼吸机送气管路内,这样吸气阀和呼气阀的开放皆更为迅速,也容易满足额外自主呼吸动作的需要,该现象在物理学上称为伺服(servo),故该类机械阀称为伺服阀(图11-14、图11-15)。

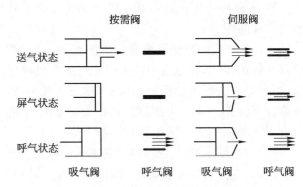

图11-14 按需阀和伺服阀的工作特点

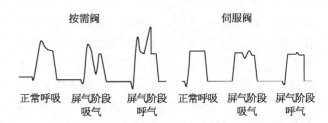

图11-15 按需阀和伺服阀的气道压变化

2. **伺服阀按材料分类** 分为机械阀和电磁阀,特点同上。此不赘述。

3. **优点** 吸气阀和呼气阀开放迅速,故触发阻力和呼气阻力皆非常低,人机同步性更好;更主要的是在屏气期出现额外自主吸气或呼气的情况下,可保障人机关系的协调和气道压力的相对恒定,避免跨肺压的明显增大(图11-15)。

二、SIMV的生理学效应特点

SIMV的作用随辅助强度变化,有较大的变化范围。V_T适当时,辅助强度随预设RR的增加而增强。若预设RR足以抑制自主RR,则为控制通气,与A/C模式的控制通气完全相同;若有较少的自主RR,机械通气量显著高于自主通气量,其作用和效应类似辅助通气;反之机械通气量显著低于自主通气量,则接近自主呼吸。

一般情况下,自主通气量和机械通气量有一定

的比例,前者大约占 1/3,后者大约占 2/3,此时表现出与 A/C 模式不同的特点。

1. 对通气量的影响 由于自主呼吸的调节作用,发生过度通气和碱中毒的机会少。

2. 对换气功能的影响 由于自主呼吸的调节作用,可改善重力与通气压力导致的气体分布不均,从而改善 $\dot{V}/\dot{Q}$ 失调。

3. 对呼吸功的影响 SIMV 与辅助通气对呼吸肌做功的影响相似,而自主呼吸的做功量明显增加,因此除非 SIMV 的辅助程度超过控制通气时的80%,单纯 SIMV 仍有较高的呼吸肌做功量;调节不当,特别是使用性能较差的按需阀时,呼吸肌做功量可能会显著增加。同样,现代 SIMV 的参数调节与 A/C 模式相同,常涉及目标 V_T、流量波形和大小、送气时间、屏气时间、流量上升速度、压力限制等,故调节不当导致呼吸肌做功增加的情况显著增多。合理应用 SIMV 模式,通过部分机械通气减少呼吸功;通过部分自主呼吸使呼吸肌得到一定程度的锻炼,避免呼吸肌的失用性萎缩,促进撤机。

4. 对心血管功能的影响 平均气道压低,对血流动力学的影响小;部分自主呼吸的存在,有利于改善肺循环和体循环。

5. 气压伤 机械通气次数少,人机关系好,发生气压伤的机会少。

6. 人机关系 因 A/C 模式不能改变自主呼吸的节律与形式,自主呼吸持续于整个吸气过程,在通气需求增加时,容易导致人机对抗;SIMV 可较好地发挥自主呼吸的代偿作用,改善人机配合,减少镇静剂的应用。

7. 对呼吸驱动的影响 机械通气和自主呼吸的协调有助于维持适当的中枢驱动。

三、SIMV 的临床应用

1. 机械通气的撤离 因为对自主呼吸有一定的锻炼作用,故最初用于人工气道机械通气的撤机过程。机械通气的初始模式可以是 A/C 模式或 SIMV 模式,但准备撤机时则应选择 SIMV 模式,使动脉血气维持在适当水平,随后逐渐降低预设 RR 的次数,1～4 h 减少 1～3 次/min;一旦出现呼吸窘迫的表现,应即刻增加 RR。

(1) 撤机要求:在该过程中,保持呼吸平稳;动脉血 pH＞7.30,$PaCO_2$ 维持在基础水平(可以正常

或高于正常),FiO_2＜40% 时 PaO_2＞60 mmHg。若设定 RR 为 4 次/min,并能稳定维持 4～6 h,可考虑撤机。

(2) 注意事项:① 因为呼吸机和连接管道(特别是气管插管)本身有一定的阻力,撤机前无须也不应该将预设 RR 降至 0。② 避免在低 RR 水平长时间呼吸,否则容易诱发呼吸肌疲劳,若已经维持上述呼吸状态 4～6 h,但出于种种考虑而暂时不撤机时,需增加 RR 至 6～8 次/min,然后可反复降低 RR,进行多次,直至撤机。③ 降低通气辅助应主要通过减慢 RR 实现,而不宜降低 V_T。④ V_T 设置应兼顾目标 V_T、流量形态和大小、送气时间、流量上升速度、压力限制等方面。

2. 呼吸衰竭的治疗 因为 SIMV 有较大的支持强度变化范围,故可用于各种呼吸衰竭的治疗,尤其是有一定自主呼吸能力者。具体参数的调节,特别是输出 V_T 的调节与 A/C 模式相同,RR 根据通气需求精确调节。要求在保持缓解呼吸肌疲劳的基础上,使动脉血气维持在正常或接近发病前的水平。

四、SIMV 的陷阱

理论上 SIMV 既可改善气体交换,缓解呼吸肌疲劳,又能锻炼呼吸肌,故既可用于各种呼吸衰竭的治疗,也有助于撤机。但事实上并非如此,SIMV 应用不当导致的问题非常多见,也最容易被忽视。主要有两种情况。

1. 通气不足或机械通气与自主呼吸不匹配

(1) 通气不足的特点

1) 一般不足:SIMV 在较低的辅助水平(包括预设 V_T 不足、RR 不足)时,尽管能使动脉血气维持在合适的水平,但容易发生呼吸窘迫、人机对抗和呼吸肌做功增加。在自主呼吸能力较弱的患者,若通气频率不足,容易导致自主 V_T 太小和总 V_E 下降。

2) 现代呼吸机的参数设置不当:由于 IMV 本身的特点是指令性通气,因此 V_T 不足、各种形式的流量不足、T_i 太短或过长都将反射性地引起患者呼吸增强、增快和人机对抗。再如上述,IMV 实际输出的 V_T 与目标 V_T 可能并不相同,涉及流量形态、流量大小、流量上升时间、送气时间、压力限制等的合理设置;若设置不当将导致实际 V_T 下降,引起呼吸窘迫和人机对抗,以及波形图的异常变化。具体见本章第一节和第四节。

（2）临床表现：SIMV 流量或 V_T 不足、T_i 不当的表现为 RR 和心率增快，辅助呼吸肌活动，三凹征阳性，张口呼吸；波形图监测表现为正常形态消失，特别是气道压力的波形图表现更显著，吸气触发的实际负压显著增大，峰压和平台压下降，频繁低压报警，潮气量低于 PSV 的潮气量(图 11-16)。

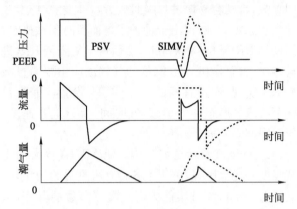

图 11-16 PSV 设置适当、SIMV 设置不适当的波形图

SIMV 流量太低、T_i 太短(无屏气时间)，导致 V_T 太小，波形图不规整，吸气触发压和峰压下降(虚线为 SIMV 的理想波形图)

2. SIMV 辅助过度　包括绝对过度和相对过度两种情况。

（1）绝对过度：RR 过快或 V_T 过大，导致 V_E 和 $\dot{V}_A$ 过大，过度抑制自主呼吸，表现为呼吸平稳，但极少有自主吸气触发或表现为控制通气，动脉血气提示呼吸性碱中毒或碱血症。

（2）相对过度：主要见于夜间自主呼吸减弱的患者，如高龄、中枢性睡眠呼吸暂停低通气综合征、特发性中枢性低通气、重症 COPD、基础 $PaCO_2$ 升高、应用镇静剂或麻醉剂的患者。该类患者的主要特点是白天清醒、代谢率较高，有自主呼吸存在，但夜间睡眠后代谢率显著降低，呼吸中枢的兴奋性显著下降，无自主吸气触发，故表面上是 SIMV，但夜间实际上是控制通气，这更容易导致呼吸机依赖和撤机困难。更有甚者，部分医务人员担心夜间"不安全"而明显增加夜间的通气频率，导致夜间控制通气过度，发生持续性碱中毒(因较少查或不查血气而难以发现)，不仅更容易发生呼吸机依赖，也可能因严重碱中毒而导致其他严重并发症。

由于 SIMV 的上述特点和临床应用机会较多，设置不当的机会也较多，故经常成为"最差"的通气模式。

五、主要适应证和注意事项

鉴于上述情况，强调 SIMV 主要用于有一定自主呼吸能力的患者；自主呼吸过强或过弱皆不宜首选，并特别注意现代呼吸机通气参数的合理设置和调节。自主呼吸较强或自主呼吸能力明显恢复的患者，应及早改用完全自主性通气，如 PSV、PAV、NAVA；若应用于自主呼吸特别强的患者时则应适当应用镇静剂、肌松剂。

六、实际应用

SIMV 无论是用于撤机过程，还是用于呼吸衰竭的治疗，目前皆习惯加用 PSV，详见本章第四节。

第三节　压力支持通气

压力支持通气(PSV)是一种部分通气支持方式，由自主吸气触发呼吸机送气、维持通气压力和决定吸呼气转换，在吸气过程中给予一定的压力辅助，表现为压力限制、流量转换(图 11-17)。PSV 主要用于有一定呼吸能力、通气阻力不是非常大的呼吸衰竭患者。

一、PSV 的运转

PSV 的实施包括 3 个阶段，即吸气触发的识别、吸气压力的维持和吸气终止的识别，这是 PSV 模式本身的特性，也随不同种类的呼吸机而变化，表现为相同支持压力在不同呼吸机有不同的效应强度。

（一）吸气的识别和触发　与 A/C 和 SIMV 模式一样，识别自主吸气的信号可以是气道压力、流量、容积或气流形态的变化，临床上常用压力触发或流量触发，触发后也表现为有一定的滞后时间(即反应时间)，不同呼吸机的反应时间不同。一般而言，老式呼吸机性能差；应用较久的呼吸机性能减退，反

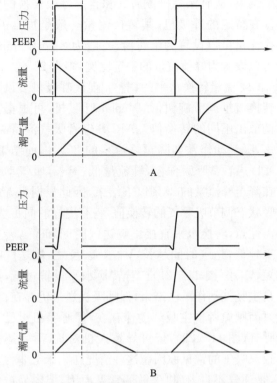

图 11-17　PSV 模式通气时正常的气道压力、流量和潮气量波形图

A. 传统设置（压力为典型方波）；B. 设置合适的吸气压力坡度

应时间长。新式呼吸机、BiPAP 呼吸机反应时间短，同步性好。

（二）吸气的维持

1. **基本特点**　PSV 的经典压力波形为方波，其特点是一旦吸气触发，吸气阀充分开放，通气压力迅速上升至预设值，此时峰压与肺泡内压的压差最大，流量最高；其后随着吸气时间的延长，肺泡内压升高，压差逐渐减小，流量迅速下降，故流量表现为递减波，达一定的流量水平（可以是绝对值，也可以是峰流量的一定比例；该比例可以人工调节，也可以固定，一般为峰流量的 25％），吸气转化为呼气（图 11-17A）。

2. **吸气压力坡度和呼气压力坡度**

（1）吸气压力坡度：如上述，在气道阻力显著升高或呼吸深快的患者，递减流量波容易满足患者对高流量，特别是吸气初期高流量的渴求，缓解呼吸窘迫。但若患者气道阻力基本正常，呼吸较平稳；呼吸机的性能好，则需要克服的通气阻力较低，同步时间显著缩短，快速上升的高速气流会对面部（无创正压通气）或气管（人工气道通气）产生一定的刺激，降低依从性，甚至诱发刺激性结膜炎或频

繁咳嗽。为此，目前较多呼吸机设置出不同的吸气压力上升速度以满足不同的通气需求，称为吸气压力坡度，简称吸气斜坡（图 11-17B），其特点是呼吸机吸气装置被触发后，通气压力逐渐上升至预设值，流量也逐渐达到峰值，从而减轻气流对面部或气管的刺激。

1）坡度的时间设置：现代呼吸机多设计出坡度调节旋钮，其上升时间有较大的变化范围，以满足不同的临床需要。坡度较陡时（0～0.2 s），流量高，T_i 短，适合深而快的呼吸形式，如 ARDS、肺水肿、肺炎；坡度较缓时（0.1～0.3 s），流量低，T_i 长，适合 RR 较慢的呼吸形式，如 COPD。此时患者呼吸平稳，表现为正常的波形图（图 11-17B、图 11-18、图 11-19）。但无论何种情况，吸气压力坡度时间一般不超过 0.3 s，否则流量上升速度过慢，吸气初期的流量不足，V_T 也不能满足吸气需要，导致代偿性呼吸增强、增快和人机对抗，呼吸功显著增加。波形图表现为吸气流量和 V_T 皆较小、出现凹陷性变化；吸气触发压显著降低（图 11-20）。

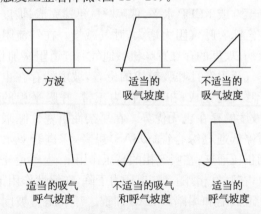

方波　　适当的吸气坡度　　不适当的吸气坡度

适当的吸气呼气坡度　　不适当的吸气和呼气坡度　　适当的呼气坡度

图 11-18　PSV 或 PCV 模式的吸气压力坡度和呼气压力坡度

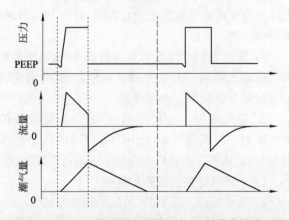

图 11-19　PSV 模式的合适的吸气压力坡度的波形图

左侧为合适的吸气压力坡度；右侧无压力坡度，但皆合适

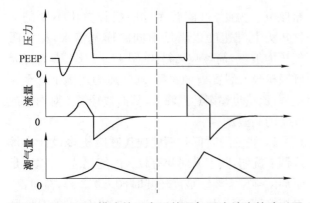

图 11－20　PSV 模式的不合适的吸气压力坡度的波形图

　　左侧为不合适的吸气压力坡度,吸气触发压和初始通气压显著下降,流量和 V_T 吸气支呈凹陷性改变;右图为传统压力波形图

　　2)坡度的其他设置方法:部分呼吸机的吸气压力坡度为相对值,应详细阅读说明书,在不能确定其相对值含义的情况下,则宜选择最小的坡度。

　　(2)呼气压力坡度:少部分传统呼吸机和几乎全部的 BiPAP 呼吸机有呼气压力坡度,简称呼气斜坡(图 11－18)。

　　1)特点:常规情况下,吸气结束,气道压力迅速降至 0 或 PEEP 水平,保障呼气迅速完成;坡度的存在意味着呼气阻力增大,呼气减慢。在气流阻塞性疾病,坡度的存在意味机械通气后气道阻塞加重;在非气流阻塞且呼吸较快的患者,坡度的存在也不利于呼气的完成;在气道阻力正常、呼吸平稳的患者,坡度的存在也无优势。在复杂性阻塞性睡眠呼吸暂停低通气综合征(OSAS)患者,需进行双水平无创正压通气;在吸气相的高压作用下,上气道充分开放;在呼气相,随着气道压力下降,在惯性作用下,上气道回缩和塌陷,OSAS 加重。呼气压力坡度延缓压力的下降,防止上气道塌陷,因提高治疗效果。在 COPD 患者,部分表现为周围气道的严重陷闭,坡度的存在可能也有助于防止陷闭,对抗 PEEPi,但需严密监测。

　　2)适应证:呼气压力坡度适合于 OSAS 患者和部分以气道陷闭为主的 COPD 患者,其他情况皆不宜应用。详见第二十四章。

　　3. 通气压力　用 PSV 模式通气时,常规峰值吸气压力一般不超过 30 cmH₂O,更高的压力是不需要的,否则多需更换以指令性为主的通气模式。

　　(三)吸气结束的识别和终止

　　1. 流量转换　是 PSV 的标准转换方式。

　　(1)基本特性:峰值流量下降至一定水平后由吸气转换为呼气。达转换流量时,一般认为吸气肌

收缩结束,从而保障机械通气和自主呼吸转换的同步。在特定的呼吸机,其转换流量一般是恒定的。转换流量可以设置为绝对值,一般为 2~6 L/min;也可以设置为峰值流量的一定比例,多为 25%。

　　(2)流量转换水平的调整:现代呼吸机多设计出转换流量调节旋钮,如 Veolar 呼吸机,可根据需要调节出不同的转换值。ARDS 患者吸气流量高、T_i 短,吸气动作常在降至峰流量的 25% 以前结束;COPD 患者常呼吸深慢,峰流量低、T_i 长,吸气动作常在降至峰流量的 25% 以下结束,因此根据患者的呼吸状态调节吸呼气的转换值,将有更好的同步性。还需注意,转换水平直接影响送气时间和 V_T,转换水平越低,送气时间越长,V_T 越大;反之,则送气时间短,V_T 小(图 11－21)。若转换水平设置过低,患者自主吸气动作早已结束,但呼吸机送气仍存在;设置过高则患者自主吸气动作存在,但呼吸机早已开始呼气(图 11－22),皆可导致人机对抗,后者还是导致双吸气的常见原因。这些情况在临床上非常常见,是通气不良、撤机失败的常见原因,但容易被忽视。因此,在对此没有充分掌握和熟练运用的情况

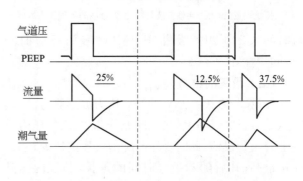

图 11－21　PSV 模式的不同流量转换的波形图

　　左侧为常规设置;中间设置水平降低,V_T 增大;右侧设置水平升高,V_T 减小

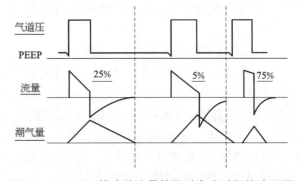

图 11－22　PSV 模式的流量转换过高或过低的波形图

　　左侧为常规设置;中间设置水平过低,V_T 明显增大;右侧设置水平过高,V_T 明显减小,后两者皆容易导致人机对抗

下,应选择 25% 的固定转换流量。

2. 压力转换　气道压力超过预设值,一般为 $1\sim3$ cmH$_2$O,提示患者需立即呼气,呼吸机将自动终止吸气。若患者提前呼气,或出现咳嗽,或躁动皆会出现气道压力升高,自动终止吸气,有助于避免人机对抗和过度充气,因此压力转换的实质是一种安全设置。

若患者躁动不安,或连接管路积水、呼吸加快等导致的压力指针抖动皆会导致频繁的转换,而这些因素也会导致假触发,表现为 RR 显著增快(可达到 $60\sim80$ 次/min)和小 V_T,严重影响通气效果和人机配合,除处理相关因素外,需同时提高支持压力或适当应用镇静剂抑制过快、过强的自主呼吸。

3. 时间转换　是一种安全装置,若 T_i 过长,如漏气时,也将自动终止送气。

二、PSV 的基本特性

PSV 是自主性通气模式,通气压力进行辅助和限制,支持压力和自主呼吸共同决定呼吸形式,自主呼吸对 V_T、吸气流量形态和大小、吸气时间、RR 都有一定的调节作用,符合呼吸生理;其调节作用是在支持压力的范围内变化,与真正自然呼吸有一定的差异。

(一)潮气量　多种因素影响 V_T,其中主要是支持压力水平、压力上升坡度、自主呼吸能力、吸呼气转换水平。触发灵敏度降低、气道阻力增高延缓流量的下降速度和气流进入肺泡的速度,肺弹力增大缩短 T_i,也影响 V_T。

1. 支持压力和自主呼吸是决定通气压力和最大吸气流量的基本因素　自主吸气引起肺泡内压和气道压力下降,触发呼吸机送气。

(1)通气压力及其相关概念

1)预设通气压力:是峰压(由预设支持压力和 PEEP 决定)与 PEEP 之差。

2)实际通气压力:是峰压与送气时的肺泡内压(由吸气触发压和 PEEP 决定)之差。由于 PEEP 对峰压和吸气初期肺泡内压的影响程度相同,故实际通气压力也等于预设 PSV 压力与吸气初期的肺泡内压之差。

3)吸气初期肺泡内压:由自主呼吸能力、触发水平、气道阻力和呼吸机的反应时间等决定。曾有报道:在性能较好的呼吸机,若设置触发灵敏度为

-1 cmH$_2$O,测得的人工气道内压降至 -2.8 cmH$_2$O,当然肺泡内压降低更明显,估计为 $-3\sim-5$ cmH$_2$O;在性能比较差的呼吸机或预设参数不适当的情况下,肺泡内压预计可降至 $-10\sim-50$ cmH$_2$O。此时将出现明显的呼吸窘迫、三凹征和辅助呼吸肌活动。

(2)决定 V_T 的机制:实际通气压力的大小和持续时间决定 V_T。预设 PSV 压力越大,自主呼吸能力越强,则实际通气压力越大、持续时间越长,峰流量和平均流量越大,V_T 自然增大。尽管其他增加肺泡内压的因素也增加峰流量,但由于显著缩短送气时间,最终效应多是降低 V_T。

(3)自主呼吸能力显著影响吸气气流的大小和维持时间:一旦吸气触发,通气压力(峰压与肺泡内压差)最大,气流迅速进入气道和肺泡;肺泡内压上升,实际通气压力下降,流量逐渐下降,表现为递减波。自主呼吸能力强,肺泡内压上升速度(等于通气压力的下降速度)慢,T_i 长,V_T 大;反之,则 T_i 短,V_T 小。

(4)支持压力显著影响吸气气流的大小和维持时间:在自主呼吸能力恒定的情况下,预设压力越高,通气压力越大,峰流量越大;压力差的下降速度慢,平均流量大,V_T 大。

2. 吸气压力坡度影响 V_T　在相同压力条件下,压力坡度较陡直时,峰流量和平均流量高,V_T 大;反之则峰流量和平均流量低,V_T 小。

3. 吸呼气转换水平影响 V_T　吸呼气转换流量较大时,T_i 缩短,V_T 减小;转换流量较小时,T_i 较长,V_T 较大。因此,调换不同的呼吸机时,应根据其本身的特性调节支持用力。同一呼吸机,若压力坡度和转换水平可调时,也应根据具体情况调节支持压力。

4. 吸气时间和呼气时间的调节影响 V_T　PSV 是自主性通气模式,T_i 和 T_e 随自主呼吸变化,故不能人工直接调节呼吸周期。若需要延长 T_i、T_e,则增加支持压力即可。随着压力的升高,V_T 增大,RR 减慢,T_i、T_e 自然延长。在少部分患者,主要是肺顺应性显著减退的患者,如重症肺炎、重症 ARDS,其生理学特点是浅快呼吸(图 11-23),即使明显增加支持压力,浅快呼吸也不能改善,V_T 不能明显增大,此时需改用指令性或间歇指令性通气模式,并适当应用镇静剂、肌松剂,导致一系列问题;为此,部分厂家(主要是德国万曼呼吸机)对呼吸机的功能进一步

改进,设计出 T_i 调节功能,通过呼吸机的反馈通路逐渐延长 PSV 模式的 T_i,增大 V_T,从而在不更换通气模式的情况下达到改善浅快呼吸的目的。还有部分呼吸机有 T_e 调节功能,其调节机制与 T_i 相似,对前者调节不佳的患者,应用该功能有助于进一步改善浅快呼吸。T_i 调节和 T_e 调节对少部分浅快呼吸的患者有一定的价值。

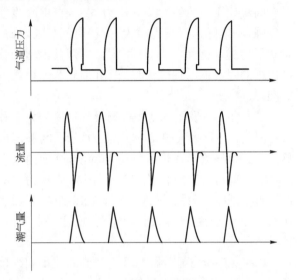

图 11-23 PSV 模式通气的浅快呼吸波形图

5. 自主呼吸能力决定吸呼气的转换 尽管转换水平由呼吸机本身决定,但只要有自主吸气存在,气道与肺泡的压力差也必然存在,流量就必然维持在较高水平,达不到转换水平;若自主吸气动作突然减弱或终止,肺泡内压迅速与预设压力平衡,气流量迅速下降,达预设水平后转换为呼气,V_T 减小。若转换水平设置过高,在自主呼吸能力较强的情况下,流量迅速达转换水平,并转为呼气,V_T 减小,并容易导致人机对抗。

6. 气道阻力对 PSV 模式有多方面的影响

(1) 对吸气的影响:首先延缓触发压力的传导,缩短 T_i;降低吸气初期的肺泡内压,增大峰流量;延缓气道压力向肺泡的传导和延缓气流进入肺泡,降低平均流量,最终效应是降低 V_T。

(2) 对吸呼气转换的影响:吸气动作终止缓慢,流量下降更缓慢,延迟吸呼气转换,在某种程度上增大 V_T,但是幅度有限;容易导致人机配合不良。转换水平应适当降低。

(3) 对呼气的影响:肺泡气呼出时间缩短,呼出 V_T 下降;甚至在下一个呼吸周期开始,呼气流量尚未降至0,形成 PPEPi,影响下一次吸气触发和吸气 V_T。

(4) 临床应用要求:由于上述多方面的问题,在较轻度气流阻塞患者,PSV 模式可以正常应用,且选择较高的通气压力,以出现深慢呼吸为原则;在严重气道阻塞的患者,无法用 PSV 顺利完成机械通气,应改换其他指令性或间歇指令性通气模式,采取定压通气和允许性高碳酸血症策略。

7. 肺弹力阻力对 PSV 模式有多种影响

(1) 对吸气的影响

1) 慢性肺实质疾病:主要表现为浅快呼吸。弹性阻力增大对初始通气压力影响不大,故峰流量相对固定;加速肺泡内压与预设压力的平衡,导致 T_i 减慢、V_T 降低。

2) 急性肺实质疾病:主要表现为深快呼吸。患者呼吸显著增强,实际通气压力增大,峰流量和平均流量皆显著增大,尽管 T_i 缩短,但 V_T 仍增大,只是 V_T 增大的幅度小于 RR 增快的幅度。

(2) 对吸呼气转换的影响:流量下降速度快,吸气动作终止更快,进一步导致 V_T 下降和人机配合不良。需提高转换水平。

(3) 对呼气的影响:对 T_e、呼气 V_T 的影响与吸气相似,不赘述。

(4) 临床应用要求:由于上述多方面的问题,在较轻度限制性通气患者,PSV 模式可以良好应用,其中慢性患者以浅快呼吸、急性患者以深快呼吸为原则,但无论何种情况,RR 不宜长时间超过30次/min。在弹性阻力显著增大的患者,即便用较高的支持压力,也表现为过度的浅快呼吸(图11-23),无法用传统 PSV 顺利完成机械通气,可适当应用吸气时间和呼气时间调节;最好改用其他持续指令性或间歇指令性通气模式(首选定压型模式),必要时适当应用镇静剂、肌松剂抑制过强的自主呼吸。

(二)呼吸频率 PSV 是自主性通气模式,RR 必然随 V_T 的变化而变化,V_T 增大,$PaCO_2$ 下降,PaO_2 和 pH 上升,通过外周或中枢化学感受器抑制呼吸中枢,使 RR 下降;反之 V_T 下降则伴随 RR 增快。

由于血液循环的速度很快,动脉血气体成分含量的变化可迅速影响到化学感受器,使呼吸频率的变化也迅速表现出来,并在5~6 min 稳定,因此观察 PSV 参数调节的效果一般不超过6 min。当然在急性肺实质疾病,如 ARDS、肺水肿、肺炎患者,RR

增快主要是机械因素所致,氧合功能的变化对呼吸中枢的影响有限,故治疗初期,支持压力和 V_T 的增加并不能有效减慢 RR,随着病情改善或镇静剂、肌松剂的应用,才会出现 RR 的减慢。

(三)吸呼气时间比 因为是自主性通气模式,I∶E 必然随 RR、V_T 变化而变化,深慢呼吸时,I∶E 长,反之则短。

总之,一般情况下支持压力的增加将导致 V_T 增加和 RR 减慢,即 V_T 与压力的变化成正比,而 RR 与压力变化成反比。气道-胸肺阻力增加导致相反的变化,即阻力增大,V_T 减小,RR 增快。通气阻力和通气压力变化导致的呼吸形式变化在 $1\sim2$ min 即可显示出来,$5\sim6$ min 稳定。自主呼吸增强导致的呼吸形式变化与支持压力的变化相似,可通过在床旁观察呼吸形式变化了解病情变化和调节支持压力。支持压力过度增大,也可导致过度通气和 RR 显著减慢,甚至发生窒息报警,这是 PSV 通气时,呼吸机控制自主呼吸,使其不符合呼吸生理的表现之一;而应用 PAV 或 NAVA 通气时,通气辅助的增加仅能降低呼吸肌做功,呼吸形式保持不变。

三、PSV 生理学效应的特点

1. 对通气量的影响

(1)通气量相对稳定:在一定的压力范围内,支持压力的上升或下降可引起 V_T 和 RR 的变化,但通过自主呼吸调节,V_E 基本保持不变,$\dot{V}_A$ 和 $PaCO_2$ 水平在较小的范围内波动,多数患者可维持 $PaCO_2$ 正常,而不至于发生呼吸性碱中毒;在慢性高碳酸血症型呼吸衰竭患者,可使 $PaCO_2$ 维持在适当水平,pH 保持正常。同样,若代谢率轻度增加,即使不调节支持压力,也可通过自主呼吸的调节使 V_E 增加,保持动脉血气稳定。

(2)通气量的调节有一定限度:自主呼吸和支持压力的调节皆有一定的范围,预设压力过低也会发生通气不足,特别是气道阻力显著增大时;而通气不足前患者常出现呼吸窘迫的表现和波形图的变化,因此单纯用“V_E 或动脉血气”观察和调节支持压力的意义不大,而观察临床表现、呼吸形式和波形图的变化则更有价值(见上述)。当然支持压力设置过高,也会发生通气过度和呼吸性碱中毒。

(3)通气量调节特点:PSV 的自主呼吸调节作用与 SIMV 不同。在 SIMV 模式,呼吸机必须按预设 V_T(或压力)以给定的 RR 通气;自主呼吸不能改变呼吸形式,仅能对呼吸机“强制通气”导致的“通气过度”或“通气不足”进行非常有限度的调整或根本不能调整,若预设 V_T 或 RR 较大,指令通气已导致过度通气,自主呼吸不可能使其缓解;相反若预设 V_T 或 RR 过低,将导致实际 RR 过快和诱发呼吸肌疲劳,只有在 SIMV 的参数设置合适的情况下,才能维持通气量的稳定和锻炼呼吸肌。在 PSV 模式,自主呼吸调节每一次呼吸,改变呼吸形式,使通气辅助尽可能达到“最佳”状态,故同步性好,患者感觉舒适,对镇静剂的需求量小。

2. 对气体分布和 $\dot{V}/\dot{Q}$ 的影响 通过发挥自主呼吸的调节作用改善 $\dot{V}/\dot{Q}$,这与 SIMV 的作用相似,但因为自主呼吸影响每一次通气,故应用得当改善气体分布和 $\dot{V}/\dot{Q}$ 的效率更高。

3. 对血流动力学的影响 自主呼吸增加胸腔负压,降低平均气道压,对血流动力学影响小。

4. 气压伤 人机关系好,发生人机对抗和肺过度充气的机会少,发生气压伤的机会更少。

5. 对呼吸功的影响

(1)减少呼吸功的机制:用 PSV 的初始目的之一是改善呼吸肌疲劳和降低呼吸肌做功,提高呼吸肌的工作效率。呼吸肌做功的减少与 PSV 的水平直接相关。支持压力增加,可增加每次呼吸的辅助强度和减少每次呼吸的做功;而支持水平的增加又可减慢 RR,使总做功量明显减少,所以 PSV 模式常用于改善呼吸肌疲劳。

(2)减少呼吸功的特点:与 SIMV、辅助通气等相似,都是通过通气正压作用减少吸气过程中呼吸功消耗,而不能影响吸气初期气道尚未产生气流或气流量不足时的呼吸功增加,流量触发或合用持续气流可进一步减少呼吸功的消耗。

(3)减少呼吸功的临床应用:气管插管和吸气阀(特别是性能较差或用时较长的机械按需阀)的存在,可显著增加呼吸肌做功,而 PSV 常作为补偿手段,减少阻力增大导致的呼吸功增加。实验证明:克服普通按需阀的阻力至少需要支持压力 5 cmH_2O,现代呼吸机按需阀性能显著改善,阻力显著减小,需要的压力也显著降低;克服内径为 $7\sim9$ mm 的气管插管的阻力需支持压力 $4\sim8$ cmH_2O,总体压力相当于 $7\sim9$ cmH_2O。

(4)增加呼吸功的情况及其特点:PSV 设置不当,特别是 PSV 压力斜坡、吸呼气转换水平设置不当,将导致呼吸窘迫和呼吸功增加。临床表现为呼吸增快、辅助呼吸肌活动、胸腹矛盾运动、三凹征、出汗、烦躁、心率增快,人机对抗,反复低压报警,并出现波形图的变化(图11-20)。

6. 对动态性肺过度充气的影响 PSV改善呼吸形式,降低RR,缩短T_i,有利于气体的排出,降低PEEPi;而V_T增大则可能增加气体陷闭量。由于呼气时间对PEEPi形成的影响更大,故总体上表现为肺过度充气减轻和PEEPi降低。当然,若气道阻力过大,PSV的触发、维持皆非常困难,将发生浅快呼吸(图11-23),肺过度充气反而加重。

四、PSV效应的缺点

PSV生理学效应有上述较多优点,但也同时存在一定缺点。

1. 有一定的应用范围 PSV是自主性通气式,呼吸机的触发、吸气的维持和吸呼气的转换皆取决于自主呼吸。因此,在无自主呼吸或自主呼吸微弱的患者不能应用PSV;呼吸肌极度疲劳或呼吸肌肌力显著下降的患者,应用PSV后将会出现呼吸中枢兴奋性的显著下降和RR的显著减慢,也不宜使用。在严重阻塞性肺疾病,气道阻力的显著增加将显著延迟PSV的触发、缩短送气时间、延迟吸呼气转换,导致人机配合不良和通气量不足,故也不宜应用PSV。在呼吸浅快的患者,部分通过增加支持压力、调节压力坡度等使呼吸逐渐深慢,但也有部分患者持续不能改善,此时则需要改用SIMV或A/C模式和以此为基础发展起来的复合型模式或智能型模式。

2. 有一定的个体差异 不同呼吸机的性能不同,支持压力的上升坡度不同,转换流量的水平也可能不同,从而表现出不同的支持强度,即同等压力水平时,一种呼吸机的支持强度足够,而更换呼吸机后可能出现通气不足或过度,故更换呼吸机后需重新调节。

3. 准确监测有一定的范围 因自主呼吸存在,不能对呼吸动力学进行准确监测,需加用特殊的屏气装置和计算程序。当然V_T、流量等常用参数仍可进行准确监测,而波形图的动态监测可提供更多有价值的信息。

4. 对漏气的敏感性高 与A/C或SIMV模式不同,用PSV模式时气道漏气不仅影响V_T,也显著

影响PSV的吸气触发和吸呼气的转换,容易导致通气失败。

5. 对压力的不适当变化敏感 压力转换是一种安全措施。但若导致压力转换的因素频繁存在,如咳嗽、躁动不安、连接管路积水、呼吸加快或呼吸机软件程序问题导致压力锯齿波频繁出现,转换也随之频繁出现;这些因素又会导致假触发。表现为RR异常增快,但临床上容易被忽略。

五、PSV的其他形式

主要是指容积支持通气(VSV)和以PSV为基础的指令分钟通气(MMV),也包括压力放大(PA)通气(见相关章节)。

六、PSV的智能化调节

PSV的智能化调节主要是容积支持通气(VSV),其在BiPAP呼吸机又称AVAPS或IVAPS。首先预设目标V_T和最高压力上限,采用PSV模式,由微电脑自动测定胸肺顺应性和气道阻力,自动调整支持压力水平,以保障V_T的相对稳定,用于有一定自主呼吸能力的患者。随着自主呼吸能力的增强,支持压力自动降低,直至转换为自主呼吸;若呼吸能力减弱,呼吸暂停时间超过一定数值(一般为20 s),自动转换为PRVCV。

七、PSV的临床应用

1. 用于呼吸衰竭的治疗 PSV是目前最常用的通气模式,因为:① 绝大多数呼吸衰竭患者有一定的自主呼吸能力。② 在一定程度上,PSV允许患者自主呼吸调节,有良好的生理学效应和人机关系,并能减少镇静剂、肌松剂的应用。③ 神经肌肉阻滞剂可引起肌肉萎缩,减少镇静剂、肌松剂应用可使肌萎缩或肌无力的机会减少。④ 可直接过渡到撤机。但慎用于气道阻力显著增加、严重呼吸肌疲劳和难以纠正的浅快呼吸患者,禁用于无自主呼吸或自主呼吸较弱的患者。

PSV可用于人工气道机械通气,用于无创正压通气更具优越性。

2. 用于机械通气的撤机过程 用SIMV模式撤机时,呼吸机辅助通气和自主呼吸交替出现,容易

导致"呼吸形式"的剧烈波动和患者的不适应,操作者需仔细调节,特别是现代 SIMV 模式。用 PSV 时,呼吸机可支持每一次呼吸,自主呼吸也可对每一次呼吸进行调节,有利于从辅助通气向自主通气的平稳过渡。随着支持水平的下降,自主呼吸做功逐渐增加。PSV 7~9 cmH_2O 时,PSV 的作用仅相当于克服吸气阀和气管插管的阻力,而患者相当于在"不存在人工气道"的情况下自然呼吸,此时若患者表现为稳定的自主呼吸,动脉血 pH>7.30,且 FiO_2 降至 40% 以下可考虑撤机。现代呼吸机按需阀或伺服阀的阻力小,特别是流量触发时会进一步减小呼吸功,因此支持压力水平可适度降低。

3. **改善呼吸肌疲劳**　根据支持压力可灵活确定减少呼吸肌做功的强度,又对呼吸生理学无明显不良影响,是目前最常用的改善呼吸肌疲劳的通气模式。

4. **扩张肺泡陷闭**　进一步改善低氧血症和防治 VAP。机械通气取代或大部分代替自主呼吸将导致低位肺区陷闭,使肺顺应性下降,PaO_2 下降或需要的 FiO_2 增加;肺泡引流不畅,容易发生感染或感染不易控制。这在外科手术后、神经科患者或药物中毒患者容易发生。增大 V_T 可充分扩张萎陷肺泡和改善肺泡引流,有助于防治 VAP;改善肺顺应性和 $\dot{V}/\dot{Q}$ 失调,提高 PaO_2。选择 PSV,增大通气压力是最常用的增大 V_T 和扩张陷闭肺泡的方式。一般方法是将支持压力较基础值增加 0.5~1 倍,或将 PEEP 降至 0~1 cmH_2O,支持压力增加至 30 cmH_2O,每次通气 1~3 min,每日实施 4~6 次。

5. **改善呼吸系统的引流**　如上述,在肺外疾病导致的呼吸衰竭患者,气道阻力和肺顺应性接近正常或降低不明显,但自主呼吸,特别是膈肌运动的代偿作用被严重抑制,在重力和通气压力的双重作用下容易导致低位肺泡的陷闭和肺部感染的发生;而已经发生的肺部感染则难以控制,故主要治疗措施不是应用抗菌药物,而是用较高的支持压力增大 V_T,改善肺泡的陷闭和引流。具体措施与上述相同。间断高支持压力产生的高流量还可刺激气管黏膜,促进咳痰;促进纤毛的摆动,从而改善气管和支气管的引流。因此,在部分呼吸衰竭患者,平时合理应用 PSV 模式有助于患者平稳呼吸,迅速改善呼吸衰竭;而间断高压力通气则有助于改善呼吸道和肺泡的引流,防治气道-肺部感染。

八、PSV 参数的设置和调节

1. **触发灵敏度和支持压力的调节原则**　大多数情况下,PSV 仅需设置触发灵敏度和支持压力,故参数的调节极为方便。

(1) 触发灵敏度的设置:与其他模式,如 A/C 或 SIMV 模式相同。

(2) 支持压力:可人工(单纯 PSV)或自动调节(VSV)。初始设置水平应较低,根据熟练程度在 2~6 mim 增加一次支持压力,直至达稳定的自主呼吸水平或符合呼吸生理要求。

1) 合理选择调节时间:PSV 压力升高表现为呼吸肌做功下降、V_T 迅速增大和 RR 迅速减慢,并在 5~6 min 达稳定状态,故数分钟调节一次压力是合适的。

2) 稳定自主呼吸的表现:气道阻塞性疾病表现为深慢呼吸;限制性疾病表现为适度浅快或深快呼吸,同时患者呼吸平稳,胸腹运动同步,辅助呼吸肌活动消失,气道压力、流量、V_T 波形图正常。

2. **压力支持水平的具体调节方法**　初始通气时,支持压力应较低,在 10 cmH_2O 左右,使 V_T 略小,RR 略快,随后逐渐增大支持压力,使 V_T 逐渐增大,RR 逐渐减慢。

(1) 初始应用:一般每次增加支持压力 2 cmH_2O,5~6 min 增加 1 次,使患者的呼吸形式符合要求,这样可比较顺利地完成从自主呼吸向机械通气的过渡。

(2) 熟练应用:若操作者能熟练应用 PSV 模式,则可加快调节的幅度和速度,可每次增加支持压力约 4 cmH_2O,每 2~3 min 调节 1 次。

(3) 调节原则:通气过程中,若 RR 加快,V_T 变小,呼吸窘迫加重,波形图丧失正常形态,说明通气压力不足,需提高压力;若 V_T 明显增大,RR 明显减慢,波形图正常,说明支持压力过大,需降低压力;在两者之间,则提示通气压力合适。

(4) 撤机:机械通气撤离时,支持压力逐渐降低,而呼吸形式保持稳定,波形图正常,说明支持压力足够;若出现 RR 的明显增快,V_T 减小,波形图出现送气流量不足的表现,则即使动脉血气稳定,也说明支持压力不足,应迅速恢复较高的支持压力,待病情好转后再逐渐降低。

3. **压力坡度和流量转换水平的设置**　现代呼

吸机有压力坡度和流量转换水平的调节。具体见上述,在不能充分掌握调节技巧的情况下,可将吸气压力坡度设置在最低,流量转换设置在常规水平。呼气斜坡仅适合进行无创正压通气的 OSAS 患者。

4. 吸气时间和呼气时间调节　在少部分 BiPAP 呼吸机(德国万曼),有一定的 T_i 和 T_e 调节功能,即可通过呼吸机的反馈通路逐渐延长 T_i,有助于改善浅快呼吸。其主要用于无创正压通气。

九、典型病例分析

【病情介绍】

女性,56 岁,既往体健,无基础肺疾病,胃溃疡穿孔导致急性腹膜炎,行紧急手术。术后因痰液引流不畅、严重呼吸衰竭而气管插管,给予德尔格 Evita 4 呼吸机通气和综合治疗,情况逐渐好转,术后 12 日,腹部病情稳定,肺部感染得到控制。临床判断应该能够撤机、拔管。实际情况是 PSV 模式通气的参数为:流量触发 2 L/min,PEEP 3 cmH_2O,FiO_2 50%,支持压力 20 cmH_2O,实际 RR 为 30～40 次/min,睡眠后大约 25 次/min,V_T 约为 300 ml,需间断应用镇静剂抑制过强的自主呼吸;SaO_2 98%,动脉血 pH 和 $PaCO_2$ 正常。患者需要如此高的通气压力和 FiO_2,不可能撤机。

【问题】

1. 现状　当地医师完全不懂现代呼吸机的特点,忽视了 PSV 模式吸气压力坡度的存在,将波形图监测放置在 $P - V$ 环上,且不懂得动态 $P - V$ 环的意义,基本不用简单的压力、流量和潮气量波形图监测。

2. 吸气压力坡度　该呼吸机的最长时间为 1.5 s,操作者因不懂该参数的意义而用足 1.5 s。患者呼吸中枢正常,应该采用正比呼吸;在有气道-肺阻力(包括人工气道阻力)、触发阻力和延迟阻力

的情况下,30～40 次/min RR 对应的 T_i 大约为 0.6 s,即吸气结束时支持压力大约为 7 cmH_2O,而吸气中期的压力不足 4 cmH_2O,吸气初期更低,如此低的压力尚不足以克服人工气道和呼吸机本身的阻力。波形图出现明显的异常改变(图 11 - 20)。

3. 后果　上述情况导致患者接近“窒息样呼吸”,吸气流量极低,V_T 非常小,不仅导致呼吸肌疲劳;也导致大量肺泡陷闭,出现严重 $\dot{V}/\dot{Q}$ 失调(且为低 $\dot{V}/\dot{Q}$),需氧浓度显著升高(FiO_2 高达 50%)。如此恶性循环,患者不可能撤机。

【处理】

1. 即刻处理　维持支持压力不变,将吸气压力坡度降至 0,FiO_2 降至 21%,通气 5～10 min,RR 降至 6～8 次/min,V_T 升至 1 000 ml 以上,心率也逐渐减慢,SaO_2 仍维持在 98%。

2. 后续处理　将支持压力逐渐降至 12 cmH_2O,吸气压力坡度为 0.2 s,FiO_2 25%,约 30 min 后 RR 约为 14 次/min,V_T 升至大约 650 ml,心律平稳,患者安然入睡;波形图规则(图 11 - 17、图 17 - 19)。

3. 最终处理　次日(大约 16 h)停机;观察 30 min,病情平稳,顺利拔管,5 日后出院。

【处理手段及效果的评价】

患者基础气道-肺功能正常,尽管本次手术前后出现肺部问题,但治疗后也迅速好转。由于通气压力和 V_T 不足,导致大量肺泡萎陷,并出现呼吸肌疲劳;设置好吸气压力坡度后,吸气流量和 V_T 迅速增大,大量陷闭肺泡迅速开放,$\dot{V}/\dot{Q}$ 迅速恢复至正常或接近正常,故吸空气状态下,SaO_2 仍能维持正常;通气波形图也恢复正常;临床症状也逐渐缓解。将 FiO_2 降至 21% 是为了便于简单地观察治疗效果。

在肺泡充分开放后,逐渐降低支持压力是适当的;经过 16 h 的适当通气,呼吸肌疲劳完全恢复;由于基础肺功能正常,一旦呼吸肌疲劳恢复,即可迅速撤机、拔管,没有必要进行严格的撤机试验。

第四节　同步间歇指令通气加压力支持通气

定容型 SIMV+PSV 是临床上最常用的通气模式组合,如此应用的“表面理由”主要有:① SIMV 主要有两部分通气形式,一是 IMV 按呼吸机指令通

气,可有效改善气体交换和呼吸肌疲劳;二是自主呼吸,可锻炼呼吸肌,但容易诱发呼吸肌疲劳,若加用 PSV,则可锻炼呼吸肌而不容易诱发呼吸肌疲劳,即

两者综合应用可有效治疗呼吸衰竭,又能适当锻炼呼吸肌,从而在治疗呼吸衰竭的同时有利于顺利撤机。② 两种模式都是较早出现的通气模式,发展较成熟,应用经验较多,有利于推广。

一、现代 SIMV＋PSV 的特点

1. SIMV 的特点　随 A/C 模式的发展而变化,其特点与早期有显著差别。首先,SIMV 本身是指令性通气,其预设 V_T 太小、T_i 太短或过长皆不适合自主呼吸;更重要的是 SIMV 实际输出 V_T 不一定是预设 V_T,其实际大小与流量形态、流量大小、流量上升时间、送气时间、压力限制等的设置直接相关。任何参数设置不当将导致实际 V_T 下降或机械通气的呼吸周期与自主呼吸不一致,发生呼吸窘迫和人机对抗,以及波形图的异常变化,具体见本章第一节和第二节。其次,SIMV 辅助过度,包括绝对过度和相对过度两种情况,即表面上是 SIMV＋PSV,而实际是 CMV 或夜间 CMV,具体见本章第二节。

2. PSV 的特点　与早期 PSV 模式相比,现代 PSV 不仅有支持压力(公用参数:触发灵敏度、PEEP 和 FiO_2 除外)的设置,还涉及吸气压力坡度、吸呼气的流量转换水平,部分呼吸机还有呼气压力坡度,部分 BiPAP 呼吸机还涉及吸气时间和呼气时间的调节,详见本章第二节。

3. SIMV＋PSV 的特点　兼具两种模式的特点,只有在 SIMV 和 PSV 的参数设置皆合理的情况下,才能有效达到治疗作用,使患者呼吸平稳,此时 IMV 通气和 PSV 通气的压力、流量、容量的波形图也表现正常(图 11-24);且两者的 V_T、T_i 相似,而后者的峰压大约是前者的 85%。不仅如此,在呼吸衰竭的治疗过程中,理想情况是 PSV 的频率占总频率的 $1/2 \sim 2/3$;若准备撤机,则 IMV 的频率需进一步减少,甚至停用,采用 PSV 模式。不合适的 SIMV＋PSV 设置有多种情形,临床表现、动脉血气和波形图也有所不同,主要有以下几种情况。

二、不合适的 SIMV＋PSV 设置

1. IMV 的通气量过大

(1)基本特点:IMV 辅助过度,包括绝对过度和相对过度两种情况。前者指 RR 过快和(或)V_T 过大,过度抑制自主呼吸,甚至导致呼吸性碱中毒;

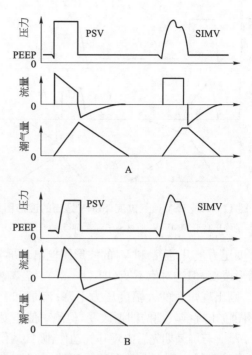

图 11-24　参数设置合适的 SIMV＋PSV 的波形图

A. 传统设置;B. 加合适的吸气压力坡度和流量上升速度

后者主要见于夜间自主呼吸减弱的患者,此时 PSV 不发挥作用或作用微弱,故通气模式名义上是 SIMV＋PSV,但实际是 CMV 或夜间 CMV,容易发生呼吸性碱中毒、呼吸机依赖和撤机困难。详见本章第二节。

(2)处理原则:降低 SIMV 的频率,使 PSV 出现;在基础 $PaCO_2$ 升高的患者,夜间或基础代谢率降低,需进一步降低 SIMV 的频率,以 $6 \sim 10$ 次/min 为宜,避免出现夜间碱血症。

2. PSV 通气过度

(1)基本特点:主要见于病情明显好转后,IMV 频率较低、PSV 压力较高等情况,此时患者呼吸平稳、波形图正常,但 PSV 的 V_T 明显高于 IMV,峰压高于后者的 85%(图 11-25),总 RR 明显减慢;动脉血气表现为呼吸性碱中毒。

(2)处理原则:逐渐降低 PSV 的压力,使总 RR 逐渐增快,符合患者的病理生理特点。

3. IMV 的吸气时间过长　在临床上非常常见,常导致明显的人机对抗,出现明显的呼吸窘迫表现,频繁高压报警,或高压、低压报警反复出现;也可因呼吸幅度过大、频率过快导致跨肺压和切变力显著增大,诱发或加重弥漫性肺损伤和负压性肺水肿(图 10-18、图 10-19)。波形图表现为屏气时间内的压力平台不规整。若有呼气动作,则出现短暂的

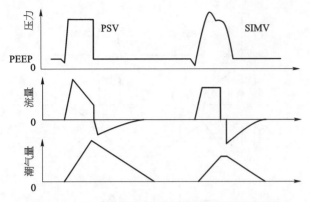

图 11 - 25　PSV 通气过度、SIMV 适当的波形图

PSV 的峰压高于 SIMV，V_T 明显高于后者；两者的波形图皆正常

大幅度压力上升；流量和 V_T 的波形图也出现屏气期的凸形改变，但绝对值不变（图 11 - 26）。若有吸气动作，则出现短暂的大幅度压力下降；流量和 V_T 的波形图也出现屏气期的凹形改变，但绝对值不变（图 11 - 27）。若屏气期先后出现呼气动作、吸气动作，则连续出现短暂的压力上升和压力下降，伴随流量和 V_T 的相应改变，即呼吸波形图不规整（图 10 - 21）。

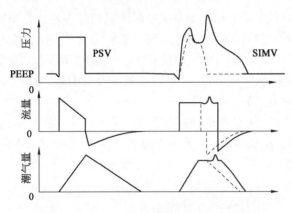

图 11 - 26　吸气时间过长的 SIMV 波形图

SIMV 的吸气时间过长，屏气期呼气，压力明显升高，流量和 V_T 波形图出现凸形改变，绝对值不变；虚线为 SIMV 的理想波形图

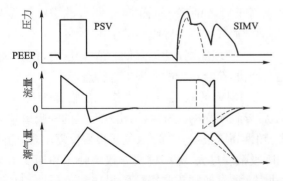

图 11 - 27　PSV 适当、SIMV 吸气时间过长的波形图

SIMV 的吸气时间过长，屏气期吸气，压力明显下降，流量和 V_T 波形图出现凹形改变，绝对值不变；虚线为 SIMV 的理想波形图

4. **SIMV 的吸气时间不足**　导致送气时间过短，实际 V_T 减小（图 11 - 16、图 11 - 28），出现严重呼吸窘迫和波形图的异常变化。

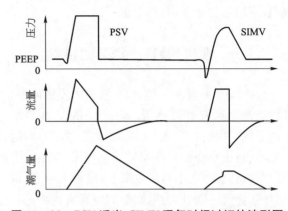

图 11 - 28　PSV 适当、SIMV 吸气时间过短的波形图

SIMV 的 T_i 过短，无屏气期（流量大小足够），吸气触发压和峰压明显下降，V_T 明显小于 PSV，且图形不规整

5. **SIMV 的吸气流量不足**　包括吸气流量大小不足（图 11 - 16）、流量上升速度太慢（图 11 - 29）或初始吸气流量不合适（主要是方波，极端情况是正弦波和递增波）。

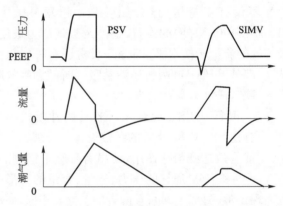

图 11 - 29　SIMV 流量上升速度太慢的波形图

6. **压力限制过度**　导致 SIMV 和 PSV 的最高压力只能达到压力限制水平（图 11 - 30），使 SIMV 的流量显著下降（与 A/C 模式的机制相同），V_T 下降；由于 PSV 的压力有限，其流量和 V_T 也不足。

7. **SIMV 的 V_T 不足**　可以是目标 V_T 不足、吸气流量不足、T_i 太短（无屏气时间）等多种原因所致。

上述三种情况皆可导致实际吸入 V_T 不足。其共同特点是患者呼吸窘迫，呼吸动作增强、频率增快，辅助呼吸肌活动，胸腹矛盾运动，三凹征阳性，出汗、烦躁、心率增快，人机对抗，反复低压报警，波形图监测提示吸气触发压和峰压显著下降，流量和 V_T

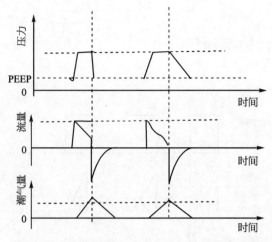

图 11－30　压力限制过度的 SIMV＋PSV 波形图

左侧为 PSV,右侧为 SIMV。压力限制过度导致 SIMV 的压力迅速达到高限,呈平台状,流量迅速下降,V_T 明显减小;还使 PSV 峰压与 SIMV 峰压皆只能维持在压力限制水平,流量和 V_T 皆不足

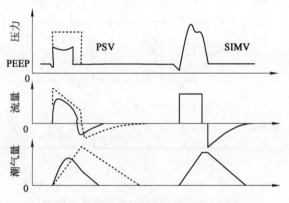

图 11－31　不适当 PSV、适当 SIMV 的波形图

PSV 压力太低,其中虚线为理想波形图,实线为实际波形图

波形图形也出现不规整变化。患者容易合并负压性肺水肿和弥漫性肺损伤,但常误诊为 VAP(图 10－18、图 10－19,下同)。

8. PSV 支持压力不足　包括通气压力不足(图 11－31)、吸气压力坡度过大(图 11－32)。临床表现与 SIMV 气流量不足相似,但波形图符合不适当 PSV 的特点。

9. SIMV＋PSV 的辅助强度皆不足　很常见,与 SIMV 吸气流量不足或 PSV 的压力支持不足的临床表现相似,两者的波形图皆有相应的变化(图 11－33、图 11－34),更容易发生弥漫性肺损伤

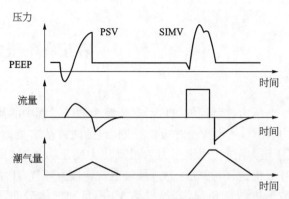

图 11－32　不适当 PSV、适当 SIMV 的波形图

PSV 压力足够,但吸气压力坡度过大

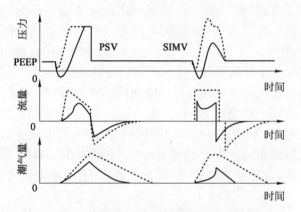

图 11－33　不适当的 SIMV＋PSV 模式的波形图

PSV 的吸气压力坡度太长;SIMV 的流量太小,且送气时间太短(无屏气时间),其中虚线为理想波形图,实线为实际波形图

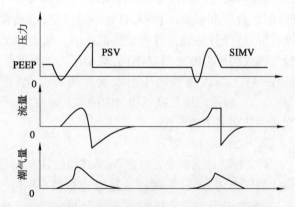

图 11－34　不适当的 SIMV＋PSV 模式的波形图

PSV 的吸气压力坡度太长,SIMV 的流量上升速度太慢

和负压性水肿,同样容易误诊为 VAP(图 10－18、图 10－19)。

第五节　压力辅助/控制通气

压力控制通气(PCV)是指整个通气过程中的压力、RR、I∶E皆由呼吸机控制,包括两种基本类型,① 压力限制(预设压力为最高压力)、压力转换,即呼吸机送气,通气压力达预设值就转换为呼气,压力波形近似三角形,容易导致V_T不足和气体分布不均,是早期 PCV 模式的特点,现已基本被淘汰。② 压力限制、时间转换,即呼吸机送气,达预设通气压力后,吸气继续维持,直至达预设 T_i 后转换为呼气。若 T_i 设置适当,则出现送气时间和屏气时间(图 11-35A),或屏气时间未出现、但吸气末流量明显低于峰流量(图 11-35B),如此设置能保障 V_T,且使气体分布较均匀,是目前最基本的 PCV 形式。有同步功能时,则称为压力辅助通气(PAV)。与 V-A/C 模式一样,现代呼吸机的定压型模式皆有控制和同步功能,简称 P-A/C 模式或 P-CMV 模式,背景频率的多少决定是控制通气还是辅助通气。

一、基 本 特 征

1. 气道压力恒定　压力变化为 IPPV,其大小是预设的,吸气时间包括触发时间、送气时间和屏气时间,故峰压和平台压相同,且大小皆恒定;也经常没有屏气时间,特别是呼吸较快的患者。与定容型通气模式的压力波形明显不同,典型压力波形为方波(图 11-35),随吸气压力坡度而略有变化(图 11-36)。肺泡内压在吸气相为曲面向上的曲线、呼气相为曲面向下的曲线。

2. 吸气压力坡度

(1) 传统压力特点:与 PSV 模式相似,P-A/C 模式的压力为方波,从而产生递减流量波(图 11-35)。在气道阻力显著升高或呼吸深快的患者,递减流量波容易满足患者对高流量,特别是吸气初期高流量的渴求,缓解呼吸窘迫。若患者气道阻力不大,呼吸缓慢,则需要克服的通气阻力较低,同步时间显著缩短,快速上升的气流会对面部或气管产生一定的刺激,降低依从性。

(2) 压力坡度优点:与 A/C 模式和 PSV 模式相似,P-A/C 模式也设置吸气压力坡度,即通气压

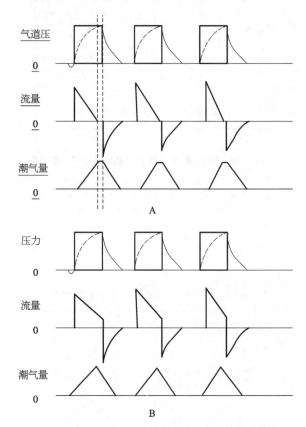

图 11-35　正常 P-A/C 模式的气道压力、流量、潮气量波形图(无吸气压力坡度)

压力波形图的虚线表示肺泡内压变化:A. 送气流量结束,出现屏气;B. 吸气结束时,气流量尚未降至0,大约占峰流量的 25%

力逐渐上升至预设值,流量也逐渐达到峰值,从而减轻气流对面部或气管的刺激。不同的吸气压力坡度可以满足不同的通气需求。坡度较陡时,流量高,T_i 短,适合深而快的呼吸形式,如 ARDS;坡度较缓时,流量低,T_i 长,适合较慢的呼吸形式,如 COPD(图 11-36)。

(3) 过度压力坡度:吸气压力坡度时间一般不超过 0.3 s,否则会导致流量上升速度过慢,吸气初期的流量严重不足和 V_T 下降,导致代偿性呼吸幅度增强、疲劳增快和人机对抗,呼吸功显著增加。波形图表现为流量和 V_T 皆较小,且出现凹形变化;吸气触发压和吸气早、中期的压力显著降低(图 11-36A)。患者容易发生弥漫性肺损伤和负压性肺水肿,容易误诊为 VAP(图 10-18、图 10-19),与

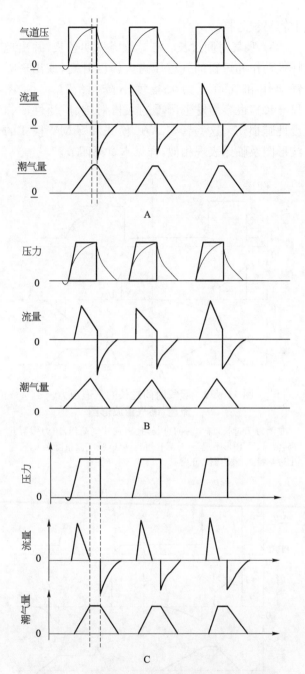

图 11-36 正常 P-A/C 模式的气道压力、流量、潮气量波形图(适当吸气压力坡度)

压力波形图的虚线表示肺泡内压变化:A. 送气流量结束,出现短暂屏气,通气合适;B. 吸气结束时,气流量尚未降至 0,大约占峰流量的 25%,通气合适;C. 送气流量结束,出现较长时间屏气,主要用于改善低氧血症

不适当的 A/C 模式、SIMV 模式、PSV 模式、SIMV+PSV 模式的表现相似。若患者自主呼吸较弱,则气道压缓慢上升(图 11-37B),流量和潮气量波形图规整;患者无明显呼吸窘迫的表现,常见于镇静剂、肌松剂应用过度或呼吸中枢疾病,但也需要进一步调整。吸气压力坡度和呼气压力坡度的具体调节参

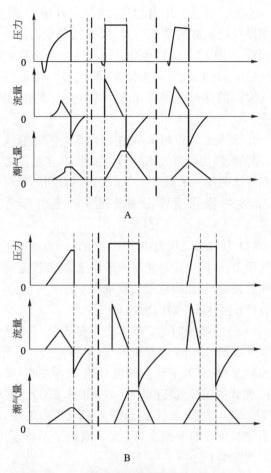

图 11-37 不适当吸气压力坡度的气道压力、流量、潮气量波形图

A. 左侧为吸气压力坡度太长时的波形图,吸气触发压显著降低,峰压降低,流量和 V_T 明显降低;中间和左侧分别为无和有适当压力坡度的正常波形图,其中右侧吸气流量未降至 0,中间图吸气流量降至 0,V_T 最大。B. 中间图正常,无吸气压力坡度,送气流量降至 0;左侧压力坡度过长,但无自主呼吸触发,流量、V_T 明显下降,但各波形图规整;右侧吸气压力坡度正常,屏气时间过长,但无自主吸气触发,V_T 下降,各波形图规整

考本章第三节,不赘述。

3. 流量 为递减波。一般情况下,控制通气的预设压力为通气压力;辅助通气的实际通气压力取决于预设压力与吸气初期肺泡内压之差。无压力坡度时,无论是否有自主吸气触发,吸气初期的峰压与肺泡内压之差,即实际通气压力最大,流量最大;随着气流不断进入肺泡,肺泡内压升高,峰压与肺泡内压之差减小,吸气流量减慢,达一定时间后肺泡内压达峰压水平,压力差降为 0,送气结束进入屏气阶段,吸气流量降为 0(图 11-35A);若送气未结束,则流量仍维持在一定水平(图 11-35B)。但若无论何种情况,流量波形皆为递减波。

若设置合适的压力坡度,流量上升速度减慢,但仍保持递减波的基本形态,吸气流量也可降至0或接近0(图11-36)。因此,预设压力大小决定吸气流量形态和大小,也决定V_T的大小。与定容型通气模式的递减流量波相似,具有更好的生理学效应。

4. 潮气量 影响V_T的主要因素为实际通气压力,即预设压力与呼气末肺泡内压之差,包括压力大小和持续时间。T_i或T_i/T_{tot}、气道阻力和胸肺顺应性、自主呼吸强度皆主要通过实际通气压力影响V_T。

(1)预设通气压力决定V_T:预设压力直接影响通气压力,从而决定峰流量和平均流量,并决定送气时间的长短,从而决定吸气流量和V_T。

(2)预设吸气时间影响潮气量

1)合理吸气时间:基本要求是送气气流终止于吸气晚期(相当于吸气末屏气,类似V-A/C模式的递减波)或显著下降至峰流量的25%左右(类似PSV模式的吸呼气转换)(图11-35B、图11-36B、图11-37A右图)。无论是否有吸气压力坡度,流量为相对典型的递减波,V_T大小取决于预设压力,T_i可能影响V_T。

2)吸气时间不足:吸气结束时仍有较高的气流量(图11-38),不符合呼吸生理,导致V_T明显降低,RR增快,甚至呼气尚未结束(流量未降至0)就开始下一次吸气,患者将可能出现呼吸窘迫、反比通气和人机对抗,这属于不合理设置,应避免,但临床

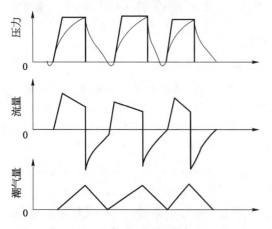

图 11-38 吸气时间不足的气道压力、流量、潮气量波形图

吸气时间不足,吸气结束时仍有较高的气流量,大约占峰流量的50%以上,导致V_T明显降低,RR增快,呼气尚未结束(流量未降至0)就开始下一次吸气

上容易被忽略。

3)吸气时间过长:将导致屏气期过长,并出现呼气动作和短暂的气道压力大幅度升高,或出现吸气动作和气道压力大幅度下降(图11-39、图11-40),也容易发生严重的人机对抗、广泛性或弥漫性肺损伤。这些皆与A/C模式和SIMV模式的波形图及临床表现相似,详见本章第四节。

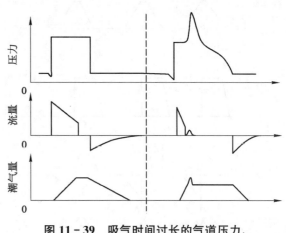

图 11-39 吸气时间过长的气道压力、流量、潮气量波形图

左侧为T_i过长,屏气时间过长,且出现呼气动作,压力短暂升高,流量、V_T图形不规整;右侧有短暂屏气,吸气流量降至0,符合生理学特点,波形图皆正常

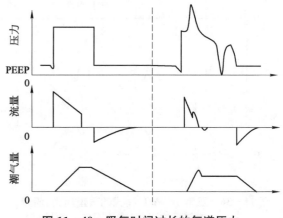

图 11-40 吸气时间过长的气道压力、流量、潮气量波形图

左侧为T_i过长,屏气期先后出现呼气、吸气动作,压力先后短暂升高、降低,流量、V_T图形不规整;右侧有短暂屏气,吸气流量降至0,符合生理学特点,波形图皆正常

(3)自主呼吸增加实际通气压力和V_T:若存在自主呼吸,吸气初期肺泡内压将明显下降,使吸气初期预设压力与肺泡内压之差,即实际通气压力增大,峰流量增大;吸气产生的胸腔负压将延缓肺泡内压的升高速度,维持较高的通气压力,减慢流量的下降速度;延长肺泡内压与预设气道压的平衡时间,延长

送气时间,最终明显增加 V_T。

(4) PEEPi 降低 V_T:在 PEEPi 或 PEEPi >
PEEP 的情况下,若无自主呼吸触发,则为控制通
气,实际通气压力为预设通气压力与 PEEPi(或
PEEPi 与 PEEP 的综合压力)之差,故实际通气压力
低于预设压力,峰流量、平均流量和 V_T 皆下降。若
存在自主呼吸触发,则为辅助通气,吸气触发时间显
著延长,实际通气压力升高,但送气时间不足,最终
使送气的平均流量和 V_T 皆下降。

(5) 高气道阻力降低 V_T

1) 对吸气的影响:气道阻力增大,若无 PEEPi,
峰流量不变,若有 PEEPi,则峰流量下降。无论何种
情况,气流向肺泡的流动速度减慢,平均流量降低,
V_T 降低。气道阻力增大延缓肺泡内压与预设通气
压力的平衡时间,使吸气末的气流量不能降至 0,进
一步降低 V_T。若存在自主呼吸,气道阻力延缓触发
压力的传导,缩短送气时间,也会降低 V_T。

2) 对呼气的影响:气道阻力增大限制呼气流
量的下降速度,且可能更严重。

3) 严重气流阻塞的影响:PEEPi 多为气道阻
力显著增加的表现,PEEPi 和气道阻力共同影响吸
气和呼气的全过程。

4) 处理对策:为保障 P - A/C 的正常运转,必
须延长 T_e 和 I:E,减慢 RR,这与 V - A/C 等定容
型模式的通气原则相同。

(6) 肺顺应性减退降低 V_T

1) 对吸气的影响:在肺实质或胸廓疾病,肺或
呼吸系统的总顺应性减退。峰压与肺泡内压之差,
即通气压力不变,故峰流量不变,但肺泡内压与气道
压力的平衡时间缩短,使 T_i 缩短,气流量迅速下降
(吸气末多不能降至 0),吸气 V_T 降低。

2) 对呼气的影响:顺应性减退加快呼气流量
的下降速度,呼气 V_T 减小。

3) 急性肺实质的影响:由于呼吸中枢的兴奋
性和呼吸肌收缩显著增强,胸腔负压和肺泡负压显
著增大,峰压与肺泡内压之差,即实际通气压力增
大,峰流量显著增大,此时不仅 RR 明显增快,V_T 也
有所增大。

4) 处理对策:应当缩短 T_i 和 I:E,适当加快
RR。

5. 呼吸频率　无自主呼吸触发时,为控制通
气,预设 RR 为实际 RR;存在自主呼吸时,实际 RR
由自主呼吸决定。

6. 吸呼气时间比

(1) 实际吸呼气时间比

1) 控制通气:无自主呼吸时,I:E 为预设值。

2) 辅助通气:存在自主吸气触发时,I:E 由预
设 T_i 和实际 RR 共同决定。这与定容型通气模式
相同。

(2) 常见问题和处理对策

1) 主要问题:自主呼吸较快时,实际 I:E 为反
比的情况非常常见,但也容易被忽视,其波形图变化
主要有以下特点:在预设 T_i 中期和末期(呼吸机送
气末期或屏气期)因呼气动作出现短暂的大幅度压
力上升,流量和 V_T 波形图也出现屏气期的凸形改变
(图 11 - 39);也可因吸气期和屏气期的呼气动作和
吸气动作而先后出现短暂的压力上升和压力下降,
伴流量和 V_T 的异常变化(图 11 - 40)。

该类患者常出现明显的呼吸窘迫,也容易出现
弥漫性肺损伤和负压性肺水肿。

2) 处理对策:缩短预设 T_i,避免实际反比通气
出现,适当应用镇静剂、肌松剂。但更理想的选择是
改用自主性通气模式。

二、生理学效应的特点

(一) 通气量变化　触发灵敏度、PEEP、通气压
力、T_i、背景 RR 为预设值,V_T 和 V_E 随通气压力、自
主呼吸能力、通气阻力而变化。

1. 通气量变化特点　适当调节可维持合适的
V_T、I:E 和 V_E,保持动脉血 pH 和 $PaCO_2$ 在合适水
平;若调节不当则可以出现过度通气和呼吸性碱中
毒,但也容易出现 V_E 不足和呼吸性酸中毒,且出现
呼吸窘迫和人机对抗。

(1) 压力和 RR 调节:增大预设通气压力或降
低呼气末肺泡内压(增强吸气能力)皆可增加实际通
气压力和 V_T,进而增大 V_E;而增加预设 RR 或使自
主 RR 加快也可增大 V_E。

由于在危重支气管哮喘和 ARDS 强调"保护性
肺通气策略",高压和低压皆应维持在一定水平,故
通气压力和 RR 的变化有一定的限度,在通气阻力
(包括气道阻力和胸肺阻力)显著增高的情况下,容
易出现高碳酸血症或允许性高碳酸血症(PHC),其
中哮喘的 RR 非常慢,ARDS 则较快。

(2) 吸气时间和呼吸频率的综合调节:T_i 和
RR 对 V_E 的影响有较大的变异性。在现代 P - A/C

模式,由于T_i是预设值,若为控制通气,I:E 和 RR 恒定,V_E基本维持在相对恒定水平。若有明显自主吸气触发,则 RR 增快,T_e缩短,I:E 缩短,甚至反比通气,在气道阻力基本正常的情况下,吸气和呼气充分,V_E增大。在阻塞性肺疾病,T_e缩短,将导致呼气不充分,FRC 增大和 PEEPi 形成,降低下一次通气时预设压力与肺泡内压的差值,即实际通气压力降低,V_T和V_E皆进一步降低,V_D/V_T增大,故在 RR 增快的情况下,$\dot{V}_A$下降,$PaCO_2$反而升高,因此应选择慢 RR,T_i维持在较狭窄的范围内,使 I:E 延长,一般维持在 1:2.5 左右或更长;同时适当增加通气压力,确保深慢呼吸出现,以符合阻塞性通气障碍的呼吸生理特点。在限制性肺疾病,气道阻力正常或增加有限,肺容积小,弹性阻力大,在较长时间范围内,T_i缩短不影响吸气V_T完成;T_e缩短也不影响呼气V_T排出,故 RR 增快将导致V_E增大。

(3) 自主吸气能力:在T_e固定的情况下,自主呼吸能力增强将导致预设压力与肺泡内压之差增大,即实际通气压力增大,V_T和V_E增大。自主呼吸增快对V_E影响不同,在肺外疾病或肺实质疾病导致的呼吸衰竭患者,气道阻力正常或增加不明显时,呼气充分,V_E增大;在严重阻塞性肺疾病,自主呼吸增快将导致呼气不充分,FRC 和 PEEPi 增大,使下一次V_T减小,V_E和$\dot{V}$下降。预设 RR 和自主 RR 对V_E的影响是相似的。

总之,在不同类型的呼吸衰竭患者,增加或降低V_E的方法是不同的。在限制性肺疾病患者,对高低压力的控制较严格,T_i变化对V_T影响不大,故可通过提高预设或自主 RR 增加V_E和$\dot{V}_A$。在阻塞性肺疾病患者,必须严格控制 RR 和 I:E,以改变预设压力和维持适当的自主呼吸作为增加V_E和$\dot{V}_A$的主要手段。

(二)气体分布和$\dot{V}/\dot{Q}$失调 P-A/C 模式的气道压力恒定,吸气末肺泡内压比较一致(取决于是否出现平台或接近平台),气体分布较均匀。而递减流量波也有助于改善气体分布。气体和气压分布的改善也有助于避免高位肺区的肺泡毛细血管受压和血流量减少,以及低位肺区的血流量增加,从而改善$\dot{V}/\dot{Q}$失调,因此与定容型通气模式相比,P-A/C 模式有助于减少无效腔和改善分流样效应。

(三)气压伤 与定容型通气模式相比,P-A/C 模式有助于减少气压伤的发生机会。

1. 气道压稳定 在自主呼吸或气道肺阻力变化的情况下,定容型模式可导致气道峰压和平台压的大幅度变化;定压型通气模式可保持气道峰压和平台压的相对恒定,在通气稳定的情况下,肺泡内压不可能超过预设压力,故有助于预防气压伤。

当然若出现严重人机对抗也会导致跨肺压和切变力的显著增大,增加气压伤的机会。

2. 肺泡内压分布均匀 用定容型模式时,吸气末肺泡内压分布不均匀,时间常数短的肺区进气量多,容易导致过度充气,跨肺压增大;时间常数长的肺区进气量少,容易导致肺泡陷闭;时间常数不同的肺区之间产生高切变力,因此气压伤的发生机会多。在定压型通气模式,平台压分布均匀,递减流量波也有助于改善气体分布,因而不仅有助于防止局限性肺过度充气和跨肺压增大,也相应降低时间常数不同肺区之间的切变力。

3. 有助于避免过度充气 在阻塞性肺疾病,定容型模式的V_T恒定,容易导致肺过度充气的进一步加重;在定压型模式,预设通气压力恒定,PEEPi 的存在将导致预设压力和肺泡内压差缩小,V_T下降,有助于避免肺过度充气的进一步加重。

最后强调在 PAV,自主吸气可使胸腔负压增大,但由于气道压力恒定,跨肺压也相应增大,故同样气道压情况下肺泡的扩张度增大,气压伤的发生机会可能较 PCV 增加。

(四)血流动力学 与上述效应相似,用定压型模式时,有助于减轻局限性肺过度充气和改善低通气肺区的通气,前者使压力对肺泡毛细血管的压迫减轻;后者的P_AO_2升高,引起反射性肺血管扩张,故定压型通气可能对肺循环的影响较定容型通气小。

(五)人机关系 在辅助通气时,定压型通气表现出与定容型通气不同的特点。定压型通气的吸气流为递减波,比较适合患者吸气初期的吸气需求,有利于改善人机关系。在通气需求增加的情况下,或通气压力较低的情况下,也可导致吸气流量或V_T不足,患者反射性呼吸增强、增快,使呼吸功增加和人机关系恶化。与定容型通气一样,吸呼气转换设置不当也容易出现人机对抗。

(六)对呼吸功的影响 不同机械通气条件对呼吸肌做功的影响不同,主要取决于人机关系。

1. 控制通气 完全抑制呼吸肌做功,可有效改善呼吸肌疲劳,但应用时间过长可发生呼吸肌的失用性萎缩,导致呼吸机依赖。这与定容型模式的控制通气相同。

2. 辅助通气 与定容型模式相似,若人机关系良好,则缓解呼吸肌疲劳,呼吸肌做功减少;若人机关系不协调,将反射性地引起呼吸增强、增快,呼吸肌做功反而增加,详见本章第一节。P - A/C 模式设置的不合理可导致总呼吸功和呼吸肌做功显著增加,这在临床上非常常见,但容易被忽视。

三、压力辅助/控制通气智能化调节

(一) 基本特点 基本形式是压力调节容积控制通气(PRVCV)。实质是 P - A/C 的参数调节由人工调节向电脑自动化调节发展,在一定的压力范围内可保持相对稳定的 V_T,这是设计该类模式的初始目的,对肺外疾病所致呼吸衰竭的治疗和其他类型疾病好转后的治疗或撤机更有价值。在严重气道-肺实质疾病导致的呼吸衰竭,控制吸气末压力比维持足够 V_T 更重要,称为保护性通气,主要包括定压通气和 PHC,PRVCV 调节不当可导致过峰压和平台压升高,反而增加气压伤的机会和机械通气对循环功能的抑制,应特别注意。

(二) 病例分析

【病情介绍】

男性,34 岁,危重哮喘发作,出现严重呼吸窘迫,Ⅱ 型呼吸衰竭,给予气管插管机械通气,用 P - A/C 模式,加用镇静剂、肌松剂抑制自主呼吸,保持小 V_T 和慢 RR;同时给予大剂量激素和气道扩张剂等治疗。2 日后病情明显好转,先后停用肌松剂和镇静剂,自主呼吸恢复,改用 PRVCV,设置吸气压力坡度为 0.2 s,呼气压力坡度为 0,PEEP 为 3 cmH_2O;目标 V_T 450 ml(6.9 ml/kg),意图是仍用小 V_T 避免气压伤;在保持目标 V_T 的情况下,通气压力在一定范围内自动调整。实际结果为:患者吸气触发尚可,$PaCO_2$ 降至正常,低浓度氧即可维持较好的 PaO_2,但患者仍有呼吸窘迫,实际 RR 为 28 次/min 左右,气道峰压为 38 cmH_2O 左右。如此高的峰压和较快的 RR,无法撤机,怎么办?

【问题】

1. 现状 主治医师基本不懂支气管哮喘的生理学特点和现代呼吸机的特点,机械套用"小潮气量"的概念。危重哮喘患者,存在严重气道阻塞和肺过度充气,用小 V_T、慢 RR、长 I∶E,加用较大剂量镇静剂、肌松剂,采用 PHC 是正确的。但病情一旦明显改善,需过度至深慢呼吸,以符合哮喘患者的呼

吸生理特点,但主治医师仍追求小 V_T,导致呼吸机的调整出现一系列错误。

2. 后果 由于 V_T 过小,患者代偿性 RR 增快;T_e 不足,呼气峰流量下降,肺过度充气加重,PEEPi 升高(图 11 - 41);吸气阻力增大,为保持目标压力,气道峰压自动升高,进一步加重上述情况,形成恶性循环。

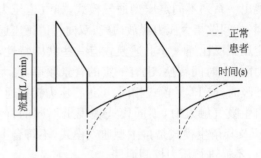

图 11 - 41 哮喘患者不适当 PRVCV 通气时的流量波形图

目标 V_T 太小,代偿性 RR 增快,T_e 缩短,呼气峰流量降低,PEEPi 较高

【处理】

1. 通气调节 将目标 V_T 逐渐增加至 480 ml、500 ml、520 ml、540 ml、560 ml 后,实际 RR 逐渐减慢至 16 次/min,T_e、I∶E 逐渐延长,呼气峰流量增大,下一次吸气前呼气流量接近 0(图 11 - 42)。由于呼气充分,PEEPi 显著减小。呼气阻力和 PEEPi 减小的双重作用使气道峰压逐渐下降至约 28 cmH_2O;且患者呼吸平稳,触发良好。这些效应在大约 10 min 内实现。

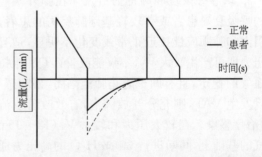

图 11 - 42 哮喘患者适当 PRVCV 通气时的流量波形图

目标 V_T 增大,RR 减慢,T_e 延长,呼气峰流量增大,呼气末流量和 PEEPi 接近 0

2. 药物治疗 将甲泼尼龙由 40 mg 静脉滴注(每日 2 次)改为 40 mg 静脉滴注(q8 h),首剂增加至 80 mg,从而使药物迅速发挥强大的抗炎作用,且能维持 24 h 的疗效。其他治疗,如气道扩张剂等不变。

3. 最终结果 次日(大约 15 h)停机;观察 2 h,

病情非常平稳,顺利拔管;48 h 后将静脉用激素迅速减量,1周后停用;吸入激素持续应用。

四、压力控制通气模式的变异

为充分发挥 P-A/C 模式的优点,克服其在某些方面的缺陷,更好地满足不同疾病的通气需要,又发展出一系列不同定压型通气模式,如气道压力释放通气、间歇指令压力释放通气、双向气道正压通气和定压型反比通气。上述模式有一些共同特性,如压力限制、时间转换,也有一定的背景频率,在无自主呼吸时,与 PCV 模式相同,可进行压力控制通气;有自主吸气触发时,不同模式表现出不同的特点。PSV 及其衍生模式是自主型通气模式,不符合上述特点,不能进行压力控制通气。

五、临 床 应 用

1. 用于心肺复苏和各种呼吸衰竭的治疗 有逐渐取代定容型模式的趋势。

2. 呼吸动力学测定 在完全抑制自主呼吸后也可进行呼吸动力学测定,但必须符合下述问题:吸气气流在预设的 T_i 内结束,否则不能准确反映顺应性;因流量为递减波,测定气道阻力的准确性有欠缺,即使用于前后比较也可能欠准确。在流量为方波的定容型模式,流量稳定,测定气道阻力的准确度高。

3. 改善呼吸道和肺泡的引流 在肺外疾病导致的呼吸衰竭患者或有较轻基础肺疾病的患者,气道阻力和肺顺应性接近正常或变化不明显,适当通气压力即可产生较大 V_T,不仅能改善 $\dot{V}/\dot{Q}$ 和维持动脉血气的稳定,且有助于防止肺泡陷闭,预防感染。一旦发生 VAP,则充分开放肺泡,有效改善引流肺泡,治疗感染。在较大压力和较大 V_T(12~15 ml)通气的基础上,间断进行 30 cmH_2O 的高压力通气(PEEP≤1 cmH_2O)效果更佳,这不仅有助于萎陷肺泡的充分开放,且高压力产生的高流量还可刺激气管-支气管黏膜,促进咳痰和纤毛摆动。当然若为严重气道阻塞或肺实质病变导致的呼吸衰竭,则应根据具体情况适当控制通气压力。

具体操作与 PSV 模式相似,但前者主要用于呼吸较弱或无自主呼吸的患者,后者用于自主呼吸较强的患者。

六、参数的调节

(一) 通气压力的调节

1. 通气压力的设置方法 有两种。

(1) 预设压力为通气压力:通气压力不受 PEEP 变化的影响,若 PEEP 增加,峰压也增加,峰压与 PEEP 的差值不变,其大小始终等于预设通气压力;反之,PEEP 降低,峰压也降低,其差值也始终等于预设通气压力,是临床上最常见的设置方式。

(2) 预设峰压(或高压)和 PEEP(或低压):峰压与 PEEP 的差等于通气压力。峰压升高或 PEEP 降低皆增加通气压力,而峰压降低或 PEEP 升高皆降低通气压力。该设置方式主要见于双相正压通气和 BiPAP 呼吸机的双水平正压通气。

2. 实际通气压力与预设通气压力的异同 这在上文多次提到,本处适当总结。实际通气压力为预设峰压与吸气初始肺泡内压之差。多数控制通气条件下,PEEP=肺泡内压,故实际通气压力即为预设通气压力;在有 PEEPi 的情况下,送气初期的肺泡内压受 PEEPi 产生机制、PEEP 与 PEEPi 综合效应的影响,其大小(PEEPal)常与 PEEP 有一定差异,故实际通气压力与预设通气压力可以有较大不同,详见本章第一节。若有自主吸气触发,即辅助通气时,送气初期肺泡内压显著下降,常明显低于 PEEP 或 PEEPal,故实际通气压力增大,V_T 相应增大。

3. 通气压力的调节原则

(1) 首先符合定压通气策略:即控制通气时高压低于 35 cmH_2O,有适当自主吸气触发时,高压应低于 30 cmH_2O,有过强自主吸气触发时,需适当应用镇静剂、肌松剂;低压为 8~12 cmH_2O(ARDS 或肺水肿)或低于 PEEPi 的 85%(COPD)或 3~5 cmH_2O(支气管哮喘)。若不能维持足够 V_T 和 V_E,则允许 $PaCO_2$ 缓慢下降或采取 PHC。

(2) 符合呼吸生理:在上述范围内通过调节高压使 V_T 维持在适当水平(见本章第一节),保持良好的人机关系,避免 RR 明显增快或人机对抗。

(二) 压力坡度

1. 吸气压力坡度 若存在压力坡度的调节,与 PSV 模式的压力坡度或 A/C 模式的流量上升速度相似。一般情况下,坡度陡时吸气流量大,适合呼吸急促的患者;坡度缓时,吸气流量小,适合呼吸平缓的患者。

2. 呼气压力坡度　仅用于 OSAHS 患者或部分相对稳定的 COPD 患者。

（三）吸气时间、吸呼气时间比以及呼吸频率
与定容型模式相似，应符合呼吸生理，避免预设或实际 RR 过快和人机对抗；且应注意阻塞性和限制性肺疾病（急性和慢性不同）对 I：E、RR、V_E 的不同要求。

（四）触发灵敏度　是公用参数，和其他模式的调节要求相同。

七、P－A/C 模式参数适当设置的判断

不同疾病和病理状态对 P－A/C 模式的要求不同，因此判断其是否适当的标准也不同，这与定容型 A/C 模式相似。

1. 生命支持手段　在无自主呼吸或自主呼吸微弱的患者，如心跳呼吸骤停、严重脑血管意外、药物或毒物中毒导致呼吸中枢严重受抑制，此时机械通气是主要的生命支持手段，要求预设合适的通气压力、T_i、RR，实现控制通气、深慢呼吸，维持 $PaCO_2$ 在正常范围，避免出现碱血症。

2. 允许性高碳酸血症　主要用于危重支气管哮喘和部分重症 ARDS，较定容型 A/C 更常用，也更有优势，镇静剂、肌松剂的需要量较小。以避免呼吸窘迫，且尽可能有适当自主吸气触发为原则。在支气管哮喘患者，要求严格控制高压，应用低水平 PEEP，使呼吸形式表现为小 V_T、慢 RR、较长 I：E，多需控制通气。在 ARDS 患者，要求控制高压、维持适当低压，使呼吸形式表现为小 V_T、稍快 RR、较短 I：E、较高 PEEP，尽可能辅助通气。

3. 强制性呼吸性碱中毒　在代谢性酸中毒、pH 明显下降或脑血管扩张导致的颅内高压患者，可选择控制通气或辅助通气，用深慢呼吸、适当过度通气，出现轻度呼吸性碱中毒，从而有助于迅速改善代谢性酸中毒，改善颅内高压。

4. 大部分情况　若疾病治疗合适、呼吸机应用得当，则逐渐由控制通气变为辅助通气，此时患者呼吸平稳，压力、流量、V_T 波形图规整，出现较低的触发压下降。若出现触发压和吸气初期压力的明显下降，患者呼吸窘迫，心率增快，则提示通气阻力过大或通气参数设置不当，气流量供应不足，应积极查找原因，详见本章第一节和本节的第一部分。

八、P－A/C 模式设置不当的后果和临床表现

大体有以下两种情况在。

1. 通气过度　发生呼吸性碱中毒，并出现相应表现。

（1）特点：与定容型 A/C 模式相似。其主要表现为患者过度安静，无自主呼吸触发，动脉血 pH 轻度升高；若为严重过度通气，可出现躁动、肢体抽搐、昏迷等表现，动脉血 pH 显著升高。

（2）处理原则：比较简单，降低 V_E 即可，原则上以减慢 RR 为主，少部分降低通气压力或两者同时降低。

2. 通气不足　具体原因见上述，目前非常多见，但容易被忽视。主要表现为呼吸窘迫、心率增快；严重者可出现以下不良后果：弥漫性或广泛性肺损伤（实质是机械通气导致的 ARDS），负压性肺水肿，呼吸肌做功显著增多、呼吸肌疲劳和撤机困难。与定容型 A/C 模式的处理相似，不赘述。

第六节　压力控制间歇指令通气

压力控制间歇指令通气（P－SIMV、P－IMV）也称为定压型间歇指令通气，指呼吸机按预设 RR 送气，每个吸气过程由预设通气压力、T_i 完成，两次机械通气之间是不受呼吸机控制的自主呼吸。因此其基本特点及临床要求与 V－SIMV 相似，优缺点也相似。此不赘述。P－SIMV 也常与 PSV 联合应用，称为 P－SIMV＋PSV 模式，其特点和要求与 P－A/C 模式和 PSV 模式相同。图 11－43 为软件出问题时经常出现的一种波形图形式。

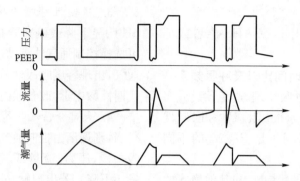

图 11 - 43　呼吸机计算系统出问题时 P - SIMV＋PSV 模式的波形图

左侧 PSV 正常,右侧两图 PSV 的触发和吸气初期正常,但流量尚未明显下降即终止送气,出现假触发,P - SIMV 提前出现,其送气时间也迅速结束,出现过长的屏气时间(流量长时间处于 0,V_T 平台过长),V_T 明显下降

第七节　反 比 通 气

吸气延长技术、反比通气(IRV)是将符合呼吸生理的吸呼气时间比"强制性"缩短,以达到进一步改善氧合,避免肺过度充气的通气方式,主要用于 ARDS 顽固性低氧血症的治疗。

一、改善氧合的措施与反比通气的应用

除 FiO_2 外,改善换气功能的因素主要有 PEEP、吸气正压和 RR,三者皆可通过提高平均肺泡内压发挥作用。

平均肺内压不能直接测定,但可间接判断。在肺实质疾病,其大小与气道平均压(P_{mean})有较好的一致性,故常用 P_{mean} 代替。

1. PEEP　是改善换气功能的主要手段,现倾向于选择 PEEP 略高于 $P - V$ 曲线 LIP,称为最佳 PEEP。若应用 60% 的 FiO_2 数小时后,PaO_2 仍低于 60 mmHg,需进一步改变通气参数,可继续增加 PEEP,且在大部分患者仍能继续改善 PaO_2,但也将导致肺过度充气,增加肺损伤的机会和机械通气对循环功能的抑制;也可显著扩张气道,使 V_D 增加,对 V_T 的需求增大。

2. RR　增快可增大 P_{mean},但也可能加重通气不均,时间常数短的肺区过度充气;时间常数长、充气不良的肺区将进一步充气不足,甚至发生小气道或肺泡萎陷,因此 RR 的选择有一定的限度,随呼吸

衰竭的类型(正常肺、阻塞肺及限制肺)而变化。

3. 吸气正压　延长 T_i 或 IRV 可使部分病变较重的陷闭肺泡或小气道扩张,并进一步使肺泡周围的液体向间质扩散,改善氧合功能;而不会导致气道压的升高和肺过度充气;T_i 延长也可改善通气较差、时间常数较长的肺区充气,改善气体分布和 $\dot{V}/\dot{Q}$,降低 V_D;V_D 减少也可允许较低的 V_T、较低的气道压力和肺泡内压。在 RR 相对固定的情况下,T_i 延长必然导致 T_e 缩短,但若控制得当,仍能将吸入气充分呼出;若 T_i 延长超过一定程度必将导致 T_e 显著缩短和呼气不足,以及 PEEPi 的形成,这有助于改善氧合,但可能导致 V_T 下降;而高压持续时间过长,将导致部分肺泡持续过度扩张,诱发气压伤的机会可能增大。

4. 其他　采取 IRV 需抑制过强的自主呼吸,也需要较低的吸气流量,RR 的选择以维持适当动脉血 pH 为原则。

二、反比通气的主要缺点

(一)气体陷闭和肺过度充气　T_e 缩短至一定程度将导致呼气不足,气体陷闭,表现为呼气期肺过度充气和 PEEPi 的形成。

1. 影响气体陷闭的因素

(1)反比 I：E 是导致气体陷闭量的主要因素:

一般情况下，I∶E越小，气体陷闭量越大，但两者之间并无肯定的关系，与疾病特点有关。在肺实质疾病，由于肺顺应性显著减退，气道阻力接近正常，肺泡内压和气道压力达到平衡的时间显著缩短，故一般IRV不会出现气体陷闭，只有超过一定的限度才会发生。该限度随疾病和病理生理状态而变化，有较大的个体差异。比如有报道显示I∶E为2∶1时，10例患者的PEEPi为0～10 cmH$_2$O。

（2）气道阻力增大是影响气体陷闭的直接因素：试验证实ARDS患者呼气阻力增加，与4 cmH$_2$O/(L·s)的正常值相比，总呼吸阻力（包括肺黏性阻力）升至9～13 cmH$_2$O/(L·s)。肺间质和肺泡渗出液增加、表面活性物质减少是导致肺黏性阻力增加的主要因素，而气道阻力增加的因素则可能是肺容积缩小、肺组织渗出物流入气道和神经炎症间质介导的气道痉挛。已证实气道扩张剂可降低呼吸阻力。笔者对危重ARDS患者进行纤维支气管镜检查，发现有明显的大气道水肿，因此在危重患者出现较高PEEPi的可能性较大。

（3）通气方式是影响气体陷闭的重要因素：RR增快、T_e缩短、V_T增大皆可使PEEPi出现或增大，故浅快呼吸或深快呼吸是导致PEEPi形成的重要因素。

2. PEEPi的作用特点　与PEEP一样可继续改善氧合，但可能导致更多的不良后果。

（1）基本特点：在定容型模式，PEEPi会导致平台压和峰压明显升高，加重吸气末肺过度充气，这在气道阻力增大的患者可能更严重，即使在肺实质疾病，吸气末过度充气时间过长也可能诱发或加重气压伤；在定压型通气模式，PEEPi导致实际通气压力不足和V_T下降，并可能导致高碳酸血症，这对大部分呼吸衰竭患者不合适，但符合现代ARDS保护性通气策略的要求，即使如此，持续较长时间的过度充气也是不合适的。

（2）容易忽视的特点：与外源性PEEP在肺内的均匀相对分布不同，PEEPi可能导致不同时间常数肺区的肺泡内压分布不均匀，一般是病变重的肺泡，时间常数短，呼气速度快，不利于PEEPi的形成；病变轻的肺泡时间常数短，呼气速度慢，PEEPi可能更大，因此PEEPi改善氧合的效率较差，诱发气压伤的机会可能增大；在有自主呼吸的情况下增加呼吸功。

因此延长T_i应避免或避免长时间应用；一旦选择应尽量选择定压型通气模式。P_{mean}不能反映PEEPi，应注意PEEP和PEEPi综合值（实际PEEPal）不能明显超过LIP。

（二）气压伤　延长T_i的目的是避免肺过度充气，减少气压伤的机会，但肺持续扩张也容易发生肺损伤，故T_i延长应有一定的限度，但以多长为宜尚缺乏理论和试验依据。原则上以不出现人机对抗为原则。

（三）血流动力学　T_i延长、PEEPi和PEEPi不均匀分布将显著增加平均肺泡内压，对血流动力学的抑制作用也将显著增强，因此IRV的实施必须有严格的血流动力学监测。

（四）人机关系　IRV不符合呼吸生理，一旦有明显的自主呼吸出现，必然导致人机对抗，并可能导致突发性肺泡过度扩张（形成高跨肺压）和高切变力；在较高的容积水平上的切变力更容易诱发气压伤，因此必须用较大剂量的镇静剂、肌松剂抑制自主呼吸。镇静剂、肌松剂的过度应用也将抑制呼吸道分泌物的引流；抑制膈肌张力和收缩力，使其对低位肺区的负压扩张作用显著减弱或消失，诱发或加重低位肺不张和实变；长时间应用可导致呼吸肌的失用性萎缩。

上述情况对疾病的恢复是极为不利的，这也可能是应用IRV后ARDS的死亡率无下降，甚至升高的主要原因。

三、实施反比通气的要求

IRV主要有定容和定压两种基本类型。

（一）定容型反比通气（V–IRV）　实质是容积控制通气或容积控制间歇指令通气按反比完成的通气形式，可通过延长吸气末屏气和送气时间两种方式实现，后者又可通过降低吸气流量和改用递减流量波完成。

1. 主要特点　各种多功能呼吸机几乎皆有定容型通气模式，且为临床医师所熟悉，在气道阻力增大或肺顺应性减退的情况下容易保障V_T稳定。

2. 主要问题　容易导致平台压和峰压明显升高，在气道阻力增大时容易导致气体分布不均匀，时间常数较短的肺泡过度充气，时间常数长的肺泡通气不足；在PEEPi较高的情况下，可显著加重吸气末肺泡的过度充气，在人机配合不良的情况下容易导致跨肺压和切变力急剧升高，加重肺损伤，诱发纵隔气肿或气胸,故多需要较大剂量的镇静剂、肌松剂。

3. 选择和调节　流量为递减波的定容型模式与定压型通气较接近,有助于改善气体分布和改善人机配合,可首选。

即使如此,也不可能真正达到定压型通气模式的主要特点。如上述,危重 ARDS 多存在气道阻力升高,若有分泌物增多或气道痉挛将使气道阻力显著升高,发生气压伤的机会仍较多,应特别注意 I∶E、RR 和 V_T 的合理设置,并注意呼气流量的监测。

(二)定压型反比通气(P-IRV)　实质是压力控制通气或压力控制间歇指令通气按反比完成的通气形式。

1. 主要特点　压力为方形波,气道压力恒定,肺泡内压一般不会超过预设气道压力;流量为递减波,气体分布均匀,改善氧合的作用较显著;初始流量较高,有自主呼吸时,容易配合患者通气,对镇静剂、肌松剂的需求量较小;产生 PEEPi 时,一般不会加重吸气末肺过度充气;在单纯限制性通气功能障碍,增加 RR 可增加 V_E。

2. 主要问题及其合理评价　气道阻力显著增加时,在吸气期进入肺泡的气流量小;PEEPi 存在也会使气道与肺泡的压力差下降,V_T 减小。增加 RR 不仅不能增加 V_E,反而因 T_i 和 T_e 缩短,降低进出肺泡的流量和增加 PEEPi,进一步降低 V_T,综合效应是 $\dot{V}_A$ 下降和 $PaCO_2$ 升高。在一定范围内称为 PHC,因此 P-IRV 更适合 ARDS 的治疗。由于现代 P-A/C 的参数设置变异较大,而较多医护人员不熟悉,会导致负效应的发生率增加。

与 P-A/C 模式相比,P-SIMV+PSV 有更好的人机关系,需要更小剂量的镇静剂、肌松剂,可首选。

四、反比通气的应用

IRV 可暂时改善氧合,但不良反应较大,应尽量避免较长时间应用或较长时间出现。

1. 模式的选择　若需暂时应用 IRV,应首选 P-SIMV+PSV、P-A/C 或 PRVCV;若对定压型模式不熟悉也可选择定容型模式。

2. 参数调节　从常规正比通气开始,逐渐延长 T_i,避免突然过渡至高比例的 IRV。参数的调节应注意在维持适当氧合的情况下,尽量缩短 I∶E,一般不超过 2∶1,V_T 和 RR 与常规正比通气相似,若需继续缩短 I∶E,则应注意适当减慢 RR、降低 V_T,甚至允许 $PaCO_2$ 适当升高。应用反比通气时,还应注意适当使用镇静剂、肌松剂,避免人机对抗。

五、反比通气的发展

为达到 IRV 改善氧合的作用,又尽量减少其不良反应,发展出双相气道正压(BIPAP)通气。从理论上和实际应用效果看,BIPAP 可完全取代上述几种形式的 P-IRV。用 BIPAP 模式实施 IRV 不仅有更好的效果,且有更好的人机关系,更低的镇静剂剂量和更少的负效应,应用也更为方便。随着 PHC 和肺开放性通气策略的日趋成熟,以及辅助通气措施的逐渐推广,IRV 的应用机会日趋减少。

第八节　貌似正比的反比通气

无论是定容型还是定压型、持续指令还是间歇指令通气模式,在临床上已经较少直接设置 IRV,但经常出现"事实上的 IRV"。因为上述模式的基本转换方式是时间转换,T_i 是预设和恒定的或相对恒定的,但若患者自主呼吸较强、较快,其自主吸气时间必然短于预设 T_i,导致"实际 IRV"反复出现和严重人机对抗。

患者常表现为明显呼吸窘迫,辅助呼吸肌活动,胸腹矛盾运动,三凹征阳性,多汗、烦躁、心率增快,反复低压和高压报警,实际监测(而不是预设)的反比 I∶E 频繁或反复出现,波形图监测显示吸气触发压显著下降,压力上升减慢,峰压下降(跨肺压增大)。容易发生广泛性或弥漫性肺损伤、负压性肺水肿和呼吸功增加,是导致治疗失败的常见而又容易被忽视的原因。

第九节 指令分钟通气

指令分钟通气(MMV)是指呼吸机通过改变自身 V_E 使患者的实际 V_E 达预设值,实际应用时可通过改变 V_T 和 RR 两种基本方式改变 V_E。若患者实际 V_E 低于预设值,呼吸机将增加通气辅助,直至达预设值;若超过预设值,将降低通气辅助,直至预设值;若自主呼吸消失,呼吸机将按预设值通气,或按背景通气的设置要求通气。由于无统一的完成 MMV 的标准,不同厂家的设计方式不同,甚至名称也不一样,较混乱,应注意。

一、实现 MMV 的方式

(一)改变呼吸频率

1. **基本工作方式** 设置一定水平 V_E 作为预设值,并设定恒定 V_T,呼吸机连续监测实际 V_E。若实际 V_E 低于预设值,呼吸机按预设 V_T 增加 RR,直至实际 V_E 达预设值;若超过预计值一定程度时,呼吸机继续按预设 V_T 通气,但 RR 减慢,至实际 V_E 达预设值;若自主呼吸能力显著减弱或丧失,呼吸机将按预设 V_E 和预设 V_T 通气,实质是 VCV;若自主呼吸能力显著增强,使输出 V_E 持续超过预设值,呼吸机将停止容积辅助,此时患者完全为自主呼吸,呼吸机仅提供气源,实际操作时,大部分呼吸机可对自主呼吸提供 PSV 辅助。

改变 RR 提供 MMV 的呼吸机有 Bear 5、Engstrom Erica、Draeger Evita 等。但各种呼吸机监测 V_E 的时间不同,如 Bear 连续 20 s 监测,取平均值与预设值比较;而 Draeger Evita 则连续 45～50 s 监测,取平均值。各种呼吸机的监测值也并非超过或低于预设值即降低或增加通气辅助,而是有一定的变化范围,如在 Bear 呼吸机,若实际 V_E 超过预设值的 10% 或 1 L,呼吸机通气的 RR 才会降低,而在 Draeger 呼吸机则为 50%,其他呼吸机也有不同的变化范围,因此改用呼吸机时应详细阅读说明书。

2. **优缺点** 通过定容型模式完成,可保障最低 V_E 和 $\dot{V}_A$,有利于防止通气不足;在气道阻力增加的情况下,容易导致气道压力明显升高;在通气能力增强的情况下容易导致人机配合不良。

(二)改变潮气量

1. **基本工作方式** 与定容型模式完成 MMV 不同,改变 V_T 则必须采用定压型模式,一般采用 PSV 模式。若 V_E 监测值低于预设水平,则提高支持压力,否则需降低支持压力,因此其通气方式并非单纯改变 V_T,而是在改变 V_T 的同时改变 RR。

2. **优缺点** 与定容型模式相比,人机关系较好,但在有明显呼吸肌疲劳和气道-肺阻力显著增加的患者,容易导致浅快呼吸和 $\dot{V}_A$ 不足,无自主呼吸的情况下将出现通气终止和窒息报警,如 Hamilton Veolar 呼吸机和 Siemens Servo 300 呼吸机(包括现代新型呼吸机),后者设计为容积支持通气(VSV),不仅预设 V_E,还预设 V_T 和 RR,任何数值低于预计值,皆会增加支持压力。自主呼吸能力显著下降、出现窒息报警的情况下,转换为 PRVCV。

二、临床应用

MMV 的最大特点是保障最低 V_E,并随自主呼吸能力的变化调节通气辅助,因此主要用于自主呼吸不稳定的患者,如镇静剂过量或药物中毒、脑血管意外、神经-肌肉疾病,也可用于机械通气患者的撤机过程。有研究发现 MMV 撤机与 IMV 撤机有相似的成功率,但撤机时间显著缩短。MMV 的最大缺点是仅能保障 V_E,容易导致浅快呼吸和 $\dot{V}_A$ 不足。

三、MVV 参数的设置和调节

1. **基本设置原则** 预设 V_E 的选择比较困难,预设值过大,容易导致通气过度,否则容易导致通气不足。

MMV 的设置应首先参考通气目的。若用于呼吸不稳定的患者,则应保障无自主呼吸时能维持适当 V_E 以维持适当的动脉血气。若用于撤机,则参考其原来的通气模式,如原来用 A/C 模式的患者,改用 MMV 时的 V_E 预设值应为原 A/C 模式 V_E 的 80% 左右,但患者存在碱中毒或过度通气的情况下应适当降低预计值;若原为 SIMV 模式,则其预设值应为 IMV 预设 V_E 的 90%。

2. 基本调节原则 MMV 设定后,患者应有一定的自主呼吸出现,否则应降低 V_E 的预设值;同时积极解除抑制自主呼吸的因素,如降低镇静剂的剂量。若出现浅快呼吸,则应提高 V_E 预设值。初始应用时,短时间内应复查动脉血气 1 次,其后主要观察呼吸形式即可。

总体上,MMV 是临床较少用的通气方式,不同呼吸机也有较大差异,初始应用时应注意适当监测和调节,逐渐积累经验。

(朱 蕾)

第十二章
呼吸机功能和性能的完善

机械通气的人机关系改善、通气效果提高、不良反应减少与众多因素有关,其中一个重要方面即为呼吸机功能的完善和性能的提高。

第一节 吸气触发与呼吸机同步

"触发灵敏度高,呼吸机同步性好"是机械通气时的常用词语,其含义是触发灵敏度无限接近0或PEEP水平,将有最好的同步性。但事实上并非如此,临床上选用的触发水平皆在一定范围内,而不是非常接近0。触发水平非常接近0后,更容易发生人机不同步,因此需正确理解、科学认识同步的概念和特点。

一、吸气触发与同步时间

(一)同步的概念和特点

1. 广义的同步概念　吸呼气流量与吸呼气动作同时发生、维持、终止,且强度匹配称为同步。由于呼气是被动的或以被动为主,且与吸气密切相关,故同步一般指吸气同步。同步形式包括自主呼吸和机械通气两种基本情况,前者是指自主吸呼气气流与吸呼气动作同时发生、维持、终止,且强度匹配(图12-1);后者指呼吸机送气、呼气和胸肺的扩展、回缩时间一致,且强度匹配(图12-2)。

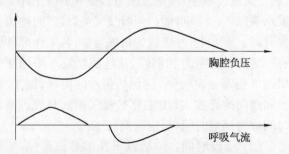

图12-1　正常人自主呼吸时的同步

自主吸气、呼气气流与胸腔负压的变化几乎一致,且匹配;图形规整

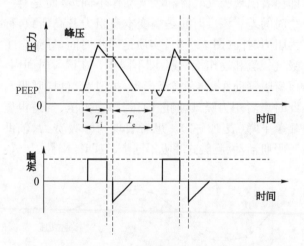

图12-2　机械通气患者的人机同步

机械通气患者的吸气、呼气气流与气道压(间接反映胸腔负压)的变化一致,且匹配。左侧为VCV,峰压、平台压略高;右侧有自主吸气触发(VAV),峰压、平台压略降低;图形规整

2. 自主呼吸的同步

(1)健康人自主呼吸的同步:健康人自主呼吸时,FRC约占TLC的40%,胸廓和肺处于良好的弹性平衡状态,呼气末肺泡内压为0;气道阻力低,一旦出现自主吸气动作,胸腔内压迅速下降,并导致肺扩张,肺泡内压迅速降至0以下,从而产生气道口与肺泡之间的顺向压力差,外界气体迅速进入呼吸道和肺泡,即吸气气流和吸气动作几乎同时发生、维持和终止,表现为良好的同步(图12-1)。胸腔内压、肺泡内压、气道内压变化幅度有限(表12-1),临床表现为呼吸平稳。

(2)气流阻塞患者的同步:在中重度气流阻塞患者,不仅气道阻力升高,也常出现PEEPi,即呼气期末肺泡内压大于0。自主吸气动作发生后,胸腔内

165

表 12-1　健康人平静吸气时的压力变化

不同部位压力	压力下降幅度(cmH₂O)
胸腔内压	1.5
肺泡内压	1
气道内压	0.5

注：气道取中间部位。

压下降,肺扩张,肺泡内压下降,但仍大于0,不能产生吸气气流,直至吸气肌收缩和胸腔内压下降使肺泡内压小于0,产生气道口-肺泡之间的顺向压力差。由于较高气道阻力和PEEPi的存在,气道内压"缓慢"下降(正常气道内压是迅速下降),达一定水平(使鼻腔或口腔压低于0)后,才能产生吸气气流,即患者出现吸气气流和吸气动作不同步,而是有一个时间差。该段时间是病变本身阻力升高所致,称为阻力时间(图12-3),实质是同步时间,导致自主吸气气流和动作不一致,即不同步。在该段时间内,仅有吸气动作,没有气流产生,类似"窒息样呼吸",此时患者用力吸气,胸腔内压、肺泡内压、气道内压显著下降(表12-2)。患者表现为呼吸费力、辅助呼吸肌活动、胸腹式呼吸不同步、三凹征阳性。

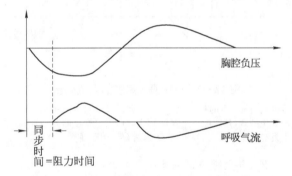

图 12-3　气流阻塞患者的吸气触发不同步
气流产生明显落后于胸腔内压下降

表 12-2　气流阻塞患者平静吸气时的压力变化

不同部位压力	压力下降幅度(cmH₂O)
胸腔内压	20
肺泡内压	11
气道内压	8

注：气道取中间部位,假定PEEPi为10 cmH₂O。

(3) 严重肺实质病变患者的同步：与气流阻塞相似,该类患者也需克服显著增加的肺实质阻力(主要是弹性阻力)。但与气道阻力相比,该阻力对同步的影响要弱得多。

3. 机械通气患者的人机同步　人机同步时间包括呼吸周期的各个阶段,包括吸气触发、送气维持、屏气、吸呼气转换、呼气等过程(图12-2、图12-4)。狭义的人机同步是指患者吸气触发和呼吸机送气一致。

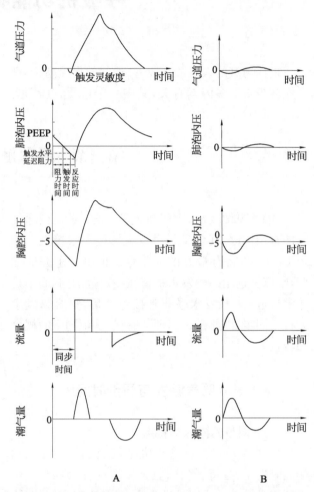

图 12-4　吸气触发与呼吸机送气的同步关系对照示意图
A. 机械通气；B. 自主呼吸

(1) 触发同步：若患者不是自主呼吸,而是改用机械通气时,需克服上述压力(即呼吸阻力,有创通气时还包括人工气道阻力)后,才能克服触发压力(触发灵敏度水平,即触发阻力),使气道内压降至触发水平以下,才有可能产生吸气气流,该时间称为触发时间。事实上,呼吸机为机械装置,各工作部件皆有一定的摩擦阻力和惯性,从达到触发水平到呼吸机送气仍需一定时间,这包括信号的传导、加工、输出和阀门的开放,其中主要是吸气阀的开放。该段时间称为延迟时间(反应时间)。

(2) 反应时间：包括以下几部分。首先,气道压降至触发水平后,呼吸机要将压力或流量等信号传导至呼吸机内的接收装置(本处以近端压力感受器为例),按常规连接管长度 18.3 m(60 ft)计算,约需 10 ms;然后,呼吸机对信号进行采集和处理,并传导至送气装置后,使吸气阀开放,送气开始。吸气阀的性能是决定呼吸机同步性的主要因素之一。

(3)同步时间:与自主呼吸不同,机械通气患者开始吸气至呼吸机送气需克服呼吸阻力、触发阻力及延迟阻力,并经历阻力时间、触发时间及延迟时间才能完成。三段时间的总和为同步时间(图12-4~图12-6),即需要克服的阻力更大,时间更长,应用不当,胸腔内压、肺泡内压及气道内压的变化幅度更大(表12-3、表12-4)。只有全面处理好影响同步的三部分因素才能保障较好的同步(详见下述和其他相关章节)。

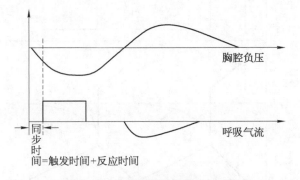

图 12-5 正常肺吸气触发的同步

气流的产生落后于胸腔内压的下降

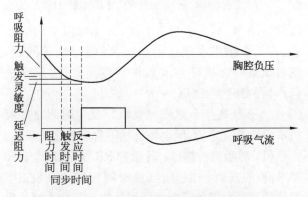

图 12-6 气流阻塞患者吸气触发的同步

气流的产生显著落后于胸腔负压的增大

表 12-3 正常肺吸气触发时的压力变化

不同部位压力	压力下降幅度(cmH$_2$O)
胸腔内压	7
肺泡内压	6.5
气道内压	6
感受器压力	2

注:气道取中间部位,触发灵敏度为-2 cmH$_2$O。

表 12-4 气流阻塞患者吸气触发时的压力变化

不同部位压力	压力下降幅度(cmH$_2$O)
胸腔内压	21.5
肺泡内压	16
气道内压	8
感受器压力	2

注:气道取中间部位,假定 PEEPi 为 10 cmH$_2$O,触发灵敏度为-2 cmH$_2$O。

(二)改善人机同步的方法

1. 降低呼吸阻力 呼吸阻力包括气道阻力(包括人工气道阻力)、肺实质黏性阻力和胸廓黏性阻力。

(1)降低肺实质黏性阻力:临床上容易被忽视,这也是急性肺损伤和肺水肿患者人机同步较差的原因之一。PEEP 常常是最迅速和最有效的手段(详见相关章节),但只有在存在陷闭肺泡或高压性肺水肿的情况下,适当应用的 PEEP 才真正有效。根据具体病因,适当应用利尿药和激素也有一定的价值。ARDS 患者有较强的呼吸驱动水平,触发能力较强,应用适当 PEEP 扩张陷闭肺泡后,肺顺应性改善,吸气压力的传导增快,同步性会明显提高。在急性肺水肿患者,适当 PEEP 会迅速改善水肿液的分布,促进水肿液的吸收,结合利尿剂的应用,也会使肺顺应性和吸气的传导明显改善,同步性相应提高。

(2)PEEPi 和气道阻力的处理:应结合发生机制,可适当应用 PEEP 对抗气道陷闭导致 PEEPi,也可通过降低 V_T、延长 T_e 降低气道阻力及其导致的PEEPi。

1)慢性阻塞性肺疾病:以气道陷闭为主,有一定程度的气道阻塞,若通气有效,逐渐实现深慢呼吸和适当应用 PEEP 后,可实现较好的人机同步。

2)支气管哮喘:在危重患者,常有严重、短期内不能解决的气道阻塞和肺过度充气,上述降低PEEPi 的措施将导致 PaCO$_2$ 的升高和呼吸中枢的兴奋性增强,反而导致呼吸窘迫,故不可能单纯通过呼吸机调节实现同步,需适当应用镇静剂、肌松剂抑制过强的自主呼吸。

PEEPi 对同步时间的影响已引起人们的重视,而对气道阻力增大人们却较少注意,但其影响非常大。经适当处理后,随着呼吸道分泌物的清除、气道水肿的减轻、气道平滑肌痉挛的缓解,PEEPi 明显降低,人机同步才会逐渐改善。上述情况显示,实现人机吸气触发同步与疾病的治疗并不矛盾,而是有高度的一致性。若经常出现人机同步较差,说明临床医师的水平有待提高。

3) 气管插管或气管切开导管:因为导管内的气流为湍流,其阻力与半径的5次方成反比,且随流量的增大而增大,故导管对气道阻力和同步性的影响非常巨大,这也是临床上导管内径≤7 mm的情况下容易治疗失败的主要原因之一,但特别容易被忽视。原则上气管插管或切开的导管必须与气管匹配,越粗越好。一般经口插管或切开的患者,男性选择8~9号,女性选择7.5~8.5号;经鼻插管的导管内径可小0.5号,但应注意适应证。

4) 胸廓黏性阻力:一般可忽略不计,对同步性的影响有限。

2. 合理调节触发水平 在绝大部分呼吸机,触发水平可人为调节。理论上使其接近0,可缩短触发时间,提高同步性,但事实上容易假触发;而触发水平过高又将导致触发困难,因此触发灵敏度应设置在合理水平,以最容易触发、又基本不发生假触发为原则。

(1) 压力触发的设置和调节:一般为-1~-2 cmH$_2$O;自主呼吸较弱时可降至-0.5~-1 cmH$_2$O;气道压力较高或RR较快时容易导致假触发,可提高至-2~-3 cmH$_2$O,若仍有较多假触发,进一步降低触发灵敏度是不合适的,应改变触发方式(如应用流量触发)或应用镇静剂抑制过强的自主呼吸。

(2) 影响压力触发的其他因素:如连接管路积水常导致管路和压力抖动(图12-7),容易导致假触发,需及时处理;峰压过高也有类似影响。现代呼吸机的软件问题(以Maquet呼吸机最突出)也常导致压力抖动(图12-7),是影响触发稳定的常见因素,但容易被忽视。

(3) 流量触发的设置和调节:原则与压力触发基本相同,大约为2 L/min。但需强调流量触发的要求随呼吸机的不同而不同,即在一种呼吸机,若其触发水平为1 L/min可能相当于另一种呼吸机的2 L/min;还有部分呼吸机,流量越高,触发越灵敏。因为在不同呼吸机,流量触发的机制可能不同。

(4) 影响流量触发的其他因素:流量触发较压力触发的稳定性好,但流量波形抖动也容易导致假触发,发生机制和影响因素与压力触发类似,包括管路等硬件问题或软件问题(图12-7)。若

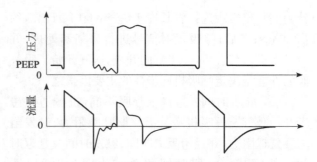

图 12-7 压力或流量抖动导致假触发

中间图形为压力抖动向下超过触发灵敏度(上)或流量抖动向上超出触发灵敏度(下)导致假触发。假触发时,吸气流量降低,相应的流量面积(等于V_T)也下降

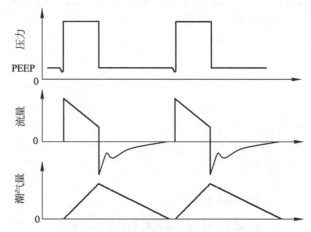

图 12-8 流量抖动未达触发灵敏度的波形图

呼气相初始部流量抖动幅度不大,未影响通气过程

流量抖动小,不会假触发(图12-8),但应引起注意;若无管路积水或压力过高、呼吸过快等问题,则可能是呼吸机硬件或软件问题所致,需厂家进行严格的评估和维修。

3. 合理选择和维修呼吸机 反应时间是呼吸机本身性能决定的,但也与管理不善有直接关系。

(1) 呼吸机的选择:若患者RR快,对同步时间要求高,应选择性能好、反应时间短的呼吸机;RR较慢的患者对多种呼吸机皆可适应。部分人将从患者吸气动作开始到呼吸机送气的时间称为呼吸机的反应时间,忽略了胸肺弹性阻力、PEEPi和气道阻力等因素对吸气触发的影响,是不恰当的。

(2) 呼吸机的维修:对改善反应时间至关重要。长时间过度应用呼吸机会使大量"灰尘"和"化学物质"吸入呼吸机内,导致其机械部件,特别是吸气阀的性能下降,反应时间明显延长。一般要求使用呼吸机6 000 h进行一次保养、维修;若周围环境较差,则需要在更短时间内维修。

二、触发感受器的位置与触发时间

理论上,呼吸中枢活动或吸气神经元放电,呼吸机即能感知,并立即产生吸气气流,才会有最好的同步关系,这需要测定呼吸中枢、膈神经和膈肌,至少是胸腔内压的变化,事实上临床应用的绝大部分呼吸机不可能理想地达到上述要求。

1. 常用感受器的位置和缺陷　触发敏感性取决于感受器的类型和感受器的位置。在呼吸机发展的最初阶段以压力触发最常用,感受器常设置在连接管路的呼气端、吸气端、Y 形管(连接管路的近端)位置,故感受器实际上感受的是连接管路的压力变化,而不是气道压力,更不能反映肺泡或胸腔压力,即自主呼吸开始,胸腔内压的下降需克服肺弹力阻力和黏性阻力、PEEPi、气道阻力、人工气道或面罩阻力、连接管路的阻力后,才能触发感受器。故以下任何情况皆可导致触发延迟:肺弹性阻力显著升高,见于 ARDS、重度肺水肿;PEEPi,见于气道陷闭或阻塞导致的肺过度充气,如 COPD、哮喘,或见于呼吸频数(如 ARDS、肺水肿)、反比通气;气道阻力显著升高,如 COPD、哮喘,尤其是危重哮喘患者。如上述,在严重气流阻塞和高 PEEPi 患者,自主呼吸引起的压力下降需很长时间才能传导至感受器,故难以做到人机同步(图 12-9),多需应用镇静剂、肌松剂抑制过强的自主呼吸。人工气道可显著增加气道阻力,故气管压力降至触发灵敏度水平(如-1.5 cmH$_2$O),感受器的压力仍常在较高的水平,这不可能触发呼吸机送气。有人用 PB 7200 呼吸机经气管插管机械通气,发现感受器压力降至-1 cmH$_2$O 时,人工气道压力已降至-1.7 cmH$_2$O,从吸气动作开始到呼吸机送气的时间达 115 ms,在送气延迟和自主呼吸的双重作用下,气管压力继续下降至-2.8 cmH$_2$O。所以无论从理论上还是从实际效果而言,压力感受器设置在呼吸机的连接管路不是最佳选择。

2. 感受器的发展方向

(1) 神经或肌肉电活动的感知:使感受器能感受呼吸肌(主要是膈肌)或呼吸神经(主要是膈神经)的电活动就可避免上述呼吸阻力对触发的影响,理论上是最佳的选择,且在实验研究中取得了成功,但总体上讲,由于其创伤性和操作难度较大,或准确性稍差,临床应用显著受限。无创性感受膈肌电活动技术在神经调节辅助通气(NAVA)等模式取得了成功,但其稳定性和准确性有待进一步完善,真正广泛应用于临床还有较多工作要做。

(2) 气管或人工气道压力的感知:将感受器放置在大气道或人工气道内也是一种比较合理的选择,是将来的发展方向,但需克服以下问题:如何稳定地固定在气管导管内或大气道内;如何避免分泌物污染或堵塞感受器以免降低触发敏感性;如何在吸痰时不损伤感受器。

3. 现代感受器的合理选择　现实的方法是进一步完善流量触发或以流量触发为核心的容积、形态等综合触发方式(如 BiPAP 呼吸机的 auto track 技术),并放置在 Y 形管附近(如 Hamilton 呼吸机)。与人工气道相比,面罩连接基本不增加气道阻力,所以只要能保障适当密闭,基本不漏气,呼吸机的同步性将明显提高。

三、通气模式和流量波形的合理选择

在呼吸阻力小的患者,阻力时间短,对通气模式和流量波形的要求低。在呼吸阻力大的患者,同步时间明显延长,患者对高流量的渴求非常高,宜选择递减波,故首选定压型模式;若选择定容型模式,则宜选择递减波,方波欠合适,其他波形不宜选择(如正弦波)(图 12-10)。若选择 PAV、NAVA 等"完全自主型"模式,则需合理减少呼吸阻力。

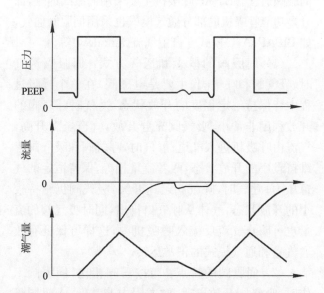

图 12-9　气道阻力过大、PEEPi 过高导致吸气无触发

气道阻力过大,下一次吸气前流量未降至 0;有吸气动作,流量短暂升至 0,但未达触发灵敏度,未触发呼吸机送气,出现压力抖动和呼气潮气量平台

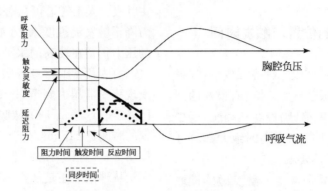

图 12-10 高呼吸阻力与流量波形的选择模式图

呼吸阻力显著增大,同步时间显著延长,递减波容易满足患者对高流
量的需求,方波次之,正弦波初始流量太低,不宜选择。虚线正弦波表
示呼吸阻力正常且平静呼吸时的特点,吸气流量和吸气动作同步

第二节　持续气流、可变气流、按需阀和伺服阀送气

呼吸机工作,送出气体,产生吸气。其送气方式
大体分为:按需阀送气和持续气流送气、伺服阀送
气及可变气流送气。

1. 按需阀送气和持续气流送气

(1) 概念:按需阀送气,指呼吸机工作,吸气阀
开放,呼气阀关闭,产生 V_T 并进入气道;持续气流送
气,指呼吸机持续运转,气路中持续存在较高流量的
气流,吸气时,部分气流按预设要求送入气道,剩余
大部分通过管路排入大气。

(2) 按需阀送气和持续气流送气的特点:目前
绝大多数呼吸机采用按需阀送气。

1) 按需阀送气的特点:密闭性好,V_T 精确,但
阀门的开放需克服一定的黏性阻力和惯性阻力,会
延长反应时间,降低同步性。

2) 持续气流送气的特点:送气阻力小得多,因
此曾有较多呼吸机采用该方式,但由于该方式有较
多其他问题,其应用逐渐减少(详见第十一章第二
节),目前仅有少部分呼吸机的 SIMV 模式的自主
呼吸部分或 CPAP 仍采用持续气流通气,特点是呼
吸机按预设要求通气(指令通气部分)时,吸气阀开
放,持续气流关闭;指令吸气结束,持续气流开放,自
主呼吸时,部分气流随自主呼吸进入气道,其余部分
则由呼气阀排出。为满足吸气初期对较高气流量的
需求,持续气流需比自主吸气流量大得多;部分呼吸
机在呼吸管路上设置一储气袋,可减少对持续气流

的需求量。

3) 现代按需阀:随着按需阀材料(由机械阀改
为电磁阀)和质量的不断提高,其阻力显著减小,开
放速度明显加快,开放时间明显缩短。按需阀的开
放速度是决定呼吸机反应时间的主要因素。

2. 伺服阀送气　由于按需阀和持续气流皆有一
定的优点和缺点,部分呼吸机将两者的特点结合采用
伺服阀通气。BiPAP 呼吸机主要采用伺服阀通气,部
分多功能呼吸机的部分通气模式也采用伺服阀通气,
如 BIPAP、A/C 模式＋自主气流(autoflow)等。

(1) 伺服阀的概念和送气方式:伺服阀送气
时,吸气阀和呼气阀(主要是电磁阀)在整个呼吸过
程中皆保持一定程度的开放状态,送气时呼气阀的
开放程度非常小,吸气阀充分开放,气道压力升高,
气流由呼吸机进入气道;屏气时,呼气阀和吸气阀皆
维持较小的开放状态,两者流量相等,保持恒定的气
道压力;呼气时,呼气阀迅速开大,吸气阀仍维持较
小的开放状态,气体从呼气口排出,同时吸气阀的流
量也可防止气流反流入呼吸机内,这样可保证有效
通气量和通气模式的正常运转。

(2) 伺服阀的特点:与按需阀相比,伺服阀工
作时,吸气阀开放迅速,触发阻力非常低,人机同步
性好;呼气阀开放迅速,呼气阻力低,有助于肺内气
体的迅速呼出,特别适合气流阻塞性疾病。在屏气
期,若患者吸气,在反馈通路的调节下,吸气阀迅速

开大,呼气阀缩小,压力略有升高,气流进入气道,产生额外吸气潮气量;反之若患者有额外呼气动作,则吸气阀和呼气阀的反馈调节正好相反,气体迅速经呼气阀呼出,产生额外的呼气潮气量,两种情况皆可避免气道压力的明显降低或升高,维持气道压力的相对恒定,并保持良好的人机关系(详见第十一章第二节)。BIPAP通气是典型的伺服阀通气。

3. 可变气流送气

(1) 传统 BiPAP 送气:气流产生的基本装置是涡轮,涡轮高速运转产生高流量气流和形成高压(IPAP),在高压作用下,部分气体送入气道,部分通过漏气孔漏出,完成吸气过程。在一定范围内,自主呼吸能力越强,流量越大,反之亦然,故人机关系好;漏气越多,流量越大,故压力相对稳定,有漏气补偿

功能,故特别适合无创通气。患者吸气结束,通过反馈通路调节,涡轮转速迅速减慢,形成低流量气流和低压(EPAP)。此时肺内压力高,气体呼出,完成呼气。EPAP有维持最低气道和肺泡压力、防止呼出气反流和减少无效腔的双重作用。由于该类型送气通过可变的持续气流完成,故称为可变气流送气,有类似伺服阀的特点。

(2) 可变气流送气的缺点:涡轮转速需在短时间内快速转换,耗损大,产热多,流量的增大有一定的限度,不如真正的伺服阀开闭转换快,故逐渐被伺服阀所取代。

(3) 现代 BiPAP 送气:伺服阀是功能概念,主要通过电磁阀实现,是现代新型 BiPAP 呼吸机的主要送气方式。

第三节 持 续 气 流

平时所说的持续气流(continuous flow)又称偏流(bias flow 或 flow by),是呼吸机的一种辅助送气气流,在主机气流停止工作后发挥作用,不同于上述持续气流送气。

一、持续气流的功能

1. 提高按需阀的开放速度 在部分呼吸机,持续气流可明显提高按需阀的开放速度,如 Newport 呼吸机。若持续气流关闭,通气阀表现为典型的按需阀,即平时吸气阀完全处于关闭状态,自主吸气触发时,需较大负压才能开放;有适当水平持续气流后,吸气阀在呼气期即处于一定程度的开放状态,类似伺服阀,自主吸气克服较小的阻力即能使按需阀开放,因此可改善同步性。当然若持续气流过大,自主吸气触发时,连接管路内的压力下降速度减缓,触发速度也会减慢,同步性变差。

2. 校正监测装置 在部分呼吸机,如 Bear 5、Bear 1000 型呼吸机用于校正监测装置。

3. 稳定气路内压,避免假触发和自动切换 应用 CPAP/PEEP 时,气路内压始终高于外界大气压,但若气路密封不严或破损,将导致漏气,使气路内压下降;若下降值超过触发灵敏度,将诱发呼吸机送气,导致假触发和人机配合不良;持续气流开放后

可补充漏气,避免气路内压的明显下降和假触发。

4. 减少呼吸功 患者吸气至呼吸机送气,需克服呼吸阻力、触发阻力及延迟阻力。在该段时间(同步时间)内,患者吸气,呼吸肌处于等长收缩状态,产生呼吸功,但无气流产生。上述阻力(或压力)完全克服后,主机才能送气,产生气流;应用持续气流后,患者出现吸气动作和气道压下降时,持续气流即进入气道,特别是在延迟时间内,从而缩短同步时间,减少呼吸功,提高患者的舒适度。

5. 减少无效腔 机械通气时,连接装置存在一定程度的无效腔,特别是在面罩通气时,无效腔明显增大。呼气初期,由于存在较高的气道压力,呼出气在通过呼气阀排出的同时,也将有部分反流入吸气管路,进一步增大无效腔;持续气流的存在将在呼气中晚期和吸气初期的同步时间内对呼出气进行冲洗,故无效腔明显减小。

6. 用于流量触发 见下文。

二、持续气流的负效应

1. 降低触发敏感度,延迟同步时间 如上所述,持续气流过大,将延缓连接管路压力的下降,从而延长患者用力吸气后呼吸机达触发水平的时间;随着吸气的加强,部分气流也将进入 Y 形管和人工

气道,进一步延缓压力的下降。一般合适的持续气流为5～10 L/min,呼吸驱动较弱时应偏低,呼吸驱动较强时应偏高。若用 PSV 模式,且呼吸力量减弱时,持续气流需进一步降低,甚至完全关闭。

2. **增加呼气管路阻力**　持续气流的存在使呼气管路保持一定的压力和阻力,呼气速度减慢;在严重气流阻塞患者,可能会导致或加重 PEEPi,因此持续气流也不应过大。为降低持续气流形成的阻力,部分呼吸机设置了特殊感受装置,当呼出气流超过呼吸机输出气流 2 L/min 时,持续气流可迅速降至 5 L/min(一般是在呼气开始的半秒钟内),从而降低呼气阻力。

3. **不适当增大通气量**　在同步性能较差的呼吸机,气道压下降后,可有较大流量的气流进入呼吸道,而气路压力下降至触发水平后,呼吸机仍按预设通气参数送气,通气量将增大,可能会导致通气过度。

4. **影响呼出气浓度的测定**　由于持续气流的存在,由呼气阀排出的气体不仅有患者的呼出气,也有呼吸机输出的持续气流,测定结果不能真实反映呼出气体浓度,相应的气道无效腔和代谢指标的测定结果也不准确,因此测定呼出气浓度时,需关闭持续气流。

综上所述,压力触发时的持续气流能改善呼吸机性能和同步性,但应用不当有较多问题,需要根据患者的病理生理特点精细调节,但临床上容易被忽视,故临床应用逐渐减少,而被流量触发所取代。

第四节　流　量　触　发

压力触发的同步性差,且容易诱发假触发;气管内压力感受器触发、膈神经或膈肌的电信号感受器触发又有较多困难。流量触发技术简单,既可改善同步性,又能减少假触发,故应用逐渐最多。流量触发是指自主呼吸引起气路内气体流动量增大,达预设值后触发呼吸机送气。流量触发的方式有两种:① 持续气流方式,即在呼气期,呼吸管路存在较低流量的持续气流,呼吸机输出的气流量和呼出阀排出的气流量相等;若患者吸气,部分气流进入呼吸道,呼出气流量减少,使输出气流量和呼出气流量产生一定的差值,该差值达到预设水平,即触发呼吸机送气(图 12 - 11),如 Draeger Evita、PB 系列呼吸机。② 流量直接测定法,即在 Y 形管和呼吸道之间安装呼吸流量测定器直接测定进入气道的气流量,达预设触发水平(图 12 - 12),使呼吸机送气,如 VIP

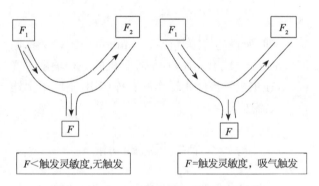

图 12 - 12　近端触发的工作原理模式图

Bird、Hamilton Veolar 呼吸机。

1. **持续气流触发的特点**　该类触发的感受器安装在连接管路的吸气端或呼气端,故又称为远端触发。

(1) 主要优点:触发效率高。实验证实在上述同一例患者(本章第三节),将触发方式由压力触发 -1 cmH$_2$O 改为流量触发 1 L/min,同步时间由 115 ms 缩短至 80 ms,同时气道最低压力也由 -2.8 cmH$_2$O 降至 -0.5 cmH$_2$O,说明流量触发感受器的触发敏感度提高,同步性改善,呼吸肌做功减少。若提高流量触发水平,使同步时间延长,将与低水平的压力触发相似,因此说流量触发更敏感只是相对的,确切地说,流量触发比压力触发的稳定性和触发效率高,容易调节出更敏感的触发灵敏度而不至于假触发。

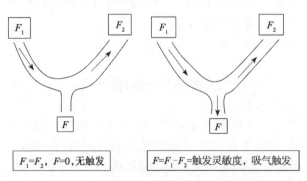

图 12 - 11　远端触发的工作原理模式图

（2）主要缺点：不能区分呼吸机输出气流和排出气流差异的原因，不仅患者吸气引起的气流量差异可导致吸气触发，漏气或管路抖动引起的气流量差异也可导致触发（假触发）（图 12－13），因此保持气路的密闭是必要的。

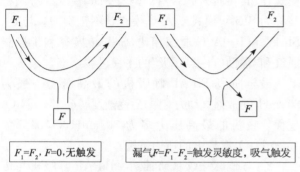

$F_1=F_2$，$F=0$，无触发 ｜ 漏气$F=F_1-F_2$＝触发灵敏度，吸气触发

图 12－13　远端触发的主要缺点

漏气容易导致假触发

2. 流量直接测定法的特点　由于感受器安装在 Y 形管附近，故也称为近端触发。

（1）主要优点：该法也存在持续气流，一旦流量

触发水平设定，持续气流一般是流量触发的 2 倍。持续气流不直接参与流量触发，但患者一旦吸气，在主机气流产生前，持续气流进入气道满足患者的通气需求，减少呼吸功，缩短主机的反应时间。与持续气流触发相比，其最大特点是安装在 Y 形管附近，较少受连接管路漏气的影响（图 12－14）。

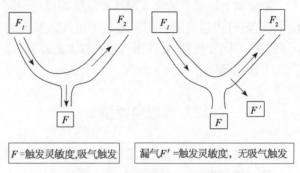

F＝触发灵敏度，吸气触发 ｜ 漏气F'＝触发灵敏度，无吸气触发

图 12－14　近端触发与漏气的关系

连接管路漏气不容易导致假触发

（2）主要缺点：在 Y 形管附近，容易因水分和分泌物阻塞而影响感受器的敏感性，需经常更换和清洗。

第五节　双水平气道正压和双相气道正压

双水平气道正压（BiPAP）和双相气道正压（BIPAP）的通气阀可以是机械阀，也可以是电磁阀，但皆采用伺服阀或类似伺服阀的功能完成通气。伺服阀兼顾传统按需阀和持续气流的某些特点。

一、双水平或双相气道正压通气的特点

1. 允许吸气相和呼气相皆存在自主呼吸

（1）传统呼吸机：在屏气期，吸气阀和呼气阀皆关闭（称为按需阀），不允许自主呼吸存在，一旦出现自主吸气，因无法提供额外气流，患者将出现吸气困难，并引起气道压力的迅速下降；出现自主呼气时，呼气阀不能迅速开放，患者将出现呼气困难和气道压力的明显升高。在送气期，一旦出现呼气动作，呼吸机送气和患者呼气的双重作用将导致气道压力骤然升高，显著提高跨肺压和切变力（图 11－14、图 11－15）。在呼气期，出现自主吸气时，也会出现吸气量不足和吸气困难。部分呼吸机有持续气流装置，可部分缓解呼气时相的吸气不足，但由于气流量

较小，实际价值有限，对吸气时相则无作用。用 SIMV 模式通气能在呼气时相提供足够大的持续气流，允许患者自主呼吸，但不能对吸气时相的自主吸气提供支持。

（2）双水平正压通气：双水平气道正压，在吸气相和呼气相皆可提供适当可变的持续气流，不仅像 SIMV 一样允许呼气相自主呼吸存在，在吸气相也能允许自主呼吸存在，在"屏气期"，一旦出现吸气动作，部分持续气流进入呼吸道，而气道压力基本不变；若出现自主呼气，呼出气流将迅速通过呼气阀排出，不会出现气道压力的明显升高（图 11－14、图 11－15），因此能增加 V_E 而不至于导致明显的吸气不足、人机配合不良或气道压力的骤然升高或下降。

2. 用于流量触发　呼气期持续气流常用于完成流量触发（见本章第四节）。

3. 包含多种通气模式　不同条件下，表现为 CPAP、P－SIMV、PCV 等模式。

4. 通气压力多较低　通气压力多较低，高压在 $20\sim30\ cmH_2O$。随着设计水平的提高，现代呼吸机

已可提供更高水平的支持压力,比如 40 cmH$_2$O。

5. **CPAP/PEEP 的压力稳定性好** 与传统 CPAP/PEEP 阀装置相比,气道压力非常稳定。

6. **有漏气补偿功能** 漏气时,气道压力下降,吸气阀迅速开大,呼气阀变小,输出气流增加,排气量减少,气道压迅速回升,从而补偿漏气。

需强调上述调节功能或漏气补偿功能皆有一定的限度,超过代偿范围将出现通气不足或人机配合不良。在不同呼吸机,其作用可能有较大的差异,应注意个体化调节。

二、呼吸机类型

能提供双水平(相)气道正压通气的呼吸机有两种。简述如下。

(一)双水平气道正压呼吸机 英文名为 bilevel positive airway pressure ventilater,简称 BiPAP 呼吸机,是目前无创性经鼻(面)罩机械通气应用最多的呼吸机。BiPAP 不是一种或一类通气模式,而是一类呼吸机的名称。

1. **通气模式** 早期呼吸机控制面板上一般最多有 5 个功能键(图 12 - 15),但随着智能化调节模式的出现,调节键增多。

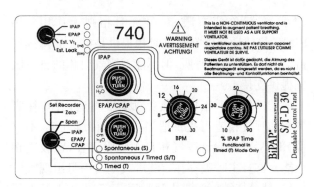

图 12 - 15 早期 BiPAP 呼吸机的控制面板

(1)CPAP:在早期呼吸机,CPAP 模式对应的参数键分别为 IPAP 和 EPAP,也就是说选择 IPAP 键时,调节参数 IPAP 就能完成 CPAP 通气,而调节 EPAP 键则无作用;反之亦然。现代呼吸机多直接设定 CPAP 模式。

(2)PSV 模式:在 S 键为 PSV+PEEP 模式。需调节参数键 IPAP 和 EPAP,调节其他参数不会对通气有任何影响。

(3)PCV 模式:在 T 键为 PCV+PEEP 模式。需调节所有参数键:IPAP、EPAP、RR、T_i/T_{tot},任何参数调节不当,皆不能正常通气。

(4)PSV/PCV 模式:对应 S/T 键,也需调节所有参数,实际(自主)RR 大于预设 RR,为 PSV+PEEP 模式;实际 RR 等于预设 RR 为 PCV+PEEP 模式,故其实质为 PSV/PCV+PEEP 模式。有人将其称为 SIMV 模式或 A/C 模式是不正确的。与 P-SIMV 和 P-A/C 通气相比,S/T 转换有利于控制通气和"辅助(自主)呼吸"的平稳过渡。

最早阶段 BiPAP 呼吸机的最高压力一般为 20 cmH$_2$O,故通气动力有限;后逐渐发展至 30 cmH$_2$O。现代呼吸机的最高压力多为 30 cmH$_2$O,部分为 40 cmH$_2$O,有较大的适用范围。

2. **与传统呼吸机的区别** BiPAP 呼吸机与传统呼吸机的基本工作原理相同,但最大通气流量远高于传统呼吸机,有一定的呼吸调节功能和漏气补偿功能,更适合无创通气。但 BiPAP 呼吸机为低阻力条件下的高流量通气,且面罩供氧,FiO$_2$ 较低,在高阻力条件下不能有效运转,故不适合阻力非常大的呼吸衰竭患者,也不适合需要 FiO$_2$ 超过 60% 的患者。当然现代 BiPAP 呼吸机的动力增强了,应用范围也在扩大。

3. **呼吸装置的设计** 吸气阀是伺服阀,可调节持续气流的输出量;呼气装置则仅起呼气和漏气作用。典型呼气装置是在连接管上设计条纹孔,简称漏气静音接头,吸气时,大量气流进入气道,部分气流由条纹孔漏出;呼气时,呼出气由条纹孔呼出,习惯上称为漏气孔。特点是吸气时漏气量较少,可保障稳定的吸气压力;呼气时出气快,保障呼气的迅速完成。该装置有一定的"伺服阀"样作用。最简单的呼气装置为圆形漏气孔,调节作用最差,但性能稳定。还有新型的漏气阀等结构,如平台漏气阀的调节作用明显增强。

4. **单向活瓣的价值** 国内部分人设置单向活瓣取代漏气孔。理由是:呼出气经漏气孔排出的同时,也有部分气体反流入连接管路,使通气无效腔增大;改用单向阀可防止气体反流。事实上,BiPAP 呼吸机通气压力较低,实际反流量不大,且存在持续气流,后者可有效冲洗呼出气,故改用单向阀对 PaCO$_2$ 的影响不大。相反单向阀的存在可使呼吸机原有结构的优越性遭到破坏,使持续气流的调节作用和漏气补偿作用减弱,流量触发的敏感性降低,触发阻力增高,同步时间延长;单向活瓣的存在可使患者和呼吸机在呼气期的"联络"中断,CPAP/PEEP 不能以最佳方式形成。相关的测定结果显示,加单向阀后,呼气压不是迅速降为预设值,而是逐渐降低,确切说该呼气压为呼气末阻力,故单向阀不宜应用。

从严格意义上讲,BiPAP 呼吸机的运转以漏气孔的适度漏气为基础,在绝对不漏气的情况下不能有效运转,单向阀或单向活瓣的性能越好,BiPAP 呼吸机的工作性能越差。

5. 改善呼吸衰竭的机制 多数报道 BiPAP 通气改善 COPD 低氧血症的效果肯定且迅速,而纠正 CO_2 潴留的作用较缓慢,甚至升高。有人认为换气功能改善和呼吸肌疲劳恢复是纠正低氧血症的主要原因,而缺乏单向活瓣及 CO_2 反流是 $PaCO_2$ 不能迅速降低的关键。事实上 COPD 急性加重期的主要病理改变是肺组织的感染性或非感染性炎症,PEEP 不能使炎症迅速改善;多数报道的 PEEP 较低,其治疗价值非常有限,因此不能解释 $PaCO_2$ 的不能下降或迅速升高。如上所述,单向活瓣对降低 $PaCO_2$ 价值也不大。实际上,应用面罩或鼻罩后,相当于增加一个氧气储存器,在氧流量不变的情况下,FiO_2 较用鼻导管时明显升高,PaO_2 也随之迅速升高;由于 $\dot{V}_A$ 不变,$PaCO_2$ 也基本不变。

通气压力升高可使通气改善,但也同时减弱周围感受器的敏感性和降低呼吸中枢的兴奋性,使自主呼吸减弱,明显升高的 PaO_2 也可使呼吸中枢的兴奋性下降、$\dot{V}/\dot{Q}$ 失调加重,若前者的作用大于后两者,则 $PaCO_2$ 降低;否则基本不变或升高。BiPAP 呼吸机通气压力较低,且以 PSV 为主,受自主呼吸能力和 $\dot{V}/\dot{Q}$ 失调的影响较大,故增加 $\dot{V}_A$ 和降低 $PaCO_2$ 的作用较弱且缓慢。

总体上,BiPAP 呼吸机无创通气的作用与传统呼吸机人工气道的作用相似,但前者主要应用于无创通气,且要求患者的自主呼吸能力较强,通气压力较低,在改善气道引流方面受到一定程度的限制,因此其作用速度较慢,强度较弱;其无创性及操作简便的特点决定其可以早期应用,从而延缓或中止疾病的发展,减少气管插管或气管切开,也可为人工气道的建立提供时间。

6. 适应证
(1) 肺外疾病
1) 睡眠呼吸紊乱:在阻塞性睡眠呼吸暂停低通气综合征(OSAS),各种中枢性低通气(包括中枢性睡眠呼吸暂停综合征),BiPAP 或 CPAP 呼吸机通气有良好的治疗效果。在 OSAS 患者,首选 CPAP 或 auto - CPAP,在重症患者或复杂性患者则以 BiPAP 为主,CPAP 压力一般为轻症4~6 cmH₂O、重症 6~10 cmH₂O,以保障上气道的开放。在中枢性低通气患者,首选 S/T 键,以保障睡眠时有适当的通气,但应避免通气过度;也可选 CPAP,以维持适度的 $PaCO_2$ 升高,维持呼吸中枢的兴奋性。

2) 其他情况:颅脑疾病、神经-肌肉疾病和胸廓疾病等诱发的呼吸衰竭,气道阻力和肺顺应性正常或仅有轻度改变,选择简易 BiPAP 呼吸机,用 PSV 模式和较低通气压力即可,呼吸驱动较弱的患者应选用 PSV/PCV+PEEP 模式(S/T 键)。可用鼻罩,漏气较多或张口呼吸时选择面罩。由于该类患者常有呼吸道引流困难,故多需选择气管插管或气管切开。

(2) 肺实质疾病:主要表现为换气功能障碍和低氧血症,多对通气压力的需求不高,但常需较高的氧浓度。BiPAP 呼吸机可提供足够 PEEP,FiO_2 可达 60% 以上,因此也是较理想的适应证。若患者 V_E 很大、RR 明显增快或需要较高的 FiO_2 时,宜及早建立人工气道;少数情况下也可选择 BiPAP Vision、多功能呼吸机进行无创通气,但需密切监测。

(3) 周围气道阻塞性疾病:通气阻力显著升高,常需较高的通气压力,BiPAP 呼吸机适合轻、中度患者及部分重度患者,多数重症患者需及早建立人工气道,特别是支气管哮喘。COPD 的适应证更广泛(详见下述)。

(4) 中心气道阻塞:一般不是机械通气的适应证,但若主要表现为呼气相气道陷闭,CPAP/PEEP 有一定的治疗作用。

因此,BiPAP 呼吸机有一定使用范围,并非某些文献报道的那样"无所不能"。

7. BiPAP 呼吸机无创通气的优点 与临床常用的多功能呼吸机相比,BiPAP 呼吸机除有体积小、通气模式和通气参数少、调节方便等优点外,主要有以下特点。

(1) 触发优越:早期呼吸机采用单一流量触发,敏感度高,达 2.4 L/min 可触发呼吸机送气,同步时间仅为 30 ms。现代新式呼吸机通过自动、可变的流量触发、容积触发、形态触发等综合作用,使同步性进一步改善。

（2）人机同步好：双水平正压通过伺服阀或类似伺服阀通气，允许在指令通气的过程中出现自主呼吸，既可增加V_E，又能保障良好的人机同步。

（3）漏气补偿：适当漏气是必需的，且轻度漏气不影响V_E。

（4）阻力小：单一气路，不需要过度湿化、温化，气路阻力小。

（5）撤机方便：解决控制通气和自主呼吸的自然过渡问题（S/T方式），比传统呼吸机撤机方便、舒适。

因此，在胸肺和气道阻力正常或轻中度增加的患者，应首选 BiPAP 呼吸机通气，而不是传统的多功能或其他简易型呼吸机。若通气阻力较大或需要 FiO_2 较高（超过 60%），而 PaO_2 难以达到 60 mmHg 的安全水平时，必须选择多功能呼吸机或及早建立人工气道。

（二）双相气道正压通气　双相气道正压（biphasic positive airway pressure，BIPAP）的基本特点是通过两个伺服阀完成通气，其基本工作原理类似传统 PCV 和 CPAP 的结合，随参数调节和自主呼吸变化也可表现为压力辅助/控制通气（P-A/C）、定压型反比通气（P-IRV）、定压型间歇指令通气（P-IMV）、气道压力释放通气（APRV）、持续气道内正压（CPAP）等，并可允许自主呼吸在两个压力水平上"随意"发生。因此，BIPAP 既不是单一通气模式，也不同于 BiPAP 呼吸机。

1. 通气模式　与传统呼吸机和经典 BiPAP 呼吸机的模式不同，Evita、PB 等系列呼吸机的 BIPAP 是复合（万能）通气模式，通过调节不同通气参数表现出不同的通气模式。在 BIPAP 模式，除触发灵敏度外，有 4 个参数，其中 P_1、T_1 为高压和高压时间；P_2、T_2 为低压和低压时间。根据自主呼吸能力及 4 个参数的调节方式可有多种具体通气模式（图7-16）。

（1）无自主呼吸：与传统定压型模式相同，但在不同条件下对应的具体模式不同。若 $P_2=0$、$T_1<T_2$，为 PCV；$P_2=0$、$T_1>T_2$，为 P-IRV；$P_2>0$、$T_1<T_2$，为 PCV+PEEP，有自主吸气触发时为 PAV+PEEP；$P_2>0$、$T_1>T_2$，为 P-IRV+PEEP。

（2）间断自主呼吸：若通气频率较慢，自主呼吸在低压力水平出现，为 P-SIMV；若 T_e 较短，自主呼吸在高压力水平出现，类似 APRV。与传统 APRV 比较，BIPAP 的 APRV 同步性改善，治疗作

用也相应增强。

（3）持续自主呼吸：$P_1=P_2$，为 CPAP；P_1、P_2 皆为 0，为自主呼吸；若高压和低压时间皆较长，则为双相或间断 CPAP。

（4）自主呼吸不恒定：自主呼吸"随意""间断"出现在两个压力水平上，这是真正意义上的 BIPAP，克服了传统通气模式时自主呼吸和控制通气不能并存的特点，增加 V_E，提高人机配合程度，改善人机对抗。保证自主呼吸和控制通气并存的基础是特殊的吸气阀和呼气阀结构（伺服阀）、呼气向吸气及吸气向呼气的双重触发或转换机制（既可以按呼吸机的预设要求转换，也可以由患者的自主吸气触发）。

2. BIPAP 的优点

（1）气道压力稳定、人机配合良好：BIPAP 是定压型通气模式，且允许自主呼吸和控制通气并存，避免了机械通气时因自主呼吸增强导致的人机配合不良和气道压力骤升或骤降。

（2）"万能"通气模式：真正的 BIPAP 是多种通气模式的模糊总和，是"万能"通气模式，在病理状态改变时，仅需调整 4 个通气参数即可设置出从自主呼吸、间断指令通气、到持续指令通气等各种模式，可用于上机、治疗、撤机等整个通气过程。

（3）不良作用少：允许自主呼吸存在，可加强 PEEP 改善换气功能的作用，减轻机械通气对心血管功能的抑制；也可加强 PCV 改善通气功能的作用，降低对通气压力的需求，减少机械通气相关性肺损伤的机会。

（4）独特的压力调节方式：用 BIPAP 通气时，高压和低压的调节互不影响，即峰值压力为高压，呼气末压力为低压，这与 BiPAP 呼吸机的调节相同。

BIPAP 在改善通气功能的同时，可显著改善换气功能，人机同步好，负效应小，减少镇静剂、肌松剂的需求量，用于限制性疾病更优越。

3. 应用 BIPAP 的注意事项

（1）避免通气过度或通气不足：两种情况皆容易发生，其主要机制为：① BIPAP 是定压型模式，在严重阻塞性疾病，调节不当易导致低 V_E。② 在自主呼吸较弱的情况下，BIPAP 应主要表现为 PCV。但因可调节出多种通气模式，故在参数设置不当的情况下，可能达不到 PCV 的作用，反而容易导致通气不足。③ 通气压力取决于预设高压和低压之差，与传统的设置方法不同，调节不当也易导致通气压力不足和 V_E 下降；当然也可出现高 V_E。

(2) 注意发挥自主呼吸的调节作用:本质是控制通气。一般情况下,自主呼吸发挥作用有限,在循环功能较差和自主呼吸较强的情况下,宜首选 PSV。

上述特点决定了 BIPAP 用于气道阻塞性疾病时应特别注意参数的设置和调整。

第六节　成比例通气的理论与技术

控制通气决定或显著影响各种通气参数,容易导致人机配合不良、通气过度或通气不足,并容易对换气和循环功能产生不利影响,诱发或加重肺损伤,因此逐渐发展出多种辅助性通气模式。容积辅助通气(VAV)、压力支持通气(PSV)和成比例通气(PAV)是其中有代表性的三种类型。VAV 是指呼吸机控制 V_T 和吸气流量(F)或吸气时间(T_i),自主吸气触发呼吸机送气,并影响呼吸频率(RR)。PSV 为呼吸机控制通气压力,自主呼吸在一定程度上调节通气压力,进而调节 V_T、I∶E 和 RR。PAV 指自主呼吸决定通气的整个过程,呼吸机对自主吸气能力进行放大。

一、PAV 的生理学特性

1. 呼吸肌收缩力与气道压的关系　自然呼吸时,通气需求越大,所需的呼吸肌收缩力(P_{mus})越大,胸腔负压也越大。正压通气时,理论上通气需求和通气动力的生理关系也应是通气需求越大,所需 P_{mus} 越大,通气辅助产生的气道正压(P_{aw})也越大,即 P_{mus} 和 P_{aw} 应成同向变化关系。但实际上,常规正压通气的 P_{mus} 与 P_{aw} 的关系并非如此。

在 VAV 模式,V_T 恒定,若气道阻力不变,P_{aw} 与肺泡内压(Pal)的差值(反映通气压力)恒定,故 P_{mus} 越大,Pal 越低,P_{aw} 也相应降低,即 P_{mus} 和 P_{aw} 成反向性或矛盾性变化。在 PSV 模式,P_{mus} 增大引起通气时间延长和通气流量增大,P_{aw} 不变(通气压力增大),即 P_{mus} 和 P_{aw} 之间的关系表现为无相关性(图 12-16)。在 PAV 模式,P_{mus} 不仅决定 P_{aw} 的有无,也决定 P_{aw} 的大小和时间,P_{aw} 完全随 P_{mus} 的增大而成比例增大,P_{mus} 和 P_{aw} 成正常的生理关系。

2. 呼吸肌收缩力与 V_T 的关系　健康人的 P_{mus} 和 V_T 存在一定的线性关系,通常称为神经通气偶联(neuro ventilatory coupling)。病变肺使 V_T 随 P_{mus} 变化的幅度减小,部分辅助通气不能改善两者的关

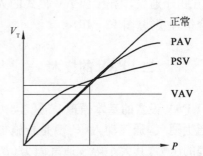

图 12-16　不同通气模式的气道压力与 V_T 的关系

系,称为神经通气偶联不良。

在 VAV 模式,V_T 固定,其与 P_{mus} 的变化无关,称为神经通气失偶联。在 PSV 模式,V_T 随 P_{mus} 的增大而增加,但增加程度远低于正常反应,称为神经通气偶联不良。在 PAV 模式,随着 P_{aw}/P_{mus} 值的增大,两者的关系逐渐接近正常,称为神经通气偶联,即 PAV 模式使 P_{mus} 和 V_T 的关系恢复正常。

3. 呼吸肌收缩与吸气流量形态的关系　在 VAV 模式,流量波形由呼吸机设定,通常为固定形态的方波或递减波,与 P_{mus} 无关。在 PSV 模式,极小的 P_{mus} 产生比较典型的递减波;随着 P_{mus} 增大,递减波逐渐丧失典型形态而接近平静自然呼吸的正弦波。在 PAV 模式,P_{aw} 由 P_{mus} 控制,流量形态完全由自主呼吸决定,即用力呼吸时接近递减波,平稳呼吸时接近正弦波。

4. 呼吸肌收缩与呼吸机吸呼气转换的关系　在 VAV 模式,呼吸机决定 T_i,与 P_{mus} 的大小和持续时间(T_{im})基本无关。T_{im} 可以出现在 T_i 早期,或整个 T_i 时期,也可持续至呼气期(T_e),甚至在一个机械通气周期多次出现,从而导致自主呼吸的吸气和呼气时相与机械通气不一致。在 PSV 模式,自主吸气触发呼吸机送气,流量转换值终止呼气,T_{im} 可以和 T_i 同步,也可以稍滞后或提前,前者导致双触发,后者则导致肺排空延迟和 PEEPi 的形成,而 PEEPi 将导致下一次触发的延迟或失败。在 PAV 模式,P_{mus} 决定呼吸机送气的开始、维持和终止,因此自主

呼吸可与机械通气时相保持良好的同步性。

5. 总体人机关系　在 VAV 模式,呼吸机决定 V_T 大小和送气时间,自主呼吸主要影响呼吸机的触发和 RR,而与 V_T 大小无关。在 PSV 模式,P_{aw} 恒定,支持压力和自主呼吸共同决定 V_T 和呼吸形式。在 PAV 模式,P_{mus} 的大小和持续时间决定 V_T 和呼吸形式,呼吸机根据 P_{mus} 和 P_{aw} 的比值放大自主呼吸,因此在正压通气,理论上 PAV 模式的人机关系完全符合生理规律(图 12-16)。

二、PAV 的技术

(一) PAV 设置的基本原理　通气动力克服通气阻力产生通气,通气动力(P_{app})是指施加于整个送气过程的压力,其大小等于通气阻力(P_z)。P_{app} 包括 P_{mus} 和 P_{aw},P_z 包括克服气道阻力的压力(P_{res})和胸肺弹性阻力的压力(P_{el}),故有公式:

$$P_{mus}+P_{aw}=P_{res}+P_{el} \qquad (1)$$

根据基本物理学原理,有以下关系:

$$P_{res}=R\times F(R \text{ 为气道阻力}, F \text{ 为吸气流量}) \quad (2)$$

$$P_{el}=E\times V(E \text{ 为弹性阻力}, V \text{ 为潮气量}) \quad (3)$$

(2)和(3)代入公式(1),则有:

$$P_{mus}+P_{aw}=R\times F+E\times V \qquad (4)$$

1. VAV 的特点　F 和 V 是由呼吸机设定的,在阻力不变的情况下,等式的右侧是预设和恒定的,因此左侧也是恒定的,若 P_{mus} 增大,P_{aw} 必然减小;P_{mus} 减小,P_{aw} 必然增大,但 F 和 V 是不变的,即 P_{mus} 的强弱仅能导致 P_{aw} 的变化,而不影响每次的 V 和呼吸形式。

2. PSV 的特点　P_{aw} 是预设和恒定的,P_{mus} 增大,将导致总通气压增大,F 和 V 也将增大。

3. PAV 的特点　通气压力或容积、流量都是因变量,P_{aw} 随着 P_{mus} 的增大而成比例增大,V 和 F 也将增大,并出现其他呼吸形式的变化(如深慢呼吸)。因此,PAV 实施的关键是如何同步感知和估计 P_{mus},一旦确定 P_{mus} 和 P_{aw} 的比例后即可实施通气。

(二) 确定 P_{mus} 的方法　常用直接测定法和间接计算法。

1. 直接测定法

(1) 测定支配呼吸肌神经的电活动:常规测定膈神经。

(2) 测定呼吸肌电活动:常规测定膈肌。

两种方法皆基本用于动物试验,换能器将肌肉或神经电活动信号换算成相应的压力(P_{mus}),并根据呼吸肌收缩力的下降程度或通气阻力的增加程度预设 P_{mus} 和 P_{aw} 的比值,从而保障 PAV 的实施。在临床上,创伤性测定膈神经或膈肌的电活动是困难的,而无创性肌电活动的准确感知和定量有待进一步提高。在存在神经肌肉病变或功能不全时,如何根据某个部位的电活动准确估计总体通气动力也有待进一步验证。

2. 间接计算法　根据上述公式(4)可转换出公式:

$$P_{mus}=R\times F+E\times V-P_{aw} \qquad (5)$$

P_{mus} 可作为一种参数换算,即:① 在气道阻力或胸肺弹性阻力给定的情况下,P_{mus} 可被连续计算,并作为呼吸机输出压力的参考值。② 连续监测流量和流量导致的容积变化,并计算出所需的压力,作为机械通气压力设置的参考指标。

实际应用时,无须同步测定流量、容积的变化或计算 P_{mus};而是预先测定气道阻力和胸肺弹性阻力,并设置气道阻力和胸肺弹性阻力的一定比例,作为辅助比例。因为压力单位为 cmH_2O,气道阻力和胸肺弹性阻力的单位分别为 $cmH_2O/(L \cdot s)$ 和 cmH_2O/L,这三种单位的核心部分是 cmH_2O,故通气过程中只要测定流量和 V_T 的变化即可换算瞬间的气道压力变化。这是目前临床上最常用的 PAV 设置方法。

(三) PAV 技术的优点

1. 参数少,调节客观、方便

(1) 传统同步通气模式问题:有较多自变量,如 VAV 需设置触发灵敏度、V_T、T_i 或 I∶E、流量波形和大小等;PSV 需设置触发灵敏度、支持压力、压力坡度和流量转换水平等。过多的参数设置有较多缺点。首先,呼吸机的过多干预使得同时适合患者的气道压力、V_T、呼吸形式和 $PaCO_2$ 很难确定。所谓"最佳"设置有较多的主观性和盲目性,通气反应也无法随通气需要变化而发生"最适度"的变化,从而导致通气不足或通气过度,以及人机配合不良。其次,呼吸机辅助水平也无明确的限度,只能根据临床症状、动脉血气、可能发生的负效应等不确定因素大体判断。当然精通呼吸生理和呼吸机的医务人员能够轻松调整,但这样的人员并不多。

(2) PAV 的主要特点:仅需设定一个指标,即通气辅助占气道阻力和胸肺弹性阻力的比例,实际辅助强度也是通气辅助占气道阻力和胸肺弹性阻力的比例。P_{mus} 与 P_{aw} 的比例最大,辅助强度可达气道阻力和胸肺弹性阻力的 100%;接近 100% 辅助的 PAV 可以使患者的呼吸功趋向最小,而产生与正常人自然呼吸一样的通气反应和满意的动脉血气水平;辅助强度最小时,即接近 0 时,实质上是自主呼吸。通气阻力变化导致通气需求变化时,需适当调整通气辅助的比例,以尽可能出现最佳的通气反应(图 7 - 12)。

2. 无须设置触发灵敏度,触发稳定

(1) 传统辅助通气的问题:自主吸气可触发呼吸机送气;外来因素,如心跳、呃逆、管路积水等可诱发以压力基点(一般为 0 或预设 PEEP 水平)为中心的压力波动(在压力触发时发挥作用,非常常见)或自动气流(在流量触发时发挥作用,较少见),从而导致假触发和自动切换。若降低灵敏度则可导致触发困难、呼吸肌做功增加和人机配合不良。漏气时,也将导致触发失常(压力触发或流量触发皆非常常见),若加用 PEEP 则更容易导致自动切换和假触发。

(2) PAV 的主要特点:气道压力的变化是呼吸机输出压力的渐进性变化,较少受其他因素影响,即使发生压力波动,也会随着伪触发因素的消失而迅速回归基线,故触发稳定。

(四) PAV 的技术缺陷

1. 漏气高敏感性 PAV 的辅助强度随着呼吸机输出气容积的增大和气流量的增大而增大。PAV 不能区别漏气量和有效通气量,因此小量或中等量漏气时,流量和容积增大将导致过度辅助和 P_{aw} 增大;漏气量过大将导致通气失控(runaway)。因此,PAV 通气更应注意控制漏气。

2. 通气失控 指自主吸气末,通气压力超过气道阻力和胸肺弹性阻力之和,吸气气流和通气量将持续至自主呼气期,气道压力继续升高;在下一吸气周期,流量、通气量和气道压力将进一步升高,丧失正常的通气形式。

(1) 影响通气失控的因素

1) 感受装置对流量和通气量的估计值过高,如漏气时;或通气流量以及容积突然升高,如深吸气时。

2) 气道阻力和弹性阻力计算值或估测值低于实际值,即监测或换算出现误差;或气道压突然下降,如应用气道扩张剂或表面活性物质,并迅速发挥作用。

3) 在病理状态下,单纯用气道阻力(有时是肺阻力)和胸肺的弹性阻力计算总的通气阻力是不确切的。因为气道胸肺组织皆存在以下三种力:黏性阻力、弹性阻力和惯性阻力。正常人平静呼吸时,气道以黏性阻力为主,胸肺以弹性阻力为主,其他力可以忽略不计,但在气道-肺实质出现病变、严重肥胖、胸腔积液或呼吸加快时,其他力发挥的作用增大,单纯计算气道的黏性阻力和胸肺弹性阻力,必然低估实际通气阻力,因此在辅助比例较高的条件下容易发生通气失控。这是发生通气失控的最主要因素,但容易被忽略。

4) 肺泡陷闭或肺容积缩小使呼吸基线处于压力-容积(P - V)曲线的低位平坦段,若设置的通气辅助低于通气阻力时,呼吸机可正常工作。但随着通气压力升高,达到 P - V 曲线的中间陡直段后,气道阻力和肺弹力阻力都将减小,通气辅助超过通气阻力,出现通气失控。如肥胖或腹胀导致 FRC 下降,急性肺损伤时小气道和肺泡的动态陷闭。

(2) 通气失控的终止因素:① 自动终止,接近肺总量,达 P - V 曲线的高位平坦段,或深呼气时,通气压力将迅速低于通气阻力,送气终止。② 安全设置,针对失控参数设置安全阀。通常设置水平为:气道压 40 cmH$_2$O、吸气时间 3 s、V_T 1.2 L,通气失控超过任何一种设置的限度都将转化为呼气,终止失控。

3. 通气辅助的可变性 通气辅助显著受 PEEPi 的影响。VAV 或 PSV 时,PEEPi 的存在延迟呼吸机的触发,但 V_T 或支持压力可不受影响。PAV 时,P_{mus} 的初始部分克服肺泡内压,终末部分产生气流和通气辅助,因此 PEEPi 不仅延迟 PAV 的触发,且显著削弱通气辅助的强度。

(五) 注意问题

1. 气流阻力的面积和流量依赖性

(1) 气道阻力和流量的关系:在不同情况下,气体流动表现为不同的特性,若气路横截面积大,表现为层流,阻力恒定,压力与流量呈线性关系,主要在小气道;若气道管径较细或在出现分叉的情况下,表现为湍流,气流阻力显著增大,且阻力不恒定,压力与流量变化呈非线性关系,主要见于大气道和人工气道。同样气流流量,在流量较低的情况下表现为层流;在流量较大的情况下表现为湍流。

(2) 人工气道阻力的特点及可变性:呼吸机和患者多通过人工气道连接。与自然气道相比,前者管径细(缩小 1/2~2/3)且固定,同样的吸气流量,将主要以湍流或湍流与层流的混合气流为主,气道阻力将显著增大,管径越细,阻力的升高越显著;流量增大,阻力也将显著增大。因此,采用正常气道的阻力或流量设置辅助比例不适合人工气道,而采用人工气道的阻力或流量设置辅助比例也不适合自然气道,即人工气道的存在可能导致通气辅助比例的不断变化。

设置通气辅助水平时,人工气道的阻力应单独考虑,但目前尚难做到。即使单独考虑,阻力也会随呼吸形式而变化,如浅快呼吸时,通气阻力增大。

(3) 自然气道的阻力及可变性:完全排除人工气道因素,横截面积较小的大气道、自然气道的树状结构、气道横截面积的逐渐增大也会导致湍流和层流变化的不确定,并最终影响通气阻力的计算和通气辅助的设置,比如 RR 30 次/min 的气道阻力是10 次/min 时的 2 倍,以前者为条件设置的辅助比例用于后者必然发生通气失控。

(4) 面罩通气的阻力:面罩结构本身基本不增加气道阻力,辅助比例更稳定,但应注意面罩连接的密闭性。

2. 其他阻力的影响 计算通气辅助时,仅考虑气道的黏性阻力和胸肺的弹性阻力,这在气道肺实质结构正常的患者是比较精确的,但在严重肺实质病变,肺组织的黏性阻力、惯性阻力等显著增加。在呼吸加快或合并胸腔积液时,惯性阻力也显著加大,从而影响辅助强度设置的准确性。

3. "最佳"PAV 通气辅助接近 100% 时,以最小 P_{mus} 即可产生几乎与健康人自然呼吸一样的通气反应,是严重呼吸肌疲劳患者机械通气时尽量追求的目标,但在此水平上的辅助很容易随呼吸动力学的轻度改变而发生通气失控,因此应用时倾向于中度辅助,以 40%~60% 较合适。笔者的试验结果也显示,在该范围内的通气反应和通气效果基本稳定。低于该水平,容易导致通气不足;超过该水平,容易发生通气失控。因此,以 40%~60% 的辅助水平作为最佳设置。

4. PAV 的实施 PAV 模式本身不能准确测定通气阻力,因此实施前,常需用容积控制通气测定

气道阻力和胸肺弹性阻力,然后过渡至 PAV。当然最简单的方法是估测阻力,观察通气反应,然后逐渐调节。

5. PAV 的保障 PAV 必须以自主呼吸为基础,因此适当的监测系统和报警系统必须满足,且必须有完善的"背景通气",一旦自主呼吸消失,可保障适当的通气;或将 PAV 设置于多功能呼吸机上,在自主呼吸显著减弱或消失的情况下,比较容易过渡至指令通气。

6. 影响 PAV 实施的呼吸力学因素

(1) 严重肺实质疾病:将导致 P-V 曲线的显著改变。在 FRC 之上即存在明显的低位平坦段,中间陡直段缩短,因此在较小的容积范围内胸肺阻力和气道阻力可发生大幅度变化,使得 P_{mus}/P_{aw} 的值无法恒定。

(2) 气流阻塞性疾病:PEEPi 的存在导致通气阻力测定和辅助强度设置的不准确。病态肺组织又必然伴随呼吸动力学或呼吸形式的不断改变,使通气辅助和通气阻力的关系不恒定,容易导致通气不足或通气失控。因此,如何准确测定气道肺实质总的黏性阻力和弹性阻力(有时包括惯性阻力),并能否自动调整辅助比例是影响 PAV 发展的主要障碍之一。

7. PAV 呼吸机的性能 尽管 PAV 通气不需设置触发灵敏度,但对漏气敏感,需保持良好的密闭性;机械通气不可能和自然呼吸完全相同,自主呼吸触发呼吸机送气皆有一定的时间差,为保持良好的同步性,反应时间应足够短(一般小于 100 ms);呼气阀应在相对较高的流量水平关闭,以免低强度的噪声导致呼气阀抖动。

8. 适当设置 PEEP 对维持氧合和克服肺泡的动态陷闭或气道的动态陷闭是必要的。

9. 设置防止"通气失控"的参数 PAV 峰压较低,因此必须设置防止"通气失控"的参数,特别是气道压力,而设置水平最好能根据病情随时调整。

10. PAV 的调节 通气阻力变化后,为取得最合适的辅助比例和最佳的人机关系,应自动测定阻力和调节辅助比例,但目前呼吸机尚无法做到,需经常人工测定(或估测)和人工调节。

总之,PAV 是自主呼吸控制和调节呼吸机并使通气反应尽量符合呼吸生理特点的一种尝试,是辅助性通气模式的发展方向。但有许多技术问题,特别是自动化测定和调节,尚待解决。

第七节　神经调节辅助通气

神经调节辅助通气(neurally adjusted ventilatory assist，NAVA)是一种新型自主型通气模式，其工作原理是通过监测膈神经的电活动信号感知患者的通气需求，进而提供符合呼吸生理特点的通气支持。NAVA 与 PAV 有较大的相似性，其主要特点皆为人控制呼吸机通气的整个过程，而不是呼吸机控制人的呼吸，吸气流量、潮气量、气道压力、吸气时间等参数都是可变的。但与 PAV 通过计算或估算通气阻力设置通气辅助比例不同，该模式通过直接感知膈神经的呼吸电信号实时监测患者的通气需求，控制呼吸机送气。

一、NAVA 的理论基础

感知膈神经的呼吸信号是实现 NAVA 的基础。一次完整的自主呼吸过程通过以下环节的连续过程而实现。

1. 吸气电兴奋产生、传导和产生吸气动作　呼吸中枢的吸气运动神经元发放冲动，沿脊髓中的运动神经元(主要是膈神经和肋间神经的运动神经元)以动作电位的形式迅速传导至膈神经-膈肌接头和肋间神经-肋间外肌接头。该接头习惯上被称为突触，是一种电化学突触，神经纤维膜为突触前膜，肌纤维膜为突触后膜，习惯上被称为终板。突触前膜兴奋释放乙酰胆碱(ACh)，引起突触后膜兴奋，导致 Na^+ 内流与 K^+ 外流，形成终板电位。后者沿肌纤维膜进行短距离传播，若电兴奋达到肌纤维的阈电位将产生动作电位，引起肌肉收缩，产生吸气动作。动作电位在神经和肌纤维内的传播、神经接头的电传递皆非常迅速，神经-肌肉接头的电化学传递也较迅速，故引起所有膈肌和肋间外肌的同步收缩，完成一次吸气动作。

2. 吸气电活动减弱、消失和产生呼气动作　上述过程完成后，吸气运动神经元的放电逐渐减弱、消失，呼气运动神经元的放电过程增强，沿上述传导通路引起膈肌和肋间外肌的动作电位向静息电位恢复，肌肉舒张，产生呼气。

3. 呼吸电信号的选择　理论上可以利用呼吸中枢的神经电冲动信号、膈神经或肋间神经的电冲动信号、膈肌或肋间外肌的电冲动信号控制和调节呼吸机送气，完成"最理想"的人机同步和辅助强度。

(1) 神经电信号：神经发放的电冲动信号传导最快，同步性最好，应首选，但局限于目前的技术水平，多数部位无法直接获取。膈神经从颈髓发出，进入纵隔中的结缔组织，走行到达横膈，容易分离和测定电活动，且早已成功用于控制和调节呼吸机通气，并取得良好的效果，但因其创伤性较大，仅限于动物实验。膈神经电活动的无创测定不可靠，临床应用日趋减少。

(2) 呼吸肌电信号：呼吸信号传递通路的末端，即膈肌电活动(electrical activity of the diaphragm，Edi)或肋间外肌电活动可较好地反映神经电传动，若能准确测定也是一种较理想的选择，其中膈肌是最主要的呼吸肌，左右两块膈肌通过中心腱连接在一起，形似穹隆，将胸腔和腹腔隔开。

(3) 膈肌活动的特点：吸气时，横膈中心腱下降，肺容积增大。成人横膈每下降 1 cm，肺容积大约增加 270 ml，膈肌运动产生的 V_T 占总 V_T 的 60%～80%。相对于 12 对肋间外肌和肋下肌而言，膈肌面积"巨大"，测定简单、方便，故 Edi 的测定应首选。

(4) 膈肌电信号的选择：理论上，Edi 是所有膈肌纤维动作电位的总和，意味着所有肌纤维运动能在时间与空间上发生募集反应，是神经冲动转化成通气过程的必然结果，称为神经-肌肉通气偶联。当呼吸运动负荷增加、剧烈活动或呼吸肌疲劳等原因导致呼吸中枢驱动增强时，呼吸中枢发放冲动的频率增快，传递冲动的神经纤维数量增多，从而募集更多的膈肌纤维，以更高的频率产生动作电位和进行收缩，此时 Edi 的速度增快、幅度增大。相反，当呼吸负荷降低或疲劳的呼吸肌功能恢复后，呼吸中枢发放冲动的频率减少，强度减弱；传递冲动的膈神经纤维的数量减少，频率减弱；Edi 增加的速度和幅度也自然下降。

总之，Edi 的变化能可靠地反映呼吸中枢传递至膈肌的神经冲动，以及相应的通气功能的变化(增加或减弱),所以 Edi 可以作为控制和调节呼吸机送气的信号。

二、实现 NAVA 的方法和影响因素

实现 NAVA 的主要基础是 Edi 的准确测定。直接将电极放置在膈肌表面能进行准确测定,这在动物实验中取得了可靠的结果,但若将该方法用于患者进行机械通气显然是不现实的,因此无创测定成为必然的选择。由于横膈位于体内胸腹腔之间,进行准确的无创测定有较大难度。目前临床上主要通过胃管测定,其主要方法是将带电极的胃管放置在胃内的适当位置,通过胃壁表面对膈肌的电活动进行实时测定。由于电极和膈肌之间隔着胃壁,因此需要对相关影响因素进行技术分析和处理。

1. Edi 的个体差异及处理对策 由于解剖结构上的差异,Edi 受到电极与膈肌距离以及膈肌肌纤维分布密度因素等影响。在不同个体间,Edi 的绝对值有比较大的差异,有研究结果显示,健康成人安静呼吸时的 Edi 为 $10\ \mu V$ 左右,而 COPD 患者则可出现 $5\sim7$ 倍的升高,因此对个体间的绝对值比较没有意义,但若用于同一个体的连续比较,则能反映呼吸中枢功能的动态变化。若实现不同个体通气信号间的可比性测定,则必须有能够进行比较的基线值,以基线值为零点,以 Edi 的变化幅度作为判断膈神经电活动强度的依据。目前临床用呼吸机以此作为判断 Edi 变化的标准取得了比较客观和比较可靠的结果。

2. Edi 信号的放大 Edi 信号微弱,还要间隔有一定厚度的胃壁进行实时监测,故测定要求非常高,需要选择准确度、灵敏度皆非常高的放大器。

3. Edi 的干扰信号及处理对策 Edi 受心脏、食管、胃肠等附近肌性器官电活动的影响。电极位置移动、膈肌运动幅度也会对 Edi 产生影响。上述多种因素导致 Edi 信号的获取、收集和分析非常困难。近年来,随着电信号采样方法的发展、计算机技术的进步、电信号收集与处理技术的完善,可以在排除非膈肌电信号干扰的情况下,通过带电极的胃管在胃壁内表面进行实时、准确的 Edi 信号测量。

4. Edi 测定的保护措施 由于胃的空间大,且不断进行收缩和舒张活动,还经常容纳较多的食物或胃酸,电极的稳定性很难持续保障;胃壁的厚度及其活动等因素也会对膈肌电活动的准确收集产生较

大影响,故用该模式通气出现较多问题几乎是不可避免的,设置一定的保护措施以保障呼吸机的正常运转是非常必要的。一般采用流量触发保障呼吸机的正常运转,即在膈肌电信号不能准确测定或有效传导的情况下,流量触发发挥作用。

5. Edi 测定的位置与量化 在正常状态下,膈肌脚形成一个肌性的"隧道"包裹着食管,该处的肌纤维与胃管几乎相互垂直。膈肌收缩时,可以把膈肌脚看作膈肌的一个局部电活动区。在该区域中,产生电活动较多的区域可以看作电活动中心。通过调整胃管上电极的位置,使电极靠近电活动中心区,从而获得膈肌脚的 Edi 信号。通过一定的数学运算和技术处理,膈肌脚的 Edi 和膈肌整体的 Edi 之间的关系就可以比较准确地量化,因此膈肌脚的 Edi 可以反映健康个体和急慢性呼吸衰竭患者整个膈肌的 Edi。

综上所述,膈肌是最主要的呼吸肌,其 Edi 可以反映整体呼吸肌的电活动,而膈肌脚的 Edi 可以代表膈肌作为控制和调节呼吸机送气的信号。

三、NAVA 的工作原理

NAVA 选择 Edi 作为控制呼吸机送气的神经电活动信号,以 Edi 的发放频率为呼吸机的通气频率,以 Edi 的开始上升点、开始下降点分别作为通气辅助的触发点和吸呼气转换点,按照 Edi 的一定比例给予一定强度的通气辅助。

1. 吸气触发 静息状态下,膈肌有一定强度的电活动,称为 Edi 的最小值,其生理学作用是维持一定强度的肌张力。

(1) NAVA 的触发机制:在 Edi 最小值的基础上增加一定大小的电信号强度(ΔEdi)作为触发灵敏度,ΔEdi 是一个相对的数量范围,临床上一般设置为 $0.5\ \mu V$,这样既可防止因上述干扰信号而导致假触发,又可保证微弱的膈神经冲动,也能有效地触发呼吸机送气,这样就可在膈肌开始收缩时立即给予通气辅助,实现呼吸机送气与膈肌活动的同步。

(2) NAVA 触发的特点:与传统的压力或流量触发相比,NAVA 不需要额外克服肺弹性阻力、PEEPi、气道阻力、人工气道阻力就可触发呼吸机送气,因此同步性更好。NAVA 还保留流量触发方式,神经电信号触发与流量触发相结合,并按照优先触发的原则送气,使其工作更为安全。

2. 通气辅助　NAVA 按照 Edi 的一定比例给予通气辅助,也就是以呼吸中枢驱动强度的一定比例给予通气辅助,因此 NAVA 也是一种类似于 PAV 的正反馈调节模式。

(1) 通气辅助特点:NAVA 模式的辅助比例大小称为"NAVA 支持水平",其单位为 $cmH_2O/\mu V$,即在每单位 μV Edi 水平呼吸机给予的一定 cmH_2O 的压力辅助。例如,若患者的最大 Edi 是 5 μV,NAVA 支持水平为 1 $cmH_2O/\mu V$,呼吸机给予最高 5 cmH_2O 的压力辅助;若 NAVA 支持水平为 2 $cmH_2O/\mu V$,呼吸机给予最高 10 cmH_2O 的压力辅助。目前呼吸机每 16 ms(该时间也在不断调整)监测一次 Edi,根据 Edi 与 NAVA 支持水平的总体结果即时调节输出压力,从而保障呼吸机辅助强度与患者对吸气需求的一致。随着吸气增强,Edi 逐渐增大,达一定幅度后逐渐下降,呈近似三角形的变化,支持压力也相应呈近似三角形的变化,用公式表示为:呼吸机的辅助压力 $P=$ Edi×NAVA 支持水平。

(2) 通气模式转换:在通气过程中,如果因电极位置移动或过度镇静、肌松等原因导致 Edi 信号显著减弱或消失,则在 1/2 的窒息通气时间(该时间预先设置,一般为 20 s)自动转换为 PSV;若能重新获取 Edi 信号,通气模式将自动由 PSV 转换为 NAVA。如果在整个预设窒息通气时间内既没有神经电信号触发又没有流量触发,则呼吸机自动转换为 PCV 通气。

3. 吸呼气转换　当 Edi 开始下降,即相当于吸气运动神经元放电结束,中枢神经的吸气活动转换至呼气活动时,呼吸机由吸气状态转换为呼气。吸呼气转换随呼吸强度变化,有一定的变化范围,大体相当于下述标准。

(1) Edi 正常或高信号强度:大约相当于 Edi 降至其峰值 70% 时切换为呼气相。

(2) Edi 低信号强度:大约相当于 Edi 降至峰值的 40% 时切换为呼气相。

NAVA 模式还保留了压力转换方式,当气道压超过按照 Edi 计算的辅助压力 4 cmH_2O 后,吸气终止,转换为呼气。这实质上是一种保护措施,有助于防止通气失控。

四、NAVA 的特点

1. 被通气者调控呼吸机　因为 Edi 能反映呼吸中枢驱动,而 NAVA 按照 Edi 的一定比例给予通气辅助,所以呼吸中枢可以同时控制膈肌与呼吸机。

(1) 吸气:呼吸中枢发放冲动后,膈肌产生 Edi,膈肌收缩引起胸肺扩张;与此同时,呼吸机根据 Edi×NAVA 支持水平计算的压力给予相应比例的通气辅助,两者共同作用产生 V_T,气流进入气道。

(2) 呼气:当呼吸中枢停止发放神经冲动后,Edi 开始下降,膈肌复位,肺实质弹性回缩,开始呼气;呼吸机也同步中止吸气,转换为呼气。Edi 增大,膈肌收缩力增强,呼吸机辅助压力同步增大;Edi 下降,膈肌收缩力降低,呼吸机辅助压力同步下降。

总之,在 NAVA 模式,患者完全调控呼吸机的运转,呼吸机运转与患者的呼吸肌活动"完全"同步,有良好的人机关系。

2. 患者通气需求调控呼吸机的辅助强度　呼吸机的辅助强度由 Edi×NAVA 支持压力的大小决定。呼吸中枢不仅调节 Edi,也同样调节呼吸机的辅助强度。例如,当患者的呼吸负荷突然增加时,呼吸中枢驱动增强,Edi 增大,即使 NAVA 支持水平保持不变,呼吸机辅助强度也会增大。当呼吸机的通气辅助弥补患者的通气负荷增加后,呼吸中枢驱动水平降低,Edi 下降,呼吸机的通气辅助强度亦随之下降。因为呼吸中枢能瞬时捕捉呼吸负荷或者呼吸肌肌力大小的微小变化,并迅速调整输出冲动(Edi)的大小,进而根据预设比例调整呼吸机的辅助强度。因此,NAVA 能完全按照患者的通气需求送气,每一次送气的辅助力度都与患者的生理需求相匹配。

3. 气道压、V_T 与 Edi 关系随呼吸生理的特点而变化

(1) 传统机械通气模式:呼吸机以控制被通气者的呼吸为主。当呼吸机辅助强度增大后,气道压力或 V_T 随之增加,如在定压型模式,增加压力,V_T 增大;同样在定容型模式,增大 V_T 也必然导致气道压升高。

(2) NAVA 模式:呼吸中枢驱动强度调控呼吸机的辅助强度,气道压力、V_T 等参数呈现不同的变化特点。动物实验和临床研究证实,持续增加 NAVA 支持水平,气道压和 V_T 在不同的病理生理条件下呈现三种不同的变化特点:① 呼吸机辅助强度尚不足以弥补呼吸负荷的增加或呼吸肌力的降低时,Edi 增大,NAVA 支持水平增加,气道压逐渐

增高，V_T 逐渐增加，这一阶段主要反映膈肌对抗通气负荷或改善呼吸肌疲劳的过程。② 一旦辅助强度满足患者的生理需要，Edi 迅速降低，呼吸机的支持强度按 NAVA 支持水平的要求相应降低，气道压降低，V_T 保持恒定，形成一个平台，这一阶段反映呼吸中枢反馈调节机制对通气的影响。③ 若继续增加 NAVA 支持水平，Edi 不再降低，而是保持不变，形成一个平台，两者共同作用将导致气道压力与 V_T 的再次增加，出现过度通气和呼吸性碱中毒，是呼吸机辅助过度的指征，需降低 NAVA 支持水平。

五、应用 NAVA 时需注意的其他问题

用 NAVA 模式仅解决通气动力问题，对通气阻力包括气道阻力、PEEPi、肺弹性阻力基本没有影响，需积极处理，这和其他通气模式是一致的，若在 COPD 患者，适当加用 PEEP 可对抗 PEEPi，降低通气阻力，改善人机同步。

六、小结与展望

NAVA 根据膈肌电活动的信号控制和调节呼吸机送气，实际呼吸频率、吸气时间、潮气量、气道压力皆随患者呼吸中枢驱动水平变化。在呼吸中枢反馈机制的调节下，临床医师无须精确了解患者的通气需求即可实现最佳的机械通气辅助。NAVA 可显著改善人机协调性，减少呼吸肌做功和改善膈肌疲劳，有助于避免肺过度充气与过度通气，但目前的结果多局限于人或动物的实验性研究，临床应用还有较多欠缺，需不断改进，并评价其实际效果及安全性。从目前情况看，NAVA 尽管有某些不足，但可能较 PAV 更有发展潜力。

（朱　蕾　沈勤军）

第十三章
内源性呼气末正压

在健康人或正常肺患者,无论是自主呼吸还是机械通气,吸气期气道扩张,阻力减小,吸气流量稍大;呼气期气道回缩,阻力增加,呼气流量稍小。由于呼气时间较长,气体能充分呼出。呼气末肺恢复至正常 FRC 时,肺的弹性回缩力和胸廓的弹性扩张力处于弹性平衡状态,呼气流量降为 0,肺泡内力与大气压相等,皆等于 0,故正常 FRC 也称为弹性平衡位,其容积大小称为弹性平衡容积(V_r)。若不能恢复至弹性平衡容积,肺的弹性回缩力将大于胸廓的弹性扩张力,呼气末仍可能存在呼出气流,肺泡内压大于 0,称为内源性 PEEP(PEEPi)。

第一节　内源性 PEEP 测定

PEEPi 测定方法学的建立、发展和完善经历了 20 余年的漫长历程。目前文献介绍的测定 PEEPi 方法约有十余种,主要有静态 PEEPi(PEEPi,stat)测定法、动态 PEEPi(PEEPi,dyn)测定法。不同测定方法都有一定的优点,也都有一定的局限性。目前最常用的方法是经典的呼气末气道阻断法(EEO 法)和食管气囊法,分别用于静态 PEEPi 和动态 PEEPi 的测定。

1. 呼气末气道阻断法　当机械通气患者无自主吸气触发时,可用 EEO 法测量,即在呼气末阻断气道,待肺、连接管路的压力平衡后(稳定 1～2 s),显示的气道压力即为 PEEPi,其原理是在密闭容器内,压力向各个方向传递,且大小相等,故连接管路上感受器显示的压力可代表肺泡内压。因无气体流出,故称为静态 PEEPi。

由于各个肺区的时间常数不同,呼气过程中,气体的排出速度也有一定差异,不同肺区的 PEEPi 不同,测定的 PEEPi 实质是平均 PEEPi;重症患者可能需 2～3 s 或更长时间才能达到平衡,故呼吸形式和测定时间影响静态 PEEPi 的结果。若有自主吸气,但无主动呼气动作,也可用阻断法测量 PEEPi。

2. 食管气囊法　可用于各种情况的患者,尤其是呼吸较强的机械通气患者或自然呼吸的患者。需同时测定下端食管压(反映胸腔内压)和吸气气流。呼气时胸腔内压增大,呼气末胸腔内压达高峰;吸气开始时胸腔内压下降,但由于 PEEPi 的存在,不能产生吸气气流,若开始出现吸气气流说明 PEEPi 被克服,即从胸腔内压峰值到开始出现吸气气流时的胸腔内压下降幅度等于 PEEPi。由于有气流产生,故称为动态 PEEPi。

在测定过程中,由于肺泡内压高于外界压力,可测得较弱的呼气气流。对整个呼气不完全的肺而言,在吸气前的短时间内,时间常数长的肺区继续排气,而时间常数短的肺区已停止排气,气体排出意味着 PEEPi 下降,故动态 PEEPi 也是不同肺区的平均值,且小于静态 PEEPi。

3. PEEPi 测定结果的评价　用阻断法在"所谓呼气末"测定 PEEPi 时,许多肺泡还在排气就阻断气道,故静态 PEEPi 较高。动态 PEEPi 也高于真实 PEEPi,因为吸气动作产生,胸腔内压下降到产生吸气气流需克服肺弹性阻力、PEEPi、气道阻力和人工气道阻力,这些阻力之和必然高于 PEEPi。故目前各种测定方法皆高估 PEEPi 的实际水平。

第二节　内源性 PEEP 的发生机制及产生原因

PEEPi 产生意味着呼气末肺泡气不能有效呼出,常见于气流阻塞性疾病,与呼吸过度用力和呼吸过快有密切关系。

一、气　道　阻　塞

气道阻塞使呼气阻力增加,呼出气流受限,呼气末气体不能充分呼出,形成 PEEPi(图 13-1),主要见于支气管哮喘和 COPD。

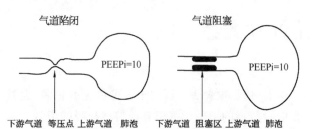

图 13-1　PEEPi 的产生机制模拟图

1. 轻中度气道阻塞和静态肺过度充气　轻度气道阻塞或进展缓慢的中度阻塞,患者采取深慢呼吸,气体可充分排出,FRC 保持不变。阻塞进一步加重时,单纯改变呼吸形式已不能代偿,肺泡将代偿性扩张,FRC 增大;肺容积增大导致气道扩张,气道阻力减小;自主呼吸在较高 FRC 水平进行,气体仍能充分呼出,呼气末肺泡内压仍为 0。此时肺弹性回缩力和胸廓的弹性扩张力仍相等,称为静态肺过度充气。

2. PEEPi 的形成和动态肺过度充气　严重气道阻塞时,上述代偿方式不能保障呼气的充分完成,形成 PEEPi。此时肺弹性回缩力大于胸廓弹性扩张力,两者之差为 PEEPi;若给患者充足的呼气时间,气体仍能充分呼气,PEEPi 可降至 0,故称为动态肺过度充气。

(1) COPD 急性发作:由于感染、支气管平滑肌痉挛、黏膜水肿、呼吸道分泌物增多或引流不畅,气道阻力在短时间内升高,呼出气流严重受限,PEEPi 增大。

(2) 支气管哮喘急性发作:由于短时间内出现严重的气道黏膜充血及水肿、平滑肌痉挛和黏液栓形成,呼出气流严重受限,多出现较高水平的 PEEPi。

(3) 机械通气不当:人工气道的建立、连接接头过细、呼吸机管道积水、呼气阀结构性能不良、较高的持续气流等,均能增加呼气阻力,导致 PEEPi 的形成或增加。

二、气　道　陷　闭

1. 正常气道的变化　呼气时,肺实质回缩,压迫气道,当肺弹性回缩力大于气道内压时,理论上会造成气道陷闭。但正常情况下,大、中气道有环形气管软骨环支撑;中、小气道有完整的组织结构及肺弹性纤维的牵拉作用,使呼气时气道保持开放状态。

2. 病变气道的变化　一旦出现气道和肺结构的完整性破坏,将出现不同变化。吸气时胸腔负压和肺间质负压增大,气道扩张,气体可充分吸入;呼气时气道失去有效支撑而在等压点位置陷闭,气体不能继续呼出,形成 PEEPi(图 13-1)。

(1) 气道动态陷闭:由于气道陷闭仅发生在呼气过程,吸气时气道开放,故也称为动态陷闭,主要见于 COPD。

(2) PEEPi 的产生原因和机制:慢性炎症破坏气道壁,使气道狭窄、气道的完整性破坏;炎症细胞释放蛋白分解酶增多、α_1 抗胰蛋白酶(α_1 - AT)缺乏等破坏肺实质,肺弹性回缩力减弱,两种情况都可使 PEEPi 产生,后者是气道陷闭的主要因素,这也是 COPD 和支气管哮喘的主要区别之一。

为保障有效通气,机体动员辅助呼吸肌和呼气肌参与呼吸过程。呼气运动增强增加气道内呼气压,促进呼气,降低 PEEPi;另一方面也增加对小气道的压迫,加重气道陷闭,增加呼气末肺容积和 PEEPi,故用力呼气的总体效应不确定。一般而言,在正常或阻塞较轻的气道,以驱动呼气为主;在阻塞较重的气道,以增大 PEEPi 为主。

PEEPi 产生的主要机制是气道陷闭和气道阻塞(图 13-1),其处理也以针对这两种机制的方法为主。

三、呼气时间缩短

1. 正常人　自然呼吸时，V_T适当，呼气时间（T_e）明显长于吸气时间（T_i），气体充分呼出，不会产生PEEPi。

2. 呼吸系统疾病或相关疾病　当T_e明显缩短时，呼气不充分，可形成PEEPi。在限制性肺疾病，如ARDS、肺水肿，RR加快，I：E缩短，尽管气道阻力正常或增加不明显，也常有低水平PEEPi的形成；在阻塞性肺疾病，T_e缩短将显著增大PEEPi。

3. 机械通气　通气模式选择和参数设置不当导致PEEPi非常多见，如送气时间过长、屏气时间过长、流量转换水平过低等造成T_e缩短；V_T过大、RR过快导致T_e缩短；吸气管路阻力增加时，吸气流量减慢，T_i延长也可导致T_e缩短。

在不同疾病和不同病理生理状态，PEEPi的产生机制不同，如哮喘以阻塞为主，COPD以陷闭为主，ARDS以呼吸增快为主，机械通气设置不当是常见且容易被忽视的因素，尤其是在气流阻塞性疾病。多数情况下，上述因素可同时存在，且相互影响，如严重阻塞的小气道在用力呼气和T_e缩短时更容易陷闭。

第三节　内源性PEEP的临床意义

PEEPi产生多方面的负效应，其治疗作用非常有限。

一、增加呼吸功和人机对抗

1. 正常自主呼吸的特点　正常人PEEPi为0，吸气肌收缩，胸腔内压迅速下降，肺随之扩张，肺泡内压迅速下降至0以下，产生外界与肺泡之间的顺向压力差和吸气气流，吸气动作与吸气气流产生之间的时间差非常短，表现为良好的同步性。

2. 出现PEEPi的呼吸特点　吸气初期克服PEEPi这一额外压力后，才能使肺泡内压降至0以下，因此吸气动作和吸气气流之间有较长的时间差。在该段时间内，只有呼吸动作，没有气流产生，相当于"窒息样呼吸"，患者表现为严重的呼吸窘迫和呼吸功增加，辅助呼吸肌活动和胸腹矛盾运动，大汗，心率增快，三凹征阳性。

3. 机械通气时的呼吸特点　在出现PEEPi的情况下，患者除需克服人工气道阻力、触发阻力和呼吸机本身的延迟阻力外，还必须克服PEEPi后才能产生吸气气流，即吸气动作和呼吸机送气之间有更长的时间差，导致呼吸功明显增大和人机对抗，容易发生呼吸肌疲劳，降低通气效率。

二、增加气压伤的发生机会

1. 伴随严重肺过度充气　肺过度充气是导致气压伤的重要原因，也是决定机械通气策略的主要因素。气流阻塞和PEEPi等因素使患者呼吸增强，胸腔负压增大，跨肺压（等于PEEPi－胸腔内压）增大；PEEPi升高平台压和峰压，容易导致人机对抗，更容易出现跨肺压的瞬间增大，使气压伤的发生机会增加。

2. PEEPi分布不均匀　由于病变不均匀和重力影响，PEEPi在肺内分布多存在较大的差异，PEEPi高的肺区，肺泡容积大，容易发生跨肺压增大和扩张性肺损伤；PEEPi差异大的肺区扩张或回缩的速度不同，相互之间容易产生高切变力和切变力损伤。机械通气时，应用PEEP对抗PEEPi，时间常数长的肺区尚未对抗PEEPi时，时间常数短的肺区已达到平衡，甚至出现过度充气（图13-2），这些

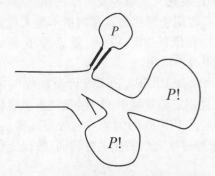

图13-2　气道阻力分布不均匀和机械通气导致肺泡内压分布不均匀

气道阻力高的肺区，时间常数短，通气量小，肺泡内压低、容积小；气道阻力低的肺区，通气量大，肺泡内压高，容易发生肺泡内压升高、容积扩大

皆可能增加发生气压伤的机会。

三、影响血流动力学

1. **正常呼吸的特点**　正常 FRC 位时,PEEPi 为 0,肺循环阻力(PVR)最小。

2. **出现 PEEPi 的呼吸特点**　PEEPi 存在时,肺泡毛细血管受压,PVR 增加;肺过度充气,胸腔内压升高,CVP 也相应升高;若患者呼吸代偿不足,将导致回心血量和心排血量下降,发生低血压。另一方面,PEEPi 可导致自主呼吸代偿性加强,吸气时胸腔负压显著增大,CVP 下降,静脉回心血量增加;肺间质负压增大,降低肺泡外毛细血管及肺静脉阻

力,因此除非是 PEEPi 非常高的患者,循环功能多能维持稳定。该类患者机械通气后,若给予较强的通气辅助或应用较大剂量的镇静剂、肌松剂,自主呼吸的代偿作用显著减弱或被抑制,则容易发生低血压,这在危重支气管哮喘的表现尤其突出。

四、影响病变肺的换气功能

主要见于 ARDS 和急性肺水肿。PEEPi 可改善或维持病变肺泡呼气末的扩张状态,防止陷闭,从而改善氧合,这也是反比通气治疗 ARDS 的机制之一。但使用 PEEPi 来改善氧合的效率较低,问题较多,不宜长时间应用(详见第十一章第七节)。

第四节　肺过度充气的判断

本节指气流阻塞性疾病导致的肺过度充气。肺实质疾病一般不存在肺过度充气,或仅有局限性过度充气,当然机械通气不当也可发生广泛性或弥漫性肺过度充气,但其不是本节阐述的内容。

一、肺过度充气的有关概念

见第三十三章第三节。

二、判　断　指　标

1. **功能残气量和肺总量**　FRC 和 TLC 是反映呼气末肺过度充气的最客观指标,一般在肺功能室常规测定,故用于轻症患者和病情不是太严重的患者;也可以在床旁测定,用于危重患者,但测定较烦琐,临床上极少应用。

2. **内源性 PEEP**　PEEPi 可反映呼气末肺过度充气,且测定非常简单、方便,是危重患者较常应用的指标,但 PEEPi 的大小与呼吸形式密切相关,与呼气末肺过度充气的相关性较弱,故仅能作为参考指标。

3. **气体陷闭容积和吸气末肺容积**　若完全抑制患者的自主呼吸进行"窒息试验"(图 13-3),可充分排除呼吸形式对 PEEPi 的影响,可较准确地反映呼气末肺过度充气的程度。

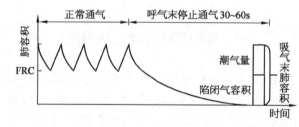

图 13-3　窒息试验

(1) 窒息试验的具体方法:在使用镇静剂、肌松剂、充分抑制自主呼吸的情况下,吸纯氧 3～4 min,在吸气末开始呼气,使 T_e 延长至 30～60 s。本试验主要用于支气管哮喘患者肺过度充气和气体陷闭的判断。

(2) 气体陷闭(air trapping):是指呼气末气体不能充分呼出,而在肺内异常潴留的病理生理状态,常在肺气肿或静态肺过度充气的基础上发生。

(3) 气体陷闭容积(air trapping volume):是指在常规呼气末,充分放松呼气肌或延长 T_e 后,所能继续呼出的气容积。在哮喘患者,一般等于实际监测 FRC 和正常 FRC 之差,反映气流阻塞的严重程度。

(4) 吸气末肺容积(end-inspiratory volume, V_{ei}):是指气体陷闭容积与潮气容积之和,反映整体肺过度充气的程度,特别是吸气末,是指导支气管哮喘患者机械通气的参数。

V_{ei} 为气体陷闭容积与 V_T 之和(参见图 12-12),其

大小与吸气末肺过度充气有良好的相关性。试验证实 V_{ei} 超过 20 ml/kg 时，肺容积占 TLC 的 $85\%\sim90\%$。低于该数值时，约有 80% 的患者处于 P-V 曲线的 UIP 以下。V_{ei} 是目前判断吸气末肺过度充气的最精确指标。

（5）其他参数：窒息试验时，若出现明显的食管内压和中心静脉压（CVP）下降、动脉血压（BP）上升，说明存在严重过度充气。

（6）窒息试验结果和 PEEPi：两者都是反映肺过度充气的参数，但仍缺乏 PEEPi 和肺过度充气关系的明确数据。PEEPi 不能反映吸气末肺容积，但与气压伤和低血压的关系更大。

单纯肺过度充气对机体影响较小，但若出现 PEEPi 则影响较大。处理过度充气的基本原则首先是降低或消除 PEEPi；在此基础上尽可能降低呼气末肺容积至 FRC。

第五节　内源性 PEEP 和肺过度充气的处理

应结合具体疾病和 PEEPi 的发生机制进行处理。

一、肺实质疾病

重症患者需机械通气治疗，如在高频通气和反比通气治疗 ARDS 时，PEEPi 是改善换气的重要手段，且不存在人机配合问题（反比通气需镇静剂、肌松剂抑制自主呼吸），无须处理。若反比通气（或人机配合不良导致的事实反比通气）；PEEPi 过高，则改善换气的效率下降（较 PEEP 差），应尽可能调整通气参数，降低 PEEPi。

二、气流阻塞性疾病

主要是支气管哮喘和 COPD，其 PEEPi 无优点，需积极处理。

1. 支气管哮喘　PEEPi 主要是气道阻塞所致；呼气用力可加重气流受限，甚至气道陷闭，导致 PEEPi 进一步升高，因此除积极抗炎、解痉治疗外，机械通气时应降低 V_T，减慢 RR，延长 T_e；适当应用镇静剂、肌松剂抑制过强的自主呼吸。

2. 慢性阻塞性肺疾病　气道动态陷闭是产生 PEEPi 的主要因素，气道阻塞有部分作用，呼气用力也有一定的作用，因此应首选 PEEP 对抗 PEEPi，扩张陷闭气道，并减慢 RR，延长 T_e。急性加重期患者初始通气时，V_T 应较小；病情好转后，V_T 应逐渐增大，即采用深慢呼吸，这样也有助于改善人机配合，多数情况下无须应用镇静剂。

第十四章
PEEP 的作用及合理应用

早期 PEEP 主要用于改善换气功能,现在用于临床上各种疾病的治疗,但也出现了较多问题。

第一节 CPAP/PEEP 阀和 PEEP 的基本概念

CPAP/PEEP 阀是产生 PEEP 的基本装置,PEEP 阀的特点和性能决定其作用的稳定性和效率。

一、CPAP/PEEP 阀

产生 CPAP/PEEP 的方法主要是持续气流和 PEEP 阀,后者是目前的主流装置。

1. 机械阀 早期 PEEP 阀为普通机械阀,阻力较大,稳定性差,与呼气流量关系密切,已逐渐被淘汰。目前机械阀的性能显著改善,阻力小,稳定性好。

2. 电磁阀 更多的呼吸机趋向于采用有微电子控制的电磁阀,PEEP 大小与流量的关系逐渐趋向于 0,因此 PEEP 水平稳定,对呼气管阻力的影响减小,呼气速度加快。

3. PEEP 阀的自动调节 PEEP 阀最重要的进展是电磁阀的反馈性自动调节,其特点是在吸气期和呼气早期 PEEP 为 0 或接近 0,以降低平台压和呼气初期压力,防止或减轻机械通气相关性肺损伤或机械通气对循环功能的抑制;降低呼气阻力,促进气体排出;在呼气中、末期,肺泡和气道内压显著下降,有发生肺泡和气道陷闭的趋向时,PEEP 逐渐升高至预设值,发挥其治疗作用。目前该类 PEEP 阀处于发展阶段,使用的呼吸机不多,性能也有待完善。

二、有关 PEEP 的重要概念

1. 最佳 PEEP(optimal PEEP) 指等于或稍高于 $P-V$ 曲线低位拐点(LIP)的 PEEP,是 ARDS 治疗中的概念。一般认为,最佳 PEEP 可有效开放萎陷肺泡,最大限度地改善氧合;大幅度减轻切变力损伤,常伴随 PVR 降低。其经验数值为 $8\sim12\ cmH_2O$ 或 $10\sim15\ cmH_2O$。大体相当于中等水平 PEEP。

2. 低水平 PEEP(low PEEP level) 指 $\leqslant 5\ cmH_2O$ 的 PEEP。有一定扩张气道、防止肺泡萎陷的作用,且对正常循环功能基本无影响。正常情况下,低水平 PEEP 扩张正常气道的作用显著,对水肿、增厚气道的作用非常有限(即对哮喘的治疗作用有限,除非有明显的小气道陷闭),对陷闭气道的对抗作用最显著。

3. 中等水平 PEEP(moderate PEEP level) 指 $6\sim15\ cmH_2O$ 的 PEEP。其常用于 ARDS 的治疗,其他急性肺实质病变,如肺水肿,也常应用。但不同情况下可能对循环功能的影响不同,见相关章节。

4. 高水平 PEEP(high PEEP level) 指 $> 15\ cmH_2O$ 的 PEEP。对循环功能产生明显影响,并明显增加机械通气相关性肺损伤的机会,主要用于重症 ARDS 肺开放策略的实施。

第二节 PEEP 的效应

合理应用 PEEP 可产生有利的治疗作用,并将不良作用降至最低。

一、PEEP 的基本作用

(一) PEEP 的治疗作用

1. 扩张陷闭肺泡　① 改善低氧血症,降低 PVR 和减轻肺切变力损伤,主要用于 ARDS 和急性间质性肺炎的治疗。② 改善肺泡引流,防治 VAP,主要用于气道-肺实质结构基本正常、呼吸微弱的机械通气患者。

2. 扩张陷闭气道,对抗 PEEPi　① 若 PEEP 等于气道等压点的压力,可完全对抗 PEEPi,扩张陷闭气道,显著降低呼吸阻力。② 若 PEEP 小于气道等压点的压力,可部分对抗 PEEPi,降低呼吸阻力,减少呼吸功,改善人机配合。其主要用于 COPD 的治疗,低水平 PEEP 对支气管哮喘也有治疗作用。

3. 减轻肺水肿　降低肺弹性阻力和黏性阻力,改善低氧血症,主要用于高压性肺水肿的治疗。

4. 扩张气道　降低气道阻力,但作用有限。对正常气道的扩张作用远强于对水肿、痉挛气道的扩张作用。低水平 PEEP 对肺容积影响不大。

5. 预防肺泡陷闭　低水平 PEEP 有助于预防呼吸微弱或控制通气患者的肺泡陷闭。

6. 选择性降低左心室跨壁压　降低后负荷,改善左心功能不全。

7. 改善呼吸机性能　低压力可能有此作用,典型代表是 BiPAP 呼吸机。

(二) PEEP 的不良作用

应用不当主要导致下述问题:① 增加 PVR。② 明显降低胸腔负压,减少回心血流量,抑制循环功能。③ 升高平台压和峰压,导致肺过度充气,间接增加气压伤的发生机会。

若充分发挥 PEEP 的治疗作用,并使其不良作用减少或控制在合理范围,则可安全有效地用于临床治疗。

二、PEEP 的治疗作用及合理应用

最初认为 PEEP 能减轻肺水肿,增加 FRC,改善低氧血症,主要用于 ARDS 和心源性肺水肿的治疗。应用方法比较简单,即根据氧合情况和循环功能变化调节 PEEP 的数值。一般认为,低水平 PEEP 对心血管系统无明显影响,对改善换气功能有一定的作用;随着 PEEP 水平升高,其改善氧合的作用增强,对心血管系统的抑制作用也相应增大,故不宜超过 20 cmH_2O。但随着人们对 ARDS、心源性肺水肿病理和病理生理认识的深入,对 PEEP 的治疗作用和不良作用的特点有了进一步的了解,其调节方法也发生了明显改变。本章重点就 PEEP 在 ARDS、重症肺炎、肺水肿的治疗分别阐述。

第三节　PEEP 在急性呼吸窘迫综合征的应用

急性呼吸窘迫综合征(ARDS)是常见危重症,强调综合治疗。PEEP 在 ARDS 的机械通气治疗中发挥核心作用。

一、PEEP 的治疗特点

(一) 扩张陷闭肺泡

是 PEEP 改善 ARDS 氧合功能的主要机制。使陷闭肺泡开放和维持开放状态是两个不同的概念,高压力才能使陷闭肺泡开放,而维持开放状态的压力则低得多。吸气压力使陷闭肺泡开放,PEEP 则维持陷闭肺泡继续处于开放状态。

典型 ARDS 患者的肺部病变有明显的重力依赖性,根据病情轻重大体分为相对正常、陷闭和实变三部分肺区(或肺组织)。

1. 相对正常肺区　可保持完善的气体交换功能,约占 TLC 的 30%,无须机械通气治疗;PEEP 的实施只能加重其过度扩张和该区肺循环阻力的增加。

2. 实变肺区　约占 TLC 的 40%,常规通气治疗无效,是导致顽固性低氧血症的主要原因,随着病情改善,水肿减轻后机械通气才能逐渐发挥治疗作用。

3. 陷闭肺区　介于相对正常肺区(或肺组织)和实变肺区(或肺组织)之间为陷闭肺区(或肺组织),占 TLC 的 20%~30%,其病理生理特点表现为吸气期扩张,进行通气和气体交换;呼气期完全回缩,不能进行通气和气体交换,称为动态陷闭,在 P-V 曲线上表现为 LIP 的出现。陷闭区的存在导致间歇性分流和严重低氧血症、肺血管反射性收缩和局部肺循环阻力增高、切变力显著增大和肺损伤,

是机械通气治疗的主要部位(参见图34-1)。

PEEP治疗的主要目的是消除陷闭肺区,在此基础上尽量不影响正常肺区,适当降低不同肺区之间的切变力。

(二) PEEP的选择

1. 低水平PEEP 有一定扩张气道、预防肺泡陷闭的作用,对正常循环功能基本无影响;不能扩张陷闭肺区或维持陷闭肺泡的开放;可能使正常肺区过度扩张,并可能压迫陷闭肺区为实变肺区,从而导致局部肺循环阻力的升高。因此,对ARDS而言,低水平PEEP弊大于利,并非安全,这与既往观点不同。

2. 中等水平PEEP 若在"最佳PEEP"(大体在8～15 cmH$_2$O)的范围内,则安全、有效,否则弊大于利。

3. 最佳PEEP 如上所述,不同水平的PEEP改善氧合的作用及其可能伴随的不良作用随病理状态的变化有很大的差异。对改善陷闭肺泡而言,PEEP有一个相对比较固定的范围。假若PEEP水平足够高,使陷闭肺泡基本扩张,则出现下列改变:消除间歇性分流,从而最大限度地提高PaO$_2$;肺泡PO$_2$升高,反射性地扩张肺血管,降低局部肺循环阻力,并最终可能使整体肺循环阻力基本不变或仅轻度升高;显著减轻切变力损伤,包括消除肺泡周期性开放的切变力,以及减轻陷闭肺区和正常肺区或实变肺区之间由于顺应性不同产生的切变力。PEEP水平足够高还可以防止压迫性肺实变,但随着陷闭肺泡开放,肺顺应性改善,气道压传导至胸腔的压力增大,对体循环静脉的回流可能会有一定影响。

因此,PEEP的选择以刚好消除陷闭肺区为原则,即最佳PEEP。理论上其相当于正常FRC的位置,大体在P-V曲线LIP的水平,若不能测得P-V曲线或LIP不明显,则需通过其他方法选择。若氧合改善的同时伴随顺应性的改善,也可认为该PEEP为最佳PEEP。

(1) 最佳PEEP的特点和作用规律:理论上维持陷闭肺泡扩张的压力,即跨肺泡压为20 cmH$_2$O,过低不能发挥作用;过高则可能导致相对正常肺区或已开放陷闭肺区的过度扩张。由于重力影响,胸腔负压分布不均,以平卧位为例,一般前肺区和中肺区为负压,而最低部位可在0附近;当然有自主呼吸时,胸腔负压全面增大。陷闭肺区多位于肺的中部,故实际应用时,适当PEEP(10～15 cmH$_2$O或8～12 cmH$_2$O)可获得足够的跨肺压。若病情加重或减

轻以及慢性化,多伴随陷闭区的减少或消失,皆应降低PEEP。实验证实,应用PEEP后65%的陷闭肺泡迅速扩张,35%在数十分钟后扩张,因此观察PEEP的疗效并非像以前描述的那样需要数小时。

(2) PEEP的调节要求:若P-V曲线不能显示LIP,说明可能在中间陡直段通气,则在PaO$_2$ 60～70 mmHg或更高、FiO$_2$<60%的基础上尽可能地降低PEEP;若需要FiO$_2$≥60%,则在监测肺顺应性和循环功能的基础上适当增大PEEP。

上述情况与传统PEEP的作用机制、效应和选择方法有很大不同,是PEEP治疗作用的主要进展。不同文献报道PEEP对陷闭肺泡的作用相似,见表14-1。

表14-1 15 cmH$_2$O的PEEP对陷闭肺泡的作用比较

病例数	FRC增加值(L)	陷闭肺泡增加容积(L)	陷闭肺泡容积增加比例(%ΔFRC)
5	0.72±0.01	0.23±0.14	32.2±1.5
9	0.69±0.05	0.25±0.03	36.1±1.79
9	0.50±0.07	0.13±0.03	25.2±1.1

4. 高水平PEEP 通过增大FRC、减轻肺水肿、促进重度损伤肺泡的开放,可继续提高PaO$_2$,但与扩展陷闭肺泡导致的间歇性分流相比,PaO$_2$升高的幅度有限,且同时伴随正常肺区和已扩张的陷闭肺区的过度扩张,对肺循环和体循环的抑制作用将明显增强;通过增加开放陷闭肺泡的张力、提高平台压等机制增加肺损伤发生的机会,主要用于ARDS肺开放策略的实施,此时PEEP多需要20～30 cmH$_2$O,15～20 cmH$_2$O则达不到有效的治疗作用,不良作用反而更大,弊大于利。

(1) 肺开放策略的雏形:早年有学者发现用常规保护性肺通气策略,部分患者改善低氧血症的效果不佳;若PEEP升高至20～30 cmH$_2$O,同时平台压升高至40～60 cmH$_2$O,可使分流率下降至15%～20%或更低。维持短时间(一般为30～120 s)后,再将压力降至上述低水平高压和最佳PEEP水平,氧合仍显著改善,称为肺开放通气。

(2) 肺开放策略的理论基础:与ARDS患者肺水肿的发病机制、病理和病理生理特点有关。因为失控的炎症反应首先导致肺泡毛细血管膜(ACM)损伤,通透性增加,血浆成分渗入肺间质。但由于压

力有限,液体不能迅速进入肺泡,而是在肺泡周围逐渐积聚,使肺泡容积明显缩小或陷闭;其后随着表面活性物质的失活和肺泡壁破坏的进一步加重,液体成分才逐渐进入肺泡,故最终结果是肺泡含水量很少(图 10-11B、图 34-2),因此所谓的"实变肺区"多为病变程度较重的"陷闭肺区"。其次肺底部较低的胸腔负压也使得扩张陷闭肺泡的压力升高,故高达 $40\sim60$ cmH$_2$O 的吸气正压可使"实变肺区"的肺泡开放,而超过 20 cmH$_2$O 的 PEEP 可维持其开放,这与大叶性肺炎的肺实变有显著差别。

二、肺内型和肺外型 ARDS 的治疗反应

不同报道的差异非常大,实质上也与医师误诊及不了解病理和病理生理特点有关(详见第三十五章)。

1. 急性间质性肺炎导致的 ARDS(肺内型)可以称为急性间质性肺炎并 ARDS 或急性间质性肺炎(重症型)。其主要病理特点是 ACM 损伤,以间质性肺水肿为主,肺泡萎陷、内含少量水分,开放性通气策略的效果好。

2. 假 ARDS(肺内型) 若为多叶段大叶性肺炎,也能临床诊断 ARDS(肺内型);但事实上并非 ARDS,因为其 ACM 完整,肺泡体积多正常或增大,内含大量的血浆、纤维和细胞成分,机械通气治疗的效果极差。

3. ARDS(肺外型) 若为早期急性渗出性改变,ACM 损伤,肺泡萎陷,肺泡内液体较少,且以水分为主,故开放性通气的效果好。若病变持续时间较长,则肺泡内液体量明显增多,且以细胞成分增多为主,开放性肺通气的效果较差。

无论上述何种类型,若进入慢性期,则以增生为主,陷闭肺泡或病变较重的陷闭肺泡(即高压力可以开放的实变肺泡)极少,则几乎所有水平的 PEEP 皆无效,此时的治疗策略与急性期差别很大,单纯对机械通气而言,其目的是维持生命,避免加重肺损伤。

由于高水平 PEEP 存在潜在的致命性不良作用,必须注意应用指征和应用时间。

三、PEEP 扩张陷闭肺泡的效应特点

1. 扩张陷闭肺泡作用的连续性 从上述最佳或高水平 PEEP 扩张陷闭肺泡或实变肺泡的作用机制看,PEEP 的作用是"全"或"无"式的。但实际上并非如此,由于从肺前部到肺底部存在胸腔负压梯度,选择位于最佳至高水平 PEEP 之间的压力也会使一定数量的陷闭肺泡或实变肺泡开放,只是数量非常少,这也是随着 PEEP 增加,PaO$_2$ 继续升高的主要原因之一。试验证实 PEEP 等于 LIP 的压力时,大量陷闭肺泡开放;其后随着 PEEP 升高,少量陷闭肺泡的开放持续进行。理论上,随着压力升高,高水平 PEEP 扩张实变肺泡(较重的陷闭肺泡)的数量也会逐渐增多。

2. 扩张陷闭肺泡作用的时间依赖性 陷闭肺泡一旦开放,其表面张力显著降低,维持肺泡扩张的压力也会明显降低,甚至停用 PEEP 后仍能维持较长时间的肺泡扩张,因此病情明显改善后应逐渐降低 PEEP。

3. 陷闭肺泡的通气作用 由于陷闭肺泡严重受损,顺应性显著减退,肺泡扩张后继续增加压力也不可能使其容积明显增大,因此开放的陷闭肺泡对增加通气量作用有限,其主要作用就是减少分流,改善换气。

四、PEEP 对损伤性肺水肿的治疗作用

理论上 PEEP 可减轻 ARDS 的肺水肿,但早期动物实验显示肺实质的含水量多无变化,少部分文献报道水分减少,部分报道有所增加。如上所述,PEEP 的治疗作用主要取决于病理生理状态及其设置是否合适,合适的 PEEP 可扩张陷闭肺泡,显著降低切变力,防止肺损伤和肺水肿加重,而不是促进其吸收;目前还没有改善损伤性肺水肿的直接手段,但在合理应用 PEEP 的情况下,肺水含量较未应用或未合理应用者减少,因此即使肺水含量不减少也有治疗价值。另外,PEEP 可建立从肺泡区到间质区的压力梯度,使水分由肺泡区向间质区扩散,改善弥散和 $\dot{V}/\dot{Q}$ 失调,也有助于 PaO$_2$ 的提高。

五、PEEP 对肺实质的保护作用

低水平 PEEP 可预防肺泡陷闭;最佳 PEEP 可扩张陷闭肺泡,即适当 PEEP 可维持肺泡内径,防止表面活性物质失活,减轻肺泡开放或陷闭以及不同

顺应性肺实质之间的切变力,有助于防止机械通气时肺泡上皮和血管内皮的损伤或防止原有损伤的加重。但若PEEP过大可导致平台压过高、跨肺压过大,肺泡过度扩张,此时PEEP反而还有加重肺损伤的作用。

综上所述,PEEP改善ARDS患者低氧血症的作用特点如下:① 最佳PEEP有助于防止肺损伤和肺水肿的进一步加重,使水分从肺泡区向间质区重新分布,但一般不能直接促进水分的吸收,对改善弥散和$\dot{V}/\dot{Q}$失调有一定作用。② 改善低氧血症的主要机制是显著减少或消除陷闭肺区或肺泡,恢复其正常FRC。③ PEEP的选择是以刚好消除陷闭肺区,恢复其正常FRC为原则,大体相当于略高于P-V曲线的LIP,为最佳PEEP。不适合单纯根据

改善氧合指数进行调节。④ 最佳PEEP可有效扩张陷闭肺泡,显著降低切变力,保护肺组织,防止肺损伤的加重。"随着PEEP增大,发生肺损伤的机会增加"的说法是不确切的。⑤ 最佳PEEP可不影响肺循环,甚至降低PVR。"随着PEEP增大,对循环功能的抑制作用增强"的说法是不确切的。⑥ 对ARDS而言,低水平PEEP不是安全PEEP,只有最佳PEEP才是安全PEEP。⑦ 采用"最佳PEEP"时,若仍有严重低氧血症,可根据肺顺应性变化和循环功能状态继续增加PEEP或实施肺开放策略,也可以改用其他替代疗法。⑧ 随着ARDS的好转或加重或慢性化,陷闭肺区皆显著减少,PEEP的治疗作用减弱,负效应增大,故应该降低,而不是不断增大PEEP。

第四节　PEEP在肺水肿所致低氧血症患者中的应用

根据肺水肿的发生机制大体可分为高压性肺水肿和负压性肺水肿,前者的主要原因有左心功能不全、颅内高压等,PEEP可增加胸腔和肺间质压,直接促进肺水肿的吸收和氧合的改善。应用适当,还可通

过"选择性降低左心室后负荷"改善左心功能(见第三十六章)。对负压性肺水肿而言,PEEP增加肺间质压,也有明显的治疗作用,但更主要的治疗措施是适当应用镇静剂或麻醉剂抑制过强的自主呼吸。

第五节　PEEP治疗低氧血症患者时容易忽视的问题

应用PEEP时经常提到的问题是气压伤和循环功能抑制,下述两个问题容易被忽视。

一、不应该出现的低氧血症改善

对多数低氧血症患者而言,适当应用PEEP能改善氧合,且负效应不大。但若需持续应用高水平PEEP,则在氧合的一过性改善后,多会出现病情的逐渐恶化,最终治疗失败。持续高水平PEEP改善氧合的主要机制有:① 降低肺循环血流量,使流经严重病变区的血流量减少,$\dot{V}/\dot{Q}$失调改善。② 呼气末肺泡压和吸气末肺泡压皆明显升高,导致整个呼吸周期的肺泡PO_2升高,氧的弥散量增多。③ 可能存在一定程度的改善陷闭肺泡和肺水肿作用。其中肺血流量下降的代价是左心射血量的下降,组

织供血、供氧的持续恶化;PEEP持续显著升高及伴随的平台压显著升高,使肺持续处于过度扩张状态,将加重肺损伤和组织增生,其结果是在出现一段时间的氧合改善,然后病情逐渐恶化。故必须避免此类氧合改善;若必须应用,则应严格控制时间。

二、加重低氧血症的PEEP

大体可分为以下三种情况。

1. 无创通气漏气过多　用BiPAP呼吸机进行无创通气,随着IPAP或EPAP(实质是PEEP)的不适当增大,漏气量增多,在吸氧流量不变的情况下,实际FiO_2降低,导致低氧血症加重,故适当降低IPAP、EPAP,避免过多的漏气是必要的。

2. PEEP 压力过大导致人机配合不良　患者代偿性呼吸增强、增快，氧耗量显著增大，而 PEEP 改善氧合的作用有限，最终导致低氧血症加重。处理措施是适当降低 PEEP，同时适当应用镇静剂。

3. 存在并发症　多种并发症可导致低氧血症加重，突出表现是气胸。在气胸患者，PEEP 增大可导致张力性气胸或使气胸加重，处理原则是根据疾病特点(是否必须用 PEEP)降低 PEEP 水平，同时加强胸腔闭式引流；若患者为急性期 ARDS，PEEP 是必要的治疗手段，仅能适度降低；若为心源性肺水肿，尽管 PEEP 的治疗效果好，但不是绝对必要的手段，也可通过其他手段改善，则应显著降低 PEEP，同时加强其他治疗措施；若为 COPD 或支气管哮喘，则 PEEP 价值相对较低，可以降至 0；若疾病已进入慢性期或恢复期，PEEP 实际上并无治疗价值，则应迅速降至 0。

第六节　PEEP 对抗 PEEPi 的特点及要求

上述所谓的"最佳 PEEP"是针对 ARDS，而不是所有疾病。在气道阻塞性疾病，也选择 PEEP，但在不同疾病和不同病理生理状态，PEEP 的作用机制和选择方法不同。

一、支气管哮喘

1. 病理和病理生理特点　气道阻塞是主要的病理改变，也常有一定程度的气道陷闭。气流阻塞、PEEPi 形成和肺过度充气是主要的病理生理改变；换气功能变化较轻，主要是 $\dot{V}/\dot{Q}$ 失调。

2. PEEP 的效应特点　根据上述特点，PEEP 对改善换气功能无价值，但可通过机械性扩张气道，降低气道阻力，改善吸气触发和同步性；也可加重肺过度充气，增大呼气末肺泡内压，后者对疾病的转归更重要，因此 PEEP 的应用以基本不增加呼气末肺泡内压和肺过度充气为原则。

3. PEEP 的合理选择　支气管哮喘的气道阻塞是相对固定性的，不仅呼气阻塞严重，也有明显的吸气阻塞。除速发型哮喘应用肾上腺素可迅速发挥治疗作用外，短时间内药物治疗不能使绝大多数患者明显改善，PEEP 对阻塞气道的扩张作用也比对正常气道弱得多。PEEPi 主要是气道阻塞所致，呼气用力等因素导致的气道陷闭也有一定作用，故中等水平、高水平 PEEP 仅能使气道轻度扩张和部分陷闭气道开放，大部分压力必然传导至肺泡，使呼气末肺过度充气加重，肺泡内压增大，因此只能选择低水平 PEEP，一般不宜超过

5 cmH_2O；若超过 5 cmH_2O 应密切监测肺容积和循环功能的变化。

二、慢性阻塞性肺疾病

1. 病理和病理生理特点　气道陷闭是主要的病理改变，气道阻塞也是重要的病理改变。气流阻塞、PEEPi 形成和肺过度充气是其主要病理生理特点。

2. PEEP 的效应特点　与气道陷闭相比，气道阻塞所占的比例较小，换气功能相对较完善，因此 PEEP 对改善换气功能的价值有限，但可扩张陷闭气道，有效对抗 PEEPi；应用适当，压力基本不传入肺泡，但可显著降低气道阻力，改善吸气触发和人机同步，而对呼吸力学无不良影响。

3. PEEP 的合理选择　一般情况下，在导致气流阻塞和 PEEPi 的原因中，气道陷闭所占比例可达 PEEPi 的 50%～85%，因此 PEEP 一般控制在 PEEPi 的 50%～85%，一旦超过该范围，PEEP 对固定狭窄气道的扩张作用非常有限，而大部分传入肺泡，将导致呼气末肺泡内压升高和肺过度充气加重。

由于 COPD 患者存在气流阻塞的不均匀分布和肺大疱形成，PEEPi 在肺内的分布也不均匀，在 RR 较快的情况下，气道阻塞在 PEEPi 形成中所占的比例增加，也有加重局限性肺过度充气或弥漫性肺过度充气的可能，因此在改善人机同步的前提下，PEEP 应有所降低。

第七节　经常被忽视的 PEEP 作用

本章第二节简单介绍了 PEEP 的各种作用,后面几节介绍了其主要作用,还有一些经常被忽视的作用,简述如下。

1. 降低气道阻力　主要通过 PEEP 的机械性扩张作用降低气道阻力。除上述扩张陷闭气道、对抗 PEEPi 的作用可显著降低气道阻力外,PEEP 对正常气道和阻塞气道的扩张作用较弱,降低气道阻力的作用也相对有限。气道阻力的降低有助于降低呼吸功,改善吸气触发,可用于各种机械通气患者。但需强调的是,PEEP 降低气道阻力的作用还与肺容积有直接关系,如 ARDS 的肺容积显著减小,PEEP 扩张气道的作用微弱;而高水平 PEEP 会增加肺组织的黏性阻力,使呼吸系统的总阻力反而增加。

2. 保护肺组织　适当 PEEP 除通过上述机制防治肺泡陷闭、降低切变力而防止 VALI 外,在无气道-肺实质病变或病变较轻的患者,通过适当的大 V_T 或常规 V_T +低水平 PEEP 通气也有助于防止肺泡的萎陷和肺顺应性减退。在自主呼吸较弱、长期卧床或自主呼吸被显著抑制的机械通气患者,由于自主呼吸的代偿作用减弱或消失,低位肺区的肺泡和小气道有陷闭倾向;通气时间较长的患者也会出现明显的肺泡陷闭,因此适当应用大 V_T 或 PEEP 可保持小气道和肺泡的张力,预防肺泡的陷闭或使已陷闭的肺泡开放,保护肺组织。但相对于大 V_T 的动态作用,低水平 PEEP 的静态作用较弱,而高水平 PEEP 的问题较多,故目前倾向于选择大 V_T 扩张陷闭肺泡,而不是 PEEP。

3. 改善呼吸机性能　在部分呼吸机,应用低水平 PEEP 时,将维持一定的持续气流,使呼吸阀处于较低程度的开放状态,类似伺服阀,从而缩短反应时间,改善同步性。BiPAP 呼吸机是典型代表。

第八节　PEEP 的不良反应

PEEP 的不良反应不是绝对的,随疾病类型和病理生理特点而变化,在某一状态下是负效应,在另一状态下则可能表现为治疗作用。

一、循　环　功　能

PEEP 对循环功能的作用受多种因素的影响,主要与肺容积水平、PEEP 大小和疾病的特点有关。

1. 肺容积　肺处于正常 FRC 时 PVR 最小,体循环也处于良好的血流动力学状态。一般情况下,对于肺外疾病导致的呼吸衰竭患者,在大 V_T 条件下,不加用 PEEP 时,PVR 最小;增加 PEEP 将导致 PVR 增大,胸腔负压减小,回心血流量减少。对气道阻塞疾病而言,加用 PEEP 可导致肺容积的进一步增加,PVR 增大,回心血流量减少。但对气道陷闭而言,PEEP 可改善陷闭气道,对抗 PEEPi,对血流动力学无影响。对急性肺实质疾病导致的低容积患者而言,适当加用 PEEP 可使 FRC 恢复至接近正常水平,改善低氧血症,PVR 可能降低,对回心血流量影响不大。任何疾病状态下,PEEP 过大皆会导致肺容积和 PVR 增大,并可能导致胸腔负压降低和对体循环功能抑制作用的增强。

2. PEEP 大小　对大部分患者而言,应用 PEEP 后,肺泡扩张,肺泡毛细血管受压;肺泡外毛细血管和较大肺血管(主要是肺静脉)位于间质,受影响较小,故总体上表现为 PVR 增大,但对肺血流量影响不大。PEEP < 5 cmH_2O 时对 PVR 基本无影响;继续增加 PEEP 使 PVR 逐渐增大;若 PEEP 增大使平台压超过 P-V 曲线的 UIP 时,PVR 急剧上升,肺血流量会明显减少。PEEP 对体循环的作用有相似的变化规律,但程度相对较轻。动物实验中发现,只有 PEEP 增大使平台压超过 UIP 后才会导致 CVP 显著升高和心排血量明显下降。

3. 自主呼吸能力　正常自主呼吸使胸腔负压

和肺间质负压增大,肺血管扩张,肺循环和体循环的阻力和血流量皆处于适当水平,低水平 PEEP 对循环功能的影响非常有限。若患者自主呼吸减弱或用镇静剂、肌松剂抑制自主呼吸后,PEEP 对循环功能,特别是体循环的抑制作用明显增强。

4. **病理生理特点**　若存在气道的动态陷闭,低水平 PEEP 仅对抗陷闭气道,压力不能传导至肺泡,肺容积维持不变,对肺循环和体循环皆无影响;陷闭气道开放后,继续增加 PEEP,压力将等水平传导至肺泡,对肺循环和体循环皆出现抑制作用,PEEP 越高,抑制作用越强。在存在大量陷闭肺泡陷闭(主要见于 ARDS)的患者,PEEP 低于 LIP 时,压力主要传导至相对正常的肺区,对肺循环有一定的抑制作用;达 LIP 时,大量陷闭肺泡开放,局部肺循环改善,总体 PVR 不再继续增加,甚至有所减小,肺顺应性改善,压力向胸腔传导增强,对体循环的抑制作用可能增强。继续增加 PEEP,对肺循环和体循环的抑制作用都将显著增强。

气道压力在肺内和胸腔的传导符合下述规律: $\Delta P_{pl}/\Delta P_{aw}=C_{L}/(C_{L}+C_{W})$,其中 ΔP_{pl} 为胸腔内压的变化幅度, ΔP_{aw} 为气道压力的变化幅度, C_{L} 为肺顺应性, C_{W} 为胸廓顺应性。

5. **与 PEEPi 作用的区别**　PEEPi 对循环功能有持续抑制作用,抑制强度不仅与其大小直接相关,更与自主呼吸密切有关。在自主呼吸较强的情况下,一般不会发生低血压,但用镇静剂、肌松剂抑制自主呼吸后,患者容易发生低血压。

PEEP 或 PEEPi 水平较高时,应适当扩充血容量。

二、呼吸机相关肺损伤

与对循环功能的影响相似,VILI 与病理生理特点和 PEEP(或 PEEPi)水平直接相关,低水平 PEEP 对多数患者(ARDS 患者除外)有一定的保护作用;位于陷闭气道等压点(多为 COPD 患者)和陷闭肺泡开放点(多见于 ARDS)时,可显著减轻切变力,减轻肺损伤;继续增加 PEEP 将导致肺过度充气和平台压的升高,VILI 的发生率将显著增加。

三、其　　他

PEEP 增大,肺毛细血管阻力增加,白细胞沉积增加,但是否会影响病情的进展有待进一步研究。高水平 PEEP 可抑制支气管的血液循环,可能对慢性肺实质病变的修复及纤维化的进展有一定影响,故慢性期患者应选择较低的 PEEP 和通气压力。

(朱　蕾　沈勤军)

第十五章
机械通气的呼吸生理学基础与策略

机械通气是利用呼吸机的机械装置产生气流和提供不等水平的氧浓度,建立气道口与肺泡间的压力差,增加通气量,改善换气功能,减少呼吸功,最终改善或纠正低氧血症、CO_2 潴留及酸碱平衡失调。它主要起生命支持作用,为基础疾病的治疗创造条件。若应用得当,在一定条件下,尚有改善循环功能、保护肺组织、防治肺部感染等作用。

传统机械通气强调改善气体交换和维持正常的动脉血气,这在部分重症患者常需要较高的通气压力和潮气量(V_T),容易导致机械通气相关性肺损伤(VALI,简称气压伤)和循环功能的抑制。特别是

前者,一旦发生,患者的治疗将非常困难,死亡率也将显著升高,因此近年来强调在尽可能不增加或减少肺损伤和避免循环功能抑制的基础上改善气体交换,维持组织供氧,即使达不到理想的动脉血气水平也可以接受,称为肺保护性通气策略,如定压通气(pressure targeted ventilation,PTV)、允许性高碳酸血症(permissive hypercapnia,PHC)通气。这些通气方式的核心是限制通气压力和 V_T,在特定的患者中发挥了积极作用,但出现了滥用趋势,因此强调机械通气要符合不同疾病及不同阶段的呼吸生理改变,改善组织代谢,采用个体化通气策略。

第一节　机械通气与组织供氧

机械通气不能单纯以改善动脉血氧分压(PaO_2)或动脉血氧饱和度(SaO_2)为目的,应该以改善组织供氧为原则。改善组织供氧涉及动脉血氧运输量(DaO_2)、改善微循环、改善内环境,必要时降低组织代谢也有重要作用。

一、维持动脉血氧运输量

动脉血氧含量(CaO_2)与 SaO_2 和 Hb(血红蛋白浓度)相关,DaO_2 与 CaO_2 和 CO(心排血量)相关,因此维持适当输氧量的方法包括维持适当的氧合、适当的 Hb 和足够的 CO。实际应用时,上述指标的维持皆有一定的限度,过高、过低可能皆不合适。

1. 适当的 PaO_2　正常情况下,$PaO_2 = 60$ mmHg 时可保持适当的氧合功能($SaO_2 = 90\%$)。若 $PaO_2 < 60$ mmHg,SaO_2 将显著下降;若继续升高 PaO_2,SaO_2 增加有限,故强调 $PaO_2 \geqslant 60$ mmHg 即可。一般情况下,若存在明显高碳酸血症,需严格控制 SaO_2,使其维持在 $90\% \sim 95\%$ 的水平;反之则以

$90\% \sim 97\%$ 比较合适。

2. 合适浓度的 Hb　CaO_2 是指每 100 ml 血液中所带氧的毫升数,包括物理溶解氧和与 Hb 相结合氧两部分。$CaO_2 = 0.003 \times PaO_2 + 1.39 \times SaO_2 \times Hb$(g/100 ml)。以 $SaO_2 = 98\%$、$Hb = 15$ g/100 ml 代入公式,则正常人的 $CaO_2 = 20$ ml/100 ml 血液,其中 Hb 结合的氧量为 19.7 ml,远高于物理溶解氧。

由上式可见,CaO_2 主要与 SaO_2 以及 Hb 有关,因此改善氧含量不仅要改善 PaO_2 及影响氧离曲线的因素,也应改善血红蛋白的量和质,Hb 以 $90 \sim 140$ g/L 为宜;Hb 过低,CaO_2 下降,过高则增加血循环阻力。在维持适当 Hb 水平的情况下,SaO_2 稍低于 90%,甚至在 $80\% \sim 85\%$ 也是相对安全的。

3. 适当的胶体渗透压和足够的血容量　血容量的维持取决于胶体渗透压、晶体渗透压和水的综合作用,其中主要取决于前者。白蛋白是产生血液胶体渗透压的主要成分,创伤、重症感染等不仅分解代谢显著增强,也存在白蛋白的迅速、严重丢失,故蛋白质的补充非常重要。但疾病初期不

宜补充或大量补充蛋白质、氨基酸,否则会导致大量分解代谢产物的产生,加重心、肝、肾等脏器的负担;蛋白质在损伤部位的过度渗出将加重组织水肿,故应注意掌握补充的时机;同时根据血钠、血氯水平和水代谢的情况综合处理,这与内环境的调节是一致的。

(1) 热量的补充:适当的能量补充对降低蛋白质的分解代谢、维持血浆白蛋白水平有重要作用,但需结合疾病特点。在应激反应早期,合并有全身炎症反应的急性危重症患者,能量供给在 $351.6\sim439.5$ kJ/(kg·d)[$84\sim105$ kcal/(kg·d)]被认为是能够接受并可实现的能量供给目标,称为允许性低热量策略(permissive underfeeding)。

(2) 蛋白质的补充:存在肺实质广泛损伤时,若血浆白蛋白>30 g/L,可随访;若存在严重低蛋白血症,则必须给予较大剂量的补充,每日补充 10 g是不够的。白蛋白<25 g/L 时,应给予白蛋白 10 g静脉滴注,每 8 h 或 6 h 给 1 次;<30 g/L 时,可 12 h给 1 次,连用 2~3 日后减量或停用;也可用相当剂量的血浆(100 ml 血浆相当于 5 g 白蛋白),但单纯白蛋白制剂可能更优越,因为少量白蛋白多次输注可逐渐脱水,减轻组织水肿;同时缓慢扩容,不加重心脏负担,改善组织循环;改善肾脏的利尿作用。当然两者联合应用,可改善机体的免疫功能,但需注意补充的速度和生理盐水的冲洗量,避免心功能不全的发生。

4. 合适的心排血量　通过上述措施维持有效循环血容量是改善心功能的基本措施,在此基础上适当应用强心药物或其他手段,保障适当 CO,从而达到维持适当 DaO₂ 的目的。

肺实质疾病导致重症呼吸衰竭时,患者常需要行机械通气治疗,此时确定合适的 CO 比较困难。增加 CO 一般通过提高前负荷(主要是补液量)、降低后负荷(降低左心室跨壁压)和改善心肌收缩力完成,且三者之间有一定的关系。

(1) 治疗矛盾:足够补液量是维持 CO 的基础,在血容量不足的患者,强调迅速有效的扩容治疗,但在急性左心室或急性肺损伤患者又强调降低输液量以减轻肺水肿和降低分流量;维持适当氧合常需增加通气压力,而维持适当 CO 又常需降低通气压力,因此需结合具体情况综合考虑。

(2) 措施:在部分患者,为保障氧合与 CO 之间的平衡,应适当控制输液量,CO 维持在正常中等水平;避免高水平,以免加重心脏的负担,特别是有心脏损伤的患者;对心脏功能较差的患者,维持正常低水平则可能是较好的选择,因为此时机体可通过一系列调节,包括全身血流量的重新分布、血压升高等以保障重要脏器的血供。但血容量不足或通气压力较大导致动脉血压下降或尿量不足时,必须补充血容量。当然在左心功能不全患者,适当较高的压力可降低左心室跨壁压,改善心功能,故需注意机械通气的不同调节。

(3) 其他问题:异常物质的出现,如 CO 中毒、亚硝酸盐中毒、异常血红蛋白的大量增多,不仅严重影响氧在血液中的运输,也严重影响氧的释放。

二、改善微循环

正常的微血管结构、足够的循环血流量和适当的凝血功能是维持微循环正常的基本因素,尤其是有效血容量的充足可有效"冲洗"微循环,防治微循环障碍和 DIC,故尤需注意以下几点。

1. 维持正常循环血流量　这是改善微循环的基础,见上述。

2. 纠正水肿　微循环的静水压低,易受组织压力的影响,特别是严重水肿的患者。

3. 改善微循环状态　与健康人相比,危重症患者更容易发生凝血功能紊乱和 DIC,特别是创伤、手术、严重感染患者,因为发生 DIC 的高危因素皆存在,包括创面或损伤的毛细血管膜容易激活凝血,血小板和凝血因子应激性升高,卧床、脱水、水肿等因素导致的血流缓慢。因此改善微循环不仅仅是抗凝,而应该注意综合处理,包括微循环上、下游和周围状态的协调。

4. 注意医源性因素的影响　主要包括两种情况,一是具有高损伤性的药物,如造影剂、部分抗生素;二是质量可能欠佳的药物,特别是静脉用药。一般静脉用药的质量评价包括:标示量(含量)、无菌、pH、不溶性微粒等,pH 和不溶性微粒是导致微循环障碍的常见因素,但容易被忽视。美国 FDA 要求≥10 μm 的不溶性微粒(HIAC 法)不多于 2 000 个,≥25 μm 的不多于 200 个,对于重症已有微循环损害的患者,各种微粒极易加重微循环障碍,导致多器官损伤,如颗粒沉积在肺部和脑部则可导致脑缺血和弥漫性肺损伤。

5. DIC 的判断和抗凝治疗　DIC 大体分高凝

期、凝血因子消耗期和纤溶亢进期三个阶段，强调早期判断和治疗。有明显高凝状态（可参考纤维蛋白原、D-二聚体、纤维蛋白降解产物、血小板等基本指标），但未达 DIC 标准的患者应适当抗凝治疗，以低分子肝素为主。还要注意上述综合处理。

三、改善组织供氧

包括改善组织对氧的利用和降低氧耗量，其中改善组织供氧是治疗的核心。

1. 改善组织供氧和氧的利用　核心是在改善动脉血氧运输量和微循环的基础上改善内环境，包括注意避免碱中毒，否则即使充分供氧也将导致氧释放困难和组织缺氧；保障充足的能量供应，特别是及早发现和处理高血糖，因为危重患者容易发生应激性高血糖和使原有的高血糖加重，导致机体代谢障碍；维持足够的水溶性维生素供应和适当的电解质水平，特别是防治低钾血症和低镁血症，以保障机体代谢的正常进行。

2. 降低组织代谢　能否维持适当的组织供氧与机体代谢有关。在机体代谢量过大的情况下，静脉血氧含量将显著降低，静脉血经分流的肺循环后将导致更严重的低氧血症，此时应注意降低机体的代谢，如降温、应用镇静剂、肌松剂抑制过强自主呼吸等，但需控制镇静的强度，尽可能维持一定程度的自主呼吸存在。

第二节　与机械通气有关的力学概念

一、阻力的概念

1. 弹性（elasticity）　是指弹性组织在外力作用下变形时，对抗变形和弹性回位的倾向。

2. 弹性阻力（elastance，E）　是指弹性组织对抗变形和弹性回位而产生的阻力。

3. 呼吸系统弹性阻力（respiratory elastance）又称胸肺弹性阻力，是指肺、胸廓和气道总的弹性阻力。它是平静呼吸时的主要阻力，约占总呼吸阻力的 2/3。

4. 肺弹性阻力（lung elastance）　是指肺扩张时的弹性阻力，包括肺泡的弹性回缩力和表面张力。它是吸气的阻力，是呼气的动力。

5. 肺泡表面张力（surface tension of alveoli）是指存在于肺泡表面的液-气界面，使肺泡缩小的力。它是吸气运动时的主要弹性阻力之一。

6. 胸廓弹性阻力（chestwall elastance）　是指胸廓扩张时的弹性阻力。实质是胸廓的弹性回缩力，也受腹腔内压的影响。正常呼吸情况下胸廓处于扩张状态，是呼气的阻力、吸气的动力。健康成人，肺容积约占肺总量 67%，胸廓处于弹性零位。超过该位置时它为吸气的阻力、呼气的动力，容易发生呼吸肌疲劳。

7. 摩擦阻力（frictional resistance）　又称黏性阻力（viscous resistance），是指两个互相接触的物体，当它们将要发生或已经发生相对运动时，在接触面上产生的一种阻碍相对运动的力。

8. 气道阻力（airway resistance，R_{aw}）　是指气体流经气道时，来自气体分子之间和气体与气道壁之间的摩擦阻力。它是呼吸系统的主要黏性阻力。常用阻断法和体描仪法测定，一般测定呼气相阻力；机械通气时常规测定呼气相阻力。

9. 气流阻力呈面积依赖性（area dependency of airflow resistance）　气路横截面积较大的情况下表现为层流、阻力恒定、压力与流量呈线性关系的现象。它主要见于小气道。

10. 气流阻力呈流量依赖性（flow dependency of airflow resistance）　气体流动在管径较细或出现分叉的情况下表现为湍流，气流阻力随流量的增大而显著增大，压力与流量变化也呈非线性关系的现象。它主要见于大气道和人工气道。

11. 肺组织黏性阻力（lung tissue viscous resistance）　是指呼吸时肺组织相对位移所发生的摩擦阻力，在急性肺实质病变常显著增加。

12. 肺阻力（lung resistance，Rl）　是指呼吸时产生的气道阻力和肺组织黏性阻力之和。

13. 胸廓黏性阻力（chestwall viscous resistance）是指呼吸时胸廓组织相对位移所发生的摩擦阻力。一般可忽略不计，但肥胖或严重水肿患者明显增加。

14. 呼吸系统黏性阻力（respiratory viscous resistance，Rrs） 又称呼吸阻力（respiratory resistance）。呼吸时，气体流经呼吸道时气体分子间、气体分子与气道壁之间的摩擦阻力，以及胸、肺组织相对位移所发生的摩擦阻力。它是肺阻力与胸廓黏性阻力之和。

15. 惯性（inertia） 是指在外力作用下，物体维持原有静止或运动状态的倾向。

16. 惯性阻力（inertial resistance） 是指物体在起动、变速、换向时因惯性所产生的阻止运动的力。

17. 呼吸系统惯性阻力（respiratory inertial resistance） 又称总惯性阻力。它是指气流进出肺内，在起动、变速、换向时因气流和胸肺组织惯性所产生的阻止气体流动的力。它是气道、肺组织、胸廓三部分的惯性阻力之和。健康人中此阻力很小，可忽略不计，胸廓、肺组织严重病变或肥胖时增大。

二、常用压力的概念

1. 胸膜腔内压（intrapleural pressure，P_{pl}） 又称胸腔内压，是胸膜腔内的压强与大气压之差。一般情况下为负值，其大小等于肺内压与肺回缩力之差，正常功能残气位时平均约为 -5 mmHg。胸膜腔内压增大是其负值缩小，甚至转为正压。

2. 肺泡压（alveolar pressure，PA） 又称肺泡内压（pulmonary alveolar pressure），是肺泡内压强与大气压的差值。它取决于胸腔内压与肺的弹性回缩压之差，随呼吸运动而呈周期性变化。肺泡压的变化是推动呼吸道内气体流动的总动力。吸气时，胸腔负压增大，超过肺弹性回缩压，使肺泡压低于大气压，气体进入肺内，直至肺泡压与大气压相等，气流停止；呼气时则相反。

3. 气道压（airway pressure） 又称气道内压，是气道内压强与大气压的差值。随呼吸运动呈周期性变化。正常情况下，在吸气或呼气末，气流停止，从肺泡经各级气道到口、鼻腔各处的压力相等；吸气时压力递减，呼气时则递增。气流阻塞、用力呼吸、机械通气时，气道内压的变化幅度增大。

4. 驱动压（driving pressure） 是指克服摩擦阻力而使流体流动的压力差。其常用来描述气道内气体和血管内血液的流动情况，也用于描述呼吸机的工作原理。

5. 跨壁压（transmural pressure） 是指腔壁内外的压强差。其主要描述肺泡内外、血管内外、心室内外的压强变化，分别称为跨肺压（跨肺泡压）、血管跨壁压、心室跨壁压，对理解呼吸力学、血流动力学的变化有重要价值，但常被严重忽视。

三、压力-容积曲线

1. 呼吸系统压力-容积曲线（pressure-volume curve of the respiratory system） 描述肺容积与肺泡内压之间相互关系的曲线，反映呼吸系统顺应性的变化。横坐标是压力，纵坐标是肺容积，正常情况下吸气相是一条"S"形曲线，呼气相与吸气相并不完全重合。典型"S"形曲线的上、下各有一折点，与肺泡的过度扩张和开放有关。

2. 肺压力-容积曲线（pressure-volume curve of the lung） 描述肺容积与跨肺压之间相互关系的曲线，反映肺顺应性的变化。横坐标是跨肺压，纵坐标是肺容积，正常情况下吸气相是一条"S"形曲线，呼气相与吸气相并不完全重合。典型"S"形曲线的上、下各有一折点，与肺泡的过度扩张和开放有关。

临床上常测定呼吸系统压力-容积曲线来反映肺顺应性变化。

3. 胸廓压力-容积曲线（pressure-volume curve of the chest wall） 描述胸廓容积（常用肺容积代替）与胸腔内压之间相互关系的曲线，反映胸廓顺应性的变化。横坐标是胸腔内压，纵坐标是肺容积，正常情况下是一条反抛物线，反映胸廓顺应性的变化，临床上不常用。

4. 陡直段（steep part） 在 $P-V$ 曲线上，压力、容积呈线性关系的部分，较小压力变化即可产生较大的容积变化，是机械通气和自主呼吸的适宜部位，要求的呼吸功少，不容易发生肺损伤和循环功能障碍。

5. 高位平坦段（upper flat part） 在 $P-V$ 曲线上，超过压力、容积呈线性关系的平坦部分，提示肺泡处于过度扩张状态。自主呼吸容易发生呼吸肌疲劳和呼吸衰竭，机械通气则容易发生肺扩张性损伤和低血压。

6. 低位平坦段（lower flat part） $P-V$ 曲线陡直段以下的平坦部分，提示肺泡陷闭。在此段还容易发生微血管扭曲、PVR 增加；容易发生肺切变力损伤,低氧血症也不容易纠正,是 PEEP 发挥作用的主要部位。

7. **低位拐点**(lower inflection point,LIP) 简称低拐点,是 P-V 曲线的低位平坦段与陡直段的交点。超过此点表示吸气顺应性显著改善,是萎陷肺泡的复张点,也是指导选择 PEEP 的重要指标。一般强调使用等于或略高于此点的 PEEP 可显著改善氧合,减轻或避免肺泡反复塌陷和复张所致的切变力(或剪切力)损伤。

8. **高位拐点**(upper inflection point,UIP) 简称高拐点,是 P-V 曲线的高位平坦段与陡直段的交点。超过此点时,大部分肺泡将处于过度扩张状态,顺应性显著下降,容易发生扩张性损伤。

9. **顺应性**(compliance) 指外力作用下弹性组织的可扩张性。容易扩张者,顺应性大,弹性阻力小;不容易扩张者,顺应性小,弹性阻力大。顺应性是弹性阻力的倒数,用单位压力变化(ΔP)所引起的容积变化(ΔV)来表示,常用单位是 L/kPa 或 L/cmH$_2$O。

10. **肺顺应性**(lung compliance,C_L) 指呼吸运动时,在外力作用下肺的可扩张性。用单位跨肺压改变时肺容积的改变率($\Delta V/\Delta P$)表示,健康成人的肺顺应性约为 0.2 L/cmH$_2$O。

11. **胸廓顺应性**(chest wall compliance,C_{cw}) 指呼吸运动时,在外力作用下胸廓的可扩张性。用单位跨胸廓压引起的肺容积变化($\Delta V/\Delta P$)表示。因为胸廓和肺紧贴在一起,两者同步扩张和回缩,故正常胸廓顺应性与肺相同。但如出现气胸、胸腔积液、肺不张等情况,胸廓和肺的变化不同步,顺应性不同。

12. **呼吸系统顺应性**(respiratory system compliance,C_{rs}) 又称总顺应性,指呼吸运动时,在外力作用下胸部(主要是胸廓和肺)的可扩张性。用单位肺内压变化引起的肺容积变化($\Delta V/\Delta P$)表示。计算公式为:$1/C_{rs}=1/C_L+1/C_{cw}$,正常值约为 0.1 L/cmH$_2$O。

13. **静态顺应性**(static compliance,C_s) 简称顺应性(C),指在呼吸周期中,多次暂时阻断呼吸气流时测得的顺应性。

14. **呼吸系统静态顺应性**(static compliance of respiratory system) 简称静态总顺应性,指在呼吸周期中,分阶段呼吸,多次暂时阻断呼吸气流时测得的胸肺总顺应性。在较高肺容积或低位肺容积时,肺泡处于过度扩张或陷闭状态,顺应性随容积变化;中间部位的肺容积与压力变化呈线性关系,顺应性恒定,故用这部分的顺应性表示静态顺应性,习惯上以 FRC 至 FRC+0.5 L 的容积改变(ΔV)除以相应的压力改变(ΔP)表示。

15. **静态肺顺应性**(static lung compliance,$C_{L\,st}$) 指在呼吸周期中,气流暂时阻断时测得的肺顺应性,习惯上以 FRC 至 FRC+0.5 L 的容积改变(ΔV)除以相应的压力改变(ΔP)表示。

16. **静态胸廓顺应性**(static chestwall compliance) 在呼吸周期中,气流暂时阻断时测得的胸廓顺应性,习惯上以 FRC 至 FRC+0.5 L 的容积改变(ΔV)除以相应的压力改变(ΔP)表示。

17. **动态顺应性**(dynamic compliance,C_{dyn}) 指在呼吸周期中,气流未阻断时测得的顺应性。较静态顺应性测定简单、方便,但其大小容易受气流阻力的影响。

18. **呼吸系统动态顺应性**(dynamic compliance of respiratory system) 简称动态总顺应性(dynamic total compliance),指在呼吸周期中,气流未阻断时测得的胸肺总顺应性。其大小受气道阻力的影响。在健康人或气道阻力正常的患者,动态总顺应性与静态总顺应性非常接近。

19. **动态肺顺应性**(dynamic lung compliance,C_{ldyn}) 指在呼吸周期中,气流未阻断时测得的肺顺应性。在健康人或气道阻力正常的患者可较好地反映静态肺顺应性。

20. **动态胸廓顺应性**(dynamic chestwall compliance) 指在呼吸周期中,气流未阻断时测得的胸廓顺应性。

第三节　压力-容积曲线及其临床应用

压力-容积曲线(P-V 曲线)有多种概念,从内容上讲有胸肺、肺和胸廓的 P-V 曲线;从时相上讲有吸气相、呼气相和完整吸呼气周期的 P-V 曲线。胸肺组织的 P-V 曲线一般是指以 FRC 为零点,以跨胸压(肺泡内压与大气压之差,等于肺泡内压)变化为横坐标,以肺容积变化为纵坐标的关系曲线,包括吸气相和呼气相 $P\text{-}V$ 曲线。肺、胸廓的 $P\text{-}V$ 曲线皆以 FRC 为零点,以肺容积变化为纵坐标,横坐标分别为跨肺压(肺泡内压与胸腔内压之差)和跨胸壁压(胸腔内压与大气压之差的绝对值,等于胸腔内压的绝对值)。胸肺组织的 $P\text{-}V$ 曲线实质是肺和胸廓 $P\text{-}V$ 曲线的综合反映,由于胸廓的 $P\text{-}V$ 曲线比较固定,故其形态主要受肺 $P\text{-}V$ 曲线变化的影响,也就是说胸肺组织的 $P\text{-}V$ 曲线可以反映肺的 $P\text{-}V$ 曲线和肺顺应性。因为吸气时相、呼气时相的曲线连接在一起成为一密闭的环状,故称为 $P\text{-}V$ 环。上述内容和时相组合可形成 9 种类型的 $P\text{-}V$ 曲线。各种曲线又分为两种情况,一是完整曲线,皆可分为两部分,超过 FRC 时位于第一象限,低于 FRC 时位于第三象限;二是仅测定出第一象限的曲线。如此组合又分为 18 种类型的 $P\text{-}V$ 曲线。上述情况皆指静态 $P\text{-}V$ 曲线,此外还有动态 $P\text{-}V$ 曲线以及其他要求的曲线,实际种类更多。上述情况的存在导致了测定和解释的混乱。

呼吸运动受胸廓和肺顺应性的影响,其中主要受肺顺应性的影响,因此测定肺 $P\text{-}V$ 曲线更有价值,该曲线也更形象、直观(图 15-1)。

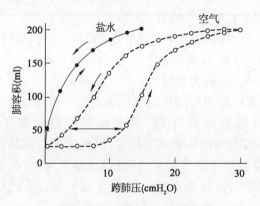

图 15-1　肺的 $P\text{-}V$ 曲线

(Murray JF. The normal lung. 1976:83)

与吸气相相比,肺的呼气相 $P\text{-}V$ 曲线有明显的滞后性,滞后程度以充气与放气时两条曲线之间的最大横距(即充气、放气曲线间的横线)表示,反复充气后滞后程度可逐渐减小,称为肺容积轨迹,是减轻滞后现象对肺功能测定结果的一种方法。若肺内注入生理盐水,气液界面消失,表面张力消除,滞后现象消失(图 15-1)。

肺的 $P\text{-}V$ 曲线测定较繁琐,除测定肺容积外,

需同时测定肺泡内压和胸腔内压,肺泡内压的测定简单方便,而胸腔内压测定要复杂得多;胸肺组织 $P\text{-}V$ 曲线(总顺应性曲线)则仅需测定肺泡内压(机械通气时为平台压)即可,故机械通气时一般测定总 $P\text{-}V$ 曲线,简称 $P\text{-}V$ 曲线,且仅测定第一象限和吸气相的变化。

本节描述胸肺完整的、静态的 $P\text{-}V$ 曲线及相关问题,以改进医务人员对呼吸生理的理解为目的。讲述机械通气的生理学基础和策略时则主要参考第一象限的吸气相 $P\text{-}V$ 曲线。波形图监测则主要为各种实际情况的动态 $P\text{-}V$ 曲线,两者有巨大差别。

一、$P\text{-}V$ 曲线的测定

测定 $P\text{-}V$ 曲线时,进行分步吸气(或打气入肺)或分步呼气(或从肺内抽气),每步吸气或呼气后,屏气,放松呼吸肌,测定肺容积变化和肺泡内压,然后绘制 $P\text{-}V$ 曲线。因为测定是在屏气、无呼吸运动、无气流的情况下进行的,所以称为静态 $P\text{-}V$ 曲线;吸气、呼气皆测定,则曲线呈环状,也称为 $P\text{-}V$ 环。

二、$P\text{-}V$ 曲线的基本特点

$P\text{-}V$ 曲线主要受肺顺应性的影响,因此肺的特点决定了 $P\text{-}V$ 曲线的特点。① 肺顺应性的可变性:呼气相曲线与吸气相曲线并不重合,而是有一定的滞后,可能与肺泡表面张力的可变性有关;实际测定时与肺的黏性也有一定关系。② 完整的吸气相和呼气相 $P\text{-}V$ 曲线皆呈 S 形(图 15-2),出现下述比较典型的特点。

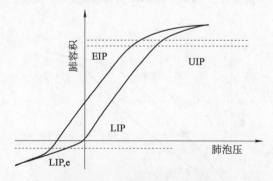

图 15-2　完整的 $P\text{-}V$ 曲线

有 4 个拐点和 6 段曲线,其中 EIP 略低于 UIP,LIP,e 略低于 LIP

1. **四拐点** 典型完整的 P-V 环应该有 4 个拐点：吸气支的低位拐点（LIP）、吸气支的高位拐点（UIP）、呼气支的呼气相拐点（expiratory phase inflexion point，EIP）和呼气相低位拐点（LIP in expiratory phase，LIP，e）。相应伴随 6 段曲线：吸气相的低位平坦段、陡直段、高位平坦段和呼气相低位平坦段、陡直段、高位平坦段。

2. **三拐点** 临床或试验动物实际上最多能发现 3 个拐点，大多数学者也错误地认为最多只有 3 个拐点：吸气相 2 个、呼气相 1 个，这与试验方法有关。

3. **各种情况** 如上述，完整的 P-V 曲线有 4 个拐点，所谓完整是指吸气（或充气）至 TLC，呼气（或抽气）达到或超过 RV。实际试验要求是吸气至 TLC、呼气至 FRC，此时最多有 3 个拐点（图 15-3），常见于 ARDS；更多情况下仅出现 UIP 和 EIP 两个拐点（图 15-4），主要见于正常肺和阻塞性肺疾病。ARDS 经过适当机械通气治疗，消除了 LIP，且将高压控制在 UIP 以下；或正常肺疾病、阻塞性肺疾病治疗适当则没有任何拐点（图 15-5）。绝大多数关于 EIP 的解释是错误的。

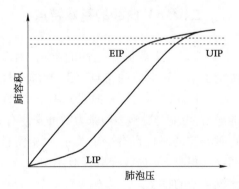

图 15-3　ARDS 以 FRC 为零点的 P-V 曲线

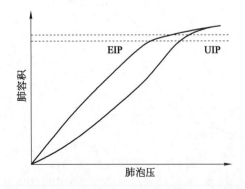

图 15-4　正常肺以 FRC 为零点的 P-V 曲线

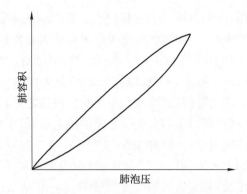

图 15-5　机械通气适当时以 FRC 为零点的 P-V 曲线

三、典型吸气相 P-V 曲线

典型者呈"S"形，包括 3 段、2 点。

1. **陡直段** 是中间基本呈直线的陡直部分，顺应性最大，与弹性纤维的可扩张性、表面张力和表面活性物质的综合作用有关，相当于肺容积在正常 FRC 和 UIP 之间的位置。在此段范围内，肺容积显著增加，压力轻度升高，故机械通气时，发生 VALI 的机会少，对循环功能的抑制轻，呼吸功少。若经面罩正压通气（NIPPV），则面颈部和连接管路的动态无效腔小，不容易漏气，发生胃胀气的机会少，因此陡直段容积决定了肺组织能耐受的 V_T 大小，是自主呼吸和机械通气的适宜部位。

2. **高位平坦段** 超过陡直段后，肺容积将迅速接近 TLC，容积轻度增加，压力即显著增大，曲线变得平坦，故称为高位平坦段。此段的顺应性显著变小，弹性阻力呈指数式增大，其机制与胶原纤维对弹性纤维的限制有关。在此段进行机械通气，则 VALI 发生的机会显著增大，机械通气对循环功能的抑制作用显著增强，呼吸做功显著增大；若进行 NIPPV，则动态无效腔大，发生漏气和胃胀气的机会多，故应避免在此部位进行机械通气。

3. **高位拐点** 是高位平坦段与陡直段的交点，占 TLC 85%～90% 的位置和跨肺压 35～50 cmH_2O（相当于控制通气时 P_{plat} 35 cmH_2O）的位置；是 VALI 发生率明显升高和机械通气显著抑制循环功能的转折点，也是 NIPPV 时是否显著增加动态无效腔、容易漏气和发生胃胀气的转折点，因此也是机械通气限制高压和高容积的转折点，应尽可能避免在此位置及以上进行自主呼吸或机械通气（一过性肺开放除外）。

（1）UIP 的可变性：由于肺损伤或气道阻塞的不均一性，P-V 曲线上也可无明显的 UIP（严重过度充气除外）。Hickling 的数学模型提示，依据 P-V 曲线的 UIP 不能准确判断肺的过度扩张。$P_{plat}>$ 高位拐点的压力（P_{UIP}）时，部分区域的肺复张仍继续发生；部分肺区已出现明显的过度扩张，两部分综合作用的结果是后者被前者掩盖，P-V 曲线上不出现 UIP，曲线继续呈相对较好的线性。在分别测定高位肺区和低位肺区的 P-V 曲线时，发现高位肺区较早出现 UIP，低位肺区则没有观察到 UIP，这符合重力依赖性的特点；在总体 P-V 曲线上，UIP 则没有被观察到。因此，可以认为 UIP 主要反映肺高位肺区的过度扩张，且可能被低位肺区的继续复张所掩盖或部分掩盖，不出现 UIP 或典型 UIP；而 UIP 的出现则反映肺的过度扩张状态已经出现。

（2）通气高压或容积的确定：根据上述结果，若 P-V 曲线上出现 UIP，应使 $P_{plat}<P_{UIP}$。在正常肺通气时，UIP 大约相当于控制通气时 P_{plat} 35 cmH_2O 或平稳辅助通气 30 cmH_2O 的水平。超过此值，多数肺泡将可能出现明显的过度充气，因此若 UIP 被掩盖，则应使控制通气的 $P_{plat}<35$ cmH_2O，有平稳自主吸气触发时则应低于 30 cmH_2O；当然若出现过强的自主呼吸动作，胸腔负压和跨肺压将明显增大，需调节呼吸机或用镇静剂、肌松剂抑制过强的自主呼吸。

4. 两个特殊位置

（1）胸廓的弹性零位：在肺容积占 TLC 67% 的位置，胸廓处于弹性零位，超过此位置胸肺弹性阻力将显著增大，因此应尽可能避免在此位置以上进行自主呼吸。

（2）正常功能残气量：正常 FRC 是正常人平静呼气末的肺容积，占 TLC 40% 左右的位置，此时胸廓的弹性扩张力和肺的弹性回缩力处于平衡状态，吸气阻力最小，呼气完全靠肺的弹性回缩力完成，故呼吸做功最少；PVR 最低；通常情况下跨肺压和切变力也最低，故发生 VALI 的机会最小，循环功能最好；还能维持正常的动脉水平，因此其是自然呼吸或机械通气末的最佳位置。

健康成人自然呼吸时，呼气末处于正常 FRC 位置，V_T 发生于中间段，吸气和呼气曲线非常接近，静态肺顺应性（C_{Lst}）约为 0.2 L/cmH_2O。

5. 功能残气量的变化

（1）功能残气量减小及处理对策：在下述病理状态或疾病情况下，如肺充血、渗出、陷闭、实变、纤维化，神经-肌肉疾病，全身麻醉或上腹部手术后，肺泡表面活性物质减少等，C_{Lst} 降低，FRC 减少（部分急性期 ARDS 可出现典型 LIP），切变力和 PVR 也显著增大，故不仅呼吸功明显增加，也容易发生肺损伤和循环功能障碍（无论是否进行机械通气）。处理对策是适当增大 FRC；若为急性、可逆性病变，则尽可能恢复至正常或接近正常 FRC 的水平。

（2）功能残气量增大及处理对策：肺过度充气，主要见于 COPD、支气管哮喘，也常见于机械通气不当。FRC 增大将使自主吸气末的容积或机械通气的平台压接近或超过 UIP，此时肺弹性阻力和 PVR 显著增大，呼吸功显著增加。处理对策是降低 FRC，并使其尽可能接近正常水平。若过大 FRC 不能有效下降，则宜适当加用 PEEP 对抗 PEEPi（主要是 COPD 的气道陷闭）。

6. 低位平坦段　是 P-V 曲线下段较平坦的部分，肺顺应性显著降低，这与肺容积缩小、小气道和肺泡陷闭（伴随小血管的扭曲变形和低氧性收缩），以及表面张力持续增大（降至一定肺容积时，肺表面活性物质的作用达极限，不再继续增大）有关。在此位置自主呼吸和机械通气时，呼吸功增多，PVR 明显增大，切变力显著增大，VALI 的发生机会明显增大，且容易发生顽固性低氧血症。因此，也应避免在此段自主呼吸或机械通气。

7. 低位拐点　是低位平坦段与陡直段的交点。理论上大量肺泡陷闭导致陷闭肺区出现和 LIP 形成。主要见于 ARDS；在健康人则出现于用力呼气至 RV 且持续时间较长的患者，类似情况还见于持续较长的全身麻醉、药物中毒、应用较大剂量的镇静剂、肌松剂过度抑制自主呼吸的患者，还有神经-肌肉病变、呼吸较弱、长期卧床、控制通气的患者。陷闭肺区可导致多种不良后果：呼气期分流和顽固性低氧血症；切变力显著增大和切变力损伤；局部肺血管收缩和肺循环阻力增加。

（1）LIP 为一段：LIP 为陷闭肺泡同时开放点，即呼气末压力超过 LIP，大量陷闭肺泡开放，上述不良后果自然消除；若低于该点且持续一定时间，则肺泡重新陷闭而再次变为陷闭肺区。一般情况下，开放正常肺泡需要的跨肺压（不是平台压）约为 20 cmH_2O，故理论上 LIP 是一点，习惯上也称为一点。

由于胸腔负压梯度的存在，不同位置肺泡的开放需要的肺泡内压不同,故 LIP 应表现为一个区间。

在 ARDS 患者,由于肺泡病变程度不一,需要的跨肺压也不同,病变越重,需要的跨肺压越大,可显著超过 20 cmH₂O,故在相同胸腔负压下,LIP 的变化范围更大,这也是 ARDS 患者可以实施定压通气(PEEP 较低,约 10 cmH₂O)、开放性肺通气(PEEP 较高,20～30 cmH₂O)的理论基础之一。

(2) ARDS 的 LIP 可以不出现:这与正常或基本正常的肺泡在低容积时出现过度扩张有关,与 UIP 不出现的机制相似,不赘述。

(3) PEEP 选择的多变性:从"最佳 PEEP"扩张 ARDS 陷闭肺泡的作用机制看,在适当 PEEP 范围内(8～12 cmH₂O 或 10～15 cmH₂O),扩张陷闭肺泡似乎是"全"或"无"式的。但实际上并非如此,PEEP 选择从"最佳水平"到"肺开放水平"(超过 20 cmH₂O)之间也会有一定的陷闭肺泡开放,只是数量较少,这也是部分患者随着 PEEP 增加,P-V 曲线斜率或 C_L 逐渐改善、PaO₂ 继续升高的主要原因之一。当陷闭肺泡开放引起的顺应性增加与原来扩张肺泡过度膨胀引起的顺应性下降之间达到最佳比例状态时,C_L 最大,称为最大静态肺顺应性,因此从病理生理角度讲,选择达到"最大静态肺顺应性"的 PEEP 作为"最佳 PEEP"也是一种比较理想的选择。由于此点的位置具有显著的时间依赖性,需反复测定,应用不当容易导致显著的肺泡高压,因此临床上尚难推广。

总之,肺弹性的变化特点表现为总体吸气相 P-V 曲线呈"S"形的特点。在弹性限度内,弹性纤维起主要作用,称为肺的延伸性,表现为陡直段,是自主呼吸和机械通气的合适部位。在高容积时胶原纤维起主要作用,此称为肺的不可延伸性,表现为高位平坦段;在低容积时,表面张力显著增大,肺泡容积明显缩小或陷闭,顺应性显著下降,表现为低位平坦段,应避免在此两段进行自主呼吸或机械通气。在肺容积占 TLC 的 40% 时,胸廓的弹性扩张力和弹性回缩力处于平衡状态,而 67% 则表示胸廓处于零位。UIP 和 LIP 是指导机械通气高压和低压选择的转折点。

四、呼气相 P-V 曲线

1. 吸气相 P-V 曲线的问题　传统观念认为

LIP 是大量陷闭肺泡开放的标志,故以此点或略高于该点的压力作为选择"最佳 PEEP"的依据。但有学者发现 PEEP 与 LIP 没有很好的相关性,认为要了解复张肺泡重新陷闭的压力值,呼气相 P-V 曲线能提供更有价值的信息。

(1) 开放陷闭肺泡和维持陷闭肺泡开放:理论上吸气相压力打开陷闭肺泡或使开放的肺泡进一步扩张,而呼气相压力则防止已开放的肺泡重新陷闭或容积过度缩小,防止陷闭的压力应略低于开放的压力。一般情况下,临床所用通气压力或平台压远超过 LIP 的压力,足以打开陷闭肺泡(ARDS 的实变区除外),而 PEEP(防止陷闭的压力)稍低于 LIP 即可。事实上,在大部分情况下,临床所用 PEEP 比实验室测定的 LIP 压力低,但也足以明显改善氧合。

(2) 病变轻重不同肺泡的连续开放:Hickling 等利用 ARDS 数学模型显示 LIP 为大量肺泡复张的开始,而非复张的结束,在吸气相 P-V 曲线的中间陡直段,肺泡持续复张,只是数量减少,甚至超高 UIP 仍有部分肺泡开放。

(3) 合理选择:用吸气相 P-V 曲线指导通气压力的选择、用呼气相 P-V 曲线指导 PEEP 选择更合适,但也应注意动态变化。

2. 呼气相 P-V 曲线拐点的误区

(1) 理论变化:理论上,吸气相 P-V 曲线可反映陷闭肺泡复张的动态过程,而呼气相 P-V 曲线则反映肺泡重新陷闭的动态过程。在 ARDS 患者或动物的呼气相,理论上随着肺泡内压降低,病变重的肺泡(实变肺区或实变肺泡)首先大量陷闭,此后病变相对较轻的陷闭肺泡依次重新陷闭,因此在呼气相 P-V 曲线上应该表现出不同肺区先后关闭引起的顺应性变化,并出现两个拐点。

(2) 实际变化:事实上,无论是临床患者,还是 ARDS 动物皆未出现上述动态变化,皆只有 1 个拐点。

(3) 解释的误区:一般情况下,在呼气开始时,随着气道压降低,肺过度扩张改善,顺应性也相应改善,但仍非常低;继续降低压力,斜率突然增加,顺应性显著改善,出现 1 个拐点,该转折点为 EIP,故结合吸气相 P-V 曲线,共出现 3 个拐点,参考 EIP 选择 PEEP 更合理。这是动物实验和临床上经常描述或解释的情况。如 Medaff 等成功救治 1 名因链球菌败血症引起的 ARDS 患者,需要的 PEEP 高达

25 cmH$_2$O,远超过吸气相 LIP 的压力（16～18 cmH$_2$O）。根据呼气相 P-V 曲线,其 EIP 的压力大约为 25 cmH$_2$O,显示与 PEEP 有良好的相关性。Hoizapfel 等根据呼气相 EIP 选用 PEEP,使静脉分流率平均减少 88%。如上述,理论上 PEEP 代表呼气相的力学特点,而 LIP 代表吸气相的力学特点,因此根据呼气相 P-V 曲线设定 PEEP 应该更为合理,但实际上并非如此简单。这些试验测定的 EIP 远高于 LIP,而不是低于 LIP,是不合理的。EIP 确实存在,但并不能反映呼气相肺泡的陷闭。上述压力仅是一种生理上的巧合,是肺开放策略的不正规应用造成的。

3. 真实的呼气相 P-V 曲线及合理解释　无论是临床患者、志愿者,还是正常实验动物、ARDS 动物,其呼气相 P-V 曲线的真实结果和合理解释应该是下述情况。

（1）呼气相高位平坦段和高位拐点:一般情况下,在充分吸气或充气至 TLC 后,顺应性非常低。呼气或抽气开始时,随着压力降低,顺应性改善,但非常有限,反映肺仍处于过度扩张状态,称为呼气相高位平坦段。随着压力继续降低,斜率突然增加,顺应性显著改善,该转折点为 EIP。EIP 是大量过度扩张肺泡转为正常弹性状态的转折点。

（2）呼气相陡直段:随着压力进一步降低,肺容积继续减小,肺泡处于正常弹性扩张状态,顺应性基本不变,称为呼气相陡直段,一直持续至正常 FRC 位置。

正常 FRC 位置是呼气末的最佳位置。Rimensberge 研究了 ARDS 的呼气相 P-V 曲线,发现当肺容积下降至 TLC 的 40% 时,肺泡开始陷闭,认为 PEEP 的大小应使呼气末肺容积略大于 40%TLC,这与正常 FRC 的位置符合。因此,以 FRC 为零点测定的完整吸气相和呼气相 P-V 曲线（第一象限内）应该有 3 个拐点,EIP 是大量过度扩张的肺泡转为正常弹性状态的转折点,而不是反映呼气相肺泡的陷闭点。

（3）呼气相低位拐点:继续抽气,肺容积将下降至正常 FRC 以下,压力下降至一定程度后,跨肺泡压降至 20 cmH$_2$O 以下,大量肺泡陷闭,顺应性显著减退,该转折点为 LIP,e。LIP,e 反映大量已开放的陷闭肺泡重新陷闭。

（4）呼气相低位平坦段:继续降低压力,剩余肺泡的开放内径缩小,顺应性变化不大,称为低位平

坦段。这是完整 P-V 曲线的真实情况,有 4 个拐点。

（5）动物试验结果的印证:对油酸所致 ARDS 模型犬的研究结果也显示,在 FRC 和 TLC 之间,呼气相 P-V 曲线也只有一个拐点 EIP。EIP 反映肺由过度充气向正常弹性状态的转折点,与 LIP,e 无关。这是因为试验犬处于 ARDS 病变的早期阶段,实变肺区可在高气道压下充分复张,并维持较长时间的开放状态;呼气相气道压下降,过度扩张的肺泡恢复至正常弹性扩张状态,两者的交点为 EIP;此后,尽管肺泡内径缩小,但仍保持持续扩张状态,故无低位拐点出现。维持肺泡扩张比增大肺泡内径需要的压力低,故 EIP 的压力低于 UIP（约 35 cmH$_2$O）而高于 LIP,试验结果与此符合,该压力与上述 Medaff 等报道的结果类似,故推测国外学者报道的所谓呼气相低位拐点应该就是 EIP。很少有学者继续试验,也很难进行试验。

4. 低容积呼气相 P-V 曲线和 LIP,e 的测定　在上述动物试验中,我们绘制了部分 ARDS 模型犬低容积段的吸气相和呼气相 P-V 曲线,同时得到了 LIP 和 LIP,e。

（1）测定方法:先用大注射器法测定和记录吸气相 P-V 曲线,注气至一定阶段后,压力变化幅度开始减小,而顺应性（用曲线斜率表示）开始变大,说明 LIP 已出现,再注气一次;然后开始抽气,记录呼气相 P-V 曲线和 LIP,e（图 15-6）。

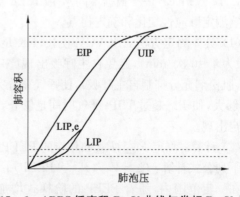

图 15-6　ARDS 低容积 P-V 曲线与常规 P-V 曲线

（2）评价:此法得出的曲线反映了病变较轻的陷闭肺区的力学特征,其理论依据是:LIP 标志陷闭肺区复张的开始;使肺容积略高于 LIP,但远低于 UIP,故开放的只有陷闭肺区,无实变肺区。大量病变较轻的陷闭肺泡复张后,停止充气;然后抽气,随着肺泡内压下降,肺泡即重新陷闭,故在呼气相

P-V 曲线上出现 LIP,e,该点的压力（$P_{LIP,e}$）为该肺区的闭合压，必然比开放压（P_{LIP}）低。试验结果显示，$P_{LIP,e}$ 为 7~8 cmH_2O，比 P_{LIP} 约低 2 cmH_2O。在此压力之上，陷闭肺区保持开放状态；反之，则重新陷闭。由于陷闭肺泡的闭合压存在区域性差异，LIP,e 为一段范围。将 PEEP 设置在这个范围以上，可防止已复张的陷闭肺泡在呼气末重新陷闭。该点压力可能是 ARDS 早期实行定压通气的"最佳PEEP"。实验结果和临床上选择 PEEP 的实际情况也与此相符。

（3）临床选择：由于 LIP,e 和 LIP 的压力非常接近，故实际操作时，用 LIP 指导 PEEP 设置也是合适的。

五、机械通气患者 P-V 曲线的 测定和 LIP、UIP 的确定

确定 LIP 或 UIP 必须首先确定 P-V 曲线或连续测定肺顺应性（C_L）。绝大多数情况下胸廓结构稳定，其顺应性也基本稳定，故可以用呼吸系统的顺应性（C_{rs}）代替 C_L。C_{rs} 分静态顺应性（C_{st}）和动态顺应性（C_{dyn}）两个概念。机械通气患者的 P-V 曲线或顺应性测定有多种方法，有较大的随意性，应用时需结合临床情况。简述如下。

（一）公式法计算顺应性和确定 LIP、UIP 有两种基本方法：改变 PEEP 法和改变 V_T 法。

1. 改变 PEEP 法 根据不同水平 PEEP 对 C_{rs} 的影响测定顺应性变化和确定拐点。

（1）具体测定方法：用 VCV 模式，RR 足够慢（一般为 4~6 次/min），避免自主呼吸出现（多需镇静剂、肌松剂充分抑制自主呼吸），使呼气充分完成；V_T 足够大，使 P_{plat} 超过 UIP；屏气时间足够长，使平台稳定出现。

（2）计算：测定 P_{peak}、P_{plat} 和相应的 PEEP、V_T，根据下列公式计算：$C_{rs}=V_T/(P_{plat}-PEEP)$。

在一定范围内，随着 PEEP 的阶梯式增加，C_{rs} 逐步增大（相当于低位平坦段）；达一定程度（即 LIP 位置）后，C_{rs} 显著改善；进一步增加 FEEP，C_{rs} 保持不变（相当于中间陡直段）；超过一定水平（即 UIP 位置）后，C_{rs} 反而明显下降。因此，通过该方法可画出吸气相 P-V 曲线和确定吸气相拐点，其中开始获得最大 C_{rs} 的位置为 LIP，开始明显下降的位置为UIP。

（3）优缺点：总体上此方法简便易行，对呼吸机要求不高，便于推广。当然新式高档呼吸机可自动测定；简易或老式呼吸机需人工计算。缺点主要有：① 不能连续监测 C_{rs}，使所选择的"最佳 PEEP"的精确性可能降低。② 缺乏规律性，对于同一患者，需多次反复测定，费时费力。③ 必须在 VCV 模式、完全抑制自主呼吸、较慢 RR 的条件下进行测定。

2. 改变潮气量法 基本特点是固定 PEEP，逐渐增大 V_T，计算顺应性，其他要求与改变 PEEP 法相同，不赘述。

上述方法是在有呼吸气流的情况下测定完成，故所测得的顺应性称为动态顺应性。

（二）静态 P-V 曲线的测定 主要有两种测定方法：大注射器法和呼吸机法。计算和绘制方法主要有两种：手工法和计算机法。

1. 测定方法

（1）大注射器法：用 1~3 L 注射器按不同容积分次注入肺内，平衡 3~5 s 后记录相应的 P_{plat}，此方法较精确，但操作较复杂，且需要断开呼吸机。

（2）呼吸机法：在机械通气条件下测定，通过调整 V_T 及测定对应 P_{plat} 完成，但在测定 P_{plat} 时需按住吸气暂停键 3~5 s 以平衡压力。与上述动态 C_{rs} 的测定相似，也必须在 VCV 模式、完全抑制自主呼吸、RR 4~6 次/min 的条件下测定。为抑制呼吸肌的活动，常需使用较大剂量的镇静剂、肌松剂或麻醉剂。

若不按吸气暂停键，则习惯称为准静态 P-V 曲线。

呼吸机法的特点是操作较为方便，但精确度稍差，且对呼吸机的要求高。

由于影响顺应性的因素较多，任何一种测定方法都存在一定的误差，甚至较大误差；拐点的判断也存在许多问题，主要是准确性和可靠性有欠缺。

2. 静态 P-V 曲线的绘制方法

（1）手工法：根据测定结果人工绘制 P-V 曲线，然后用肉眼判断拐点。此方法简单、方便、快捷，可在床边操作，但不够精确，受主观因素的影响较大。试验结果显示，不同人员对同一患者 LIP 的判断结果差异较大，有报道高达 9 cmH_2O，若就此应用于临床，将很难达到肺保护作用。还应该注意人工绘制曲线时，压力和容积坐标轴的比例不同也将影响曲线的形状，而曲线的形状直接影

响对拐点的判断。若每个操作者各自按数据采用不同的坐标轴比例绘制曲线，必然会影响结果判断的一致性；若对同一条标准曲线进行判断，估计结果差别不大。

（2）计算机法：即利用计算机直接计算结果和自动判断拐点。由于使用的分析软件不同，判断的标准也可能不一致，但基本原理相似，较手工法方便、准确。

（三）简化动态 P-V 曲线测定　为克服上述测定方法的不足，探索一种简单、方便、准确性高的动态测定方法是必要的。

1. 简化动态 P-V 曲线的特点和测定要求

（1）计算公式：$C_{dy}=V_T/(P_{peak}-PEEP)$。

（2）测定要求：充分镇静-肌肉松弛抑制自主呼吸，保持气流量恒定（用 VCV 模式、选择方波）、较大 V_T（超过 UIP）、RR 足够慢（4～6 次/min）。

（3）选择：一次机械通气的图形。这与公式法有较大差别。

（4）评价：从测定要求可以看出，与静态测定非常接近，故可以较准确地反映顺应性；事实上与静态 P-V 曲线有很好的重合，拐点容积和压力皆有很好的相关性。Ranieri 的研究结果也显示，与静态 P-V 曲线相比，获取简化动态 P-V 曲线只需要一个呼吸周期，所需时间短；不需特殊呼吸机；得出的数据不需二次加工，研究结果准确度高。故可用简化动态 P-V 曲线代替静态 P-V 曲线进行临床研究。

2. 根据简化动态 P-V 曲线选择最佳 PEEP 的问题　① C_{dyn} 受呼吸阻力（主要是气道阻力）影响。对于同一患者，根据动态 P-V 曲线确定的 PEEP 水平随呼吸阻力改变；即使满足上述前提条件，由此确定的 PEEP 水平也可能高于由静态 P-V 曲线确定的 PEEP 水平。② 没有压力的平衡时间，可能因滞后现象导致同样容积下的压力偏高。为减少上述因素的影响，必须选择气道阻力不高的患者，测定时必须维持足够慢的 RR、足够长的送气和屏气时间。

事实上，此类测定主要用于 ARDS。

（四）动态 P-V 曲线的自动监测　现代呼吸机多有自动监测 P-V 曲线的功能，可连续动态、实时监测，应用非常简单、方便。缺点是测定对象选择性不高，患者可以是肺实质病变或气道病变等导致的各种呼吸衰竭类型；通气模式不恒定（流量也相应不恒定）；RR 和 T_i 也可以有很大变异，故准确度较差，变异度非常大，对确定 LIP 和 UIP 的价值有限。其主要用于机械通气过程中各种问题的监测，详见第二十八章第九节、第十一章和其他相关章节。

（五）简单估算　多数情况下，临床上没有必要精确测定顺应性、LIP 和 UIP，故可简单估算。

1. 具体方法　设置 PEEP=0，测定 P_{plat}；然后增大 PEEP，若 P_{plat} 升高幅度等于或略小于 PEEP 增加幅度，为低位平坦段；若 P_{plat} 的增加幅度开始突然下降为 LIP，其后 P_{plat} 的升高幅度基本等于 PEEP 的增加幅度，为陡直段；达一定限度后，P_{plat} 的升高幅度明显增大，则进入高位平坦段，其交点为 UIP。

2. 评价　对急性期 ARDS 的评价有较高价值，但其他病理情况不符合上述规律，多无 LIP。

（六）根据疾病特点简单推测　在严重气道阻塞性疾病，气道阻力和 PEEPi 对肺泡有一定的正压扩张作用，不存在 LIP。在 ARDS 的急性期，存在大量肺泡陷闭，容易出现 LIP，其水平为 8～12 cmH_2O（自主呼吸较明显）或 10～15 cmH_2O（自主呼吸明显被抑制）。在急性大叶性肺炎，肺泡内有大量渗出物，不存在 LIP；在亚急性或慢性肺实质病变，肺泡陷闭显著减少，LIP 不明显甚至完全缺乏，如肺间质纤维化、ARDS 的亚急性期和慢性期。在大多数情况下，各种疾病 UIP 的压力差别不大，控制通气时，相当于平台压 35 cmH_2O，有适当自主吸气触发时大约为 30 cmH_2O；若自主呼吸过强，则胸腔负压和跨肺压显著增大，UIP 的压力不能确定，也没必要确定，此时必须调整通气模式和通气参数，适当应用镇静剂、肌松剂抑制过强的自主呼吸。

第四节　吸气相压力-容积曲线与机械通气策略的选择

现代肺通气的主要生理学基础是胸肺的 P-V 曲线，充分理解各种情况的 P-V 曲线对理解呼吸生理和机械通气有非常重要的价值，详见本章第二节。目前多数情况下还是根据吸气相 P-V 曲线指导临床应用，故本节重点探讨其与机械通气的关系。

一、P-V 曲线的基本特点和通气原则

正常胸肺的 P-V 曲线分为两段一点，即陡直段和高位平坦段，两段交点为 UIP。在陡直段，压力和容积的变化呈线性关系，较小的压力变化即能引起较大的 V_T 变化，是自主呼吸和机械通气的适宜部位。若呼气结束于正常 FRC 位置，则可保障最佳的力学关系、最低的 VALI 发生率、最低的 PVR、最低的呼吸肌做功，并能维持正常的动脉血气水平。若为高容积呼吸衰竭患者，应尽可能降低呼气末容积，并使其逐渐接近正常 FRC 位置；若为低容积呼吸衰竭患者，则尽可能恢复其至正常 FRC 水平。在高位平坦段，较小的 V_T 变化即可导致压力的显著升高，从而增加 VALI 的发生机会，并加剧机械通气对循环功能的抑制；若选择 NIPPV，则面罩和口咽部的动态无效腔显著增大，发生漏气和胃胀气的机会显著增大，故机械通气时强调高压或高容积皆低于 UIP 的压力或容积。一般情况下，UIP 为肺容积占 TLC 85%～90% 和跨肺压 35～50 cmH_2O 的位置，相当于 VCV 时 P_{plat} 为 35 cmH_2O 或吸气末肺容积（V_{ei}）为 20 ml/kg 的水平。保护性肺通气时，UIP 的选择既可以参考压力，也可以参考容积，前者主要用于肺实质疾病，后者主要用于气道阻塞性疾病，总体前者更常用。

二、正常肺容积呼吸衰竭和大潮气量通气

1. 呼吸衰竭的基本特点　主要见于神经-肌肉疾病、药物中毒、外科手术及麻醉后患者，其基本特点是气道阻力和肺弹性阻力基本正常或增加不明显，其 P-V 曲线基本符合正常肺的特点。

2. 大潮气量通气的选择　陡直段（从 FRC 至 UIP）容积在 2 000 ml 以上，因此理论上可用小 V_T，也可使用较大 V_T 通气。通常情况下，由于重力作用，上肺区含气容积多，血流量少，肺泡毛细血管呈陷闭倾向；下肺区血流量多，含气容积少，肺泡呈陷闭倾向。健康人自然呼吸时，通过神经的调节作用

和膈肌收缩的代偿作用，上肺区血流量增加，下肺区通气量增加，从而防止上肺区血管和下肺区肺泡的陷闭。在上述疾病状态下，自主呼吸被大部分或全部取代，其代偿作用显著减弱或消失，加之机械通气的正压作用，将发生重力依赖性的肺泡陷闭，这不仅导致 $\dot{V}/\dot{Q}$ 失调，也将使分泌物和病原菌包绕其中，形成感染源。试验证实，由于肺泡陷闭，上腹部手术后 RV 减少约 13%，FRC 下降 20%；加之其他多方面的影响，VC 下降幅度高达 55%。因此，必须使用较大 V_T（12～15 ml/kg）呼吸或机械通气，并间断进行深呼吸或叹气样通气，目的是保障陷闭肺泡的充分开放和肺泡引流的改善，而此时的平台压也会低于 UIP 水平，不仅不容易诱发气压伤，反而随着肺泡的充分开放，气道压下降。

3. 大潮气量通气的效果评价　我们的治疗结果显示：在该类患者用大 V_T 和较慢 RR 通气，患者恢复快。若用小 V_T（6～8 ml/kg）或常规 V_T（8～12 ml/kg）通气，肺感染难以控制，但改用大 V_T 通气后，随着陷闭肺泡的开放和肺泡引流的改善，感染仍可较快控制，因此大 V_T 通气对防治肺部感染有重要作用。

4. 其他取代措施　若采用常规 V_T，则应合用一定水平的 PEEP（3～5 cmH_2O）。一旦发生肺泡萎陷，该水平的 PEEP 则不能使肺泡复张，需更高水平的 PEEP；当然用大 V_T 通气更合适。

三、严重气道-肺疾病和定压通气

机械通气时强调控制肺泡内高压，使其不超过 UIP，还要维持适当的低压，称为 PTV，主要用于严重气道阻塞性疾病和严重肺实质疾病。

（一）COPD 和危重支气管哮喘的治疗

1. 基本力学特点和基本通气要求　FRC 显著增大，PEEPi 出现；随阻塞加重，FRC 和 PEEPi 增大。故其 P-V 曲线的特点是零点上移，陡直段缩短，因此机械通气时降低 FRC 容积和合理调整低压非常重要。

2. COPD 的机械通气治疗

（1）呼吸力学特点：存在气道的动态陷闭和 PEEPi，FRC 增大至 67% 以上，从 FRC 至 UIP 的肺容积在 1 000 ml 以下，甚至仅为 300～400 ml。

（2）呼吸力学特点与通气方式选择：上机初期，若采取传统的深慢呼吸方式，用较大 V_T，平台压

将会超过 UIP，容易导致机械通气失败；PEEPi 较高，且主要是气道阻塞和气道陷闭所致，高 PEEPi 可使患者的呼吸动作和呼吸机吸呼气时相不一致，因此应选择小 V_T、尽可能较慢的 RR、较长 T_e，以促进过大 FRC 的下降；PEEP 不宜过高，以适当对抗 PEEPi 为原则。必要时可短时应用镇静剂。

病情好转后，FRC 下降，应逐渐增大 V_T，这样患者就比较容易接受机械通气；随着通气时间的延长，治疗作用逐渐发挥，应转为真正意义上的深慢呼吸。此时 PEEPi 主要是由气道陷闭所致，延长 T_e 不会使 PEEPi 降至 0，需用较高水平的 PEEP 对抗；一般认为 PEEP 占 PEEPi 的 50%～85% 时，可明显改善人机配合，又不影响呼吸力学（不增大气道峰压和平台压）和血流动力学。

深慢呼吸是 COPD 呼吸衰竭患者病情改善后或缓解期的呼吸形式，而初期必须采取浅慢呼吸。大部分 COPD 患者可选择 NIPPV。

（3）呼吸衰竭的特点和机械通气选择：根据肺泡通气量-二氧化碳分压（$\dot{V}_A - PaCO_2$）关系曲线（图 4-1），吸空气时 $PaCO_2$ 不会超过 150 mmHg，因此单纯呼吸性酸中毒，pH 不会低于 6.8 的生存极限；考虑代偿因素，pH 会更高，如我们统计 11 例 COPD 伴 $PaCO_2 > 100$ mmHg 的患者，10 例 pH > 7.1，对机体是比较安全的。当 $PaCO_2 > 80$ mmHg 时，$\dot{V}_A$ 与 $PaCO_2$ 呈陡直的线性关系，$\dot{V}_A$ 或 V_T 轻微增大，$PaCO_2$ 即降至 80 mmHg 以下，即使没有代偿，pH 也 > 7.1。当 $PaCO_2 < 60$ mmHg 时，pH 很安全；$\dot{V}_A$ 与 $PaCO_2$ 的关系曲线比较平坦，需较大 $\dot{V}_A$ 或 V_T 才能使 $PaCO_2$ 下降，气道压也将明显升高；若 V_T 适当增加，尽管 $PaCO_2$ 可能改善有限，但随着呼吸肌疲劳的恢复，$PaCO_2$ 将稳步下降。

上述特点显示：对轻度、中度或重度呼吸性酸中毒患者，首选小 V_T 是合适的，无论是无创通气还是人工气道通气皆容易满足上述通气要求，这符合呼吸力学的要求和呼吸衰竭的特点。若强行采用较大 V_T 和 V_E，不仅容易发生气压伤，更容易导致 $PaCO_2$ 过快下降和碱血症。

3. 危重支气管哮喘的机械通气治疗

（1）基本力学特点和基本通气要求：支气管哮喘的呼吸力学变化和 COPD 相似，但其陡直段的肺容积常更小，PEEPi 更高，需更严格控制 V_T 和 T_e；PEEPi 主要是气道黏膜水肿和平滑肌痉挛所致，用 PEEP 不能使气道明显扩张，反而使气道压

升高，因此 PEEP 水平也应严格控制，一般不超过 5 cmH$_2$O。

（2）主要通气措施：尽可能减慢 RR 和延长 I∶E，延长 T_e；适当降低 V_T；严格控制 PEEP，促进呼气末肺容积下降，使其尽可能接近正常 FRC 或至少降至 TLC 的 67% 以下，必要时采取 PHC。由于气道阻力和 PEEPi 特别高，多数患者难以接受无创通气，需及早建立人工气道。部分情况下，可选择性能好的呼吸机无创通气；也可用简易呼吸器无创通气，好转后再过渡至呼吸机无创通气。

（二）严重肺实质疾病的机械通气治疗　肺实质疾病的典型代表是 ARDS，其他疾病虽也有肺容积的减少，但病理特点和力学特点与 ARDS 有较大差异。本节重点阐述 ARDS。

1. ARDS 基本病理特点和力学特点　典型 ARDS 的病变具有重力依赖性，根据胸部 CT 扫描特点，典型者大体分为高位"相对正常肺区"30%～40%、低位"实变肺区"40%～50%、中间"陷闭肺区"20%～30%（图 15-7、图 10-11B、图 34-1、图 34-2）；典型肺内型 ARDS 呈弥漫性改变（图 15-8），其"相对正常肺泡""陷闭肺泡""实变肺泡"的比例相似；当然随着病变加重，皆出现"实变肺区"或"实变肺泡"增多。两者的 $P-V$ 曲线特点皆是出现低位平坦段和 LIP，且 FRC 和 TLC 下降。

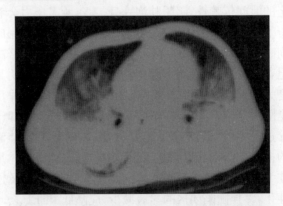

图 15-7　典型肺外型 ARDS 的肺部形态学变化

2. ARDS 的病理生理特点和机械通气治疗　其陷闭肺区的肺泡在呼气相处于萎陷状态，在吸气相则随着胸腔负压的周期性增大而开放，导致 LIP 出现。陷闭肺区导致下述不良后果：呼气期分流和顽固性低氧血症；开放、陷闭产生高切变力和切变力损伤；局部肺血管缺氧性收缩和肺循环阻力增加。理论上正常肺区不需要机械通气，实变肺区不能机械通气，陷闭肺区或肺泡是机械通气的主要作用部位。

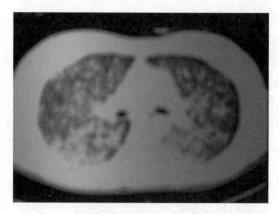

图 15-8　典型肺内型 ARDS 的肺部形态学变化

（1）PEEP 的选择：由于胸腔负压的存在和肺泡病变轻重的不同，LIP 为一段。PEEP 等于或略高于 LIP 的水平时，可消除陷闭肺区，使呼气末肺容积增大至 50% 以上，陷闭肺区的容积逐渐接近正常 FRC，从而达到最大限度地改善氧合，减轻肺损伤和改善肺循环的目的，称为最佳 PEEP。该 PEEP 的经验数值为 $8\sim12$ cmH_2O 或 $10\sim15$ cmH_2O，故 ARDS 患者机械通气时，不仅要控制高压，也需维持适当的低压。

（2）潮气量的选择：从 LIP 至 UIP 的肺容积大约为 1 200 ml，故除非晚期患者，机械通气时采取常规 V_T 即可。

（3）PEEP 的调节：PEEP 扩张陷闭肺泡有一定的时间依赖性，陷闭肺泡一旦扩张，所需压力会有所下降，甚至停用 PEEP 后仍能维持一定的扩张时间。另外，陷闭肺泡由于严重受损，顺应性显著减退，故扩张后继续增加压力也不可能使其容积明显增大，对改善通气作用有限，因此 PEEP 的主要作用是降低 $\dot{Q}s/\dot{Q}t$，病情好转后应逐渐降低 PEEP，即治疗过程中的"最佳 PEEP"是可变的；随着陷闭肺泡的持续扩张和病变肺容积逐渐接近正常 FRC，"最佳 PEEP"应逐渐下降。若病情加重或减轻以及慢性化，多伴随陷闭区的显著减少，应降低 PEEP。

四、允许性高碳酸血症

1. **基本概念**　在部分重症患者，高低压力的控制必然导致 V_T 下降和 V_E 不足，从而导致 PaO_2 降低、$PaCO_2$ 升高和一定程度的酸血症；而增加 V_E 又必然导致高压力和肺过度充气。在维持适当气体交换和降低机械通气压力不能兼顾时，选择小 V_T（$6\sim8$ ml/kg），允许 $PaCO_2$ 适度升高和一定程度的酸血

症，称为 PHC。

2. **PHC 的特点**　减轻肺损伤的一种策略；操作者"故意"降低 V_T 或通气压力使 $PaCO_2$ 升高，这与呼吸机条件或肺病变所限无法改善 $PaCO_2$ 是不同的；有一定程度的酸血症；带有一定的强制性质，常需一定的镇静剂、肌松剂；增大通气压力可使 $PaCO_2$ 下降和 pH 明显改善，甚至恢复正常。因此，与 PTV 比较，PHC 是"非生理性的"。在部分重症 ARDS 和哮喘患者需采用此种策略。

五、肺开放策略

用于早期 ARDS 的治疗。已证实在 ARDS 患者，上述小 V_T 和适当 PEEP 通气较传统机械通气发生 VILI 的机会小，病死率下降。但此类通气方式也容易导致肺不张的发生和进行性的肺泡萎陷，为此 1992 年 Lauchmann、Sjostrand 等提出"肺开放（open lung）策略"。

1. **基本概念**　用足够高的通气压力及适当 PEEP（可通过传统正压通气或高频通气等方式实现）"打开肺并使其保持开放"。具体包括两个阶段，首先在短时间内用较高的压力使肺泡充分开放，然后用较低的压力维持肺泡的开放，以避免持续高压力对循环功能的抑制，减少 VALI 的发生。

2. **肺开放的压力选择和理论基础**　在具体的实施过程中，Gattinoni、Barbas 等均提出过不同的设置方法，重点是 PEEP 的设置，可至今尚无一致意见。多数学者根据吸气相 $P-V$ 曲线选择 PEEP，且积累了相对较多的经验，但肺泡陷闭是放气现象，理论上根据呼气相 $P-V$ 曲线确定 PEEP 防止肺泡萎陷更合理。实际操作时，临床医师常参考 PaO_2 或肺顺应性选择 PEEP，一般为 $20\sim30$ cmH_2O，相应高压 $40\sim60$ cmH_2O。一般认为实变肺区不能被打开，但事实上并非如此。实变肺区主要位于患肺下部或病变较重的部位，这部分肺泡较早陷闭，间质水分含量多，肺泡内含水量非常少，肺泡壁结构尚"存在"，所以实变肺区可被认为是病变较重的陷闭肺区（图 34-2）。当通气压力足够大时，肺泡可依损伤程度的不同逐渐开放。研究表明，在较高压力水平时，PaO_2 和 $\dot{Q}s/\dot{Q}t$ 也确实可接近或基本恢复至正常水平。

陷闭或实变肺泡一旦充分开放，重新陷闭将比较困难，此时改用常规较低水平的 PEEP 即可，因此肺开放策略可用于早期 ARDS 的治疗。

第五节 流量-容积曲线与呼吸形式的调节

以 FRC 为零点,流量(F)变化为横坐标,潮气量(V_T)变化为纵坐标的关系曲线称为 F-V 曲线(图 15-9),本节指机械通气时的 F-V 曲线。P-V 曲线反映胸肺弹性阻力的变化,而 F-V 曲线则反映气道阻力和胸肺弹性阻力的综合变化,主要用于指导呼吸形式的调节。相对于 P-V 关系而言,F-V 的关系变化对肺损伤发生的直接影响较小,它主要通过影响人机关系间接影响肺损伤的发生,且常更严重,但容易被忽视。

1. 不同疾病的特点及处理对策

(1)气流阻塞性疾病:一般情况下,COPD 或支气管哮喘等气流阻塞疾病,呼气阻力增大,呼气流量减慢(图 15-9B~D),宜采用低流量、大 V_T、慢 RR通气;若存在严重肺过度充气,气体不能充分呼出,导致气体陷闭和较高 PEEPi(图 15-9C),则应采用低流量、小 V_T、慢 RR 通气。若为严重 COPD,则在等压点位置出现明显的气道陷闭,表现为呼气初期流量较高,但很快迅速下降,并接近 0(图 15-9D);也出现气体陷闭和 PEEPi,则应在深慢呼吸或浅慢呼吸基础上,适当加用 CPAP/PEEP 对抗。

(2)正常肺疾病:呼气峰流量高,接近递减波,其下降支呈斜形直线(图 15-9A),理论上应采用正常呼吸形式,但在机械通气患者,常有低位肺淤血和重力依赖性肺泡陷闭,故宜采用深慢呼吸。若采用正常呼吸形式,则宜适当加用 PEEP。

(3)限制性肺疾病:在肺实质疾病,肺弹性阻力增大,气道阻力多基本正常,F-V 曲线的形态正常,但流量普遍降低(图 15-9E),故宜采用适当较低流量、较小 V_T、较快 RR 通气。在急性肺实质病变,呼吸中枢兴奋性明显增强,宜采用高流量、常规或较大 V_T、较快 RR 通气。

2. 流量波形、通气模式和触发方式的选择 不同通气模式的流量变化不同,V_T 和流量的关系也不一样。

(1)定容型通气模式:用方型流量波和递减流量波皆可取得较慢的平均吸气流量、较大的 V_T 和较慢的 RR,用于气道阻塞性疾病,如 COPD 皆可取得较好的人机关系。但在急性肺实质疾病,如 ARDS,

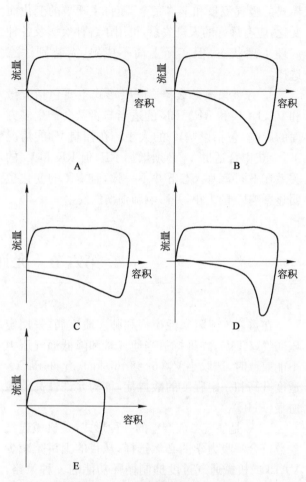

图 15-9 不同疾病的 F-V 曲线

横坐标上为吸气流量、下为呼气流量;皆用 A/C 模式,无自主呼吸触发,流量皆选择方波,人机关系协调,故吸气、呼气波形光滑。A. 为正常肺,呼气峰流量高,波形接近递减波,其下降支呈斜形直线;B、C. 分别为周围气道轻度阻塞、严重阻塞的图形,前者的流量普遍轻度下降,但能充分呼气;后者流量普遍显著下降,呼气不充分,流量不能降至 0,出现气体陷闭和 PEEPi;D. 为周围气道陷闭,呼气峰流量较高,但迅速降至 0,也出现气体陷闭和 PEEPi;E. 为限制性肺疾病的图形,吸气、呼气流量普遍减小,但波形正常,与 A 相似

峰流量较低的方形流量波则不能满足吸气初期对高流量的需求,故宜采用递减流量波。

(2)定压型通气模式:流量波形皆为递减流量波,定压型自主性通气,如 PSV 也为递减流量波,因此无论是应用于气流阻塞性疾病还是肺实质疾病,皆可取得较好的人机关系,这也是定压型通气模式应用逐渐增多的原因之一。

（3）触发形式：与单纯压力触发、按需阀送气相比，压力触发合并持续气流、流量触发或伺服阀通气皆可在吸气初期提供较高的流量，人机关系进一步改善。

（4）新型自主通气模式：理论上 PAV、NAVA 模式的吸气流量和 V_T "完全"随自主呼吸的变化而变化，应有最好的人机关系，可用于各种疾病及各种病理生理状态，但实际上尚不成熟，需特别注意选择。

3. **呼吸频率的选择**　呼吸形式主要包括流量和 V_T、I：E 和 RR。RR 的适当与否又会产生多方面的影响，包括影响 $\dot{V}_A$ 的大小。在控制 V_T 的情况下，为获得合适的 V_E 必须增加 RR，但 RR 和 V_E 的关系在不同病理状态下并不一致，且 RR 的变化也明显影响 $\dot{V}_A$ 的大小，并影响肺损伤的发生。

（1）肺实质疾病：自主呼吸和机械通气皆可在较短的时间内完成吸气和呼气，RR 的增快多伴随 V_E 和 $\dot{V}_A$ 的增大。在 ARDS 患者，由于病变分布极度不均匀，不同肺区的时间常数差别较大，若 RR 过快，可导致顺应性较好的肺区过度充气，顺应性差的肺区充气不良，并在上述不同肺区之间产生高切变力和肺损伤。因此肺实质病变不均匀时，应避免 RR 长时间过快，控制或辅助通气不宜长时间超过 25 次/min，自主性通气模式不宜长时间超过 30 次/min。

（2）气流阻塞性疾病：完成呼气需时较长，RR 增快将导致 T_e 缩短、V_T 减小和 $\dot{V}_A$ 的降低、气体陷闭加重和 PEEPi 增大。在 V_T 恒定（定容型模式）的情况下进一步加重吸气末过度充气，在气道压力恒定（定压型模式）的情况下将降低 V_T，因此应严格控制 RR。

第六节　允许性高碳酸血症

在重症气流阻塞性疾病和肺实质疾病，采用定压通气（PTV），在维持适当通气量和降低通气压力不能兼顾时，选取小 V_T（6～8 ml/kg）、允许 $PaCO_2$ 适度升高和一定程度的酸血症，称为允许性高碳酸血症（PHC）。

PTV 是通气参数调整的一种形式，是机械通气参数符合呼吸力学的必然选择，从目的上讲是减少 VALI 或机械通气过度抑制循环功能的一种策略。PHC 是 PTV 的一种特殊形式，是人为造成的一种病理生理状态，因高碳酸血症的副作用以及过度抑制自主呼吸可导致或加重一系列不良后果，故 PHC 的指征应严格掌握，一旦呼吸力学改善应迅速恢复常规通气形式。

一、PHC 实施的理论基础

1. **急性高碳酸血症对机体的影响特点**　尽管急性非控制性高碳酸血症有较多负效应，但 CO_2 适度缓慢升高对机体影响不明显，甚至对呼吸衰竭患者病情的改善有一定的价值。高碳酸血症主要通过 pH 影响机体代谢，而细胞内 pH 对机体的影响更大。由于细胞膜对 CO_2 的高通透性，急性 CO_2 升高时，细胞内外 PCO_2 将迅速平衡，理论上可出现细胞内外 pH 的等值下降，但短时间后细胞内外 pH 的变化即表现出明显不同的特点。

（1）细胞内代偿特点：细胞内有丰富的缓冲物质（主要是磷酸盐）的缓冲和质子泵的调节，酸中毒在 15 min 大约代偿 60%；其后随着细胞内旺盛代谢活动持续进行，将迅速、连续地补充消耗的缓冲物质（线粒体的三羧酸循环产生 ATP，ATP 转换为 ADP，产生磷酸盐），使缓冲作用在 3 h 即达最大幅度。因此轻中度 $PaCO_2$ 升高和酸血症时，细胞内 pH 可接近正常水平（图 15-10）；在重度酸血症患者，细胞内 pH 也会明显改善。

（2）细胞外缓冲特点：细胞外液缓冲物质有限，细胞内的缓冲物质流动性差（以结合状态为主），加之细胞膜半透膜的作用，细胞内的缓冲物质不能较快进入细胞外液；肾的代偿速度缓慢，大约 3 日才达最大代偿程度，因此在较长时间内表现为明显的酸血症状态。

（3）适当 CO_2 升高的其他作用：兴奋交感神经-肾上腺髓质系统，儿茶酚胺释放和直接扩张周围血管可改善血液循环；适度细胞内酸中毒可保护缺氧性细胞损伤；$PaCO_2$ 升高使缺氧区肺血管收缩，减少 $\dot{Q}s/\dot{Q}t$，降低 $P_{(A-a)}O_2$，改善氧合；PHC 的实施常需镇静剂、肌松剂抑制过强的自主呼吸，改善人机配

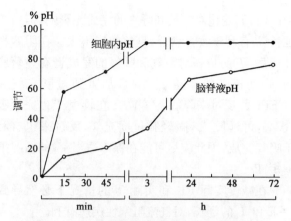

图 15 - 10　急性高碳酸血症发生后细胞内和
脑脊液 pH 的变化

合,降低氧耗量,并进一步减少诱发肺损伤的因素。

因此,$PaCO_2$ 缓慢适度升高时,尽管动脉血 pH 降低,但对细胞内环境的影响不大,PHC 是可以实施的。

2. $\dot{V}_A$ - $PaCO_2$ 关系曲线的特点　主要有:① 海平面吸空气时,最高 $PaCO_2$ 不会超过 150 mmHg,即单纯呼吸性酸中毒,pH 不会低于 6.8 的生存极限。② 该曲线呈反抛物线形,当 $PaCO_2 \leqslant$ 60 mmHg(轻度高碳酸血症)或在 60～80 mmHg (中度高碳酸血症)时,pH 在安全和比较安全的范围,$\dot{V}_A$ 明显增大仅能导致 $PaCO_2$ 轻度下降;为获得正常 $PaCO_2$ 需较大 V_E 和较高通气压力,并可能增加 VALI 的机会。若经面罩无无创通气时,则容易导致连接管路和口咽部的动态无效腔增大、面罩漏气和胃胀气,因此在轻度、中度 CO_2 潴留患者,适当增加通气压力即可缓解呼吸肌疲劳、维持安全的 pH 水平,不应过分追求高 V_T 和 $PaCO_2$ 是否下降。$PaCO_2 >$ 80 mmHg 时,$\dot{V}_A$ 或 V_T 轻微升高即可导致 $PaCO_2$ 显著下降,如 $PaCO_2$ 从 120 mmHg 降至 80 mmHg 约需增加 $\dot{V}_A$ 400 ml/min。若 RR 为 15 次/min,仅需增加 V_T 25 ml,因此在重度 CO_2 潴留者,轻度增加通气压力和 V_E 即可使 $PaCO_2$ 显著下降,pH 恢复至比较安全的水平,没必要、也不应该用较大通气压力或较大 V_T。因此,无论何种程度的高碳酸血症,严格控制通气压力或 V_T 皆可维持适当的 $PaCO_2$ 水平和相对安全的 pH,即在危重呼吸衰竭患者,采取 PHC 也是可行的。

3. 动脉血气特点　如上述,吸空气时,即使呼吸停止,假若心血管功能相对完善,$PaCO_2$ 升高也不会超过 150 mmHg(一般不超过 140 mmHg),pH 不

会低于 6.8 的生存极限;何况呼吸停止后,心跳不可能持续维持,$PaCO_2$ 也不可能显著升高。若高浓度吸氧,则肺泡氮气被稀释,可出现更高水平的 $PaCO_2$,但除非是实施 CO_2 麻醉或无呼吸氧疗(或气管内吹氧),$PaCO_2$ 也不会超过 150 mmHg。再如上述,轻度增加 V_T 即可使 $PaCO_2$ 显著下降,pH 在相对较安全的范围,因此单纯从动脉血气角度讲,实施 PHC 也是可行的。而国外一些杂志所报道的 $PaCO_2 > 200$ mmHg,甚至达 375 mmHg 是高度怀疑的。

二、PHC 实施中的问题

(一) 有效小潮气量

1. 不同潮气量概念的分析　机械通气时,V_T 达 8～12 ml/kg(指标准体重)是与健康人自然呼吸一致的常规 V_T。由于正压通气存在气体压缩和连接管路的动态扩张(一般 3～4 ml/cmH₂O),呼吸机输出 V_T 12～15 ml/kg 时,才可能使进入气道的 V_T 达 8～12 ml/kg,因此也有人称达 12～15 ml/kg 的 V_T 为常规 V_T。但现代呼吸机几乎皆可自动校正气体压缩容积,故常规 V_T 不宜再采用后者。大 V_T 一般是指 V_T 12～15 ml/kg;也有认为超过 10 ml/kg 的数倍为大 V_T,如 Dryfuss 提倡容积伤概念时,所用 V_T 达 40 ml/kg。显著低于常规 V_T 时称为小 V_T,一般指在 6～8 ml/kg,甚至更低。

2. 大、小潮气量的概念　一般认为 8～12 ml/kg 的 V_T 为常规 V_T;大于该数值为大 V_T,一般为 12～15 ml/kg;小于该数值为小 V_T,一般为 6～8 ml/kg。显著超过 15 ml/kg 的 V_T 称为超大 V_T。大 V_T 或超大 V_T 不一定是导致肺损伤的主要因素。

3. 肺泡气容积　也称为肺泡气量,V_T 包括无效腔气量(气容积)和肺泡气量(气容积),V_T 只有足以引起肺泡气容积显著增加才可能诱发肺损伤。

4. FRC 的基础值　只有高 FRC 使 V_T 处于 $P-V$ 曲线的陡直段的上部或高位平坦段,才能引起肺泡的过度扩张和扩张性损伤。当然过低的 FRC 或低于 LIP 时,V_T 的变化将导致肺泡的周期性陷闭和切变力损伤。

5. 有效肺容积　重症 ARDS,有效肺容积常降至正常值的 30%,此时 500 ml V_T 相当于正常肺的 5 倍。哮喘患者肺容积明显增大,但真正有效参与气体交换容积占 20%～30%,其有效肺容积也显著下

降,因此 500 ml V_T 也相当于正常肺的 5 倍。

6. 有效小潮气量 只有在正常 FRC 水平以上,位于 P-V 曲线陡直段或 UIP 容积小于 TLC 的 85%~90%位置的 V_T 才是有效小 V_T。

(二)机械通气压力 主要是指 P_{plat} 和 PEEP,适当参考 P_{peak}。

1. PEEP 的选择 结合病理和病理生理状态选择。理论上 PEEP 应等于或略高于 P-V 曲线的 LIP,使陷闭肺泡开放,减小切变力,改善肺循环,因此单纯氧合改善不是 PEEP 选择的主要参考指标,而应主要参考呼吸力学变化,这适合于 ARDS,不适合于危重大叶性肺炎和支气管哮喘,前者不宜用 PEEP,后者一般不超过 5 cmH$_2$O。

2. 平台压的选择 P_{plat} 应结合 PEEP 调整,客观上 P_{plat} 应低于 P-V 曲线的 UIP;经验上:控制通气时≤35 cmH$_2$O,有稳定自主呼吸触发时应≤30 cmH$_2$O,有过强自主呼吸时应加用镇静剂、肌松剂。

3. 峰压的选择 尽管峰压不是诱发 VALI 的直接原因,但可能导致 P_{plat} 的分布不均,使最高平台压($P_{plat_{max}}$)远高于 P_{plat}(实质是平均平台压),导致肺泡过度扩张;使最低平台压($P_{plat_{min}}$)远低于 P_{plat},导致肺泡萎陷和切变力的明显增大,因此也应适当控制峰压。在严重气道阻塞性疾病,主要是支气管哮喘,P_{plat} 与 UIP 压力相关性较差,应首选容积,以吸气末肺容积(V_{ei})≤20 ml/kg 为宜。

(三)呼吸形式 在 V_T 相对固定的情况下,主要指实际 RR(而不是预设 RR)、实际 I∶E(也不是预设 I∶E)的变化。

1. 实际呼吸频率 为获得合适的 PaCO$_2$ 水平,小 V_T 必然伴随 RR 增快,而后者又可导致:① 部分肺泡频率依赖性萎缩、部分发生频率依赖性过度扩张和产生高切变力。② 顺应性不同的肺区或气道阻力不同的肺区,即时间常数不同的肺区产生高切变力。③ 呼气时间缩短的肺区不能充分呼气,PEEPi 形成和过度充气,常见气流阻塞性肺疾病。④ 在气流阻塞性肺疾病,RR 过快并不能使 V_E 增大,甚至明显减少;因为会进一步加重呼气阻塞和 PEEPi 增大,V_D/V_T 增大,$\dot{V}_A$ 进一步下降,因此 RR 应严格控制,肺实质疾病尽量不超过 25 次/min,而严重气流阻塞性疾病应在 15 次/min 以下。

2. 实际吸气时间 在限制性肺疾病,在一定范围以内,T_i 变化对吸气和呼气的完成无影响,但适当延长 T_i 有利于改善氧合,且负效应不大。在阻塞性肺疾病,T_i 的长短对吸气和呼气的完成皆有显著影响,T_i 延长必然伴随 T_e 缩短,加重肺过度充气和 PEEPi,并反过来降低吸气 V_T。在较短 T_i 内完成吸气 V_T,可延长 T_e,减轻肺过度充气,反过来也有利于吸气完成,因此应尽可能在保障适当 V_T 的情况下缩短 T_i。

在减慢实际 RR 和实际 T_i 的情况下必然导致 I∶E 和 T_e 的延长,对气流阻塞性疾病有利。

3. 吸气流量 首先应保障适当的 V_T,因为 V_T 等于平均吸气流量和送气时间的乘积,其次吸气流量的形态和大小应满足整个吸气时相的需要。由于常需应用较大剂量的镇静剂、肌松剂抑制自主呼吸,与单纯 PTV 相比,对流量形态和大小的要求较少;在阻塞性肺疾病则应选择较高的流量,以保障合适 T_i 的缩短和 I∶E 的延长。

(四)PaCO$_2$和 pH 如上述,在单纯呼吸性酸中毒(保障充分氧疗),PaCO$_2$ 和 pH 的变化皆有一定的限度,上述措施是合适的。

1. 要求 实际允许的 PaCO$_2$ 以缓慢升高(指数十分钟)且 pH 不小于 7.2 为宜。若 pH 继续下降,可适当补充碱性药物;应用镇静剂以及高脂、低糖、低热量饮食,减少 CO$_2$ 产生量。若无禁忌证,可合用体位疗法或气管内吹气(TGI);也可根据条件选择肺替代技术,如体外膜肺(ECMO)。

2. 额外情况 吸氧必然导致肺泡氮浓度被稀释,PaCO$_2$ 可能会进一步升高,但一般也不会超过 150 mmHg。假如 PaCO$_2$ 升高至 220 mmHg,根据 H$^+$ 和 PaCO$_2$ 的关系:[H$^+$] $= 24 \times$ PaCO$_2$(mmHg)/[HCO$_3^-$],即使机体完全代偿,pH 也要降至 6.9,对脑细胞的损伤可能是致死性的;若通过外源性补充,使 pH 升至 7.1 或 7.2,[HCO$_3^-$]将达难以想象的 66 mmol/L 或 83 mmol/L。根据我们试验的结果,PCO$_2$ 升高至一定程度,血气分析仪将无法准确测定,故除非外源性 CO$_2$ 麻醉或无呼吸氧疗,自发性 PaCO$_2$ 很难达到 150 mmHg 以上。

(五)FiO$_2$和 PaO$_2$ PHC 的实施必然伴随 V_E 下降和氧合功能的减弱。若能保障 FiO$_2$≤60%,SaO$_2$≥90%,无须处理。若 SaO$_2$≤90%,可适当延长送气时间和屏气时间,甚至应用短时间的反比通气;否则,需面临提高 FiO$_2$ 及允许低 SaO$_2$ 的矛盾,若能保障适当的血红蛋白浓度和有效循环血流量，$SaO_2 \geqslant 85\%$，甚至 $\geqslant 80\%$ 是容许的。如条件许可，也可选择肺替代技术。

（六）通气模式的选择　实施 PHC 须强制性降低 V_E，这必然导致人机关系的不协调，无法采用自主通气模式，如 PSV、PAV、NAVA。V‑A/C 模式或 P‑A/C 模式不能配合自主呼吸，尤其是前者，常需用较大剂量的镇静剂、肌松剂。指令性与自主性相结合的模式应为较好的选择，如 P‑SIMV＋PSV、BIPAP 等既可控制 V_E 和通气压力，又能允许适当的自主呼吸，从而显著减少镇静剂的用量和肌松剂的使用，故 P‑SIMV＋PSV 和 BIPAP 应为较佳的选择。保障最低 V_T 的智能型模式不宜应用。

三、PHC 的临床应用

1. ARDS

（1）主要病理和病理生理特点：弥漫性 ACM 损伤和高通透性肺水肿，以肺间质水肿为主，有大量肺泡萎陷，伴有一定程度的肺实变，有效肺容积显著缩小，且常有病变分布严重不均，典型者以肺下部和背部为著，因此改善换气功能较困难，VILI 的发生率高。因多数患者自主呼吸能力强，通气功能相对完善，单纯自主呼吸即可满足降低 $PaCO_2$ 的需要，故机械通气时一般无须太大的通气压力。

（2）PHC 的实施：小 V_T 通气虽有一定价值，但可诱发肺泡陷闭和顺应性下降，应用不当可能加重病变的进展；小 V_T 通气无法满足自主呼吸对吸气流量形态和大小的需求，必须使用较大剂量的镇静剂、肌松剂。与"正常肺区"的肺泡过度扩张相比，肺损伤的发生可能与切变力损伤关系更密切，适当 PEEP 是必需的。在大多数情况下，采用 PTV 符合呼吸生理特点和满足临床需要，无须采用 PHC；若强求 PHC 可能有较多不利后果。随着病情的进一步进展，可能会出现陷闭肺组织的显著减少，采用 PHC 是必然的选择。但 $PaCO_2$ 升高、无效腔增大、高代谢、牵张反射等的增强，必然导致患者 RR 增快，常需较大剂量的镇静剂、肌松剂。

（3）客观评价 PHC 的价值：美国心肺血液研究所（NHLBI）组织了多中心前瞻性研究，将 ARDS 患者分为两组，一组为常规 V_T 组，即 $V_T = 12$ ml/kg，同时限制平台压 $\leqslant 50$ cmH_2O；另一组为小 V_T 组，$V_T = 6$ ml/kg，同时限制平台压 $\leqslant 30$ cmH_2O。总样本数计划为 1 000 例，但在样本达到 861 例，两组之间的死亡率分别为 40% 和 31%，且有统计学差异，证实了小 V_T 和 PHC 的疗效，即终止试验。但该研究在设计上有明显的缺陷，其主要问题是无论轻重皆分别采用小 V_T 和大 V_T，缺乏分层，不符合临床特点；V_T 差别达 1 倍，不符合呼吸生理特点，合理的分组至少应该是 6 ml/kg、8 ml/kg、10 ml/kg、12 ml/kg 四组；有两个变量，除 V_T 不同外，平台压的差别也非常大，因此不能肯定其疗效是限制 V_T 还是限制气道压所致。再者常规 V_T 组的平台压限制在 50 cmH_2O，远超过保护性通气策略要求的 35 cmH_2O 的安全范围，不符合要求，因此与其说小 V_T 降低了死亡率，不如说是对照组机械通气不当、压力过大升高了死亡率；严格控制平台压的小 V_T 更有效，但不能说明严格控制平台压的常规 V_T 效果差。详见第三十四章第六节。

总之，在合理应用 PTV 的情况下无须刻意采用小 V_T，但需严格控制平台压和过强、过快的自主呼吸；随着病情加重，在采用常规 V_T 不能有效控制平台压的情况下则必须降低 V_T，采用 PHC。

2. 危重支气管哮喘

（1）病理和病理生理特点：危重哮喘发作时，气道黏膜充血、水肿，平滑肌痉挛，气道阻力显著增大，伴一定程度的小气道陷闭，使吸气末肺容积接近 TLC，FRC 接近 $P\text{-}V$ 曲线的高位平坦段，因此采取小 V_T 和 PHC 是必要的。

（2）实施方法：实施的关键是如何有效降低肺容积，主要措施有延长 T_e 和降低 V_T。减慢 RR 或延长 I∶E 使 T_e 延长，呼气 V_T 增加；减小 V_T 使需要的 T_i 和 T_e 皆缩短，呼气更充分。实验证明 $V_{ei} = 20$ ml/kg 相当于 UIP 的位置，故推荐选择 V_T 时参考 V_{ei}。

（3）现实问题：住院或急诊哮喘患者的主要死亡原因是气管插管不及时或插管困难导致的严重缺氧和酸中毒，少部分为呼吸机故障，而真正死于气压伤或低血压休克者要少得多。文献统计 393 例进行机械通气的哮喘患者病死率为 13%，死于张力性气胸和低血压的分别占总死亡数的 4% 和 16%，也就是说因气压伤和低血压导致的实际病死率为 2.6%，因此过度强调 PHC 是不合适的。而采用 PHC 后，多数报道病死率为 0 或接近于 0，其代表性是值得怀疑的。加强急诊患者的救护，特别是适当应用简易呼吸机经面罩通气过渡是必要的。详见第三十三章第五节。

3. COPD COPD 患者发生呼吸衰竭较缓慢,且多数已发生代偿。假若机械通气时强求 $PaCO_2$ 降至正常值,必然导致碱血症,而不是 PHC 的酸血症。为防止碱中毒,需将 $PaCO_2$ 维持在较高水平,因此绝大多数 $PaCO_2$ 的升高是符合呼吸生理的,不能称为 PHC。

4. 机械通气的早期阶段 在气道阻塞性肺疾病,由于肺过度充气,肺顺应性显著下降,初始机械通气时强调随小 V_T 通气,必然不能迅速改善 CO_2 潴留和酸中毒,可称为 PHC。

5. 机械通气的撤离 与慢性呼吸衰竭患者的实际需求相比较,机械通气治疗过程中,V_E 常"偏大",对呼吸中枢有一定的抑制作用,特别是基础 $PaCO_2$ 较高时,故机械通气治疗后期和撤机前,应适当降低 V_E,使 $PaCO_2$ 有一定程度的升高,伴 pH 的轻度下降,可称为 PHC。此时常伴随呼吸中枢的兴奋性增强,容易撤机失败,因此需肾功能充分代偿,pH 恢复至基础水平后撤机。

四、PHC 的负效应和禁忌证

PHC 的负效应取决于高碳酸血症和酸血症的程度,常见以下几方面。

1. 损害内脏功能 pH 降低可损害内脏功能,特别是抑制心肌收缩,降低射血量,而交感神经兴奋和儿茶酚胺释放可加快心率;血容量不足、氧合显著降低容易导致心肌缺血和心律失常,诱发低血压;镇静剂和肌松剂的应用可进一步加重低血压。

2. 影响肺循环的血流动力学 $PaCO_2$ 的升高和酸血症可导致肺血管收缩,PVR 增大,加重右心室后负荷;交感神经兴奋可使回心血流量增加,增加右心室前负荷,在存在基础心脏疾病的情况下,容易诱发右心功能不全。

3. 诱发颅内高压或癫痫发作 由于 ARDS 可以是全身炎症反应的一部分,因此部分患者常同时存在肺和脑的损伤;危重哮喘患者在气管插管前或插管过程中容易发生严重缺氧,甚至心跳呼吸骤停,诱发脑损伤。在上述情况下实施 PHC 容易加重脑损伤,若有基础脑组织病变,发生脑部并发症的机会进一步增加。

4. 心律失常 在有基础心脏疾病和电解质紊乱的情况下容易发生心律失常,房性期前收缩常见,无须处理,但房性心动过速、心房颤动或室性心律失

常时应积极处理。

5. 呼吸频率加快和呼吸困难 是呼吸性酸中毒的常见表现,多见于镇静剂、肌松剂用量不足的患者。

6. 头痛和出汗 是呼吸性酸中毒的表现,无需特别处理。

7. 降低血红蛋白的携氧功能 是酸中毒的必然结果,但由于同时促进 Hb 在组织释放氧,故实际价值不大。

8. 高钾血症 急性呼吸性酸中毒可导致高钾血症。正常机体细胞膜上存在 $H^+ - Na^+$ 交换和 $K^+ - Na^+$ 交换,呼吸性酸中毒使细胞内外 $H^+ - Na^+$ 交换增强,抑制 $K^+ - Na^+$ 交换,血钾浓度升高;在肾小管,$H^+ - Na^+$ 交换增强,也抑制 $K^+ - Na^+$ 交换,血钾排出减少,进一步升高血钾浓度。在急性酸中毒,一般 pH 降低 0.1,血钾升高 0.1 mmol/L。由于离子转运速度较慢,一般在数小时内升高,约 15 h 达高峰,因此一旦发现血钾升高,必须积极处理。增大 V_E 可迅速改善呼吸性酸中毒,纠正高钾血症。

9. 其他 改变药物的代谢,影响药物的作用,如在明显酸中毒的情况下,解痉剂和糖皮质激素的作用减弱,因此在支气管哮喘患者实施 PHC 的过程中常需补充碳酸氢钠,并增加激素的用量。在合并高钾血症的患者,应使 pH 尽可能升高至 7.3 以上。

总之,心功能不全、低血容量、低血压、脑损伤、颅内高压或有脑部疾病、高钾血症的患者应慎用 PHC。合并代谢性酸中毒的患者可导致严重的 pH 降低,也应慎用。

五、实施 PHC 的撤机方法

常规机械通气治疗时,常发生"通气量"超过"实际需求量",导致撤机困难。应用 PHC 时,通气量显著小于需求量,一旦镇静剂、肌松剂的作用消失,容易发生 RR 增快和呼吸困难,也将导致撤机困难;而镇静剂和肌松剂的应用(特别是联合激素)也可能导致呼吸肌萎缩或呼吸肌无力,延迟撤机,因此肺过度充气或肺损伤一旦改善,应尽早增加 V_E,降低 $PaCO_2$,并迅速停用肌松剂,逐渐减少镇静剂的用量,待患者恢复至正常通气方式后,逐渐撤机。随后的撤机方式与常规机械通气相似。

总之,PTV 是通气参数调整的一种形式,是机

械通气参数符合呼吸力学的必然选择,从目的上讲是减少 VILI 的一种策略。PHC 是 PTV 的一种特殊形式,是人为造成的一种状态。高碳酸血症以及过度抑制自主呼吸可导致或加重一系列不良后果,故 PHC 的指征应严格掌握,一旦呼吸力学改善,应迅速恢复常规通气方式。

六、实施 PHC 的辅助措施

为减少 PHC 的不良反应,可采取下述辅助措施。

1. 俯卧位通气　PHC 多需镇静剂、肌松剂抑制自主呼吸,可诱发或加重低位肺区的陷闭,特别是 ARDS 患者。俯卧位通气可改善肺底部水肿液的分布,扩张陷闭肺泡,达到与 PEEP 相似的作用,因此有助于降低通气压力和 PHC 的实施。俯卧位通气需特殊装置,应用不方便,但经常更换体位还是必要的。

2. 氦氧混合气辅助通气　氦气是一种惰性气体,常压下不溶于组织,也不发生化学反应;密度低,仅占空气的 1/8 和氧气的 1/7,所以与氮氧混合气体或氧气比较,氦氧混合气有助于避免湍流或减少湍流的强度,相应降低气道阻力和改善肺过度充气,降低 $PaCO_2$,可用于哮喘患者 PHC 的辅助治疗。

3. 气管内吹气(TGI)　实施 PHC 必然伴随呼吸性酸中毒及 PaO_2 的降低,部分患者可能引起较严重的不良反应。通过放置于气管或主支气管近端的细导管,连续或定时(呼气时)向气管内吹入新鲜气体,即实施 TGI 技术,可减少无效腔,增大 $\dot{V}_A$,降低 $PaCO_2$ 和升高 PaO_2;提高气管内氧浓度(特别是呼气期),升高 PaO_2;吸气期 TGI 和呼气期 TGI 可分别增大 V_T 和 PEEP。因此,TGI 的实施可有助于降低通气压力,维持适当的 PaO_2、$PaCO_2$,可用于 ARDS 患者 PHC 的辅助治疗。但在哮喘患者,由于气道阻力显著升高,TGI 减少气道无效腔的作用有限,反而可能加重肺过度充气,不宜使用。

第七节　自主性通气

机械通气在改善通气和换气的同时,也有较多的负效应,即使采用保护性通气策略也无法有效避免,甚至在某些情况下有更多的问题(详见本章第五节),因为后者主要是以呼吸机控制通气为基础,因此在维持适当 V_E 的基础上,如何积极发挥自主呼吸的作用,使机械通气的负效应降至最低限度或转化为正效应是机械通气追求的目标。

一、自主性通气模式的生理学效应

在定容型或定压型控制通气(CV)、辅助通气(AV)或辅助/控制通气(A/C)模式,呼吸机发挥主要作用,自主呼吸完全被控制或仅能发挥有限的作用。CV 决定整个呼吸过程,自主呼吸不能发挥作用,否则容易发生人机对抗;AV 时,尽管自主吸气动作可持续整个呼吸机送气过程,但呼吸机送气的完成、吸呼气转换和呼气过程完全由呼吸机决定,也容易发生人机对抗,故上述模式皆称为持续指令通气(CMV)。各种定容型或定压型间歇指令通气(IMV)允许部分自主呼吸发挥作用,故也称为间歇

自主性通气,自主呼吸作用的强度取决于 IMV 的强度和次数。在 PSV、PAV、NAVA 等模式,整个通气过程完全由自主呼吸决定,称为自主性通气(S)。在 BIPAP、ASV 模式,只要调节合适,也可较好地发挥自主呼吸的调节作用。其他自动调节模式,如 VSV、PRVCV 只要合理调节也可较好地发挥自主呼吸的作用。与 CMV 比较,合理应用 S 有较多优点。

(一)生理学优点

1. 改善呼吸肌做功　大多数机械通气患者有一定的自主呼吸能力,完全采取 CV 并无必要,而 AV 也并不能抑制通气过程中呼吸肌的无效收缩,在人机同步不良的情况下反而导致呼吸肌做功增加。由于指令通气的 T_i 固定,流量形态和大小绝对或相对较固定(单纯定容型模式固定,部分智能定容型模式和定压型模式允许一定程度的变化),在病情明显变化的状态下,将导致上述预设值不能满足患者对"流量(特别是吸气初期流量)、V_T、T_i"的需求,导致呼吸功显著增加,因此在能够维持适当 V_E 的基础上,不加区分地应用指令通气不如应用自主性通

气,即使条件不允许,也应尽量采用部分自主性通气。合理应用 PSV、VSV、PAV、NAVA 等自主性模式,不仅能有效减少呼吸肌做功,且减少呼吸功的效率要超过 AV,因此既能缓解呼吸肌疲劳,又能避免呼吸肌的失用性萎缩。

2. 改善人机配合 自主呼吸缺乏或微弱的患者,机械通气可完全控制自主呼吸,实现人机配合。多数患者有一定的自主呼吸能力,用 AV 或 A/C 仅能在某种程度上完成吸气触发的配合(取决于触发过程的总阻力),吸气过程、吸呼气转换和呼气过程常有不同程度的人机对抗;为改善人机对抗,多需增大吸气流量、V_T 或通气压力,抑制自主呼吸,从而导致不同程度的"过度通气",且可能增加 VALI 的发生机会和机械通气对循环功能的抑制。在部分自主呼吸能力过强的患者,尚需使用较大剂量的镇静剂、肌松剂或麻醉剂;而药物的使用则可能抑制分泌物的引流、增加支气管炎和 VAP 的机会,诱发呼吸肌萎缩、延迟撤机,导致低血压。若采用 PSV、VSV、PAV、NAVA 等自主性通气模式,不仅自主吸气触发送气,吸气过程的完成和吸呼气的转换也由自主呼吸决定,因此可改善人机配合,并有助于避免"过度通气"和减少镇静-肌松剂的用量。

3. 改善肺泡萎陷 由于重力作用,气体有向肺尖部、前部,血流有向肺底部、背部分布的倾向,因此低位肺泡趋向陷闭。健康人通过自主呼吸代偿,低位肺区通气量增加,对抗重力作用,避免肺泡陷闭。CV 时,自主呼吸消失,发生肺泡萎陷的机会显著增加,故过去常有报道"肺微小不张(肺微不张)发生、肺顺应性减退"的报道;若存在肺实质病变,肺微不张的发生机会进一步增加,因此推荐大 V_T 通气以改善肺泡的陷闭,但较大 V_T 应用不当也可能增加 VALI 的机会和机械通气对循环功能的抑制。自主性通气将保留自主呼吸的部分代偿作用,降低对吸气流量、V_T 和通气压力的需求。

4. 维持适当通气量 指令性通气容易保障 V_E,但也容易发生"通气不足"或"通气过度",特别是慢性高碳酸血症患者,发生严重碱中毒的机会较多。在自主性通气模式,V_T 和 RR 受自主呼吸能力变化的调节,若 pH 显著上升发生碱血症,将抑制自主呼吸,出现 V_T 减小、RR 减慢;酸血症则自动增大 V_T 和增快 RR,因此自主性通气容易保障适当 V_E 和内环境的稳定。

5. 改善气体分布 从总体上讲,指令性通气可改善气流阻塞伴严重高碳酸血症患者的气体分布,但效率较低,因为在通气压力和重力的双重作用下,气体较多进入上肺区和时间常数较短的肺组织,而血流较多进入下肺区,导致气体分布不均。自主性通气通过膈肌的代偿性收缩,促进下肺区的通气,从总体和局部皆有助于改善气体分布。

6. 改善体循环静脉回流量 胸腔负压是体循环静脉血回流的主要动力。采用指令通气时,肺泡正压向胸腔传导;膈肌收缩力和张力的显著下降或消失进一步降低胸腔负压。自主性通气充分保留自主呼吸的代偿作用,通过胸廓扩张、横膈降低促进胸腔负压增大和回心血流量增加,在肺过度充气的患者,该作用尤其重要。急性肺过度充气可限制心脏的活动,促进肺泡内压向胸腔的传导,降低回心血流量和心排血量,但气道阻力和 PEEPi 的增大导致气体不能迅速进入肺内,结果自主呼吸代偿性增强,胸腔负压增大,静脉血回流量相应增大。一旦自主呼吸消失,肺泡内压将以较高的水平传至胸腔,导致胸腔负压显著下降,甚至逆转为正压,这是危重哮喘患者较少发生低血压,而一旦机械通气则血压迅速降低的主要原因。

7. 改善肺循环 CV 时,通过改善肺泡氧浓度和纠正呼吸性酸中毒,反射性扩张肺血管,降低 PVR。但肺泡内压或肺容积增大将压迫肺泡毛细血管,使 PVR 增大;而过大的肺泡正压也可向肺泡外毛细血管传导,进一步增加 PVR;肺泡正压向间质的传导也可压迫管壁较薄弱的大静脉,使 PVR 进一步增加。在高位肺区,由于重力的作用可能导致肺泡毛细血管的完全闭塞(出现 I 区),肺血流向低位肺区转移,尤其是在血容量不足的情况下。自主性通气则通过胸腔负压缓冲肺泡内正压的压迫作用,扩张陷闭的肺泡毛细血管,改善血流分布;而肺泡外毛细血管则可能明显扩张,从总体上降低 PVR。

8. 改善 $\dot{V}/\dot{Q}$ 失调 在严重通气不足的肺泡,CV 通过改善通气而改善 $\dot{V}/\dot{Q}$,但效率较低。如上述,由于气体和血流分布不均匀,CV 在多数情况下可能加重 $\dot{V}/\dot{Q}$ 失调,高位肺区和时间常数短的肺区形成无效腔样通气,低位肺区和时间常数长的肺区发生分流样效应。自主性通气则通过改善气体分布和血流分布改善 $\dot{V}/\dot{Q}$ 失调,降低 V_D/V_T,改善低氧血症。一般情况下,$\dot{V}/\dot{Q}$ 失调改善对降低 $PaCO_2$ 的作用不大,但在严重肺疾病,常规 V_E 已不能充分降低

$PaCO_2$的情况下,自主性通气通过改善$\dot{V}/\dot{Q}$失调,降低生理无效腔和V_D/V_T,增大$\dot{V}_A$,改善高碳酸血症。

9. 减轻机械通气相关性肺损伤　在有明显基础肺疾病的患者,VALI的发生主要取决于肺实质跨肺压增大和切变力增大。从总体上讲,与指令通气相比,自主性通气维持适当气体交换所需的V_E较小,肺扩张程度较轻。从局部上讲,自主性通气有助于改善气体分布,减轻局部实质的过度扩张;而肺实质的均匀扩张,也有助于减轻顺应性或时间常数不同的肺区之间的切变力。自主性通气时,若人机配合较好,不仅有助于改善气体分布,避免肺过度充气,降低PEEPi;也可避免人机对抗导致的高跨肺压和高切变力,从而避免或减轻VALI;PEEPi的降低还可进一步改善呼吸机触发的同步性和减少呼吸功。

（二）缺陷

1. 在某些情况下不能有效完成通气　自主呼吸太弱或缺乏的患者,不能触发呼吸机送气,不能应用;通气阻力太大,特别是气道阻力太大、高PEEPi的患者,吸气触发困难,不适合应用;呼吸浅快的重症肺实质病变,如重症ARDS患者,机械通气不能有效抑制过快的自主呼吸,也不适合应用。这些情况宜选择CMV、IMV,其中第一种情况很容易完成人机配合和有效通气;第二种和第三种情况常需应用镇静剂、肌松剂抑制过强、过快的自主呼吸,并注意通气模式和参数的调节。

2. 在某些情况下可能加重心功能不全　尽管自主呼吸产生的胸腔负压有较多优点,但胸腔负压过大不再增加回心血流量（限流效应）,反而显著增大左心室跨壁压和左心室后负荷,诱发或加重左心功能不全、肺水肿;也可能因肺间质负压过大而诱发或加重负压性水肿,但临床上容易忽视,因此应注意避免过强的自主呼吸,必要时适当应用镇静剂、肌松剂（详见第三十五章）。

3. 应用不当容易导致VILI　若自主呼吸频率过快可导致较多问题:肺泡扩张或回缩的加速度显著增大,切变力增大;导致部分肺区过度扩张（顺应性好的肺区）和部分肺区萎陷（气道阻力大的肺区）,并在不同肺区之间产生高切变力。通气模式选择或参数调节不当容易发生人机对抗,导致跨肺压和切变力显著增大,容易发生VILI,因此自主呼吸过快、过强或人机对抗时需特别注意呼吸机的调节,适当应用镇静剂、肌松剂。这在临床上特别容易被忽视。

总体而言,多数呼吸衰竭患者具有一定的自主呼吸能力。与指令性通气相比,自主性通气改善通气功能、换气功能和呼吸肌疲劳的效率较指令性通气高,而发生负效应的机会显著减少。自主性通气模式多为定压型模式,在改善人机配合和$\dot{V}/\dot{Q}$失调,以及避免VILI和循环功能抑制方面也有定压型模式的优点。但应用不当也常发生较多问题,且在临床上容易被忽视。

二、自主性通气模式的临床应用

自主性通气要求患者有一定的吸气触发和维持呼吸机送气的能力,否则必须选择CMV或IMV模式,如心肺复苏、镇静剂过量就无法应用自主性通气模式;在气道阻力显著增加的患者,如危重哮喘,吸气触发和吸气维持皆非常困难,需应用CMV或IMV,并适当应用镇静剂、肌松剂。自主性通气还应足以改善换气功能,否则必须改用CMV或IMV,并适当应用镇静剂、肌松剂,如重症ARDS。自主性通气模式的使用也取决于呼吸机的性能和功能,如旧式BiPAP呼吸机用于神经-肌肉疾病患者最合适,但其通气能力多有限,不适合重症哮喘和ARDS患者;旧式Bird 6400呼吸机由于反应时间太长,可用于COPD,但也不适合ARDS患者。

1. 神经-肌肉疾病　呼吸肌无力或疲劳是发生呼吸衰竭的直接原因,多需较长时间的通气治疗,甚至终身通气;患者气道阻力和肺弹性阻力基本正常或轻度增大。若应用CMV,容易导致以下不良后果:微小肺不张和肺顺应性减退,并进一步加重呼吸肌的萎缩,不利于疾病的恢复。多数病例宜首选自主性通气(S),采用较大的通气压力或V_T,从而在维持适当气体交换的基础上,防止肺泡萎陷和肺顺应性减退,防止或减轻呼吸肌的失用性萎缩。

2. 胸部或上腹部手术后患者　由于麻醉和创伤的影响,患者常出现肺泡陷闭和微小肺不张,因此患者一旦清醒,出现自主呼吸,应及早改用S模式,采用较大的通气压力或V_T。若自主性通气不能满足气体交换,可选择SIMV过渡。

上述情况皆可加用低水平PEEP。

3. 阻塞性睡眠呼吸暂停低通气综合征　此类患者发生低氧血症或呼吸衰竭的基础是咽喉部骨骼肌张力下降、软组织塌陷,中枢兴奋性增强,呼吸肌力量和呼吸力学皆基本正常,用简单S模式,如

CPAP 或 auto - CPAP 即可；少部分患者需采用 BiPAP 呼吸机、选择 PSV＋PEEP 模式通气，但 CPAP/PEEP 需足够大。

4. 中枢性低通气　患者呼吸肌功能和呼吸力学正常，但因中枢神经兴奋性低下，出现周期性低通气（主要是夜间睡眠时），用完全自主性通气不能纠正其呼吸形式的改变，需采用间歇自主性通气，最好用 MMV，但任何情况下皆不能通气过度。$PaCO_2$ 适当升高对维持呼吸中枢兴奋性是必要的。

5. 慢性阻塞性肺疾病　气流阻力增大、$\dot{V}_A$ 不足和 $\dot{V}/\dot{Q}$ 失调是发生呼吸衰竭的主要原因，PEEPi 和呼吸肌疲劳加重呼吸衰竭的进展。呼吸衰竭的特点为慢性代偿性或部分代偿性，主要是呼吸性酸中毒的代偿。

（1）CMV 的基本特点：可有效改善通气功能，促进肺泡 PO_2 和动脉血 pH 的恢复，从总体上改善 $\dot{V}/\dot{Q}$ 失调；缺点是 V_E 容易超过通气需求，过度抑制呼吸中枢，出现碱血症，延迟撤机；通气正压本身和自主呼吸的消失则有加重 $\dot{V}/\dot{Q}$ 失调的倾向，使通气效率降低。

（2）S 模式的基本特点：最常用 PSV 及其衍生模式，主要通过自主呼吸和支持压力的双重作用完成通气，有以下优点：① 从总体上保障 $\dot{V}_A$，避免过度通气和碱血症。② 在改善呼吸肌疲劳的基础上，维持适当的膈肌张力和收缩力，避免肌肉萎缩，促进撤机。③ 通过动脉血气的改善和自主呼吸的调节作用显著改善 $\dot{V}/\dot{Q}$ 失调，通气效率显著提高。

（3）非 S 模式的选择：在部分较重的患者，常不能有效完成通气，应改用 SIMV、SIMV＋PSV（包括定容和定压）模式或智能化形式。在一般情况较差、昏迷、严重呼吸肌疲劳的患者，自主性或间歇自主性通气皆不能维持适当的气体交换，则应选择 CMV；患者一旦清醒，呼吸肌疲劳改善，出现一定的自主吸气触发或人机对抗时，应及早过渡至自主性通气。

6. 危重支气管哮喘　主要特征是严重气道阻塞和肺过度充气，PEEPi 显著升高；病情进展快，绝大多数患者有一定的自主呼吸能力，甚至由于本体感受器和牵张感受器的过度兴奋，自主呼吸显著增加，氧耗量显著增加，胸腔负压也显著增大，故可维持适当的静脉回流，并使 PVR 不至于明显升高，从而缓冲过度充气对心脏活动的限制和对肺循环的抑制。

（1）S 模式的基本特点：理论上采用 S 模式有助于同时发挥机械通气的治疗作用和自主呼吸的代偿作用，减轻肺过度充气，但实际上大部分患者很难完成，特别是在危重患者。由于气道阻力显著增大、PEEPi 显著升高，自主吸气难以触发和维持呼吸机送气，各种 S 模式常不能正常运转，因此多数情况下宜选择 IMV 或 CMV。

（2）非 S 模式的选择：由于高气道阻力和高 PEEPi、气道高反应性、患者躁动不安，机械通气常难以有效完成或发生人机对抗，故宜选择 SIMV 或 CMV，且需同时应用镇静剂、肌松剂。但指令性通气和镇静剂、肌松剂相互作用，容易导致血压下降；两者和激素相互作用也容易出现重症肌无力，因此病情一旦改善应及早停用肌松剂，减少镇静剂，并及早改用 S 模式或直接撤机。

7. 急性呼吸窘迫综合征　ARDS 的主要病理学特点为高通透性肺水肿、肺泡陷闭和肺实变，部分患者有一定的重力依赖性，主要病理生理学特点为严重静动脉血分流，$\dot{V}/\dot{Q}$ 失调和弥散功能减退对低氧血症也有一定影响，但影响不大。患者主要表现为难以抑制的中枢兴奋性增强，顽固低氧血症，RR 显著增快和一定程度的 V_T 增大。

（1）CMV 的基本特点：选择 CMV 或 IMV 进行定压通气或 PHC 是目前的主要选择，但 PHC 有被滥用的趋势，此类通气需应用较大剂量的镇静剂、肌松剂抑制自主呼吸，这不仅有一般的不良效应，还可能加重低位肺组织的陷闭和实变，对病变的吸收不利。实验和理论皆证实，常规 PEEP 仅能扩张陷闭肺泡，由于重力、病变重等因素的影响，扩张低位肺泡的压力必须在 20 cmH_2O 以上，诱发 VALI 和抑制循环功能的作用可能将明显增强；控制通气和镇静剂、肌松剂的应用也会抑制膈肌张力和收缩力，腹腔脏器靠自身的重力上移，压迫低位肺组织，并使低位胸腔负压逆转为一定程度的正压，使低位肺组织实变。

（2）S 的基本特点：自主呼吸存在有助于维持低位胸腔负压，在减少通气压力的同时更有效地改善低位肺泡陷闭。因此，自主性通气对改善病变和病变进程有更高的效率。需强调 S 模式多不能有效抑制过快的自主呼吸，而自主呼吸过强将导致氧耗量增加，胸腔负压显著增大，并导致左心室后负荷增加；自主 RR 过快还可导致区域性肺组织萎缩或过度充气以及高切变力，因此部分患者需适当应用镇静剂、肌松剂。

8. **重症肺炎**　重症间质性肺炎(实质是肺内型 ARDS)的病理改变及临床表现与感染诱发的 ARDS 有一定的相似性,机械通气方法也差别不大。需强调在非间质性、单纯大叶性重症肺炎患者,肺泡容积增大、充满水分和实体成分是主要病理改变, $\dot{V}/\dot{Q}$失调和一定程度的静动脉分流是低氧血症的主要原因,呼吸增强不明显,机械通气的治疗作用有限,大多数患者可选择 S 模式。

9. **心源性肺水肿**　与 ARDS 的病理生理特点有一定程度的相似性,但导致低氧血症的主要原因为 $\dot{V}/\dot{Q}$失调和一定程度的分流,有更强的重力依赖性。

(1) S 模式的特点:患者表现为一定程度的呼吸加快、加深,可伴有呼吸肌疲劳,患者比较容易实现人机配合。机械通气也有一定程度的改善心功能不全的作用,与临床上联合应用血管扩张剂和利尿剂的作用相似,其作用机制是肺泡正压抑制左心室回心血流量和前负荷,更主要的作用是适当降低胸腔负压和左心室后负荷。

(2) CMV 的特点:与自主性通气相比,CMV 的治疗作用更显著,但也容易过度抑制回心血流量;CMV 的突然撤离则增加部分患者左心室的前、后负荷,导致心功能不全的迅速发生或再次加重。

总之,在以 PSV 为代表的自主性模式,通过自主呼吸的缓冲和代偿作用,有助于左心功能不全的逐渐改善和安全撤机,应首选。在急性危重症患者,可选择 CMV,以迅速改善肺水肿,病情改善后逐渐过渡至自主性通气模式,然后逐渐降低支持强度,切忌迅速撤机。

10. **慢性呼吸功能不全的康复**　目的是在适当改善呼吸肌疲劳和气体交换的基础上,避免呼吸肌的失用性萎缩,故宜首选自主性通气。

三、机械通气的不同阶段与自主性
通气模式的选择

1. **初始机械通气**　除非无自主呼吸或自主呼吸很弱,若从自主呼吸直接过渡至指令通气,患者多有较大程度的不适感和人机对抗,容易诱发低血压和气压伤,不少医师倾向于使用较大剂量的镇静剂。采用自主性通气模式,从较低水平辅助开始逐渐增加支持强度,则比较容易过渡至机械通气;若自主性通气不能满足适当气体交换,可继续过渡至 SIMV 或 CMV,这样患者多能顺利接受呼吸机通气。手压简易呼吸器随患者的呼吸通气,理论上应是最好的自主性通气,但与操作者的熟练程度有关。

2. **机械通气的维持**　除非是脑干或神经-肌肉的严重损害,绝大多数患者,在接受机械通气后 1~2 日呼吸肌疲劳恢复,并有相对较好的自主呼吸能力。但由于操作者熟悉程度和习惯性原因,仍继续采用原有的 CMV 或 SIMV 模式;符合或接近符合撤机条件时才考虑选择 S 模式,这是呼吸机依赖和延迟撤机的主要原因之一。因此,患者一旦恢复较稳定的自主呼吸能力,即应向 S 模式过渡;不能将通气维持和撤机分割,治疗过程实际也是逐渐撤机的过程。

3. **机械通气的撤离**　在早期缺乏 S 模式时,患者仅能采用 CMV 模式,间断停机是最常用的撤机方式。间断停机必然导致突然指令通气和突然自然呼吸的反复出现,容易导致患者呼吸和心血管功能的不适当改变,撤机过程繁琐,应用不当会导致撤机失败率升高,容易发生呼吸机依赖;而选择 S 模式撤机则是逐渐降低支持强度,直至相当于自主呼吸,撤机安全方便,发生呼吸机依赖的机会显著减少。用 S 模式时也经常需要间断停机,但这比 CMV 和 IMV 的间断停机要舒适和顺利得多。

四、常用自主性通气模式的选择

(一) CPAP 和 auto - CPAP　前者是固定设置,需人工调节;后者是智能化自动调节。总体上讲,CPAP 与 CMV、IMV、PSV 等模式形成 PEEP 的装置相同,作用相似,调节方法及最终大小也相同。

1. **基本特点**　CPAP 是将气道内压建立在一定正压水平上的自主呼吸,故可减轻或避免 CMV、IMV、PSV 模式本身的不良效应。但其缺乏呼吸支持,故适应证有限,多需加用 PSV、PAV、NAVA 等模式,此时不能称为 CPAP,而应称为 PEEP。CPAP 的应用以无创通气为主。

2. **适应证和应用原则**

(1) 上气道阻塞:OSAHS 是 CPAP 的最佳适应证,CPAP 大小以消除呼吸暂停和低通气为原则。Auto - CPAP 有取代单纯 CPAP 的趋势。

(2) 气管-主支气管阻塞:多数疾病机械通气无效,不适合应用。但复发性多软骨炎等导致呼气相大气道陷闭时,适当应用 CPAP 可能有一定作用,可试用。

（3）周围气道阻塞：COPD 并轻度呼吸衰竭也是较好的适应证，以明显减轻或消除气道陷闭为原则，具体大小为 PEEPi 的 50%～85%。重症支气管哮喘患者，选择大约 5 cmH$_2$O 的 CPAP 有助于扩张气道，减少呼吸功。

（4）肺实质疾病：多数情况下，单纯 CPAP 可用于治疗病情相对较轻的急性肺损伤或水肿。心源性肺水肿、负压性肺水肿、低蛋白血症性肺水肿是 CPAP 的较好适应证，多数情况下的疗效与 PSV＋PEEP 相似，而依从性可能更好，常用压力为 6～10 cmH$_2$O。ARDS 可选择 8～12 cmH$_2$O 的 CPAP，该压力相当于 $P-V$ 曲线的 LIP，可有效扩张陷闭肺泡、改善水肿液的分布，提高 PaO$_2$；改善肺顺应性、降低呼吸功；通过自主呼吸加强 CPAP 的作用。急性间质性肺炎（重症患者是 ARDS 的一种类型——肺内型）也是 CPAP 的较好适应证，作用机制和调节方法与 ARDS 相似。CPAP 对重症大叶性肺炎、慢性肺间质纤维化的疗效非常有限，不宜应用。

3. **对呼吸肌做功的影响** 呼吸机通气管路、阀门和连接管路皆有一定阻力；若为气管插管，阻力更高，因此尽管 CPAP 本身对降低气道阻力有一定作用，但总体效应可能有以下各种情况：呼吸肌做功改善、不变、增加。在性能较差的呼吸机、通气阻力（特别是气道阻力）较大的患者、气管插管患者、神经-肌肉功能有一定程度损害的患者，应避免单独应用 CPAP。有指征时，应首选无创通气；若选择人工气道机械通气，则最好加用 5～10 cmH$_2$O 的 PSV，这样的方式实质是 PSV＋PEEP，而不是单纯的 CPAP。

（二）PSV 和 VSV PSV 是最常用的 S 模式，VSV 则是 PSV 的智能化调节形式。强调 VSV 的智能化程度有限，也需经常调节，绝对不能设置一个目标 V_T 后就持续应用。

1. **基本特点和应用指征** 此类模式不仅能充分发挥自主呼吸功能，对自主呼吸也有一定的支持作用。现阶段，对大多数疾病和大多数治疗阶段而言，PSV＋PEEP 应该是最常用和最安全、有效的通气模式，主要用于有一定自主呼吸能力、气道阻力不是非常高的呼吸衰竭患者，有创、无创皆可。

2. **调节原则** 通过观察呼吸形式，适当检查动脉血气就可迅速完成支持压力的调节。在神经-肌肉疾病患者，最佳呼吸形式应与健康人相似或更深慢；若患者呼吸困难缓解，表现为深慢呼吸，无明显碱血症，说明支持压力适当。在阻塞性肺疾病患者，其呼吸形式应为深慢呼吸，限制性疾病应为适度的浅快呼吸；若患者的呼吸形式符合要求，且呼吸困难缓解，说明支持压力适当，因此与各种形式的 CMV、IMV 相比，PSV 或 VSV 安全有效得多，且可显著减少检查动脉血气的次数。

3. **压力调节方法**

（1）PSV 的调节：初始通气时，支持压力应较低，使 V_T 略小，RR 略快，以逐渐适应患者的自主呼吸；随后逐渐增大支持压力，使患者的呼吸形式符合要求，则可比较顺利地完成自主呼吸向机械通气的过渡。机械通气过程中，若 RR 加快，V_T 变小，说明通气压力不足，需提高压力；若 V_T 显著增大，RR 显著减慢，说明支持压力过大，需降低压力。机械通气撤离时，支持压力逐渐降低，而呼吸形式稳定，说明支持压力适当；若出现明显 RR 增快，V_T 减小，尽管动脉血气稳定，也说明支持压力不足，应恢复支持压力，待病情好转后再降低支持压力。

（2）VSV 的调节：强调初始通气时，目标 V_T 和支持压力皆较低；随着病情改善，目标 V_T 增大，具体大小随疾病特点和阶段变化（见上述）。支持压力也需调节，大体原则与单纯 PSV 相似。若应用得当可减少人工调节的次数。

（三）PAV 和 NAVA 理论上，PAV 是最理想的 S 模式，但技术欠完善，有待进一步改进，辅助强度一般为通气阻力的 40%～60%。理论上 NAVA 是较 PAV 更理想的 S 模式，但技术上欠完善，同 PSV 一样，通过观察呼吸形式，调节辅助强度。用 PAV、NAVA 通气时，需根据情况加用 PEEP，PEEP 的调节原则与上相同。

（四）BIPAP 实质是 PCV 与 CPAP 的结合，若辅助强度足够大，为 PCV。若高、低压力相等，为 CPAP；若高压和低压时间皆足够长，为双水平 CPAP；介于两者之间为 P－SIMV，可加用 PSV 及其衍生模式（VSV）。其适应证广泛，可用于各种类型的呼吸衰竭。若需发挥自主呼吸作用，则适当调整高、低水平压力的水平和时间，适当加用 PSV。

（五）ASV 与 BIPAP 有一定程度的相似，实质是 PCV 和 PSV 的结合，自主呼吸能力发挥的多少取决于辅助强度，若需发挥自主呼吸的功能，则应降低辅助强度，改用以 PSV 为主。

（六）PA（压力放大） 实际上是 PSV 和 VAV 的结合。PSV 首先发挥作用，在 PSV 不能完成预

设 V_T 的情况下,后者发挥作用。因此,若充分发挥自主呼吸功能,必须适度限制 VAV 的作用;支持压力的调节与 PSV 相同。

五、呼吸机与患者的连接方式

原则上自主性通气模式可用于气管插管、气管切开和面罩连接等各种正压通气形式,但人工气道可显著增加气道阻力,增加呼吸功(实验证实单纯克服气管插管阻力需 $7\sim9$ cmH$_2$O 的支持压力),延迟自主吸气触发,因此应尽量选择经面(鼻)罩通气。面罩或鼻罩的阻力尽管非常小,但漏气机会较多。与指令性通气不同,自主性通气模式的吸气触发和维持以及吸呼气转换皆需自主呼吸完成,而呼吸机不能识别自主呼吸气流和漏气气流,也不能识别吸气触发压和非吸气触发压,故漏气时不仅影响 V_T,也影响人机配合,需注意保障连接管路的密闭性,面罩性能和固定方法也有更高的要求,最好选择有漏气补偿功能的 BiPAP 呼吸机。

六、呼吸机的选择

采用 S 模式的关键是必须确保良好的人机配合和减少呼吸功。吸气触发同步是确保整个通气过程同步的关键。与吸气维持、吸呼气转换和呼气相比,患者自主吸气触发受外来因素影响最大,取决于自主呼吸能力、气道-胸肺阻力(包括人工气道阻力)、呼吸机性能等因素的综合影响,因此吸气触发是影响同步的最主要因素,性能好、反应时间短的呼吸机应首选;无创正压通气应首选 BiPAP 呼吸机。在自主呼吸过强或通气阻力过大的情况下,呼吸机发生假触发和自主切换的机会较多,应尽量选择有流量触发、压力触发合并持续气流或具有伺服阀功能的呼吸机。适度的持续气流有助于避免气道压的波动和假触发。当然与压力触发相比,流量触发的效率显著提高,对各种类型的患者都适用,但应注意避免气道和连接管路的漏气。

(朱　蕾)

第十六章
机械通气的适应证和禁忌证

呼吸机功能不断增多、性能不断改善,呼吸生理理论不断完善,临床应用技术和护理水平不断提高,机械通气的临床应用不断增多,其适应证、禁忌证的要求也相应变化。

第一节　机械通气的适应证

机械通气的适应证是相对的和可变的,应从以下几个方面考虑:① 机械通气的基本作用是维持适当通气,改善换气和缓解呼吸肌疲劳。机械通气的基本目的是维持生命需要,为原发病或诱发因素的治疗提供时机;在一定条件下可以作为积极的治疗手段,减轻或防治肺实质损伤,改善心功能;改善呼吸系统的引流,防治肺部感染。因此,治疗时应首先从机械通气的作用和目的出发选择和应用机械通气,不同要求有不同的适应证。② 随着对呼吸生理认识的不断深入,机械通气的理论和策略发生了重大变化,其适应证也逐渐变化,如既往认为心肌梗死和心源性低血压是禁忌证,而现在认为则是较好的适应证;过去对残存肺功能非常有限的 ARDS、危重支气管哮喘束手无策或采用代价昂贵的体外膜肺、氦氧混合气等手段,而现在则可采取允许性高碳酸血症(PHC)等策略,用普通呼吸机进行正压通气。③ 随着微电子技术的发展,呼吸机的性能和功能日趋完善和提高,可满足更多的通气需求;也出现了更多满足特殊需求的呼吸机,因此应根据现有设备决定适应证。④ 呼吸机和患者不同的连接方式,如经面罩正压通气和经人工气道机械通气有不同的适应证。⑤ 操作者的理论修养、技术水平和经验直接影响适应证的选择。⑥ 选择适应证也应考虑疾病的可逆程度,尽可能减少没有价值的人力、物力、财力的消耗。⑦ 最后还应考虑经济承受能力,这也是限制机械通气应用的重要因素。因此,单纯罗列几条适应证标准是不科学和不现实的,应根据具体情况灵活掌握。下面对机械通气的常见适应证选择进行简单的分析。

一、机械通气的应用范围

1. 心肺复苏　各种原因导致急性呼吸心搏骤停,如窒息、电击、溺水、急性心肌梗死、心室颤动或心室扑动,经短时人工呼吸和心脏按压急救后,应根据条件迅速进行机械通气。经口气管插管操作迅速、便捷,既能维持稳定通气,又能维持呼吸道通畅,应首选。若短时间内无条件建立人工气道,应迅速用简易呼吸器经面罩机械通气过渡。

2. 呼吸衰竭　任何原因导致的呼吸动力不足,如颅内高压、脑干损害、运动神经元病、重症肌无力;或通气阻力增加,如 COPD、支气管哮喘、严重胸廓畸形或胸廓损伤、严重肺实质或肺间质损伤、急性肺水肿皆可导致呼吸衰竭,经保守治疗无效后应及早行机械通气。

(1) 颅内病变:患者多有明显神志异常,呼吸道分泌物引流困难,故多需建立人工气道。

(2) 神经-肌肉疾病或胸廓疾病:患者多神志清醒,有一定的自主呼吸能力和咳痰能力,呼吸阻力不大,应首选经鼻(面)罩正压通气或负压通气;无创通气不理想或呼吸道分泌物较多时,应及早建立人工气道;部分患者需长期机械通气,首选无创通气,若呼吸道分泌物引流不畅,应及早行气管切开。

(3) 药物中毒:在镇静剂、催眠药过量导致的呼吸衰竭患者,中枢兴奋剂有较好的疗效,不一定要给予无创或有创机械通气。若患者有明显的呼吸减弱或突然的呼吸骤停、胃内容物误吸、咳嗽反射无力时,应及早建立人工气道。

（4）上气道阻塞：有明显解剖学异常的患者应手术治疗，机械通气无效；在 OSAHS 患者，经鼻 CAPA 或 auto - CPAP 是首选的通气方式。

（5）喉部病变或大气道阻塞：应首选气管切开、放置内支架或手术治疗。

（6）小气道阻塞：如 COPD、支气管哮喘，原则上对轻、中度患者应首选无创通气；重症或危重患者应及早行气管插管，其中支气管哮喘多进展快、病情重，但若治疗适当，恢复也较快，故首选经口气管插管。COPD 患者发病缓慢，机体多已发挥一定程度的代偿，且病情缓解也较慢，应首选无创正压通气或经鼻气管插管机械通气。

（7）急性肺实质疾病：ARDS 表现为有顽固性、致死性低氧血症，多需及早建立人工气道；部分危重且估计有一定可逆性的患者，及早应用 ECMO。急性间质性肺炎，普通氧疗效果不佳时应及早行无创正压通气，严重患者及早建立人工气道；亚急性或慢性肺间质疾病，如慢性肺间质纤维化，因病变进展相对较慢，机械通气需时较长，潜在并发症较多，特别是感染的机会较多，一旦感染对原发病影响极大，应尽量选用无创通气，人工气道尽量少用。上述疾病患者，若有明显的免疫功能抑制，应及早给予无创通气。多数心源性肺水肿患者神志清醒，治疗适当恢复较快；适当机械通气不仅能改善低氧血症，也可迅速减轻左心室的后负荷，故首选无创通气。随着对呼吸生理认识的不断深入和机械通气技术的提高，人工气道通气明显增多，而无创通气的增多更明显。

3. 特殊目的的机械通气

（1）预防性机械通气：呼吸功能减退的患者做胸部、心脏或腹部手术，严重感染或创伤，慢性肺功能减退并发急性感染，估计短时间内可能发生呼吸衰竭，可预防性应用无创通气；若手术后需保证呼吸道引流通畅，宜建立人工气道。

（2）康复治疗：应用逐渐增多，多采用无创正压通气，主要用于 COPD 等慢性肺功能减退疾病、慢性心功能不全、慢性神经-肌肉疾病。

（3）分侧肺通气：多用于手术患者；也可用于双肺病变严重不均、双侧肺呼吸动力学明显不一致的患者，但实际临床价值有限。

二、机械通气适应证的生理学指标

（一）生理学指标　机械通气可用于上述各种疾病，在不同情况下有不同的要求，单纯确定几个呼吸生理学指标并不合适，以下指标仅供参考：① RR>35 次/min 或<8 次/min。② V_T<5 ml/kg。③ VC<15 ml/kg。④ 呼吸指数(f/V_T)>105。⑤ 肺泡动脉血氧分压差[$P_{(A-a)}O_2$]>50 mmHg(FiO_2=21%)。⑥ $P_{(A-a)}O_2$>300 mmHg(FiO_2=100%)。⑦ 氧合指数($OI=PaO_2/FiO_2$)<300 mmHg。⑧ PaO_2<50 mmHg（吸氧时）。⑨ $PaCO_2$>50 mmHg，伴 pH<7.30；生理无效腔与潮气量比值(V_D/V_T)>0.6；静动脉血分流率($\dot{Q}s/\dot{Q}t$)>15%；最大吸气压(MIP)>-25 cmH_2O。

（二）生理学指标的评价

1. 生理学指标的应用范围　一般用于指导呼吸衰竭患者的机械通气治疗，且主要是用于经人工气道治疗，而心肺复苏、预防性通气无须考虑上述指标的变化。

2. 呼吸衰竭标准和机械通气标准及其关系　呼吸衰竭的诊断依据是病史、症状、体征和实验室检查结果，其中主要是动脉血气指标。但呼吸衰竭的诊断标准并不是机械通气的标准，如 PaO_2<60 mmHg 和 $PaCO_2$>50 mmHg 只是呼吸衰竭的诊断标准，一般达不到标准无须机械通气，而达到标准的多数患者也不需要机械通气；部分患者呼吸衰竭程度也有周期性变化，有时需要机械通气治疗，有时则不需要，因为一次或数次动脉血气结果不一定能真实反映疾病的严重程度，如夜间低通气或 OSAHS 患者仅在夜间出现低氧血症和呼吸性酸中毒。因此，症状和体征的变化也非常重要，若患者出现白天嗜睡、精力下降等情况，则可能存在夜间低通气，应做相应检查，在此基础上进行夜间机械通气治疗。生理学指标的选择也应考虑治疗目的，若以机械通气作为生命支持手段，则应严格限制指标；若作为积极的治疗手段，如夜间低通气的治疗、COPD 的康复、预防性通气等则宜放松指标，因此任何指标对机械通气的选择仅有相对的意义，严格根据指标的变化选择机械通气是不科学的。

3. 不同指标的意义及对指导机械通气的价值

（1）呼吸频率增快：见于呼吸神经反射的各个环节、调节呼吸中枢的大脑皮质及以下各个部位的器质性或功能性异常。

1) RR 增快的常见原因

A. 感受器兴奋性增强：机械感受器兴奋性增

强常见于肺容积显著减小或显著增加、肺水肿、气道阻力增大；化学感受器兴奋性增强见于缺氧和呼吸性酸中毒、代谢性酸中毒。

B. 呼吸中枢兴奋性原发性增强：常见于颅内病变。

C. 呼吸肌收缩力减弱：见于多种疾病，如神经-肌肉疾病导致的呼吸泵衰竭，V_T 显著减小，导致反射性 RR 增快；肺容积过度增大，使胸廓和横膈处于显著的"扩张"状态，而呼吸肌处于不利的收缩位置；或长期通气负荷过重，呼吸肌疲劳，结果呼吸驱动力不足，导致代偿性 RR 加快。

D. 大脑皮质或皮质下中枢兴奋性增强：如焦虑、烦躁、疼痛，常有 RR 增快。

E. 其他情况：高热、感染、损伤、心功能不全等常有 RR 增快。

因此，RR 的增快并不是呼吸衰竭或呼吸肌疲劳的可靠指征，作为通气指标时，应参考其他症状和体征，积极查找原发病，并推测导致 RR 增快的可能因素。

2) RR 增快价值的判断

A. RR 增快是神经-肌肉疾病患者机械通气的可靠指征：膈神经损伤、重症肌无力、周期性瘫痪（周期性麻痹）、电解质紊乱可导致呼吸肌功能减退，V_T 降低，RR 增快，达一定程度将发生呼吸泵衰竭，故 RR 增快是判断该类患者是否发生呼吸衰竭和需要机械通气的可靠指征。RR 明显加快时应给予机械通气治疗，首选无创通气。

B. RR 增快是 COPD 患者呼吸肌疲劳的重要指征和机械通气的重要指标：COPD 患者的主要病理生理改变是气流阻力增加，故表现为深慢呼吸。RR 增快是出现严重肺过度充气和呼吸肌疲劳的指征，部分情况下与低氧血症或合并焦虑有关。因此，对 RR 增快的患者，应给予抗感染、促进排痰、改善气道痉挛、适当吸氧等治疗；在此基础上，给予机械通气治疗有助于促进呼吸肌疲劳的恢复，减轻肺过度充气，减慢 RR。首选无创通气。

C. RR 增快是重症哮喘的指征：与 COPD 等周围气道阻塞性疾病有一定程度的相似性，但可靠度更高，但强调及早充分药物治疗，机械通气首选经口气管插管。

D. RR 增快不是 ARDS 患者机械通气的指征：在 ARDS 患者，RR 增快主要是肺容积减小、肺损伤、肺水肿所致，高热和高代谢状态有一定的加重作用，

低氧血症的作用有限，给予机械通气并不能有效减慢 RR，常需加用镇静剂、肌松剂，因此 RR 增快一般不作为机械通气的指征。但部分患者合并呼吸肌疲劳，机械通气对减慢 RR、改善呼吸肌疲劳有一定作用。

E. RR 增快不是急性肺水肿或其他肺实质疾病的机械通气指征：与 ARDS 相似，其 RR 增快与低氧血症关系不大，也不是机械通气的有效指征。

(2) RR 明显减慢：是呼吸中枢受损或严重呼吸衰竭的表现，是及早建立人工气道和机械通气的有效指征。

(3) V_T 和 VC 下降：是了解目前肺功能状态和指导机械通气的参考指标，两者皆反映气道-肺实质的损伤程度，对指导机械通气有重要价值。需强调机械通气前应充分了解疾病的可逆性及肺功能可能的恢复程度。若推测有较大的恢复程度，应积极机械通气；若无改善的可能，强行机械通气可能会导致撤机困难，甚至不能撤机，加重社会、家庭的负担及个人生活的痛苦，应慎重选择机械通气，特别是慎重建立人工气道。

(4) 呼吸指数升高

A. RR/V_T 价值的初步判断：反映通气效率，数值越低，通气效率越高；反之，通气效率越低。RR/V_T 也可大体反映呼吸肌疲劳的严重程度。严重呼吸肌疲劳，将导致 RR/V_T 明显升高，一般认为超过 105 时需机械通气。但 RR/V_T 的特异性较差，影响 RR 和 V_T 的因素皆可影响 RR/V_T 的大小。

B. 神经-肌肉疾病：RR/V_T 与呼吸肌收缩功能直接相关，反映呼吸肌功能或疲劳的特异性较高，一旦明显升高，应积极机械通气，可首选无创通气；若咳痰能力减弱，则应及早建立人工气道。

C. 气流阻塞性疾病：主要是指周围气流阻塞性疾病，其典型呼吸方式为深慢呼吸。肺容积增大和气道阻力增加可诱发呼吸肌疲劳，导致浅快呼吸，因此 RR/V_T 对判断呼吸肌疲劳有一定价值，一旦明显升高也应积极机械通气，首选无创通气。

D. 肺实质疾病：肺容积减小，V_T 减小（急性者增大）；通过一系列机械性反射，RR 增快，但与低氧血症的关系有限，因此可表现为 RR/V_T 升高，但对判断低氧血症程度和呼吸肌疲劳的价值不大。

E. 其他：任何影响呼吸运动的因素（与 RR 的影响因素相似），如焦虑可导致 RR/V_T 明显升高，对判断病情和决定是否应用呼吸机基本无价值。

(5) 换气功能指标异常：不同 FiO_2 时的 $P_{(A-a)}O_2$、

OI、$\dot{Q}s/\dot{Q}t$ 主要反映换气功能的损害程度,其中 OI 是目前最常用的指标。若这些指标显著改变,单纯氧疗效果有限,且普通氧疗装置也很难提供 60% 以上的 FiO_2。呼吸机可精确提供从 21% ~ 100% 的各种 FiO_2 的输出气,并能通过呼吸机的机械作用(如 PEEP 和 P_{plat})改善换气功能,防止或减轻氧中毒,因此应考虑机械通气,可选择人工气道或面罩连接。但机械通气前应评估病变的可逆性,如 ARDS 患者,发病因素消除后肺功能可完全或大部分恢复,应尽早行机械通气。而肺间质纤维化或晚期肺癌患者,无论采取任何治疗手段都不能改变其进行性进展的特性,应尽量避免人工气道机械通气。

(6) PaO_2 下降:普通吸氧,$PaO_2 < 50$ mmHg,说明存在较重的通气或换气功能障碍,若病情进一步进展,可能会危及生命,机械通气是改善低氧血症的重要措施。夜间低通气或呼吸暂停的患者,晚上 PaO_2 下降,白天 PaO_2 正常或接近正常,主要表现为白天嗜睡,定向力、智力、精神改变,一旦证实应积极夜间无创通气。

(7) $PaCO_2$ 升高:$PaCO_2 > 50$ mmHg,说明存在严重的 V_E 不足或 $\dot{V}_A$ 下降,机械通气是主要的治疗手段。

A. 影响机械通气选择的基本因素:需考虑基础病的可逆性及诱发因素,还应参考动脉血 pH 和基础 $PaCO_2$。因为单纯 $PaCO_2$ 改变对机体的影响较小,主要通过 pH 间接影响机体的代谢。

B. 轻度 $PaCO_2$ 升高:pH 轻度改变,通过积极治疗原发病或诱发因素或加用呼吸兴奋剂等手段即可使 $PaCO_2$ 逐渐或较快恢复正常,无须机械通气。特殊情况例外,如危重哮喘发作。

C. 慢性呼吸衰竭:通过机体的代偿,即使 $PaCO_2$ 升至 70 ~ 80 mmHg,pH 也可恢复正常,以药物治疗或无创正压通气为主。强行人工气道机械通气达不到生命支持作用,反而可能产生较多负效应,特别是损伤呼吸道的防御功能,抑制咳嗽反射的效率。

D. 急性呼吸衰竭或更高 $PaCO_2$ 水平的慢性呼吸衰竭:必然伴随 pH 的下降,应积极机械通气,其中急性重症患者以有创通气为主,慢性患者以无创通气为主。

E. 呼吸性酸中毒合并代谢性酸中毒:$PaCO_2$ 对机体的抑制作用显著增强,即使 $PaCO_2$ 轻度升高,也应积极机械通气,以较快改善酸血症,并积极纠正代谢性酸中毒及导致代谢性酸中毒的因素。

总之,$PaCO_2$ 升高是否需机械通气应结合原发病和诱发因素、CO_2 潴留的速度和程度、机体的代偿情况、其他并发症或合并症综合考虑,参考机械通气的作用和目的,衡量机械通气的利弊。在急性轻度高碳酸血症患者可首选无创通气,若效果不佳则及早建立人工气道;在慢性高碳酸血症和基础 $PaCO_2$ 较高的患者应首选无创通气。

(8) 吸气肌收缩力:呼吸包括吸气和呼气两个过程,呼气是被动的,即使呼吸运动增强或发生呼吸衰竭,呼气肌被动用时,被动呼吸仍起主要作用;吸气过程是主动的,吸气肌收缩力和耐力的强弱决定呼吸泵的功能,影响呼吸衰竭的发生和进展。

A. 原发性神经-肌肉疾病:呼吸肌力量是决定呼吸衰竭的关键,一旦达标准,应积极通气治疗,以无创通气为主;若患者咳痰困难需及早建立人工气道。

B. 周围气流阻塞性肺疾病:长期通气负荷增高会导致呼吸肌疲劳,而呼吸肌疲劳又会促进呼吸衰竭的进展,因此若 MIP 明显下降,伴明显辅助呼吸肌活动,特别是胸锁乳突肌活动及胸腹矛盾运动,应积极机械通气,首选无创通气。

综上所述,绝大多数生理学指标异常作为机械通气的指征时需结合具体疾病。一旦决定机械通气,还应结合患者的病理生理特点选择无创或有创通气。单纯保守治疗、无创通气、有创通气之间无绝对的界线,而是有较大的重叠范围,需结合具体情况、通气技术和护理条件决定。

第二节　机械通气的禁忌证

机械通气无绝对禁忌证。一般大咯血期不适合机械通气;多发性肋骨骨折、气胸、张力性肺大疱,在未经适当处理前,应慎重通气。双肺呼吸动力学参数严重不均者,应尽量双侧肺通气。有低血容量或低血压(心源性除外)的患者以及脑损伤、颅内高压的患者在适当处理前,需严格选择机械通气方式和策略。

1. **大咯血** 咳嗽反射是机体的正常反应,若不能有效将血咯出,说明患者的呼吸能力和咳嗽反射皆明显减弱,因此应尽可能保护完善的咳嗽反射,以保障气道内血液较快咳出;一旦建立人工气道,必然限制患者的活动和咳嗽能力。但若患者出现血液阻塞大、中气道,导致肺不张和严重低氧血症或有窒息倾向时,应尽早建立人工气道,充分冲洗和反复进行气道吸引,解除阻塞;在此基础上可给予机械通气。

2. **气胸** 机械通气高压可能加重气胸,而气胸可进一步压缩功能不全的肺组织,加重呼吸衰竭。呼吸衰竭患者合并气胸时应尽早切开引流,在此基础上若呼吸衰竭仍较重,可给予经人工气道机械通气。通气时应注意避免可能加重气胸的因素:① 保持良好的人机配合,必要时应用镇静剂、肌松剂抑制过强的自主呼吸。② 在维持呼吸平稳的基础上,尽可能选择低压力、小 V_T 通气。③ 延长 T_e、选择递减流量波。④ 尽量减小或停用 PEEP,促进胸膜破口在呼气期的闭合。需强调危重支气管哮喘发生气胸有一定特殊性,即患者在肺过度充气的基础上常因烦躁、突然的气道痉挛等诱发。若建立人工气道,通过合适的通气策略和抑制过强的自主呼吸,可防止气胸的进一步加重。

3. **张力性肺大疱** 机械通气患者容易发生或加重张力性肺大疱,因此在此类患者应尽量避免机械通气,若呼吸衰竭较重而需要通气时,也应尽早通气,通气策略与气胸相同(详见第十七章)。

4. **多发性肋骨骨折** 将破坏胸廓的动力结构,机械通气可导致胸廓吸呼气时相的矛盾运动,因此通气前应给予适当固定,而选择 BIPAP 通气有助于避免或减轻胸廓的矛盾运动。

5. **双侧或单侧肺呼吸动力学参数严重不均** 机械通气可导致一侧或部分肺区严重通气不足,加重呼吸衰竭;而另一侧或另一部分肺区过度充气,容易诱发气压伤和加重机械通气对循环功能的抑制。因此,双侧肺呼吸动力学参数严重不均时,应首选双侧肺通气。但实际上除肺手术时,临床需双侧肺通气的机会不多,如肺结核导致一侧毁损肺,或各种原因导致一侧肺不张,患侧肺几乎无通气功能,只需按单肺调整通气参数即可(详见第三十七章)。而单侧肺区严重通气分布不均时,选择合适的通气策略可取得较好的通气效果,如适当 PEEP 可保持气道和肺泡的开放;平缓的吸气流量、适当延长 T_i 可保障气流进入气道阻力大的肺区;适当平台压可使气流重新分布进入高阻力肺区。在上述基础上,选择定压型通气模式和避免高气道压力有助于改善气体分布。

6. **低血压** 机械通气可导致低血压,尤其是血容量不足时,因此机械通气前应补充血容量,并在通气过程中继续补充;机械通气过程中出现的低血压,应适当调整通气压力和适当补充血容量。在充血性心功能不全患者,合适机械通气也可能降低心脏的前、后负荷,特别是后负荷,改善左心功能,因此合并心源性低血压或严重低氧血症的患者,适当机械通气是可行的。

7. **脑缺血** 脑血管具有自主调节功能,动脉血压和静脉血压的变化对脑血流量影响不大。一旦出现脑损伤或明显颅内高压,将导致脑血管的调节功能失常。在此基础上,机械通气导致的低血压可引起脑血流量减少,而胸腔内压的升高又可导致脑内静脉压升高,颅内高压加重,进一步加重脑缺血,因此该类患者机械通气时,应严格控制压力和 V_T,也要注意维持动脉血气在理想的水平。

(朱 蕾 蒋进军)

第十七章
肺大疱和低血压患者的机械通气策略

肺大疱和低血压是机械通气时的常见问题，在第十六章有所阐述，但不足以解决临床医师的困惑。目前仍有较多学者认为机械通气正压容易导致肺大疱破裂和气压伤，也容易导致回心血流量减少，加重低血压，故常将肺大疱和低血压作为机械通气的相对禁忌证。事实上有较多误区，故将这两部分内容单独成章阐述。

第一节　机械通气对肺大疱的影响和通气策略的选择

一般认为机械通气高压容易导致肺大疱破裂，诱发或加重气胸；而随着 CT 扫描的广泛应用，发现肺大疱（包括张力性大疱）的机会日趋增多，使临床医师的顾虑更趋增大。

一、肺大疱破裂的基础

正常肺泡结构完整，相互之间通过肺泡孔相通，压力容易平衡，加之胸廓的保护作用，在高压作用下不容易破裂。与正常肺泡相比，肺大疱结构的完整性遭到破坏，相互之间的肺泡孔明显减少，压力不容易平衡，特别是张力性大疱，故在机械通气高压作用下容易破裂，导致气胸和纵隔气肿的发生。

二、跨肺压和切变力增大是发生
气压伤的直接和主要原因

1. 跨肺压和切变力增大是发生气压伤的直接和根本原因　详见第八章第二节。

2. 肺泡高压不是导致肺大疱破裂的直接原因　习惯认为肺泡高压容易导致肺大疱破裂，但事实上并非如此。如第八章第二节所述，跨肺压或切变力过大导致的肺泡过度扩张或变形是气压伤的直接原因。若平缓用力呼吸，肺泡内压明显升高，胸腔内压也明显升高，跨肺压不大；吸气或呼气流量变化幅度小，切变力也不大，不容易发生气压伤，但突然用力呼吸，肺泡内压骤然升高，胸腔和肺间质压来不及迅速升高，导致跨肺压升高；肺泡和肺大疱急速扩张和回缩，切变力显著增大；大疱和周围相对正常肺组织的顺应性明显不同，呼吸运动使两者之间产生高切变力。跨肺压和切变力共同作用导致气压伤，临床上也确实如此，自发性气胸主要发生于突然提重物、咳嗽、屏气等情况下。

3. 气道高压不是导致肺大疱破裂的直接原因　习惯上认为机械通气导致的气道压升高必然导致肺泡高压，容易发生大疱破裂和气胸，这是一个明显的误区。机械通气导致的气道高压首先消耗在气道阻力上，进入肺泡内的压力，即吸气末压或平台压不一定明显升高。在同样气道峰压条件下，气道阻力大者平台压低，如 COPD 和支气管哮喘患者；弹性阻力大者平台压高，如 ARDS、肺炎、肺水肿。气道病变的不均匀也影响平台压的分布和气压伤的发生。

(1) 支气管哮喘：在中央肺区，气道短，自主呼吸或机械通气时，肺泡内压明显升高；在周边肺区，气道长，肺泡压升高的幅度小，故中央肺大疱容易破裂而发生间质和纵隔气肿。

(2) COPD：常存在不均匀的气道病变和肺弹性组织的破坏，一般下肺病变重、上肺病变轻，周边病变重、中心病变轻，在机械通气高压和重力作用下，容易发生周围肺泡破裂，发生气胸。

三、适当机械通气减少肺大疱的
破裂和气压伤的发生

1. 疾病加重导致跨肺压和切变力增大　在气

道-肺实质病变加重导致呼吸衰竭后,患者多有明显的呼吸增强、增快。增强意味着胸腔负压明显升高,跨肺压增大;增快意味着切变力增大。在 COPD 患者,气道阻力增大和呼吸增快必然导致 PEEPi 的形成和增大,从吸气动作出现到克服 PEEPi 和气道阻力产生吸气气流常有较长的时间。在这段时间内,只有吸气动作而无气流产生,本体感受器兴奋,呼吸显著增强,伴三凹征出现,胸腔负压可增大至-30~$-60\ cmH_2O$ 或更高,即吸气气流产生前的跨肺压可增大至 30~$60\ cmH_2O$ 及以上;同时呼吸增强、增快导致肺泡和肺大疱产生高切变力;肺大疱和周围肺区顺应性明显不同,呼吸运动可使两部分之间产生高切变力。高跨肺压和高切变力共同作用将容易导致气压伤发生。

2. 适当机械通气降低跨肺压和切变力 适当机械通气使呼吸逐渐平稳,肺大疱运动产生的切变力以及肺大疱与周围肺区之间的切变力显著减小;同时胸腔负压也明显降低,若机械通气高压 $20\ cmH_2O$,胸腔负压降至$-7\ cmH_2O$(可保障良好的血液回流),则跨肺压$=20\ cmH_2O-(-7\ cmH_2O)=27\ cmH_2O$,也将显著低于自主呼吸时的跨肺压。切变力和跨肺压减小将使气压伤的发生机会显著减少。

四、机械通气不当是发生
气压伤的常见原因

1. 通气压力不足是导致气压伤的常见原因 为减少气压伤,临床医师倾向于设置较小 V_T 或较低压力,导致通气压力不足以克服增大的气道阻力和肺弹性阻力;患者呼吸增强、增快不能缓解或进一步加重,必然导致跨肺压和切变力增大,气压伤的发生机会反而增加。

2. 人机对抗是导致气压伤的最主要诱发因素 通气模式选择或参数设置不当将导致吸气触发困难、患者和呼吸机的吸呼气时相不一致,前者可导致胸腔负压和跨肺压的明显增大;后者容易导致吸气时胸腔负压或肺泡正压的骤然升高,必然导致跨肺压的显著增大,同时产生高切变力。在明显人机对抗的患者,跨肺压的增大更显著,且容易忽视,是诱发气压伤的最常见原因。

3. 其他因素 人工气道、连接管路、滤网堵塞、新型通气模式的不合理选择和应用等,皆导致通气阻力进一步增大,伴跨肺压和切变力增大。

五、机械通气策略的选择

如上述,较高的机械通气压力不宜设置,而不能缓解呼吸窘迫的较低压力更不宜设置;气道病变的不均匀容易导致平台压分布的不均匀,定容型通气模式不是理想选择,故有张力性肺大疱的患者应首选定压型或自主性通气模式,选择适当的通气压力和吸气时间(主要是在 PCV、PRVCV、BIPAP、ASV 等模式)或辅助强度(主要是在 PSV、PAV、NAVA 等模式),以缓解呼吸窘迫、避免人机对抗,同时保持适当自主呼吸为原则。必要时适当应用镇静剂、肌松剂抑制过强的自主呼吸。

第二节　机械通气对低血压的影响和通气策略的选择

临床医师习惯认为机械通气必然加重低血压,事实上并非如此。机械通气对低血压的不良影响主要取决于发生低血压的原因、呼吸衰竭的情况和通气策略的选择。

一、低血压原因是影响机械通气
策略的主要因素

1. 血容量不足 在低血容量休克或脓毒症休克,血容量不足是低血压的主要原因,机械通气高压将导致回心血流量的进一步减少和左心室前负荷的降低,加重低血压。机械通气正压越高,对低血压的影响越显著,故需扩充血容量,特别是胶体液的补充,同时适当控制通气压力或 V_T。

2. 左心功能不全 在左心功能不全、肺水肿患者,常有明显呼吸增强和胸腔负压增大。在限流效应作用下,前负荷变化不大,但左心室跨壁压明显增大。

（1）适当机械通气：可明显降低左心室的跨壁压和后负荷，增加心排血量，对前负荷影响不大，从而改善低血压。

（2）过高通气压力：将显著降低回心血流量和前负荷，加重低血压。

（3）机械通气压力、流量不足：导致患者呼吸过度增强、增快或人机对抗，胸腔负压明显增大，显著增大左心室跨壁压和后负荷，加重低血压。

综上所述，机械通气以缓解呼吸窘迫和维持适当自主呼吸为原则，机械通气过度或不足皆不合适。

3. 血管张力下降　若为镇静剂、肌松剂、麻醉剂应用过量导致的低血压，机械通气高压也将进一步加重血压的下降，此时需适当应用血管收缩剂和适当补充血容量。

二、呼吸衰竭的严重程度影响低血压患者机械通气策略

严重低氧血症可导致心肌损伤、心律失常和心肌收缩功能的减退，严重呼吸性酸中毒和代谢性酸中毒也可导致心肌功能的减退；导致周围器官组织功能障碍，从而导致低血压加重。适当机械通气可迅速纠正低氧血症，改善酸中毒，从而改善心肌功能，纠正心律失常，增加心排血量，改善低血压。心排血量的改善也将导致组织器官血供、氧供的改善和内环境紊乱的逐渐纠正，使增加的毛细血管通透性逐渐好转，低血压逐渐纠正。适当机械通气也会抑制过强的自主呼吸，降低氧耗量，间接促进心脏氧供的改善。当然机械通气不当也会加重低血压。

三、机械通气不足或人机对抗是加重低血压的重要原因

实际机械通气时，一般比较注意通气压力和V_T过大对循环系统的抑制。但实际临床应用时，发生通气不足而诱发或加重左心功能不全、肺水肿和发生低血压的情况显著增多，且容易忽视，主要见于以下情况。

1. 人工气道、连接接头过细或不完全阻塞　导致气道阻力显著增大，呼吸肌本体感受器兴奋，呼吸肌收缩力显著增强，呼吸加深、加快。

2. 通气压力或V_T不足　包括通气压力（定压型模式）、V_T（定容型模式）的设置不足和设置不当，前者容易理解，但后者容易被忽视，因为现代呼吸机的调节日趋复杂，设置V_T或压力往往要通过多个参数才能完成。如设置一个恒定的V_T可能需设置流量波形、流量大小、送气时间、屏气时间（或平台时间）、流量上升时间、压力限制，任何一个参数设置不当，都会使设置的一部分V_T在吸气结束时不能进入气道，导致实际输入V_T不足，这在临床上非常常见，但容易被忽视。其监测特点是触发压力显著降低、压力波形呈三角形或近似三角形（定压型模式）改变或平台消失（定容型模式），波形图变化见相关章节，主要是第十一章、第二十八章第九节。结果患者呼吸增强、增快。

3. 漏气　尽管设置的V_T、通气压力足够，但实际进入气道的气流量不足，其监测特点是呼气V_T显著低于吸气V_T，压力、流量、V_T波形图监测（第二十八章第九节）提示漏气存在，导致呼吸加深、加快。

随着无创正压通气的日益增多，发生漏气的机会也显著增大；同样，高档呼吸机的连接比较复杂，漏气的机会也相应增大。

4. 初始吸气流量不足　由于人工气道和触发灵敏度的阻力，使得机械通气患者初始吸气时，不能像正常人一样迅速产生气流，从而导致吸气气流和吸气动作之间存在时间差，产生"窒息样通气"效应，而一般定容型模式的流量波形为方波，不容易满足患者对吸气初期高速气流的需求，特别是呼吸较快的患者，因此尽管V_E较大，也会导致呼吸加深、加快。若上述V_T或流量上升时间设置不当更容易导致吸气初期的流量不足。

5. 其他参数设置不当　如RR、T_i设置不当等导致呼吸机输送气流的形式不符合患者的实际需求，如T_i过长、反比通气等，也会导致呼吸加深、加快。

6. 呼吸机性能下降或滤网阻塞　临床上较常见，特别是BiPAP呼吸机。此时尽管设置的通气压力或V_T足够大，但呼吸机不能迅速输出足够的气流量，结果导致患者呼吸加深、加快。

呼吸加深、加快将导致胸腔负压显著增大，肺间质负压相应增大，严重者发生负压性肺水肿和低氧血症；左心室跨壁压增大，后负荷增加，诱发和加重左心功能不全，加重低血压。

四、机械通气的策略

机械通气时，为避免上述不良反应，应注意选择合适的人工气道、避免或减少漏气、"常规"更换滤

网,选择合适的通气模式和通气参数,不仅注意避免通气压力和 V_T 过大,更应特别注意通气压力和 V_T 不足,以及人机关系的协调。在呼吸较强的患者应首选自主性通气模式,若必须选择 CMV 或 SIMV 模式(包括定容、定压及其智能化模式)则应适当使用镇静剂、肌松剂。在所谓"高档呼吸机"应特别注意各种通气参数的精细调节,防止实际 V_T 过低、流量不足和人机对抗。

（朱　蕾）

第十八章
机械通气的应用技术

机械通气的临床应用不断增多,不仅应用于呼吸衰竭的治疗和外科手术患者的支持治疗,也用于慢性神经-肌肉疾病、慢性心功能不全和各种慢性呼吸系统疾病的维持治疗和康复。不同的疾病或同一疾病的不同病理生理阶段有不同的通气需求,不同的呼吸机或不同的连接方式对操作者有不同的要求。这涉及呼吸机的选择、上机、机械通气策略、机械通气的维持和撤离,以及通气过程中各种问题的判断和处理。

第一节　呼吸机的选择

性能良好、功能齐全的呼吸机能更好地满足各种通气需求,且发生不良效应的概率较低,应首选;但因经济条件、应用技术等原因的限制,尚有较多所谓性能"较差"的呼吸机,或特制的小型呼吸机、急救用呼吸机、无创通气用呼吸机皆在临床应用,因此如何选择是必须面对的问题。

一、呼吸机的发展方向

1. **呼吸机的基本发展方向**　①一方面向多功能、智能化发展,以尽量满足各种通气需求;一方面向简易、单一功能发展,如 CPAP 呼吸机、auto-CPAP 呼吸机、BiPAP 呼吸机、SC-5 呼吸机,以满足特殊类型疾病(如 OSAHS)、急救、无创通气、家庭应用等需求。②主机气流的产生装置由风箱、活塞等机械装置向电子或电磁模拟装置发展,部分具有伺服阀功能,故性能更可靠、故障发生率低、同步性能显著改善。③触发机制增多,由单一的压力触发发展为流量触发、形态触发、复合触发等形式,而触发感受器的灵敏性和稳定性也不断提高,触发水平也有多种选择,感受器位置更接近自然气道或直接感受神经、肌肉的触发信号,触发时间进一步缩短。④出现了较多新型模式或原有通气模式的特点不断变化,一是现代自主性通气模式,如现代 PSV、PAV、NAVA 以满足人机配合;二是原有通气模式进一步衍变,实现计算机的部分(无法达到全部)自动化调节,如 VSV、PRVCV 等既有定压型通气模式减少气压伤和减轻抑制循环功能的优点,又能保障适当的通气量,而定容型模式(V-A/C 或 SIMV)+自主气流则在保障通气量的同时兼有定压型模式的特点;三是从单一功能向复合功能发展,如 BIPAP、ASV,可满足从持续指令通气、间歇指令通气到自主通气的不同通气需求;四是从呼吸机控制患者向患者控制呼吸机发展,如 PAV、NAVA 等理论上可以保障更好的人机关系和最佳的通气方式。⑤增加流量波形选择、吸气末暂停选择、压力坡度或流量上升速度、吸呼气转换的选择等功能。⑥其他辅助功能,如加温、加湿功能更加完善。⑦监测系统更加完备、实用,不仅能提供波形图和数据的实时监测,也能提供一段时间内的变化趋势,还能提供动态压力-容积和流量-容积等的关系图,这是现代呼吸机的主要进展之一。⑧报警系统更完备,能根据监测要求提供不同的报警。⑨有更多适用于儿童和成人、有创和无创通气的兼容呼吸机。

2. **现代新式呼吸机的缺陷**　新式多功能呼吸机通气模式的选择和参数的调节更加复杂,缺乏合理的安全设置,监测内容更多;而临床医师又相对不熟悉,容易出现多种问题。比如既往设定 V_T 非常简单,仅设定 V_T 一个参数即可,但现代呼吸机则需要设置流量波形、流量大小、流量上升速度、送气时间、屏气时间等多个参数才能完成实际输出 V_T 的设置,同时还需兼顾呼气时间、预设 RR 和实际 RR 等。V_T 的监测内容包括吸气和呼气 V_T、容积-时间曲线、流量-时间曲线、流量-容积曲线、压力-容积曲线等。PSV 及其衍生模式的设置不仅要有支持压力(公共参数除外),还要有吸气压力坡度、呼气压力坡度、流量转换水平等的设置,以及吸气时间、呼气时间的适当调节等。

二、根据不同场合选择不同呼吸机

急诊或运输应首选简易呼吸机,具有单一的压力控制或容积控制模式即可,FiO_2 的调节无须太准确。家用呼吸机可选择简易电动型 BiPAP 或 CPAP 呼吸机,应具有较好的同步功能。监护室应以多功能、智能化呼吸机为主,同时配备部分小型呼吸机。与外科或急诊科相比,呼吸科或呼吸监护室对呼吸机的性能要求更高。无创性通气最好用同步性好、有漏气补偿功能的 BiPAP 呼吸机。

三、根据疾病选择呼吸机

(一)不同疾病或病理生理特点对呼吸机性能和功能的要求不同

1. 麻醉和手术

(1) 单纯麻醉后复苏过程:通气时间短暂,即使有一定程度肺功能损害者,一般也不超过数小时,用简易定压或定容型呼吸机皆可,无须强调优良的同步功能和 FiO_2 的精确调节。

(2) 手术后机械通气:多需数小时,有心肺功能损害者,一般也不超过 72 h,用简易定压型或定容型呼吸机皆可,但应有较好的同步功能,最好同时具有 SIMV、PSV 功能或新式自主通气模式,以帮助患者撤机。

2. 心肺复苏、镇静剂过量 机械通气简单,选择控制通气、维持适当 pH 和氧合即可,无需多功能呼吸机。

3. 中枢和周围神经-肌肉疾病

(1) 中枢性疾病:机械通气容易调节,用简易呼吸机即可,但应避免通气过度。强调单纯中枢性低通气的调节宜维持适当的酸血症或 $PaCO_2$ 升高。

(2) 神经-肌肉疾病:多数通气时间较长,一般

需数周或数年,甚至终身,可应用简易呼吸机,但应有良好的湿化功能,也可选择无创性通气,对湿化装置要求不高,但为促进部分患者的恢复和良好的配合,最好用 BiPAP 呼吸机,且保障适当的自主吸气触发,否则容易在神经性肌营养不良的基础上合并失用性萎缩,导致撤机失败。

4. 上气道疾病 主要是 OSAHS,应首选 CPAP 呼吸机和 auto-CPAP 呼吸机,少部分复杂患者需要 BiPAP 呼吸机。

5. 周围气道疾病

(1) COPD 急性发作期:通气时间需数日至数周,应根据情况选择有创或无创正压通气,前者需多功能呼吸机,应有定压、定容及自主模式,能精确调节 FiO_2 和 PEEP,有完善的监测功能;后者宜选择 BiPAP 呼吸机。

(2) 危重支气管哮喘:多需通气数小时至数日,通气阻力很大(主要是气道阻力和高水平PEEPi),常需较大剂量的镇静剂、肌松剂抑制过强的自主呼吸,故简易或多功能呼吸机皆可,但最好选择后者,以便进行完善的监测。

6. 急性肺实质疾病 如 ARDS、重症肺炎、肺水肿,通气需数日至数周,患者主要表现为神志清醒、快 RR 和高 V_E,难以抑制的过度通气,宜选择多功能呼吸机,且性能要好,同步时间短,PEEP 精确,最好能准确监测顺应性,通气模式和参数能有较多的选择余地,常需适当应用镇静剂、肌松剂。若无"高档"呼吸机则需较大剂量的镇静剂、肌松剂抑制自主呼吸。

(二)呼吸机的替代 尽管强调根据疾病及其病理生理特点选择不同呼吸机,但多数情况下无须特别强调(无创通气除外),因为多功能、智能化呼吸机可取代简易呼吸机(应用可能不太方便);现代简易呼吸机的性能和功能明显改善,多数情况下可取代多功能呼吸机。

无论呼吸机性能如何,皆需使用者调节。这要求操作者不仅要了解呼吸机的结构特性和现代通气模式的特点,也应有良好的基础物理学和呼吸生理学知识;更应充分了解现代呼吸机的设计缺陷。在人机配合不良或治疗反应与预期值不符时,可选择简易呼吸器随患者的呼吸通气。其他呼吸机,如负压通气、高频通气应用不多,有专章叙述。

第二节 通气模式的选择原则

本节仅简单总结,详见第七章第三节、第五节、第六节和第十一章。

一、定容型通气和定压型通气

1. 通气模式的基本特点 V-A/C、V-SIMV 及其衍生模式的基本特点是 V_T 为预设值,气道压力随气道阻力和胸肺顺应性变化,称为定容型通气模式,比较适合气道阻塞性疾病;P-A/C、P-SIMV、APRV、BIPAP 以及 PSV 的基本特性是预设参数为压力,V_T 随气道阻力和胸肺顺应性变化,称为定压型通气模式,更适合于肺实质疾病。

2. 通气效应的基本特点 从机械通气的四大基本效应,即改善通气、改善换气、VALI、对循环功能影响方面综合比较,定容型通气仅在保障通气上有优点,而定压型通气在后三种效应上有较多优点。总体上讲,任何通气模式对改善通气都比较容易,而在后三个方面取得较好的效应比较困难,特别是一旦发生气压伤很容易产生严重后果,因此定压型通气的应用逐渐增多。PRVCV、VSV、PA 等在定压型通气模式的基础上兼有定容型模式的优点,而定容型模式(包括 A/C 和 SIMV)+自主气流则在定容型通气的基础上有定压型通气的优点,应用呈逐渐增多趋势。

二、持续指令性通气、间歇指令性通气和自主性通气

V-A/C、P-A/C 及其衍生模式的共同特性为机械通气作用于患者的每一次呼吸,并决定 V_T 或通气压力,以及 T_i;自主呼吸不影响通气模式的运转或仅影响通气初期(吸气触发),故称为持续指令通气(CMV),适用于无自主呼吸或自主呼吸较弱的患者。V-SIMV、P-SIMV 及其衍生模式,部分由呼吸机完成,如前述 CMV 一样;其余部分则为自主呼吸发挥决定作用,称为间歇指令通气(IMV),适宜于有较稳定自主呼吸能力或准备撤机的患者。PSV、CPAP、PAV、NAVA 或其衍生模式的主要特点是自主呼吸对整个通气过程皆有较多影响或决定通气过程,称为自主性通气(S),用于自主呼吸能力较强或准备撤机的患者。SIMV 和 S 常联合应用。

三、单一型模式和复合型模式

若选择 VCV、PCV、PSV 等模式,呼吸机和被通气者有固定关系,称为单一通气模式。如用 VCV 通气时,患者 V_E 将被呼吸机完全控制,故 VCV 仅适合无自主呼吸或自主呼吸非常弱的患者。自主呼吸能力一旦恢复,VCV 将不能适应,需改用 SIMV 或 S 模式。在 BIPAP 和 ASV 模式,通过调整通气参数,可设计出从 PCV 到 P-SIMV、CPAP 或 PSV 的多种模式,称为复合型模式,可适合患者的各种病理状态。

四、通气模式对应参数的调节方式

绝大部分传统模式,包括单一型模式和复合型模式,如 VCV、PSV、BIPAP 等,通气参数需由操作者设定;若病情变化,V_E 不能满足通气需求时,需操作者进一步调整,称为人为调节型模式。少部分模式,如 VSV、ASV 等通气参数由操作者设定,病情变化时,由计算机自动调节通气参数,直至撤机,称为智能化调节模式。后者是前者的完善和发展,应用逐渐增多,但也有较多新问题,需特别注意。

五、呼吸机控制人和人控制呼吸机

绝大多数模式的共同特点是呼吸机控制人的呼吸,被通气者仅在特定范围内发挥有限的作用,称为呼吸机控制人,故其模式和参数的调节方式无论如何改善,皆不可能与自主呼吸的特性相同。PAV、NAVA 是自主呼吸调节呼吸机,呼吸机将患者的呼吸能力放大至"正常水平",称为人控制呼吸机,随着 PAV、NAVA 的逐渐完善,将有更好的人机关系,应用逐渐增多。

第三节　通气参数的调节原则

机械通气的基本目标是在有效防止 VALI 和减轻对循环功能抑制的基础上有效改善通气和换气，适度缓解呼吸肌疲劳，并尽可能发挥机械通气的治疗作用。调节原则可参考保护性肺通气。下面重点阐述人工气道机械通气时的具体调节，与无创正压通气的调节相似，但因无效腔增大，V_T 可略增大。后者详见第二十二章和第二十四章。

一、通气参数的设置

(一)通气参数之间的关系

1. 各参数之间的关系　应注意设置参数和实际输出参数可能不同，甚至有较大差异，同时还应考虑以下各个参数之间的关系：① 吸气 V_T 与 RR 的乘积为每分钟吸气通气量(V_I)，因此只要设置其中 2 个参数，就相当于设置了全部的 3 个参数；V_I 和每分通气量(V_E)不同，其差异是由吸气和呼气 V_T 决定的。② 平均吸气流量与送气时间的乘积为 V_T。③ 60 除以呼吸周期时间(T_{tot})为 RR。④ 吸气时间(T_i)与呼气时间(T_e)之和为 T_{tot}。⑤ 触发时间(可以不存在)、送气时间和屏气时间(可以不存在)之和为 T_i。⑥ T_i：T_e 为 I：E。⑦ T_e 和平均呼气流量的乘积为呼气 V_T。

2. 参数设置的基本要求　在定容型模式，V_T 可直接设置，也可通过设定流量和送气时间间接设置(时间转换)，或通过 V_I 和 RR 间接设置($V_T = V_I/RR$)。在定压型模式，通过设置吸气压力水平间接调节 V_T。在控制性模式，RR 由呼吸机设定；在辅助通气或自主性通气模式，RR 由自主呼吸调节。

(二)每分通气量、潮气量和呼吸频率的设置

1. 设置原则　维持动脉血 pH 稳定，维持适当气体交换；适当缓解呼吸肌疲劳，避免呼吸肌失用性萎缩；尽可能避免 VILI，维持适当心功能；尽可能改善呼吸系统的引流。

2. 不同种类疾病的设置要求

(1)肺外疾病：如脑血管意外、神经-肌肉疾病、药物中毒等。一般情况下，以深慢呼吸为主，V_T、RR 设置在 12～15 ml/kg 和 12～18 次/min，较自然呼吸

的 V_T 稍大。机械通气的 V_T 之所以较正常人自然呼吸大，是因为机械通气患者的膈肌功能减退，低位肺区陷闭，较大 V_T 有助于防止陷闭，防治 VAP。

(2)慢性气流阻塞疾病：最常见 COPD，以呼气性气流阻塞为主，理论上用较大 V_T 和较慢 RR 通气，但实际通气时有所不同。

1)初始通气：因患者呼吸性酸中毒多有一定程度代偿，常规通气量可纠正 $PaCO_2$ 至正常水平，但将导致严重代谢性碱中毒；FRC 非常高，较大 V_T 容易导致过高肺泡内压，因此 COPD 患者初始机械通气时应采用较低 V_T(一般为 8～10 ml/kg 或更低)和略快 RR。随着 FRC 下降和 HCO_3^- 降低，逐渐增大 V_T，直至深慢呼吸。

2)基础肺功能较差患者：若基础 $PaCO_2$ 较高，常规深慢通气方式将导致 $PaCO_2$ 降至正常水平，表现为"过度通气"，导致撤机困难，此时应采取较小 V_T 和适当略快的 RR。

(3)急性气道阻塞性疾病：主要见于支气管哮喘。为缓解严重呼吸困难和肺过度充气，应采用小 V_T(6～8 ml/kg)和更慢 RR(6～12 次/min)通气；随着气道阻塞和肺过度充气的改善，逐渐增加 V_T 和 RR 至上述常规通气方式。

(4)单侧肺通气：如一侧肺毁损或一侧肺不张，气道无效腔显著减小，一般选择小 V_T(6～8 ml/kg)；RR 的选择与正常人相似，为 14～18 次/min。

(5)严重肺实质疾病：肺容积显著减少，应采用浅快呼吸方式。但若为急性肺损伤或肺水肿患者，一系列的机械性或化学性反射将导致 RR 显著加快和 V_T 增大。控制通气时，一般设置 V_T 和 RR 为 6～12 ml/kg 和 20～25 次/min(不宜较长时间超过 30 次/min)。也有人根据肺活量选择 V_T。需强调在急性肺损伤或肺水肿患者，RR 明显增快是疾病本身所致，增大 V_T 和过度通气不能有效减慢 RR，但过快 RR 可能导致严重呼吸性碱中毒，甚至导致肺实质的切变力损伤和负压性肺水肿，常需使用一定剂量的镇静剂、肌松剂。

3. 吸呼气时间比

(1)设置原则：正常成人自主呼吸时，肺容积

处于理想 FRC 位置,表现为主动吸气,气道阻力较小;被动呼气,气道阻力稍大,T_e 较 T_i 长,I∶E 一般为 1∶2。小儿肺容积小,V_T 减小,RR 加快,I∶E<1∶2(1∶1.5～1∶2)。在阻塞性通气功能障碍患者,FRC 增大,RR 减慢,T_e 进一步延长,因此 COPD 和支气管哮喘患者的 I∶E 一般设置在 1∶2.5～1∶3。在限制性通气功能障碍患者,肺容积显著缩小,RR 加快,T_i 和 T_e 皆缩短,其中后者缩短更明显,I∶E 宜设置在 1∶1.5 或更短。

(2) 吸气末屏气:是 T_i 的一部分。在定容型通气需专门设置,时间占总呼吸周期的 5%～10%,一般不超过 15%,或直接设置为 0.1～0.3 s;若需加强改善换气功能,可适当延长屏气时间。

(3) 设置方法:控制性通气可直接设定或根据 RR 和 T_i 间接设置;辅助性通气模式根据实际 RR 与预设 T_i 间接换算,而不是根据预设 RR 间接设置;在自主性通气模式,由自主呼吸能力决定,无须设置。

4. 吸气流量

(1) 设置原则:正常人自主呼吸时,呼吸平稳,吸气和呼气流量皆较低,且近似正弦波形。呼吸加快时,流量增大,近似递减波,故在不同呼吸状态,流量的设置应不同。流量的设置还应考虑流量波形和病理生理状态,如使用递减波时,峰流量一般设置在 60～90 L/min,其中在肺外疾病或气流阻塞性疾病宜较低,在肺实质疾病宜较高;若应用镇静剂抑制自主呼吸,吸气流量应较低。若流量波形为方波,峰流量和平均流量相同,预设流量应较低,一般用 40～60 L/min。若需设置流量上升速度,则流量需适当增大。因为 V_T 等于平均流量与送气时间的乘积,故流量的设置也应注意同时保障适当 V_T、合适的屏气时间和 I∶E。

(2) 设置方法:在不同模式的设置方法不同,在定容型模式可直接设置或通过 V_T 和送气时间间接设置,波形为方波或递减波,不宜应用正弦波、递增波等其他各种波形。在定压型模式,不需要设置,但可通过调节通气压力影响流量波形的形态和大小,其基本波形为递减波;吸气压力越大,峰流量和平均流量皆越大。在现代定压型模式,吸气压力坡度主要延迟峰流量出现、降低其大小,也延长送气时间。

5. 呼气流量　是潜在通气参数,不能直接设置,在持续指令性或间歇指令性通气,T_i 一般是预设和恒定的,T_e 随实际 RR(而不是预设 RR)变化,

而平均呼气流量也相应变化,呼气流量也显著受气道阻力影响。在 RR 和 T_i 设定的情况下,若呼气峰流量和平均流量显著下降,提示存在气流阻塞和肺过度充气。

6. FiO_2　原则上在 $SaO_2 > 90\%$ 的情况下,应尽可能降低 FiO_2。在慢性高碳酸血症型呼吸衰竭(如 COPD)患者,需严格控制 FiO_2,使 $90\% < SaO_2 \leqslant 96\%$;在肺外疾病患者,为防止低位肺泡陷闭,也采取类似选择。其他情况可选择中等 FiO_2,但应尽量避免长时间应用高 FiO_2。在心肺复苏和严重缺氧患者抢救初期,可短时间内(一般为 15～30 min)给予 100% 的 FiO_2。吸痰前,特别是严重低氧血症患者,也应给予数分钟高 FiO_2 吸入。

7. PEEP　其大小以恰好能扩张陷闭肺泡、对抗气道陷闭、明显改善肺水肿为原则;其他情况下皆可加用 3～5 cmH_2O 的 PEEP。在血容量不足、颅内高压、严重肺过度充气、气胸患者应注意严格控制 PEEP。

二、通气参数的调整

1. 调整原则　① 通气作用和目的,包括机械通气的治疗作用。② 通气功能障碍的类型。③ 疾病特点:急性还是慢性。④ 机械通气的负效应。⑤ 基础肺功能。⑥ 通气阶段:初始、维持、撤机。⑦ 人机关系。

2. 调整目的　维持良好的人机关系、适当的动脉血气水平、适度的自主呼吸能力、较好的通气治疗作用、尽可能少的通气负效应。若人机对抗、过度通气或没有自主吸气触发,则应随时调整通气参数,使患者逐渐出现稳定的自主吸气触发和合适的动脉血气结果。在机械通气初期,以缓解呼吸肌疲劳和改善气体交换为原则,自主呼吸可适当出现或完全抑制;通气过程中应有一定的呼吸肌活动,撤机前应尽量发挥自主呼吸作用。患者接受呼吸机后,若已稳定通气 30～60 min,应复查动脉血气 1 次;数小时后复查;病情逐渐稳定后,可 12 h 左右复查 1 次;病情显著波动时,应随时复查。

3. 具体调节　本节简述基于动脉血气的调整方法。

(1) 提高 PaO_2 的方法:① 提高 FiO_2,当 $FiO_2 \leqslant 40\%$ 时,应首选。② 合理应用 PEEP,对换气功能障碍患者,当 $FiO_2 > 60\%$、$PaO_2 < 60$ mmHg,应首选

PEEP,特别是急性期患者。在不同疾病,合适的 PEEP 有较大不同,采用开放性通气策略治疗 ARDS 时,可短时间选择高水平 PEEP($>20\ cmH_2O$);常规保护性通气时,大约为 $10\ cmH_2O$。③ 延长 T_i 或屏气时间,采用定压型通气模式,延长 T_i(包括屏气时间)也是改善低氧血症的一种方法,但作用相对较弱、发生作用的时间较长。当 $FiO_2>60\%$,PEEP 使 P_{plat} 超过 P-V 曲线的 UIP,或 PEEP 达到 $15\sim20\ cmH_2O$,可逐渐延长 T_i,甚至采用短时间的反比通气。④ 适当应用镇静剂、肌松剂,在 RR 显著增快、辅助呼吸肌明显活动时,镇静剂和肌松剂的应用可显著改善人机配合、降低氧耗量、降低 $\dot{Q}s/\dot{Q}t$、防止切变力损伤和负压性肺水肿,明显提高 PaO_2。⑤ 酌情增大 V_T,患者若无明显肺过度充气或相对过度充气,且 $V_T<10\ ml/kg$,增大 V_T 可改善肺泡陷闭,增大 $\dot{V}_A$,改善 $\dot{V}/\dot{Q}$ 失调,从而提高 PaO_2。在强调保护性肺通气和个体化肺通气的今天,大 V_T 通气主要用于颅脑疾病患者、麻醉和手术后患者。⑥ 体外膜肺(ECMO),可能是改善顽固性低氧血症的唯一手段。经过上述多种治疗方法后,若 PaO_2 仍$<60\ mmHg$,可结合疾病特点,适当选择 ECMO。

(2)降低 $PaCO_2$ 的方法:① 增大 $\dot{V}_A$,以增大 V_T 为主,适当加快 RR。阻塞性气道疾病以增大 V_T 为主,限制性肺疾病以加快 RR 为主。② 适当延长 T_e。在严重气流阻塞性疾病,呼气不足是导致 $\dot{V}_A$ 不足的常见原因,延长 T_e 可促进气体的呼出,减轻肺过度充气。③ 适当加用定容型模式的屏气时间或改用定压型模式。此方法可改善气体分布和 $\dot{V}/\dot{Q}$ 失调,减少无效腔。④ 降低 PEEP,主要是在气道阻塞性疾病,如支气管哮喘。⑤ 适当应用镇静剂、肌松剂抑制过强的自主呼吸,减少 CO_2 的产生量。

第四节　初始机械通气

针对不同疾病,应选择合适的呼吸机和合适的连接方式,注意通气模式的选择和通气参数的调节,以患者能逐渐适应呼吸机通气为原则,不强调 $PaCO_2$ 的迅速改善。

一、迅速给予高浓度氧疗

无论是经人工气道还是经面罩机械通气,都可能有吸氧暂停,导致一过性低氧血症加重,在换气功能障碍的患者尤为显著,这也是部分患者插管过程中心跳骤停的主要原因之一,故上机时应给予高浓度氧疗,特别是严重低氧血症患者。

二、保持良好的人机配合

这是患者能否良好接受机械通气的主要原因,特别是经面罩机械通气时,必要时用简易呼吸器过渡,避免不加选择地应用镇静剂、肌松剂。具体原则如下。

1. 无呼吸或呼吸微弱　如心跳呼吸骤停、自主呼吸非常微弱、严重呼吸肌疲劳的患者,可直接应用定容或定压型 CMV。

2. 有一定自主呼吸能力　应首选自主性通气模式,如 PSV 或其衍生模式、NAVA,通气压力或辅助强度从低水平开始,逐渐增加,使通气压力和呼吸形式符合 P-V 关系和 F-V 关系。

3. 简易呼吸器的应用和向呼吸机过渡　在无条件选择合适的通气模式和参数,或用自主通气模式仍无法完成良好的人机配合时,应首选简易呼吸器,随患者的呼吸通气,开始用小 V_T,观察患者的呼吸动作,若出现胸腹运动、胸锁乳突肌活动,手压皮球;松开后,观察呼气动作,若无呼气动作或出现吸气动作或单向阀呼气声音消失,开始下一次通气;逐渐增加 V_T,直至患者能比较舒适地接受通气,辅助呼吸肌活动消失,RR 减慢,再改用呼吸机通气。

根据手压皮球的幅度、快慢大体调节呼吸机的 V_T、I∶E、RR 等参数。若手压皮球后,患者自主呼吸非常容易被完全抑制,则选择 A/C 模式;不能或不容易被抑制时,宜选择自主性通气模式;若选择经面罩无创正压通气,挤压皮球时不宜完全抑制自主呼吸,否则改用呼吸机通气后,容易因 V_T 不足诱发呼吸加快。

4. 镇静剂的应用　若合理调节也难以使患者取得良好的配合,可适当应用镇静剂。

三、不应强求动脉血气的迅速恢复正常

以 pH 和 PaO_2 在安全范围为原则,若需抑制患者的自主呼吸,可允许 pH 升至 7.45～7.50 的水平。

四、PEEP 的选择

从低水平开始,根据 P-V 曲线的特点或气道峰压的变化,以及血压、心率的变化逐渐过渡至"适当"或"最佳水平"。

第五节　自主呼吸与机械通气的同步

呼吸同步是指自主呼吸气流的产生、维持、终止与呼吸动作的产生、维持、终止一致(包括时间一致和强度匹配,详见第十二章第一节)。正常人自然呼吸时可较好地做到呼吸同步,若气道或胸肺阻力增加,吸气动作开始到产生气流将有一定的时间差,而呼气气流也可能在呼气动作结束后仍存在,称为呼吸不同步。

一、机械通气时的同步概况

1. 影响同步的阻力　除个别通气模式外,感受自主呼吸动作的感受器不在呼吸神经、呼吸肌或胸腔,甚者不在气道,而是在呼吸机的连接管路上,自主吸气动作出现后必须克服胸肺阻力(较常见)、肺泡内压(即 PEEPi,较多患者存在)、增加的气道阻力(较常见)、人工气道阻力(阻力显著增加,面罩阻力较小)、呼吸机连接管路的阻力(一般较小,出现管路积水时明显增大)后才能被呼吸机感知。而感受器的信号必须传导至呼吸机内部的调节装置,经处理后,才能使吸气阀开放和呼吸机送气,容易导致患者吸气和呼吸机送气的不同步,而吸气的不同步又可导致吸气过程、吸呼气转换和呼气过程的延迟。呼吸机预设参数(包括送气时间、屏气时间、流量形态、流量大小)和自主呼吸不一致也会导致人机不同步,因此在机械通气患者,不同步是绝对的;只要自主呼吸过程和呼吸机的通气过程无明显差别,患者无明显不适感,即可认为"同步或协调",因此同步是相对的。

2. 不同情况下的同步要求　机械通气和自主呼吸的同步,是呼吸机临床应用的重要内容,尤其是对自主呼吸较强的患者。自主呼吸停止或减弱时,应用呼吸机则不存在这些问题,因为患者容易接受控制通气,即使有不合理的情况,只要适当调整通气参数也容易解决。倘若自主呼吸过强或过快,机械通气就难于与自主呼吸同步。

二、机械通气与自主呼吸不同步 对患者的影响

机械通气与自主呼吸不同步,简称人机对抗,涉及吸气触发、吸气维持(包括屏气)、吸呼气转换和呼气过程等完整呼吸周期的各个阶段。对人体的影响主要体现在以下 5 个方面。

1. $\dot{V}_A$ 下降　人机对抗,多表现为人机吸、呼气时相的不一致,如患者已经吸气,但呼吸机尚未供气,或供气过早结束,或供气流量不足;患者呼气时,呼吸机仍在供气,导致吸气 V_T 和呼气 V_T 低于预设值或预计值,使 $\dot{V}_A$ 下降。$\dot{V}_A$ 下降又可使患者代偿性呼吸加快,呼吸幅度增大,并加重人机对抗。如此周而复始,导致恶性循环,使 V_T、$\dot{V}_A$ 出现更明显的下降。

2. 呼吸肌做功明显增加　① 吸气时,气流出现明显延迟、初始流量不足、平均流量或 V_T 不足,相当于"窒息样"通气;呼气时气流阻力过大,如严重气道阻塞、呼气阀未充分开放等,相当于"窒息样"呼气。② 代偿性呼吸加快、增强。③ 患者躁动不安。

呼吸肌做功和氧耗量的显著增加,需较大 $\dot{V}_A$ 维持合适 $PaCO_2$,进一步导致呼吸加深、加快,后者反过来又可增加呼吸肌做功。周而复始,形成恶性循环。

3. 呼吸衰竭加重　人机对抗导致 $\dot{V}_A$ 下降、氧耗量增加、CO_2 产生量增大,必然导致低氧血症和高碳酸血症加重,特别是在严重换气功能障碍患者容易

发生致死性低氧血症。

4. **肺过度充气**　人机对抗必然导致呼气不完全和肺过度充气,其后果有气压伤、肺循环和体循环功能抑制、产生高水平 PEEPi;高 PEEPi 可显著延迟吸气触发,导致氧耗量增加。

5. **加重循环系统负担**　人机对抗时,由于机械通气与自主呼吸不协调,可使胸内压突然增加,导致体循环回心血流突然终止;肺过度充气,增加肺循环和体循环的阻力;呼吸做功增加、氧耗量增加,导致反应性心脏做功增加;低氧血症加重将使心率加快、心肌收缩力增强,导致心肌氧耗量增加。这些均可增加心脏和循环系统的负担,甚至诱发急性左心衰竭或低血压。

6. **诱发负压性肺水肿、心源性肺水肿和广泛性肺损伤**　人机不同步或呼吸增强、增快容易导致胸腔负压和肺间质负压的增大,诱发负压性肺水肿;使左心室跨壁压增大,诱发或加重心源性肺水肿。肺泡内压或胸腔负压的骤然升高导致跨肺压迅速增大;肺泡快速扩张和回缩产生高切变力;时间常数不同的肺区之间产生高切变力。频繁的跨肺压和切变力增大必然导致弥漫性或广泛性肺损伤,也容易发生气胸或纵隔气肿。

肺损伤和水肿皆容易被误诊为 VAP,导致临床医师不断增加抗菌药物的种类和级别,使补液量和补液速度进一步增多、加快,肺水肿进一步加重,最终治疗失败。这在临床上非常常见,但容易忽视。详见第十章。

三、人机同步或不同步的具体环节

(一) 吸气触发

1. **影响吸气触发的阻力**　理论上最好的吸气触发同步应是呼吸机送气与吸气动作同时或几乎同时发生,就像健康人自主呼吸时一样。如前所述,自主吸气动作需经克服胸肺弹性阻力、PEEPi、气道阻力、人工气道(或面罩)阻力、连接接头阻力,并传导至连接管路上的感受器(呼吸阻力),达到触发灵敏度水平(触发阻力)和使吸气阀开放后(呼吸机的延迟阻力)才能使呼吸机送气。克服这三部分阻力对应的时间分别为阻力时间、触发时间和反应时间,三段时间之和称为同步时间,因此除非控制通气和个别新型自主性通气模式,辅助通气或自主性通气时不可能做到气流输出和吸气触发的绝对同步。呼吸

阻力、触发水平、呼吸机的性能皆是导致吸气触发不同步的主要因素。呼吸机送气时间越接近于自主呼吸动作,同步性越好,总同步时间小于 100 ms 可满足大部分患者的同步需求。

(1) 呼吸器官阻力及处理对策

1) 肺弹性阻力增大:重症肺炎、肺损伤或水肿,肺顺应性明显减退,影响吸气压力从胸腔至肺泡的传导,但远不如气道阻力增大的影响;呼吸能力较强,压力传导迅速,故总体上对同步性的影响较小。此类患者的 RR 常明显增快,不仅容易诱发或加重肺损伤和肺水肿,还将导致触发时间的相对缩短,故常需适当应用镇静剂、肌松剂抑制过强的自主呼吸。

2) 气流阻力增大和肺过度充气:高 PEEPi 和高气道阻力将显著延缓吸气压力由肺实质向连接管路上的压力或流量感受器的传导,延长同步时间。必须经过合理药物治疗和通气参数调节使通气阻力显著下降后,才能改善吸气触发同步。

COPD 的气流阻塞主要表现为慢性过程和机体的逐渐适应,PEEPi 较低,合理机械通气,如应用 PSV 模式,用较高支持压力可显著减慢 RR,降低 PEEPi;适当 PEEP 对抗 PEEPi,可获得较好的吸气触发同步。在 COPD 急性加重期的初始阶段,气流阻力和 PEEPi 显著增大,影响气流阻塞和 PEEPi 的主要因素为气道的动态陷闭和气道阻塞的进一步加重,通过药物治疗、浅慢呼吸和适当应用 PEEP 对抗 PEEPi,也可显著缩短吸气压力的传导时间,达同步要求。

在危重支气管哮喘,尽管患者的 RR 可能不是很快,但由于存在短时间内无法克服的严重气流阻塞和高水平 PEEPi,同步时间将显著延长,因此无论呼吸机性能如何好、通气参数调节如何完善,也常需镇静剂、肌松剂抑制自主呼吸,通过控制通气或辅助通气实现人机同步。

3) 气道阻力和肺弹性阻力基本正常:肺外疾病,如呼吸中枢疾病、神经-肌肉疾病或外科手术后,气道肺阻力基本正常或增大不明显,吸气触发后,压力传导迅速,容易实现同步;若应用较大 V_T 通气,使 RR 明显减慢,更容易实现人机同步。此类患者的呼吸能力常较弱,也容易通过控制通气实现同步。

综上所述,实现人机同步和实现机械通气的治疗作用、防止其负效应有明显的一致性。

(2) 人工气道和连接接头的阻力及处理对策

1) 人工气道:临床常用 7~9 号导管,但因操作

问题,更倾向于用细导管。粗导管的呼吸气流多以层流为主;细导管则以湍流为主。在层流状态下,导管阻力小且恒定,其大小与半径的 4 次方成反比;在湍流状态下,阻力显著增大,其大小与半径的 5 次方成反比,且阻力随流量增大而增大,故导管内径 $1\sim2\ mm$ 的减小可导致气道阻力的大幅度升高。研究表明:① 气管插管(ETT)内径越小,气流阻力越大。体外试验显示,流量为 30 L/min 时 6 号、8.5 号导管的阻力分别为 12.04 cmH$_2$O/(L·s)和 2.6 cmH$_2$O/(L·s)。② 导管内径不变时,气体流量越高,气流阻力越大。③ 导管内径和气流流量固定时,在体导管的气流阻力明显高于体外测定值。流量为 50 L/min 时,8 号导管的气流阻力为 4.90 cmH$_2$O/(L·s);流量为 80 L/min 时,阻力为 6.12 cmH$_2$O/(L·s)。体外测定结果分别为 3.06 cmH$_2$O/(L·s)和 5.20 cmH$_2$O/(L·s)。这主要与在体气管导管较弯曲、腔内分泌物附着、气流由层流转为湍流或湍流强度加大等有关。

气管插管或切开导管太细,将显著增加气道阻力,这是临床上人机同步不良的常见原因,但容易被忽视。因此,临床操作时应尽可能选择管径较粗、与气管内径匹配的导管。与经口插管相比,经鼻插管具有内径细、弯曲度大和分泌物引流困难等缺点,阻力增加更明显。气管切开容易选择较粗的导管,面罩通气的阻力非常低,皆可根据实际情况选择。

人工气道内痰痂形成也是阻力增加的常见原因,但容易被忽视。临床需加强湿化、吸痰;若效果不佳,应及早更换人工气道导管。

2)连接接头:因接头的管径比人工气道要细得多,故尽管长度有限,但阻力明显增加。连接接头不配套时,操作者常增加接头,使管径进一步变细,长度也增加,特别是刚完成人工气道的建立时,由于操作混乱,容易找不到合适的接头。这在临床上也不少见,但容易被忽视。面罩通气无需多余的接头,阻力显著下降。

(3)连接管路的问题及处理对策:连接管路通过多种机制影响同步性。

1)呼吸机连接管路的阻力:管路内径较粗,阻力不大。但若管路过长和湿化器问题明显,阻力也将增加,尤其是湿化器为串联式、压力感受器位于呼吸机内时,需克服的阻力显著增加。管路积水、分泌物反流也将引起阻力的明显增加;管路抖动或漏气,压力触发不稳定,容易导致假触发。故应正确放置

接水器,保持连接管路清洁和处于"无流动水"状态。

2)呼吸机管道或人工气道(或面罩)漏气:后果主要有:① V_T 不足,使患者吸气流量和容积不足,导致呼吸窘迫;RR 增快,与预设值不一致。② 影响自主性通气模式的正常运转,如漏气可延迟 PSV 吸呼气时相的转换,导致 PAV 失控。③ 导致 PEEP 在呼气相逐渐减小,降低其治疗作用,诱发假触发。④ $\dot{V}_A$不足,导致低氧血症和高碳酸血症,使呼吸反射性增快、增强。⑤ 延迟气道压力向远端感受器的传导,延迟呼吸机的触发。

上述情况皆可导致人机对抗,呼吸衰竭加重。

呼吸机管道漏气是常见问题,虽然依靠呼吸机所固有的报警装置和其他监测手段能及时地发现,一般不至于发生严重的通气不足,但轻度漏气足以影响自主性通气模式的运转、PEEP 的维持、压力触发和远端流量触发的敏感度,导致人机对抗,且容易被忽视。漏气在所难免,尤其是在监测手段不完全或操作者欠缺的知识和经验的情况下。

3)连接管路积水:容易导致下列不良后果:① 管路抖动和假触发。② 阻力增加,延迟远端感受器对触发信号的感受时间。③ 送气阻力增加,患者吸气不足。④ 呼气阻力增加,呼气不完全,导致或加重肺过度充气。⑤ 呼气阻力增加,导致 PEEPi 形成,因此吸气管路或呼气管路的积水都可导致人机对抗。

4)连接管顺应性增大:与可反复消毒使用的硅胶或塑料连接管相比,一次性使用的塑料连接管的顺应性大。气道压力较高、呼吸频数、管路少量积水皆可导致管路频繁、大幅度的抖动,引起送气压力和流量的不稳定,影响同步性,并容易导致假触发,但临床上容易忽视。

5)管路扭曲:气流阻力明显增大;使层流转为湍流,阻力进一步增大;容易出现管路积水,导致阻力增大、管路抖动和假触发。

(4)触发灵敏度:吸气动作克服胸肺、气道、连接管路的阻力后,需使感受器的压力下降至触发水平才可能使呼吸机送气。

1)单纯压力触发:理论上触发水平接近 0,触发最敏感,同步时间最短,但也容易导致假触发和人机对抗,因此触发压力常设置在 $-1\sim-2\ cmH_2O$。呼吸肌收缩力较弱、气道压力较低时,假触发机会少,需适当提高触发灵敏度;呼吸肌收缩力较强、气道压力较高时,假触发机会多,应降低触发灵敏度。

若患者吸气力量太弱,应首选控制通气,待呼吸肌疲劳改善后,再改用辅助通气或自主性通气模式。

2) 持续气流时的压力触发:呼吸机有持续气流功能时,如 Newport E 200 呼吸机,有利于维持吸气管路压力的恒定,减少假触发,但也延缓吸气压的传导,降低触发敏感性,因此触发能力较弱时,持续气流应减小;假触发较多时,持续气流应较大。

3) 其他减少假触发的因素:如降低通气压力,控制 PEEP 水平,避免漏气和连接管路积水等。

4) 流量触发:触发的敏感性和稳定性较压力触发好,应首选,一般设置在约 2 L/min,但也应根据吸气能力、气道压力等调节。远端流量触发对漏气敏感,容易导致假触发;近端流量触发则容易因分泌物阻塞而导致敏感度下降。

因此,压力触发和流量触发的选择皆以触发敏感而又基本无假触发为原则。

当触发灵敏度过低、触发装置故障或失灵时,也将出现人机对抗,需联系相关厂家处理。尽管 NAVA 以感受膈神经的电信号作为触发机制,不需要克服上述多部位的阻力,同步性好,但影响气流产生的因素仍然存在,也需根据不同疾病特点调节。

(5) 延迟阻力:达触发水平后,反应时间是影响同步性的最后因素。呼吸机性能,特别是按需阀或伺服阀性能是决定延迟阻力和反应时间的最主要因素。新式呼吸机的反应时间显著短于老式呼吸机,同步性显著改善,适合于 RR 较快的患者。

2. 影响吸气触发同步性的相对因素及处理对策 同步性的好坏也间接与 RR、T_i 长短和 I:E 相关。若 RR 慢,对同步时间要求低;RR 快,对同步时间要求高。T_i 长,对同步时间的要求低;反之则要求高。比如实际 RR 为 20 次/min,I:E 为 1:2 时,T_i 为 1 s,同步时间达 0.2~0.3 s 也可较好地满足通气需求。实际 RR 为 40 次/min,I:E 仍为 1:2 时,T_i 将缩短至约 0.5 s;若同步时间仍为 0.3 s,实际送气时间最多为 0.2 s,假若设置屏气时间为 0.1 s,则实际送气时间仅为 0.1 s,在如此短的时间内,呼吸机很难将足够的 V_T 送入气道,人机不可能同步;若进一步延长 T_i,将影响吸呼气转换,甚至出现严重反比通气,也不能保障同步,需应用镇静剂、肌松剂或麻醉剂抑制自主呼吸。

(二)吸气过程同步 主要是指 V_T 大小、吸气流量的形态和大小符合患者的通气需求,以及吸气气流能够在适当时间内进入气道。

1. 潮气量 除小 V_T 通气的有限适应证外,V_T 足够大才能满足患者需求,改善人机同步,防止肺泡陷闭。若 V_T 太小,将不能满足患者的吸气需求,导致实际 RR 加快、呼吸肌做功增加、呼吸窘迫和大量肺泡陷闭,诱发或加重 VAP。若 V_T 太大,特别是存在肺过度充气和神经-肌肉损伤的情况下,将抑制自主呼吸,导致下一次吸气的驱动力不足和不能触发呼吸机送气,从而出现周期性无触发,不利于神经、肌肉功能的恢复,也容易导致呼吸肌的失用性萎缩和呼吸机依赖。因 V_E 已充分满足通气需求,故患者无呼吸窘迫的表现。

2. 吸气流量 若 V_T 足够大,但吸气流量不足,特别是吸气初期流量不足,也将导致呼吸肌做功增加和呼吸窘迫。若患者自主呼吸平缓,流量波形近似正弦波,流量较慢,故机械通气时选择方形流量波、递减流量波皆可,用较低的峰流量即可满足吸气需求,通气模式的选择也非常容易。若患者呼吸增强、增快,流量波形近似递减波,峰流量较高,应选择递减流量波和较高的峰流量。若选择定容型模式,应选择递减波,峰流量需达 60~90 L/min;若选择 PAV、NAVA、PSV 模式则需用较高的辅助压力或辅助强度,以产生较高的吸气流量。

若吸气初期流量过大,也会使患者不适,主要见于预设压力较高的定压型通气模式和峰压较高的定容型模式,需适当设置吸气压力坡度或流量上升速度。

3. 潮气量和吸气流量的调节 若患者呼吸波动较大,V_T 或吸气流量的变化也相应较大。

(1) 定容型模式:V_T 和吸气流量是预定和固定的,无论如何调节也难以满足通气需求,应适当加用镇静剂;若改用定容型模式+自主气流,则在一定范围内,吸气流量和 V_T 随自主呼吸能力而变化,同步性明显改善。

(2) 定压型模式:自主呼吸可对 V_T、吸气流量进行一定程度的调整,同步性改善;若计算机能对 PCV 模式进行自动化调节则称为 PRVCV,吸气流量、V_T 的调节更完善,同步性可能更好。自主性通气模式,如 PSV,V_T、吸气流量、流量波形随自主呼吸变化,同步性非常好;计算机自动调节 PSV 时称为 VSV,同步性可能进一步改善。BIPAP 模式允许在机械通气过程中出现一定程度的自主呼吸,同步性明显改善。

(3) 完全自主性模式:理论上 PAV、NAVA 完全符合自主呼吸要求,同步性可能最好。

4. 气体进入肺泡的速度 上述气道阻力增加、PEEPi、气管插管导管或连接管太细等因素皆可限制气流进入肺内的速度,导致吸气过程不同步,应积极解除各种阻塞因素,否则必须采取小 V_T、应用镇静剂、肌松剂,进行控制通气。

(三)吸呼气转换同步 通气模式的吸呼气转换方式符合患者自主吸气的终止要求将有良好的同步性。常用的转换方式有压力转换、容积转换、时间转换、流量转换和自动转换,其中前三种方式不考虑患者自主吸气的终止与否,达预设要求即终止送气,若自主吸气动作终止于呼吸机送气结束前或结束后,将导致人机同步不良,见于各种传统定压型和定容型模式。

在自主性通气模式,呼吸机吸气时间或呼气转换时相的不一致是导致人机对抗的常见原因,但容易被忽视。流量转换则取决于自主吸气的变化,因此 PSV、VSV 模式的同步性较传统定压型或定容型模式优越。现代新型自主呼吸通气模式,如 PAV、NAVA 采用自动转换,即随自动转换,理论上同步性非常好。

(四)呼气过程同步

1. 正常自然呼吸 健康人自然呼吸时,吸气主动,呼气被动,呼气肌应处于良好的舒张状态。

2. 机械通气 与自然呼吸一样,机械通气时吸气主动,呼气完全被动,若呼气期患者出现明显呼气动作,容易导致人机不同步。呼气期是否出现呼气动作与吸气流量和吸气动作的终止直接相关,若呼吸机预设 T_i 太短,呼吸机送气结束后患者将仍处于吸气阶段;若预设 T_i 过长,则呼吸机送气或屏气尚未结束,而患者已开始呼气,两种情况皆会导致人机对抗。呼吸机吸呼气转换设置与自主吸气终止不能同步,将导致出现呼气动作;吸气流量的形态也影响呼气动作,方形流量波吸气结束时流量突然消失,容易诱发呼气;而递减流量波的流量逐渐下降,且在流量降为 0 之前终止送气,不容易诱发呼气动作,故定容型模式的递减波、定压型模式、自主性通气模式的呼气同步较好。呼气时间太短,将导致呼气不完全。呼气阻力影响气体呼出的速度,如呼气阀或 PEEP 阀性能太差,有较高的持续气流(如流量触发的流量较大时),都将导致呼气阻力增大,可诱发呼气肌活动,也可能导致 PEEPi 形成或增大,使下一次吸气阻力增大,吸气触发困难。总体上呼气过程是被动

的,同步性好坏与前面三个过程直接相关,单纯呼气时间本身和呼气阻力也有一定影响。

事实上,自主呼吸和机械通气在任何一个环节的不同步将导致整个通气过程的对抗,一个因素也常会影响其他环节,重点处理了首要因素和主要因素就容易实现人机同步。上述环节不仅涉及气道-肺阻力和人工气道阻力,更多涉及通气模式的选择和通气参数的调节。人机对抗不仅表现在患者的呼吸窘迫和其他临床症状的变化上,还表现在机械通气波形图的变化;波形图的变化能提供更多的信息,有助于鉴别人机不同步的原因。详见第十一章、第十二章第一节和第二十八章第九节。

四、影响人机对抗的患者、机器和操作者因素

前部分从呼吸周期的不同阶段阐述了人机同步或不同步的具体环节和影响因素,该部分则从机械通气的主体,即患者、机器、操作者等方面探讨人机对抗的直接原因,便于读者加深理解。人机对抗的原因很多,主要是患者因素、机器因素和操作者因素,三方面因素相互影响,其中患者因素是基础,呼吸机方面因素最顽固,操作者因素最常见和最主要。从上面呼吸过程的分析可以看出,通气模式和参数调节不当是最常见、最容易被忽视的人机对抗原因,是需要解决的主要因素,该因素的解决也可最大限度地减轻疾病和呼吸机性能对人机同步的影响。

(一)患者方面的因素 引起人机对抗的患者因素有很多,误区或陷阱也很多,非常容易被过度夸大。

1. 缺氧或低氧血症不是人机对抗的常见原因 习惯上认为缺氧或低氧血症是患者呼吸加快和人机对抗的常见原因。因为缺氧可通过兴奋颈动脉体和主动脉体的化学感受器使呼吸加快、加深,达一定程度,与呼吸机的通气过程不适应,就产生人机对抗。事实上一旦完成机械通气(包括氧疗),绝大部分患者的 PaO_2 就非常容易超过 60 mmHg;而 PaO_2 达该水平将基本失去对呼吸中枢的兴奋作用,但多数患者仍有明显的深快呼吸,如 ARDS、肺水肿、重症肺炎,因为该类患者呼吸增强主要是机械刺激,如牵张反射、毛细血管 J 反射所致。再如 COPD 和支气管哮喘患者急性加重时的呼吸窘迫,主要是本体感受

器和牵张感受器兴奋起主要作用,单纯氧疗不能有效减慢患者 RR、缓解呼吸窘迫和改善人机对抗。因此纠正低氧血症或缺氧是必要的,但解决人机对抗主要是纠正患者的主要病理和病理生理改变。

急性低氧血症可导致呼吸增强、增快,但较短时间(数十分钟)后,呼吸增强就会明显减弱,称为低氧习服,主要见于高原反应。大部分疾病导致的低氧血症有一个相对较长的过程,即使是严重急性呼吸衰竭也常需数小时或数十小时,故低氧血症的刺激作用已明显减弱,何况绝大部分患者已接受较充分的氧疗。所谓"缺氧"导致呼吸窘迫和人机对抗是临床上最常见的错误解释。

2. 代谢性酸中毒不是呼吸窘迫和人机对抗的常见原因　代谢性酸中毒确实能引起明显的深快呼吸,称为酸中毒大呼吸,但应用 PSV 等自主通气模式或 BIPAP 模式或智能型通气模式很容易配合患者明显增大的 V_T,极少发生人机对抗。再者明显的代谢性酸中毒较少见,也非常容易识别和纠正,因此不是人机对抗的主要因素。

3. 急性左心衰竭或输液过多是较容易纠正的人机对抗的原因　左心功能不全可导致肺间质和肺泡水肿,兴奋毛细血管 J 感受器、牵张感受器和心房的容积感受器,使 RR 加快,即使通过高浓度氧疗改善低氧血症后也无法抑制 RR 增快,可能发生人机对抗。肺水肿也可延迟吸气压力的传导,导致触发延迟,进一步加重人机对抗。这在临床上比较常见,但适当机械通气和药物治疗后,低氧血症、肺水肿和心功能不全多容易改善或纠正,人机配合迅速改善。若持续不能改善,则多是机械通气模式选择和参数调整不适当的结果。

4. 严重肺部感染或肺损伤是较难纠正的人机对抗的原因　肺部感染或损伤可通过化学刺激(低氧血症)兴奋化学性感受器,也可通过肺容积减小兴奋 J 感受器和牵张感受器,这与心源性肺水肿相似,但呼吸常更快,这也是 ARDS、重症肺炎、进展迅速的肺间质病人机对抗的主要原因。如上述,低氧血症起非常次要的作用,机械感受器兴奋才是呼吸窘迫的根本原因。肺顺应性下降也可延迟吸气触发,但由于患者呼吸运动显著增强,压力传导加快,故影响有限。由于肺损伤是人机对抗的根本原因,在疾病明显改善前,除选择性能较好的呼吸机,合理选择通气模式和调节通气参数外,适当应用镇静剂、肌松剂则是必然选择。

5. 严重肺过度充气是较难纠正的人机对抗的原因　严重肺过度充气主要见于气流阻塞迅速加重(如危重支气管哮喘)或通气参数设置不当,呼气不足,且两者常同时存在。其后果是 PEEPi 显著增大,导致吸气触发困难;肺容积过度增大兴奋牵张感受器,使 RR 加快。临床上主要见于重症或危重支气管哮喘治疗不当,少部分见于 COPD 患者。其处理原则是采用 PHC,用小 V_T、长 T_e 通气,同时适当应用镇静剂、肌松剂。

6. 气道阻力显著增加是较常见的人机对抗的原因　分泌物堵塞、气道水肿或痉挛导致气道阻力增加,兴奋本体感受器,使呼吸加深;若气道严重阻塞导致肺过度充气,则兴奋牵张反射,使呼吸加快,总体表现以呼吸加深为主。若 V_T、吸气流不足,或 T_i 不足,皆可导致 RR 增快和人机对抗。其中人机对抗的最主要原因是高 PEEPi 和气道阻力显著增大,延迟触发时间和送气时间,导致吸气触发和吸气维持的不同步。这是重度哮喘患者人机对抗的主要原因;处理原则与严重肺过度充气相同。

7. 气道反应性增强是较常见的人机对抗的原因　主要见于刚建立人工气道时,呼吸道黏膜有一定损伤,对突然进入的冷空气比较敏感。哮喘患者持续存在气道高反应性,容易诱发咳嗽和 RR 加快,导致人机不配合。加强湿化、温化,气道内局部应用麻醉剂,适当应用镇静剂、肌松剂是即刻的处理措施;而全身应用糖皮质激素则是根本的治疗措施。

8. 中枢性呼吸频率或节律改变是较少见、易处理的人机对抗的原因　中枢系统疾病能直接引起呼吸频率或节律的改变,如癫痫发作或癫痫持续状态、抽搐,具体表现在呼吸节律不规则,如暂停呼吸、潮式呼吸、叹息样呼吸等,也可表现为 RR 的增快或减慢。当由中枢疾病引起的呼吸频率或节律改变使呼吸机(主要是 CMV 模式)无法适应时,也会出现人机对抗。可选择分钟指令通气、智能型通气模式,一般不需要镇静剂、肌松剂。

9. 咳嗽、体位变动是常见的、易处理的人机对抗的原因　咳嗽、体位变动可直接或间接引起人机对抗,直接对抗是主要原因,间接对抗由气道压力升高和通气不足所致,后者可使患者缺氧一过性加重和 RR 增快。一般情况下,直接引起的人机对抗可随着这些因素的消失而迅速好转;倘若是间接因素引起的人机对抗,则需在数分钟内随着缺氧和 RR

的恢复而逐渐消失。

10. 精神或心理因素是较常见的人机对抗的原因　常引起呼吸频率或节律的改变,如 RR 增快、呼吸不规则,导致人机对抗。其常见于初始接受机械通气、外伤和手术患者。需适当应用镇静剂,并注意改善患者的不适感。

11. 发热、抽搐、肌肉痉挛是较容易识别的人机对抗的原因　这些状况将导致机体代谢率增高、氧耗量增加,使患者 RR 增快和发生人机对抗。对症处理即可。

(二) 机器方面的因素

1. 呼吸机的同步性　呼吸机性能是保障人机同步的重要方面。呼吸机的同步性能随呼吸机类型而有所不同。

(1) 呼吸机的反应时间:通气阀的工艺水平和类型是影响反应时间的主要因素。同步性主要取决于呼吸机的反应时间,而不是触发灵敏度,因为前者由呼吸机的工艺水平决定,后者可人为调节。如老式呼吸机或应用时间较久、缺乏合理保养的呼吸机的反应时间常达 200~400 ms,同步性差,而新型、应用时间较短的呼吸机的反应时间多为 30~40 ms 或更短,同步性显著改善。持续气流较按需阀的同步性好,新式呼吸机的按需阀或伺服阀的性能可达到或超过既往的持续气流的要求。理论上伺服阀的同步性更好,但也取决于工艺水平。

(2) 通气模式:老式呼吸机或现代简易急救呼吸机多仅有 CMV 模式,不容易满足患者的自主呼吸需求;现代呼吸机多有 CMV、SIMV、S 等多种类型的通气模式,可满足各种通气需求。

(3) 触发方式和触发感受器的位置:流量触发较压力触发敏感度高;近端触发也较远端触发的敏感度高。膈神经或膈肌电信号触发的敏感度和稳定性最好。

(4) 其他:呼吸机各部位的故障皆容易导致人机配合不良,因此呼吸机的保养和维护是必要的,但临床极少重视。

综上所述,呼吸机性能和功能是影响同步性的重要因素,新式的呼吸机(包括 BiPAP 呼吸机)多有良好的同步性;老式呼吸机、现代简易急救呼吸机或保养不良呼吸机的同步性较差。经适当治疗和呼吸机调节后,仍不能满足同步性要求时,镇静剂、肌松剂或麻醉剂的应用则是必然的选择。

2. 呼吸机的连接方式　气管插管,特别是经鼻气管插管可显著增加气道阻力,延长触发时间,并间接导致送气时间和呼气时间的缩短;气管切开的阻力有所降低。若导管太细,气管插管或切开的阻力皆显著增加。经面罩或鼻罩通气几乎不增加气道阻力,有利于缩短触发时间、送气时间和呼气时间,改善同步性。

3. 人工气道与连接管路的接头　因接头的管径比人工气道要细得多,故尽管长度有限,但可明显增加气道阻力。

4. 连接管路　一般情况下,连接管路较粗,阻力小,但容易出现多种问题,影响同步性。详见本节第二部分,不赘述。

(三) 操作者方面的因素

1. 初始机械通气　若未采取适当过渡措施而直接接受常规机械通气治疗,使患者从自然呼吸状态突然过渡至强迫式的正压通气状态,容易导致患者的不适应,特别是部分医护人员按计算或估计的通气需求"一步到位",给予患者足够大的 V_T 或通气压力,更会导致人机对抗,故强调结合患者的病理生理特点,从自然呼吸向机械通气平稳过渡。

2. 机械通气过程中的停机　患者已经接受了呼吸机正压通气的特点,但因吸痰、护理等原因,常需临时停用呼吸机;当患者气道再次与呼吸机连接时,因为自主呼吸的 RR、V_T、I:E 与呼吸机的设置不一致或差距很大,又未采取适当的过渡措施,也容易出现人机对抗,这常见于最老式的呼吸机。现代呼吸机多有完善的自主呼吸模式,若应用得当,停机后再次通气多能迅速接受,不一定需要明显的过渡措施。常用过渡性措施见下述。

(1) 合理调节通气模式和参数:用自主性模式,如 PSV,从较低支持压力开始过渡至高压力;或用 CMV,提高呼吸机的 RR,降低 V_T 或通气压力以配合患者的呼吸,然后逐渐增加 V_T,使患者的自主呼吸有所抑制,然后再过渡至常规机械通气或停机前的工作状态。

(2) 简易呼吸器过渡:以手捏皮球的方法随患者的自主呼吸通气逐渐增加 V_T,最终达到一定程度的过度通气,使自主呼吸有所抑制,以便迅速与呼吸机的设置值相适应,这是最有效的过渡方式,但多因操作者的技巧欠缺或不熟练,效果可能更差。

3. 触发灵敏度的设置　触发灵敏度高,患者自主吸气容易触发呼吸机送气;反之,则可能导致触发不良。但触发灵敏度过高时,容易导致假触发和人机对抗,假触发受多种因素影响,需加以区别。详见本节第二部分,不赘述。

4. 通气模式选择不当 常见于自主呼吸能力较强的患者,且选择 CMV 或 SIMV 模式时,容易导致患者和呼吸机吸气过程或吸呼气转换的不一致,但容易被忽视。在自主呼吸较弱、气道阻力较大的患者,如有明显呼吸肌疲劳的 COPD 患者,用 PSV 等自主性模式,常导致部分吸气动作不能触发呼吸机送气,但因患者无明显呼吸困难的表现,容易被忽略。详见本节第二部分,不赘述。

5. 通气参数调节不当 主要有:① V_T 或通气压力过大,超过患者的吸气需求,使患者不适;过小则导致患者吸气不足。② V_T 足够大,但吸气初期的流量不足,使患者吸气困难,严重者表现为"窒息样"吸气,常见于流量为方波时。③ 吸气初期流量过大,也会使患者不适,主要见于预设压力较高的定压型模式或流量较大的定容型模式。④ 预设 RR 过快或过慢,与患者的自主呼吸节律明显不一致,主要见于各种 CMV 模式;在各种 SIMV 模式也常发生。⑤ I:E 过长或过短,与自主呼吸不一致,影响吸气过程的完成和吸呼气转换,主要见于各种 CMV 或 SIMV 模式。⑥ 吸呼气转换的设置不合理,可见于各种通气模式,包括自主性模式,但临床上容易忽略。详见本节第二部分,不赘述。

总之,呼吸机性能越好,吸气触发、吸气维持、呼吸气转换方式和呼气过程越符合自主呼吸的要求,同步性越好。PSV 及其衍生模式可在较大程度上满足上述要求,故同步性较好。适当应用持续气流和 PEEP 可改善同步性,流量触发的同步性较压力触发好。BIPAP 模式或流量适应容积控制通气允许机械通气过程中出现一定程度的自主呼吸,同步性明显改善;智能型通气模式也容易实现较好的同步性,但与操作者的应用水平关系更大。若选择 PAV、NAVA 等"完全自主性模式",在合适的辅助强度下,吸气触发、吸气维持和吸呼气转换完全由自主呼吸决定,故理论上同步性最好,但实际上有较多问题。患者自己的呼吸状态,如 RR 过快也影响同步性能。患者病情的变化,如感染加重、肺水肿、呼吸道水肿和平滑肌痉挛、高热、烦躁,也通过影响通气状态和增大通气阻力影响同步性。其他外来因素,如连接管路积水、人工气道及接头太细也显著影响同步性。

五、人机对抗的处理

人机对抗的处理策略有多种,可以根据上面的两种分析方法进行分析和处理,下面再介绍另外一种比较常用的分析和处理策略,具体可分以下三步进行。

(一)分析和明确引起人机对抗的原因 操作者因素是最常见、最主要的原因,如上文所述未采取适当过渡措施、通气参数设置不合适等。精通呼吸生理、有经验的操作者可最大限度地发挥呼吸机的功能和减少患者因素的影响。患者因素是导致人机对抗的基础,如气道分泌物阻塞、PEEPi、肺水肿或炎症、缺氧、代谢性酸中毒、神经-精神因素等。多数情况下,通过操作者合理选择通气模式和调节通气参数可改善人机关系,部分需通过适当应用镇静剂、肌松剂而改善。最后,当最大限度地改善或排除了操作者和患者因素后,就应考虑机器因素,如呼吸机性能、连接管路、人工气道(这与操作者有重要关系)等。在上述因素中,影响吸气触发的因素最常见,影响吸气过程和吸呼气转换的因素最严重,容易导致跨肺压急剧升高和切变力的显著增大,诱发多种并发症。一旦发现患者和呼吸机对抗或患者呼吸过强、过快,应首先分析和明确发生原因和影响的具体环节。先从操作者方面尽快解决,然后再寻找患者和呼吸机方面的因素。

(二)祛除引起呼吸机对抗的原因 一旦明确了人机对抗的原因,应立即祛除影响因素,给予适当治疗,处理规程大体如下。

1. 改善操作方法 通气技术的提高可充分发挥呼吸机的功能,并减弱患者因素对人机同步的影响。在明确具体问题前,可选择简易呼吸器随患者的自主呼吸通气,这样既可保障足够的通气量和氧浓度,也可通过"过度通气"抑制自主呼吸,使患者比较容易过渡至经呼吸机通气。简易呼吸器可使绝大部分患者(包括支气管哮喘和 ARDS)耐受,这也进一步说明了操作者的技术水平对改善人机配合的重要性。现代呼吸机的性能非常好,也有非常适合患者需要的自主性通气模式,因此可选择新呼吸机或经过良好保养的新式呼吸机,首选 PSV、VSV 等模式,选择较高的吸氧浓度,从低压力开始逐渐增大压力,即采取模拟上述简易呼吸器通气的方式实现人机同步。如此改善人机同步后再进一步查找具体问题,并进行处理。

2. **纠正患者因素** 原则是首先处理容易缓解的因素。

(1)严重低氧血症:倘若是严重低氧血症造成的呼吸机对抗,应该首先纠正。引起低氧血症的原因很多,在具体原因未明确前,均可采用以下两种最简单的治疗方法:一是暂时性地提高 FiO_2,一旦严重低氧血症缓解,立即将 FiO_2 降至合适水平;二是应用简易呼吸器通气。

如果严重低氧血症的原因可以预测,应采取相应的预防措施,如吸引气道分泌物造成的暂时性低氧,可以在吸引前后,暂时将 FiO_2 提高至 100% 数分钟。一旦原因消除,低氧血症缓解,人机对抗消失,再将 FiO_2 恢复至原先水平。

(2)代谢性酸中毒:补充碱性药物,如静脉滴注 5% $NaHCO_3$。在不能迅速纠正的情况下,可暂时给予过度通气。

对大部分患者而言,低氧血症和酸中毒不是顽固性人机对抗的常见原因,是容易发现和纠正的因素。

(3)气道阻力增加:首先吸痰,清除呼吸道分泌物。若黏结的分泌物已导致导管阻塞,则应反复冲洗;在不能完全解除导管阻塞的情况下,应及时更换导管,常用方法是:先放入胃管作为引导管,再拔除导管,最后沿引导管放入新导管;若反复阻塞或分泌物过多,则需改用气管切开。预防措施是加强湿化引流和吸痰。若存在导管扭曲或过细,则应调整导管位置或更换导管。

如果是支气管痉挛和黏膜的充血、水肿,则需应用激素、氨茶碱和拟交感神经药物,同时调节通气模式和参数。

(4)肺过度充气:与气道阻塞加重有关,但多合并通气模式和参数的不合理设置,无论何种原因导致的过度充气皆必须调整通气模式或参数。若严重过度充气短时间内难以缓解,则应采用 PHC,选择小 V_T、长 T_e;同时应用镇静剂、肌松剂。

(5)左心功能不全或输液过多:应控制补液量和速度,应用利尿剂,也可适当应用扩血管药和强心药,并同时提高 FiO_2。合理选择通气模式和调节通气参数可通过降低左心室跨壁压和后负荷、适当降低前负荷而更迅速发挥作用。

(6)肺实质炎症或损伤导致的水肿:应用利尿剂和激素可能会有一定的效果,但作用的强度和时

间有限。需合理调整通气策略,适当应用镇静剂、肌松剂。

(7)疼痛或精神因素:迅速采取止痛、镇静等方法。对有精神焦虑的患者,心理治疗也很重要,在进行相关操作前,应先向患者解释清楚,以取得患者的理解和配合。

(8)发热、抽搐、肌肉痉挛:采用降温(物理或药物)、镇静、解痉等对症方法,必要时还可采取人工冬眠方法。

(9)气道反应性增强:可局部应用麻醉药,但仅适合短时间使用,以免影响分泌物的引流,也可短时间内应用镇静剂;改善呼吸道的湿化、温化水平。最终解决方法是局部或全身应用糖皮质激素控制气道炎症。

(10)中枢性呼吸频率或节律改变:可选择分钟指令通气模式、智能型通气模式,一般不需要镇静剂、肌松剂。

(三)机器方面的因素 呼吸机的一般问题可通过操作者的合理调节改善,但对于呼吸机性能和功能缺陷引起的人机对抗,单纯依靠操作者本身的经验和技术不可能解决,应首选简易呼吸器人工通气过渡,然后尽可能改用呼吸机,否则必须依赖于镇静剂、肌松剂的合理应用。人工气道或面罩,以及连接管路问题导致的人机对抗容易处理,在具体因素明确或消除前也应给予简易呼吸器人工通气过渡。

六、人机对抗的药物处理

(一)改善人机配合的常用药物 协调机械通气的药物大体分两类:镇静剂和肌松剂。

1. **镇静剂** 地西泮(安定)、咪唑安定、吗啡、芬太尼等是最常用的改善人机配合的药物,其主要作用有镇静、催眠,减少恐惧和焦虑;降低自主神经的反应;抑制呼吸中枢,改善呼吸窘迫;部分药物有一定的肌松作用;部分有一定的镇痛作用,应注意药物的合理选择和配伍。

2. **肌松剂** 主要有去极化和非去极化两类药物,通过抑制呼吸肌的张力和收缩力抑制自主呼吸,改善人机配合。应用时需注意:① 纠正水、电解质平衡。水与电解质紊乱影响肌松剂的作用,容易加重或诱发其不良反应。② 除非患者已有神志不清,在应用肌松剂前应先给予镇静剂,减少患者的痛苦,最好使患者处于一定程度的嗜睡状态,但又不完全

抑制患者的自主呼吸。③ 避免长时间应用,一般不能超过72 h;撤机前,应先停用肌松剂,后停用镇静剂,特别是长效肌松剂。

(二)药物使用指征

1. 操作技术因素所致人机对抗 原则上是调整通气模式和通气参数即可,无须应用药物。但受技术水平和临床经验限制,操作者本人常很难发现自己的错误,而归结为患者或呼吸机方面的因素,以至于长时间应用药物。需强调若患者能比较舒适地接受简易呼吸器通气,或暂时停机过程中患者更舒适,则以操作技术因素所致者居多,应积极查找原因,逐步提高技术水平。

2. 患者原因所致的人机对抗

(1)具体环节已明确,但短期内无法消除的因素:为尽快使机械通气与自主呼吸协调,阻断人机对抗造成的恶性循环,只能暂时借助药物的作用。如危重哮喘的高气道阻力、高 PEEPi、高气道反应性导致的人机对抗,只能随着激素和平喘药物发挥作用后逐渐消除;ARDS 的高通气状态导致的人机对抗也只能随着肺损伤减轻而逐渐缓解,在病情明显好转前只能借助镇静剂、肌松剂的作用,否则人机对抗将导致原有病理改变加重和出现新的病变,后者又进一步加重人机对抗,形成恶性循环。

(2)具体环节已明确,应用药物可促进病情的明显改善:如急性左心衰竭,在强心、利尿、扩血管药物应用的基础上,静脉应用地西泮或吗啡,可迅速抑制过强的自主呼吸,既能改善人机协调;又能迅速改善患者的症状,促进肺水肿的缓解。镇静剂、肌松剂对哮喘发作也有一定的治疗作用。

(3)具体环节已明确,但无法去除:见于终末期肺病患者。但此结论不要轻易做出,否则将导致无节制的药物使用,使部分有可能恢复的患者丧失机会。

3. 呼吸机方面的原因已明确,但无法去除 主要见于呼吸机性能不佳或仅有 CMV 或 SIMV 模式的简易呼吸机,无法满足良好同步需求,这时只能借助药物的作用。

4. 人机对抗的原因短时间内无法明确 为迅速阻断人机对抗的不利影响,应迅速应用药物,抑制过强的自主呼吸,保障自主呼吸与机械通气过程的协调。

(三)药物的应用原则

1. 可能的问题和顾虑 所有用于呼吸机协调的药物,都有一定的呼吸中枢或呼吸肌抑制作用,有相当一部分临床医师对此有顾虑,担心影响自主呼吸的恢复,在需要用药时犹豫不决,延误治疗时机。

2. 实际情况 接受呼吸机治疗的患者,有通气支持,即使有暂时性的呼吸中枢或呼吸肌抑制,也不会给患者带来危害,一旦药物的作用消失,自主呼吸会自然恢复。况且,合理地、及时地应用这些药物,大多能获得满意的临床疗效。部分长时间用药的患者会延迟恢复,但也是可逆的,不能成为拒绝用药的借口;强调病情改善后及早减量和停药。

3. 注意事项 ① 患者已存在呼吸中枢、神经-肌肉的原发性病变,应用药物可能会加重病变的进展,减慢疾病的恢复,需慎重应用。但这些部位的病变多表现为呼吸中枢兴奋性下降或严重呼吸肌无力,通气阻力基本正常或仅轻度增加,比较容易接受呼吸机通气。一旦出现人机对抗,应查找通气技术方面的原因。② COPD 等导致的慢性呼吸衰竭,通气模式和参数的调节容易实现人机同步;对药物的敏感性增加,故避免长时间或反复应用药物。③ 支气管哮喘在大剂量应用激素的情况下,使用镇静剂、肌松剂容易导致呼吸中枢过度抑制、重症肌无力和延迟撤机,避免大剂量或长时间应用;部分药物有迷走神经样或促进组胺释放的作用,使用不当会加重哮喘,故应注意药物的选择。吗啡类药物可直接诱发气道痉挛,应避免应用。④ 有一定的降压作用,在合并低血压或休克的患者,应避免大剂量应用或静脉快速推注。若确实需要应用时,应适当应用升压药和适当补充血容量。

第六节　机械通气的撤离

详见第二十九章机械通气的撤离技术。强调以下几点:① 呼吸机的撤离不是一个独立阶段,而是从上机、维持到撤离的连续过程,包括上机前、上机时及其后的整个通气过程中,皆应考虑撤机问题,避免过度通气,为撤机做准备。② 现代大部分呼吸机皆有完善的通气模式,包括多种 CMV、IMV 和 S 模式,可比较容易地实施从指令通气到自主呼吸的过渡;无须像过去那样仅能通过间断停机或 T 管撤机的复杂过程。③ 部分通气模式可根据通气需求自主调节通气辅助,并最终自主撤机,如 PAV、ASV、VSV、NAVA 等,使撤机可逆更方便,但缺乏经验。

④ 呼吸机通路和连接管路本身皆有一定的阻力,无须也不应该将通气辅助完全降为零后再停机。
⑤ 部分单位仅有一般的定容型或定压型呼吸机,缺乏 SIMV 或 S 模式,无法满足撤机需要,则需采用间断停机的方式。

第七节　机械通气各个环节的常见问题及处理对策

上述几部分已阐述了多方面的问题及处理对策,但有些部分未涉及,该部分对上述问题进行简单总结,对未涉及的部分进行较详细的阐述。

一、呼吸机动力和气源问题

气动或电动呼吸机的气源或总体动力不足,都可使呼吸机不能正常工作,尤其是气动或气控电动呼吸机更多见。

1. 空气滤网堵塞　空气滤网应用时间过长,灰尘堵塞,使进入主机的气流量或压力不足,呼吸机输出气流量达不到预设要求,患者将出现呼吸困难。

(1)临床表现:用简易呼吸器通气后,呼吸困难迅速缓解,改用呼吸机通气后呼吸困难又迅速出现和加重;相应报警装置发出声光报警,且声调尖锐、持续。在某些简易呼吸机通气患者,如临床常用的 BiPAP 呼吸机缺乏报警装置,则不容易发觉。

(2)处理对策:空气滤网应经常清洗或更换,在空气中灰尘较多的情况下,更应特别注意。原则上 48 h 可观察滤网 1 次,没问题可继续应用,否则需清洗或更换。

2. 单纯动力问题　与空气滤网问题的表现相似,但需请有关工程师或厂家维修人员修理。

3. 单一空气或氧气的动力不足　出现空氧混合器报警,容易判断。实际临床应用时可能有较多呼吸机报警装置损坏,则不容易发觉,容易导致严重后果。

(1)常见问题:有空气压缩机不能正常运转,空气进入通路损坏,空氧混合器损坏,氧气减压阀设置过高或过低,氧气输入开关忘记打开,或墙式氧气压力不足,后三种情况最常见,也容易被忽略。

(2)临床表现:若空气不能进入,则单纯吸入纯氧,将容易发生氧中毒;而单纯吸入空气则可能出现严重低氧血症,危及生命。前者的特点为患者病情较稳定,无论如何调节 FiO_2,PaO_2 皆变化不大。后者表现为机械通气时,患者烦躁,发绀迅速加重,通过调节 FiO_2 旋钮增加"FiO_2"后,SaO_2 不能改善或继续恶化,呼吸窘迫继续加重;改用简易呼吸器通气时,症状迅速缓解,再用呼吸机通气后症状又迅速出现。

(3)处理对策:先用简易呼吸器通气,缓解临床症状或避免问题进一步加重;然后请专业人员处理。

二、安全阀压力

1. 传统特点　实质是工作压力,即呼吸机送气能够达到的最大气道压力。达到该压力,呼吸机将通过安全阀自动漏气,避免压力进一步升高,送气流量和 V_T 也相应降低。安全阀压力容易与高压报警混淆,实质完全不同,后者指通气压力达报警值仅发出声光报警,而不影响气道压力的升高和气体继续进入肺内;前者则指通气压力达预设值后,呼吸机输出的气体将完全排入大气。安全阀压力必须适当,一般设置在 $55\sim60$ cmH$_2$O 的水平,设置过高容易导致气压伤和低血压;设置过低则容易导致通气不足,其临床表现为:无论如何增大 V_T,峰压仍维持在较低水平,患者呼吸困难,RR 增快,$PaCO_2$ 持续不降,因此使用呼吸机前,应确定安全阀压力。具体测定方法为:连接模拟肺,用 VCV 模式进行大 V_T 通气;或呼吸机送气时,堵塞呼气阀,观察气道压力,此时显示的最高气道压即为安全阀压力。安全阀压力一旦设定,不要随意改动。

2. 部分现代呼吸机　高压报警和工作压力是一回事,即在通过安全阀漏气的同时,发出高压报警,应特别注意区别。

3. 特殊情况 主要见于德尔格呼吸机,其名称为限制压力。此功能一旦设置,在定容型模式表现为:达该压力水平,呼吸机的送气将减慢,V_T 在更长的时间内被送入气道;限制过度,则发生漏气,V_T、V_E 下降。在定压型模式表现为:无论是P-A/C、PSV,还是其衍生模式,其压力设置不可能超过该水平,故设置过低容易导致通气不足。详见第七章第五节和第十一章。

三、连接管路问题

1. 呼吸机连接管路漏气

(1) 临床表现:频繁低压报警,患者呼吸困难加重,RR 增快,人机对抗,呼吸机触发困难(压力触发)或频繁假触发(应用 PEEP 时的压力触发,或远端流量触发),$PaCO_2$ 下降不明显、不下降或升高。

(2) 临床判断:判断漏气与检查安全阀的压力相似,用 VCV 模式通气,可连接模拟肺通气或者直接堵塞呼气口,观察气道峰压,若迅速达安全阀压力,说明无明显漏气,否则可能有一定程度的漏气。机械通气时的波形图监测是发现漏气的最敏感方法,吸气、呼气 V_T 比较不是敏感方法。

(3) 常见漏气部位:主要见于各段管路的连接部,特别是湿化器的连接部位。连接管路破损、连接接头不紧密也是常见的漏气原因。

2. 呼吸机连接管路积水

(1) 临床表现:管路抖动明显,假触发和自动切换,人机对抗,波形图表现为压力、流量频繁出现锯齿样改变。

(2) 防治原则:使连接管路顺畅,避免扭曲,接水器在最低部位,避免管路积水,定期清理接水器,避免积水。

3. 压力感受器和呼气阀的连接管路问题 除通气管路外,部分呼吸机还同时存在这两条细管路,分别连接近端压力感受器和呼气阀(现阶段大部分呼吸机内置,平时看不到),且形态相似,容易接错。

(1) 临床表现:错误的连接将导致呼气阀漏气,气道压力不升,连续低压和低 V_T 报警,患者呼吸困难,RR 增快,人机对抗。若连接呼气阀的管路积水,将影响呼气阀在吸气期的关闭和呼气期的迅速开放;若压力感受器积水,将导致监测压比实际水平下降,触发压传导速度减慢和吸气触发困难。

(2) 处理对策:注意各种外置管路的清理和正

确连接,定期检查呼气阀。

4. 呼气阀问题 在部分具有简单机械阀的呼吸机,如早期 Bird 6400、Newport 200 呼吸机和部分现代呼吸机,也曾发现呼气阀变形,吸气期不能有效关闭,呼气期不能充分开放,与连接管路漏气的表现相似,因此呼气阀应用一定时间后需维修和更换。

四、触发灵敏度问题

1. 感受器 触发感受器位于呼吸机内,比较稳定,较少受外来因素的影响,但位于 Y 形管(近端触发)或呼气阀附近则容易受呼吸道分泌物及连接管路内积水的影响,降低触发的敏感性,应经常清洗,保持相对干燥,定期更换。

2. 压力触发问题

(1) 压力触发设置错误:触发灵敏度应为负值,但部分临床医师经常将其设置在正值水平,导致气道压力降至 0 以上的某一水平,即发生呼吸机送气(假触发)。有些呼吸机,如 Bird 呼吸机仅有正值,容易混淆,但实际上是相对于 PEEP 的负值。还有呼吸机并无具体设置数值,而是在压力表上表现为"感应刻度"。需强调触发灵敏度设置低于 PEEP 时即为负值,若距离太远,则触发阻力太大,需降低;若位于 PEEP 水平以上为正值,会导致频繁假触发。

(2) 压力触发与 PEEP 的关系:压力触发一般设置在 -2 cmH_2O 水平,实质是针对 PEEP 而言,这在不同呼吸机有不同的表示方式,经常混淆。如早期 Newport 200 呼吸机触发水平用负值表示,即 -2 cmH_2O 表示无论 PEEP 水平如何,其触发灵敏度始终低于 PEEP 2 cmH_2O,PEEP 的改变不影响触发灵敏度;而在 Newport 150 呼吸机则常为绝对值,触发灵敏度随 PEEP 变化,故 PEEP 水平变化时,触发灵敏度必须适当调整,使其始终低于 PEEP。

(3) 压力触发与 PEEPi 的关系:曾有大量报道,PEEPi 存在时,同 PEEP 一样,触发水平应低于 PEEPi,以保障良好的触发,这是完全错误的。因为 PEEPi 是肺泡内压,在未设置 PEEP 的情况下,呼吸末气道压为 0,触发水平监测的也是气道压,而不是肺泡内压,故低于 PEEPi 的压力实质上几乎皆为正压,将导致假触发。

(4) 压力触发与自主呼吸能力的关系:临床上也常不加区别地将触发灵敏度设置在 -2 cmH_2O

水平,这对多数患者是合适的,但若患者呼吸能力较弱容易导致触发不良,甚至完全不能触发,故应降低触发灵敏度;自主呼吸过强的患者,常呼吸频数,呼气过快,压力表指针惯性(现代内置压力感受器明显改善)增大,容易诱发假触发,应提高触发灵敏度,以保障基本避免假触发,但若超过 $-4\ cmH_2O$ 后仍有较多假触发,则应适当应用镇静剂、肌松剂。

无论是针对触发困难还是假触发,流量触发皆比压力触发更优越,应首选。理论上新型膈肌电活动触发更优越,但实际上影响因素也较多。

(5) 压力触发与气道压力的关系:气道压力较低时,吸气结束后,压力指针可自然恢复至零位;气道峰压显著升高,压力指针惯性增大,在吸气结束后,指针靠本身惯性可迅速降至零位以下,甚至远超过触发水平,导致假触发。故此时应降低吸气流量,改用递减流量波,降低 V_T,使气道峰压有所下降,并适当降低触发水平。若条件许可,则尽可能选用流量触发。

(6) 压力触发与压力表零点的关系:零点是指吸气前,压力表指针显示的数值,一般代表呼气末压力,可以是 0,也可以是一定数值,理想情况下等于 PEEP,不理想的情况下可高于(反映指针运动的阻力增加)或低于(漏气或惯性)PEEP 水平。触发灵敏度一般是针对呼气末压力而言,但由于上述原因,实际触发灵敏度可能与预设值有一定的差异。如上述假触发则为实际触发水平高于零点;同样,实际触发水平显著低于零点时将导致触发困难,常见于持续气流过大或连接管路阻力增大、呼气阀性能较差、管路中气流不能迅速呼出,也见于固定压力表指针的部件性能减退,指针不能及时回位。上述问题应及时解决;若不能短时间内解决时,应根据吸气前压力表指针的水平,适当提高触发灵敏度。

其他影响零点的因素,如呼吸机震动、管路的顺应性太大、管路积水,或患者躁动、咳嗽、频繁打嗝等皆可导致压力表指针抖动,使零点不稳定,导致假触发。

3. 流量触发　不存在与 PEEP 的关系问题,可改善触发的敏感度和稳定性,减少假触发。但须强调导致压力表指针抖动的因素也可导致流量波动和假触发,只是程度要轻得多;流量触发不能识别自主吸气气流和漏气气流,气道漏气容易导致假触发,故应避免不必要的漏气,包括轻微漏气,特别是在远端流量触发。

五、通气模式和通气参数问题

详见第七章第五、六节和第十一章、第十二章,包括模式的选择和参数的调节各个方面,本节简单强调以下几点。

1. 通气模式的选择与参数的调节要吻合　即选择一定的通气模式,必须调节相应的通气参数,而调节通气参数则必须符合对应的通气模式。如笔者早年曾发现一接受 Newport 200 呼吸机通气的患者,选择 SIMV 模式时有明显呼吸困难,而改用 PSV 或用简易呼吸器通气时,则配合良好,检查呼吸参数,包括触发灵敏度、T_i 和 V_T 的设置皆无问题。进一步检查发现,控制压力参数设置在零位置(操作者误认为该模式已关闭),故实际通气模式为 P-SIMV,辅助压力水平为 0,患者仅能通过自主呼吸通气,因此无论如何调节容积参数皆无法改善呼吸困难。而改用 PSV 后,控制压力不能发挥作用,在一定的支持压力下通气,呼吸困难自然改善。若需继续发挥定容型 SIMV 功能,则必须使控制压力设置在 OFF 位置;若选择 P-SIMV,则必须将控制压力提高到合适水平,比如 $20\ cmH_2O$。进一步假设用上述 SIMV 通气的患者,控制压力仍在零位置,若不是改用 PSV,而是改用 A/C 模式,则实际变为 P-A/C 模式通气,通气压力为 0,相当于"窒息",将导致严重后果。

2. 现代呼吸机的参数调节更复杂　无论是一般定容型、定压型通气模式,还是新型自主型通气模式,其参数的调节要复杂得多,更应特别注意。详见第七章第六节和第十一章。

综上所述,应用呼吸机,特别是功能较多的现代呼吸机时,必须确保通气模式和通气参数匹配以及通气参数的完整调节。必要时操作者可先试用,然后再给患者通气。

六、气道-肺实质病变

见于各种气道和肺实质患者的病情变化,详见前述和相关疾病章节,本节简述如下。

1. 气道阻力增大　感染加重、呼吸道分泌物增多、气道水肿、气道平滑肌痉挛等皆可导致气道阻力增加。

(1) 定容型模式的表现:气道峰压升高,平台压变化不大;若有较高 PEEPi,则峰压和平台压皆明显升高,峰压和平台压差增大。

(2)定压型模式的表现:V_T 减小,动脉血气恶化,主要是 $PaCO_2$ 升高。患者也常出现明显的呼吸窘迫和人机对抗。

2. **肺弹性阻力增大** 如肺部感染、损伤或水肿加重,皆可导致肺弹性阻力增大。

(1)定容型模式的主要表现:平台压明显升高,峰压和平台压的差值基本不变。

(2)定压型模式的主要表现:V_T 和 PaO_2 下降。

患者常有明显的呼吸增快。

3. **气道阻力和肺弹性阻力皆增大** 同时出现气道和肺实质病变,其表现则介于上述两者之间。上述任何问题皆可导致人机配合不良。

七、患者的总体情况

患者的总体情况直接影响人机配合、机械通气负效应、基础疾病的康复,并最终影响能否停机,也必须积极处理。

(朱 蕾 蒋进军)

第十九章
镇静剂、镇痛剂和肌松剂在 ICU 的应用

第十八章第五节简述了镇静剂和肌松剂应用的必要性和基本特点,本章则详细阐述;力求避免对药物及其用量的单纯描述,强调从 ICU 患者(特别是机械通气患者)的特点出发阐述其临床应用。

第一节 镇静剂、镇痛剂和肌松剂的应用概述

目前常用镇静剂、麻醉剂和麻醉性镇痛剂都有一定的镇静、催眠作用,部分有一定呼吸抑制作用,与肌松剂联合应用可明显加强对呼吸的抑制作用,对 ICU 患者,特别是机械通气患者非常适合,这与普通内科疾病或外科手术患者的特点有明显不同。临床常用的镇静剂主要有苯二氮䓬类的地西泮和咪达唑仑(咪唑安定),麻醉剂为普鲁泊福(丙泊酚、异丙酚),麻醉性镇痛剂主要是吗啡。机械通气患者的镇静、麻醉主要用于下述两种情况:① 建立人工气道,特别是气管插管前,药物的应用可使患者处于镇静、睡眠状态,抑制患者对插管刺激的过度反应,保障气管插管或气管切开的顺利进行。② 用于机械通气治疗过程中,抑制过强的自主呼吸,改善人机配合,促进疾病恢复,减少机械通气的负效应。但每一种或每一类药物皆有一定副作用,并可能对原发病的治疗和恢复产生不利影响,故皆有一定的应用指征。

第二节 镇静剂、镇痛剂、肌松剂及其临床评价

焦虑、烦躁、疼痛不仅影响人机配合,也会对机体产生诸多不良影响,需进行合理评价和积极治疗。

一、疼痛的评价

疼痛是一种主观感受,同一患者在不同时间、不同情况下的疼痛感受差异很大。影响疼痛的主观因素很多,促进或妨碍患者表达疼痛的因素也很多,因而很难客观、精确地计量和比较。对意识清楚、合作的患者可用下述方法进行评价。

(一)常用的疼痛评分方法 尽管对疼痛感受的个体差异很大,但患者可以表达为:不痛;痛,但可忍受;疼痛难忍等不同程度,将这些程度用数字表示即可进行疼痛评分。

1. 语言评分法(verbal rating scale, VRS) 从最轻到最重的顺序将疼痛以 0 分(不痛)至 10 分(疼痛难忍)来区分,由患者自己选择不同分值来量化其感受。保留人工气道的患者表达不方便,不适合用此评分法。

2. 视觉模拟法(visual analogue scale, VAS) 用一条 100 mm 的水平直线,两端分别定义为不痛和最痛,由被测试者在最接近自己疼痛程度的地方画垂线标记,进行量化。

3. 数字评分法(numeric rating scale, NRS) 选择一个从 0~10 的点状标尺,0 和 10 分别代表不痛和疼痛难忍,由患者从中选一个数字描述疼痛程度,依次分为:0、1、2、3、4、5、6、7、8、9、10,数字越大,疼痛越重。

4. 面部表情评分法(faces pain scale, FPS) 由 6 种不同面部表情及 0~10 分(或 0~5 分)描述从不痛到疼痛难忍的不同程度,由患者选择图像或数字来反映最接近其疼痛的程度:不痛→微痛→有

些痛→很痛→疼痛剧烈→疼痛难忍。

5. 术后疼痛评分法（Prince-Henry 评分法）主要用于胸腹部手术后的疼痛评分。从 0 分到 4 分共分为 5 级。0 分为咳嗽时无疼痛；1 分为咳嗽时有疼痛；2 分为安静时无疼痛，深呼吸时有疼痛；3 分为安静状态下有较轻疼痛，可以忍受；4 分为安静状态下有剧烈疼痛，难以忍受。对于术后需保留气管插管或进行气管切开、不能说话的患者，可进行术前训练，让患者用 5 个手指来表达其选择。

（二）疼痛的其他评价方法　疼痛可以用上述多种方法进行评估，但最可靠的方法是患者的主诉，并依赖于患者和医护人员之间的交流能力。当患者不能表达疼痛强度时，其疼痛相关行为（如运动、面部表情和姿势）与生理指标（如心率、血压和呼吸频率）的变化也可反映疼痛的程度，需定时观察和评价；这些非特异性的指标容易被曲解，受主观因素影响较大，需进行合理的生理学分析。

二、常用镇痛药物

常用镇痛药物包括麻醉性镇痛药、非甾体抗炎药、局部麻醉药等，ICU 和机械通气患者最常用麻醉性镇痛药，主要是阿片类药物，如吗啡、芬太尼、舒芬太尼等。因为此类药物不仅镇痛，还有良好镇静和呼吸抑制作用，故特别适合机械通气患者。

（一）麻醉性镇痛药物的作用

1. 阿片类药物的止痛特点　主要与神经系统的阿片受体结合而发挥止痛作用，是治疗术后急性疼痛最常用、最有效的药物；对其他各类疼痛皆有效，但对持续性钝痛的效果优于间歇性锐痛；同时具有镇静和抗焦虑作用，能显著改善患者对疼痛的耐受性和人机配合。

2. 应用原则　术后疼痛通常为中度到重度疼痛，持续时间相对较短，且随时间推移逐渐减轻，因此应根据疼痛程度，酌情给予足量药物，以缓解疼痛及其引起的不良反应为原则；然后逐渐减量，或转换为其他类型止痛药。不宜长时间应用，以免精神依赖或成瘾。

3. 应用方法　通常采用肠外途径给药，如静脉用药和肌肉用药；某些中度疼痛患者也可以口服或经胃管给予复方制剂，如阿片类药物与非甾体抗炎药的复方制剂，可以在保障止痛效果的同时，减少阿

片类药物的不良反应。还可联合局部麻醉药用于术后的椎管内（主要是硬膜外）镇痛，从而保障镇痛效果，又可明显减少药物的不良反应。

4. 不良反应

（1）消化系统症状：主要是恶性、呕吐及便秘，是阿片类药物的常见不良反应，上消化道症状多在用药 1 周左右自行缓解，重者需加用甲氧氯普胺（胃复安）等对抗；便秘会长期存在，应鼓励患者进食香蕉、粗纤维食物、蜂蜜等，鼓励早活动和腹部按摩，促进肠道蠕动；也可服用液状石蜡或用开塞露肛塞，或应用其他导泄药；严重者可灌肠治疗。

（2）呼吸抑制：是严重、危险的不良反应，可导致猝死，是术后镇痛时应特别注意的问题，尤其是在高龄和有慢性呼吸系统疾病的患者。为防止呼吸抑制，首次药物剂量不宜大，然后逐渐增加剂量，直至满意镇痛；用药期间应密切观察呼吸频率、节律、深度和 SpO_2 的变化，必要时复查动脉血气。一旦发生明显呼吸抑制，用阿片受体拮抗剂纳洛酮对抗。对于机械通气患者而言，呼吸抑制则有助于缓解呼吸窘迫，改善人机对抗，是此类药物临床应用较多的主要原因之一。

（3）成瘾性：对疼痛患者而言，其成瘾性非常小，现阶段我国对非癌性疼痛的治疗时间规定为不超过 8 周，对癌性疼痛则无剂量和时间的限制。一旦疼痛好转，成瘾性的表现将逐渐明显，应及时减量和停药。

（4）其他并发症：① 尿潴留，是膀胱括约肌过度收缩所致，联合使用镇静剂或进行腰麻的患者更容易发生，应尽量避免同时应用镇静剂，避免膀胱过度充盈。机械通气患者常规应用导尿管，不是严重问题；随着药物停用自然缓解。② 瘙痒，一般不严重，可加用抗组胺药治疗，必要时加用糖皮质激素。

（二）常用药物

1. 吗啡　是经典的阿片受体激动剂，临床上有口服和注射两类剂型，口服制剂包括即释、缓释和控释剂。围手术期和机械通气镇痛主要使用针剂。其作用特点主要有：① 强大的麻醉、镇痛和明显的镇静作用，能消除疼痛及其引起的焦虑、恐惧等情绪反应，显著提高患者对疼痛的耐受力。② 抑制呼吸中枢和咳嗽中枢的活动，有效改善人机配合。③ 常规治疗剂量对血管和心率无明显影响，大剂量可引起体位性低血压和心动过缓。④ 对胃肠道平滑肌有

兴奋作用,使其张力提高,蠕动减慢。⑤ 有一定的迷走神经兴奋作用和对平滑肌的直接兴奋作用,还有组胺释放作用,容易导致支气管水肿、痉挛,禁用于支气管哮喘、部分 COPD 急性发作或迁延期患者。

2. 芬太尼　其药理作用与吗啡相似,但相同剂量的镇痛强度是吗啡的 100 倍,且起效快,作用时间短。芬太尼还有微弱的拟胆碱样作用,其不良反应也与吗啡相似,但呼吸抑制作用更强,对心血管系统的影响则不明显。

3. 舒芬太尼　是芬太尼的衍生物,脂溶性提高,极易透过血脑屏障,与阿片受体的亲和力也提高,其镇痛作用强度和作用时间分别是芬太尼的 5～10 倍和 2 倍。其不良反应与芬太尼相似,但对血流动力学的影响更小,安全范围更大。

4. 哌替啶　镇痛效价约为吗啡的 1/10,镇静作用稍弱,但其刺激性较大,成瘾性强,其代谢产物去甲哌替啶具有中枢毒性,不推荐常规应用,其临床应用也确实明显减少。

三、镇静和躁动的评价

避免患者躁动、保持适度镇静是不少手术后患者管理的重要方面,也是机械通气患者经常面临的问题。定时评估镇静程度有利于调整镇静药物种类和镇静剂量。理想的镇静评分系统应使各参数易于计算和记录,有助于准确判断镇静程度并能指导治疗。

(一)镇静评分

1. Ramsay 评分　是应用最为广泛的镇静评分标准,分 6 级,分别反映 3 个层次的清醒状态和 3 个层次的睡眠状态(表 19-1)。

表 19-1　Ramsay 量表

清醒	患者焦虑和激动,或烦躁,或兼而有之
	患者合作,具有定向力,且安静
	患者仅对命令有反应
睡眠	轻叩眉间或大声刺激可迅速反应
	轻叩眉间或大声刺激患者反应迟钝
	轻叩眉间或大声刺激患者无反应

2. Riker 镇静躁动评分(sedation-agitation scale,SAS)　根据患者 7 项不同的行为对其意识和躁动程度进行评分(表 19-2)。

表 19-2　Riker 镇静躁动评分量表

躁动镇静程度	表现
危险的躁动	拔除气管插管或试图拔除导管,攀爬床档,挥打医护人员,左右捶打
非常躁动	多次口头提醒限制仍无法平静,需要物理约束,咬气管插管导管
躁动	焦虑或轻度躁动,试图坐起,口头指导能平静
平静与合作	平静,易于苏醒,遵从指导
镇静	难以唤醒,语言刺激或轻度摇动能苏醒,但再次入睡;遵从简单指导
非常镇静	物理刺激可苏醒,但无法交流或遵从指导,可以不自主活动
无法唤醒	对有害刺激无反应或仅轻微反应,无法交流或遵从指导

注:有害刺激是指吸痰或用力按压眼眶、胸骨或甲床 5 s。

3. 运动活动评分量表(motor activity assessment scale,MAAS)　由 SAS 演化而来,通过 7 项指标来描述患者对刺激的行为反应,对危重病患者也有很好的可靠性和安全性(表 19-3)。

表 19-3　运动活动评价量表

分值	程度	表现
6 分	危险的躁动	无需外界刺激引起运动,不合作,试图拔除插管或导管,左右捶打,挥打医护人员,试图爬出床外,无法按要求平静
5 分	躁动	无需外界刺激引起运动,试图坐起或将肢体移出床外,无法始终遵从医护人员指导(要求时可躺下,但立即再次试图坐起或将肢体移出床外)
4 分	躁动与合作	无需外界刺激引起运动,拉扯床单或插管,暴露自己,但遵从指导
3 分	平静与合作	无需外界刺激可引起运动,有目的地调整床单或衣服,遵从指导
2 分	对触摸或呼喊姓名有反应	触摸或大声呼喊其姓名时睁眼或抬眉,或者将头转向刺激部位或移动肢体
1 分	仅对有害刺激有反应	有害刺激时睁眼或抬眉,或者将头转向刺激部位或移动肢体
0 分	无反应	对有害刺激无反应

注:有害刺激是指吸痰或用力按压眼眶、胸骨或甲床 5 s。

(二)镇静要求

1. 基本要求　理想的镇静水平是患者安静入睡又容易被唤醒,能触发呼吸机送气。

2. 基本方法　在镇静开始前就明确所需的镇静水平,定时、系统地进行评估和记录,并随时调整镇静用药类型和剂量，以达到并维持所需的镇静水平。

（三）镇静的客观评价 理论上镇静的客观性评价是更理想的评估方法，但现有方法皆有一定欠缺。目前报道的有脑电双频指数（bispectral index, BIS）、心率变异系数及食管下段收缩性等，仅作参考。

四、镇 静 药

常用药物有麻醉性镇痛药和苯二氮䓬类镇静药，前者如吗啡，有良好的镇静和镇痛作用，故镇痛和镇静可同时评估，见上述；后者如地西泮、咪达唑仑；还有丙泊酚。也有临床医师将中枢性 α_2 受体兴奋剂，如可乐定、右美托咪定用于临床镇静；属于巴比妥类的硫喷妥钠等现已极少用。

1. 地西泮

（1）作用特点：为常用镇静药物，也有一定的抗焦虑作用。它有较高的脂溶性，主要通过对边缘系统的海马和杏仁核的选择性抑制而发挥作用；还有一定的中枢性肌松作用，尤其是大剂量使用或在老年患者，作用比较明显。

常规临床剂量的地西泮对呼吸无明显影响，但剂量较大，尤其经静脉注射时，对呼吸中枢有一定的抑制作用。静脉注射常规临床剂量的地西泮对循环系统影响轻微，血压可稍下降，但心排血量无明显变化；较大剂量或较快速度静脉注射可迅速降低血压，这对躁动不安、伴随血压升高的机械通气患者非常有利。

（2）应用方法：临床效应的出现以静脉注射最快，口服次之，肌内注射最差，因此应尽可能采用静脉注射给药。

（3）不良反应：地西泮的毒性很小，但静脉注射速度过快可引起一过性血压降低、呼吸暂停，在血容量不足或老年患者更容易发生。静脉注射可引起注射部位疼痛、局部静脉炎等。

由于其消除半衰期长达 20～40 h，在老年人中更长，且表观分布容积增大，因此老年或肥胖患者反复使用会发生蓄积作用，这对机械通气患者的撤机不利，需特别注意。

2. 咪达唑仑 合成于 1978 年，水溶性，不含有机溶媒，故肌内注射吸收好，静脉注射刺激小。

（1）作用特点：具有苯二氮䓬类的抗焦虑、催眠、抗惊厥、肌松和顺行性遗忘等作用。其对苯二氮

䓬受体的亲和力为地西泮的 2 倍，其效价为地西泮的 1.5～5 倍；根据剂量不同，可产生自抗焦虑至意识消失等不同程度的效应。此药对呼吸中枢有一定的抑制作用，其程度与剂量和给药速度相关，也与疾病特点有关，如其对 COPD 患者的呼吸抑制程度和持续时间较正常人更长。此药对正常人的心血管功能的影响轻微，无组胺释放作用。此药的分布半衰期仅相当于地西泮的一半，消除半衰期约为地西泮的 1/10。

（2）应用方法：可以口服、肌内注射、单次静脉推注，也可持续静脉滴注以维持一定的镇静强度。

3. 丙泊酚

（1）作用特点：是一种快速、短效的新型静脉麻醉药，不溶于水。由于其溶剂中含有大豆油、甘油和磷脂酰胆碱，故其制剂呈乳白色。此药呈高度脂溶性，静脉注射后可迅速通过血脑屏障，产生镇静作用。依据剂量不同，静脉用药 11～30 s 即可达到麻醉诱导的深度。分布半衰期仅为 2.5 min，故其作用消除极快，可长时间持续静脉注射。丙泊酚的另一特点是患者苏醒完全，醒后无兴奋现象，故其恢复质量较高。对颅脑外伤后的颅内压增高也有一定程度的降压作用。

（2）不良反应：常规镇静剂量的丙泊酚对循环系统影响轻微，但若剂量较大或注药速度较快，则可引起心脏舒缩功能抑制、心排血量下降和血压下降；其中，对血压的影响还可能与此药的扩血管作用有关。此药可增加心率，但持续时间短暂。一般而言，合适的剂量与注药速度可避免对循环系统的不良影响。

静脉用药后，患者可有轻度呼吸抑制，呼吸变浅、变慢，潮气量减少，有时呼吸暂停，但持续时间很短，一般不用处理。呼吸抑制亦与注射剂量和速度有关，若同时使用麻醉性镇痛药，则对呼吸抑制的抑制作用加重。此作用对改善人机同步非常有利。

1992 年，儿童使用此药物后，发现死亡病例。现已明确患者长时间（48 h 以上）、大剂量[4 mg/(kg·h)]使用该药，会发生乳酸堆积、酸中毒、心力衰竭、横纹肌溶解、肾衰竭，进而导致死亡，称为丙泊酚输注综合征。

五、肌 松 药

肌松药广泛使用于手术室中的全身麻醉患者，

在监护病房中的应用也逐渐增多。有统计显示在欧美国家的 ICU，肌松药的使用频率为 11%～16%，对改善严重人机对抗有显著作用。脑复苏、破伤风和狂犬病患者出现抽搐时，在建立人工气道的前提下，可用于控制抽搐，降低颅内压。

肌松药作用于乙酰胆碱受体致终板去极化或与乙酰胆碱竞争乙酰胆碱受体而干扰神经-肌肉的兴奋传递，前者称为去极化肌松药，后者为非去极化肌松药。现在临床使用较多的去极化肌松药为琥珀胆碱，常用的非去极化肌松药较多，有泮库溴铵、阿曲库铵、顺式阿曲库铵、维库溴铵、罗库溴铵和哌库溴铵等，以维库溴铵和罗库溴铵更为常用。

2010 年《新英格兰杂志》曾发表一篇文章，对 20 个 ICU 的重症 ARDS 患者早期使用肌松药后的主要预后指标进行评价，结论是可以有效降低死亡率，减少机械通气并发症。

（一）常用药物

1. 箭毒 为最早用于临床的非去极化肌松药，价格低廉，作用确切，但有组胺释放作用，在阻滞神经-肌肉接头胆碱能受体的同时，还阻滞交感神经节，引起血压下降。在体内的清除主要依赖肾，因此有哮喘病史或循环不稳定的患者不宜使用，对于肾功能减退患者的作用时间延长，需注意调节。

2. 泮库溴铵 为中等时效的肌松药，无组胺释放作用，但有抗迷走神经作用，常规临床剂量可引起心率轻度加快、血压轻度升高。心脏外科术后，若患者心率减慢且需使用肌松药时，首选此药；有支气管哮喘的患者或哮喘发作的高危患者也可首选此药。此药也以肾排泄为主。

3. 阿曲库铵 为中、短时效肌松药，有轻微组胺释放作用，此药有 1/3 经霍夫曼途径消除。所谓霍夫曼途径消除是指在人体生理 pH 和生理体温下的自然降解，无须依赖肝、肾正常的排泄途径。因此，在肝、肾功能不全患者，使用此药不易在体内产生蓄积作用。

4. 维库溴铵 为中、短时效的肌松药，常规临床剂量无抗迷走神经作用，亦无组胺释放作用，因此可用于循环不稳定和有支气管哮喘的患者。此药 50% 以上由肝胆系统排泄，肾功能减退时的排出比例更大，故可用于肾功能不全患者。

5. 哌库溴铵 为长效肌松药，常规临床剂量无组胺释放作用，无抗迷走神经作用，对循环干扰小，主要通过肾排泄；与维库溴铵的应用指征类似。

6. 罗库溴铵 在非去极化神经肌肉阻断剂中起效最快，一般静脉注射 60 s 就能为插管提供良好条件，起效时间与琥珀胆碱相似或稍长，比维库溴铵快 2 倍，因此需快速气管插管时，此药可替代琥珀胆碱。此药比琥珀胆碱的作用时间长，至少达 30 min（后者通常不到 10 min），与维库溴铵相似。罗库溴铵的作用存在剂量依赖性；对心血管系统无明显影响，也无组胺释放，未发现反复给药后的明显蓄积作用，是安全有效、作用迅速的神经-肌肉阻断药。

7. 琥珀胆碱 常在气管插管时使用。其特点有：起效快，作用时间短暂，作用消失快速。首次注射后可出现肌肉的不规则抽搐，若使用时间长，可导致阻滞性质发生改变。在 ICU 使用，应注意该药有升高血钾浓度和增加颅内压、腹内压和眼压等不良反应。

（二）ICU 使用肌松药的注意事项 与手术室中使用有较大差异，在监护室中使用时要注意以下情况。

1. 患者总体情况复杂 ICU 患者多病情危重，常合并存在水及电解质紊乱、酸碱平衡失调、肝肾功能减退等，这些因素可影响肌松药的药效和药代动力学。比如，肌松药大多以原形通过肾、肝胆系统排泄，肾功能不全、肝胆系统疾病可使肌松药排出体外的时间延长；在水潴留患者，肌松药的表观分布容积增加，故需根据患者的情况和肌松水平进行更精细的调节。

2. 需要应用的时间较长 可能会产生较多问题，特别是有感染的患者，需慎重，并注意控制时间，强调按需应用。因长时间应用或有严重感染时，患者肌细胞膜上产生大量不成熟受体，且离子通道的开发时间显著延长，肌松药可进入肌细胞引起骨骼肌损害，在后期可表现为肌无力甚至肌肉瘫痪；去极化肌松药可出现高钾血症。

3. 不良反应容易影响病情 比如交感神经节阻滞、组胺释放、抗迷走神经样作用等可导致血压、心率改变，哮喘发作等，对疾病的治疗不利。不同肌松药有不同的不良反应，针对不同疾病选择可避免或减少不良反应及其对治疗的影响，特别是哮喘患者或高危患者。

4. 非常规用药 使用前应使患者充分镇痛、镇静，尽量使用对肝肾功能依赖较小的肌松药；间断停用，以判断有无药物蓄积，可使用 4 个成串刺激（TOF）监测肌松程度。

5. 药物相互作用　在一些使用氨基糖苷类抗生素的患者，肌松药的药效会得到加强，应特别注意。

第三节　镇静剂、镇痛剂和肌松剂在机械通气中的合理选用

目前常用的镇静剂、麻醉剂和麻醉性镇痛剂都有一定的镇静、催眠作用，部分有一定的呼吸抑制作用，与肌松剂联合应用明显加强对呼吸的抑制，还可能有拟交感神经、组胺释放等作用，故机械通气患者需慎重选择。

一、适　应　证

主要用于下述两种情况。

1. 建立人工气道时　特别是气管插管前，药物的应用可使患者处于镇静、睡眠状态，抑制患者对插管刺激的反应，保障气管插管或气管切开的顺利进行。

2. 机械通气治疗过程中　抑制患者过强的自主呼吸，改善人机配合，降低氧耗量，促进疾病恢复，减少机械通气的负效应。

二、在不同疾病中的应用原则

上述每一种或每一类药物皆有一定的不良反应，并可能影响原发病的治疗、手术的恢复，故皆有一定的应用指征。

（一）慢性阻塞性肺疾病

1. 疾病特点　主要表现为慢性呼吸衰竭急性加重，患者的焦虑、烦躁和呼吸窘迫较轻，对气管插管刺激的反应较弱，故原则上可以用任何具有镇静、催眠作用的镇静剂和麻醉剂。但因患者多为老年人，呼吸中枢的兴奋性相对较低，对药物的敏感度高，半衰期常明显延长；常有明显的呼吸肌疲劳，对药物的需求不大；部分合并气道高反应性或支气管哮喘，则对药物的需求高。

2. 药物选择　应尽可能选择对呼吸中枢抑制作用弱、作用时间短的镇静剂，如地西泮、咪达唑仑、丙泊酚（普鲁泊福），以临时用药为主；吗啡类药物尽可能不用。若个别患者的耐受性较差，需较长时间应用或反复应用，应首选脂溶性低的咪唑安定；一旦

人机关系改善、病情好转需及早停药。地西泮脂溶性高，静脉用药发挥作用快，但容易在脂肪蓄积，故避免在肥胖、老年患者中长时间应用。若患者有气道高反应性或合并哮喘，则不宜使用吗啡。

（二）支气管哮喘

患者常有明显的烦躁不安、气道高反应性、气道水肿和平滑肌痉挛，故应首选苯二氮䓬类镇静剂：地西泮和咪唑安定，此类药物不但有镇静和催眠作用，还有一定的中枢性肌松作用，有助于疾病恢复；患者常有呼吸中枢驱动显著增强和严重的呼吸窘迫，人机对抗明显，单纯应用苯二氮䓬类药物很难长时间实现人机配合，故常需联合应用肌松剂。由于部分肌松剂可能促进迷走神经经兴奋或组胺释放，对控制疾病不利，需注意药物的选择。吗啡有一定的迷走神经兴奋作用和对平滑肌的直接兴奋作用，还可能促使组胺释放，不宜应用。

（三）重症肺炎或急性呼吸窘迫综合征

患者常有明显的呼吸窘迫、烦躁不安，气管插管困难，多需应用较大剂量的镇静或麻醉药物，地西泮、咪唑安定、吗啡皆可。插管前常有明显低氧血症，不宜用异丙酚，因为此药较大剂量应用或注药速度较快时可引起心脏舒缩功能抑制、心排血量下降，并有一定的扩血管作用，其对心脏的抑制作用会降低动脉血氧运输量；扩张肺血管会加重肺 $\dot{V}/\dot{Q}$ 失调，使低氧血症进一步加重。一般而言，病变重的肺区常有明显的血管收缩，这是一种代偿性反应，有助于改善 $\dot{V}/\dot{Q}$ 失调和低氧血症。血管扩张剂对收缩、痉挛的血管有更强的扩张作用，随着异丙酚的应用，病变重的肺区血管扩张，血流从病变较轻的肺区进入病变较重、通气非常差的肺区，进一步加重 $\dot{V}/\dot{Q}$ 失调和低氧血症，加之其对心脏的抑制作用，容易导致病情加重，这也是较多患者从经面罩吸氧或无创通气改为人工气道机械通气后，PaO_2 明显下降的主要原因之一。地西泮和咪唑安定可以选择；吗啡有一定的收缩平滑肌作用，可能是更好的选择。

若气管插管后，低氧血症明显改善，药物以缓慢静滴为主，对 $\dot{V}/\dot{Q}$ 失调的影响可以忽略，则上述药物

皆可以应用,但多需加用肌松剂。

(四)心源性肺水肿

1. 疾病特点　患者常有明显的呼吸增强、增快和呼吸窘迫,不但影响人机配合,且导致胸腔负压和肺间质负压的增大,进一步加重肺水肿,心力衰竭和呼吸衰竭相互影响,形成恶性循环。

2. 药物选择　有呼吸中枢抑制作用的药物是较好的选择,吗啡可首选,较大剂量的地西泮也可以应用;若合并支气管哮喘或有心源性哮喘发作,吗啡不宜应用。病情多恢复较快,一般不需加用肌松剂。

三、需注意的其他问题

(一)镇静剂和肌松剂的联合应用　镇静剂(包括麻醉剂和麻醉性镇痛剂)有一定的镇静和催眠作用,能改善患者的焦虑状态,但常规剂量对呼吸中枢的抑制作用有限(吗啡除外),故不容易抑制过强的自主呼吸,实现理想的人机配合;较大剂量应用可以抑制呼吸中枢,显著改善人机配合,但对心血管系统的抑制作用也将明显增强,不良反应增大。适当联合应用镇静剂和肌松剂可有效达到镇静和抑制呼吸的双重作用,保持良好的人机配合;并将不同药物的不良反应尽量控制在较轻的范围内。

(二)肌松剂应用的其他注意事项　详见本章第二节,以下几点需进一步强调。

1. 不宜单独应用　此类药物尽管通过抑制呼吸肌实现控制通气和人机配合,患者不能运动,但神志清醒,非常痛苦,又难以表达;一旦停用肌松剂,患者将出现明显的对抗反应,导致治疗失败,故一般不能单独应用,需在适当镇静的基础上应用。若患者有基础颅脑疾病和进行颅脑手术后,且患者处于嗜睡或神志不清醒状态,则可单独应用。

2. 注意肌无力的防治　肌松剂长时间应用的问题较多,与镇静剂、糖皮质激素长时间联合应用更容易导致重症肌无力。因此,病情一旦改善,人机配合好转,应及早减量和停药。

3. 注意对心肺功能的影响　部分药物有释放组胺、兴奋迷走神经的作用,不适合用于哮喘或其他有气道痉挛的患者;部分药物应用较大剂量时有一定的扩血管作用和心脏抑制作用,不适合于有心功能不全的患者。镇静剂的临床应用很广泛,但肌松剂的应用较少,其不良反应容易被忽视,故应用前需详细看说明书。

(三)麻醉性镇痛剂的应用　可用于气管插管和机械通气过程中,但不同疾病的要求不同,需注意其不良反应。多数情况下,此类药物主要用于外伤、手术或其他原因所致的疼痛患者。详见本章第二节。

四、药物剂量的选择

不同专著经常罗列各种药物的详细用法,包括首剂用量和维持用量,但实际按该用法仍经常发现较多患躁动不安、严重人机对抗,以至于出现严重并发症,丧失治疗时机;而病情缓解、准备撤机时,患者又持续昏睡、肌无力,不仅延长撤机时间,且容易反复发生 VAP,影响预后,以至于经常听到医务人员两种不同的感叹:镇静剂、肌松剂都用了,还是按说明书、麻醉科医师的医嘱正规用,患者还是躁动不安、严重人机对抗,气胸也发生了;或者是原发病治好了,多脏器功能衰竭也快治好了,花了很多时间和精力,开始考虑撤机了,患者却"走了",实在可惜!

1. 需改善人机对抗的患者特点不同

(1)初始阶段:此类疾病,无论是严重哮喘还是 ARDS,患者呼吸中枢和机体处于极度兴奋状态,这与外科手术患者明显不同,常规药物剂量难以抑制,需暂时增加用药剂量,如地西泮 10 mg,静脉推注(可用于哮喘、ARDS);或吗啡 10 mg(用于 ARDS),用生理盐水稀释至 10 ml,先静脉推注 1/3,观察数分钟,再分别给予 1/3、1/3,直至患者呼吸窘迫缓解,然后调节维持用量,如此治疗,患者多能迅速缓解,必要时再次临时加用。而维持用镇静剂、肌松剂的剂量也较大,以达到人机配合、又有适当的自主吸气触发为原则;在暂时难以完全兼顾两者的情况下,可以控制通气,然后逐渐减量。如上述,短时间大剂量用药的主要问题是严重呼吸抑制、血压下降,在呼吸机支持状态下前者无须处理,随着药物减量自然恢复;后者可临时加用升压药缓解,然后随着药物减量也自然恢复。

(2)控制阶段:随着治疗时间的延长,患者过度的呼吸中枢兴奋逐渐缓解,对镇静剂、肌松剂的需求显著减少,应及早停用肌松剂或暂时停药,显著减少镇静剂的用量,根据患者的神志状态、机体活动(可参考上述评分方法)、人机关系调整。

(3)缓解阶段:一旦病情明显改善,患者将逐渐进入应激后的"衰竭"状态,呼吸中枢兴奋性和机体反应将显著下降,此时发生肌无力、VAP 的机会显著增加,因此一旦病情明显改善,应及早停用肌松剂,逐渐减量,并停用镇静剂。

(4) 治疗过程中的严重人机对抗:最简单的措施是将静脉滴注药物临时加量,如静脉推注咪唑安定或泮库溴铵稀释溶液 2 ml,观察 2～5 min;若仍有严重人机对抗,可再增加 2 ml,直至人机对抗缓解,呼吸逐渐平稳。在此基础上,逐渐增加静脉滴注药物浓度或静脉滴注速度,首选增加静脉滴注浓度,因为增加滴速容易出现血容量或细胞外液容量增加,使治疗过程中的液体调节余地减小。

2. 根据呼吸状态用药　如上述,首先根据气道、肺实质疾病的特点选择药物;镇静剂、肌松剂的应用以避免人机对抗、有又适当的自主吸气触发为原则。危重哮喘例外,因气道阻力太大、PEEPi 过高,很难兼顾人机配合和自主吸气触发;若治疗恰当,疾病可迅速缓解(个别例外),可暂时完全抑制自主呼吸,但避免肌松剂过量。

3. 根据心血管功能状态用药　根据药物不良反应用药,若血压升高,可暂时静脉推注地西泮、咪唑安定或吗啡,使血压迅速下降;然后适当应用降压药。若有低血压,需适当扩容和应用升压药。

(朱　蕾　张　静)

第二十章
机械通气的连接

机械通气的连接方式是指机械通气时呼吸机和被通气者的连接类型,主要分为胸腔加压和呼吸道直接加压两种基本类型。前者称为负压通气(NPV),详见第三十章第一节;后者称为正压通气(PPV),详见第二十一章和第二十六章。

第一节　机械通气连接概论

NPV 是利用负压通气装置围绕着患者的胸腹部,通过间歇负压周期性地扩张胸廓和横膈,使肺泡内压低于大气压而产生吸气;然后通过肺的弹性回缩产生呼气,部分负压呼吸机在呼气时产生一定正压协助呼气。负压通气符合呼吸生理特点,负效应少,但由于设备性能和功能的限制,效果较差,临床应用较少。

PPV 是指用呼吸机提供的高于大气压的通气压力进行机械通气,主要包括经面(鼻)罩无创正压通气(NIPPV 或 NPPV)和经人工气道机械通气。前者是指将面罩或鼻罩包绕面部或鼻部,并连接呼吸机进行的正压通气,简称经面(鼻)罩机械通气(FMMV),是无创正压通气的最常用方式,常简称为无创正压通气;后者指借助于人工气道连接呼吸机进行机械通气,也称为有创机械通气,是最有效的治疗呼吸衰竭的方法。正压通气改变了机体的正常生理状况,负效应较大,需进行针对性监测和处理。

第二节　机械通气连接的基本概念

1. 机械通气连接(connection of mechanical ventilation)　是各种呼吸机与被通气者的连接方式,主要包括胸廓外和呼吸道直接连接两种基本方式,前者的呼吸机类型为负压呼吸机,后者为正压呼吸机,简称呼吸机。

2. 正压通气(positive pressure ventilation, PPV)　是用呼吸机提供高于大气压的通气压力进行机械通气。正压通气改变了机体的正常生理状况,负效应较大,需进行有针对性的监测。

3. 正压通气连接(connection of positive pressure ventilation)　是正压呼吸机与被通气者的连接方式,主要包括经罩(如鼻罩、面罩)和经人工气道两种基本方式。

4. 人工气道(artificial airway)　将导管安放在手术切开后的气管或经上呼吸道插入气管所建立的气体通道,不仅用于机械通气,也用于单纯气道分泌物的引流,主要有气管插管和气管切开两种基本方式。

5. 经人工气道机械通气(mechanical ventilation via artifical airway)　简称人工气道机械通气,又称有创机械通气(invasive mechanical ventilation)。它是借助于人工气道连接呼吸机进行的机械通气方式。

6. 气管切开术(tracheotomy)　是切开颈段气管,放入特制气管导管的一种手术。

7. 气管切开(incision of trachea)　是颈段气管开放,并放入气管导管的一种状态或手术过程,其主要作用是解除喉源性呼吸困难、呼吸道分泌物潴留和进行机械通气。

8. **经气管切开机械通气**(mechanical ventilation via incision of trachea) 简称气管切开机械通气。它是经气管切开导管连接呼吸机进行的机械通气方式,主要用于需较长时间机械通气治疗的患者。

9. **气管插管术**(endotracheal intubation) 是将特制的气管导管通过口腔或鼻腔插入气管内的一种操作技术。

10. **气管插管**(tracheal cannula) 是将特制的气管导管通过口腔或鼻腔插入气管内的一种状态或操作过程,主要用于机械通气、氧疗和清除呼吸道分泌物。气管插管也是实施全身麻醉的一项常用措施。

11. **经气管插管机械通气**(mechanical ventilation via tracheal cannula) 简称气管插管机械通气。它是经气管插管导管连接呼吸机进行的机械通气方式。

12. **经口气管插管术**(orotracheal intubation) 是将特制的气管导管通过口腔插入气管内的一种操作技术。

13. **经口气管插管**(orotracheal cannula) 是将特制的气管导管通过口腔插入气管内的一种状态或操作过程,主要用于急救、急性呼吸衰竭或全身麻醉后的机械通气治疗。

14. **经口气管插管机械通气**(mechanical ventilation via orotracheal cannula) 是通过经口气管插管导管连接呼吸机进行的机械通气方式,主要用于急救、短时间机械通气和全身麻醉后的机械通气,也常作为气管切开机械通气的过渡阶段。

15. **经鼻气管插管术**(nasotracheal intubation) 是将特制的气管导管通过鼻腔插入气管内的一种操作技术。

16. **经鼻气管插管**(nasotracheal cannula) 是将特制的气管导管通过鼻腔插入气管内的一种状态或操作过程,主要用于慢性呼吸衰竭患者的机械通气治疗。

17. **经鼻气管插管机械通气**(mechanical ventilation via nasotracheal cannula) 是经鼻腔气管插管导管连接呼吸机进行的机械通气方式,主要用于慢性呼吸衰竭患者的治疗。

18. **环甲膜切开术**(cricothyroidotomy) 是将环甲膜切开后插入通气管缓解阻塞的方法。它是一种暂时性的急救方法,用于来不及行气管切开又需紧急抢救的喉阻塞患者。

19. **环甲膜穿刺**(thyrocricoid puncture) 急性上气道阻塞,在来不及行气管切开又需紧急抢救的患者,可经环甲膜刺入粗针头,缓解阻塞。它是一种暂时性的急救方法。

20. **微气管造口术**(mini-tracheostomy) 是通过在环甲膜上刺出约1 cm长的开口,然后置入气管套管的方法。它主要用于处理痰潴留和阻塞性肺不张。

21. **经皮扩张气管造口术**(percutaneous dilational tracheostomy, PDT) 是利用成套一次性器材,通过套管针穿刺气管导入特制导引钢丝,再在钢丝导引下扩张开颈前组织、经气管前壁置入气管套管的技术。它是一种床边操作的开放气道技术,具有创伤小、并发症发生率低和操作简便等特点。

22. **逆行气管插管**(retrograde endotracheal intubation) 相对常规气管插管而言,先行环甲膜穿刺,将导丝经环甲膜送入气管,通过喉部,到达口咽部,由口腔或鼻腔引出,再将气管导管沿导丝插入气管的方法。它主要用于难度较大的气管插管。

23. **纤维支气管镜引导气管插管**(fiberoptic bronchoscopy guided endotracheal intubation) 是在纤维支气管镜引导下进行气管插管的操作方法。

24. **咽喉镜引导气管插管**(laryngopharyngoscopy guided endotracheal intubation) 是用咽喉镜显示会厌和声门,并将气管插管导管放入气管内的方法。它是最常用的经口气管插管方法。

25. **盲法气管插管**(blind endotracheal intubation) 是在不借助咽喉镜或纤维支气管镜等器械显示会厌和声门的情况下,根据上气道的解剖特点和吸呼气流的特点,操作者直接将气管插管导管放入气管内的操作方法。它主要用于经鼻气管插管。

26. **咽喉镜**(laryngopharyngoscope) 是一种根据口腔和口咽部的解剖特点制作而成的辅助气管插管的设备,主要由光源和电池组成。咽喉镜有多种大小不同的型号,需结合患者的情况选择。

27. **操作弯钳**(curved forceps) 是一种按上呼吸道的走形特点设计的金属弯钳,用于协助进行气管插管。

28. **导管**(tube, catheter) 是一种物理器械,在医疗上是指具有适当硬度、弹性与扭力的圆柱形空腔结构。临床上常用来建立通路,如气管插管导管等。

29. **食管-气管联合导气管**(esophageal-tracheal combitube, ETC) 又称食管-气管联合通

气道,包括食管腔和气管腔两部分,具有食管阻塞式导气管和常规气管插管功能的双腔导管。

30. **口咽导气管**(oropharyngeal airway) 又称口咽通气道,是一种用于经口咽通气的简易通气导管,通常由橡胶或塑料制成,亦可用金属或其他弹性材料制成,主要包括翼缘、牙垫部分和咽弯曲部分。

31. **鼻咽导气管**(nasopharyngeal airway) 又称鼻咽通气管,用于解除从鼻至下咽段呼吸道梗阻的导气管。由于其对咽喉部的刺激性较口咽导气管小,因而清醒、半清醒和浅麻醉患者更易耐受。鼻咽通气道常由塑料或硅胶制成,其外形极类似于近端带有翼缘的短鼻气管导管,其鼻端有一翼缘或可移去的圆盘,以防止其意外进入鼻腔内。

32. **气管导管**(tracheal tube, tracheal catheter) 简称导管,是放置于气管内进行机械通气或呼吸道引流的导管,分气管插管导管和气管切开导管两种基本类型。

33. **气管插管导管**(tracheal intubation catheter) 是用于气管插管的导管。远端开口呈45°,带有可充气的气囊,气囊充气后能阻塞导管与气管壁之间的间隙,保障机械通气的密闭性。根据材料分为橡胶导管、塑料导管和硅胶管等。

34. **张口器**(mouth prop) 又称牙垫,是一种结合气管导管的特点制作而成的硬质固定装置。它用于固定气管导管,防止其上下移动或被患者咬瘪,其中心是圆柱形通道,可用于吸引口腔分泌物。

35. **橡胶气管导管**(rubber tracheal catheter) 简称橡胶导管,是用医用橡胶制作的气管导管。质地硬,操作方便;可塑性差,易损伤气道;组织相容性差,易刺激黏膜充血、水肿、坏死,适合短期经口插管,已基本被淘汰。

36. **塑料气管导管**(plastic tracheal catheter) 简称塑料导管,是用医用塑料制作的气管导管。组织相容性好,受热软化后比较容易通过弯曲的上呼吸道,用于经口插管和经鼻插管。

37. **硅胶气管导管**(silica gel tracheal catheter) 简称硅胶导管,是用医用硅胶制作的气管导管。较塑料导管的组织相容性更好,可用于经口插管和经鼻插管。硅胶导管可高压消毒,反复应用,但价格较贵。

38. **气管导管气囊**(cuff of tracheal catheter, balloon of tracheal catheter) 简称气囊,是位于气管导管远端、与导管紧密贴附的囊性结构。一般为非常薄的塑料气囊,通过细管与大气相通,充气后膨胀,随着充气量的增多而呈圆柱形、椭圆形或球形增大,起封闭气道作用。导管选择适当、充气适当时大体呈圆柱状。

39. **高压低容气囊**(low-volume high-pressure cuff) 是弹性回缩力大的气管导管气囊。一般为乳胶气囊,密封气道的充气压力很高,常达到或超过150 mmHg,容易发生气道的压迫性损伤,已基本被淘汰。

40. **低压高容气囊**(high-volume low-pressure cuff) 是弹性回缩力小的气管导管气囊。一般为塑料气囊,所需充气压力非常低,一般小于25 mmHg,目前最常用。

41. **无压高容气囊**(high-volume zero-pressure cuff) 又称泡沫塑料气囊(foam plastics cuff),是一种含泡沫塑料的气囊,气囊通过细管与空气相通,泡沫塑料自动扩张充气,阻塞导管和气管壁的空隙,理论上气囊内压与大气压相等,即为0,但实际上由于连接阻力很大,呼吸机的吸呼气转换时间又较短,故在机械通气条件下,气囊仍有较低的正压,为10~15 mmHg。

42. **气管导管指示气囊**(indicating balloon of tracheal catheter) 简称指示气囊,为一种通过细管连接气管导管气囊的囊性结构,间接显示导管气囊内压。一般气囊充盈、张力不高为适当。

43. **套管**(cannula, canula) 是一种与细导管或套管针匹配的导管。操作时,套管针起固定作用,便于操作;操作完成后,拔除套管针,固定导管即可进行相应的治疗。

44. **气管切开套管**(tracheostomy cannula) 又称气管切开导管,简称气管套管或气管导管,是通过气管切开放置于气管内的通气导管。因导管内可放置与之匹配的细导管或套管针,故习惯上称为套管,主要有金属套管和塑料套管两类。用于机械通气或呼吸道分泌物、积血等的引流。

45. **金属套管**(metal canula) 又称金属导管(metal catheter),是金属材质的气管切开导管。它由内外套管构成,插管时内套管内需放置套管针,主要用于呼吸道分泌物的引流。部分外套管可附有带单向活瓣的指示气囊,气囊充气后阻塞导管与气管间的间隙,外面通过固定带固定于颈部;拔除内套管后,与呼吸机连接进行机械通气。国内所用套管多为银制和铜制。

46. **内套管**(inner cannula) 是套管的内导管。

气管切开套管的内套管主要用于气道分泌物的引流,需经常更换。

47. **外套管**(external cannula) 是套管的外层导管。气管切开套管的外套管主要起固定作用,部分带有气囊,可用于机械通气。

48. **塑料套管**(plastic canula) 又称塑料导管,是塑料材质的气管切开导管。气囊也有组织相容性好的低压高容气囊和自动充气的"无压高容"气囊之分。插管时需放置套管针,操作完成后,拔除套管针,固定导管,主要用于机械通气。

49. **气管导管大小**(size of tracheal catheter) 是气管导管内径(单位 mm)的大小,用"号"表示,绝大多数情况下与外径和导管长度无关。不同个体需要不同粗细的导管,数字用于描述气管导管内径的大小,如 7.5 号导管、8 号导管,分别是内径为 7.5 mm 和 8 mm 的气管导管。

50. **最小闭合容积**(minimal occlusive volume, MOV) 是机械通气时为防止吸气时导管周围漏气所需注入气囊内的最小气体容积。这部分气体注入气管插管或气管切开导管气囊后能刚好密闭气道,抽出少量气体后就会发生漏气;而补充少量气体,就不再漏气。

51. **最小漏气技术**(minimal leak technique, MLT) 机械通气时气管插管或气管切开导管气囊内注入"最小闭合容积"的气体后,可使吸气时气囊周围不漏气,但气道压力升高时可有少量漏气的技术。此技术的实施可保持正常通气和防止气囊压力过高对气道壁的损伤。

52. **带侧孔气管切开套管**(tracheostomy cannula with lateral aperture) 是外套管有一侧孔的气管切开导管。取出内套管后,气流可通过声带呼出而发声;停机时或撤离呼吸机后,堵塞套管外口,患者可通过导管周围气道呼吸。

53. **单相阀气管切开套管**(tracheostomy cannula with check valve) 是无气囊的圆柱形气管切开套管。其内端紧贴气管内壁,外端为单相阀,吸气时气流通过单相阀进入气管,呼气时气流经声带呼出上呼吸道,可发出声音。

54. **气管切开"纽扣"**(tracheostomy button) 是柱形气管切开套管和气管形成的可关闭和开放的治疗装置。柱形的气管切开套管,插入气管切开窦道,其内端紧贴气道内壁,气流可通过套管进入上呼吸道,当套管帽封住套管外口时,即可发出声音。平时闭塞套管,病情加重时拔去套管帽,可吸痰或调换成带气囊的导管进行机械通气治疗,避免再度气管切开。

55. **窦道**(sinus tract) 是由体表通向深部组织的病理性盲管,仅有一个开口通向体表。

56. **气管切开窦道**(sinus tract of incision of trachea) 是气管切开置管后形成的由体表通向气管的病理性盲管。一般在切开数日后形成,此时更换导管比较容易。

57. **面罩**(face mask) 是能把鼻和口包住,然后用固定带或面罩架固定的一种吸氧或通气装置。它可用于氧疗、机械通气或卫生防御。

58. **通气面罩**(ventilating mask) 是可用固定带或面罩架固定在面部,把鼻和口包住,从而能够进行无创机械通气的一类医疗装置。其一般不用于单纯吸氧,其设计要求比吸氧面罩高得多,常用口鼻面罩和全面罩。

59. **口鼻面罩**(oral nasal mask) 是可用固定带或面罩架固定在面部,仅把鼻和口包住,从而能够进行无创机械通气的通气面罩。

60. **全面罩**(full face mask) 是可用固定带或面罩架固定在面部,把鼻、口、下颌包住,从而能够进行无创机械通气的通气面罩。

61. **鼻罩**(nasal mask) 是能把患者的鼻严密包住,然后用带固定,主要用于无创正压通气的一种医疗装置。

62. **喉罩**(laryngeal mask airway, LMA) 是一种特殊型的通气管。在其通气导管的前端衔接一个用硅橡胶制成的扁长凹形套囊,其大小恰好能盖住喉头。其被普遍用于全麻术中呼吸道的管理,可以保留自主呼吸,也可经此进行正压通气和气道管理。

63. **无创机械通气**(non-invasive mechanical ventilation, NIV) 是不经人工气道进行的机械通气,包括无创正压通气和负压通气。

64. **无创正压通气**(non-invasive positive ventilation, NIPV, NPV) 是无须建立人工气道的正压通气,常通过鼻或面罩连接,也有少部分通过鼻塞、鼻咽管或喉罩连接。

65. **经面罩无创正压通气**(non-invasive positive ventilation via face mask) 简称经面罩机械通气,是经面罩包绕面部,并连接呼吸机进行的正压通气方式,主要应用于住院患者或用鼻罩容易口腔漏气的患者。

66. **经鼻罩无创正压通气**(non-invasive positive ventilation via nasal mask)　简称经鼻罩机械通气，是经鼻罩包绕鼻部，并连接呼吸机进行的正压通气方式。它主要用于阻塞性睡眠呼吸暂停低通气综合征(OSAHS)、轻症呼吸衰竭的治疗和家庭治疗，更适合于口腔闭合好、不容易漏气的患者。

67. **无创持续气道正压**(non-invasive continuous positive airway pressure)　是通过鼻罩、面罩等连接 CPAP 机进行的机械通气。它主要用于治疗 OSAHS 患者。

68. **负压通气**(negative pressure ventilation，NPV)　是利用负压呼吸机的筒状或壳状外壳围绕胸腹部，通过负压周期性扩大而进行的机械通气。其特点是吸气期胸腔负压增大，扩张胸廓和横膈，使肺泡内压低于大气压而产生吸气；外壳的被动回缩及外壳内正压产生呼气。

（朱　蕾　沈勤军）

第二十一章
无创正压通气

无创正压通气是指不经过人工气道的机械通气方式，包括经鼻塞、喉罩等装置通气，但主要是经鼻罩、面罩无创正压通气（NIPPV、NPPV、NPV）。NIPPV 主要用于 OSAHS、中枢性睡眠呼吸暂停综合征、特发性中枢性低通气、神经-肌肉疾病、COPD 慢性呼吸衰竭或急性加重、急慢性左心功能不全患者，也用于 ARDS、急性重症肺炎、慢性肺间质疾病、支气管哮喘、肺囊性纤维化合并呼吸衰竭，以及心、肺功能较差的术后患者。不少研究显示，NIPPV 的成功率达 60%～90%，气管插管率降低，院内感染率显著下降，住院时间缩短，病死率降低，医疗费用下降。近年来，除一般总结性文章外，前瞻性、随机对照性研究也逐渐增多，但这些研究多选择性较强，与临床实际情况差别较大。NIPPV 在国内有滥用的趋势，值得注意。

第一节　经面（鼻）罩机械通气的基本知识

NIPPV 一般用于气道-肺功能损害轻、神志清醒的患者，随着人们对呼吸生理认识的逐渐深入和通气设备的改善，NIPPV 的适应证扩大，现广泛用于多种呼吸衰竭的预防和治疗。

一、经面（鼻）罩无创正压通气的概念

无创机械通气包括 NPV 和 NIPPV，前者由于设备性能和功能的限制，临床应用有限，后者则取得了显著进展，临床应用广泛，简称无创通气或经面（鼻）罩通气。人工气道机械通气需将气管导管放置在气道内，具有创伤性，也称为有创通气，故机械通气是有创还是无创取决于操作手段，而与呼吸机无关。与传统呼吸机的高动力、低流量相比（图21-1），BiPAP 呼吸机的通气动力虽小，但送气流量非常大（图21-2），具有漏气补偿、吸气调节和同步性好等优点，故特别适合无创通气，习惯上也称为无创性呼吸机。

二、NIPPV 的理论基础

胸肺 P-V 曲线是合理机械通气的主要生理学基础。正常 P-V 曲线分为两段一点，即陡直段和

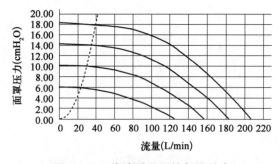

图 21-1　传统呼吸机的气流特点

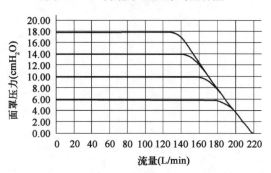

图 21-2　BiPAP 呼吸机的气流特点

高位平坦段，两段交点为高位拐点（UIP）。在陡直段，压力和容积变化呈线性关系，较小的压力变化即能引起较大的 V_T 变化。若在该段进行 NIPPV，则面罩的动态无效腔小，漏气少，胃胀气的发生率低。在高位平坦段，较小的 V_T 变化即可导致压力的显

著升高,从而导致相反的通气效应,故强调高压低于 UIP。因此,NIPPV 与人工气道机械通气的基本原则相似。UIP 位于肺容积占肺总量(TLC)的 85%~90%和跨肺压 35~50 cmH_2O 的位置,相当于控制通气时 35 cmH_2O 的平台压,或吸气末肺容积(V_{ei})等于 20 ml/kg 的水平。与人工气道机械通气相比,NIPPV 具有更大的不稳定性,故对高压的要求更严格,一般不应超过 30 cmH_2O。

1. 正常肺疾病　主要见于颅脑疾病和神经-肌肉疾病。正常成人陡直段的平均肺容积大约为 2 400 ml,理论上可用小 V_T,也可用常规 V_T 或较大 V_T 通气。通常情况下,由于重力作用,下肺区血流量多,肺泡有陷闭倾向,但自主呼吸时,通过膈肌的代偿作用,下肺区通气量增加,从而防止肺泡的陷闭。机械通气时,由于自主呼吸被部分或全部取代,其代偿作用减弱或消失,故有加重肺泡陷闭和降低肺顺应性的作用。因此,在气道-肺基本正常的呼吸衰竭患者,必须使用较大 V_T 和较慢 RR 进行 NIPPV;若应用常规 V_T 时,应加用(3~5) cmH_2O 的 PEEP。此类患者需要的通气压力非常低,故容易接受 NIPPV,除非有明显呼吸道分泌物引流不畅。

2. 气流阻塞性疾病　常见于 COPD 和危重支气管哮喘,其 $P-V$ 曲线的特点为:FRC 显著增大,出现 PEEPi,陡直段显著缩短。

(1) COPD:存在气道动态陷闭,FRC 增大至 67%以上,陡直段的肺容积在 1 000 ml 以下,甚至仅 300~400 ml。若采取传统深慢呼吸方式,用较大 V_T,将会超过 UIP,产生过高的峰压,导致 NIPPV 的失败;而较高 PEEPi 又可使患者和呼吸机吸气、呼气时相不一致,因此初始机械通气应选择小 V_T 和合适 PEEP。一般强调 PEEP 在 PEEPi 50%~ 85%的水平时(为 4~6 cmH_2O)可改善人机配合,又不影响呼吸力学(即不增大气道峰压和平台压)和血流动力学;待病情好转,FRC 下降后再逐渐增加

V_T,采取深慢呼吸形式。这样患者就比较容易接受 NIPPV。

(2) 支气管哮喘:与 COPD 相比,危重支气管哮喘的主要特点是气道黏膜水肿和平滑肌痉挛,其 $P-V$ 曲线陡直段的肺容积更小,PEEPi 更高。用低水平 PEEP 可扩张气道,对肺泡内压影响不大,但较高水平的 PEEP 不能使水肿、痉挛的气道进一步扩张,反而使气道和肺泡内压明显升高,因此 PEEP 应严格控制,一般不超过 5 cmH_2O。由于气道阻力和 PEEPi 特别高,患者较难接受 NIPPV,故需及早建立人工气道;少部分轻症患者可试用无创通气,或经简易呼吸器治疗好转后,再过渡至用呼吸机无创通气。

3. 肺实质疾病

(1) ARDS:典型 ARDS 的 $P-V$ 曲线出现低位平坦段和低位拐点(LIP),且 FRC 和 TLC 显著减少,陡直段显著缩短,这与其病理改变有关。尽管典型 ARDS 为双肺弥漫性病变,但有重力依赖性,大体分为高位正常肺区(30%~40%)、低位实变肺区(40%~50%)、中间陷闭肺区(20%~30%)。陷闭肺区导致 LIP 出现,并导致:呼气期分流和严重低氧血症,切变力增大和损伤,局部肺血管收缩和肺循环阻力增加。LIP 大体为陷闭肺泡同时开放点或区间。PEEP 等于或略高于 LIP 的水平时,可消除陷闭区,使呼气末肺容积增大至 50%以上,从而可大幅度改善氧合、减轻肺损伤和改善肺循环。PEEP 的经验数值为 8~12 cmH_2O,故机械通气时,不仅强调控制高压,也需选择适当的低压。从 LIP 至 UIP 的成人平均肺容积大约为 1 200 ml,故除非晚期患者,机械通气时采取常规 V_T(8~12 ml/kg)即可,故长时间应用 NIPPV 有一定难度,但轻症患者也比较容易满足上述通气特点。

(2) 其他肺疾病:如肺水肿、慢性间质性肺疾病等需要的通气压力、PEEP 更低,容易接受 NIPPV。

第二节　经面(鼻)罩机械通气的同步

同步性是保障 NIPPV 能否顺利进行的最主要因素。呼吸机送气及胸肺的扩展和回缩一致称为同

步,它包括呼吸周期的各个阶段,其中呼气被动,影响最小。

一、吸气触发同步

1. 自主呼吸时的同步

(1) 健康人：FRC约占TLC的40%，胸廓和肺处于良好的弹性平衡状态，PEEPi为0，气道-肺阻力非常低，一旦有自主吸气动作，肺泡内压迅速降至0以下，并与外界大气产生压力差，外界气体迅速进入呼吸道和肺泡，即吸气气流和吸气动作几乎同时发生，表现为良好的同步。

(2) 气流阻塞性疾病：不仅气道阻力升高，也出现PEEPi，自主吸气动作发生后，胸腔内压下降，肺泡内压也相应下降，但仍大于0，不能产生气流，导致本体感受器兴奋，呼吸肌加强收缩，直至胸腔内压下降使肺泡内压小于0，才会导致气道内压"缓慢"下降，最终使接近鼻腔或口腔处的气道内压低于0，产生气流，即患者气流产生和吸气动作有一个较长的时间差，不容易同步。

(3) 肺实质疾病：肺弹性阻力显著增大，黏性阻力和惯性阻力也明显增大。但与气流阻力相比，其对同步性的影响要小得多。

上述时间是呼吸系统病变本身造成的阻力升高，称为阻力时间。

2. 经面(鼻)罩正压通气时的同步

(1) 人工气道机械通气：患者需克服上述阻力及人工气道的阻力后，才能克服触发阻力(触发灵敏度)，使气道内压降至触发水平，该时间称为触发时间。事实上，呼吸机为机械装置，各部件皆有一定的惯性，特别是呼吸阀，故从触发水平到呼吸机送气仍需一定时间，称为延迟时间或反应时间。故与自主呼吸相比，人工气道机械通气的同步时间延长。

(2) 面(鼻)罩机械通气：与人工气道相比，面(鼻)罩的阻力非常低，BiPAP呼吸机的反应时间也非常短，同步性明显改善，非常适合NIPPV。

二、降低阻力、改善同步的措施

上述分析显示，改善无创通气同步性的主要措施是降低呼吸阻力。

1. 呼吸阻力 必须通过合理药物治疗和通气参数的合理调节使通气阻力(主要是气道阻力和PEEPi)显著下降后才能缩短同步时间，改善同步性。

(1) COPD：气流阻塞主要是气道动态陷闭所致，机体表现为慢性过程和逐渐适应，PEEPi较低，合理机械通气，如应用PSV模式，用较高的支持压力可显著减慢RR，降低PEEPi；适当应用PEEP(4~6 cmH₂O)可有效对抗气道陷闭和PEEPi，因此容易达到同步要求，这与上述力学改变的要求是一致的。

(2) 支气管哮喘：尽管RR可能不快，但由于存在短时间内无法克服的严重气道阻塞和高水平PEEPi，同步时间显著延长，因此患者不容易接受NIPPV，常需建立人工气道和使用镇静剂、肌松剂，这与上述呼吸力学要求是一致的。

2. 触发水平 吸气动作克服胸肺-气道阻力，使感受器的压力下降或流量等达触发水平才可能使呼吸机送气，因此触发水平的设置非常重要。

(1) 压力触发：理论上触发水平接近于0，同步时间最短，但也容易导致假触发和人机配合不良，因此压力触发常设置在-1~-2 cmH₂O的水平。

(2) 流量触发：触发的敏感度和稳定性好，应首选，一般选择2~4 L/min。远端流量触发对漏气非常敏感，容易导致假触发；近端触发容易因分泌物阻塞而导致敏感度下降，皆需注意相应监测和处理。

(3) 现代BiPAP呼吸机的复合触发：NIPPV时，经常存在漏气，用传统多功能呼吸机容易发生假触发，需经常调节；BiPAP呼吸机的运转是以适度漏气为基础的，具有漏气补偿功能，可显著减少或避免假触发，同步性要好得多，特别适合NIPPV。

单纯对吸气触发而言，现代BiPAP呼吸机具有自动跟踪功能(如auto-track技术)，其流量触发是可变的，同时具有可变的容积和形态等触发方式，触发的敏感性和稳定性进一步提高，是目前NIPPV时"最优越"的同步触发技术。

3. 延迟阻力 新式呼吸机的反应时间显著短于老式呼吸机，同步性显著改善。采用伺服阀或类似于伺服阀的反应时间也短于传统按需阀。BiPAP呼吸机和现代多数新型多功能呼吸机皆采用伺服技术，延迟阻力非常低，反应时间显著缩短，同步性非常好。

4. 吸气过程同步 指吸气流量形态、大小和潮气量符合患者的通气需求以及吸气气流能够在适当的时间内进入气道。

(1) 气流量：V_T应适当大，否则不能满足患者的吸气需求；若V_T足够大，而吸气初始流量不足，也将导致呼吸肌做功增加和呼吸窘迫。在患者呼吸增强的情况下，流量近似递减波，峰流量较高；若患者呼吸波动较大，V_T 或吸气流量变化也相应较大，若选择定容型模式，宜用递减波，并给予较高的峰流量和较大的 V_T，且根据病情变化适当调整；若选择定压型模式，应使吸气压力坡度为 0 或接近于 0，并给予较高的通气压力。总体上，定容型模式不容易满足上述需求，定压型模式更优越；自主型模式，如 PSV、PAV、NAVA 和 VSV 等，V_T、吸气流量的波形和大小随自主呼吸的变化而变化，同步性更好。

（2）吸气时间：传统呼吸机采用按需阀送气，若呼吸机在预设屏气阶段产生自主吸气动作，呼吸机不能送气，将产生"窒息样"呼吸；在预设吸气时间内产生自主呼气动作，将导致严重人机对抗，两种情况都可导致跨肺压显著增大，容易严重漏气。BiPAP 呼吸机和部分现代新型多功能呼吸机采用伺服阀或类似伺服阀的装置，可显著改善上述情况，较好地适应 NIPPV。

5. 吸呼气转换同步　通气模式的吸呼气转换方式符合自主吸气的终止方式将有良好的同步性。目前常用的转换方式有时间转换、流量转换（见于 PSV 及其衍生模式）和自动转换（PAV、NAVA），其中前者不考虑患者自主吸气的终止与否，达预设要求即终止送气，容易导致人机同步不良，而流量转换则取决于自主吸气的变化，因此 PSV 和 PAV 模式的同步性进一步改善。采用 auto-track 技术时，吸呼气转换的流量自动调节，同时具有形态转换，从而使 PSV 的吸呼气转换进一步改善。

第三节　影响经面（鼻）罩机械通气的因素

上述机械通气的同步是影响 NIPPV 的重要因素。同步主要包括吸气触发同步、吸气过程和吸呼气转换同步，前者主要取决于呼吸机反应时间、触发的敏感性和稳定性；后者主要取决于呼吸机性能、模式选择和参数设置。面罩性能及其连接方式、通气技术和护理水平、患者的选择皆是影响治疗效果的重要因素。

一、呼吸机的选择和通气调节

（一）呼吸机性能的改善和功能的增加

1. 呼吸机反应时间　反应时间越短，同步性越好。目前大部分多功能呼吸机和 BiPAP 呼吸机的反应时间仅数十毫秒，适合绝大部分患者；早期中低档呼吸机，如 Bird 6400 的反应时间超过 100 ms，对高 RR 的 ARDS 或重症肺炎患者是不合适的。

2. 触发灵敏度　可人为调节，越高越不敏感；越接近 0，越敏感，但也容易导致伪触发和人机配合不良，因此触发灵敏度必须维持在适当水平，才能保持稳定的 NIPPV。流量触发较压力触发稳定，应首选。如上述，新型 BiPAP 呼吸机采用多种同步技术，如 auto-track 等技术，自动跟踪呼吸过程的各个阶段，其流量触发的大小是可变的，还具有可变的容积和形态等触发方式；其吸呼气转换的流量和形态也自动调节，触发的敏感性和稳定性提高，同步性更好。

3. BiPAP 呼吸机的综合性能　通气能力和通气压力也影响同步性，如 BiPAP 20 型呼吸机对高通气量的 ARDS 和高气道阻力的支气管哮喘患者不合适。与常规"高档"呼吸机相比，用 BiPAP 呼吸机进行 NIPPV 有以下特点：① 优点，呼吸机送气、屏气过程中皆允许患者自主呼吸，容易保障充足的气流供应；通过漏气孔呼气，吸气过程中发生呼气，气流可通过漏气孔呼出，避免明显人机对抗，故吸气过程和吸呼气转换的同步性好；漏气补偿；体积小，应用方便。② 相似点，反应时间短，流量触发。③ 缺点，通气动力小。因此，在气道-肺实质无病变，或仅有轻中度病变的患者应首选 BiPAP 通气。当然现代 BiPAP 呼吸机性能和功能（见上述）的进一步提高，其适应证明显扩大。

4. 应用 BiPAP 呼吸机容易忽视的问题　BiPAP 呼吸机的漏气补偿仅适用于吸入空气的补偿，对氧气吸入无作用；漏气量大时将伴随大量氧气漏出，这必然伴随 FiO_2 的降低，导致低氧血症进一步加重，但临床上容易忽视。

5. BiPAP 呼吸机通气模式的选择

（1）基本模式：S 键相当于 PSV + PEEP 模式，T 键相当于 PCV + PEEP 模式，S/T 键相当于

PSV/PCV＋PEEP 模式;还有 CPAP 模式,不同呼吸机的调节方式不同。现代呼吸机几乎皆有上述模式衍生的智能型模式,部分有 PAV 模式。

(2) 通气模式特点:P‑A/C 为指令性通气模式,主要用于自主呼吸能力较差的患者;PSV、PAV 为自主性通气模式,主要用于自主呼吸能力较强的患者;CPAP 主要用于 OSAHS、心源性肺水肿或轻症慢性阻塞性肺疾病呼吸衰竭患者的治疗,其智能模式 auto‑CPAP 主要用于 OSAHS 患者的治疗。PSV、P‑A/C 衍生的智能型模式分别是 VSA 和 PRVCV;两者可综合设置,其别称为 AVAPS 或 iVAPS,皆较传统呼吸机的智能化程度有所提高,若能应用得当,可更好地用于无创通气,但实际上有较多问题(详见下述)。

6. 多功能呼吸机通气模式的选择　理论上 NAVA 有最好的人机关系;双相气道正压(BIPAP)和适应性支持通气(ASV)等也有各自的自主呼吸、指令通气特点。

笔者用 PSV 和 P‑A/C 模式完成了绝大部分 NIPPV。

因此,从呼吸机的性能和功能上讲,现代多功能呼吸机可较好满足 NIPPV 的需求,但 BiPAP 呼吸机更优越。

(二) 机械通气模式和参数的合理选择和调节

1. 通气模式的选择　首选以自主通气为主的 PSV 及其衍生模式;也可选用以指令通气为主的 A/C 或 SIMV 模式,包括定压和定容模式及其衍生模式。

(1) V‑A/C 模式:输出气流量多为方波,对面部冲击较大;患者又处于被动吸气状态,易形成湍流,致吸气阻力显著增大;气体完全或绝大部分靠被动通气进入气道,故气道峰压升高,漏气机会增多,所需固定带的拉力也相应增加,患者舒适性下降。

(2) 定压型模式:如 P‑A/C(在 BiPAP 呼吸机相当于 T 键),输出气流为递减波,上述情况改善,通气效率增加。

(3) 自主性模式:如 PSV,除有 P‑A/C 模式的优点外,尚有以下特点:患者吸气期始终处于主动吸气状态,肺和气道扩张,阻力减少,气流以相对较多的"层流"成分进入气道,最终靠胸廓的主动扩张和通气正压的双重作用进入肺泡,故产生同等大小 V_T 所需通气压力较低,不仅可减轻气流对面部的冲击,也使面罩及面颈部的扩张程度减轻,动态无

效腔减小,$\dot{V}_A$ 增加,故 PSV 可首选。新型自主性通气模式,如 PAV、NAVA 在理论上较 PSV 有更好的人机关系,也可选用,但需积累更多经验。

PSV 需以一定的中枢敏感性及呼吸肌力量为基础,故在合并中枢性睡眠呼吸暂停或昏迷以及有严重呼吸肌疲劳的患者,经短时间机械通气后,随着呼吸窘迫减轻,刺激因素减弱,呼吸中枢驱动水平下降,常出现自主 RR 缓慢,V_E 不足,甚至不能触发呼吸机送气,此时需改用 P‑A/C 模式。

2. 通气参数的调节原则　通气参数的调节大体分三个阶段:适应、维持和撤离机械通气。首先是精细调节通气压力(定容型模式间接通过流量和 V_T 调节),使患者较好地接受面罩通气,高水平医务人员大约需要 30 min 即可实现;然后是在患者基本适应机械通气后,增大通气压力,使病情逐渐改善;最后是逐渐降低辅助强度,使患者顺利撤机或在低水平辅助强度水平长时间维持(详见第二十二章第二节)。

二、面罩性能的改善和固定方法的改良

(一) 面罩材料和固定方法

1. 基本面罩类型　为气垫型,包括硬质的塑料主体和周边可充气的塑料气垫或橡胶气垫(后者逐渐被淘汰)。面罩壳状主体应透明,可观察面罩内凝结的水分、分泌物等变化。塑料气垫比橡胶气垫组织相容性好,舒适度高,更容易为患者所接受。气垫内压以 20～30 mmHg 为宜,这可保证面罩气垫的适度充盈。充盈过度,易导致气垫与面部接触面积的减少和接触面的不均匀;充盈不足,可导致面罩硬质主体对面部的压迫。

2. 基本连接类型　面罩多通过固定直管或可旋转弯管与呼吸机连接,后者可变性大,更易为患者所接受,有逐渐取代前者的趋势。固定方法常用扣拉式橡胶皮带或黏拉式布带,前者密闭性好,后者取戴方便,应根据具体情况选用。因毛细血管动脉端的压力约为 30 mmHg,故气垫对面部的压力尽量控制在 30 mmHg 以下。鼻罩舒适度高,但也容易大量漏气,影响通气效果,应根据情况选择。

3. 现代面罩类型　主要为硅胶面膜型面罩,通过旋转弯管与呼吸机连接,常规采用三点固定。

4. 面罩的密闭性和舒适性　是影响疗效的主

要因素。

(1) 早期橡胶面罩：早期(20世纪90年代)，用组织相容性差的橡胶气垫面罩，为垂直直管连接，用扣拉式橡胶皮带固定，且仅重视密闭性，结果有27.3%的患者发生鼻梁部和下齿龈部糜烂。

(2) 中期塑料气垫面罩及其改进型：后来笔者逐渐改用塑料气垫面罩，对部分漏气明显的患者加用特制双面黏胶布，面罩气垫也注意适度充盈，固定方式也从扣拉式改为黏拉式，固定压力也尽量不超过30 cmH_2O，结果糜烂的发生率降至6.9%。

(3) 后期硅胶面膜型面罩：在上述基础上笔者改用硅胶面膜型面罩(为旋转弯管)，采用三点固定，取得了更好的效果，面部糜烂发生率不超过3%。目前我们用硅胶面膜型面罩取代了气垫型面罩，患者依从性和通气效果皆不断改善。

(4) 硅胶型和气垫型面罩的区别：硅胶型面罩有更好的力学特性。气垫型面罩吸气时弹性扩张，容易漏气，呼气时回缩，对面部的压迫加重；若用面膜型面罩，吸气时，一方面面罩硬壳弹性扩张，另一方面气流压迫面膜，使面罩密闭性改善，呼气时通气压力消失，面罩对面部的压迫减轻。

与四点固定相比，三点固定更符合力学原理：压力分布最均匀，密闭性和舒适性更好。

（二）面罩无效腔对通气效果的影响

1. 人工气道连接的特点　无效腔小；气道阻力明显增大，显著延缓自主吸气触发呼吸机送气。

2. 面(鼻)罩连接的特点

(1) 面罩容积和面罩无效腔：两者是完全不同的概念，前者是罩内的含气容积，一般为100～150 ml；后者是面罩固定在面部通气时，实际容纳的呼出气容积，比前者小得多，甚至接近0。由于面部突出的鼻骨、颧骨及其覆盖的软组织，面罩放置在面部后，实际含气容积将明显下降，通气过程中，呼气结束后容纳在其中的呼出气形成无效腔，但比面罩容积小得多。用BiPAP呼吸机通气时，由于持续气流对呼出气的冲洗作用，无效腔进一步减少。若在面罩氧气接头上给予氧气吸入，后者进一步产生冲洗作用，无效腔又有所减小，若氧气流量足够大，则无效腔接近0。因此，将面罩容积定义为无效腔是错误的。

(2) 面罩连接的特点：无效腔有所增大，气道阻力基本不增加；且面罩对高速呼吸气流有一定的缓冲作用，患者容易耐受，特别是应用自主性通气模式时，因此其总体效应可能是对通气无不良影响。

(3) 影响面罩无效腔的其他因素：在不同条件下，面罩无效腔是可变的，气道压力增大，面罩动态扩张度增加，无效腔增加；反之减小。应用持续气流或流量触发时，在呼气期和吸气初期，主机气流未产生前，由于辅助气流冲洗，无效腔减小；而压力触发，又不存在持续气流时，无效腔增加。应用控制型模式，缺乏自主呼吸扩张肺和气道的作用，阻力大，无效腔增加；应用自主性通气模式，阻力减小，无效腔减小。气道阻塞性疾病，呼吸较慢，无效腔通气少；肺实质疾病，呼吸较快，无效腔通气增加。在气道阻塞性疾病，应用流量触发(或持续气流)、选择自主性通气模式，无效腔可显著减少。

（三）面罩阻力和密闭性对机械通气的影响

1. 气管插管的特点　显著增加气道阻力，常规插管(指7～9号导管)可导致局部阻力增加数十倍，需7～9 cmH_2O的支持压力才能克服，因此在辅助或自主性通气的患者，气管插管可显著增加呼吸功，延缓自主吸气压力向感受器的传导，延长同步时间。

2. 面罩的特点　基本不增加阻力，故不增加呼吸功，也不影响呼吸机的同步性，因此应用得当，将有更好的人机关系。

面罩容易漏气，一旦漏气将延迟气路压力的下降，干扰气路基础流量，延长同步时间，特别是对压力触发影响更大，因此在维持舒适性的前提下，应尽量保障面罩连接的密闭性。由于BiPAP呼吸机具有强大的漏气补偿能力，故对无创通气效果的影响不大。

三、通气技术的提高

NIPPV除应尽可能符合上述要求外，还强调符合患者的呼吸生理和心理状态。

1. 初始无创通气　患者突然从开放的自然呼吸过渡至密闭的正压通气，多有不同程度的不适感，因此通气前应做好解释工作，取得患者的配合。

2. 昏迷患者初始通气　初始通气加强管理，使$PaCO_2$尽快下降，促使其神志转清；清醒后的配合对维持疗效也很重要，一旦清醒需及时做好解释工作。

3. 通气过程要符合呼吸生理特点　模式选择和参数调节上要符合呼吸生理，不能强求动脉血气是否正常，或改善的速度是否足够快。必要时用简易呼吸器过渡，先随患者自主呼吸做小V_T通气，待患者适应后，逐渐增大V_T，随着低氧血症的改善和pH回升，RR减慢，患者自然会接受NIPPV。

4. 头羊效应 单独 1 位或 2 位患者常因恐惧、顾虑而不愿接受面罩通气,但 3 位或更多患者同时进行 NIPPV,相互之间会进行攀比,导致其主动性增强,可显著改善其依从性,形成良性循环。

四、患者的选择

不同疾病有不同的选择方式,下面将分别介绍。

本处强调要及早应用,不要等患者昏迷后才通气,否则将增加通气的难度。但病情较轻时,患者对呼吸支持的需求不高,不容易接受无创通气。中等严重程度(如 $PaCO_2$ 60~80 mHg)、有明显呼吸肌疲劳的患者,对通气需求高;一旦接受无创通气,患者的呼吸窘迫将迅速改善,依从性显著提高,是无创通气的"最佳"时机。随着应用技术的提高,可逐渐扩大至轻症、重症患者。

第四节 经面(鼻)罩机械通气的优点、问题和处理对策

与人工气道相比,经面(鼻)罩机械通气有不同的特点,也容易发生不同的问题,其处理对策也有一定差异。

一、无创通气的优点

1. 无创的优点 NIPPV 避免了人工气道对呼吸道黏膜的损伤,保护了会厌和声门的防御功能,有助于防止口咽部分泌物的吸入,且使患者维持一定的自主活动能力和咳痰能力,显著减少使用胃管的机会。

2. 通气的优点 由于较多应用 PSV 等自主性模式和间断停用呼吸机,可在保障呼吸肌充分休息的基础上,防止呼吸肌的失用性萎缩,促进疾病的康复,这对慢性呼吸衰竭(如 COPD)更有利。

3. 总体优点 显著减少医院内交叉感染的发生机会,缩短机械通气时间和住院时间,减少医疗费用和护理工作时间。

二、无创通气的主要缺陷及处理对策

(一)主要缺陷

1. 不宜实施无创通气的情况 在一般情况较差、生命体征不稳定、呼吸微弱、呼吸道分泌物引流较差的患者,无创通气难以有效发挥改善引流和生命支持作用,不宜应用。

2. 难以实施无创通气的情况 在生命体征稳定、呼吸较强的患者,无创通气有更多难以觉察和避免的缺陷,但容易被忽视,是导致机械通气失败的重要因素,主要见于下述情况。

(1)实施最佳通气策略:如 ARDS 的肺开放通气、ARDS 和危重哮喘的定压通气和允许性高碳酸血症(PHC)通气。前者需要较高的通气压力和较大剂量的镇静剂、肌松剂;后者则需要较大剂量的镇静剂、肌松剂。

(2)有效减轻切变力损伤:肺泡的动态陷闭、呼吸增强增快是产生切变力损伤的主要机制,主要见于 ARDS、重症肺炎、急性肺间质疾病、肺水肿。此时常需要较高水平的 PEEP,也常需要较大剂量的镇静剂、肌松剂。

(3)有效控制负压性肺水肿:各种肺实质疾病导致的呼吸增强、增快或人机对抗不仅容易发生切变力损伤,也容易同时或单独发生负压性肺水肿,也需要较大剂量的镇静剂、肌松剂。

(4)有效控制氧耗量的过度增大:各种肺实质疾病导致的呼吸增强、增快或人机对抗会导致氧耗量的大幅度增加,甚至超过总氧耗量的 30%,导致组织供氧的进一步恶化,也需要较大剂量的镇静剂、肌松剂抑制过度的自主呼吸。

上述情况主要是通气压力或 PEEP 过高,或需要较大剂量的镇静剂、肌松剂,无创通气患者很难实施,但有创通气很容易做到。

3. 不容易有效保障胃肠营养 在呼吸较强的无创通气患者,插胃管比较困难,保障充足的营养更困难;而人工气道患者则容易实施胃肠营养。

4. 容易丧失建立人工气道的机会 患者自主呼吸能力较强、生命体征和氧合基本稳定是导致无创通气"无节制"实施的主要原因之一。而一旦准备气管插管时,需要的 FiO_2 常超过 80%。此时建立人工气道,不仅操作过程的风险极大,也可能因下述多

种原因而导致插管后的氧合功能显著恶化,预后更差。主要原因有:① 插管时需要镇静剂或麻醉剂,而此类药物多具有一定的扩血管作用。肺泡病变越严重的部位,缺氧越显著,肺血管收缩越明显。缺氧性肺血管收缩是一种代偿反应,有助于改善低氧血症;扩血管药对收缩的肺血管具有更强的扩张作用,容易导致$\dot{V}/\dot{Q}$失调加重和低氧血症恶化。② 插管时导致口咽部和气管内分泌物的吸入,使部分小气道阻塞,导致$\dot{Q}s/\dot{Q}t$增加和$\dot{V}/\dot{Q}$失调加重,低氧血症进一步恶化。

(二) 处理对策 对不宜无创通气的患者应及早建立人工气道。对呼吸较强或有明显人机对抗的患者,若短时间(一般不超过 2 h)无创通气后,患者仍需要持续超过 60% 的 FiO_2 或实际 RR 持续超过 30 次/min,应及早建立人工气道。若估计通气时间较短,可进行气管插管;若估计通气时间较长,则应及早行气管切开。建立人工气道后应及早调节通气压力,及早应用镇静剂、肌松剂,及早给予有效的胃肠道营养。

三、避免无创和有创机械通气的疾病状态

在重症肺炎、ARDS 或其他严重肺实质疾病的缓解期,患者对机械通气支持的需求显著降低;肺水肿明显吸收后就失去了对肺泡壁的支架作用;细胞的修复尚未开始或刚刚开始,特别容易发生气压伤,故患者一旦进入该阶段,就应迅速停机,不应该用无创通气过渡或进行所谓的康复治疗。

四、NIPPV 的适应证和禁忌证

原则上 NIPPV 可用于各种情况的呼吸衰竭,无绝对禁忌证,在不同疾病、不同呼吸机和不同的操作者有不同的要求,但以下情况不适合应用或慎用:① 面型与面罩不配,漏气量太大或面罩对面部的压迫过强。② 气道分泌物过多或大咯血。③ 一般情

况差。④ 咳嗽反射较弱。⑤ 通气量波动大或明显人机对抗。⑥ 生命体征不稳定,如呼吸停顿或微弱、低血压、高危心律失常。⑦ 非单纯高碳酸血症导致的神志不清或精神状态明显不稳定。⑧ 呕吐或有高危吸入倾向者。⑨ FiO_2 持续超过 60%。

五、无创通气的问题及处理

1. **面罩漏气** 面罩特点决定了漏气是必然的,这与人工气道有较大差别。如上述,漏气程度与面罩性能、固定方式、固定程度和气道峰压直接相关。在保障舒适度的基础上可适当增加固定带的拉力。选择定压型或自主性通气模式,降低通气压力,这与有创通气时对通气模式和参数的要求一致,后者主要是防治气压伤和机械通气对循环功能的抑制。

2. **面部压迫性损伤** 主要面部结构特点、面罩对面部的压力(实质是压强)和面罩材料有关。鼻梁部和齿龈部的基本结构是骨骼,皮下组织少,容易引起压迫性损伤,应特别注意防护。气垫对面部的压力超过毛细血管静脉端的压力引起淤血,表现为皮肤潮红;超过毛细血管动脉端的压力并持续一定时间可引起缺血性坏死,表现为糜烂。强调选择与面部匹配的面罩;气垫充气以充满且张力不高为原则,尽可能选择硅胶面膜型面罩;间断停用呼吸机。

3. **胃胀气** 取决于患者状态、通气压力和患者的依从性。一般情况下,食管括约肌是对抗气体咽入和胃胀气的主要结构,其张力大约为 30 mmHg。昏迷、高龄患者的张力下降,且容易发生咽气和误吸;气道压力过高时发生咽气的机会也增加,故应尽可能降低压力、改善人机配合,必要时放置胃管。一旦发生胃胀气,应迅速放置胃管,给予负压引流;否则一旦胃内气体进入小肠,则处理将非常困难,且显著影响膈肌活动,降低 V_E 和患者的依从性,形成恶性循环。

4. **吸入性肺部感染和刺激性结膜炎** 也是常见并发症,前者与胃胀气和患者神志状态有关,后者则因面罩漏气引起。防治措施见上述。

(朱 蕾)

第二十二章
经面（鼻）罩机械通气在 COPD 患者的应用

NIPPV 在 COPD 呼吸衰竭的治疗价值最早获得公认,目前已作为轻度、中度患者的一线治疗手段,但对重症患者应慎重。从 20 世纪 90 年代中期开始,NIPPV 系统首先被应用于 COPD 呼吸衰竭的治疗,经过不断完善,在 20 世纪末期成为 COPD 呼吸衰竭急性发作和维持治疗的标准治疗方法。实践证明,只要 NIPPV 应用适当,不仅对轻度、中度患者疗效良好,对高碳酸血症导致的昏迷患者也有较好的疗效,在轻度、中度、重度昏迷患者,以及极重度 CO_2 潴留患者的有效率皆在 80% 以上。故将 COPD 单独列出,作为无创通气的代表详细阐述。

第一节　COPD 患者的病理生理特点适合无创正压通气

COPD 呼吸衰竭主要表现为慢性呼吸衰竭或慢性呼吸衰竭急性加重,病情进展较慢,机体代偿较好,允许患者逐渐适应无创通气;实际上其病理生理特点也适合 NIPPV。

一、有较充足的时间允许患者接受 NIPPV

1. **呼吸性酸中毒多在相对安全的范围**　根据 $PaCO_2$ 与 pH 的关系,即 $pH = -\log[H^+]$,$[H^+]$ $(nmol/L) = 24 \times PaCO_2 (mmHg)/[HCO_3^-](mmol/L)$ 可知,轻度或中度高碳酸血症型呼吸衰竭的 pH 在较安全范围;若通气功能显著下降,$PaCO_2$ 升至 100 mmHg 时,即使无任何代偿,动脉血 pH 也仅降至 7.0。在 COPD 慢性呼吸衰竭患者,不仅细胞内和血液缓冲系统常已充分发挥作用,肾也多开始或已经充分代偿,故动脉血 pH 多在 7.25 以上,即使 $PaCO_2$ 显著升高,pH 也多在 7.1 以上。

2. **对低氧血症的耐受性好**　患者长期缺氧,机体的代偿机制已充分发挥作用,如有效循环血量增加,血流重新分布,组织细胞对低氧的耐受能力显著增强。

3. **循环功能较稳定**　因 pH 在相对安全范围,对低氧血症的耐受性良好,心血管系统充分代偿;机械通气前多已接受氧疗等措施,故较少发生低血压休克,除非急性重症加重、有严重并发症或合并症。

二、NIPPV 容易发挥治疗效果

只要通气适当,各种程度的呼吸衰竭皆可在较短时间内获得一定程度的改善。

（一）高碳酸血症容易改善
1. **轻度高碳酸血症**　$\dot{V}_A$ 与 $PaCO_2$ 呈反抛物线关系(图 22 - 1)。根据高碳酸血症水平,$\dot{V}_A$ 与 $PaCO_2$ 的关系曲线大体分三段,$PaCO_2 \leqslant 60$ mmHg

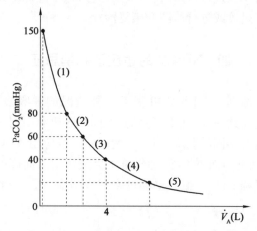

图 22 - 1　高碳酸血症程度与 $\dot{V}_A$ 的关系

(1) 重度高碳酸血症:$PaCO_2$ 与 $\dot{V}_A$ 呈陡直的线性关系;(2) 中度高碳酸血症:$PaCO_2$ 与 $\dot{V}_A$ 呈较陡直的曲线关系;(3) 轻度高碳酸血症:$PaCO_2$ 与 $\dot{V}_A$ 呈较平坦的曲线关系;(4) 正常;(5) 低碳酸血症:$PaCO_2$ 与 $\dot{V}_A$ 呈平坦的曲线关系

时,为轻度高碳酸血症,两者呈较平坦的关系曲线,$\dot{V}_A$的轻度增加或降低对$PaCO_2$的影响较小,故无创通气时,尽管通气压力较低,短时间通气后$PaCO_2$多不能明显改善,但只要呼吸肌疲劳改善,呼吸衰竭将会逐渐改善,面罩通气容易满足该需求,因此可作为轻度患者的首选通气方式。

2. 重度高碳酸血症 $PaCO_2 > 80$ mmHg 时为重度高碳酸血症,两者呈陡直的线性关系,V_E轻度增加即可显著改善重度高碳酸血症,使 pH 恢复至适当范围,因此在重度高碳酸血症患者,只要V_E(主要是V_T)轻度增加即可使$PaCO_2$明显下降,pH 相对安全。

因为重度 COPD 呼吸衰竭患者多存在较高 PEEPi,FRC 增大至 67% 以上,从 FRC 至 UIP 的肺容积多在 1 000 ml 以下,大多仅有 300~400 ml。因此,初始面罩通气时,选择小V_T和适当 PEEP(占 PEEPi 的 50%~85%)即可保障一定的V_E和较好的人机关系,否则容易导致面罩通气失败。这与重度患者的$\dot{V}_A$与$PaCO_2$的关系要求是一致的,因此重度患者接受 NIPPV 时也不需要较大的V_T,只要适当调节就能维持合适的V_E和动脉血气水平。

3. 中度高碳酸血症 60 mmHg $< PaCO_2 \leqslant$ 80 mmHg 为中度高碳酸血症,应兼顾缓解呼吸肌疲劳和保障适当的V_T,当然也不需要较大的V_T,也适

合 NIPPV。但此时$\dot{V}_A$与$PaCO_2$表现为较陡直的曲线关系,V_E适当增大,$PaCO_2$即下降至平坦段,其后改善速度减慢;V_E轻度减小,$PaCO_2$即上升至陡直段,其后升高速度明显加快,因此该部分患者通气时,必须特别注意监护。即使$PaCO_2$升高,并不意味着 NIPPV 失败;只要适当增加V_T、避免漏气,出现$PaCO_2$下降即说明治疗有效,但临床医师容易其病理生理特点;当然若$PaCO_2$反复升高需建立人工气道。

(二)低氧血症容易纠正 肺泡通气量与肺泡气氧分压($\dot{V}_A - P_AO_2$)也呈反抛物线关系,但与$\dot{V}_A$与$PaCO_2$的关系曲线相比,两者的变化方向正好相反(见图 4-1)。在轻度高碳酸血症患者,P_AO_2下降不明显,氧浓度轻度升高即可有效提高P_AO_2;在重度高碳酸血症患者,由于V_E非常小,氧浓度轻度升高也会使P_AO_2明显升高。

除$\dot{V}_A$下降外,低氧血症的主要原因还包括$\dot{V}/\dot{Q}$失调,只要P_AO_2适度升高,PaO_2就可维持在适当的范围,鼻导管吸氧多可满足;在V_E显著下降的情况下,若应用面罩通气,即使$PaCO_2$无改善,也可基本保证PaO_2明显升高。

总之,从理论上讲,应用 NIPPV 治疗 COPD 呼吸衰竭是可行的,即使效果不好再采取气管插管也是可以接受的。

第二节 影响COPD患者无创通气疗效的因素和机械通气的调节

与前一章阐述的影响因素基本相似,简述如下。但此类患者的特点也决定了其有不同的影响因素,本节详细阐述。

一、面罩性能的改进和固定方法的改良

COPD 呼吸衰竭患者的通气时间长,对面罩性能的要求高。如上述,面罩的选择进行了一系列改进,其密闭性、舒适性和患者的依从性明显提高。详见第二十一章第三节,不赘述。

二、呼吸机选择

绝大多数患者有明显呼吸肌疲劳,也有一定的

自主呼吸能力,因此选择有良好同步功能的呼吸机是必要的,而符合呼吸生理的通气模式则更能适合患者的通气需要。由于 RR 较慢,对呼吸机性能的要求相对较低,绝大部分中低档呼吸机即可满足通气需求。新式 BiPAP 呼吸机由于性能优良,功能改善,可用于轻中度呼吸衰竭和大部分重度呼吸衰竭患者。

三、通气模式的选择

首选以自主呼吸为主的 PSV 模式及其衍生模式,也可选用以指令通气为主的 A/C 或 SIMV 模式,包括定压和定容模式及其衍生模式。详见第二十一章第三节。

四、通气参数的调节

大约分三个阶段：适应、维持和撤离机械通气。

1. **基本调节方法**

（1）初始面罩通气：患者常较难适应，也容易发生不自主吞咽活动及胃胀气。应首选 PSV，从低压力（一般通气压力为 8～12 cmH_2O，PEEP 为 2～4 cmH_2O）起始，根据 V_T 监测值或呼吸运动幅度、RR，逐渐增加压力，一般每次增加通气压力约 2 cmH_2O，5～6 min 增加 1 次，从而使患者比较舒适地过渡至面罩通气；应用熟练后，每次可增加更高的压力，如 3～4 cmH_2O，调节时间缩短至 2～3 min。PEEP 一般每次增加 2 cmH_2O。

（2）维持面罩通气：待患者适应后，逐渐增加通气压力，FRC 将逐渐下降，呼吸平稳，RR 也逐渐下降（大约为 18 次/min），则符合 COPD 患者深、慢呼吸的特点。治疗水平的通气压力和 PEEP 分别为 15～25 cmH_2O 和 4～6 cmH_2O。

（3）撤离面罩通气：患者病情明显改善，特别是呼吸肌疲劳恢复后，则逐渐降低压力，直至初始设置水平，反复锻炼数次，可考虑撤机；若不能撤机，则长期应用低水平压力。

2. **P-A/C 模式的调节**　与上述 PSV 模式的调节相似，主要用于重症高碳酸血症或严重呼吸肌疲劳的患者。一旦患者病情明显改善，在保持深慢呼吸的基础上，宜及早降低通气压力，维持较低水平的 PEEP；及早改用 PSV 或其衍生模式。

3. **A/C 模式的调节**　也与 PSV 相似，首选较低 V_T，适当稍快的 RR，以适应面罩通气；然后逐渐增加 V_T，使患者进行深慢呼吸。在目前各种选择较多的情况下，尽可能不用 A/C 模式，或根据情况及早改用 PSV 或 P-A/C 模式。

4. **现代 PSV、PCV 模式的调节**　现代模式出现吸气压力坡度、呼气压力坡度、流量转换水平调节等参数，必须适当设置。详见本章第四节、第七章第六节、第十一章第三节和第五节。

5. **智能化模式的调节**　主要是指 VSV 和 PRVCV 的调节。为达到和维持目标 V_T，将人工调节通气压力改为计算机自动调节，理论上既能保障疗效，又能简化调节，但事实上并非如此，其智能化程度不足，实际调节有较多问题。

（1）设定恒定的目标潮气量（如 500 ml）是错误的：在疾病的不同阶段，对 V_T 大小的需求是不同的。如上述，初始通气时 V_T 应该较小，病情明显改善后 V_T 应该增大（深慢呼吸），因此设定恒定的目标 V_T 是错误的。

（2）目标潮气量应符合呼吸生理：不仅初始设定要符合呼吸生理；治疗过程中，V_T 的调节也要符合呼吸生理，比如初始设定为 6 ml/kg，好转后设定为 8 ml/kg，明显好转后改为 10～12 ml/kg 或更高。基础支持压力水平也应根据疾病特点调节，通气阻力较大的压力较高，反之则较低；通气阻力下降后，支持压力也应逐渐降低。

（3）合理评价：目前通气模式的智能化是以正常人为前提设置的，且智能化程度较低。在整个治疗过程中，通过设定恒定的目标 V_T，通气压力自动调节完成治疗的观点是错误的；若能充分理解疾病特点和现阶段智能化的缺陷，恰当应用 VSV、PRVCV 或 AVAPS、iVAPS，可减少人为调节，取得较好的效果，但绝对不能取代人工调节。

第三节　COPD 患者无创通气的其他问题及处理对策

除上述影响疗效的设备和技术因素外，尚有 COPD 患者本身的特点值得重视。

一、分泌物的引流

1. **基本特点**　神志清醒、一般情况尚可的患者能有效咳嗽；高碳酸血症导致的神志不清，只要合理机械通气，患者多能在 30 min 至 2 h 清醒，并较快缓解呼吸肌疲劳，从而恢复比较完善的咳痰能力；机械通气的气流振荡也可促进纤毛运动和痰液的排出，对昏迷患者有较大价值，但必须加强监护。

患者一般情况较差、咳痰力量较弱或非高碳酸血症（如低钠血症）导致的昏迷应及早建立人工气道。

2. **处理措施**　① 常规措施：加强翻身、拍背、雾化、湿化，应用祛痰药。② 其他措施：教育患者进行深呼吸锻炼,正确掌握咳嗽动作;间断给予较高压力通气;分别适当应用 β_2 受体兴奋剂和血管紧张素转换酶抑制剂促进支气管纤毛运动和咳嗽反射。

二、NIPPV 的适应证和禁忌证

(一)适应证和通气要求

1. 适应证　原则上可用于各种程度的 COPD 呼吸衰竭患者,高碳酸血症导致的昏迷并不是绝对禁忌证,但昏迷患者发生各种问题和并发症的机会多,护理难度高,也不应过分追求。

2. 基本通气要求

(1)轻度呼吸衰竭患者:轻中度呼吸衰竭患者可首选 BiPAP 呼吸机进行无创通气;若患者无明显呼吸肌疲劳,且仅有轻度高碳酸血症,对机械通气辅助的需求低,不容易接受面罩通气,应首选保守治疗;重度患者宜选择新型 BiPAP 呼吸机经面罩通气。

(2)高碳酸血症导致的昏迷患者:若感染不明显或一般情况较好时,可首选经面罩机械通气;若分泌物较多或一般情况较差时应首选人工气道机械通气。

(3)存在基础高碳酸血症的患者:残存肺功能有限,建立人工气道后易发生呼吸机依赖,应首选NIPPV。

(4)缓解期患者:间断应用 BiPAP 呼吸机无创通气,可预防呼吸肌疲劳,提高生命质量,减少急性呼吸衰竭的发病次数,并为急性加重时的治疗创造条件;无创通气更适合于静息状态下有呼吸困难和呼吸肌疲劳的患者;若患者仅有单纯低氧血症,呼吸困难不明显,则首选单纯家庭氧疗。

(二)禁忌证　见第二十一章第三节,不赘述。

(三)有创-无创"序贯通气"

1. 患者的选择

(1)明显躁动不安或昏迷患者:首选气管插管,有创通气明显好转后改用 NIPPV。

(2)明显感染患者:经气管插管机械通气治疗后,若感染明显改善或其他诱发因素改善,患者自主呼吸能力尚不足以克服通气阻力,也可改用NIPPV。

2. 注意问题　部分患者从人工气道通气改为面罩通气后可能出现新的不适应;刚脱离人工气道时,由于声门损伤,患者无法完成有效咳嗽,可能会导致感染加重,延迟撤机,因此应慎重选择;若无特殊情况,强调 48 h 左右作为有创、无创通气的切换点,因为此时呼吸道分泌物充分清除,呼吸肌疲劳充分恢复,感染或其他诱发因素改善,而声门无明显的损伤,这样既能达到有创通气迅速改善呼吸衰竭的目的,又能充分发挥无创通气的优点,维持疗效,促进病情改善。

三、COPD 的肺功能分级与无创通气的选择

GOLD 标准采用 4 度分级法:轻度,FEV_1 占预计值百分比 $\geq 80\%$;中度,$50\% \leq FEV_1$ 占预计值百分比 $< 80\%$;重度,$30\% \leq FEV_1$ 占预计值百分比 $< 50\%$;极重度,FEV_1 占预计值百分比 $< 30\%$ 或 FEV_1 占预计值百分比 $< 50\%$ 并伴有慢性呼吸衰竭。显然,轻度、中度、重度患者不需要无创通气。极重度的两种情况有所不同,第一种情况,一般无需无创通气;第二种情况,即 FEV_1 占预计值百分比 $< 50\%$ 并伴有慢性呼吸衰竭,实际上不是单纯 COPD,而是有合并症。因为若肺功能未下降至一定水平时,单纯 COPD 不应该出现呼吸衰竭;简单而言,FEV_1 占预计值百分比为 50% 相当于通气功能仍保留 50%;而健康人在极量运动时,肺通气功能一般仅动用 $60\% \sim 70\%$,故对日常生活影响不大;这相当于单侧肺移植后,保存 50% 的肺功能就可维持较好的活动能力。在极重度的第二种情况,绝大部分为 COPD 合并 OSAHS 或中枢性低通气,此时选择无创通气远比一般治疗要有效得多。

(朱　蕾　顾宇彤)

第二十三章
非 COPD 所致呼吸衰竭的无创通气治疗

NIPPV 最早应用于 OSAHS,并成功用于 COPD 呼吸衰竭,在急性肺水肿、急性间质性肺炎等疾病也取得了较好的疗效。本章进行简述,详见相关章节。

第一节　常见疾病的无创正压通气

无创正压通气在上气道疾病(主要是 OSAHS)、周围气道阻塞性疾病(主要是支气管哮喘)、肺实质疾病(主要是 ARDS、肺水肿、肺炎等)的治疗中也取得了较好的效果,但是在某些疾病、某些情况下还有一定争议。

一、OSAHS

OSAHS 是无创正压通气的最佳适应证;全麻手术后更应加强治疗,否则容易导致严重并发症。

1. 轻中症患者　选择 CPAP 呼吸机和鼻罩、夜间通气即可,一般 CPAP 压力为 4～8 cmH_2O;auto - CPAP 呼吸机可自动调整 CPAP 压力,其舒适性和依从性更好。

2. 复杂型或重度患者　若出现高碳酸血症、肺心病、严重肥胖(通气阻力显著增加)时应选择 BIPAP 通气,EPAP 压力需增加至 6～10 cmH_2O,IPAP 为 12～16 cmH_2O,除夜间持续应用外,白天也可间断使用。

3. 注意事项

(1) 压力坡度:用 BiPAP 治疗复杂型紊乱时,适当应用呼气压力坡度(不宜超过 0.3 s)有助于防止呼气相压力迅速下降诱发的上气道塌陷。因患者呼吸平稳,也应适当设置 0.2～0.3 s 的吸气压力坡度。

(2) 目标压力的设置:在部分患者,随着睡眠加深,上气道的阻塞程度明显加重,需要的 CPAP 可显著增大至 10 cmH_2O 以上;而患者一旦夜间清醒,将难以承受如此高的压力,从而出现明显的不适感,应给予较低的目标压力,使患者在最初阶段先获得部分改善,而不是全部;待患者适应后,再增大目标压力,并逐渐达到完全改善的目的。

(3) 目标压力的调节:经过一段时间的治疗后,患者肺功能和动脉血气皆会显著改善,生活质量也会显著提高,可适当降低压力。

(4) 综合治疗:应控制体重,适当运动;避免加重上气道阻塞的因素,如戒烟酒,特别是在夜间睡眠前;睡眠时,将枕头置于颈下(而不是头部),适当抬高颈部,有助于保持上气道开放,降低对呼吸机和压力的需求。少部分患者可选择手术治疗。

二、中枢性低通气或中枢性睡眠呼吸暂停综合征

应选择 PCV 模式(T 键),给予适当较低的预设频率,用较低的 IPAP 和 EPAP 即可,避免 $PaCO_2$ 波动幅度过大,且维持在较高水平(比如 45 mmHg 或 50 mmHg),以维持适当的呼吸中枢驱动水平。

三、神经-肌肉疾病

1. 无创通气的选择和应用方法　理论上,该部分患者气道阻力和肺顺应性正常或仅有轻度异常,用简易的 BiPAP 呼吸机,选用 PSV 模式(S 键),用较低通气压力,维持 $PaCO_2$ 和 pH 正常即可;呼吸驱动较弱的患者应首选 PSV/PCV 模式(S/T 键)。可用鼻罩,但漏气较多或张口呼吸时应选择面罩。无创通气是此类疾病的首选通气方式,可使部分患者避免气管插管或气管切开,提高生活质量,延长生存时间。

2. 人工气道的建立和机械通气的调节 多数神经-肌肉疾病,如脑血管意外、重症肌无力、急性脊髓炎、多发性神经炎、运动神经元病的晚期阶段,患者会丧失有效的咳痰反应或咳痰能力显著下降,呼吸道分泌物引流不畅,应及早建立人工气道。

若为急性神经病变,应避免控制通气,保留一定的自主呼吸功能,否则容易同时发生肌肉的营养不良性萎缩和失用性萎缩,导致病变不可逆;适当大 V_T 通气,防止低位肺组织陷闭,防治VAP。

四、危重支气管哮喘

1. 疾病特点 多因无法及时气管插管,或在气管插管的过程中死亡;一旦建立人工气道,只要合理通气,死亡概率极小。死亡的直接原因多为通气量迅速下降导致的严重缺氧和呼吸性酸中毒。

2. 无创通气的选择和通气参数的调节 由于哮喘患者气道阻力显著增加和肺过度充气,面罩通气安全性和耐受性皆较差,多数患者短时间内不能撤机,故原则上应及早行气管插管,也可选择简易呼吸器经面罩通气,但需注意正确处理。

(1) 基本通气方法:随患者自主呼吸做小 V_T 通气,以取得较好的人机配合,使 $PaCO_2$ 逐渐下降。

(2) 迅速纠正致死性低氧血症和酸血症:通过堵塞空气活瓣或加用储气袋,开大氧流量以获得纯氧(或接近纯氧)通气,从而迅速改善致死性低氧血症;快速静脉应用碱性药物可迅速改善严重酸血症。

(3) 适当应用气道扩张剂,并为建立人工气道做准备:通过向呼吸器的气囊内喷入气道扩张剂,可使速发型哮喘患者得以缓解;在大部分患者,患者同时存在严重气道水肿和平滑肌痉挛,气道扩张剂短时间内不能充分发挥作用,气道阻塞不能缓解,也可通过面罩通气使患者维持适当的氧合和安全的 pH 水平,为建立人工气道创造条件。

(4) 及早给予足量糖皮质激素:首选甲泼尼龙,给予较大剂量,如 80 mg 静脉滴注,每 8 h 给 1 次,首剂加倍;避免"填油战术",即从低剂量开始,逐渐增加;病情缓解后,应迅速减量、停用。

(5) 气管插管的注意事项:原则上与常规气管插管相似,但危重哮喘患者常有过高的气道反应性,不容易迅速完成气管插管,可在面罩通气过程中,用利多卡因充分麻醉咽喉部,并静脉给予镇静剂或麻醉剂,待患者适应后重新气管插管;在该过程中,用简易呼吸器无创通气,维持生命。

五、急性呼吸窘迫综合征

1. 疾病特点 患者神志清醒,表现为顽固性呼吸窘迫、高通气量、顽固性低氧血症和呼吸性碱中毒,应及早建立人工气道。

2. 无创通气的选择和机械通气的调节 部分患者可选择无创通气,选用新型 BiPAP 呼吸机或新型多功能、反应时间短的呼吸机。触发敏感度应较低,避免假触发。首选 PSV 或 BIPAP 等以自主呼吸为主或人机关系较好的模式,PEEP 逐渐增至 8~10 cmH₂O 水平,过高将导致漏气增加,过低则不易保障通气效果。

(1) 非感染性 ARDS:如手术、骨折等致病因素多为一次性,短时间通气后可迅速改善低氧血症,并较快撤机,可首选鼻罩或面罩通气。

(2) 感染性 ARDS:感染因素诱发者多病情重,需连续较长时间机械通气,并发症多,应及早建立人工气道。

笔者早期用鼻罩通气治疗 16 例 ARDS 患者,非感染因素诱发者的有效率高达 88.9%,而感染因素诱发者的有效率仅为 24.5%。

氧合指数(OI)是区分 ALI 和 ARDS(或 ARDS 严重度)的唯一指标,但结果显示与此无明显关系。考虑其主要原因为 ALI 或轻度 ARDS,并非典型 ARDS 的早期阶段,因为 OI 显著受 FiO_2 和 PEEP 影响,16 例患者中部分患者吸空气时 OI>200 mmHg;吸纯氧后,皆符合典型 ARDS 的诊断标准。

六、急、慢性肺间质疾病

急性重症患者是典型的肺内型 ARDS,可选择 NIPPV,其中免疫抑制患者可首选,具体应用方法与 ARDS 相似;慢性患者或相对轻症患者对通气需求相对较低,应避免通气压力和 PEEP 过高,反之容易导致 FiO_2 下降(BiPAP 呼吸机不能补充漏出的氧气)和低氧血症进一步加重。

七、左心功能不全

(一)急性心源性肺水肿

1. 机械通气的作用特点 机械通气不仅能改

善气体交换，通过降低左心室后负荷也能改善心功能。左心室后负荷可用左心室跨壁压，即心室内压-胸腔内压表示（详见第三十六章）。若发生心功能不全，胸腔负压可显著升高，如由 $-5\ cmH_2O$ 调整至 $-30\ cmH_2O$ 以上，则左心室跨壁压升高 $25\ cmH_2O$；若 CPAP/PEEP 使胸腔负压由 $-30\ cmH_2O$ 降至 $-10\ cmH_2O$，则左心室跨壁压下降 $20\ cmH_2O$。

2. 患者特点　在心功能不全患者，前负荷多在过高的水平，心排血量对其变化不敏感。若机械通气正压使胸腔负压降至接近 $-5\sim-10\ cmH_2O$，即可维持适当的前负荷，后负荷也显著下降，左心室射血量增加；心肌张力下降，冠状动脉供血改善，因此机械通气可用于一般左心功能不全，也可用于有低血压或心肌梗死的患者。

3. 机械通气的选择和调节　患者多神志清醒，自主呼吸能力强，通气时间短，应首选 NIPPV。通气模式则首选 CPAP 或 PSV＋PEEP。关于通气压力的选择，我们的经验：CPAP/PEEP $6\sim10\ cmH_2O$、支持压力 $8\sim15\ cmH_2O$ 是合适的；过低不能发挥治疗作用，甚至加重病情；过高则抑制心功能。若低氧血症和临床症状明显改善（后者主要是指呼吸窘迫缓解、心率减慢、血压稳定），说明肺水肿明显好转，过高的胸腔负压降低，应开始降低通气压力和 PEEP/CPAP，否则压力将更多地传导至胸腔，压迫腔静脉，降低前负荷，而改善后负荷的作用将显著减弱，并加重机械通气对心功能的抑制，甚至诱发心肌梗死。

（二）慢性左心功能不全　胸腔负压的增加幅度较小，后负荷增加有限，机械通气的改善作用也较弱，但可降低过高的前负荷，改善合并的阻塞性或中枢性睡眠呼吸紊乱，发挥治疗作用，因此慢性心功能不全也是无创通气的良好适应证。

（三）机械通气的撤离　在基础心功能较好的患者，如前负荷增加导致的心源性肺水肿可较快撤机，但在急性心肌梗死、心脏手术、慢性心功能不全的患者，基础心功能较差，应逐渐撤机，否则容易导致后负荷的再次增加和心功能不全的再次加重，以及呼吸衰竭的再次发生，形成恶性循环，应逐渐降低压力，逐渐撤机。

八、重 症 肺 炎

与 ARDS、肺水肿的病理和病理生理改变有一定相似性，若病情较轻，可用相似的方法进行无创通气，否则应及早建立人工气道（详见第三十五章）。

九、肺 栓 塞

其主要病理生理改变是 $\dot{V}/\dot{Q}$ 失调和无效腔通气。若有明显低氧血症时则常有肺循环和支气管循环吻合支的开放，$\dot{Q}s/\dot{Q}t$ 增加。机械通气的治疗作用有限，但可以缓解症状，故当有低氧血症且患者气急明显时，可以选择无创通气；若出现严重低氧血症且有血流动力学不稳定时，应及早行气管插管。

十、外科手术后的呼吸功能支持

1. 基本要求　胸部或上腹部手术的患者，若有明显呼吸功能损害、70 岁以上或肥胖、有 OSAHS 或高危患者，手术前可应用 BiPAP 呼吸机经面罩进行适应性通气，为术后通气做准备；术后行支持性通气，可预防呼吸衰竭的发生，避免或减少气管插管。

2. 并发症的治疗　对术后发生不同肺部并发症的患者，应根据不同情况进行针对性治疗。

3. 注意事项　除常规术后护理外，应加强深呼吸锻炼和维持有效咳嗽；胃肠道手术后应注意呕吐和吸入性肺炎的防治。

十一、特殊人群疾病

（一）免疫抑制患者　可以是单纯重症肺炎或合并 ARDS 等各种情况，与常规治疗相似。但不同点是发生呼吸衰竭后，若首选人工气道机械通气，容易继发 VAP，预后较差，故在病情不是太重的情况下应及早给予无创通气。在病情较重的患者，若片面追求无创通气，则容易延误病情，治疗失败的机会反而增加。

（二）大器官移植　是一种特殊类型的免疫抑制患者，发生呼吸衰竭的机会较多，可参考上述免疫抑制患者选择无创通气，但应重视区别病因和针对性治疗。

在术后短时间内发生的呼吸衰竭多为急性肺水肿，且非常常见，但容易误诊。

围手术期发生急性细菌和真菌感染的机会较多，表现为支气管肺炎或大叶性肺炎；由于大量应用免疫抑制剂,并发 ARDS 的机会较少。

移植后 1～3 个月发生病毒性肺炎的机会大,特别是巨细胞病毒感染,表现为急性间质性肺炎(重症患者是典型肺内型 ARDS)。

第二节　无创正压通气的扩展

无创正压通气是机械通气的一种形式,较无辅助装置的人工呼吸有巨大进步,应用得当,在某些特殊情况,甚至某些所谓有禁忌证的患者也会取得较好的效果。

一、急　救

在紧急情况下,若不具备建立人工气道的条件,可通过简易呼吸器、BiPAP 呼吸机或其他各种类型的呼吸机迅速给予无创通气。这样可使部分患者直接获救,也可为建立人工气道创造条件。

二、分泌物潴留导致大气道阻塞

呼吸机稳定送气有助于改善人机配合和改善气体交换;间断高流量通气则有助于改善气道引流(其中高流量气流刺激气管和主支气管起始部,诱发咳嗽和咳痰;刺激支气管,则促进纤毛运动)。

无论有创通气还是无创通气,高速气流皆有助于刺激咳嗽反射,促进分泌物的排出,迅速缓解气道阻塞。举例如下。

1. 病情介绍　男,67 岁,全麻条件下,用腹腔镜行胆石症手术,术后约 3 h 突然出现气急,左侧呼吸音消失。X 线胸片显示:纵隔向左侧移位,左侧横膈抬高,透光度降低,符合左肺膨胀不全。经面罩高流量吸氧条件下,SaO_2 约为 70%。考虑分泌物阻塞左侧主支气管,导致静动脉血分流和严重低氧血症。

2. 治疗问题　应首选经口气管插管。但需撤掉面罩供氧,容易发生更严重的低氧血症;若插管不顺利,风险更大,麻醉科医师和家属的顾虑皆非常大。又改请耳鼻喉科医师行气管切开,但患者肥胖,颈部粗短;加之呼吸困难,吸气时喉头缩至胸腔内,操作更困难。若选择无创通气,又担心阻塞加重。无论何种治疗皆处于困境。

3. 无创通气的选择和方法

(1) 面罩和呼吸机准备:选择通气面罩、固定好,继续给予高流量吸氧;用多功能呼吸机进行无创通气;将 FiO_2 调至 100%,选择 PSV 模式,支持压力为 30 cmH_2O,PEEP 为 0,吸气压力坡度为 0。

(2) 机械通气和效果:通气数次后患者即咳嗽、咳痰,低氧血症迅速改善,左肺呼吸音恢复。

(3) 作用机制:直接选择高通气压力将产生高速气流,在气管和主支气管内产生两个可能的结果:一是刺激患者咳痰,迅速解除阻塞,因为气管、主支气管是咳嗽感受器特别丰富的部位,其中气管隆突最丰富;二是较大的痰块被打碎而进入中、小气道,低氧血症也会明显改善,中、小气道内的分泌物则通过纤毛运动而逐渐进入气管被咳出,病情也能较快缓解。因此,在缺乏建立人工气道条件时,可给予 NIPPV。

三、拒绝建立人工气道的患者

符合建立人工气道的要求,但拒绝气管插管或气管切开的患者并不少见,见于各种情况的呼吸衰竭患者,更多见于老年人,此时可选择无创正压通气,但需注意以下几个问题。

1. 尽量鼓励建立人工气道的情况　若为急性疾病,有较大可逆性;或尽管有慢性气道-肺疾病,但基础肺功能尚可,估计诱发因素能控制、肺功能仍能明显改善,则尽可能动员患者及其家属尽早建立人工气道,以免耽误治疗的时机。

2. 主动无创通气　有创通气和无创通气无绝对差别,两者之间有很高的重叠性(图 23-1),最终效果与应用技术有更直接的关系,也就是说,尽管患者符合气管插管指征,但只要医务人员合理、正确应用机械通气技术,用无创通气也完全可以达到相似的结果。强调不要因为患者或家属拒绝,而把无创通气作为"安慰"性治疗措施,否则容易导致无创通气失败。

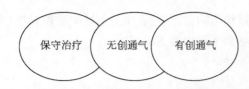

图 23 - 1　保守治疗、无创通气和有创通气之间的关系

3. 根据基础肺功能进行机械通气　符合建立人工气道的指征,但若患者基础肺功能较差,即使诱发因素解除,撤机的可能性也很小,就不应把患者作为"拒绝气管插管患者",而应该积极无创通气治疗。在病情缓解后也应把无创通气作为康复和防治再次急性加重的手段。

4. 加强综合治疗和不同呼吸支持方式之间的选择

(1) 综合治疗:根据患者的病理生理特点,注意综合治疗,比如左心功能不全、严重肺水肿,无论有创还是无创通气治疗,都应注意镇静剂的合理应用;分泌液较多的患者则应加强被动吸痰和促进主动咳痰能力的恢复。

(2) 不同呼吸支持方式的合理选择:无创通气、有创通气和保守治疗之间有较大的重叠性,在一定条件下可以互相取代,避免一味寻找无创通气效果不好的借口,比如"家属不用呼吸机""家属拒绝插管""我有什么办法"。

(朱　蕾)

第二十四章
BiPAP呼吸机的特点及无创通气时的操作要点

与传统呼吸机相比,BiPAP呼吸机的结构、功能、应用有较大差异,而BiPAP呼吸机又是无创通气的主要设备,因此将该部分单独列出进行详细阐述。

第一节　BiPAP呼吸机的特点

BiPAP呼吸机的生产厂家众多,近年来呼吸机的性能进一步改善,功能也明显增多,临床应用进一步扩展,但也出现更多问题。

一、结构和功能特点

(一)基本结构和功能特点

1. 基本特点　BiPAP呼吸机主要以涡轮为动力,通过电动、电控实现,总体通气动力较小,但送气流量较传统呼吸机大得多(图21-1、图21-2),且通过吸气伺服阀和漏气孔完成吸气和呼气,具有漏气补偿和同步性好等特点,特别适合无创通气。

2. 漏气补偿的特点　漏气补偿有一定的限度,超过此限度必然出现通气压力下降,吸气流量不足和潮气量下降。

(1)漏气补偿能力与压力的关系:压力(包括IPAP、EPAP、CPAP)越高,补偿能力越小,故压力高时应尽可能避免或减少漏气。

(2)不能补偿氧气:漏气补偿是指通过呼吸机的反馈机制代偿性增加通气量,补偿漏失的空气;吸氧管连接在面罩上,不能补偿氧气,漏气越多意味着氧气的漏出量也越多,故同样吸氧流量条件下,漏气增多意味着FiO_2下降,导致低氧血症不能改善,甚至加重。

3. 安全设置　PSV、PAV模式的吸呼气转换分别为流量转换和自主转换,容易因漏气过多导致送气无法结束和转换困难,故皆设置时间、压力等转换方式,即送气达到一定时间或压力水平,吸气自动结束而转换为呼气。

(二)现代BiPAP呼吸机的发展

1. 基本特点　送气流量更大,具有强大的漏气和呼吸补偿功能,也有较完善的呼吸自动跟踪技术,同步性非常好,更适合无创性通气;但漏气量大意味着FiO_2下降更明显。

2. 功能变化　几乎皆有PSV、PCV的智能化调节;有吸气压力坡度和呼气压力坡度调节;有吸呼气流量转换的调节。还有部分呼吸机具有调整吸气时间、呼气时间(针对浅快呼吸)的功能,皆需适当、合理选用。

3. 压力上升时间(ramp)　若单纯设置吸气相压力,则吸气触发后压力迅速上升至预设值,流量迅速升至较高水平,对患者面部产生冲击,导致患者不适,即使设置吸气压力坡度,其改善作用也有限。为此又设计了压力上升时间,使压力在一定时间内逐渐上升至预设水平,应用恰当,可减少工作量,提高患者的依从性。

二、BiPAP呼吸机的模式和参数

1. 模式的调节　除部分呼吸机有PAV模式外,各种呼吸机皆有多个模式调节键:IPAP和EPAP(或CPAP)键、S、S/T和T键、S和T的智能调节键或扩充键(在不同呼吸机的称呼不同)。调节键和模式的概念不同,很多人并不清楚,导致一系列混乱。

IPAP或EPAP皆可调节出CPAP,或通过CPAP键直接调出,S键调节出PSV+PEEP,T键为PCV+PEEP,S/T键为PSV/PCV+PEEP;

PSV、PCV 的智能化模式实质皆为 VSV、PRVCV，即使有所不同，差别也不大，但在不同呼吸机有不同名称，需注意区分，两者同时调节出的名称为 AVAPS 或 iVAPS，前者以 V_T 为预设值，后者以估测的 $\dot{V}_A$ 为预设值。

2. 参数的调节　基本参数是 IPAP、EPAP、T_i/T_{tot}，其中后者在 S/T 键、T 键或其智能化调节键发挥作用；吸气和呼气压力坡度，在多数情况下皆起作用，但对其特点容易忽视，需注意合理调节；吸呼气转换，有该功能的呼吸机相对较少，但更容易被忽视或发生不正确应用；吸气和呼气时间调节，是德国万曼呼吸机的一种调节方式，俗称 X 和 XX。IPAP 和

EPAP 之差为通气压力，EPAP 实质是 PEEP。

三、通气压力的调节

1. 传统定压模式　高压（峰压）随低压（PEEP）的升高而等值升高，预设通气压力不变。

2. BiPAP 呼吸机　高压和低压的调节互不影响，即在高压恒定的情况下，低压升高意味着通气压力等值下降，调节不当容易导致 V_E 或 $\dot{V}_A$ 下降。因此，若能有效改善通气或缓解呼吸肌疲劳，则在增加 EPAP 的情况下，需同步增加 IPAP，以保障通气压力的稳定。

第二节　BiPAP 呼吸机的使用要求

尽管无创通气的临床应用显著增多，但应用的医疗单位并不多，与有创通气相比有相当大的差距。目前有许多单位或学者仍认为有创通气好用、无创通气价值不大。事实上，这与机械通气的整体应用水平不高有关，认为无创通气价值不高的大多数单位或个人，其机械通气水平有限，仅仅是通过过度使用镇静剂、肌松剂实现有创通气，导致大量人力、物力、财力的浪费，危重患者的临床救治始终处于"热闹"的低水平重复状态。

一、BiPAP 呼吸机的平时准备

要求每一位患者应用结束后，皆进行管道、阀门、滤网等的消毒、维修、更换；长时间应用后需对呼吸机进行保养，一般要求应用 6 000 h 保养 1 次；保持呼吸机处于良好工作状态。

二、无创通气的应用技术

大体分三个阶段，首先是让患者安全地从自然呼吸过渡至无创通气，即较好地适应机械通气；然后通过调节呼吸机和氧流量（或氧浓度）发挥治疗作用；最后是让患者顺利地脱离呼吸机或过渡至家庭应用。

（一）通气前呼吸机、连接管路和面罩的准备

实质是为无创通气的适应做准备。

1. 吸氧　经通气面罩进行高流量吸氧，然后逐渐将氧流量降低至 5 L/min，尽可能维持 $SaO_2 \geqslant$ 90%，以保障患者的安全。

2. 呼吸机和面罩的准备与连接

（1）呼吸机和连接管路的准备：检查呼吸机是否能正常运转。检查滤网，一旦滤网变黑，即弃之不用，更换新滤网；否则会导致呼吸机供气不足。检查连接管路的密闭性，避免漏气。

（2）调整呼吸机：① 模式的选择，初始通气的患者不容易耐受 BiPAP 呼吸机输出的高流量，应将模式设定在 PSV＋PEEP 模式（S 键）或 PSV/PCV＋PEEP 模式（S/T 键）；部分疾病可直接选择 CPAP，其中 OSAHS 患者首选 CPAP，轻中度急性肺水肿也可首选 CPAP。② 参数的调节，EPAP 或 CPAP 在最低位置（一般为 2～4 cmH$_2$O），IPAP 为 8～12 cmH$_2$O，避免 IPAP－EPAP≤4 cmH$_2$O，否则应改为 CPAP。备用 RR 为 10～14 次/min，T_i/T_{tot} 约为 30%。

（3）固定面罩或鼻罩：将面罩或鼻罩固定在面部，尽可能不漏气，并使患者感觉舒适；条件允许时，让患者自己配合调整，保持良好的密闭性和舒适性。

（4）连接接头的选择：临床用接头有三种基本类型，以漏气孔和平台漏气阀最常用，性能虽有所不同，但功能基本相似，连接时应避免方向颠倒，更不能同时应用两种或两种以上的接头，不宜使用"单向阀"。对 BiPAP 呼吸机而言，在呼气口适当漏气是

必需的。

3. 机械通气连接　呼吸机调整和面罩固定结束后,将呼吸机通过连接管路与面罩连接。

(二)通气过程

1. 初始面罩通气　患者常较难适应,也容易发生不自主吞咽活动及胃胀气。应首选 PSV + PEEP,从低压力起始(具体见上述),根据 V_T 监测值或呼吸运动幅度、实际 RR,逐渐增加压力,一般每次增加 IPAP 约 2 cmH_2O,5~6 min 增加 1 次(可通过人工调节或 Ramp 自动调节实现),从而使患者比较舒适地过渡至面罩通气。因为 PSV 的压力变化后,自主呼吸调节在 5~6 min 基本稳定,也就是说,若患者此时仍有明显的呼吸增快和呼吸窘迫,说明通气压力不合适,需进一步调节。应用熟练后,每次可增加更高的压力,如 3~4 cmH_2O,调节时间缩短至 2~3 min。若需增加 EPAP,一般每次增加 2 cmH_2O;且同步增加 IPAP,以保持通气压力的稳定。压力逐渐升高有助于提高患者的耐受性。

2. 维持面罩通气

(1) 增大压力:待患者适应后,逐渐增加 IPAP,EPAP 根据疾病特点调节至适当水平;FRC 将逐渐接近正常(高容积下降,如 COPD;低容积增大,如肺水肿),呼吸平稳,RR 减慢则符合疾病的病理生理特点,如 COPD 患者出现深、慢呼吸;如心源性肺水肿患者出现呼吸减慢,潮气量下降,心率减慢,血压趋向正常。

(2) 压力坡度调节

1) 压力方波:无论是 PSV、PCV 模式还是其智能化模式,常规的压力波形皆为方波,其基本特点是一旦吸气触发,通气压力骤然上升至预设值,流量迅速上升至峰值;随着肺泡内压升高,外界与肺泡之间的压力差下降,流量相应下降,表现为递减波。在气道阻力升高或呼吸深快的患者,递减流量波容易满足患者对高流量,特别是吸气初期高流量的渴求,缓解呼吸窘迫。若患者气道阻力不大,呼吸较平稳,则需要克服的通气阻力较低,同步时间缩短,快速上升的高速气流会对面部产生一定的冲击或刺激,降低依从性。

2) 吸气压力坡度:使通气压力较平缓上升至预设值,流量也逐渐达到峰值(其峰值也将比无坡度者下降),从而减轻气流对面部及呼吸道的刺激,提高依从性(详见第十一章第三节)。

3) 呼气压力坡度:吸气终止后,气道压力不像传统波形一样迅速下降至 0,而是需要一定的时间。在绝大部分呼吸衰竭患者,气道压力迅速降至 0 意味着肺泡与外界的压力差迅速增大,呼气迅速,因此呼气坡度不宜设置,但适合于用 BiPAP 呼吸机无创通气治疗复杂 OSAHS 的患者;若无压力坡度,压力迅速从高压降至低压,则在惯性作用下容易发生上气道陷闭,故适合加用一定时间的呼气压力坡度,但不宜超过 0.3 s。

(3) 吸气时间和呼气时间调节

1) 吸气时间调节:PSV 是自主通气模式,吸气时间随自主呼吸变化,故不能人工直接调节 T_i。但在少部分 BiPAP 呼吸机有一定的 T_i 调节功能(典型代表是德国万曼呼吸机,称为 X),可通过呼吸机的反馈通路逐渐延长 T_i,增大 V_T,改善浅快呼吸。

2) 呼气时间调节:其特点与 T_i 的调节相似,对前者调节效果不佳的患者,应用该功能有助于进一步改善浅快呼吸(称为 XX)。T_i 调节和 T_e 调节对部分浅快呼吸患者有一定价值。

(4) 氧流量或氧浓度的调节:根据监测的 SaO_2 或 PaO_2 调节,达 90% 以上或 60 mmHg 以上即可。除疾病因素和其他意外因素外,SaO_2 不能改善的情况主要见于漏气量过大或预设压力(包括 IPAP 和 EPAP)过高的患者,压力增高会导致漏气量增加,FiO_2 下降,低氧血症反而进一步加重。

(5) 通气时间:初始通气时,除日常护理外,应尽可能长时间通气,每日仅用数小时是无效的;患者病情明显改善(呼吸平稳,气体交换明显好转,呼吸肌疲劳恢复)后,先逐渐降低机械通气压力,再逐渐缩短机械通气时间。

(6) 间断停机:若通气过程中,因护理、进食等原因而暂停通气,则需先断开呼吸机与面罩之间的连接,然后松开固定带,移走面罩;而不应该先松开固定带,再移去面罩。

上机和停机的规范化操作有助于防止面罩周围大量漏气,从而避免呼吸机产生的超高流量对面部(特别是呼吸道和眼睛)的刺激。大量漏气的避免将显著提高患者的依从性。

3. 撤离面罩通气

(1) 逐渐撤机:是大多数患者的撤机方式。病情明显改善后,先逐渐降低通气压力,再逐渐缩短机械通气时间(而不是先缩短通气时间,后降低通气压力)。当 IPAP 降至 8~12 cmH_2O(即与上机压力相似),EPAP 降至 2~4 cmH_2O,停机观察;可反复锻炼数次,直至完全撤机。若辅助通气迅速撤离,容易导致病情反复。

(2)迅速撤机:若为急性呼吸衰竭,治疗后心肺功能迅速恢复,可较快撤机。

(3)家庭通气:若患者基础心肺功能较差或有不可逆的神经-肌肉疾病,则可能需长期无创通气。

4. 说明 上述是 PSV＋PEEP 模式的调节,PSV 的智能化模式、P-A/C 模式及其智能化模式(主要是 VSV、PRVCV,也称 AVAPS、iVAPS)的调节强调以下几点,详见第二十一章第三节。

(1)设定恒定不变的目标 V_T(如 500 ml)或 $\dot{V}_A$ 是错误的:这些目标值是以正常人为前提设定的,故初始设定要符合呼吸生理。治疗过程中需经常调节,当然调节也要符合呼吸生理。

(2)要求:应用恰当,智能化调节可减少人工调节,但现阶段绝对不能取代人工调节。

5. 无创通气的终止 若 FiO_2 持续过高(>60%)、V_E 或通气阻力过大(RR 持续超过 30 次/min)、需要较高的 PEEP(持续超过 10 cmH$_2$O)、呼吸浅慢(≤8 次/min),应用 2 h 呼吸衰竭无改善,需及早建立人工气道。

三、注 意 事 项

1. 避免强求患者闭口呼吸 张口呼吸是患者在通气阻力增加或通气动力不足时的代偿方式,可显著降低呼吸阻力。强求闭口、用鼻腔呼吸必然导致呼吸阻力的显著增加和对面罩的不耐受。患者呼吸困难、张口呼吸时,需增加通气压力;一旦通气辅助足够,患者呼吸困难缓解,自然闭口呼吸。

2. 避免强求患者根据医师的指令呼吸 现代呼吸机的同步性显著改善,在通气模式和参数皆合适的情况下,呼吸机会根据患者的需求自动、迅速地调节通气;若医务人员不断发出吸气、呼气指令,反而容易导致人机对抗和通气失败。

3. 减少漏气 尽管现代 BiPAP 呼吸机有强大的漏气补偿功能,但面罩漏气增多将导致氧气的大量流失,使 FiO_2 下降,反而容易导致低氧血症加重。

4. 选择合适的最低压力 既要避免 IPAP、EPAP 不足,更要避免压力过大,否则任何压力过高皆会导致漏气量增加和 FiO_2 下降。

5. 患者的选择 包括病情轻重度不同患者的选择和患者数量的选择。

(1)病情轻重度对无创通气的影响:对缺乏无创通气或呼吸机应用经验的操作者而言,选择太重的患者失败率高,选择太轻的患者则依从性差,两者皆不合适;病情较重、有明显呼吸肌疲劳的患者对辅助通气的需求高,依从性非常好,应首选。若操作者有熟练的操作技术和技巧,则可根据实际情况选择各种严重程度的患者。

(2)患者数量:无论是健康人还是患者都有较强的从众心理,一位或两位患者应用呼吸机的依从性差;而不少于 3 位患者在一个病房内同时应用呼吸机,形成一个群体,则依从性显著提高,成功率也相应提高。

6. 监测 要随访动脉血气或 SpO_2 监测,但更要重视临床表现、机械通气波形图的监测和影像学资料的观察,特别是临床表现。呼吸增快、心率增快、大汗、张口呼吸、辅助呼吸肌活动、胸腹矛盾运动、三凹征阳性是呼吸阻力太大或通气动力不足的表现,更多情况下是通气参数调节不当所致,是无创通气或有创通气失败的主要原因。

四、呼吸衰竭不能改善的医源性 因素及处理对策

1. 低氧血症难以纠正的医源性因素 主要见于单纯低氧血症患者。

(1)面罩或鼻罩漏气过多:BiPAP 呼吸机,尤其是新式呼吸机的漏气补偿能力非常强大,但仅能通过呼吸机的高速运转补偿漏出的空气;氧气接在面罩上,与空气气流的产生过程完全不同,不能代偿。随着漏气增多,经面罩漏出的氧气也增多,导致 FiO_2 下降,低氧血症不能改善,甚至恶化。处理原则是减少或尽可能避免面罩漏气。

(2)IPAP 或 EPAP 压力过高:常见于慢性肺实质病变或急性重症肺实质病变。对此类患者,机械通气压力改善换气的作用有限,甚至不存在;压力过高导致氧气的漏出量增多,FiO_2 下降。这种比较隐匿,容易被忽视。处理原则是降低压力,特别是 IPAP。

(3)供氧故障:并不罕见,但容易被忽视。

2. 高碳酸血症难以纠正的医源性因素 主要见于高碳酸血症型呼吸衰竭患者。

(1)氧流量或 FiO_2 过高:使 V_D 增大;在少部分患者抑制呼吸中枢,导致 $PaCO_2$ 升高。处理原则是

严格控制氧流量,使SaO_2维持在90%~96%。

(2)呼吸中枢兴奋性降低:较多慢性高碳酸血症患者有呼吸中枢兴奋性降低或中枢性低通气,机械通气改善患者病情后,呼吸刺激因素减弱,V_E明显下降。处理原则是适当增加背景频率,加用呼吸兴奋剂。

(朱　蕾　蒋进军)

第二十五章
人工气道的建立和管理

人工气道(artificial airway)是指将导管通过切口放入气管或经上呼吸道插入气管所建立的气体通道,不仅用于机械通气,也用于气道分泌物的引流。

人工气道的建立和管理有完善的程序,但实际应用中有较多问题。

第一节　人工气道的类型

人工气道主要有气管插管和气管切开两种基本方式,其适应证和建立方法有一定的相似性,也有明显的不同。

一、气　管　插　管

气管插管是指将特制的气管导管,通过口腔或鼻腔插入气管内的一种病理状态或操作过程。它主要用于机械通气、氧疗和清除呼吸道分泌物。气管插管也是实施麻醉的一项常用措施。

(一)气管插管导管　为一略弯的管,远端开口呈 45°斜面,带有可充气的气囊,气囊充气后阻塞导管与气管壁之间的间隙,保障机械通气的密闭性。

1. 导管的类型　根据材料导管可分为橡胶导管、塑料导管和硅胶导管等。

(1)橡胶导管:质地硬,可塑性差,易损伤气道,更重要的是组织相容性差,易刺激黏膜充血、水肿、坏死。它适合经口插管,短期应用,但总体上逐渐被淘汰。

(2)塑料导管:组织相容性好,受热软化后比较容易通过弯曲的上呼吸道,既可用于经口插管,也可用于经鼻插管,是目前最常用的导管。

(3)硅胶导管:组织相容性更好,可高压消毒,但价格较贵,应用较少。

2. 导管的气囊　根据气囊特点分为高压低容、低压高容和无压高容三种类型。

(1)高压低容气囊:为乳胶气囊,充气后呈偏心的球形,弹性回缩力大,密封气道的充气压力很高,常>100 mmHg。

(2)低压高容气囊:弹性回缩力小,充气后呈均匀的柱状,所需充气压力要低得多,一般<25 mmHg。

(3)无压高容气囊:是一种含泡沫塑料的气囊,气囊与空气相通,泡沫塑料自动扩张呈均匀柱状,封闭导管和气管壁之间的空隙。理论上气囊内压与大气压相等,即为 0,但实际上由于连接气囊的充气管很细,阻力很高,呼吸机吸呼气转换的时间非常短,气囊仍有较低的内压,为 10~15 mmHg。

3. 指示气囊　是一种通过细管连接气管导管气囊的囊性结构,可间接显示气囊内压大小,评价充气量是否合适。

4. 导管的型号

(1)导管介绍:常用导管的长度为 28~32 cm,内径有 7.0 mm、7.5 mm、8.0 mm、8.5 mm、9.0 mm等,相应称为 7 号、7.5 号、8 号、8.5 号、9 号,导管壁厚多为 1~2 mm,外径相应增加 2~4 mm。内径越小,经过鼻腔和声门越容易,但分泌物引流困难;气流通过导管的阻力也显著增大。以 7 号导管为例,其内径仅为气管的 1/3,在同样长度下,阻力增加达81 倍(层流)或 243 倍以上(湍流)。内径越大,阻力越小,分泌物也容易引流,但通过后鼻道、声门相对困难。

(2)导管的选择:需参考患者的身高、性别、气管移位或变异等因素。经鼻气管插管时,男性一般用 7.5~8 号,女性用 7~7.5 号,高身高患者需用内径更大的导管。经口插管或气管切开需用较粗的导管,男性一般用 8～9 号,女性用 7.5～8.5 号的导管。

(二)气管黏膜损伤的原因

1. **基本原因**　主要与导管材料和压力相关,早期橡胶导管和乳胶气囊的组织相容性差,加之气囊充盈不均匀,非常容易发生气道黏膜损伤,甚至气管食管瘘。随着导管及气囊的组织相容性提高,气管黏膜的损伤主要取决于气囊对气管壁的压力。气管黏膜毛细血管动脉端、静脉端和淋巴管的静水压分别为 30～35 mmHg、18～20 mmHg、5～8 mmHg。超过淋巴管的压力可引起水肿,超过静脉端的压力引起淤血,超过动脉端的压力并持续一定时间可引起缺血性坏死。

2. **气囊内压与气囊对气管壁的压力**　气囊扩张受两部分压力的影响,即弹性回缩压和气管壁对气囊的压力。气管壁对气囊的压力与气囊对气管壁的压力为一对作用力和反作用力,大小相等,方向相反,可同等对待。临床实际测定的气囊内压为上述两部分压力的总和,并不是真正的气囊对气管壁的压力,而是较后者为小,具体数值应为气囊充气量相同时,插管后与插管前的压力差。临床工作中,经常将气囊内压和气囊对气管壁的压力混淆。

3. **气囊特点与气道损伤**　气囊的性能决定气囊与气管壁的接触面积及均匀度,从而决定密封气道所需的气囊内压和气囊对气管壁的压力。

(1) 高压低容气囊:充气后呈不规则球形,接触面积过小,气囊内压在气管黏膜上的分布不均匀,容易漏气,为此势必增加充气量和气囊内压,从而也增大了气囊对气管黏膜的压力,导致气管损伤。

(2) 低压高容气囊:充气后呈规则的圆柱形,接触面积大,压力分布均匀,较少发生漏气,因此充气量适当时较少发生损伤。

(3) 无压高容气囊:不仅接触面积大,且随呼吸变化自动调节,气囊内压更小,对气管黏膜的损伤更轻微。

4. **导管的不合理应用与气道损伤**　在临床工作中有时会听到这样的说法:用高容低压气囊,为什么会发生气道狭窄或气管软骨软化?为什么会发生气管食管瘘?其原因是将导管特性和具体应用方法混为一谈。导管材料和气囊性能的改进显著改善了密封性,并大幅度减少了严重气道损伤和气管食管瘘的机会。笔者所在科室自从“七五”期间改用高容无压气囊和高容低压气囊后,未再发生过气管食管瘘和明显气管狭窄病例,但在不少单位仍有散在病例发生,主要原因是应用方法不当,主要表现是气囊注气过多,对气管壁的压力过大;或导管过细,与气管不匹配,为密封气道必须显著增加气囊的注气量,使气囊特性接近于“高压低容气囊”,效能显著减退。因此,必须选择与气管内径相匹配的导管,气囊的充气以刚好密封气管为原则。

(三)气管插管的指征及手术前的准备

1. **插管问题和时机**　过去曾认为神志清、烦躁不安的患者,气管插管的难度大,且容易引起神经反射性心跳骤停,故对此类患者插管有顾虑,倾向于神志不清后再插管。实际上昏迷患者常有严重缺氧和呼吸性酸中毒,同样会导致心跳骤停,若插管不顺利,风险更大,且容易造成脑部的不可逆损伤,所以经内科保守治疗无效、无创通气无效、不适合无创通气而又具备气管插管指征的患者,应及早插管。

2. **插管前准备**　插管前应尽可能创造条件给予高浓度吸氧,静脉应用 5% 碳酸氢钠 50～100 ml,地塞米松 5～10 mg 或甲泼尼龙 40～80 mg,用 2% 利多卡因和 0.3% 麻黄碱的混合溶液喷入或注入鼻腔和口咽部充分麻醉黏膜和收缩血管,并做好心电监测和心脏复苏准备。

3. **麻醉剂的选择和用量**　在临床应用和较多著作上,强调“控制麻醉药的剂量,避免麻醉药中毒”,对操作者有一定程度的误导,以至于具体应用时常出现麻醉不充分和操作不顺利的情况。实际常用的局部麻醉药只有丁卡因容易导致中毒,且已基本被淘汰。而目前最常用的利多卡因安全性极高,局部应用几乎无毒性,较大剂量的局部应用(10～20 ml 直接注入鼻腔和咽部)即可顺利操作,又可预防心律失常的发生。

(四)气管插管的适应证及方法　

鼻腔、会厌、声门是上呼吸道最狭窄、导管最难通过的位置,其中经口插管要通过后两者;而经鼻插管要经过全部三者,因此其适应证和要求有一定不同。

1. **经口气管插管**　是将特制的气管导管通过口腔插入气管内的一种病理状态或操作过程,主要是进行机械通气和分泌物引流。

(1) 适应证:用于心肺复苏、急救、严重呼吸衰竭、全麻手术及手术后的机械通气,也可作为气管切开或经鼻气管插管的过渡措施。

(2) 准备:选择合适的喉镜、导管及导引钢丝,准备好操作弯钳。将气囊浸泡于生理盐水中,检查有无漏气，清除口腔分泌物、异物，取出义齿。

（3）体位：患者取平卧位，头颈部与躯干保持一直线；头充分后仰，颈部过伸，目的是使咽腔与声门保持水平线，以利于导管进入气管（图25-1）。

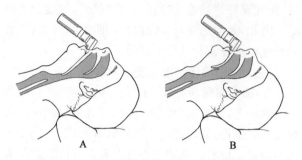

图25-1　经口气管插管的体位与喉镜的应用

A. 喉镜操作合适，会厌被抬起；B. 喉镜操作不合适，喉镜叶片插入会厌上

（4）操作过程：将气管导管内放入导引钢丝，外涂液状石蜡，用喉镜提起会咽，暴露声带（图25-1A），于吸气期将导管插入；若不能暴露声带，可将导管通过会厌后上抬，也容易插入。插管完成后，给气囊充气，气囊充气量以刚好不漏气为原则（通过听诊器听诊颈部呼吸音判定），最后拔出导引钢丝，撤出喉镜，塞进牙垫，接简易呼吸器，手压通气。

在操作困难的患者，可用操作弯钳协助插入。若患者对抗明显，可静脉应用镇静剂或麻醉剂，待患者进入睡眠状态后再插管；也可考虑经纤维支气管镜引导插管。事实上绝大部分患者可通过喉镜完成插管。

用简易呼吸器通气时，观察双肺呼吸动度，听诊双肺呼吸音和上腹部，确定导管是否在气管内及是否插管过深？一般导管尖端在隆突上2～3 cm。

用纱条将导管和牙垫紧密固定后，再通过耳郭上部进一步固定，接呼吸机行机械通气，必要时摄胸片了解导管的位置。若导管气囊为含泡沫塑料的"高容无压"气囊，插管时则应将气体充分抽出，插入导管后放开气囊导管，气囊即可自动充气，密封气道。

（5）困难气道：① 声门上气道通气困难。② 声门上气道置入困难，即在无气道病变条件下，声门上气道置入需要多次尝试。③ 喉镜暴露困难，指在常规喉镜暴露下无法看到声门的任何一个部分。④ 气管插管困难，即无气道病变，气管插管需要多次尝试。⑤ 气管插管失败，即一个经过正规训练的麻醉科医师或ICU医师使用常规喉镜正确进

行气管插管时，经过多次尝试，气管内置管置仍不能成功。口咽部结构问题是导致喉镜显露困难和气管插管困难的最主要原因。

（6）口咽部结构分级：根据舌根部对咽部结构的遮盖程度，口咽部结构可分为4级：Ⅰ级，可见腭垂、腭弓和软腭；Ⅱ级，可见腭弓和软腭；Ⅲ级，仅可见软腭；Ⅳ级，软腭亦被舌体完全遮住，仅可见硬腭。Ⅲ级、Ⅳ级是困难气道的常见情况。

2. 经鼻气管插管　是将特制气管导管通过鼻腔插入气管内的一种病理状态或操作过程，其作用是进行机械通气。

（1）适应证：用于需建立人工气道，且又允许一定时间操作的患者；或需较长时间机械通气的患者；或经口插管短期内不能拔管或预计短时间内不能拔管的患者。

（2）准备和患者的体位：与经口插管相似，但不能用导引钢丝，且最好采取半卧位，以防止胃内容物反流入气管。导管外涂液状石蜡，用无菌塑料带包裹后，放入约80℃水中软化。

（3）盲插法的操作过程：导管经过鼻腔时，操作要轻柔，且忌粗暴。通过鼻腔后，调整导管的方向，使其曲度向上，导管进入大约10 cm后，用耳听呼气音。若能听到清晰的呼气音，说明导管已对准声门，在吸气期或咳嗽后深吸气时迅速插入。若出现刺激性咳嗽、声音嘶哑、导管内有大量气体呼出，说明导管已插入气道，此为盲插法。

（4）盲导气管插管法：用较细的硬度适中的塑料引导管先行插入，然后将引导管穿入气管插管导管，顺引导管方向插入。优点是损伤小，操作方便。操作要点是将引导管在矢状面保持一定的曲度，但在冠状面应无任何弯曲；经过鼻腔要轻柔，通过后要快速插入气管，否则导管在鼻腔内软化后，容易滑入食管。操作数次仍不成功时，可顺引导管插入气管插管导管，经过鼻腔后，拔出引导管，直接进行气管插管，这样有利于防止鼻腔损伤。

若2～4次盲插失败，可用喉镜及操作弯钳协助插入。若操作熟练，绝大部分患者通过上述方法可完成气管插管，极少数患者需经纤维支气管引导插入。

3. 经口和经鼻气管插管的优缺点

（1）经口气管插管：操作简单、方便，急救时常用；导管内径可较大，阻力小，便于吸痰；患者清醒后常难以忍受；刺激口腔黏膜，分泌物增多；口腔护理困难；导管易脱出口腔；保留时间一般不超过1周。

（2）经鼻气管插管：患者较易耐受，便于固定和口腔护理。但导管多较细，引流不方便；压迫鼻窦，影响分泌物引流，并可能导致感染。目前多用组织相容性好的高容低压或"高容无压"塑料导管，保留时间较长，可达数周或数月，原则上2周换管1次。

二、气管切开

气管切开是指颈段气管开放，并放入气管导管的一种病理状态或手术过程。其主要作用是解除喉源性呼吸困难、呼吸道分泌物潴留，进行机械通气。

（一）气管切开套管

1. 基本特点 气管切开套管也称为气管切开导管，简称气管套管或气管导管，是通过气管切开放置于气管内的通气导管，因导管内有与之匹配的细导管或套管针，故习惯上称为套管。它用于机械通气或呼吸道分泌物、积血等的引流。

2. 导管分类和作用 根据材料主要分为金属套管和塑料套管两类；根据导管功能也分两类，一类由内外套管构成，用于呼吸道分泌物的引流。部分外套管附有带单向活瓣的指示气囊，气囊充气后阻塞导管与气管间的间隙，外面通过固定带固定于颈部；内套管与呼吸机连接，进行机械通气和分泌物的引流。

金属导管种类较多，国内所用套管多为银制和铜制。塑料导管与气管插管导管相似，无内外套管，只有单一的导管，有塑料和硅胶两种。气囊也有组织相容性好的低压高容气囊和自动充气的"无压高容"气囊。

（二）气管切开的适应证及操作方法

1. 适应证 需较长时间保留人工气道的患者；或鼻腔、口腔疾病，不宜行气管插管的患者；气道分泌物较多，引流不畅的患者。

2. 切开部位 一般选择第2、3、4气管软骨环。

3. 切开程序 常规消毒及局部麻醉后切开皮肤，钝性分离皮下组织至软骨，切断软骨环，做T形造口；然后逐渐切除软骨片，使切口呈规整的圆形；最后插入气管切开导管，这样有助于避免导管在气管内移位。

4. 特点 气管切开导管容易固定，便于吸痰，患者能较好地耐受，也能自己进食，停机时经过适当的操作也可以说话。气管切开会导致气管狭窄，不能反复操作，第二次切开或气管插管的难度皆较大，多用于病情好转后需长期保留人工气道的患者；或一般仅需一次建立人工气道的患者，如ARDS。

5. 特殊类型的导管 为满足临床需要，设计出某些特殊类型的气管切开导管，用于长时间保留。

（1）带侧孔气管切开套管：气管切开导管的外套管有一侧孔，取出内套管后，气流可通过声带呼出而发声；停机时或撤离呼吸机后，用外套管塞堵塞套管外口，患者可通过正常呼吸道呼吸。

（2）单向阀气管切开套管：为无气囊的圆柱形气管切开套管，其内端紧贴气管内壁，外端为单向阀，吸气时气流通过单向阀进入气管，呼气时经声带呼出，可发出声音。

（3）气管切开"纽扣"：为柱形气管切开套管，插入气管切开窦道，其内端紧贴气道内壁，气流可通过套管进入上气道，当套管帽封住套管外口时，即可发出声音。平时闭塞套管，病情加重时拔去套管帽，可吸痰或调换带气囊的导管进行机械通气，避免再次气管切开。

第二节 人工气道的管理

人工气道管理有比较成熟的要求和程序，但实际应用时有较多问题，且容易被忽视，是导致机械通气失败的常见原因。

一、人工气道的护理

1. 呼吸道湿化 人工气道建立后，鼻腔的加温湿化功能丧失；V_E增加时，水分丢失增多，导致呼吸道分泌物干结，纤毛活动减弱，引发导管或气道阻塞，以及阻塞性肺膨胀不全、肺不张或肺部感染。机械通气时的湿化方法主要有蒸汽发生器、雾化器雾化，或人工气道内滴注湿化液或定期注入湿化液。每日湿化液的需要量为350～500 ml。

（1）蒸汽发生器：金属电极对水加温，水分蒸发对吸入气加温、湿化。呼吸道气温以35～37℃较合适，此时电极局部水温达50～70℃，有一定的消毒作用。湿化效果与湿化温度、湿化面积、气体流量有关。温度高、面积大、气流量小时，湿化效果好。气体通过湿化器的方式有并联式和串联式，前者气体和水分仅在两者的交界面接触，故阻力小、湿化效果差；后者则为气体穿过湿化液，故阻力大、湿化效果好。大部分呼吸机采用并联式，为改善湿化效果，湿化器内装置用金属导体做成螺旋状薄片，内覆滤纸片，从而增加导热速度和湿化面积，提高湿化效果（图7-2）。

（2）雾化器：在连接管道的吸入气端连接射流或超声雾化器做定期雾化，可单用生理盐水，也可加入药物。

2. 痰液的引流

（1）基本要求：原则是有痰即吸，痰量不多时可2~3 h吸痰1次。加强翻身拍背，有利于痰液的震动排出。体位引流是常用的方法。

（2）并发症或问题：吸痰可刺激交感神经，引起反射性心跳加快或心律失常；若迷走神经兴奋则可能引起反射性心跳减慢或心跳骤停。吸痰时停止氧气供应，并因局部负压，进一步加重低氧，影响心律，并可能导致一过性肺动脉高压。

（3）吸痰方法：吸痰时应先吸高浓度氧数分钟，吸痰管插入时阻断负压，并超过导管远端，刺激呼吸道黏膜，使患者将痰咳至气管，释放负压；然后将吸痰管左右旋转，并逐渐拔出，吸痰时观察患者的面色、心律及SpO_2。吸痰时间以不超过15 s为宜。

3. 口腔和导管的护理　口腔病原微生物较多，气管插管患者会咽的保护功能丧失，分泌物易流入气道，诱发感染，因此应加强口腔护理。气管切开导管的内外套管和气管插管的导管应定期更换。呼吸管路约48 h更换1次，并定期做细菌培养。

4. 气囊的管理　注入气囊的气量以不漏气为原则。是否漏气与导管粗细和气道峰压直接相关。气囊间歇性放气有助于气囊上、下分泌物的排出，并可能有利于局部血液循环的恢复。间断进行大流量加压通气或鼓励患者咳痰也有助于气囊上、下分泌物的排出。"高容无压"气囊一般不需注气或放气。某些气囊带有分泌物吸引装置，定期吸引可能有助于防治VAP。

二、容易忽视的几个问题

（一）人工气道导管与气管不匹配

1. 导管匹配　导管和气管匹配是指导管的长度、粗细与气管一致，主要是指导管内径足够粗，气囊适当充气后呈柱状，与气管壁广泛贴附，密封性好，对气管壁的压迫轻。临床常用7~9号（指内径，单位mm）的导管，但7号导管仅适合部分经鼻气管插管的女性患者或较短时间（≤3日）气管插管的患者。一般而言，需要较长时间保留人工气道的患者，若选择≤7号的导管较少能成功撤机。

2. 细导管的主要问题

（1）显著增大呼吸阻力：在粗管道，呼吸气流多为层流，层流的气道阻力小且恒定，其大小与管道半径的4次方成正比；在较细的管道，以湍流为主，湍流的阻力显著增大，与半径的5次方成反比，且随流量的增大而增大（见图2-4），故导管内径1~2 mm的减小可导致气道阻力的大幅度升高，如气流量为30 L/min时，6号、8.5号导管的阻力分别为1.18 kPa/(L·s)和0.29 kPa/(L·s)，相差巨大，导致患者吸气困难和分泌物引流困难，容易导致呼吸功显著增加、人机对抗和难治性感染。

（2）容易导致双上肺肺炎或不张：双下肺叶支气管是双侧主支气管的自然延伸，与人工气道的夹角小，通气好，引流更好；双上肺叶支气管与双侧主支气管的主干接近垂直，通气差，引流更差。若选择内径≤7 mm的细导管或与患者气道内径明显不匹配的导管，在射流效应作用下，双上肺支气管的通气和引流进一步变差。由于右上叶支气管在距离隆突大约仅1 cm的部位垂直发出，对通气和引流的影响更大，故临床上最常发生双上肺肺炎或不张，其次是右上肺肺炎或不张，再次是左上肺肺炎或不张（见图10-1~图10-3）。

（3）密封性差：细导管或与气管不匹配的导管必然导致气囊与气管之间的缝隙大，密封困难，容易漏气，人机对抗、通气失败的机会增加。

（4）容易出现气管的压迫性损伤：细导管的密封性差必然导致气囊的注气量增多，使气囊由近似柱状变为接近球状，导致气囊与气管的接触面积显著减小，压力显著增大，发生压迫性损伤的机会显著增多。与早期橡胶导管不同，塑料导管由于组织相容性好，压力相对较低且均匀，最常发生气管软骨环软化，气囊部位的气管内径显著增大，发生漏气的机会更多，程度也更严重。

（5）容易导致气囊上、下分泌物的集聚和反复吸入：气囊呈球状，与气管之间有较大的"盲端"，故气囊上、下容易引起分泌物集聚；加之密封性差，在人机对抗、咳嗽、深吸气更容易发生口咽部及气囊上方的分泌物吸入,导致 VAP 发生和反复加重。

（6）显著削弱患者的咳痰能力:细导管使呼吸阻力显著增大,咳嗽时的吸气量减少;呼气时肺泡内压显著降低,呼气流量显著减慢,咳痰效率显著降低。

因此,细导管是导致呼吸衰竭治疗困难、VAP反复和加重、撤机困难的主要原因之一,故应选择与自然气道匹配的粗导管。当然若仅需短时间插管,如多数外科全麻手术患者,可以用较细的导管。

（二）导管位置不当

1. **导管过深**　导管管口距气管隆突 2～3 cmH_2O,不仅要避免导管进入一侧主支气管,也要避免导管口与隆突的距离过短。根据上述气管支气管树的解剖特点,距离过短,在呼吸增强、增快的情况下,将导致大量气体进入右下肺,其引流也通畅;进入左下肺的气流量显著减少,分泌物的引流也显著变差。

2. **导管移位**　气管切开较插管更容易移位,应保障气管切口圆滑,还要注意良好固定。导管在气管内的前后移位容易被忽视。床旁胸片容易发现导管左、右移位,但较难发现前、后移位,可根据导管的长度和在胸片上显示的长度估测。移位,特别是导管头部与气管贴壁将导致分泌物引流极其困难,肺部感染难以控制,撤机失败的机会显著增加。

3. **导管选择**　成人导管长度与管径无关,即 7 号导管和 9 号导管的长度相同;金属导管比塑料导管长度短,可根据需要选择。

（三）停机时气囊不放气　气囊的充气量应以刚好不漏气为原则。气囊间歇性放气有助于气囊上分泌物的排出,并可能有利于局部血液循环的改善。间断进行高流量加压通气、鼓励患者咳痰也有助于气囊上、下分泌物的排出。在停机观察过程中必须充分抽出气囊内的气体,以提高咳嗽效率。为预防食管或口咽部反流,临床医师习惯在停机时给气囊充气、封闭气道,这是不合适的,将导致一系列问题。

1. **气管导管存在时的咳嗽特点**　咳嗽反射主要是一系列器官完成的呼气运动,声门的完整性是产生肺内高压、提高咳嗽效率的重要因素,因此在停机过程中必须充分抽出气囊内的气体,这样咳嗽时声门包绕人工气道关闭,气流一部分经导管呼出,一部分冲击声门,形成局部高压,有助于分泌物的咳出;反之,气流直接经导管呼出,咳嗽效率显著下降。

2. **气囊充气不能有效阻挡反流**　防止反流的措施见第十章,此节不赘述。气囊充气对防止吸入无效,最多可阻断呛咳时的大块食物。气囊充气可一过性阻断反流,但在气囊上部容易形成"分泌物或反流物团",在患者翻身、躁动不安、咳嗽时气囊周围常出现一过性开放,导致吸入;若深呼吸,将更容易吸入。多数临床试验也证实了这点,因此除非特殊需求,停机时气囊必须充分放气。

3. **气囊充气显著削弱咳嗽效率**　气囊充气封闭气道,使局部咳嗽反射感受器的敏感性减弱,导致咳痰减少,容易在气囊上、下形成分泌物蓄积;分泌物的流动性差,对感受器的刺激明显减弱。临床上常观察到患者翻身或抽出气囊内的气体后,患者咳痰频繁,实质上就是分泌物的流动性增加,对咳嗽感受器刺激的敏感性增强;同时呼出气压力和流量增大,咳嗽的效率提高。

三、人工气道的并发症及防治

1. **建立人工气道时的并发症及其防治**

（1）口腔插管:喉镜应用不当,技术不熟练,可导致口、舌、咽、喉部损伤或牙齿松动脱落,多见于难度较大的紧急气管插管时,提高操作技术是关键。

（2）经鼻插管:可损伤鼻腔黏膜,导致出血。插管前适当应用麻黄碱局部喷入或滴注,塑料导管用热水软化,并外涂液状石蜡,或用引导管、纤维支气管镜引导插管可减少损伤。

（3）导管插入过深:达隆突上可引起刺激性咳嗽、左肺通气不良和引流不畅;进入右侧主支气管或进入食管也时有发生,操作时需正规听诊,按压简易呼吸器或呼吸机通气时,注意听诊上腹部有无气过水声及双肺部呼吸音是否对称,必要时摄 X 线胸片或用支气管镜检查。

2. **留置导管期间的并发症**

（1）呼吸道损伤:经鼻气管插管压迫或反复与鼻前庭黏膜摩擦,可引起鼻黏膜损伤。局部明显疼痛时,可用疤痕康或凡士林涂擦。组织相容性差的导管及高压低容气囊导管,或尽管用高容低压气囊导管,但与气管不匹配,气囊压力过大,皆可引起鼻、会咽、声带、气管黏膜的糜烂、溃疡、出血、软骨软化、肉芽组织的形成,甚至气管食管瘘等。防治措施是选择合适的导管,加强管理。

（2）局部器官开口阻塞:导管阻塞副鼻窦开

口,可引起副鼻窦炎;阻塞咽鼓管口可影响听力,发生率不高,但容易忽视,需注意观察。

3. 人工气道阻塞 常见于湿化不良或吸痰不及时引起的分泌物干结,也可由导管远端斜面与隆突或气管壁紧贴引起。早期的高压低容气囊可引起气管壁的软化。与气管导管不为一体的乳胶气囊脱落至气管内,封闭远端管口,成为活瓣阻塞或完全阻塞。防治措施:加强湿化吸痰,采用性能优良的导管。

4. 拔管及拔管后的并发症

(1)声音嘶哑:拔管后常有不同程度的咽喉疼痛和声音嘶哑,一般数日至1个月可消失,与留置导管期间声门和喉返神经的损伤有关,无须特别处理。

(2)喉水肿:拔管后可发生喉水肿,可引起吸气性呼吸困难,需紧急处理,现较少见。

(3)呼吸道严重损伤:拔管后数日,声门或声门下坏死组织可形成喉气管膜,覆盖于声带或声门下管腔,可致气管阻塞,较少见;吸入腐蚀性气体可引起气道组织的坏死,拔管时脱落引起窒息。拔管后气管局部坏死、瘢痕收缩或肉芽组织增生,造成气管狭窄,主要见于气管切开。

上述并发症与气管导管材料、导管粗细及使用方法(导管细,气囊对气管壁的压力大)有直接关系。由于导管性能显著提高,并发症的发生主要取决于导管与气管的匹配程度和气囊压力。

第三节 撤机和拔管

撤机和拔管是完全不同的概念,有不同的要求,应注意区分。

一、撤 机 指 征

1. 一般情况稳定 原发病或诱发因素基本控制或显著改善,生命体征稳定。

2. 有适当的呼吸系统功能 有适当的中枢兴奋性($P_{0.1}$不宜过高或过低);患者有一定的自主呼吸能力,吸气肌力量足以克服气道和胸肺的阻力(如最大吸气压$\leqslant -25$ cmH$_2$O);有一定保留或残存的肺功能(潮气量>5 ml/kg,肺活量>15 ml/min)。目前应用更多的标准是自主呼吸试验,见第二十九章第三节。

经鼻或人工气道导管低流量吸氧时动脉血 pH>7.3,PaO$_2>60$ mmHg,且能持续2 h可撤机。该标准可反映呼吸系统的整体功能,是呼吸中枢、呼吸机、肺功能的综合反应。

随着无创通气应用技术和护理技术的不断提高,NIPPV的应用范围不断扩大,可提前拔管,进行有创-无创序贯机械通气。

二、拔 管 指 征

(1)符合上述撤机指征。

(2)患者能有效咳痰。

三、导 管 的 拔 出

1. 拔管前准备 应做好患者的解释工作;拔管前半小时至1 h静脉应用地塞米松5 mg或甲泼尼龙20~40 mg;拔管前充分清除口咽部和气管内的分泌物。

2. 拔管及注意事项 先吸高浓度氧数分钟,在吸气期拔出导管。导管拔出时可放置吸痰管(选择组织相容性好的吸痰管或胃管替代)以便拔管后吸痰,或急救时顺吸痰管引导气管导管重新插入。吸痰管的放置时间一般不超过24 h;在患者能发声,会厌功能恢复后拔出。气管切开导管拔出后,局部可用蝶形胶布固定,无须缝合,数日后创口愈合。

(朱 蕾)

第二十六章
人工气道机械通气的临床应用

人工气道破坏了气道的防御功能,且显著影响患者的活动能力和生理功能,因此应掌握临床应用特点和要求。

一、心肺复苏

1. 紧急气管插管　严重心脏问题,包括各种原因导致的心跳呼吸骤停或心跳呼吸微弱,需迅速经口气管插管机械通气。

2. 气管插管的替代措施　在来不及插管或不具备插管的条件下,使患者平卧、颈部后仰、下颌前拉,迅速清除口腔和咽部的分泌物和异物,给予简易呼吸器经面罩机械通气和胸外心脏按压,也可给予其他可能的心肺复苏措施,并迅速建立输液通路。

二、肺外疾病

脑血管意外,药物中毒,神经-肌肉疾病等导致的呼吸衰竭,气道、肺结构和呼吸力学基本正常或仅有轻度异常,可首选 NIPPV。但神志不清、严重呼吸中枢抑制、咳痰能力较差的患者需及早建立人工气道。

三、周围气道阻塞性疾病

1. 慢性阻塞性肺疾病　轻中度患者可首选 NIPPV。重度患者多需人工气道机械通气;也可先应用经面罩机械通气,如果正确使用 $1\sim2\,h$,RR、$PaCO_2$ 和 pH 无改善,应及早改用气管插管。

2. 危重支气管哮喘　病情危重、进展快、难以配合无创通气,需及早行气管插管机械通气。抢救不及时,气管插管滞后、操作不顺利是导致哮喘死亡的主要原因,故对病情发展迅速的患者应首选简易呼吸器进行无创通气,随患者自主呼吸行小 V_T 通气,以取得较好的人机配合;同时给予适当的麻醉,为气管插管赢得时间,并提高插管的安全性。

四、重症肺实质疾病

1. ARDS　原则上应及早建立人工气道、进行机械通气,尽可能选择性能较好的呼吸机。触发敏感度应较低,避免假触发。首选 PSV 或 BIPAP 等自主模式,PEEP 逐渐增至 LIP 水平。非感染因素诱发的 ARDS,如手术、创伤等致病因素多为一次性、短时通气后可迅速改善低氧,并较快给予呼吸机支持,可选择无创通气或有创通气;感染因素诱发者,无论是否是免疫抑制患者,病情多较重,需要较长时间机械通气,并发症多,多需及早建立人工气道。

2. 急性肺间质肺炎　重症患者实质是肺内型 ARDS,无创通气的效果多效果好,可首选。若患者呼吸过强、需要较高的通气压力,则应建立人工气道,并适当应用镇静剂、肌松剂。

3. 单纯重症大叶性肺炎　机械通气的治疗作用有限,选择合适抗生素是主要治疗手段,但严重患者需及早建立人工气道,并给予适当镇静剂、肌松剂抑制过强的自主呼吸。

五、急性心源性肺水肿

首选无创通气。但若出现下述情况应及早建立人工气道:① 心电活动严重不稳定,如急性心肌梗死伴严重心律失常。② 心脏手术后呼吸衰竭。③ 严重或顽固性低氧血症。④ 出现高碳酸血症。⑤ 有严重合并症,如严重创伤、大手术。⑥ 需应用较大剂量的镇静剂、肌松剂抑制过强的自主呼吸,导致呼吸道分泌物的引流不畅者。⑦ 无创通气治疗 $1\sim2\,h$ 效果不佳者。

六、肺 栓 塞

机械通气的治疗作用有限,但可以缓解症状,故当有明显低氧血症且患者气急明显时,可首选无创通气,但严重低氧血症患者(常合并血流动力学不稳定)需及早建立人工气道。

七、外 科 手 术

胸部或上腹部手术患者,若有明显呼吸功能损害、70岁以上或肥胖、有OSAHS或高危患者,可应用无创通气,也可在术后延迟拔管时间48～72 h,待麻醉、损伤对呼吸的抑制作用明显减轻后,停用呼吸机,拔出气管插管。

八、呼吸道分泌物引流不畅

需及早建立人工气道,是否机械通气则需依患者的自主呼吸能力决定。若是单纯分泌物或食物等导致的窒息,插管时间应该是短暂的,应尽可能在24 h内拔管;否则一旦出现声门损伤,就会因咳嗽反射减弱而致拔管失败,最终导致久拖不愈或不得不行气管切开,长期维持,并带来治疗、护理、管理的诸多问题。这在临床上非常常见,但容易被忽视。当然气管插管期间和拔管后必须注意防治导致窒息的各种因素。

(朱 蕾 金美玲)

第二十七章
有创-无创"序贯"机械通气

有创-无创"序贯"机械通气简称序贯通气,是随着 NIPPV 的发展而产生的一种通气方式。它是指气管插管机械通气(ETMV)患者,在未满足拔管和撤机的条件下,提前拔管,改用 NIPPV,然后逐渐撤机的机械通气方式。符合撤机和拔管条件后进行 NIPPV 不能称为序贯机械通气,只能称为无创通气的康复治疗。符合条件后拔管的患者,若再次加重后给予 NIPPV,则称为无创通气的补救治疗,也不能称为序贯机械通气。若为气管切开患者,则应充分发挥气道引流好、容易康复锻炼、方便实施间断机械通气的特点,逐渐锻炼,直到患者符合拔管条件,大多数情况下,不适合也不应该实施序贯机械通气。

一、不同通气方式的基本特点

1. 人工气道机械通气　ETMV 是治疗重症呼吸衰竭的主要方式,其主要优点是容易维持适当的通气,保障呼吸道的有效引流;主要缺点是创伤大,并发症多。

2. 无创正压通气　NIPPV 主要用于轻中度呼吸衰竭患者,重症患者的疗效可能较差;具有无创和并发症少的优点,但不容易保障呼吸道的有效引流和维持稳定的通气。

为尽量避免上述两种通气方式的缺点,并兼顾两者的优点,有学者希望在重症患者采取有创、无创的序贯通气方式,即初始阶段,建立人工气道,维持稳定的通气和有效的引流;在病情明显改善,又不能满足撤机和拔管的情况下,提前改用 NIPPV,维持疗效,并使呼吸道的"轻微"创伤迅速恢复,减少并发症的发生。

二、序贯通气的基本应用

序贯通气主要用于慢性呼吸衰竭,包括呼吸、心血管和神经肌肉疾病,特别是慢性呼吸疾病导致的呼吸衰竭,实际上绝大多数是 COPD 呼吸衰竭。急性危重病,如肺炎、ARDS、肺水肿,若人工气道机械通气后患者病情明显好转,就不存在呼吸肌功能低下等难以纠正的因素,故可迅速撤机、拔管,无必要也不应该序贯应用无创通气。

三、有创转换为无创的时机

有创-无创序贯机械通气是较少用的通气方式,尽管有前瞻性随机对照研究,但缺乏合理的生理学分析。

1. 习惯标准　有创转换为无创的标准大体可分为两类,一是强调感染的控制,如北京朝阳医院提出的"肺部感染控制窗"的概念;二是强调通气时间,Nava S 和 Girault C 等采用前瞻性的随机对照方法进行了更客观研究,方法是 ETMV 2～6 日后,进行 T 管撤机观察,撤机失败的患者进行 ETMV 和 NIPPV 比较,发现用 NIPPV 后机械通气时间缩短,院内感染发生率降低,生存率提高或不变。以后更多的研究证实两种方法皆有效,但是还存在一定争议。

总体上,上述研究的选择性比较强,许多情况并未充分考虑,如一般情况、其他脏器功能等。为更好掌握有创无创序贯机械通气指征,需全面考虑传统 ETMV 的撤机原则和 NIPPV 的使用指征。

2. 有创通气的撤机原则　进行 ETMV 的 COPD 患者或其他患者的常规撤机和拔管原则是:① 感染控制。② 一般情况好,生命体征稳定。③ 足够的咳痰能力。④ 适当的呼吸驱动水平。⑤ 足够的呼吸肌力量和耐力。⑥ 适当的残存肺功能。

3. 无创通气和有创通气的异同　在撤机条件不具备的情况下,NIPPV 可基本取代④、⑤、⑥,而对①、②、③没有直接的影响,因此只要后者的条件具备即可拔管,改用 NIPPV。

部分 COPD 患者或其他患者一般情况较差,咳痰反射较弱,尽管感染控制或通气时间较长,也必须待一般情况改善后,才能拔管;甚至需气管切开,长期置管,而不能改用 NIPPV。同样部分患者存在并发症或生命体征不稳定,也不应过早拔管。还有部分患者,不容易接受 NIPPV,如牙齿脱落,面型不能配合面罩,则必须符合撤机条件后才能拔管。有相当数量的 COPD 患者可因呼吸肌做功增加、合并中枢性或阻塞性睡眠呼吸紊乱而发生严重高碳酸血症,而不存在明显的感染因素,一旦诊断应及早改用 NIPPV。因 COPD 合并冠心病、高血压的机会较多,有部分患者可能因心脏负荷加重或心功能不全诱发呼吸衰竭,也不存在明显的感染因素,也及早改用 NIPPV。

4. 有创、无创转换标准 以重症 COPD 呼吸衰竭患者为例,采用有创、无创序贯通气的转换标准大体分三类:① 感染为主要诱发因素者,在引流明显好转,呼吸肌疲劳恢复,肺部感染尽管未控制,在气道损伤不明显的情况下提前拔管改用 NIPPV,如 Nava S 的方法,而不要等到感染明显好转的所谓“肺部感染控制窗”,若达该要求,多需 3~5 日,此时常出现明显的呼吸道损伤,失败的机会反而增加;② 非感染因素为主诱发者,可在诱发因素明确后尽早改用 NIPPV;③ 因各种因素导致的一般情况较差或生命体征不稳定的患者,特别是长期气管插管的患者,则应在感染控制,一般情况明显好转的情况下,才能考虑改用 NIPPV。当然在前两种情况下应尽早实施,如前者 ETMV 后不宜超过 72 h,后者则尽可能在 48 h 内。若为痰堵窒息导致的气管插管,而一般情况尚可者,则尽可能在 24 h 内拔管。

四、序贯机械通气需注意的问题

1. 呼吸道的管理 气管插管必然导致声门损伤;而声门的完整性是维持有效咳嗽的基础,因此拔管后,无论是否改用 NIPPV,在数日内皆容易发生呼吸道分泌物引流不畅,因此有条件拔管的患者应尽早拔管,改用 NIPPV;否则应延迟拔管,达撤机和拔管条件后直接实施撤机和拔管,而不是序贯。

2. NIPPV 技术 有创、无创序贯机械通气实质是 ETMV 和 NIPPV 技术的结合,后者与一般的 NIPPV 相同,因此应先掌握 NIPPV 技术,包括对病理生理的认识、通气模式的选择和参数的调节等,否则施行序贯通气容易失败。

3. NIPPV 的条件 虽然 NIPPV 的应用逐渐增多,但从数量上讲,仍然较少,除与应用技术和护理水平有关外,也与面罩、呼吸机等设备条件,患者的面型和耐受性等有关,因此能否采用序贯通气,应首先对患者能否接受 NIPPV 进行充分的估计。

4. 不应过分追求序贯通气 与 ETMV 相比,NIPPV 的所谓的缺点不是绝对的。实际上任何通气形式(包括 NIPPV)的高速气流,皆可刺激咳痰;而 NIPPV 时,声门的完整性也有利于咳痰;正常呼吸道的防御功能也可避免感染的加重和痰液的增多;通气的稳定性与操作技术有直接关系,因此若患者呼吸道引流尚可,操作者又能熟练掌握通气技术,应尽量直接选择 NIPPV,避免序贯通气。事实上也确实如此。在复旦大学附属中山医院呼吸科,NIPPV 已正规应用多年,COPD 患者中需要建立人工气道的患者非常少,更谈不上序贯通气。若一个单位需要的序贯通气太多,则说明机械通气技术(包括无创和有创)和危重病的综合治疗皆有值得提高的空间。

(朱 蕾)

第二十八章
机械通气患者的监测

机械通气患者多为危重患者,常存在原发性或继发性呼吸功能损害,需进行监测。另外有一部分患者尽管病情不重,未进行机械通气,但有发生呼吸衰竭的较高风险,也需进行严密的监测,主要包括以下情况:① 严重创伤、感染。② 胸部手术、腹部手术,特别是上腹部手术。③ 脑血管意外或脑部手术。④ 创伤较大的肢体手术,特别是在输血量或输液量较大时。⑤ 在全麻条件下实施的胆囊、前列腺等所谓的小手术,特别是在老年、肥胖、高血压、冠心病、有呼吸系统的基础疾病(包括 OSAHS)的患者。上述情况容易发生肺水肿、肺部感染、急性肺损伤、痰堵窒息、阻塞性肺不张、吸入性肺炎、反应性胸膜炎、胸腔积液等并发症。

第一节 危重症监测概论

自 20 世纪 70 年代以来,随着电子监测设备和计算机技术的发展,医院纷纷成立 ICU,将住院的危重患者集中在这些具有特殊设备的病房中,由经过专门训练的医护人员、技术人员对患者的多种生理指标,如循环、呼吸、神经、肾、肝功能等进行连续、密切监测,及时发现病情变化并给予相应的紧急处置,挽救了许多危重患者的生命。但人力、物力的消耗十分突出,侵入性监测手段有时会带来较多并发症,为此非侵入性监测手段逐渐推广。在 ICU 工作中,监测手段和判断水平是关键问题。

一、监 测 目 标

监测目标主要包括以下几个方面。

1. 合理诊治 通过连续测定关键参数,加强对基础病理学变化的了解,达到及时诊断、及时处理的目的。

2. 加强报警 当病情发生某些重要变化时,及时向医护人员报警,促使大家提高警惕。

3. 判断预后 提供数据反映治疗效果,并帮助判断预后。

二、ICU 监测系统的理想要求

为达到上述目标,一个理想的监测系统应满足下列要求。

1. 监测价值高 监测所得数据、图形确实能够指导诊断与治疗。

2. 监测的准确度高 所使用的监测仪器能获得准确、可靠的数据,即数据的准确性高。

3. 监测的敏感性高 能检测出病情的细微变化。

4. 监测的重复性好 即监测结果的重复性好,变异范围小。

5. 监测简单 操作简便易行,不影响、干扰日常的护理工作。

6. 监测的安全度高 即监测手段安全,不增加患者的风险。

7. 监测经济 监测的费用不高。

目前的监测工作皆未能全面达到以上要求,在呼吸监测方面更是如此。

三、呼吸功能监测

1. 呼吸监测的基本特点 肺功能检查常需要患者的主动努力和合作,当患者病情危重、无力配合或意识不清时常难以进行。在实际工作中,肺功能的床边监测远不如循环功能方便、准确,但呼吸功能状态常决定病情的严重程度和治疗成败,尤其是依赖机械通气维持生命的患者。因此，重症患者的肺功能监测是一项需加以重视的课题。肺功能监测项目很多，包括气体交换功能、呼吸力学、呼吸中枢功能和呼吸形式、呼吸肌功能等方面，其中对机械通气患者的监测有一定的特殊性，也是危重患者最主要的监测部分，重点叙述。

2. 机械通气效应　机械通气的主要目的是改善通气及换气功能，缓解呼吸肌疲劳，但应用不当也可对循环功能、呼吸力学产生不良影响，容易诱发VAP，因此监测重点是机械通气的模式和参数是否符合呼吸生理，最大限度地纠正内环境紊乱、改善组织供氧，使气压伤发生的机会和对循环功能的影响限制在最小的程度，尽可能改善呼吸系统引流。

3. 机械通气监测的内容　包括临床表现、通气模式和参数、基本的呼吸波形图和呼吸环、呼出气CO_2分压（浓度）与图形、无创氧合指标、动脉血气、循环功能参数、动脉血氧运输量、组织氧代谢参数、病原体和影像学改变等内容。机械通气时患者的饮食和行为方式也影响治疗效果，是影响患者能否及早撤机的重要因素，必须监测（详见相关章节）。

第二节　机械通气模式和参数的基本监测

基本监测内容主要包括通气参数和呼吸力学变化，核心是通气模式的选择和参数的调节是否符合要求，详见第七章第二节、第七节、第八节和第十一章，本节简述如下。

一、呼吸机的监测内容

机械通气装置本身主要监测机械通气参数和呼吸力学的变化，监测指标大体分为三类。这些指标常用数据表示，也可以用各种波形图和动态趋势图表示。详见本章第六节和第十一章。现代呼吸机的通气参数监测值一般来源于图形换算，故与数据相比，波形图反映的信息更多，除反映一般通气功能和呼吸力学变化外，还可反映漏气、假触发、人机同步等多种信息。而趋势图可较好地反映一段时间的动态变化，但因条件所限，应用较少。

（一）压力监测　实质是气道压力监测，但通过一系列操作可反映吸气末肺泡内压、呼气末肺泡内压变化。压力感受器一般在呼吸机连接管路（气路）的近端，即Y形管附近；部分在连接管路的呼气端，即呼气阀附近；部分在吸气端，即连接管路进气端或呼吸机内。在Y形管附近监测可较准确地反映气道压力的变化，在呼气端则容易低估气道压力的变化，在进气端则容易高估，但因连接管路较粗，正常情况下阻力非常小，故总体差别不大；若连接管路积水，则阻力显著增大，吸气端和呼气端监测的误差增大。常用的压力指标有以下几个。

1. 气道峰压　简称峰压，指压力感受器显示的最大压力，在通气模式和参数恒定的情况下，可反映总通气阻力的变化。

2. 吸气末正压　达峰压后，维持肺泡充盈的压力，气流可能消失（又称平台压），也可能存在（主要见于PSV及其衍生模式、PAV和NAVA等新型自主型通气模式，定压型指令模式也常存在）。正常情况下，它是通气过程中肺泡承受的最大压力。

（1）平台压反映吸气末肺泡内压：平台压（P_{plat}）是吸气末正压的一种形式，即在吸气末屏气情况下，压力感受器显示的气道压力。在屏气阶段，肺、气道、连接管路、呼吸机形成一"密闭容器"；根据物理学定律，在密闭容器内，压力向各个方向传递，且大小相等，故压力感受器显示的压力是吸气末的肺泡内压。

（2）平台压分布的不均匀性：由于气道或肺实质病变分布的不均匀性和重力作用，峰压克服气道阻力后，在肺泡内的分布并不一致，测定的P_{plat}实质是吸气期末的平均肺泡内压（$P_{plat_{mean}}$，简称P_{plat}）；时间常数短的肺区P_{plat}高，称为最大平台压（$P_{plat_{max}}$），接近峰压，容易导致肺泡过度充气和无效腔样通气；时间常数长的肺区平台压最低，称为最低的平台压（$P_{plat_{min}}$），接近PEEP，容易导致肺泡萎陷和分流样效应。

3. 呼气末正压

（1）呼气末气道正压（PEEP）：指通过呼吸机预设的呼气末气道压力。

（2）内源性PEEP（PEEPi）：PEEP为0时的呼

气末肺泡内压,一般为 PEEP＝0、呼气末堵塞呼气管口(可人工测定或自动测定,下同)显示的气道压力。

(3) 总呼气末肺泡内压(PEEPtot):指呼气末堵塞呼气口显示的气道压力(不考虑 PEEP 和 PEEPi 的具体数值),是 PEEP 和 PEEPi 的综合反映,两者之和一般大于 PEEPtot。

由于呼吸管路的顺应性,PEEPi 和 PEEPtot 皆容易低估呼气末肺泡内压。部分呼吸机通过 Braschi 阀测定 PEEPi,准确度较高,但在严重气道阻塞时,也容易低估真实的 PEEPtot。

(二)流量监测　监测吸气和呼气过程中气流量形态和大小的变化,包括数据和波形图。流量感受器多装在 Y 形管与人工气道之间(近段)、呼气端和吸气端(皆称为远端)。

1. 近段流量监测　准确反映进出气道的吸入气流和呼出气流的变化,但需额外增加连接管路,无效腔增大,移动性也较大,易损坏感受器,使测定的准确度下降。

2. 呼气端流量监测　反映呼吸机呼出气流量的大小,与患者的呼出气流不一定一致;该流量至少包括患者呼出气流和基础气流。但现代呼吸机有流量校正,可基本消除基础气流的影响,故两者差别不大。此装置的无效腔小,不易损坏,较常用。

3. 吸气端流量监测　反映呼吸机输出气流量的大小,与患者的吸入气流不一定一致。由于气体在高压下的压缩和管路的动态扩张,输出气流的一部分不能进入人工气道和气管。现代呼吸机多有顺应性校正,可基本消除上述因素的影响,故两者差别也不大。此装置的无效腔小,最耐用,常与呼气端流量监测同时应用。

(三)潮气量监测　现代呼吸机多通过测定流量计算容积,潮气量(V_T)是流量对时间的积分;V_E 是 V_T 与 RR 的乘积。

(四)顺应性测定

1. 肺顺应性(C_L)　反映肺弹性扩张或回缩的能力,但准确测定较复杂,在机械通气过程中常测定胸肺总顺应性(C_{rs})以反映 C_L。

2. 胸肺总顺应性　机械通气测定皆为动态顺应性,有两种情况,即动态瞬时测定的顺应性和人工严格控制的准静态顺应性,准确有特殊要求。

(1) 动态顺应性的瞬时测定:同时显示压力-容积环(P-V 环)和数据,其基本计算公式为:$C_{rs}=$

$V_T/(P_{plat}-PEEP)$,其中 V_T 为吸气或呼气潮气量,P_{plat} 为吸气末,实际也是呼气初始的肺泡内压;PEEP 为呼气末气道正压,但用于反映呼气末肺泡内压。测定结果不能准确反映肺顺应性,但可显示较多其他方面的信息,详见本章第七节。

(2) 准静态顺应性测定

1) 测定要求:若要准确或相对准确地测定肺顺应性或总顺应性,则需符合下述条件:选择 VCV,完全抑制自主呼吸,流量为方波,有足够长的屏气时间(以出现明显的平台为原则),非常慢的 RR(4~6 次/min)(图 11-7)。这样可保障出现稳定的屏气平台和平台压,避免自主呼吸对平台压的影响,避免肺黏性阻力和呼气不足对测定结果的影响。动态随访时也应保持相同的通气模式和参数。

2) 正常值:正常静态总顺应性(C_{rs})为 60~100 ml/cmH$_2$O,动态顺应性(C_{dyn})较 C_s 低 10%~20%,为 50~80 ml/cmH$_2$O。

3) 总顺应性的价值:在绝大多数情况下,胸廓顺应性比较固定;若气道阻力正常或增加不明显,准确测定的 C_{rs} 可反映 C_L 的大小。

3. 影响顺应性测定结果的因素　上述影响呼气 V_T、吸气末和呼气末肺泡内压的因素皆可影响 C_{rs} 的测定结果。

(1) 气道阻力:由于上述两种情况皆为动态顺应性,故测定结果受气道阻力的影响显著。

1) 肺实质疾病:气道阻力正常或接近正常,在较好控制测定条件的情况下,P_{plat} 可准确反映吸气末肺泡内压,PEEP 可准确反映呼气末肺泡内压,故 C_{rs} 的测定结果可较准确地反映肺弹性阻力,其价值较大。

2) 气流阻塞性疾病:气道阻力明显增大,可明显影响吸气末肺泡内压和呼气末肺泡内压的准确测定,甚至影响 V_T 的准确测定,故 C_{rs} 不能反映肺顺应性的变化,临床价值有限。

(2) 胸腔负压:较强的自主呼吸使胸腔负压增大,P_{plat} 相应降低,C_{rs} 测定结果增大;胸腔负压越大,P_{plat} 降低越明显,C_{rs} 的测定数值越大,其实际价值越小。

(3) 实际呼气末肺泡内压:若有气流阻塞,吸入气不能充分呼出,将导致 PEEPi 形成,实际呼气末肺泡内压常高于 PEEP,即 PEEP 不能准确反映呼气末肺泡内压。一般情况下,气流阻塞越重,呼气末肺泡内压和 PEEP 的差值越大,C_{rs} 的价值越小。

若气道阻力正常或增大不明显，则呼气末肺泡内压等于 PEEP，C_{rs} 价值较大；若实际 RR 较快，也可导致 PEEPi 的形成，影响测定结果的准确性。

（4）连接管路的顺应性：连接管路动态扩张和气体动态压缩明显影响 V_T 的准确测定，这可导致测定结果的准确度明显下降。目前多数新式呼吸机采用一定的计算公式排除这些因素，称为有效顺应性（C_{eff}）。但任何呼吸机的计算方法皆不能完全排除影响顺应性的所有压力和容积因素，所以具体应用时还应慎重考虑。详见第七章第七节、第八节。

（五）气道阻力测定

1. 相关概念

（1）气道阻力（R_{aw}）：指气体流经气道时，气体分子之间和气体与气道壁之间的摩擦阻力。它是呼吸系统的主要黏性阻力。

（2）肺组织黏性阻力（R_{lt}）：指呼吸时肺组织相对位移所发生的摩擦阻力。正常人自然呼吸时非常小，占总黏性阻力的 $10\% \sim 20\%$，可忽略不计，但急性肺病变患者明显增加。

（3）肺阻力（R_L）：为气道阻力和肺组织黏性阻力之和。

（4）胸廓黏性阻力：指呼吸时胸廓组织相对位移所产生的摩擦阻力。正常可忽略不计，但肥胖、水肿患者显著增加。

（5）呼吸系统黏性阻力（R_{rs}）：简称呼吸阻力。呼吸时，气体流经气道时气体分子间相互摩擦、气体分子与气道壁之间摩擦、胸肺组织之间相对位移所发生的摩擦阻力，是肺阻力与胸廓黏性阻力之和。

2. 测定方法　机械通气可测定吸气和呼气两个时相的气道阻力，若无特别说明是吸气相阻力。测定公式如下：吸气阻力（R_i）＝$(P_{peak} - P_{plat})$/PIF；呼气阻力（R_e）＝$(P_{plat} - \text{PEEPtot})$/PEF，其中 PIF、PEF 分别为吸气和呼气峰流量。严格讲，测定的不是气道阻力，而是呼吸阻力（R_{rs}），包括气道、肺组织、胸廓的黏性阻力（图 11-7）。

3. 临床意义　肺和胸廓的黏性阻力皆非常小，可忽略不计，故 R_{rs} 可反映 R_{aw}，特别是 COPD、支气管哮喘等气道阻塞性疾病。由于因严重肺部感染、损伤、水肿而机械通气的患者非常多见，故此时测定的 R_{rs} 能较准确反映 R_L，但明显高于 R_{aw}。由于此类患者的 R_{aw} 多变化不大，故主要反映肺组织的黏性阻力，动态随访可了解病变的严重程度变化。但若患者同时存在气道阻塞和肺实质病变，则需综合分析。

4. 影响呼吸阻力测定结果的因素

（1）吸气时间：T_i 包括触发时间（有吸气触发时）送气时间和屏气时间，部分通气模式无屏气时间，如 PSV 模式；部分可设定屏气时间，如 A/C 模式，但设置不当则可能无屏气时间或屏气时间过长。屏气时间过度延长将导致测定结果减小，反之则导致实测值增大，故准确测定或动态随访皆需注意通气模式的选择和参数的调节。

（2）送气时间：若用送气时间取代吸气时间计算，则计算的吸气阻力是气道阻力，部分呼吸机有此功能。

5. 测定要求　若准确测定 R_{rs}，需符合下述条件：VCV 模式，完全抑制自主呼吸，流量为方波，较短的屏气时间（$0.1 \sim 0.2$ s），这样可保障出现明显的峰压和平台压，避免自主呼吸对峰压和平台压的影响，避免屏气时间过长对测定结果的影响。动态随访时也应保持相同的通气模式和参数。R_{rs} 的测定要求与顺应性有一定差别。

现代新式呼吸机借助计算机技术可根据波形图的变化自动换算出顺应性和气道阻力，故在 PCV、PSV 等峰压和平台压相同或没有平台压的模式也可显示结果，但准确度较差。

6. 正常值　为 $2 \sim 3$ cmH$_2$O/(L·s)。直接用呼吸机动态监测时可参考此结果。

7. 气道阻力的测定　如上述，一般可用 R_{rs} 或 R_L 代替 R_{aw}，但肺实质出现急性严重病理改变时，如 ARDS 和重症肺炎患者，肺实质的黏性阻力显著增大，R_{rs} 或 R_L 与 R_{aw} 有较大差异。为排除肺实质黏性阻力的影响，气道阻力可采用下述公式计算。

$$R_{aw} = (P_{peak} - P_1)/\text{PIF}$$

参见图 11-7。

现代呼吸机的监测值基本皆为 R_{rs}；若计算 R_{aw}，必须按上述要求人工计算或设定额外的测定程序。

二、机械通气模式的选择和参数的调节

通气模式的选择和参数的调节是机械通气的最基本要求，也是监测的最基本内容。

（一）通气模式的选择原则　呼吸机的通气模式众多，不同类型模式有不同的适应证，如 CMV（包括 V-A/C 和 P-A/C 及其衍生模式）更适合自主呼吸较弱或没有自主呼吸的患者。若患者自主呼

能力比较强,则宜改用自主性通气模式,最常用 PSV 或 SIMV+PSV 及其衍生模式,NAVA 等新型自主模式的应用也逐渐增多。若仍用 CMV,则需精确调节通气参数,注意人机配合,SIMV 的调节也有相同的要求,较多情况下需要适当应用镇静剂、肌松剂。若需较精确测定呼吸力学的改变则应选择 VCV 模式。若有肺水肿、大量肺泡陷闭或气道陷闭,则应加用 PEEP,病情较轻时可选择 CPAP。若判断患者的自主呼吸能力强弱和参数的调节是否符合病理生理状态,则应选择自主性通气模式。详见第七章、第十一章、第十五章第六节。

(二)通气参数、监测和报警的设置 除公用参数:触发灵敏度、FiO_2、PEEP 外,不同通气模式对应的通气参数有较大不同,其监测和报警变量也常有较大差别。

1. **参数设置和监测、报警的关系** 通气模式决定参数设置,设置参数为自变量,随通气阻力和呼吸形式而变化的为因变量,参数监测的内容主要是因变量,报警设置也主要随监测参数而定。如 A/C 模式需设定 V_T、RR、T_i(包括触发时间、送气时间和屏气时间)或 I:E。V_T 可直接设置,也可通过设置流量(F)和送气时间(V_T=平均 F×送气时间)或 V_E 和 RR($V_T=V_E÷RR$)间接设置,部分呼吸机需设置流量上升速度或自主气流(autoflow),其监测重点是各种气道压力、I:E 和人机配合程度,包括临床表现和波形图,特别是压力变化和流量变化的波形图,需特别注意实际 RR 和 I:E 与预设值的差异。报警设置与监测变量数据的变化密切相关(下同,不赘述)。定压型 A/C 模式则主要设置通气压力、

RR、T_i 或 I:E,部分需设置吸气压力坡度、呼气压力坡度、压力限制等参数,主要监测 V_T、流量变化和人机配合,包括流量、容积变化波形图和实际压力变化波形图。PSV 则必须设置支持压力(SP),部分需设置吸、呼气压力坡度和吸呼气转换水平,监测的重点是 V_T 和呼吸形式,包括流量、V_T 和实际压力变化的波形图。因此明确模式是进行合理、准确监测的基础。新型智能型模式或万能通气模式的要求更复杂。详见第七章、第十一章、第十二章。

2. **疾病类型与监测的关系** 不同疾病类型的监测重点也有所不同,如阻塞性肺疾病患者的主要监测指标是气道峰压与平台压的差值、PEEPi、吸气末肺容积(V_{ei})、动脉血 pH 和 $PaCO_2$;限制性肺疾病和换气障碍患者的主要监测指标是 P_{plat}、肺顺应性或总顺应性、PaO_2、SaO_2、PaO_2/FiO_2、$\dot{Q}s/\dot{Q}t$、$P_{(A-a)}O_2$ 等。两者皆需重视 V_D/V_T 的监测。

3. **治疗策略与监测的关系** 在特定情况下,如危重支气管哮喘或重症 ARDS 需实施保护性肺通气策略,强调自变量设置和因变量变化皆应在安全范围,尽可能减少机械通气的副效应,包括 VALI、机械通气抑制血流动力学和组织供氧能力等,故监测的重点是 P_{palt}、PEEP、RR、人机关系和组织供氧情况。在肺外疾病,如神经-肌肉疾病、药物中毒、外科手术及麻醉等导致的呼吸衰竭患者容易发生小气道-肺泡陷闭,故强调较大 V_T、慢 RR 通气,监测的重点是 V_T、RR、I:E、胸部 CT 变化。COPD 患者常发生慢性高碳酸血症型呼吸衰竭,肾功能有一定代偿,需注意避免通气过度,发生碱中毒,监测的重点还包括动脉血 pH 和 HCO_3^-。

第三节 生命体征的监测

生命体征始终是机械通气患者的重要监测内容,监测要求与不进行机械通气的患者有一定差别,完善、可靠的监测可有效反映病情变化,指导治疗,反映预后。

一、神志及精神状态

经机械通气和综合措施治疗后,患者神志转清、精神状态趋于稳定,说明机械通气模式和参数调节合

适,治疗适当;若精神状态恶化、人机配合不良或精神好转后又恶化,则可能是病情加重、通气不足或通气过度,或出现系统性气栓塞(较少见,且容易忽视),应复查动脉血气,检查各通气环节,调整通气参数。

二、血 压 和 心 率

血压和心率是反映病情变化的敏感指标。治疗后患者血压正常、波动小,心率正常、稳定,说明病情

明显改善。心、肺功能异常皆可出现血压和心率变化,特别是血压升高,常常是病情变化的早期信号,但容易被忽视;血压异常升高是心功能不全的早期信号。血压下降、心率增快是原发性和继发性循环功能明显恶化的指征,若出现心率下降则是病情危重的信号。总体上,心率增快受较多因素的影响,特异性较差。观察动态变化更有价值。

三、呼吸频率

呼吸频率是反映病情变化的敏感指标。呼吸动力不足、通气阻力增大皆可导致 RR 加快;通气模式选择不当或通气参数调节不合适更容易导致 RR 增快。若病情好转,呼吸阻力下降或通气模式、参数适当,则 RR 减慢。若呼吸中枢兴奋性显著下降,则 RR 明显减慢,是病情危重的指征。

四、潮 气 量

潮气量与 RR 的变化有一定的相关性。一般病情加重,RR 加快,V_T 变小;反之则 V_T 增大,RR 减慢。若 V_T 增大和 RR 加快同时存在,提示肺实质损伤或水肿加重;V_T 加大,RR 不快,即深慢呼吸,提示周围气道阻塞性疾病,且病情好转。机械通气时则应根据不同疾病及不同阶段的病理生理特点选择 V_T 和 RR,如在危重支气管哮喘和重症 ARDS 应选择小 V_T,前者 RR 应较慢,后者 RR 应较快;同时适当应用镇静剂、肌松剂抑制过强的自主呼吸,病情明显好转后,则减少并逐渐停用药物,同时逐渐增大 V_T。在肺外疾病导致的呼吸衰竭或 COPD 呼吸衰竭相对稳定时应选择大 V_T、慢 RR,即深慢呼吸。

第四节　循环功能的监测

机械通气的目的不是单纯改善氧合,而是改善组织的氧供,循环功能在其中发挥核心作用。机械通气及基础疾病导致的循环功能障碍是影响预后的重要因素。循环状态的监测包括血压(BP)、心率(HR)、心律、心排血量(CO)、中心静脉压(CVP)、中心静脉跨壁压(CVTP)、肺动脉楔压(PAWP)、肺循环阻力(PVR)、脉搏、皮肤、尿量等指标。机械通气患者需重点考虑两方面的问题,即机械通气对循环功能的影响和不同监测指标的价值。

(一)机械通气对循环功能的影响　机械通气对循环功能的影响是多变的,不同情况下的特点不同,详见第三十六章,简述如下。

1. 机械通气适当基本不影响循环功能　理论上,机械通气正压必然会压迫肺泡毛细血管、胸腔内静脉,降低回心血流量,从而影响 CO 和血压。但若机械通气压力适当,且患者的心功能、前负荷、后负荷皆正常或基本正常,机体可通过一系列神经-内分泌调节和肺血管的自身调节机制维持回心血流量、PVR、CO 和血压的稳定。此时患者的基本特点是胸腔负压稳定在正常范围,如 $-5\sim-7$ mmHg;CVP 基本不变或略高,如 $7\sim13$ cmH$_2$O;临床表现为:呼吸平稳,心率、血压稳定,尿量正常,周围循环功能良好。

2. 机械通气过度抑制循环功能　是机械通气时比较重视的问题。应用对循环功能影响较大的通气方式和通气参数时,前者如控制通气、反比通气,后者如高水平 PEEP、较长时间的 P_{plat}、较高的 P_{peak}、较大 V_T 等可显著降低回心血流量、增大 PVR,使 CO 降低;若血容量不足,可出现 CO 和血压的明显下降。患者的基本特点是胸腔负压明显下降,甚至转为正压,如 $-3\sim2$ mmHg;CVP 升高,如从 $6\sim12$ cmH$_2$O 升至 $10\sim16$ cmH$_2$O;临床表现为:自主呼吸平稳或无自主呼吸,心率增快,血压降低或脉压减小,尿量减少,末梢循环功能较差。气道严重阻塞导致的肺过度充气或机械通气不当导致的肺过度充气也可抑制循环功能,应注意判断和鉴别。

3. 机械通气适当改善循环功能　机械通气可通过改善低氧血症、纠正呼吸性酸中毒、缓解呼吸肌疲劳间接改善心功能。在心源性肺水肿患者也可发挥直接作用:左心室跨壁压和后负荷明显下降,左心室前负荷适度下降并维持在适当水平,使 CO 增加,心率减慢,血压改善。患者的基本生理学特点是治疗后胸腔负压明显下降,但仍在偏高的水平,如从 $-20\sim-30$ mmHg 逐渐降至 $-5\sim-10$ mmHg;

CVP 逐渐升高至正常,如从 $-1 \sim 5$ cmH$_2$O 逐渐升高至 $6 \sim 10$ cmH$_2$O。临床表现为:深快呼吸逐渐转为平稳呼吸,心率减慢,血压趋向稳定,尿量逐渐增多,末梢循环功能逐渐改善。

4. 机械通气不足抑制循环功能　临床医师一般比较注意避免通气压力和 V_T 过大对循环功能的抑制作用。实际临床应用时,通气不足更容易产生不良影响,不仅增加氧耗量,导致呼吸肌疲劳、加重呼吸衰竭,还可直接导致肺水肿和左心功能不全,但容易被忽视。主要机制为:人工气道过细或呼吸机应用不当,导致通气阻力过大、通气动力不足、人机不协调,引起患者反射性呼吸增强、增快,氧耗量明显增大,容易发生呼吸肌疲劳和低氧血症;胸腔负压和肺间质负压显著增大,发生负压性肺水肿;左心室后负荷增大,诱发或加重左心功能不全,并进一步加重肺水肿,形成恶性循环。有基础心肺疾病,如冠心病、高血压、急性间质性肺炎、急性肺损伤的患者,心肺的防护功能下降,更容易发生上述问题。其他不适当的操作,如气管镜检查时间过长、吸痰时间过长、胸腔穿刺抽液过多等也可导致上述情况的发生。患者的基本生理学特点是治疗后胸腔负压明显增大,如升高 $-20 \sim -30$ mmHg;CVP 明显下降,如从 $6 \sim 12$ cmH$_2$O 逐渐下降至 $2 \sim 8$ cmH$_2$O;临床表现为:呼吸增强、增快或明显人机对抗,心率增快,血压升高或下降,尿量减少,末梢循环功能逐渐变差。

（二）机械通气患者循环功能指标监测的价值
与气道-肺结构正常的健康人不同,呼吸衰竭患者机械通气时,反映循环功能的指标不仅受心功能和血容量的影响,也显著受肺部原发病、呼吸功能、机械通气、并发症和合并症的影响,从而表现出不同的特点。

1. 尿量
（1）基本意义:是判断循环功能是否稳定的基本指标。在循环血容量不足的情况下,通过机体代偿,肾循环流量首先减少并重新分布,引起尿量减少。机械通气过度导致回心血流量减少和 CO 下降;机械通气不足导致左心室后负荷增大和 CO 下降,最终皆可引起尿量减少,所以在无肾损害的情况下,尿量是判断血容量是否充足和机械通气是否合适的较可靠指标。在血容量充足、心功能正常的情况下,单纯机械通气不当较少引起尿量的减少;若血容量不足、机械通气不当,将引起尿量的明显减少。

（2）合适尿量的判断及处理对策:正常情况下,健康机体需 500 ml 尿液才能将机体的代谢产物排出,故将 500 ml 作为少尿的标准,1 500 ml 左右的尿量比较合适,低于 1 000 ml 多意味着细胞外液量的减少、右心功能不全、机械通气过度或不足。

（3）特殊情况下合理尿量的判断
1）应激反应:在创伤或严重肺部感染初期,由于应激反应,肾重吸收钠、水的能力显著增强,尿量在 1 000 ml 左右也不一定有血容量不足,甚至可能存在细胞外液量的增加。在创伤和严重感染的情况下,代谢产物明显增多,排出代谢产物需要的尿量也相应增加,故尿量在 500 ml 以上也可能发生肾前性氮质血症,适当应用利尿剂是必要的,而不是调整机械通气。

2）渗透性利尿:在合并糖尿病或应激性高血糖的患者,由于存在高渗性利尿,尿量达到 1 500 ml 也可能存在血容量不足,机械通气对心功能的抑制作用显著增强,需注意适当补液和调整机械通气。在老年患者,由于肾的浓缩功能减退,需要更多的尿量排出代谢产物,因此尿量 1 000 ml 也可能存在血容量不足,机械通气的不良影响增强。

（4）尿量的计量时间:在急危重症患者,无论是否机械通气,血容量皆可在数小时内出现显著的变化,故以 1 h 为单位计算尿量更有价值,以 24 h 为单位则不利于病情的判断。

2. 血压　血压下降常作为判断血容量不足、机械通气过度或不足的标准,但临床上常忽视血压下降或升高的实际意义。

（1）血压降低的原因:原因众多,如失血或失液、心功能不全、严重酸中毒、血管张力下降、机械通气过度或不足,其中绝大多数为有效循环血容量不足引起,可能是疾病本身所致,也与机械通气过度或不足有直接关系,与机械通气不足的关系可能更大,此时多并发尿量的显著减少。

（2）低血压治疗及其问题:临床上习惯用升压药治疗,并降低通气压力或 V_T;且在效果不好的情况下,不断加大升压药的剂量和补液的速度,病情恶化;进一步发展常出现肢体水肿,因此又一边升压、利尿,一边继续降低通气压力,病情进一步恶化。

（3）血压下降、血容量不足、水肿及处理对策:尽管存在严重水肿,但仅意味着组织间液增多。随着水肿的加重,组织间液静水压升高,对毛细血管的压迫增强,毛细血管内的血流阻力增大;毛细血管与组织细胞之间氧的扩散距离增大;而通气压力、流量、V_T 不足进一步导致心功能减退和组织供血、供氧的恶化,形成恶性循环。因此,主要处理不是升压、利尿和降低通气压力,而是严格控制钠、水的入量;补充胶体扩充血容量,用白蛋白、血浆或血浆代用品皆可;适当升高通气压力。补充胶体后可小剂量应用利尿剂。

(4) 利尿的问题:在血容量严重不足的情况下,肾小球滤过率显著下降,利尿是无效的;若利尿有效,则进一步降低有效血容量,加重机械通气对循环功能的抑制。

(5) 血压升高:早期、轻度血容量不足或机械通气不当,应激反应增强,特别是交感神经-儿茶酚胺兴奋,血压常升高,且伴随心率的异常增快。

3. 皮肤改变

(1) 颜色改变:在无明显贫血的情况下,皮肤苍白多意味着血容量不足,这对青壮年和无皮肤病变的患者价值较大,但对老年人价值有限,因为老年人的皮肤比较苍老、皱缩。若出现皮肤的花斑样改变,则多意味着周围循环的严重障碍。

(2) 饱满度:皮肤比较饱满、发亮,出现凹陷性水肿,是细胞外液增多的指征,但这仅仅意味着细胞外液增多,有效血容量可能仍不足。水肿明显的患者多存在血容量不足。皮肤皱缩则是细胞外液和血容量不足的表现。

(3) 慢性水中毒的表现:长时间住院的老年或危重患者,由于长期卧床容易出现慢性水中毒,以细胞内水肿为主,其特点主要为:皮肤饱满、发亮;上腔静脉引流的面部、颈部软组织和下垂部位(如背部、臀部等)的软组织明显增厚。因为主要为细胞内水肿,故皮肤的压迫性凹陷可不明显。下肢血液回流较好,水肿也多不明显。机械通气限制了患者的活动,更容易发生上述问题。

(4) 皮肤温度:对循环状态的判断比较可靠,四肢末梢温暖表示循环血量充足,四肢发凉则意味着循环功能不良。

(5) 手背部静脉:如果手下垂 4~5 s,手背静脉不充盈,表示循环血容量不足;相反,若举手 4~5 s 手背静脉不排空,表示循环血容量过多。

4. 脉搏 循环血容量不足出现脉搏细弱、增快,但单纯脉搏增快受许多因素的影响,对判断血容量不足价值不大。

5. 心排血量(CO)和每搏输出量(SV) 低血容量休克或机械通气过度抑制心功能时,CO 与 SV 均有不同程度的降低。连续、动态监测有助于判断危重症患者液体复苏的效果和机械通气对心功能的影响。但有创测定 CO 和 SV 的难度较大,无创测定的可靠性较差,故临床应用相对较少。

6. 经皮脉搏血氧饱和度(SpO_2) 主要反映末梢组织的血液灌注情况和氧合状态,是监测周围循环功能、指导液体复苏和机械通气的常用指标。当 CO 下降而导致外周血灌注不良时,SpO_2 在 2 min 内即可出现变化。SpO_2 具有对血氧含量和血流量变化的双相反应性,不同情况下的价值不同。在局部血流量充足时,SpO_2 随 SaO_2 变化;在肺气体交换较好时,SpO_2 随血流量变化。因此,SpO_2 降低时应同时检测动脉血气以鉴别其降低的原因。应用血管活性药物、皮肤状态、组织水肿等情况也可导致 SpO_2 变化,误差可能较大。

机械通气过度导致回心血流量不足,反之则导致左心室后负荷增大,两者都可导致有效血容量不足,与疾病导致的血容量不足共同作用,容易出现 CO 降低、尿量减少、血压下降、心率增快、末梢循环恶化等表现,因此其处理原则是适当补充血容量、调节通气模式和参数,避免通气过度,更应重视通气不足的防治。不仅如此,机械通气对 CVP 和 PAWP 的影响更复杂。

7. 中心静脉压 是反映循环血容量和右心功能的综合指标,但实际应用时有较多问题,显著受胸腔内压等影响,详见本章第五节。

8. 肺动脉楔压 将肺动脉导管末端"楔"入肺动脉分支或将血管内导管外周的气囊充气闭塞肺动脉分支,阻挡血流,在血液不流动的情况下记录到的压力为 PAWP。此压力反映下游末端闭塞血管网的压力变化,即肺小动脉末端、毛细血管、小静脉、左心房的压力变化。因为导管的楔入导致楔入部位和二尖瓣之间形成一密闭的管道,各处压力相等,因此 PAWP 是反映左心功能比较特异性的指标。PAWP 的正常范围是 8~12 mmHg,>18 mmHg 提示肺淤血,左心功能不全。但与 CVP 相似,肺毛细血管和肺静脉也受肺泡内压和肺间质压的影响,故在呼吸显著变化和机械通气不适当的情况下,其特异性也受影响,只是影响幅度远较 CVP 小。在机械通气情况下,PCWP 是判断左心功能或指导补液相对比较可靠的指标。

还应注意,孤立的一次 CVP 和 PAWP 数值的意义有限,应结合临床进行连续、动态观察。

由于 CVP 和 PAWP 的局限性,近年来有学者提出根据心脏每搏量变化率、脉压变化率、血管外肺水、胸腔内总血容量,对血容量不足的患者进行液体管理可能更为可靠和有效,但可操作性不强。

第五节　中心静脉压监测的误区及处理对策

CVP 是胸腔内大静脉压强与大气压的差值,主要反映右心前负荷和右心功能,正常值为 $6 \sim 12\,cmH_2O$。

一、基本临床意义

一般认为 CVP 超过正常值提示右心前负荷过高或右心功能不全,必须限制补液量和补液速度;低于正常值提示容量负荷不足,需加快补液量。在右心功能正常的情况下,习惯上认为 CVP 对判断血容量的作用非常可靠。CVP 下降,血容量不足;反之则血容量增加。在已知或怀疑存在心力衰竭的休克患者,CVP 监测有助于防止液体复苏过度。

二、认识误区

(一)胸腔内压的影响　影响 CVP 的因素众多,CVP 不仅与血容量、心功能(包括心包情况)、血管活性药物等有关,更与胸腔内压变化显著相关,因此 CVP 反映血容量和右心功能的特异性必然受到影响,如机械通气压力较高、胸肺部手术局部束带固定或大量腹水患者,胸腔负压显著下降,CVP 明显升高;机械通气压力或流量不足、急性左心功能不全、急性肺实质病变、大气道阻塞等原因导致呼吸增强、增快时,胸腔负压显著升高,CVP 明显下降。因此,在病理状态下,CVP 的变异范围较大,即 CVP 下降不一定有血容量不足,上升也不一定有血容量过多或右心功能不全。

(二)其他影响因素　心包积液、三尖瓣反流、大剂量应用血管收缩剂也可引起 CVP 升高,但容易判断。

(三)特别容易忽视的问题

1. 胸腔负压增大降低 CVP　在急性肺水肿或肺损伤、机械通气压力或流量不足、严重人机对抗的患者,由于呼吸运动代偿性增强,CVP 多下降而不是升高。

2. PEEP 与 CVP 的关系不恒定　机械通气时,PEEP 对 CVP 的影响不确定,随肺实质和胸廓(包括横膈)顺应性等因素变化。

(1)正常肺:正常情况下,由于肺实质阻力(基本是弹性阻力)的影响,PEEP 在向胸腔传导的过程中会逐渐递减,而 PEEP 导致的肺容积增大则使胸廓的限制和压迫作用增强,两者共同影响胸腔内压和 CVP 的变化。中低水平的 PEEP 向胸腔传导的大小以及胸廓的限制作用有限,CVP 变化不大,甚至基本无变化,即 CVP 的变化幅度显著小于 PEEP;高水平 PEEP 使肺容积明显增大,胸廓的限制作用增强,CVP 明显增大,即 CVP 变化的幅度逐渐接近于 PEEP。

(2)肺实质疾病:如感染、水肿、损伤、组织增生,其弹性阻力明显增大,黏性阻力和惯性阻力也明显增大,并对呼吸运动产生影响。PEEP 主要消耗在克服肺的弹性、黏性和惯性阻力上,传导至胸腔的压力显著减少,CVP 的变化幅度也明显减小。

(3)气流阻塞性疾病:正常情况下,肺容积显著增大后,PEEP 对 CVP 的影响增大,但在不同疾病状态下有较大差异。COPD 患者主要表现为气道陷闭导致的 PEEPi,中低水平的 PEEP 可有效对抗 PEEPi,不会导致肺容积的进一步增大和 CVP 的变化;支气管哮喘患者主要表现为气道阻塞和高水平 PEEPi,PEEP 常导致肺泡内压和 CVP 的升高。

(4)胸膜和胸廓疾病:在胸廓顺应性减退、黏性或惯性阻力增加的患者,胸廓的限制作用增强,CVP 的变化幅度增大。

进行机械通气的危重症患者存在上述各种情况的机会较多,故 CVP 的变异范围较大,即 CVP 显著下降不一定有血容量不足,反之也不一定有血容量过多,因此用 CVP 判断机械通气对心功能的影响和指导补液需充分考虑上述情况。

(四)中心静脉压的替代指标 中心静脉跨壁压(central veinous transmural pressure,CVTP)是中心静脉压强(即 CVP)与胸腔内压之差。由于排除了胸腔内压的影响,CVTP 是反映循环血容量和右心功能的较可靠指标。但该指标的测定较麻烦,需同时测定 CVP 和胸腔内压,故主要用于理解心肺疾病的生理学特点和进行试验研究。

第六节　呼吸形式的监测

呼吸是生命体征的重要指标,在本章第二节已有所描述,但作为呼吸形式而言,则有更丰富的内容。

一、呼吸深度和频率

1. 不同疾病的呼吸形式　原则上较轻或稳定的气流阻塞性疾病病变采用深慢呼吸和较长的 I∶E;若呼吸浅快,说明急性加重;治疗后呼吸逐渐深慢则说明病情好转。肺外限制性疾病(如神经-肌肉疾病)和慢性肺实质疾病采用浅快呼吸和较短的 I∶E。急性肺实质疾病常表现为深快呼吸,以快为主,I∶E 缩短。中枢性疾病可以是各种呼吸形式,常有呼吸不规则。

2. 机械通气患者的呼吸形式　采用自主通气模式或辅助通气模式时,RR 是反映自主呼吸能力强弱、V_T(包括吸气流量)或通气压力是否合适的综合指标;与基础疾病也有直接关系。在自主性通气模式,V_T 为自主呼吸能力和通气压力综合作用的结果,与气道阻力或顺应性变化也有密切关系。综合分析,呼吸形式对判断病情变化、指导撤机也有一定的价值。在气流阻塞性疾病,若 RR<25 次/min,V_T 在 10 ml/kg 以上;或呼吸变深慢,说明病情明显好转,可考虑撤机,否则为病情恶化,需增大机械通气辅助的强度。RR 和 V_T 对肺实质疾病的判断价值相对较小。

二、胸式和腹式呼吸活动度

可简单观察或采用呼吸感应性体积描记仪评估。正常情况下,胸腹式呼吸同步,且以腹式呼吸为主。在 COPD 或其他肺部疾病患者,由于呼吸肌疲劳或胸廓结构变化,主要表现为胸式呼吸增强,腹式呼吸减弱,甚至胸腹矛盾运动。机械通气后胸腹呼吸运动同步,腹式呼吸增强,说明通气模式的选择和参数的调节适当;而撤机过程中若仍能保持较好的同步,说明自主呼吸能力足够,可考虑逐渐撤机。

三、辅助呼吸肌运动、张口呼吸和三凹征

对疾病而言,这些体征的出现是呼吸阻力显著增加、通气量不能满足通气需求或呼吸肌疲劳的标志;对呼吸机而言,是通气模式的选择和参数的调节是否合适的标准。若辅助呼吸肌活动和三凹征消失,呼吸运动同步,说明通气模式、通气压力、通气流量或 V_T 合适;否则必须进一步调节。若调节后仍不能改善,则适当应用镇静剂、肌松剂。

四、呼吸节律

对判断呼吸中枢有一定价值,但应注意约 33% 的老年人和 12% 的青年人可出现类似陈-施呼吸的潮式呼吸;而中重度高碳酸血症患者,陈-施呼吸的发生率更高。焦虑患者常有不规则呼吸。

五、吸气时间/呼吸周期(T_i/T_{tot})

正常成人 I∶E 为 1∶2,即 T_i/T_{tot} 约为 0.3,不超过 0.35;若延长至 0.4~0.5,则容易出现呼吸肌疲劳。阻塞性肺疾病应延长 T_i/T_{tot},限制性肺疾病应缩短 T_i/T_{tot}。

第七节　血气的监测

临床上常进行动脉血气监测和 SpO_2 监测,用于判断病情的总体变化趋势以及通气参数模式和参数的设置是否合适。其他非常规动脉血气指标监测、静脉血气和局部器官血气监测的应用也逐渐增多。

一、常规动脉血气

常用参数为 PaO_2、SaO_2、$PaCO_2$、pH、HCO_3^-、SB、SBE;常用方法是动脉穿刺,主要用桡动脉、肱动脉、股动脉穿刺,也可动脉内保留导管监测。

1. 动脉血气分析结果的评估　动脉血气合适并不一定是各种指标皆在正常范围。原因为:① 根据氧离曲线,$PaO_2 > 60$ mmHg 可保障足够的氧合($SaO_2 > 90\%$);PaO_2 进一步升高,SaO_2 的增加并不明显;而 $PaO_2 < 60$ mmHg 时,两者的变化接近线性关系,随着 PaO_2 降低,SaO_2 显著下降。② 在 COPD 等慢性呼吸系统疾病患者,FiO_2 升高可诱发或加重 CO_2 潴留;而高浓度氧疗可导致氧中毒,诱发或加重肺损伤。③ $PaCO_2$ 主要通过 pH 影响机体的代谢;碱血症使氧离曲线左移,影响氧的释放,患者对碱血症的耐受程度远低于酸血症,故单纯考虑治疗目的时,PaO_2 60~80 mmHg、SaO_2 90%~96%、pH 7.3~7.45 比较合适,$PaCO_2$ 不作为主要观察指标,即只要 pH 在合适的范围,$PaCO_2$ 正常或高于正常(一般 < 80 mmHg)皆是可以接受的。

2. 特殊情况下动脉血气分析结果的评估　若存在严重、持续的换气功能障碍,需持续高通气压力和高 FiO_2 时,为降低 VILI 的发生率,SaO_2 可以在 85%~90% 的范围,但 Hb 和 CO 应正常;同样在需要非常高的通气压力才能维持上述 $PaCO_2$ 和 pH 水平时,也可以使 $PaCO_2$ 超过 80 mmHg 和 pH 低于 7.3,即采取 PHC。若存在脑水肿和颅内高压;或需抑制自主呼吸,改善人机配合时,也可使 $PaCO_2$ 在更低水平,而此时 pH 可以略 > 7.45。

3. 动脉血气的动态观察　是判断病情总体变化和调整机械通气的重要依据。动态观察时,PaO_2 较 SaO_2 敏感,但 $PaO_2 < 60$ mmHg 时,两者有较高的相关性,敏感性也相似。

二、组织氧合功能的监测

1. 基本指标　除动脉血气参数外,还常用混合静脉血氧分压($P\bar{v}O_2$)或饱和度($S\bar{v}O_2$)。PaO_2 和 SaO_2 是反映肺氧合功能的指标;而 $P\bar{v}O_2$ 或 $S\bar{v}O_2$ 是反映肺氧合功能、循环功能、组织利用氧能力的综合指标;两者综合分析对判断组织缺氧的环节和原因有重要价值。$PO_2 < 60$ mmHg 时,$P\bar{v}O_2$ 与 $S\bar{v}O_2$ 有良好的线性关系,故实际应用时可仅用一个指标。与组织氧合功能有关的指标还有氧耗量($\dot{V}O_2$)、心排血量(Qt)、动脉血氧含量(CaO_2)、混合静脉血氧含量($C\bar{v}O_2$)等。根据 Fick 公式: $\dot{V}O_2 = Qt(CaO_2 - C\bar{v}O_2)$,则有 $C\bar{v}O_2 = CaO_2 - \dot{V}O_2/Qt$。另外 $C\bar{v}O_2 = S\bar{v}O_2 \times Hb$。故 $C\bar{v}O_2$ 受 $\dot{V}O_2$、Qt、CaO_2 的影响。

2. 正常值　$P\bar{v}O_2$ 和 $S\bar{v}O_2$ 的正常值分别是 36~40 mmHg 和 73%~83%,$CaO_2 - C\bar{v}O_2$ 的正常值 50~55 ml/L。

3. 临床意义　PaO_2(SaO_2)和 $P\bar{v}O_2$($S\bar{v}O_2$)同时下降,$CaO_2 - C\bar{v}O_2$ 正常,则为单纯肺氧合功能障碍。PaO_2(SaO_2)基本正常,$P\bar{v}O_2$($S\bar{v}O_2$)下降,$CaO_2 - C\bar{v}O_2$ 增大,则为周围循环障碍或组织代谢增强。PaO_2(SaO_2)和 $P\bar{v}O_2$($S\bar{v}O_2$)同时下降,$CaO_2 - C\bar{v}O_2$ 增大,说明肺氧合功能下降伴心功能不全或周围循环障碍,应注意机械通气对循环功能的抑制作用。PaO_2(SaO_2)升高,$P\bar{v}O_2$($S\bar{v}O_2$)基本不变,$CaO_2 - C\bar{v}O_2$ 不变,说明氧疗、机械通气或液体复苏等措施使肺氧合功能明显改善。PaO_2(SaO_2)稳定,$P\bar{v}O_2$($S\bar{v}O_2$)增大,$CaO_2 - C\bar{v}O_2$ 下降,提示组织氧耗量降低,比如低温、镇静、应用神经-肌肉阻断剂;或组织摄氧功能下降,如部分脓毒症、氰化物中毒、硝普钠应用,或存在肺外分流。

三、氧代谢的评价

氧代谢概念的出现改变了休克的评估方式,使休克复苏由既往狭义的血流动力学调整向细胞氧代谢调控转变。传统的临床监测指标往往不能对组织氧合的改变做出敏感反应,经过治疗后的心率、血压等指标也可在组织灌注与氧代谢未改善前趋于稳定。因此,同时监测和评估一些全身血流灌注指标和局部组织灌注指标更有价值,前者如动脉血氧运输量(DO_2)、$\dot{V}O_2$、血乳酸浓度、$S\bar{v}O_2$ 或中心静脉血氧饱和度($ScvO_2$);后者如胃黏膜 pH(pHi)和 CO_2 张力($PgCO_2$)。

1. DO_2、$S\bar{v}O_2$ 可以作为休克早期复苏效果评价的良好指标,动态监测价值更大。近年来对后者的研究较多,已提出液体复苏的终点是使 $S\bar{v}O_2 > 70\%$。但是,由于测定较困难,DO_2、$S\bar{v}O_2$ 用于指导液体复苏或机械通气的价值缺少有力的循证医学证据。

2. 动脉血乳酸浓度 是反映组织缺氧的高度敏感的指标,且检测简单、方便,在重症感染或休克患者的监测中有重要价值。其正常值≤1 mmol/L,危重患者≤2 mmol/L。

任何原因(包括基础病、并发症和机械通气)的休克和低灌注都将导致有氧代谢障碍,无氧代谢迅速增强,血乳酸堆积,形成高乳酸血症。血乳酸浓度增高常先于休克的其他征象;持续动态监测对休克的早期诊断、评价组织缺氧、指导液体复苏及预后评估皆有重要意义。以乳酸清除率的正常化作为复苏终点比传统的血压、尿量、CI、DO_2 更有优势。

研究结果显示,血乳酸浓度与低血容量休克患者的预后密切相关,高乳酸血症的迅速恢复正常(<24 h)提示预后良好;持续(>48 h)高水平(>4 mmol/L)则提示预后不良。

高乳酸血症也可见于应激状态、肝功能不全、碱血症等情况,因此结合临床表现、进行动态监测才更有意义。非缺氧所致的高乳酸血症,一般<3 mmol/L,乳酸/丙酮酸≤10:1;且缓冲系统正常发挥作用,pH 多正常;缺氧所致的高乳酸血症则较严重,且常伴代谢性酸中毒。

3. 血乳酸清除率(clearance of lactic acid) 为初始动脉血乳酸浓度和观察点动脉血乳酸浓度的差值与初始结果的比值,它比单纯血乳酸浓度能更好地反映患者的预后。

4. pHi 和 $PgCO_2$ 是反映肠道血流灌注情况和病理损害的指标,同时也能够反映全身组织的氧合状态,对评价治疗效果有一定的价值。

5. 客观评价 尽管血流动力学指标较氧代谢指标的变化有一定的滞后性和不一致性,但多数情况下两者的变化是一致的,故常规仍采用一般情况和血流动力学指标评价循环功能。

四、气体交换效率的监测

1. 肺泡动脉血氧分压差 $P_{(A-a)}O_2$ 用于评价氧通过肺泡毛细血管膜(ACM)进入肺毛细血管的能力。

(1) 计算:$P_AO_2 = (PB - PH_2O) FiO_2 - P_ACO_2/R$。其中 P_AO_2 代表肺泡气氧分压,吸空气时正常为 104 mmHg;PB 代表大气压,正常为 760 mmHg;PH_2O 代表饱和水蒸气压,正常为 47 mmHg;P_ACO_2 代表肺泡气 CO_2 分压,一般等于 $PaCO_2$,R 代表呼吸商,正常为 0.85。

(2) 意义:健康人存在一定程度的分流,故 FiO_2 越高,$P_{(A-a)}O_2$ 越大;随着年龄增大,$\dot{Q}s/\dot{Q}t$ 增加,差值也逐渐增加;其正常值:FiO_2 21% 时为 8 mmHg,60~80 岁的患者可达 24 mmHg;FiO_2 100% 时为 22~75 mmHg。

2. 氧合指数 PaO_2 随 FiO_2 的增加而增大,故用 PaO_2 评价氧合功能的敏感性和特异性皆较差,但氧合指数($OI = PaO_2/FiO_2$)在一定程度上降低了 FiO_2 对 PaO_2 的影响,使变化范围减小,特异性和敏感性升高。OI 正常值为 430~560 mmHg,理论上的最大值为 660 mmHg。由于 OI 的测定和计算简便易行,已成为衡量氧气交换能力的最常用指标,也用于 ARDS 的诊断和分级。

3. 动脉血氧分压与肺泡气氧分压的比值 PaO_2/P_AO_2 较上述指标更恒定,范围为 0.90~0.93,一般>0.78 即为正常。

4. 静动脉血分流率 正常值<5%。因 $\dot{Q}s/\dot{Q}t$ 在 FiO_2 100% 时测定,最大限度地排除了弥散功能和 $\dot{V}/\dot{Q}$ 失调对 PaO_2 的影响,故可近似反映肺内分流量的大小。$\dot{Q}s/\dot{Q}t$ 可用心导管准确测定,也可根据下列经验公式换算。

$$\dot{Q}s/\dot{Q}t = \frac{P_{(A-a)}O_2 \times 0.003\,1(1.0)}{5 + P_{(A-a)}O_2 \times 0.003\,1(1.0)}$$

其中 1.0 表示 FiO_2 为 100%,氧分压为吸纯氧 20 min 后测定。5 为正常静息状态下动脉-混合静脉血氧含量差,随机体代谢率和 PaO_2 而变化,习惯上用 3.5,这对 COPD 等慢性呼吸衰竭患者是合适的。但多数需要测定 $\dot{Q}s/\dot{Q}t$ 患者的代谢率是升高的,如 ARDS,因此仍以 5 更合适。机械通气时测定 $\dot{Q}s/\dot{Q}t$ 要简单得多,只要将 FiO_2 调至 100%,20 min 后进行动脉血气检查,将测定的 PaO_2 和换算出的 P_AO_2 代入公式即可。

5. $\dot{Q}s/\dot{Q}t$ 的简易计算 以 700 mmHg 作为吸空气时 PaO_2 的最高值,此时 $\dot{Q}s/\dot{Q}t \approx 0$;$PaO_2$ 降低 100 mmHg,$\dot{Q}s/\dot{Q}t$ 大约增加 5%。

6. 简单判断 弥散功能减退、$\dot{V}/\dot{Q}$ 失调和静动脉血分流对氧合功能的影响不同。在单纯分流的患者,给予低浓度或高浓度氧疗,PaO_2 的变化不大;若调节 FiO_2 后,PaO_2 变化较大,说明低氧血症主要是 $\dot{V}/\dot{Q}$ 失调所致,单纯弥散功能障碍导致低氧血症非常少见。

7. 生理无效腔与潮气量的比值 需测定混合呼出气 CO_2 分压($P_{\bar{E}}CO_2$)和 $PaCO_2$。根据波尔方程:$V_D/V_T = (PaCO_2 - P_{\bar{E}}CO_2)/PaCO_2$。正常值为 0.33~0.35。它常用于评价通气效率,也可作为撤机指标;人工气道通气时,若 $V_D/V_T > 0.6$,说明肺功能非常差,停机困难。

其中 OI、$\dot{Q}s/\dot{Q}t$ 和 V_D/V_T 测定方便,能综合反映病情的变化和机械通气效率,是最常用的三大指标,对指导机械通气的价值较大。

五、经皮血氧饱和度的测定

(一)基本概念

1. 脉氧仪(pulse oximeter) 是一种无创性监测脉搏和动脉血氧饱和度的仪器。它根据不同组织吸收光线的波长差异,对每次随心搏进入手指和其他血管丰富组织内的搏动性血流进行监测,包括对血红蛋白进行光量和容积测定。基本方法包括两种:分光光度测定法和容积记录测定法。

2. 无创脉搏氧饱和度法(noninvasive pulse oximetry, NPO) 是用脉氧仪无创性、连续性监测动脉血氧饱和度的方法,同时显示脉搏次数,已常规用于危重患者呼吸和循环功能的监测。

3. 经皮脉搏血氧饱和度(percutaneous arterial oxygen saturation) 是用 NPO 测得的血氧饱和度,实际是毛细血管的血氧饱和度,简写为 SpO_2,以便与抽动脉血所得 SaO_2 区别。SpO_2 与 SaO_2 的相关性非常好,数值也非常接近。SpO_2 测定简单方便,临床应用广泛。

(二)测定方法 NPO 使用方便,不需标定,可随时使用或连续监测。首先根据年龄、体重、不同的测定部位选择相应类型的探头。

1. 具体测定方法 测定前根据成人、儿童分别调定 SpO_2、脉率的上下限和报警响度。测定时将探头固定在毛细血管丰富的部位,如手指、足趾、耳垂、鼻翼、舌、面颊、足背等部位,数秒后会显示脉率和 SpO_2。在寒冷所致低灌注的患者,手指探头优于耳探头。用脉搏信号强度可确定具有强搏动信号的手指,一般将放置在较大的手指,使光线从指甲透过。

2. 注意事项 避免与测血压的袖带或动脉穿刺装置在同一侧肢体,以免影响测定结果。当探头放置在静脉输液部位和有血管收缩的肢端时,NPO 的测定结果可能下降;肢体颤抖及人为摆动也会引起误差,皆应注意避免。

(三)临床应用 相对于 SaO_2 而言,SpO_2 的应用更广泛。

1. 危重患者的监测,指导氧疗和机械通气 监测 SpO_2 能及时发现低氧血症及其程度,给予合理氧疗,通过调节 FiO_2 及给氧方式可迅速改善低氧血症;SpO_2 还可帮助确定实施机械通气的时机;机械通气时,SpO_2 监测与其他监测方法结合,对选择通气模式、调整通气参数,并为撤机和拔除气管导管提供参考。在血液透析、纤维支气管镜检查、心律失常电复律等诊疗操作时,监测 SpO_2 可提高操作的安全性。

2. 睡眠时氧合功能的监测 结合其他监测方法可对不同类型的睡眠呼吸紊乱进行诊断分析,并为临床治疗提供依据。

3. 外科手术和麻醉中的应用

(1)术前监测:术前通过 SpO_2 结合肺通气功能检查,可评价慢性呼吸系统疾病、神经-肌肉疾病、肥胖和老年患者等特殊人群对麻醉和手术的耐受性。

(2)麻醉和手术监测:当全麻下行气管插管时,通气暂停,监测 SpO_2 可及时了解低氧血症的情况。插管成功后,监测 SpO_2 有助于了解导管位置是否正确。全麻过程中 SpO_2 下降见于以下情况:气管导管滑出、气管导管扭曲、导管回路漏气或吸入 N_2O 浓度过高等;不常见的病因有:肺空气或血栓栓塞、脂肪栓塞、气胸等。高龄患者麻醉时,特别是高位硬膜外阻滞时,即使低浓度麻醉药,仍可发生低氧血症,SpO_2 常下降至 87%~95%,面罩吸氧容易使 SpO_2 恢复正常。坐位进行手术时连续监测 SpO_2

有助于预报气栓塞的发生。

（3）术后早期监测：SpO_2可判断患者是否需要吸氧和何时能转出监护室。术后患者在转运途中，低氧血症（$SpO_2 < 90\%$）的发生率为 $24\% \sim 61\%$。SpO_2下降主要见于肥胖、术前有呼吸系统疾病的患者，也与是否吸氧有关，因此术后转运应常规吸氧。

4. 围生医学中的应用　与成人和儿童相比，新生儿相对处于低氧状态，PaO_2常处于氧解离曲线的陡直段。SpO_2作为氧合指标可评价新生儿气道管理和呼吸复苏的效果。新生儿娩出后屏气、喉痉挛时，SpO_2下降，面罩吸氧或气管插管机械通气后可使SpO_2迅速上升。新生儿 ARDS 治疗时，为避免高氧血症导致的晶状体后纤维增生症，可利用SpO_2的高限报警调节FiO_2。

5. 循环功能监测　① 血压监测：在血压计袖带放气过程中，可根据 NPO 脉搏波形的重新出现或在慢充气过程中波形的消失测量收缩压。由于 NPO 的输出结果为数次计算的平均值，故需经过短暂的计算时间，在袖带收紧时用脉搏消失判断可稍高估收缩压；反之在袖带放松中脉搏波重新出现时判断可低估收缩压。根据以上原理已研制了手指容积描记法连续血压监测仪。② 血容量监测：NPO 的脉搏波动出现快速跳动或呈间断性时，应考虑低血容量。NPO 显示的脉搏波形是监测循环状态的良好手段，包括评价侧支循环血流量是否充足、判断移植组织的主要动脉是否开放、检查肠管的存活能力、确定肢体的血管分布、监测移植指（趾）或移植物的循环和早期探测桡动脉阻塞等。

6. 其他　癫痫发作时SpO_2平均降低 14.5%，故通过监测可评价癫痫发作时的缺氧程度及可能对机体的影响；在手术中将传感器放置在胃的不同部位，可了解SpO_2的变化，确定缺血胃切除后的效果；综合分析SpO_2和波形可监测心肺复苏措施的效果；以外周血流增加为指征，可用于评价交感神经阻滞的效果。

（四）影响 SpO_2 测量结果的因素

1. 脉搏的强弱　NPO 是根据动脉搏动产生的吸光度变化而进行测定的，故换能器必须放在有搏动性血流通过的部位。任何使搏动性血流减弱的因素，如寒冷刺激、交感神经兴奋、动脉硬化都会降低仪器的测定效能。体外循环停跳期和心脏骤停患者无法检测SpO_2。静脉血流搏动是一种病理性干扰，常发生在右心衰竭、三尖瓣关闭不全和 CVP 升高的

患者，将患者的手抬高过头则可得到正确的读数。

2. 血红蛋白（Hb）的质和量　低 Hb，如贫血、血液过度稀释会影响测定的精确性。人体血液有 4 种 Hb，绝大多数是 HbO_2 和 HHb；有微量 MetHb 和 COHb。MetHb 吸收的红光多于 HbO_2，且在波长 940 nm 时的光吸收比其他几种 Hb 强；随着 MetHb 浓度的升高，SpO_2 与 SaO_2 相关性逐渐变弱，SpO_2 读数偏低。COHb 则相反，使 SpO_2 读数偏高。新生儿血液中存在胎儿 Hb（HbF），对两种波长的光吸收影响小，对 SpO_2 无明显影响。

3. 血液中的色素成分　亚甲蓝、靛胭脂、吲哚花青绿及荧光素均使 SpO_2 下降，其中亚甲蓝和吲哚花青绿使 SpO_2 下降幅度较大，而靛胭脂和荧光素的影响相对较少。因此时应了解这些染料的代谢过程，以排除其干扰。一般情况下，体内的染料能够很快重新分布并被肝清除，因此其影响时间短暂。

4. 探头放置部位　在 FiO_2 迅速变化的情况下，将探头放在耳垂、鼻部、面颊等靠近心脏的中心部位可更快、更准确地反映 SpO_2 的变化；而放置在手指、足趾等远离心脏的部位则反应较慢、误差大。

5. 皮肤和指甲的情况　大多数 NPO 对不同肤色人群的精确性相似。在黄疸患者，由于胆红素吸收波长与 NPO 所用波长不同，故 SpO_2 与实际结果的偏差也不大，但高胆红素血症时 COHb 增高，可能造成测定结果偏高。指甲对光的吸收是非波动性的，故理论上指甲的光泽不影响 SpO_2 读数；但有资料显示，指甲的光泽仍能影响 SpO_2 的精确性，其中蓝色、绿色、黑色指甲能使 SpO_2 读数偏低。指甲过长、指甲真菌感染也会影响读数。

6. 血流动力学状态　心脏指数、温度、平均动脉压、体循环阻力指数都可能影响 SpO_2 的精确性。在部分低血容量休克患者，末梢血管扩张，组织氧利用障碍，形成一定程度的动静脉血分流，并存在静脉搏动，SpO_2 也存在误差。尽管这种误差很小，但有统计学差异，值得注意。

六、呼出气 CO_2 测定

呼气末 CO_2 分压（$PetCO_2$）是重要的呼吸指标之一，不仅能反映通气功能，还可以反映体循环功能和肺血流情况。

（一）测定原理及方法　二氧化碳测量计

（capnometer）是根据不同物理原理测定呼出气或其他气体中 CO_2 浓度或分压的仪器，包括红外线分析仪、质谱仪、拉曼散射分析仪、声光分光镜和化学 CO_2 指示器等，而常用的 CO_2 测量计是根据红外线吸收光谱的物理原理设计而成的。

1. 红外线分析仪测定 PCO_2 的基本原理　当呼吸气体经过红外线传感器时，红外线光源的光束透过气体样本，并由红外线检测器测定红外线的光束量，因 CO_2 能吸收特殊波长的红外线，光束量衰减；最后由电子测量系统和微机测量或计算，并显示和打印 $PetCO_2$、CO_2 波形图和变化趋势。红外线 CO_2 分析仪中还配有光限制器、游离 CO_2 参考室及温度补偿电路等，使读数稳定，减少其他因素的干扰。

2. 测定 PCO_2 的基本方法　根据气体样本分析方法不同，CO_2 分析仪可分为旁流型和主流型两种。用主流型监测时，测定腔（管）直接置于气道上；用旁流型监测时，气体通过一根非常细小的导管被抽吸到测定腔内。有些装置（如比色法 CO_2 分析仪）只能用于主流监测，有些装置（如质谱仪和拉曼散射分析仪）只能用于旁流监测。红外线分析仪既可以用于主流监测也可以用于旁流监测，应用最广泛。

（1）主流型监测：优点是几乎可以立即产生 CO_2 曲线图，但其缺点也比较明显：在处理过程中容易受到损伤；给人工气道增加额外重量，增加了气道移位的可能性；增加了机械无效腔；水蒸气可以冷凝在样品腔上而使测定结果不准确，所以在使用过程中需经常给传感器加热，以避免水蒸气冷凝。主流型不能用于自主呼吸患者。

（2）旁流型监测：优点是解决了主流型传感器的不足之处，但需从气道内抽吸气体，也会产生相应的问题，如取样管路容易被分泌物或冷凝水阻塞；从气道取样至测定腔需要一定时间，测定结果的显示会延迟。延迟时间长短与取样管路的长度、内径和抽吸速率有关。如果抽吸速率过低或管路过长，会使 PCO_2 波形图失真，如上升支斜坡较主流型大、α 角较钝和平台缺失等。使用旁流型 CO_2 分析仪时，还要注意将取样部分置于合适位置以避免来自室内空气或新鲜气流污染采集的样品。

3. 测定要求　使用前应常规将采样管与大气同时调零，使基线位于零点；定期用标准浓度的 CO_2 气体进行定标，以保证测定的准确性。还需注意防止水蒸气、分泌物、治疗用气雾液等积聚、阻塞采样管。有些仪器可进行自动清洗以保持采样管的通

畅，但不能完全避免；若水分进入分析室内污染传感器，则使仪器失灵，处理就比较困难，因此使用时应将采样管放置在高于患者气道的位置，减少液体流入导管的机会；导管被水气阻塞时应及时清洗或更换。

（二）临床意义　临床上评价 $PetCO_2$ 和 CO_2 波形图的价值涉及下述 3 个问题：① 在呼吸和循环功能稳定、正常的患者，动脉血-肺泡气 CO_2 分压差，即 $P_{(a-et)}CO_2$ 很小，$PetCO_2$ 可较准确地反映 $PaCO_2$。② 通过体外循环（CPB）进行心内直视手术后，$P_{(a-et)}CO_2$ 增大，故应同时监测 $PetCO_2$ 和 $PaCO_2$ 进行判断。③ 心肺血流变化较大或肺功能较差的危重患者，$P_{(a-et)}CO_2$ 较大，很难用 $PetCO_2$ 来估计 $PaCO_2$，只能作为粗略参考指标；即使是动态随访的价值也有限。

1. 代谢功能　机体代谢产生 CO_2，监测 CO_2 排出情况可评估机体的代谢率。

（1）正常自主呼吸者：在肺功能正常者或较好的自主呼吸患者，代谢增加时，$\dot{V}_A$ 相应增大，$PetCO_2$ 并不升高，故 PCO_2 监测对评估代谢率没有价值。

（2）机械通气患者：$PetCO_2$ 监测对判断代谢率的价值较大，有时 $PetCO_2$ 升高可能是代谢增加的唯一准确指标。使 $PetCO_2$ 升高的代谢因素包括：体温升高、寒战、抽搐、儿茶酚胺产生增加、输血、输入 HCO_3^- 过多过快、动脉阻断或止血带的释放、静脉高营养等。恶性高热时，CO_2 产生量增加，$PetCO_2$ 可突然升高 3～4 倍；经有效治疗后，$PetCO_2$ 首先下降，因此 $PetCO_2$ 对恶性高热的诊断与疗效评价有特殊价值。

2. 循环功能

（1）肺血流降低时的变化：若通气功能稳定，$PetCO_2$ 降低见于 CO 减少，但当 CO 持续降低时，$PetCO_2$ 升高。因为随着组织和静脉血中 PCO_2 升高，转运至肺泡毛细血管的 PCO_2 升高，$PetCO_2$ 自然升高。心脏或胸腔血管手术操作、肺动脉导管嵌入和肺栓塞等皆可降低肺血流量，由于手术和麻醉抑制，严重肺栓塞导致的肺血流量减少更显著，V_E 或 $\dot{V}_A$ 不增加或降低，CO_2 排出减少，$PaCO_2$ 升高，但受无血流肺区的无效腔气（其 PCO_2 接近 0）稀释，$PetCO_2$ 多下降。若 $\dot{V}_A$ 正常或反射性增大，则在血流量正常的肺区，CO_2 排出量增多，$PetCO_2$ 和 $PaCO_2$ 皆下降；由于受无血流肺区无效腔气稀释，$PetCO_2$ 下降更显著。

（2）心肺复苏时的变化：呼吸心跳停止，$PetCO_2$ 随呼吸和肺血流的停止而急剧降至 0；心肺复苏后，随着肺血流和呼吸的出现而逐渐回升，若 $PetCO_2 > 10$ mmHg，则复苏成功率高。在心肺复苏过程中，用 $PetCO_2$ 确定循环功能的恢复较心电图、脉搏和血压更敏感，但应用大剂量肾上腺素时，$PetCO_2$ 不再是复苏有效的良好指标。

3. **呼吸功能**　$PetCO_2$ 和 PCO_2 波形图能持续对 CO_2 的排出情况进行无创性评估，同时也能提供 RR 和 V_T 的有关情况。

（1）指导麻醉和机械通气：在自主呼吸患者，$PetCO_2$ 水平有助于估计麻醉深度。呼吸机控制或辅助通气中，监测 $PetCO_2$ 可减少对动脉血气分析的需求。

（2）指导插管和撤机：在自主呼吸患者，PCO_2 测定能协助盲法经鼻或经口气管插管，在气管导管达到咽部后，可根据 CO_2 波形和（或）PCO_2 峰值引导气管插管导管进入声门。PCO_2 测定也用于确定双腔气管导管的位置，指导撤机。

（3）监测气道情况：CO_2 监测仪报警能提示气管导管误入食管、呼吸暂停、导管滑脱、导管完全性梗阻、呼吸机功能障碍或采样管阻塞等情况，此时分析仪不能显示 PCO_2。肺顺应性改变、气管导管部分阻塞、上呼吸道梗阻、面罩放置不合适、导管气囊漏气或部分连接脱落等均可使 PCO_2 测定值降低。一般认为，PCO_2 监测是确定气管导管位置的最好方式，但也存在一定的局限性，如气管痉挛或仪器设备功能障碍可使 $PetCO_2$ 测定失败；在心肺复苏时，如果未出现有效循环，$PetCO_2$ 测定值也不准确。

（4）反映通气功能和指导机械通气：心肺功能正常或基本正常的患者，只要呼吸管理恰当，没有明显 V_D 增大，血流动力学稳定，$PetCO_2$ 能准确反映 $PaCO_2$。在使用呼吸机或麻醉机时，先调节好 V_E，并观察 $PetCO_2$ 变化，可迅速反映患者的通气情况；治疗过程中若 $PetCO_2$ 发生变化，可随时调节 V_T 和 RR，从而保证适当的 V_E，避免通气过度或通气不足。

（5）指导撤机：撤机成功的关键取决于患者的整体情况，包括原发病、一般情况、营养状态、RR、呼吸驱动水平、心功能等。连续无创监测 $PetCO_2$，可评价撤机过程中患者能否持续维持足够 $\dot{V}_A$，和脉氧仪同时应用可以减少采集动脉血气的次数。在外科

术后患者，撤机过程中 $PetCO_2$ 与 $PaCO_2$ 有良好的相关性，故 PCO_2 监测主要用于手术后患者。但术后患者的撤机通常不复杂，对监测的需求度低，故多数情况下实际价值不高。在高碳酸血症患者，CO_2 监测的敏感度不高，如某些患者的 $PaCO_2 > 60$ mmHg，而 $PetCO_2$ 仍 < 40 mmHg。监测结果显示，在无高碳酸血症的患者，$PetCO_2$ 预测 $PaCO_2$ 的准确度在 ± 2 mmHg 之内；在高碳酸血症患者，其敏感性仅为 78.6%，故 PCO_2 监测对没有器质性肺疾病患者的撤机有一定帮助，对于有肺实质或气道疾病的患者则帮助不大。

（6）监测呼吸肌疲劳：在通气或撤机过程中，$PetCO_2$ 监测对判断呼吸肌疲劳也有一定的帮助。因为随着呼吸肌疲劳的加重，可逐渐出现 $\dot{V}_A$ 下降和 $PaCO_2$ 升高。但在 $\dot{V}_A$ 下降前，患者多已出现呼吸急促、辅助呼吸肌活动、胸腹矛盾运动、三凹征、张口呼吸、心率增快、大汗等临床表现。因此，相对于呼吸肌疲劳的临床表现而言，$PetCO_2$ 升高是呼吸肌疲劳的一种晚期表现，其敏感性较低，价值非常有限。

七、呼出气 CO_2 波形图分析及临床意义

（一）正常呼吸的 CO_2 波形图　正常 CO_2 曲线图呈矩形，一般分为 4 段（图 28-1），包括 Ⅰ 相、Ⅱ 相、Ⅲ 相和 Ⅳ 相。

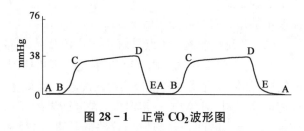

图 28-1　正常 CO_2 波形图

1. **Ⅰ 相**　相当于 A、B 段，代表吸气停止，呼气开始，呼出气是来自气管和人工气道导管、支气管的新鲜无效腔气，故 PCO_2 为 0。

2. **Ⅱ 相**　相当于 B、C 段，曲线呈 S 形上升，代表气道无效腔气和肺泡气的混合过程。由于重力作用，一般上肺区肺泡首先呼气，而下肺区肺泡仍呼出无效腔气，故两者混合使 PCO_2 快速升高。

3. **Ⅲ 相**　相当于 C、D 段，呼气出现平台，代表各个肺区含高 PCO_2 的肺泡气同时并持续呼出，直至所有肺区全部呼气结束。其末尾最高点（D 点）显

示的数据即为 $PetCO_2$ 值。正常 $PetCO_2$ 为 $35\sim40$ mmHg，相当于 $5\%\sim5.5\%$ 的浓度。

4. Ⅳ相 为吸气下降支，相当于 D、E 段，代表呼气结束、吸气开始，PCO_2 迅速降至 0。

（二）CO_2 波形图分析 其内容包括：① 图形高度，决定 $PetCO_2$ 大小。② 变化频率，反映 RR。③ 变化节律，反映呼吸中枢功能。④ 基线，代表呼气开始前的气道 PCO_2。⑤ 不同波形改变，具有特殊意义。详见朱蕾主编《临床肺功能》（第二版），此不赘述。

（三）影响呼出气 PCO_2 测量结果的因素

1. $PetCO_2$ 与 $PaCO_2$ 的关系 组织细胞代谢产生的 CO_2 通过体循环到达肺循环，然后通过 ACM 弥散至肺泡，随呼吸排出。正常生理状态下，组织细胞内 PCO_2 最高，为 $82\sim100$ mmHg，混合静脉血或肺动脉血的 $PCO_2 < 60$ mmHg（平均为 46 mmHg），肺毛细血管血与肺泡气平衡后，P_ACO_2 和 $PaCO_2$ 几乎相等。CO_2 产生量、肺泡通气量（$\dot{V}$）和肺血流量（$\dot{Q}$）是影响 $PaCO_2$ 的 3 个基本因素，若 CO_2 产生量不变，则 $\dot{V}$ 和 $\dot{Q}$ 是主要影响因素。血流少、通气多的肺泡 PCO_2 低，反之则升高。$PaCO_2$ 反映有血流灌注肺泡 PCO_2 的平均值（包括解剖分流部分）。$P_{(a-A)}CO_2$ 受 V_D/V_T、$\dot{V}/\dot{Q}$、$\dot{Q}s/\dot{Q}t$、肺顺应性的影响，但由于 CO_2 弥散速度快，$P_{(a-A)}CO_2$ 极小，故 P_ACO_2 和 $PaCO_2$ 几乎相等。$PetCO_2$ 反映有通气肺泡 PCO_2 的平均值，易受无效腔气稀释，但正常人肺泡无效腔很小，可忽略不计，故 $PetCO_2$ 和 P_ACO_2 几乎相等，最终 $PetCO_2 = P_ACO_2 = PaCO_2$。

2. 影响 $PetCO_2$ 测定结果的因素

（1）呼吸因素：V_D/V_T 和 $\dot{Q}s/\dot{Q}t$ 明显增大时显著影响 $PetCO_2$，可见于支气管-肺疾病，也常见于呼吸机调节不当或呼吸机故障，前者如 COPD、支气管哮喘、肺不张、重症肺炎、ARDS、肺水肿、气胸；后者如气道压力过高、RR 过快、V_T 太小、I∶E 过短，以及呼吸机故障或回路新鲜气流不足造成 CO_2 重复吸入。这些因素多导致 $PetCO_2$ 的结果减小，CO_2 重复吸入容易造成 $PetCO_2$ 的结果增大。

（2）循环因素：血容量减少、肺血流分布不均或肺血管栓塞时，肺血流量减少，通气量正常或相对过度，$PaCO_2$ 多正常或降低，但受无效腔气稀释，$PetCO_2$ 下降。体循环改变对 $PetCO_2$ 的影响较小，但严重低血压时 $PetCO_2$ 降低。右向左分流的先天性心脏病患者与正常人的无效腔相似，故 $PetCO_2$ 也基本正常。

（3）年龄：随着年龄增大，肺泡无效腔增大，$PetCO_2$ 降低，$P_{(a-et)}CO_2$ 增大。

（4）碳酸酐酶抑制剂：如乙酰唑胺，使肺泡上皮细胞和血液中的 HCO_3^- 变成 CO_2 延迟，$PetCO_2$ 降低，$PaCO_2$ 升高，$P_{(a-et)}CO_2$ 增大。

（5）体位：侧卧位可导致双侧肺呼气同步性变差，$P_{(a-et)}CO_2$ 增大。

八、经皮 PCO_2 的监测

此监测技术已成功应用于临床，较呼出气 PCO_2 监测的影响因素小，主要用于睡眠呼吸监测。

第八节　非常规呼吸功能指标的监测

主要涉及肺容积、呼吸肌力、呼吸驱动水平测定，其特点是测定欠方便，可以通过其他指标间接反映，但了解这些测定对理解呼吸生理和提高机械通气水平非常重要。

一、肺容积测定

肺容积测定用于患者肺储备功能的评价，也常作为呼吸肌功能和机械通气患者能否撤机的判断指标。

1. 肺活量、潮气量和每分通气量

（1）正常值：VC 为 $65\sim75$ ml/kg，V_T 10 ml/kg（$500\sim600$ ml），V_E $6\sim10$ L/min。

（2）临床意义：① 若 VC >15 ml/kg，$V_T > 5$ ml/kg，$V_E < 10$ L/min；MVV 超过静息 V_E 的 1 倍，说明患者有一定的有效肺容积和通气储备，可考虑停用呼吸机。② VC <10 ml/kg，$V_T < 5$ ml/kg，说明患者残存肺功能较差，常需机械通气治疗；$V_E > 15$ L/min，提示 CO_2 产生量增加或 V_D 增大或呼吸驱动显著增强，不易停机成功。COPD 患者的

VC 进行性下降,提示呼吸肌疲劳;反之则说明呼吸肌疲劳改善。

2. 功能残气量 FRC 的测定较繁琐,临床少用,主要用于动物实验和临床试验研究,如评价支气管哮喘的过度充气和治疗效果,评价 ARDS 的肺容积减少程度和 PEEP 的效果。

二、呼吸肌功能监测

(一) MIP、MEP 的基本概念和测定

1. 最大吸气压(maximal inspiratory pressure, MIP) 指在 RV 或 FRC 位置阻断气道,用最大力量、最快速度吸气所产生的口腔闭合压。它反映吸气肌的综合收缩能力,是判断呼吸神经-肌肉(包括膈肌、肋间肌、辅助吸气肌)功能、指导机械通气撤机和呼吸康复锻炼的常用指标。

2. 最大呼气压(maximal expiratory pressure, MEP) 指在 TLC 位置阻断气道时,用最大力量、最快速度呼气所能产生的口腔闭合压。它反映呼气肌和胸肺弹性的综合作用,可用于评价呼吸神经-肌肉(包括腹肌)病变患者的收缩功能,评价患者的咳痰能力。

3. 口腔闭合压(mouth occlusion pressure, MOP) 在受试者预先不知道的情况下突然阻断气道所测定的口腔内压。在多种情况下应用,如 MIP、MEP、$P_{0.1}$ 的测定。

(1) 压力测定仪及测定要求:常用仪器为压力换能器和记录仪、压力表、U 型测压计。在这三种类型的测压计中,压力换能器的电信号需转换至记录仪或计算机的荧光屏上显示压力的线迹和大小。由于颊肌和口咽部软组织的惯性作用,压力上升初期会有一个短暂的峰值,不能真实地反映呼吸肌产生的压力,应弃去;平台为真实的 MIP 或 MEP(图 28-2),因此结果的读取和判断非常简单、方便。压力表和 U 型测压计需操作者直接读取和记录压力,这要求有较高的观察敏感度和结果把握度,一般要求读取测定 1 s 后的最大压力;直接读取最高压力是错误的,因为最高压力并非真正的 MIP 或 MEP。

(2) 测定次数:至少有 3 次用力测定,且 3 次测定的结果相差在 20% 或 10 cmH₂O 以内。

(3) 结果的选择:取 3 次测定结果的最大值。

(二) MIP、MEP 的结果和临床意义

1. 正常值

(1) MIP:反映吸气肌的综合吸气力量,理论上

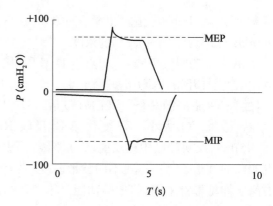

图 28-2 MIP 和 MEP 结果的读取

应该是经过流行病学调查和预计值公式计算出的结果,但国内外皆缺乏该方面的资料和公认的预计值公式。由于 MIP 变异度大,不同学者报告的结果也差异较大,因此选择比较公认的最低界限值是一种比较理想的选择。一般认为在健康成人,男性 MIP≤−75 cmH₂O,女性≤−50 cmH₂O。

(2) MEP:影响结果的因素有很多。MEP 首先与吸气肌功能相关,若吸气肌力量明显不足,患者就不能充分吸气至 TLC,MIP 自然下降。在吸气肌功能正常的情况下,MEP 是呼气肌(主要是腹肌和辅助呼气肌;肋间内肌是经典的呼气肌,但作用有限)和胸肺弹性回缩力综合作用的结果。与 MIP 的评价相似,MEP 也主要选择界限值,一般认为男性≥100 cmH₂O,女性 MEP≥80 cmH₂O 为正常。

2. 临床意义

(1) MIP:大于界限值提示 MIP 降低。当 MIP 降至正常预计值(绝对值)的 30% 或超过上述界限值时,提示呼吸机疲劳,容易发生呼吸衰竭。当 MIP≤−25 cmH₂O 时,可作为患者撤离人工通气的参考指标。

(2) MEP:低于界限值提示 MEP 降低。很多情况下,最大呼气能力和咳痰能力一致,MEP 和最大呼气流量(PEF)皆是反映咳痰能力的参数。通常 MEP 达上述界限值,表示咳嗽有效,继续升高亦不能进一步提高咳嗽的效率。

若 MIP 和 MEP 皆符合要求,则提示有创机械通气患者不仅可以撤机,也可以拔管。

(三) 跨膈压的基本概念和测定

1. 跨膈压(transdiaphragmatic pressure, Pdi) 是静息吸气末横膈两侧的压力差,即腹腔内压和胸腔内压之差。它是判断膈肌功能的常用指标。

2. 最大跨膈压（maximum transdiaphragmatic pressure，Pdi_{max}）　指在 FRC 位置，关闭吸气管道，用最大力量、最快速度吸气所产生的跨膈压。它是反映膈肌力量的可靠指标。

（1）测定仪器和方法：主要是压力测定仪（同 MIP 和 MEP）和带气囊的聚乙烯导管。导管经鼻腔插入，使气囊分别位于胃（成人约 60 cm 长）及食管下 1/3 处（40～45 cm 长），分别从两个导管注入 6 ml 气体，再回抽气体使胃气囊保留 1.5 ml，食管气囊保留 0.2～0.5 ml。根据示波器显示的压力波形对导管的位置进行调整。正常情况下，气囊位置适中时，压力波形应显示两个相反的波形，即吸气时食管内压为负压（代表胸腔内压）、胃内压（代表腹腔内压）为正压，且随呼吸波动。

（2）测定次数和结果的读取：受检者吸气末横膈两侧的压力差为 Pdi；若呼气至 FRC 位时，调节三通管，使气道阻断，立即做最大努力吸气，此时记录 Pdi 为 Pdi_{max}；休息 1～2 min 可进行第二次 Pdi_{max} 的测定，重复测定 2～3 次，取最大值。

（四）跨膈压的结果和临床意义

1. 正常值　理论上 Pdi 和 Pdi_{max} 是判断膈肌功能的最理想指标，但其变异度皆较大，一般临床上判断为：男性 $Pdi_{max} \geqslant 96$ cmH_2O，女性 $\geqslant 68.6$ cmH_2O 为正常。

2. 临床意义　膈肌疲劳时，Pdi 和 Pdi_{max} 均明显降低，后者降低更明显，故 Pai/Pdi_{max} 升高。Pdi/Pdi_{max} 反映膈肌肌力的储备，当 $Pai/Pdi_{max} > 0.4$ 时考虑呼吸肌疲劳。

（五）膈肌肌电图（diaphragmatic electromyogram，EMGdi）　通过体表电极、经皮穿刺电极及食管电极等多种形式测定的膈肌肌电变化。EMGdi 由不同频率组成，其频谱在 20～250 Hz。膈肌肌电图主要分析中位频率（centroid frequency，Fc）、频谱的低频成分（L，20～48 Hz）、高频成分（H，>150 Hz）和 H/L。EMGdi 频谱分析的正常值因实验条件的不同可有较大差异，文献报道，Fc 值为 70～120 Hz，H/G 为 0.3～1.9。膈肌疲劳时，各种频率成分会发生变化，主要为低频成分增加，高频成分减少，H/L 值下降，Fc 值也下降。当 Fc 或 H/L 较基础值下降 20% 时，提示膈肌疲劳。

（六）评价　总体而言，膈肌功能的直接测定比较麻烦，变异度较大，缺乏公认的正常值标准，主要用于科研和神经-肌肉疾病的辅助诊断。MIP 和 MEP 尽管不是直接反映呼吸肌功能的参数，但能够整体反映受检者的吸气和呼气能力，尤其是前者主要反映膈肌的收缩能力和呼吸功能，而后者主要反映呼气肌能力和咳痰能力；且测定简单、方便，变异度相对较小，是目前呼吸肌功能检查的主要方法，重点用于床旁测定。

三、呼吸功的测定

克服通气阻力（主要是气道阻力和胸肺弹性阻力）所做的功称为呼吸功。

1. 呼吸功的基本计算方法　因为吸气主动，呼气被动（或被动为主），故呼吸功一般是指吸气功。一般用胸腔内压变化与容积变化的乘积或 $P-V$ 曲线的面积的表示，单位是焦耳（J）。但若存在较高的通气阻力，尤其是存在 PEEPi 和较高气道阻力的情况下，呼吸肌收缩和气流产生存在一定的时间差，即吸气初期存在呼吸肌做功（"无用功"），但无容积的变化，用上述公式容易低估实际做功量，此时常用压力-时间乘积表示。

2. 呼吸氧耗量　呼吸功也可用氧耗量表示，正常人呼吸氧耗量占总氧耗量的 1%～3%；剧烈运动时，呼吸氧耗量显著增加，但占总氧耗量的比值基本不变。各种呼吸阻力增加皆可导致呼吸功显著增大，如 COPD 或 ARDS 患者的呼吸氧耗量可达总氧耗量的 1/3～1/2。

3. 机械通气时呼吸功的计算　无自主呼吸的机械通气患者，机械呼吸功＝平均经肺压×V_T；若有自主呼吸存在，最好能将呼吸机做功和呼吸肌做功分别进行测定。

四、0.1 s 口腔闭合压（$P_{0.1}$）

1. 基本概念及特点　指平静呼气末，迅速关闭吸气管道，在第二次吸气开始后 0.1 s 所产生的口腔闭合压。正常人 <2 cmH_2O。从机制上讲，$P_{0.1}$ 是反映呼吸中枢驱动水平、神经传导和呼吸肌力量的综合指标，常用来衡量呼吸中枢驱动水平，也可作为预测撤机的指标，但由于受气道、肺实质阻力的影响，特异性较差。

2. 临床意义　呼吸中枢驱动减少时，可导致通气不足和高碳酸血症，如中枢性低通气或中枢性睡眠呼吸暂停综合征；若呼吸中枢驱动过高，则反映呼吸中枢反应性增强，提示有呼吸肌疲劳的趋势，呼吸肌的有效工作不能持久，容易发生呼吸衰竭或撤机失败。对于区别撤机成功或失败的 $P_{0.1}$ 临界值，各研究者有所不同，为 $4\sim6\ cmH_2O$，一般仅作为参考指标。

五、病情的动态变化

机械通气治疗总体上有一个患者适应、病情改善、逐步撤机的过程，不同阶段的通气要求不同，因此应重视病情的动态变化；也应注意参数的可比性，如同样通气模式和参数条件下，动脉血气反映疾病的总体变化趋势；定容型模式的压力变化或定压型模式的容积变化反映气道阻力和肺顺应性的变化。

第九节　机械通气时呼吸波形图的监测

机械通气的呼吸波形监测大体分为两个层次，一是气道压、流量、潮气量的形态随时间变化的曲线；二是气道压、潮气量、流量相互之间的关系，前者的关系比较简单，最常用；后者比较复杂，判断较困难。

气道压、流量、潮气量与时间之间的关系是机械通气最基本的变化关系。不同通气模式有不同的表现形式，特别是新型通气模式日趋复杂，但这些变化皆是在基本通气模式的基础上发展而来，理解和评价传统模式的波形变化是基础，本节在第七章、第十章第六节和第十一章的基础上补充一些常见的正常和异常图形。

一、气道压、流量、潮气量的波形图监测

（一）气道压波形图

1. **基本的气道压力**　① 间歇正压通气（IPPV），即吸气期正压，呼气期压力降为0，从而引起肺泡周期性扩张和回缩，产生吸气和呼气，是多种定容型、定压型、自主型通气模式的基本压力变化。② 吸气末正压（有屏气时称为 P_{plat}）：吸气达 P_{peak} 后维持肺泡充盈的压力。③ PEEP：机械通气时呼气末气道压大于0，与 IPPV 结合组成持续正压通气（CPPV）。持续气道内正压（CPAP）指呼吸机在整个呼吸周期中只提供一恒定的压力，但通气过程完全由自主呼吸完成，实质是以零压为基线的自主呼吸基线上移；其与 PEEP 的区别是有无机械通气辅助（详见第七章第二节、第三节和第十一章）。

2. **定容型模式的压力波形图**　在传统定容型模式，其压力呈典型的四相变化：陡直的升支（吸气开始，可以有触发压变化）、尖峰（形成峰压）、平坦段（为平台压）和下降支（呼气过程），详见第十一章。新型定容型模式，如 A/C 模式或 SIMV 模式＋自动气流（autoflow），则尖峰消失，形成升支、平坦段（峰压和平台压相等）和降支三段（图 7-12），但若将 autoflow 关闭，则仍为典型的四段；若此时图形明显异常，则提示通气参数的设置不合适，需调整。尽管 autoflow 有一定的自动调节功能，但毕竟有限，在基本参数设置明显不合适的条件下，autoflow 的开通也无法满足患者的通气需求。若设置流量上升速度，则仍为上述四相变化，只是陡直的升支变为倾斜的升支，但形态必须正常（图 11-5）；如不正常则多意味着该参数设置不合适（图 11-6）。

3. **定压型模式的压力波形图**　传统定压型模式的压力波形为方形或梯形，有升支、平台和下降支三部分构成，峰压与平台压一致，详见第十一章第五节、第六节。双水平或双相气道正压（BiPAP 或 BIPAP）的压力变化与传统定压型模式相似，区别是：前者高压和低压的变化无关，若调节低压升高，高压不变，则两者的差值即通气压力下降；后者高压随低压的升高而同步升高，若调节低压升高 $5\ cmH_2O$，则高压也升高 $5\ cmH_2O$，通气压力不变（图 28-3）。详见第十二章第五节。

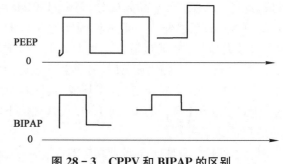

图 28-3　CPPV 和 BIPAP 的区别

（1）传统定压型模式：若预设压力（相当于通气压力）为 $20\ cmH_2O$，低压（PEEP）为0，则峰压为

20 cmH$_2$O,通气压力也为 20 cmH$_2$O;若低压增大至 5 cmH$_2$O,则峰压为 20 cmH$_2$O+5 cmH$_2$O=25 cmH$_2$O,通气压力仍为 20 cmH$_2$O;若低压增大至 10 cmH$_2$O,则峰压升高至 20 cmH$_2$O+10 cmH$_2$O=30 cmH$_2$O,而通气压力仍保持 20 cmH$_2$O 不变,从而可保持 V_T 的相对稳定,但低压增加过大则会导致峰压和平台压的过度升高,使机械通气的负效应增大。

(2) 双相或双水平正压:在 BIPAP 模式或 BiPAP 呼吸机,若预设高压(实质是峰压)为 20 cmH$_2$O,预设低压(实质是 PEEP)为 0,则峰压为 20 cmH$_2$O,通气压力为 20 cmH$_2$O;若低压增大至 5 cmH$_2$O,则峰压仍为 20 cmH$_2$O,而通气压力为 20 cmH$_2$O-5 cmH$_2$O=15 cmH$_2$O;若低压增大至 10 cmH$_2$O,则峰压仍为 20 cmH$_2$O,而通气压力为 20 cmH$_2$O-10 cmH$_2$O=10 cmH$_2$O,从而保持峰压和平台压的稳定,有助于减少机械通气负效应的机会,但 V_T 减少,RR 反射性增快,也可能出现较多问题。

4. 常见气道压力异常波形图

(1) 压力和阻力的关系及其概念:如本章第一节所述,峰压与平台压之差主要反映呼吸系统阻力(R_{rs},包括人工气道和连接管路的阻力、肺和胸廓的黏性阻力),接近气道阻力(R_{aw}),差值越大,阻力越大(图 11-8、图 11-9)。平台压与呼气末压力之差主要反映呼吸系统的肺弹性阻力,主要是肺的弹性阻力,差值越大,阻力越大(图 11-10)。峰压下降至平台压的坡度和持续时间反映胸肺黏性阻力,主要是肺组织的黏性阻力,坡度持续时间越长,肺组织黏性阻力越大(图 11-7)。

(2) 异常压力变化的原因和表现:① 吸气阻力太大或呼吸机性能差,通气模式的选择和参数的调节不合适,呼吸机不能满足患者的吸气需求。表现为吸气触发压增大,上升支坡度变小,典型的峰压波形消失(图 28-4,参考第十一章图)。若患者和呼吸机的 T_i 不一致,发生人机对抗,屏气阶段出现吸气动作或在整个吸气过程出现呼气动作,也会出现典型变化,前者表现为平坦段压力突降,形成尖峰;后者表现为吸气期压力突然升高(图 28-4,参考第十一章图)。② 漏气,表现为各段压力全面下降,典型表现为 PEEP 不能维持在设定水平,而是逐渐下降;吸气压力丧失正常形态,可以出现假触发(图 28-5)。若出现连接管路少量积水,则压力出现锯齿

样改变(图 28-6),伴随流量的锯齿样改变,容易出现假触发;若出现吸气末压力升高(图 28-6),则是连接管路顺应性过大的指征,主要见于管壁较薄的一次性塑料管道,常伴随吸气压力和流量上升缓慢,也容易发生假触发。

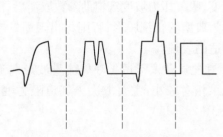

图 28-4　人机不同步的几种压力变化

左侧图为 PCV 模式的正常压力波形图,右侧图为吸气阻力太大或吸气气流不足的图形,中间两图分别为屏气期吸气和吸气期呼气的图形

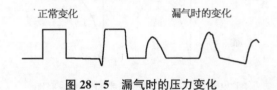

图 28-5　漏气时的压力变化

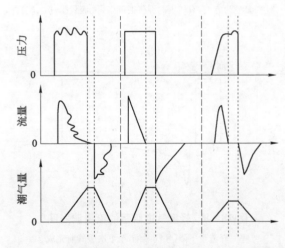

图 28-6　管路少量积水和管路顺应性太大的波形图变化

中间图为 PCV 模式的正常波形图,左侧图和右侧图分别为管路积水和顺应性太大的波形图

(二)流量波形图

1. 吸气流量波形图　吸气流量有方波、递减波、正弦波、递增波等,实际机械通气基本为前两者。吸气时,方波维持预设高流量,T_i 短,峰压高,平均气道压(P_{mean})低,见于定容型模式。递减波的 T_i 长,P_{mean} 高,峰压低,见于定压型模式和部分定容型模式。在自主性通气模式,PSV 及其衍生模式皆保持定压型模式的特性,总体上表现为递减流量波;

PAV、NAVA 模式的流量波形图随自主呼吸能力而变化,若自主呼吸能力强,则类似递减波,若自主呼吸能力弱,则接近正弦波。随着各种定容型、定压型和自主型通气模式的调节日趋复杂,流量波形图也出现一定变化,但形态规整(见第十一章图);将流量上升速度、吸气压力坡度等辅助参数取消后,图形也将转换为典型的传统图形;否则将出现通气参数设置不合适的表现。

2. 呼气流量波形图　呼气流量波形与通气模式的关系相对较小,主要取决于气道阻力变化(图 28-7～图 28-11)。

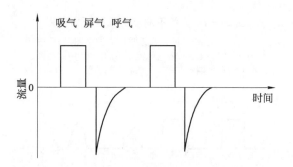

图 28-7　正常定容型模式的流量波形图

吸气流量为方波,有较短的屏气时间,呼气流量呈递减波,并迅速降为 0

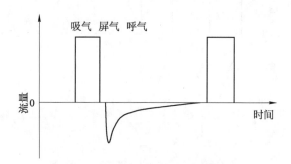

图 28-8　轻度气道阻塞的流量波形图

呼气峰流量下降,呼气缓慢,至下次吸气前完成

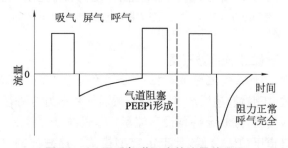

图 28-9　严重气道阻塞的流量波形图

左侧图呼气峰流量显著下降,呼气缓慢,至下次吸气前未回复至 0 位,PEEPi 形成;右侧图为激素和气道扩张剂治疗有效,呼气峰流量增大,呼气迅速完成

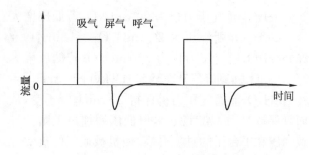

图 28-10　气道陷闭的流量波形图

呼气峰流量明显下降,呼气支凹陷,迅速降为 0,曲线下面积显著小于吸气,提示气道陷闭

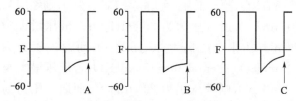

图 28-11　严重气道阻塞和呼气时间过短的流量波形图

呼气流量峰流量下降,未回复至 0 位,提示气道阻塞、PEEPi 形成;T_e 缩短,I:E 约等于 1,加重 PEEPi;C、A、B 的 PEEPi 逐渐升高

3. 流量波形图的其他变化　流量波形图监测提供的信息非常多,比如可用于判断 PSV 模式的呼气转换水平,P-A/C 或 A/C 模式的 T_i 设置是否足够,有无屏气时间;判断气道阻塞的程度及气道扩张剂的疗效,鉴别气道阻塞和气道陷闭。这些内容在第十一章有较详细的阐述,本节将部分内容综合,并给出必要的说明,以相互对照,提高认识水平(图 28-8～图 28-11)。

(三)潮气量波形图　正常潮气量随时间变化的曲线大体分两类,一类是绝大多数指令型通气模式或间歇指令型通气模式的指令通气部分,分吸气支、屏气部分和呼气支三段;一类是自主型通气模式和(或)间歇指令型通气模式的自主通气部分,分吸气支和呼气支两段(图 28-12)。在气道-肺阻力正

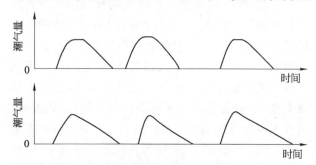

图 28-12　正常潮气量随时间变化的曲线

上图为正常指令型通气模式,分吸气支、屏气和呼气支三段。下图为正常自主型通气模式,分吸气支和呼气支两段

常的情况下,呼气阻力稍大,且为被动完成,故呼气支较吸气支略长;若呼气支明显延长(图28-13),说明气道阻力增大;若呼气支不能降至基线(图28-14),提示连接管路漏气。但总体上潮气量波形图提供的信息不多,常与其他曲线联合应用判断机械通气的情况。详见第十一章。

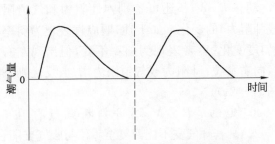

图28-13　气道阻力增大的潮气量波形图

右侧图为气道-肺正常的V_T波形图,呼气支较吸气支略倾斜。左侧图为气道阻力增大的V_T波形图,呼气支明显倾斜、延长

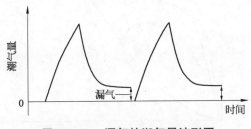

图28-14　漏气的潮气量波形图

二、气道压力、潮气量、流量环的监测

(一)压力-容积曲线

因吸气和呼气相连呈环状,故也称为压力-容积环(P-V环)。除人工严格控制的P-V曲线可了解肺顺应性和各拐点外(详见第十五章第二节、第三节),一般正常通气状态下的动态监测提供的信息非常丰富,简述如下。

1. 判断机械通气参数的调节是否合适　若吸气支和呼气支基本皆呈直线,则提示机械通气的V_T在LIP和UIP之间,符合保护性通气策略的要求(见图15-5)。若同时出现吸气支和呼气支逐渐接近,提示吸气顺应性和呼气顺应性接近,说明肺实质炎症、损伤和水肿好转;反之,若两者距离增大,则提示肺实质病变加重。若出现高位平坦段和UIP(见图15-3、图28-15),提示高压过高,应降低V_T或通气压力,适当降低PEEP。若P-V环提示出现低位平坦段、LIP和高位平坦段(见图15-3),提示不

仅大量肺泡陷闭存在,且通气高压过高,需适当增大PEEP,同时降低高压或V_T,采取PHC。若吸气支向呼气支普遍凹陷(图28-16),提示吸气流量不足,应适当增大吸气流量或通气压力;若吸气支出现短暂凹陷(图28-17),提示呼吸机送气过程中自主呼吸出现,是V_T不足和人机对抗的表现,应适当增大流量或通气压力,或适当应用镇静剂或麻醉剂。若P-V环呈"8"字样,在第四象限出现额外的环状变化,提示自主吸气触发,若该环非常小(图28-18中细线),且整体P-V环顺畅,提示通气阻力基本

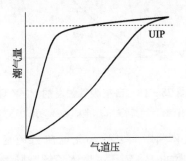

图28-15　P-V环出现高位平坦段

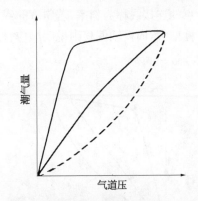

图28-16　吸气流量不足的P-V环

吸气支向呼气支普遍凹陷;虚线为理想吸气相曲线,曲线饱满

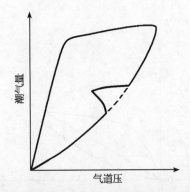

图28-17　送气过程中出现吸气动作的P-V环

吸气支出现短暂凹陷,虚线为理想曲线,曲线饱满

正常,通气模式的选择和参数的设置皆合适;若该环明显增大(图 28-18 中粗线),则提示通气阻力明显增大、触发灵敏度的设置不合适或呼吸机性能显著减退,需查找原因,给予相应的处理;在暂时不能明确原因的情况下,应适当应用镇静剂、肌松剂。

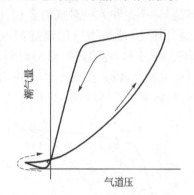

图 28-18　自主吸气触发的 P-V 环

右侧粗线为触发用力过大,细线为用力适当

2. 大体判断顺应性和气道阻力的变化　正常机械通气时的 P-V 环可大体了解胸肺顺应性的相对大小及动态变化(不能准确判断)。从吸气起点到吸气支终点的连接线称为斜率,若斜率向纵轴偏移,说明顺应性增大,向横轴偏移则说明顺应性下降(图

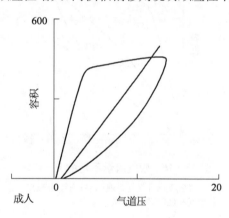

图 28-19　根据 P-V 环的斜率判断顺应性

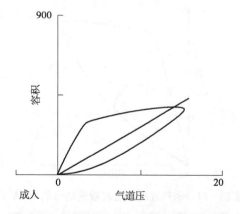

28-19)。在呼吸机设置不变的情况下,可根据 P-V 环吸气支的倾斜度变化了解顺应性的变化。在图 28-20 中,实线的 P-V 环向横轴倾斜,增加了平坦部分,说明顺应性降低;虚线部分向纵轴偏斜,减少了平坦部分,说明顺应性增加,因为后者的容积未变,但压力降低。

动态 P-V 环还可鉴别弹性阻力和气道阻力(或肺阻力)的变化。如上述,顺应性表现为斜率和倾斜度变化;后者表现为斜率不变,但出现左右移位,向右移位,肺阻力或气道阻力增加;反之则下降(图 28-21)。

3. 其他　P-V 环可判断漏气存在(图 20-22)。若呼气支不能回复至零位与吸气支闭合,出现缺口,提示漏气;缺口越大,漏气量越多。

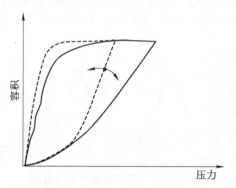

图 28-20　顺应性变化的 P-V 环

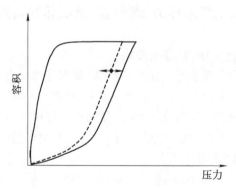

图 28-21　肺阻力变化的 P-V 环

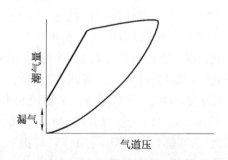

图 28-22　漏气的 P-V 环

（二）流量-容积曲线 因吸气支和呼气支相连呈环状，故也称为流量-容积环（$F-V$环），详见第十五章第四节，本节针对机械通气时的动态监测价值简述如下。在临床上，$F-V$环较少受到重视，但实际上也可提供较多信息。与自主呼吸的波形图不同，机械通气时$F-V$环的形态，特别是吸气相形态与通气模式直接相关，而呼气相的形态则主要与气道阻力有关；不同程度的周围气道阻塞或陷闭表现出不同的变化（图15-9）。$F-V$环也能判断漏气存在和大体估计漏气程度（图28-23）；与其他波形图相似，呼气支不能回复至零点与吸气支闭合，出现缺口，提示漏气存在；缺口越大，漏气量越大。

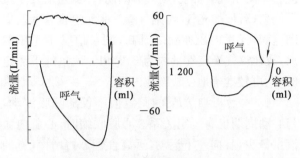

图28-23 存在漏气的$F-V$环

第十节 食管内压的监测及临床意义

一、食管内压（esophageal pressure，P_{es}）的测定方法

1. **器械** 主要有：① 一条末端带乳胶气囊的聚乙烯塑料导管，导管的外径为2.0～2.5 mm，内径为1.5～2.0 mm，乳胶气囊长5～6 cm，充气后周长3.5 cm，气囊通过多个小孔与导管相连通，可以是单纯的食管测压导管，也可以是完善的测量跨膈压的带食管气囊、胃气囊的导管（图28-24）。② 压力传感器。③ 放大器。④ 显示和记录装置，常采用示波器和记录仪。示波器显示压力波形，操作者根据波形形态判断气囊的位置，亦可协助判断P_{es}测定时受试者的努力程度或作为反馈信号指导受试者掌握吸气的方法。现代测定仪多用微电脑直接显示出P_{es}的压力曲线和数值。⑤ Y形三通阻断阀，一端通大气或肺功能仪，另一端通道阻断。

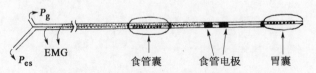

图28-24 食管内压、胃内压测定导管模式图

2. **准备** 主要包括3个方面：① 首先确定气囊不漏气，然后将气囊抽空，并将导管及气囊外涂无菌液状石蜡。② 用2%利多卡因对鼻腔和咽部充分麻醉。③ 将上述仪器进行定标和校正，使其处于适当的工作状态。

3. **操作** 受试者取坐位，经鼻孔插入上述带气囊的聚乙烯导管。指导受试者一边吞咽，一边下送导管，使气囊进至食管的下、中段，然后向导管注入6 ml气体，使气囊保留约0.2 ml。根据示波器显示的压力波形判断导管的位置，并进行适当调整。正常情况下，当气囊位置适中时，P_{es}为负压，并随呼吸波动。

4. **正常值** P_{es}正常值差异较大，其数值约等于胸腔负压。正常人平静自主呼吸时P_{es}在-3～$-10\ cmH_2O$波动。

二、影响P_{es}测定值的客观因素

1. **体位** 食管内压于仰卧位时最高，立位时最低，坐位及左、右侧卧位时居中，故测定P_{es}时应在相同体位记录各时间点的数值。

2. **气囊的位置** 测压气囊位于食管中段（导管远端离鼻孔35～45 cm）时测得的P_{es}最低，且较稳定，与胸腔内压相似。若气囊位于食管上段（<32 cm）则压力升高，且不稳定。因为头颈部活动可引起周围组织对上段食管的牵拉或压迫，导致P_{es}测定值上升；气囊位于食管上段则容易引起恶心和吞咽反射，使P_{es}测定值不稳定。若气囊位于食管下段，气囊移动会对P_{es}测定值产生明显影响，个体差异亦较大。因此，将测压气囊置于食管中段可较准确、稳定地反映胸腔内压。

3. **气囊充气量** 充气后气囊压力接近于0时，

用食管测压气囊测得的 P_{es} 才接近于实际胸腔负压；但若将测压气囊抽空，则气囊陷闭，使测量值发生负压偏离；若增加充气量，则气囊扩张压迫食管壁及周围组织，气囊内压亦随之升高，测量值发生正压偏离，故建议气囊充气量约为 0.2 ml。该条件下测定的 P_{es} 可较准确地反映胸腔内压。

4. 心动周期　P_{es} 的测定值不仅随呼吸波动，与心动周期也有一定关系。心脏收缩时，心脏内血液量最少，且向左下运动，远离食管，对食管气囊的压力影响减少，P_{es} 负值增大；舒张期则相反。在卧位时，由于重力作用，心动周期对 P_{es} 的影响比坐位大。

三、P_{es} 监测的临床意义

P_{es} 是反映呼吸力学的参数之一，可用于较多呼吸生理学参数的计算，故测定其大小、监测其动态变化有一定的临床意义。

1. P_{es} 近似胸腔内压　监测 P_{es} 的变化值（$\triangle P_{es}$）可用来反映自主呼吸强弱和患者的用力程度；协助临床医师判断危重症患者的呼吸状况，客观评估 CVP 的价值（可计算中心静脉跨壁压），协助

OSAS 的诊断和严重程度评估等。在机械通气患者，$\triangle P_{es}$ 可以帮助区分机械通气和自主呼吸，判断呼吸支持的强度。

2. 用于跨膈压和最大跨膈压的计算　在测定 P_{es} 的同时测定胃内压（P_g）可计算跨膈压（胃内压反映腹腔内压），即 $Pdi = P_{es} - P_g$。Pdi，特别是 Pdi_{max} 是判断膈肌疲劳及其程度的客观指标。由于膈肌疲劳在呼吸衰竭的发生和发展中占重要地位，Pdi_{max} 的监测可用于呼吸衰竭患者的监护，在 COPD 和神经-肌肉疾病患者的评估价值更大。

3. 反映呼吸中枢驱动水平　0.1 s 口腔闭合压（$P_{0.1}$）是反映呼吸中枢驱动水平的常用参数，也可用吸气开始 100 ms 时的 $\triangle P_{es}$ 来表示。$\triangle P_{es}$ 或 $P_{0.1}$ 降低反映呼吸中枢驱动水平降低；升高则表示呼吸中枢水平增高，提示通气阻力增大，有发生呼吸肌疲劳的趋势或已发生呼吸肌疲劳。

4. 用于肺顺应性和气道阻力的计算　P_{es} 代替胸腔内压用于计算平静呼吸时的肺顺应性和气道阻力，有助于更全面了解患者呼吸生理和病理生理变化。

5. 反映 PEEPi 的大小　$\triangle P_{es}$ 可反映 PEEPi 的大小（称为静态 PEEPi），指导通气参数的调节，也有助于客观评价 PAWP。

（朱　蕾　蒋进军）

第二十九章
机械通气的撤离技术

现代呼吸支持技术(核心是机械通气)的应用和发展抢救了许多呼吸衰竭患者的生命,但气管插管和机械通气的应用也不可避免地带来许多并发症,因此如何充分发挥其作用,及早改善病情,改善或维护肺功能,尽早恢复患者的自主呼吸,完全脱离呼吸机,是在机械通气开始、维持、撤离的整个过程中都必须考虑的问题。习惯上,许多医务人员把各种终止机械通气的技术和方法都归于机械通气撤离。严格地说,机械通气撤离(简称撤机)的定义指逐渐减少呼吸支持时间,逐渐恢复自主呼吸,直至患者完全撤离机械通气的过程。

对于无基础肺疾病,短时机械通气后病情就明显缓解的患者,撤机较为简单,容易成功;而对于许多存在慢性基础疾病,如COPD、神经-肌肉疾病、慢性心脏疾病、OSAHS,或高龄、严重营养不良的患者,撤机是一个复杂的、易于反复的、较困难的过程。

第一节　影响机械通气撤机的因素

绝大部分机械通气患者是危重病患者,不仅有呼吸功能的异常,还常合并其他脏器功能的减退、营养不良、内环境紊乱等情况。影响患者撤机的基础因素是原发病或诱发因素,呼吸中枢驱动水平、感染控制情况、基础肺功能和全身状况皆对撤机有重要影响,而操作者对呼吸生理的理解程度、通气技术、护理水平也是能否顺利撤机的主要因素。

一、呼吸衰竭的病因或诱发因素及其对预后的影响

呼吸衰竭的病因多种多样,主要涉及呼吸中枢、传出神经(主要是膈神经)、效应器(呼吸肌、胸廓、肺和气道)等多个环节。按部位大体上划分为肺衰竭和泵衰竭,前者主要包括气流阻塞性疾病和肺实质疾病所致的呼吸衰竭;后者包括呼吸中枢、神经-肌肉疾病所致的呼吸衰竭。

(一)肺衰竭

1. 气流阻塞性疾病　主要表现为阻塞性通气功能障碍,伴一定程度的气体交换异常,常见于COPD、支气管哮喘。

(1)支气管哮喘:诱发因素主要为过敏、理化刺激、感染,且单一因素多,相对容易解除或控制,肺功能可恢复正常或显著改善,撤机比较容易。

(2)COPD:患者的基础肺功能较差,而导致呼吸衰竭发生和加重的因素主要有感染、理化刺激、气道阻塞加重、营养不良、呼吸肌疲劳,且这些因素多共同起作用,处理较困难。即使完全控制诱发因素,肺功能也不能恢复正常,甚至达不到基础水平,容易发生呼吸机依赖和撤机困难。

2. 肺实质疾病　主要表现为限制性通气功能障碍和明显气体交换功能异常,气道功能基本正常,以低氧血症为主要表现,急性者常伴呼吸性碱中毒,主要见于ARDS、心源性肺水肿、急性重症肺炎和非感染性间质性肺病。适当治疗后肺功能多显著改善,且呼吸肌功能良好,比较容易撤机。

(二)泵衰竭

呼吸中枢的兴奋性或呼吸动力异常所致呼吸衰竭,表现为高碳酸血症和低氧血症,常见于中枢神经系统(CNS)受抑制或神经-肌肉功能异常,如使用镇静剂、麻醉剂过量,脑出血,周期性高钾性或低钾性麻痹,运动神经元病,多发性神经炎,多发性肌炎,各种继发性呼吸肌病。药物、电解质紊乱所致者属一过性异常,适当处理后多迅速改善,也比较容易撤机。原发性呼吸中枢或神经-肌肉疾病所致者多恢复较慢或不能恢复,机械通气不当常延缓疾病的恢复甚至使其不可逆,故在疾病早期

就需同时兼顾治疗原发病和合理机械通气。长时间控制通气可导致正常呼吸肌的失用性萎缩，对基础疾病的影响更显著。

二、影响撤机的呼吸系统病理和病理生理因素

呼吸运动是反射活动，包括感受器、传入神经、呼吸中枢、传出神经和效应器5个方面。其中呼吸中枢驱动异常、神经-肌肉功能障碍、气道-肺功能减退在撤机过程中发挥核心作用。

（一）呼吸中枢驱动异常　包括呼吸中枢抑制和呼吸中枢驱动过度增强。

1. 呼吸中枢抑制　许多因素可抑制呼吸中枢功能，包括神经结构损害、中枢性睡眠呼吸暂停低通气综合征、特发性中枢性低通气、镇静剂过量、严重代谢性碱中毒。呼吸中枢兴奋性下降导致V_E减小，发生呼吸性酸中毒和低氧血症。

2. 呼吸中枢驱动水平过度增强　使呼吸肌始终处于高强度工作状态，导致肌力和肌耐力减退，特别是有基础神经-肌肉疾病或严重肺气肿的患者，最终会因呼吸肌疲劳而撤机失败。

3. 反映呼吸中枢驱动水平的参数　常用参数有0.1 s口腔闭合压（$P_{0.1}$）和平均吸气流量（V_T/T_i），撤机失败者两者常明显高于正常值；少部分显著下降（呼吸中枢显著受抑制）。

4. 机械通气的影响　机械通气本身通过多个环节影响呼吸中枢功能，如机械通气过度、发生呼吸性碱中毒、$PaCO_2$对化学感受器的刺激作用降低、呼吸中枢兴奋性降低；机械通气导致的肺容积过度增大可刺激肺牵张感受器和呼吸肌的肌梭感受器，使呼吸中枢兴奋性增强。机械通气过程中不仅要考虑各种疾病状态对呼吸中枢的影响，也要重视机械通气本身的不利影响。

（二）膈神经损害　膈肌是最主要的吸气肌，呼吸中枢主要通过膈神经调节膈肌的张力和收缩力，从而影响通气功能。膈神经从$C_3 \sim C_6$发出，颈髓和膈神经损伤皆可导致膈肌功能的减退。

1. 颈髓损伤　主要见于颈髓外伤或手术损伤。

2. 膈神经损伤　原因较多，主要有运动神经元病和电解质紊乱，特别是高钾血症、低钾血症和严重低钠血症。原发性膈肌麻痹（右侧多见），应用镇静剂或肌松剂的剂量过大、时间过长（特别是与糖皮质激素联合应用时），应用影响神经功能和神经肌接头功能的药物（如氨基糖苷类抗生素），胸部放射性治疗，胸部手术（肺部分切除术、食管癌根治术、心脏术、肺移植术、心脏移植术）和颈部手术也是常见的膈神经损伤因素。

（1）手术损害膈神经：主要包括术中切断、强力牵拉、压迫时间过长及供应膈神经的血供受阻，手术中低温对膈神经的损伤作用、麻醉剂的直接抑制作用等因素也需重视。颈部、胸部手术后撤机困难要怀疑膈神经损害的可能，还要分析是否存在可逆性。一旦考虑可逆性因素存在，应及早应用糖皮质激素、改善膈神经供血和代谢的药物，必要时重新处理手术部位，以减轻局部血肿、水肿对膈神经的压迫。

（2）内环境因素和药物因素：临床容易忽视，但多可逆，应适当治疗。

（三）呼吸肌功能减退　呼吸肌的收缩和舒张是实现肺通气的原动力，原发性呼吸肌功能减退或呼吸肌疲劳将导致呼吸肌收缩力、耐力、张力下降，诱发或加重呼吸衰竭。在呼吸衰竭患者，随着呼吸肌疲劳的改善和收缩力的恢复，呼吸衰竭也会逐渐改善；反之则会加重。呼吸肌力的测定结果常作为预测呼吸衰竭发生、指导上机和撤机的指标。

1. 膈肌收缩的基本特点　膈肌是最主要的呼吸肌，静息呼吸时膈肌运动所产生的V_E占总V_E的60%～80%，其余主要来自肋间外肌的运动；呼气通过肺弹性回缩完成，呼气肌不发挥作用。深呼吸时，由于辅助吸气肌和呼气肌的参与，通气量显著增加。与其他骨骼肌一样，膈肌运动亦遵循初长度-张力关系、力量-速度关系和刺激频率-力量关系。膈肌收缩力与其本身的形态、长度有关，若膈肌初位置明显向上弯曲，其曲率半径大，初长度长，收缩力强；反之，若膈肌平坦（如肺气肿）时，其收缩力减弱，甚至使胸廓下缘肋间内陷，形成胸腹矛盾运动。

2. 膈肌结构与功能的关系　由于呼吸运动反复不停地进行，故呼吸动作是体现肌力和耐力的综合性运动，膈肌纤维的组成必须与此相适应。人类膈肌由不同类型肌纤维混合组成，根据收缩时间和代谢特征的不同可分为三类：Ⅰ型（慢肌），即慢速氧化型肌纤维（SO），约占成人膈肌肌纤维的50%，含有丰富的毛细血管、肌红蛋白、线粒体，有利于有氧代谢，有较强的抗疲劳能力；ⅡA型（快A型），即快速氧化糖酵解型纤维（FOG），约占25%，含线粒

体较高,能量供应足,有一定的耐疲劳能力;ⅡB型(快B型),即快速糖酵解纤维(FG),约占25%,此型肌纤维的毛细血管、肌红蛋白和线粒体少,无氧酵解能力强,主要决定膈肌的收缩力,抗疲劳能力较差。

3. **呼吸肌的氧耗量**　呼吸肌运动主要是克服呼吸器官的弹性阻力和气道阻力而实现通气,需消耗能量,产生呼吸功。正常人静息呼吸功非常低,其耗氧量仅占总耗氧量的2%～3%。但严重呼吸困难时,常超过30%。

4. **影响膈肌功能的因素**　膈肌初长度起决定作用,膈肌初长度越短,收缩力越弱,耗能越大,主要见于严重COPD和支气管哮喘发作患者。此外,低钾血症、高钾血症、低钠血症、低磷血症、低钙血症、低镁血症、低蛋白血症、甲状腺功能亢进或减退症、肾上腺皮质功能低下、较长时间应用糖皮质激素或镇静剂、肌松剂、低氧血症、高碳酸血症等均可影响膈肌的功能。呼吸驱动异常、膈神经损伤可直接影响膈肌功能。通气阻力显著增加、无效腔增大、代谢率显著增高也可加重膈肌负荷,导致呼吸肌疲劳。

(1) 外科手术:是导致膈肌功能下降的常见原因。它主要见于胸部手术和上腹部手术。上腹部手术,如胆囊切除术可导致肺功能显著减退,其中VC减少50%～60%,这主要与膈肌抬高和下肺部萎陷有关;膈肌功能下降与麻醉类型、疼痛关系不大,而主要归因于手术中对内脏的牵拉、手术对膈肌的刺激、手术后反应性胸膜炎对横膈的抑制作用。这些作用一般在手术后12～24 h最明显,其后逐渐改善,3日后明显改善,1～2周恢复正常。

当然胸腹部手术固定带的应用也对呼吸功能有暂时性的抑制作用,随固定带的撤离而恢复正常。术后伤口的疼痛也抑制呼吸运动和咳嗽反射。这些情况的明显恢复一般也需要3日时间,1周后才基本正常,因此术后3日内肺功能的暂时性减退最明显,是发生呼吸衰竭、分泌物堵塞最多的时期,此时的呼吸康复最重要,故有慢性心肺功能异常的患者可延长通气时间2～3日,否则容易发生撤机失败;若术后即刻拔管宜给予无创通气过渡。

(2) 肺过度膨胀:是呼吸肌力量和耐力下降的最重要原因。气道阻塞、陷闭的加重或人工气道的建立可延长吸气时间常数(时间常数=阻力×顺应性),导致RR增快、T_e缩短、肺过度充气。肺容积过度增大将导致吸气肌在不适当的位置工作,一方

面吸气肌力下降,另一方面吸气肌缺乏休息,容易发生疲劳和耐力下降。因为肺过度充气可引起膈肌低平,使膈肌的曲率半径增大,降低跨膈压;改变膈脚与膈肋部的连接,降低收缩力;肋骨的水平走向使呼吸肌牵拉胸廓运动更为困难。因此,机械通气患者应注意降低气道和人工气道阻力,促进FRC下降;对慢性过度充气患者及早进行腹式呼吸锻炼。

(3) 营养不良:主要包括能量供应不足和蛋白质供应不足、贫血、低蛋白血症、电解质紊乱和碱血症(详见下述)、微量元素和水溶性维生素缺乏。营养不良可降低低氧血症的通气反应,减少呼吸肌群的厚度、收缩力和耐力,损害机体免疫机制;容易发生HAP和VAP,进一步加重呼吸负荷。改善营养状况,适当进行呼吸肌锻炼有助于呼吸肌力量和耐力的恢复。

(4) 氧供不足或氧利用障碍:氧供充足是改善呼吸肌功能的主要手段之一。组织的氧供取决于动脉血氧运输量(DaO_2)、微循环和内环境状态。DaO_2取决于适当的氧合($PaO_2\geqslant60\%$或$SaO_2\geqslant90\%$)、适当的血红蛋白浓度(90～140 g/L)、适当的白蛋白浓度($\geqslant30$ g/L)、适当的心排血量(包括基础心功能和机械通气对心功能的影响)。机械通气的主要目的是维持适当DaO_2,而不是单纯改善PaO_2。内环境状态则要主要影响氧在组织的释放和利用,尤其是影响氧离曲线的各种因素(详见下述)可发挥重要作用。因此,机械通气时必须有效解决影响氧供的各种因素才有利于疾病的恢复、呼吸肌功能的改善和撤机的成功,特别注意机械通气在改善氧合的同时避免对氧供的不利影响,尤其是对心功能的影响。Hurford使用同位素研究了15例呼吸机依赖患者的心肌灌注情况,发现93%的患者在机械通气时发生心肌充盈缺损,提示存在潜在的冠状动脉供血不足;停机自主呼吸10 min后,47%的患者心肌充盈缺损明显改善,考虑部分原因是机械通气不当,对心肌供血产生了不利影响;而恢复自主呼吸后,左心室前负荷增大,心脏射血量增加,冠状动脉供血改善。

(5) 电解质紊乱:危重患者常存在代谢异常,表现为血磷、钾、钠、钙、镁的浓度降低或含量低下,磷为能量代谢的底物,钠、钾是Na^+-K^+-ATP酶的基本物质,镁为Na^+-K^+-ATP酶的辅酶,钾、钠还分别影响神经-肌肉的静息单位和动作电位,钙直接影响肌肉的收缩力。故电解质紊乱可降低呼吸肌

的收缩力和耐力。这些因素常与酸碱紊乱、能量供应、水溶性维生素相互作用共同影响呼吸肌功能。故合理预防和纠正有助于改善撤机过程。

(6) 酸碱紊乱：① 酸血症，对于健康人，当 $PaCO_2$ 急性升高至 56 mmHg 时可降低膈肌的收缩力和耐力，乳酸性酸中毒(pH = 7.07 时)对膈肌功能无明显影响。急性呼吸性酸中毒可通过适当机械通气及机体的代偿而恢复，对撤机影响不大。但若通气过度，一旦撤机，自主呼吸不能维持正常 $PaCO_2$ 的水平，将发生急性呼吸性酸中毒，进而抑制呼吸肌功能。② 碱血症，主要通过影响氧的释放而抑制呼吸肌功能，应避免。

(7) 不适当的药物治疗：许多药物影响呼吸肌功能，特别是能影响神经-肌肉传递的药物，如泮库溴铵或琥珀胆碱；亦见于药物的不良反应，特别是氨基糖苷类抗生素、奎尼丁、普萘洛尔、锂等可诱发和加重重症肌无力。药物对呼吸肌力量的抑制最常见于外科手术时的全身麻醉和机械通气过程中使用镇静剂、肌松剂，部分患者停止使用神经肌肉阻滞剂后仍可出现长时间的呼吸肌无力现象。

(8) 呼吸肌萎缩：多见于长期机械通气患者。早期动物实验发现，控制通气 11 日可出现明显的肌肉萎缩和呼吸肌功能减退。肌肉萎缩可影响骨骼肌的形态学和功能特征，包括肌纤维数量、直径、产力量的能力；还可影响肌肉的酶系统，出现糖酵解酶减少，线粒体氧化能力降低。呼吸肌萎缩也见于运动神经元病、周围神经炎、多发性肌炎，其中运动神经元病患者的肌肉萎缩多不能恢复，需长期机械通气。

(9) 呼吸肌疲劳：机械通气缓解呼吸肌疲劳的最有效方法，但呼吸肌休息是一把"双刃剑"，过度休息易出现呼吸肌萎缩，停机后更容易发生呼吸肌疲劳。许多研究证实，呼吸肌疲劳是撤机失败的主要原因，其主要表现是膈肌肌电图异常，患者出现浅快呼吸、辅助呼吸肌活动、胸腹部矛盾运动或腹部反相运动(吸气时腹部向内运动)。因此，在通气过程中，一旦患者病情明显改善就应及早改用自主型通气模式，并逐渐降低支持强度。

(10) 其他因素：主要见于其他器官或系统的疾病。① 慢性肾功能不全者：常有乏力、肌痛、呼吸肌力量和耐力降低。实验动物发生尿毒症时，细胞内多种代谢产物的潴留，可影响膈肌的力量-频率关系，诱发肌肉疲劳。② 内分泌紊乱：甲状腺功能紊乱可损害呼吸肌功能；更为明显的是，皮质醇分泌增多可使呼吸肌发生病理性肌病改变，影响撤机过程。

5. 呼吸肌泵负荷增大　主要见于通气需求增加和呼吸功增加。

(1) 通气需求增加：常见因素有 CO_2 产生量增加、无效腔通气量增大、通气驱动的不适当增强。在严重呼吸功能减退的患者，CO_2 产生过多容易诱发和加重 CO_2 潴留，常见于不合理的营养支持，如糖补充过多；也见于发热、躁动、感染等代谢率升高等情况。正常 V_D/V_T 为 0.33~0.35；若 V_D/V_T 增大，需增大 V_E 以防止 $\dot{V}_A$ 不足和出现高碳酸血症；若 $V_D/V_T > 0.6$，常意味着撤机失败。

(2) 呼吸中枢驱动增强：呼吸中枢驱动降低常引起 V_E 降低和呼吸性酸中毒，但呼吸中枢驱动的不适当增强则容易诱发呼吸肌疲劳。呼吸驱动增强的主要原因有：气道阻力增加，PEEPi、肺水肿、感染、损伤等，神经性损害，精神刺激，败血症及代谢性酸中毒等。这些因素兴奋机械性感受器和化学性感受器，也可能直接兴奋呼吸中枢。

(3) 通气阻力增大：主要见于气道阻力增高、PEEPi 及肺顺应性的降低；也见于严重肥胖等导致黏性和惯性阻力增加。这是呼吸中枢驱动增强和呼吸肌泵负荷增大的主要因素。

(4) 呼吸功增加：上述因素皆可导致呼吸功增加，并成为制约机械通气患者恢复有效自主呼吸的重要因素，严重影响撤机过程。

6. 精神因素　可明显影响部分患者的撤机过程。呼吸机依赖常是呼吸肌失用性萎缩和精神依赖共同作用的结果，后者主要表现为不安全感、焦急、害怕、恐慌、濒死感等。

第二节　机械通气的撤离方法

撤机是在机械通气开始、治疗及结束的整个过程中都必须考虑的问题，而撤机过程则是逐渐减少呼吸支持的强度和时间，逐渐恢复自主呼吸能力，直至患者完全脱离呼吸机的过程。本节重点讲述终止机械通气的指征和撤机方法。

一、预测撤机成功的标准

（一）概述 尽管精通呼吸生理知识、经验丰富的专业医师常能通过比较简单的方法预测患者能否成功撤机、如何撤机，但多数人还是希望有客观性的预测指标来指导临床撤机，从而减少对呼吸生理知识和临床经验的依赖，增加撤机的成功率，避免机械通气时间的不必要延长，避免或减少呼吸机依赖的发生。

（二）常用的预测撤机的标准

1. 一般情况 原发病和诱发因素基本控制或明显改善，生命体征稳定。

2. 动脉血气及相关指标达一定水平

（1）氧合标准：$PaO_2 \geq 60$ mmHg（$FiO_2 \leq 40\%$，$PEEP = 0$），或 $P_{(A-a)}O_2 < 350$ mmHg（$FiO_2 = 100\%$），或 $PaO_2/FiO_2 > 200$ mmHg。它主要用于肺实质疾病和心源性肺水肿的撤机预测。

（2）酸碱指标：自主呼吸或相当于自主呼吸时，$pH > 7.3$，无须考虑 $PaCO_2$ 的水平。单纯的 $PaCO_2$ 不是影响撤机的主要指标，只要自主呼吸或相当于自主呼吸时能维持 pH 基本正常就可撤机，主要针对气流阻塞性疾病。

3. 0.1 s 口腔闭合压 主要反映呼吸中枢的驱动水平，正常值 < 2 cmH_2O，预测撤机成功的标准为 < 6 cmH_2O（中枢性疾病除外）。$P_{0.1}$ 过高反映呼吸中枢驱动过强，提示通气负荷过大，不宜撤机，尤其是在周围气流阻塞性疾病。

4. 最大吸气压 呼吸肌功能是评价撤机成功的最重要指标。MIP 可较全面地评价吸气肌力量（主要是膈肌的力量）。$MIP < -25$ mmHg 可较好地预测成功撤机，主要用于神经-肌肉疾病和 COPD 慢性呼吸衰竭的评价。但长期机械通气可降低 MIP 的预测能力，因为患者常有呼吸肌的失用性萎缩，即使肌力足够，但耐力下降，容易撤机失败。在测量过程中，若患者配合不好，也可导致 MIP 降低，常低估其预测价值。

5. 肺活量 VC 可反映肺功能的储备水平，能预测撤机成功的标准为 VC 在 $10 \sim 15$ ml/kg 及以上。早期 Black 等以 VC > 10 ml/kg 为撤机标准，假阳性率为 18%，假阴性率为 50%。Milbern 等观察 33 例术后患者的撤机情况，以 VC > 15 ml/kg，

$pH > 7.35$ 为撤机标准，假阳性率为 15%，假阴性率为 63%。它主要用于气流阻塞性疾病和肺实质疾病撤机的评估。

6. 呼吸系统的顺应性 C_{rs} 反映呼吸系统的弹性阻力，主要是肺的弹性阻力，也可作为预测撤机能力的指标。其特点是与其他指标相比，不需要患者的特殊配合，重复性好。$C_{rs} = V_T/(P_{plat} - PEEP)$（无呼吸气流和 PEEPi 时）；若同时存在 PEEPi 和 PEEP，需测定真正的呼气末肺泡内压。

C_{rs} 正常值为 $60 \sim 100$ ml/cmH_2O。Yang 和 Tobin 以 $C_{rs} = 33$ ml/cmH_2O 作为撤机标准，假阳性率为 60%，假阴性率为 53%。它主要用于肺实质疾病，测定的准确度较差，实际价值不大。

7. 每分通气量和最大自主通气量 V_E 反映静息状态下患者的通气量，在呼吸中枢功能健全及代谢功能稳定的情况下，V_E 可间接反映通气阻力的大小，其正常值约为 6 L/min。在气道-肺实质疾病导致的呼吸衰竭患者，V_E 明显增加，经过治疗后病情改善，V_E 下降；当 $V_E < 10$ L/min 时，可预测成功撤机。它主要用于非呼吸中枢疾病的患者的撤机。

MVV 是反映气道-肺实质阻力及呼吸肌最大力量的综合指标，正常值为 $50 \sim 250$ L/min，V_E 与 MVV 的关系可反映呼吸储备。早期 Lakshiminaryan 等研究发现，$V_E < 10$ L/min，MVV $> 2V_E$ 时可 100% 预测撤机成功；相反预测撤机的失败率为 71%。Tahvanainen 等发现，以 $V_E < 10$ L/min 为撤机标准，假阳性率为 11%，假阴性率为 25%。以 MVV $> 2V_E$ 为撤机标准，假阳性率为 14%，假阴性率为 76%。两种指标皆不适合长期机械通气患者，因为后者常有呼吸肌的失用性萎缩和肌耐力下降。

8. 浅快呼吸形式 RR 增快是反映呼吸功能低下的一项灵敏指标。对 10 例撤机成功者和 7 例撤机失败者（非中枢疾病）的研究发现，撤机失败组的 RR 全部 > 25 次/min；在撤机成功组，仅 3 例患者的 RR > 25 次/min。呼吸急促与 V_T 下降有关，撤机失败组的 $V_T < 300$ ml；在撤机成功组，8 例（80%）患者的 $V_T > 300$ ml。较多肺外因素也影响呼吸形式和 V_T 大小，如发热、焦虑、紧张等；肺疾病特点的影响程度更大，如肺实质疾病以浅快呼吸为主，价值较低；气道阻塞性疾病以深慢呼吸为主，若出现浅快呼吸时，预测撤机失败的价值较高。

9. 呼吸指数 是反映呼吸效率的常见指标，可以看作是浅快呼吸形式的具体化。$f/V_T < 80$，提示

易于撤机;f/V_T 为 80～105,需谨慎撤机;$f/V_T >$ 105,提示难于撤机。

此方法预测的优点:① 易于测量。② 不需患者的特别配合,能进行稳定自主呼吸即可。③ 能较精确地评价患者的自主呼吸能力。④ 与疾病特点有关,如肺实质疾病以浅快呼吸为主,价值较低;气流阻塞性疾病以深慢呼吸为主,价值较高。

10. 胸腹运动 胸腹运动形式是反映呼吸肌疲劳和呼吸运动效率的常用指标。1982 年 Cohen 首次提出胸腹同步运动是一种可行的、重要的评价撤机结果的指标。在 7 例撤机失败者中,6 例出现吸气时腹部矛盾运动。此指标为主观性观察,无法准确定量,但价值较大。

11. 其他指标 还有多种评价指标,包括单一指标和综合性指标,临床少用。此不赘述。

应用适当,上述单一指标都有较高的预测成功率,也有不同的预测失败率,不同学者报道的结果差异较大。事实上不同疾病和不同个体之间都有一定的差异,用单一指标预测所有疾病是不科学的,也是不现实的,故掌握原则很重要。

12. 撤机的简单评价

(1) 基本原则:原发病或诱发因素基本控制或明显改善,生命体征稳定;有合适的中枢兴奋性和一定的残存肺功能;有一定的呼吸肌力量和耐力;低浓度吸氧($FiO_2 \leqslant 40\%$ 或鼻导管吸氧 $\leqslant 5$ L/min)条件下动脉血气基本稳定,即 $PaO_2 \geqslant 60$ mmHg,pH > 7.3。

(2) 简单原则:在低浓度吸氧条件下,患者能稳定自主呼吸 2 h,动脉血气基本稳定,说明患者呼吸反射各个环节的功能皆足以维持自主呼吸,可撤机。若达不到要求(如部分呼吸中枢疾病、神经-肌肉疾病、残存肺功能有效的 COPD 等),则需长时间无创或有创通气。

二、撤 机 原 则

1. 不同情况的撤机原则 撤机大体包括三种情况:① 短时间麻醉、手术,手术结束,患者苏醒,直接撤机。② 急性危重症,如大部分危重支气管哮喘,部分重症肺炎、ARDS 等,治疗后迅速好转,若达到相当于自主呼吸鼻导管吸氧的条件(自主通气模式条件下,$FiO_2 \leqslant 40\%$、$PEEP \leqslant 5$ cmH$_2$O)可直接撤机。③ 有基础肺功能减退或长时间通气的患者,多

需要复杂的撤机过程,一般所说的撤机即指此类患者,若无特殊说明,本节的撤机即指此类情况。

2. 基本撤机原则 撤机是机械通气的逐渐撤离过程,也是呼吸肌力量和耐力的锻炼过程。由于呼吸是一种持续的呼吸肌运动过程,故在撤机过程中,不仅要达到上述鼻导管吸氧的条件,还应有适当的呼吸肌训练计划。为达到最佳效果,呼吸肌训练应该有适当的种类、强度、时间和计划。

(1) 呼吸肌锻炼的基本要求:使患者在适当的呼吸负荷基础上呼吸,出现疲劳感时即终止呼吸肌锻炼;通过增加呼吸负荷或增加停机时间,逐渐增大呼吸肌训练的强度;由于每次呼吸肌训练的效果是短暂的,故应保持渐进性的训练过程,以维持呼吸肌训练效果。

(2) 撤机过程中的监测和处理:撤机过程中应密切观察病情和通气条件的变化,患者病情稳定后方可停机和移走呼吸机。若患者出现呼吸肌疲劳的表现,如呼吸节律改变、呼吸困难加重、心动过速、血压改变、出汗、胸腹呼吸矛盾运动、SaO$_2$ 下降、呼吸性酸中毒等,则必须立即给予足够的呼吸支持。

三、常用撤机方法

经典撤机方法主要为以下几种:直接停机、T 管法、T 管联合 CPAP 法、间断停机法、SIMV 法、PSV 法、SIMV＋PSV 法。目前比较推崇的是自主呼吸试验。新型智能型模式、自主型模式和全能模式(如 VSV、PRVCV、PAV、NAVA、ASV、BIPAP)撤机法的应用也逐渐较多。对相对容易撤机的患者多应用一种撤机方法,对撤机难度较大的多需联合和序贯应用数种撤机方法。

不同疾病、疾病的不同阶段的通气要求不同,每一种撤机方法也有其相对独特的特点;医务人员的呼吸生理水平、临床判断和处理能力有差异,对不同通气模式的掌握水平也有差异,故对撤机方法的要求也会不同。经典撤机法是新型撤机法的基础,是本章介绍的重点;自主呼吸试验撤机方法有一定的特点,下节单独阐述。

(一) 直接停机法 直接停机,顾名思义为不经过任何器械或辅助撤机方法完成整个撤机过程。仅需要短期(不超过 24 h)机械通气的患者,特别是外科术后患者,非常容易成功撤机和拔管;甚至对于接受大型外科手术(如冠状动脉搭桥术)患者也能成功

完成早期撤机和拔管。Quasha 等发现冠状动脉搭桥术后 2 h 拔管与术后 18 h 拔管心、肺并发症的发病率无差异。对于机械通气时间不需要超过 24 h 的患者,如补液过度和高血压导致的心源性肺水肿、速发型支气管哮喘、某些药物过量、痰堵和咯血窒息患者,因病因迅速去除,患者的自主呼吸能力迅速恢复或呼吸阻力迅速降低,一般也可直接停机。

(二) T 管撤机法 是指气管插管或气管切开患者经 T 形塑料管呼吸湿化、温化的气体,自主呼吸稳定后的撤机方法。与其他撤机技术(如 SIMV、PSV 撤机)比较,T 管撤机属于完全自主性呼吸,故撤机后不容易发生心、肺功能紊乱。

1. 基本要求 ① 应用 T 管撤机时,必须充分抽出导管气囊内的气体,且应从辅助通气开始,而不是从控制通气开始,以免引起患者的不适应。② 试验过程中,若出现呼吸肌疲劳的表现就应停止,而不应该根据"所谓的""预先设定的训练时间的长短及频率"终止。③ 如果撤机失败,在随后的 24 h 内无须尝试其他撤机方案。

2. 替代方法 目前许多呼吸机有持续气流或相当于持续气流的功能,如流量触发,此时关闭主机气流,大幅度开大流量触发气流,充分抽光导管气囊内的气体,患者通过原连接管路进行自主呼吸也相当于 T 管撤机。

3. T 管联合 CPAP 撤机 不管是否存在基础疾病,T 管联合 CPAP 撤机方案符合人体的呼吸生理特点。原因在于:① T 管停机时,气管插管的气囊放气导致声门开放,使上气道的气流阻力骤然降低,短时间内呼气迅速增多,容易导致呼气末肺容积减少,使用 5 cmH_2O 的 CPAP 可防止其发生。② 对于气道陷闭导致气流阻塞(如 COPD 或合并 OSAS)患者,CPAP 能通过对抗 PEEPi 降低呼吸功。③ 对于需维持使用 CPAP 的患者,它是一种较好的过渡方式。④ 对于心功能不全患者,它有助于心功能的持续改善。

直接使用呼吸机进行 T 管撤机时,可通过调节 CPAP/PEEP 旋钮较好地完成 T 管联合 CPAP 撤机。

4. T 管撤机的操作流程

(1) 患者心理准备:病情明显改善且趋于稳定,逐渐符合撤机指征时,应告知患者做好撤机准备、大约何时开始撤机、撤机的理由及目的。允许患者随时表达任何想法和担心,给予恰当的解释,以减轻患者的顾虑、恐惧等不良感受。

(2) 检测:试验前检测患者的临床表现,如 HR、RR、血压、呼吸运动;气体交换指标,如动脉血气、SpO_2、氧合指数;心电图等。

(3) 其他注意事项:① 保证有医务人员留在患者身边,给予安慰及关心,为患者提供良好的撤机环境。② 避免使用镇静剂,以保证患者能最大限度地配合撤机锻炼。③ 如有可能,让患者尽可能坐在病床上或床旁椅上完成撤机过程。

(4) 停机要求:① 停机时将气囊内的气体充分抽光。② 通过 T 管(或呼吸机的 Y 形连接管路)呼吸加热、湿化的空氧混合气,要求 FiO_2 高于机械通气时的 10% 以上或 SaO_2 在 90% 以上;经过 T 管的气体流量为患者的自主通气量的 3 倍,以保障吸气峰流量小于最大供气流量。③ 维持撤机试验,直至患者刚开始出现呼吸肌疲劳或临床情况恶化的征象,如 HR 增加至 30 次/min 以上、出现心律失常、平均血压升高 15 mmHg 以上,连续 5 min 出现 RR>35 次/min、SaO_2<90%,终止试验。④ 终止撤机试验后,继续使用撤机前的通气模式和参数,使呼吸肌充分休息。依据上述情况调节通气时间、停机时间及停机的频率。

(5) 撤机:对于长期机械通气患者,特别是 COPD 合并呼吸衰竭的患者,应遵循比较严格、循序渐进的撤机原则;患者能稳定自主呼吸 2 h 可考虑撤机。对于无明显基础肺疾病且短期接受机械通气患者(<1 周),患者能稳定呼吸 30 min,即可考虑撤机、拔管。

(三) SIMV 撤机法

1. 基本特点 SIMV 撤机法是经典撤机方法之一,其过程包括逐渐减少通气次数和逐渐增加自主呼吸次数。指令性辅助通气与自主呼吸相互交替,有益于逐渐完成撤机过程。

2. 操作流程

(1) 准备:与 T 管撤机方案中的(1)至(3)项的要求相同。

(2) 通气模式和参数的调整:将通气模式改为 SIMV;若原为 SIMV 模式,则减少 f_{IMV}。

(3) 常规撤机方案:① 对于基础肺功能明显减退、长期机械通气的患者,可参照如下撤机方案。f_{IMV} 调至 8~10 次/min,V_T 不变,增加 FiO_2 10%,每小时减少 f_{IMV} 2 次/min,直至临床提示出现呼吸肌疲劳或临床情况恶化。这说明患者的自主呼吸能力不足以克服通气阻力,故需增加 f_{IMV},直至患者呼吸稳定一定时间;然后再次进行撤机锻炼。② 若 f_{IMV} 为 4 次/min,患者能稳定呼吸达 4~6 h,说明其自主呼吸能力足以克服通气阻力,可考虑撤机。③ f_{IMV} 无须也不应该降至更低或降至 0,因为人工气道和呼吸机(包括阀门、连接管路、触发灵敏度)本身皆有一定的阻力,f_{IMV} 在低水平或 0 水平持续时间过长会导致呼吸肌疲劳和撤机失败。

(4) 简单撤机方案:对于无明显基础肺疾病且短期机械通气的患者(<1 周),可每隔 30 min 减少 f_{IMV}。若 f_{IMV} 达 4 次/min,患者呼吸稳定 2~4 h,并维持良好的气体交换功能,可撤机。

(四) PSV 撤机法 PSV 属自主性通气模式,其支持压力还能对抗气管插管和呼吸管路所增加的呼吸功,补充导管阻力增大所致的自主呼吸不足,使患者更为舒适,有助于提高患者的依从性和撤机成功率。

1. PSV 对抗人工气道的阻力

(1) 人工气道增加阻力:气管内插管增加的阻力主要取决于导管内径和气流量,也与导管长度(在成人,导管长度取决于气管插管和气管切开,与导管内径无关)有一定关系。

(2) PSV 对抗阻力的判断:由于每个患者所使用的气管导管扭曲、变形程度不同,管壁内黏附的分泌物有差异,对抗导管阻力的支持压力(SP)值有一定差别,如 Brochard 等比较拔管前、后的呼吸功,发现拔管后呼吸功有不同程度的减少,继续无创通气可使 SP 减少 3~14 cmH_2O。可根据一定的方法预测克服阻力所需的 SP 水平。

1) Nathan 计算方法:补偿 SP 水平=PIFR×阻力。其中 PIFR 为 CPAP=0 时呼吸机给予患者的吸气峰流量,阻力=(峰压-平台压)/平均吸气流量。

2) 简单换算:7~9 号的导管需要的 SP 为 9 cmH_2O 至 7 cmH_2O,这是兼顾科学性及可操作性的基本方法。

因此,若支持压力降至 5~7 cmH_2O,维持 4~6 h 时,说明患者的自主呼吸能力足以克服通气阻力,可考虑撤机。

2. 操作流程

(1) 准备:与 T 管撤机方案中的(1)至(3)项的要求相同。

(2) 通气模式和参数的调整:将通气模式转为 PSV;如已用 PSV 模式,则降低 SP 水平。

(3) 常规撤机方案:对于严重肺功能减退,且长期机械通气的患者,特别是 COPD 患者,可参照如下方案撤机:调节 SP 至 20~25 cmH_2O,提高 FiO_2 10%。每小时降低 SP 2~5 cmH_2O,直至临床开始出现呼吸肌疲劳或临床情况恶化的征象,增加 SP 至降低前的水平。当 SP 维持在 5~7 cmH_2O,稳定呼吸 4~6 h 时,可考虑撤机。

(4) 简单撤机方案:对于无基础肺疾病且短期机械通气(<1 周)的患者,可每隔 30 min 降低 SP 水平;如果 SP 降至 5~7 cmH_2O,患者稳定呼吸 30 min,可撤机。

(五) SIMV＋PSV 撤机法 可用于各种适合 SIMV 或 PSV 的患者,但主要用于取代单纯 SIMV 模式或单纯 PSV 模式通气时有一定呼吸肌疲劳的患者。调节原则:初始通气时以 SIMV 为主,随着患者自主呼吸能力的增强,逐渐降低 f_{IMV},直至过渡至单纯 PSV 模式;然后再降低支持压力至达到 PSV 模式的撤机条件。SIMV＋PSV 撤机流程如下。

1. 准备 与 T 管撤机方案中的(1)至(3)项的要求相同。

2. 通气模式和参数的调整 通气模式转为 SIMV＋PSV;如已采用 SIMV＋PSV 模式,则降低 f_{IMV}。

3. 常规撤机方案 对于严重肺功能减退,且长期机械通气的患者,如 COPD,可参照如下方案撤机:将 SIMV＋PSV 模式的参数调节至 SP 20~25 cmH_2O,f_{IMV} 为 8~10 次/min,V_T 不变,每小时减少 f_{IMV} 2 次/min,直至 4 次/min;然后每小时降低 SP 2~5 cmH_2O,直至 SP 为 15~20 cmH_2O。若患者呼吸稳定,则降低 f_{IMV} 至 0;若患者呼吸持续稳定,则继续降低 SP,直至临床开始出现呼吸肌疲劳或临床情况恶化的征象,此时应增加 SP 至本次降低前的水平。当 SP 降低至 5~7 cmH_2O 时,患者稳定呼吸 4~6 h,可考虑撤机。

4. 简单撤机方案 对于无基础肺疾病且短期机械通气(<1 周)的患者,可每隔 30 min 降低 f_{IMV},直至为 0,然后每隔 30 min 降低 SP 水平 1 次,每次降低 2~5 cmH_2O。如果 SP 在 5~7 cmH_2O 水平,患者稳定呼吸 30 min,可考虑撤机。

(六) 新型通气模式的撤机 如 VSV、PRVCV、ASV、BIPAP、PAV、NAVA 也可用于撤机过程,与上述撤机要求相似,但与应用经验有更密切的关系。如 VSV 实质是 PSV 的自动化调节,调节原则和方法与 PSV 基本相同,若应用熟练则更快捷、方便;反之,则更繁琐。

（七）间断停机法　早期呼吸机无 PSV 或 SIMV 等可以允许自主呼吸的通气模式,故几乎皆采用间断停机的方法。目前呼吸机的性能和功能皆明显改善,可采用的撤机方法非常多,但间断停机法仍有独特的优势,即简单、方便、可靠,仍是常用的撤机方法。操作流程如下。

1. 准备　与 T 管撤机法中基本要求的①至③项相同。

2. 调节　停机过程中保留气管插管,但需充分抽出气囊内气体,给予吸氧和充分湿化。

3. 常规撤机方案

（1）基本方法:开始阶段白天间断停机,夜间通气;初始停机时间较短,10～15 min,避免患者出现明显呼吸困难,否则需及早恢复机械通气;然后逐渐延长停机时间;待患者能稳定自主呼吸 2 h,且动脉血气稳定,可考虑撤机。

（2）注意事项:必须充分抽光气囊内的气体,否则呼吸阻力太大;停机时间不宜超过 2 h,否则容易导致分泌物干结和阻塞;若患者基础肺功能较差、通气时间较长、可能有呼吸机依赖时,临床医师对撤机的把握度不大,则应给予气囊充气,继续给予充分的通气辅助,进行第二次、第三次的停机观察;然后完全停机。

4. 简单撤机方案　对于无基础肺疾病且短期机械通气(<1 周)的患者,可直接停机 1～2 h,若患者能稳定自主呼吸,可撤机。

5. 复杂撤机方法　对于长期机械通气,多次撤机失败,有较强呼吸机依赖的患者也可采用下述间断停机方法。若患者一次停机 45 min 就出现明显气急,则每次的停机时间缩短,比如 30 min。每次

停机后给予机械通气 3 h,然后再停机 30 min。其后机械通气时间逐渐缩短至 30 min,即通气 30 min,停机 30 min,然后彻底撤机。

（八）简单撤机法　实际上,临床医师有一定经验后,可将撤机时机和方法简化,只要 SIMV 法、PSV 法等各种带机、撤机方法达上述标准,患者稳定呼吸 4～6 h 或间断停机能稳定自主呼吸 2 h,且动脉血气稳定,说明患者的呼吸中枢、神经-肌肉、气道-肺功能皆能维持在一定水平,即可考虑撤机。若咳痰能力良好,说明患者呼吸和防御功能皆较好,可考虑拔管。

若患者基础肺功能较差、通气时间较长、可能有呼吸机依赖时,临床医师对撤机的把握度不大,则应给予充分的通气辅助,然后实施第二次、第三次的撤机观察。若持续稳定呼吸,可撤机;否则,需再次给予适当的通气辅助,然后撤机观察。

四、非常规撤机方法

某些非常规撤机方法也可应用于撤机过程,包括吸气肌阻力锻炼法、生物反馈法等,但应用经验不多,可操作性较差。

1. 吸气肌阻力锻炼法　对于长期接受机械通气的患者可能有较大价值。患者使用吸气肌阻力调节器进行自主呼吸,可以达到锻炼呼吸肌耐力的目的。

2. 生物反馈法　将一些患者不能感知或不注意的生物信息反馈传送至患者,达到帮助患者撤机的目的。例如,借助床边显示器显示患者的 VC、V_T 等参数,并鼓励患者积极参与撤机过程,以锻炼呼吸功能,增强撤机信心。

第三节　自主呼吸试验

自主呼吸试验(spontaneous breathing trial, SBT)是指在人工气道机械通气撤离前,让患者通过 T 管自主呼吸或在低压力支持水平下呼吸,通过短时间(一般为 30～120 min)的密切观察,判断自主呼吸能力的恢复程度,以帮助医务人员决定是否撤机的一种技术。

一、SBT 的概况

SBT 是一项简单、实用、预测准确度较高的综合性试验,正确操作试验过程、合理评价试验结果对指导撤机有重要作用。此技术有十余年的发展历史,广泛应用于 COPD 急性加重、ARDS、心力衰竭、

重症肺炎、创伤等疾病导致的呼吸衰竭患者。虽然称"自主呼吸试验",但并非正常的自主呼吸,因为试验时患者需经过人工气道呼吸,并且常加用低强度的通气辅助。2001年美国胸科医师学会(ACCP)、美国呼吸治疗学会(AARC)和美国危重病医学会(ACCM)发表的"撤机指南",2007年欧洲呼吸学会(ERS)、美国胸科学会(ATS)、欧洲重症医学学会(ESICM)、危重病学会(SCCM)、法语系危重病医学会(SRLF)等5个学会的"推荐意见",都推荐SBT作为判断能否成功撤机的重要方法。

二、SBT的技术原理

1. 呼吸泵和呼吸阻力 从呼吸力学角度而言,人工气道机械通气的主要原因是呼吸泵功能的绝对或相对削弱,不足以克服呼吸负荷的相对或绝对增加,需要一定的通气辅助才能使呼吸泵功能和呼吸负荷之间达到新的平衡。随着导致呼吸衰竭的原发病或诱发因素逐渐纠正,患者全身状况逐渐改善,制约呼吸泵功能和增加呼吸负荷的各种因素被逐步解除或明显改善,患者的呼吸能力又足以克服呼吸阻力,能独立完成自主呼吸,就不再需要通气辅助,此时应考虑尽早撤机,但如何识别和判断呼吸泵功能是否恢复至足以对抗呼吸负荷需要进行相关的试验判断。

2. SBT对呼吸泵和呼吸阻力的评价 降低通气辅助水平,使患者模拟自主呼吸状态,通过对试验过程中通气、氧合及循环功能等客观指标和相关临床表现进行动态评价,进而判断患者是否通过试验。试验结果对判断患者呼吸泵功能是否足以克服呼吸阻力具有重要的指导意义。

三、SBT的操作过程和要求

1. SBT的应用指征和时机

(1) SBT的应用指征:① 不需要24 h人工气道机械通气的患者,如外科术后、急性心源性肺水肿、部分哮喘、某些药物过量、痰堵窒息,因病因迅速逆转,患者自主呼吸能力迅速恢复或呼吸阻力迅速降低,无需进行SBT。② 机械通气超过24 h后,应每日对患者进行一次评估,以判断其是否具备一定的撤机条件,若条件具备者可考虑进行SBT。③ 长期机械通气(一般指21日以上)的患者,通过SBT

判断能否撤机的准确度较差,因为患者常存在呼吸肌的失用性萎缩和呼吸机依赖,特别是呼吸肌耐力的下降更为显著,即使通过SBT,撤机后维持自主呼吸的时间也可能较短。此时进行间断停机或PSV结合间断停机,强化呼吸肌肌力和耐力锻炼,以创造更有利于成功撤机的条件。

(2) SBT的时机:判断患者是否适合进行SBT,仅凭主观评估是不足的,还需要有客观标准辅助判断(表29-1)。

表29-1 进行SBT前需要达到的标准

临床表现

　适当的咳嗽能力

　没有过多的气道分泌物

　导致患者气管插管的急性期病情已经缓解或明显改善

客观测定

　心血管功能稳定

　　HR<140 次/min,收缩压 90~160 mmHg,已停用或仅少量应用血管活性药物

　代谢功能稳定

　适当的氧合水平

　　$FiO_2 \leqslant 0.4$、$SaO_2 > 90\%$或 $PaO_2/FiO_2 \geqslant 150$ mmHg,$PEEP \leqslant 8$ cmH_2O

　适当的肺功能状态

　　RR<35 次/min,MIP 在 $-20 \sim -25$ cmH_2O 及以下,$V_T > 5$ ml/kg,VC>10 ml/kg,$f/V_T \leqslant 105$ 次/(min·L),没有明显呼吸性酸中毒和酸血症

　适当的意识状态

　　未用或应用镇静剂情况下,有适当的意识水平或神经系统功能稳定

(3) 短时间SBT:普遍认为,SBT失败大多发生在试验刚开始的时间段内,故试验早期应仔细检查患者的病情变化。在真正开始SBT前,一般先进行短时间(1~5min)SBT,试验方法与SBT相同,主要观察指标为 V_T 和呼吸频率(RR或f)。在这段时间内,患者如果持续满足 $V_T > 5$ ml/kg、RR<35 次/min,即可进行SBT。

2. 试验方法 有3种基本方法:T管试验法、低水平 CPAP (5 cmH_2O)法和低水平 PSV(5~7 cmH_2O)法。

(1) T管试验法:将T管与气管插管或气管切开的导管直接相连,利用加温湿化装置加温加湿吸入气体,保持 FiO_2 不变,使患者完全处于自主呼吸状态。此方式无额外正压辅助,人工气道的存在还

会使呼吸阻力增大,因此若患者能通过此试验则拔管后失败的机会非常小,但试验过程中容易发生呼吸困难、呼吸肌疲劳,使试验的成功率下降,因此试验时必须充分抽出气囊内的气体。与其他试验方式相比,由于气道阻力增大,T 管试验法容易导致呼吸窘迫和一系列应激反应。

(2) 低水平 CPAP 法:即将原通气模式改为 CPAP,调整至 5 cmH$_2$O,FiO$_2$ 维持不变,患者在此条件下呼吸。一般认为 COPD 和左心功能不全患者更适合此方法,因为低水平 CPAP 有助于维持 COPD 患者陷闭小气道的开放,对抗 PEEPi 引起的呼吸功增加;降低左心功能不全患者的左心室跨壁压和后负荷,改善心功能,间接降低呼吸功,使试验更加安全,试验的成功率也更高,但拔管后有呼吸功增加或心功能不全复发的风险。

(3) 低水平 PSV 法:即原通气模式改为 PSV 或继续应用 PSV 模式,压力支持水平设置在 5~7 cmH$_2$O,FiO$_2$ 维持不变,患者在此条件下呼吸。此方法和低水平 CPAP 法都是在带机状态下进行,属于带机试验。若患者需终止试验,可以迅速返回试验前的通气模式,给予适当的通气支持,安全性高;而 T 管试验法则需要较长时间,安全性稍差。带机试验无须断开呼吸机,直接调节通气模式和通气参数即可,操作简单、方便,而 T 管试验法则稍繁琐。适当低水平压力支持能有效克服人工气道阻力,降低额外呼吸功,能更准确地判断患者是否具备克服自身胸肺阻力而进行自主呼吸的能力。支持压力水平应根据人工气道内径、长度(特别是内径)而适当调节。不适当的压力选择容易导致试验失败。

3. 试验持续时间 不同作者的报道有差异,大多选择 30~120 min。Esteban 等和 Perren 等分别研究了 T 管试验法和低水平 PSV 法的试验时间,皆对 30 min 与 120 min 进行随机对照研究,研究对象包括 COPD 加重(AECOPD)、肺炎、心力衰竭、神经-肌肉疾病等导致的呼吸衰竭患者,结果发现两组患者的 SBT 试验成功率、试验成功者 48 h 的重新插管率、ICU 病死率、院内病死率、住 ICU 时间和住院时间的差异均无统计学意义。鉴于不同疾病的病理生理学特点不同,有学者提出根据疾病选择试验时间更有价值,举例如下。

(1) COPD:其可逆程度小,膈肌处于不利的力学状态,通气时间多较长,常合并一定程度的呼吸肌失用性萎缩,若 SBT 时间过短,则仅能了解呼吸肌力而不能准确判断其耐力,故试验时间需较长,宜选择 1~2 h。

(2) 急性肺水肿或损伤:心功能不全、ARDS 和重症肺炎的治疗时间多较短,可逆性大,可完全或大部分恢复正常,对呼吸肌功能影响小,SBT 时间宜缩短,可选择 30 min,其中心功能不全患者的 SBT 时间过长反而容易诱发心功能不全的再次发作,因为与真正自主呼吸相比,人工气道使呼吸阻力增大。

(3) 长期通气患者:常有明显呼吸肌萎缩和呼吸机依赖,120 min 也不足以判断其呼吸肌耐力,必须通过呼吸肌锻炼,通过更复杂的撤机方法进行撤机。

四、SBT 的标准和结果评价

由于上述较多问题,进行 SBT 时需对患者的情况进行客观评价。

1. 评价指标 评价指标可分为客观和主观两方面(表 29-2)。ERS/ATS 等 5 个学会提出的 SBT 失败标准参考表 29-3,其撤机标准与 ACCP/ACCM/AARC 有所不同,但也差别不大,主要是前者的标准更具体,某些阈值也略有改变,如 PEEP、PaCO$_2$、pH 和收缩压等。

表 29-2 患者耐受 SBT 的标准

客观标准
SaO$_2$≥90% 或 PaO$_2$≥60 mmHg(FiO$_2$ 在 0.40~0.50 及以下),或 PaO$_2$/FiO$_2$>150 mmHg
PaCO$_2$ 升高<10 mmHg 或 pH 降低≤0.10
RR≤35 次/min
HR≤140 次/min 或较基础值增加≤20%
90 mmHg≤收缩压≤160 mmHg 或较基础血压的改变率<20%
主观标准
未出现呼吸功增加的体征,如胸腹矛盾运动、辅助呼吸肌过度活动
未出现其他呼吸窘迫的体征,如大汗、焦虑、烦躁

表 29-3 SBT 失败的标准

临床评估和主观标准
激动不安、焦虑或精神抑制
大汗
发绀
呼吸过度用力的表现
  辅助呼吸肌活动幅度增大
  呼吸窘迫的面部体征
  呼吸困难

（续表）

客观测定标准

$FiO_2 \geqslant 0.5$，PaO_2 在 50～60 mmHg 及以下或 $SaO_2 < 90\%$

$PaCO_2 > 50$ mmHg 或 $PaCO_2$ 增加 > 8 mmHg

pH < 7.32 或 pH 降低 > 0.07

$f/V_T > 105$ 次/(min·L)

RR > 35/min 或增加幅度 $\geqslant 50\%$

HR > 140 次/min 或增加幅度 $\geqslant 20\%$

收缩压 > 180 mmHg 或增高幅度 $\geqslant 20\%$

舒张压 < 90 mmHg

心律失常

2. 指标的合理评价　虽然上述标准有较好的适用性，但理想的阈值界限尚未确定，也很难确定，因为不同疾病和不同病理生理阶段可以有很大的不同。一些指标也缺乏特异性，如 RR 增快和心动过速皆可因紧张、躁动、恐惧、发热而出现，而可能不是对撤机的不耐受。即使是肺部疾病导致的 RR 增快也有较大差异。在肺实质疾病，肺弹性阻力增大，RR 应该增快，RR 变化作为评价标准的价值相对较小，判断的阈值宜较大；而在气道阻塞性疾病，气道阻力明显增大，患者的理想状态应该是深慢呼吸，RR 增快多是呼吸肌疲劳的指征，其阈值宜较小，如 25 次/min。虽然血气指标是客观的，但目前的阈值标准可能很难适用于 COPD 慢性呼吸衰竭患者，因为在 SBT 期间，$PaCO_2$ 增加 > 8 mmHg 和 pH 下降幅度 > 0.07 是很容易出现的。这些情况主要见于残存肺功能有限，甚至基础 $PaCO_2$ 就高于正常的患者。部分慢性肺部疾病、慢性心脏病、神经-肌肉疾病需要长期无创或有创治疗，上述标准则完全不适合。

五、SBT 指导撤机的原则及处理对策

在预定的试验时间内，若未达终止试验标准，则表示试验成功，可考虑撤机；若 SBT 失败，应立即终止试验，给予充分、稳定的呼吸支持，保证呼吸肌充分休息，并积极寻找失败原因。一旦原因被解除或

明显改善，并能通过短时间自主呼吸试验，则可继续进行 SBT。原则上，SBT 只需每日进行 1 次，因为每日多次 SBT 容易导致呼吸肌疲劳和患者的依从性下降，增加医护人员的工作量，对缩短机械通气时间和提高撤机成功率并无优势。

六、SBT 的临床意义

多项研究结果显示，对 SBT 成功者进行撤机，平均失败率约为 13%，说明用 SBT 指导撤机具有较高的可靠性。Ely 等研究发现，与每日对患者进行病情观察以决定是否拔管的撤机相比，依据 SBT 可明显缩短撤机时间及机械通气时间，显著降低相关并发症和医疗费用。

也有少数学者提出，根据 SBT 指导撤机并不能改善撤机结果，这也值得我们反思。不同单位进行 SBT 的操作流程和评价指标可能存在差异，具体时间可能不同，不同操作者对试验失败或终止标准的把握也有差别，特别是不同疾病的不同病理生理特点差别较大，这些都可能对 SBT 的科学性和 SBT 结果的判断产生影响，并最终影响撤机成功率。撤机水平与本单位的医疗水平、医护人员与床位的数量配比、临床医师对呼吸生理的掌握程度、医护人员的工作态度等皆有一定的关系，其中呼吸生理水平和应用技术是决定性因素。

总之，SBT 作为客观评价方法能较准确地反映患者自主呼吸能力，较客观地指导临床医师对撤机前患者病情进行全面评价，提高撤机的成功率。但避免不加区别地过于相信试验结果，应将试验结果与不同疾病和同一疾病的不同病理生理状态综合考虑，以决定是否撤机。在撤机前还应充分评估原发病或诱发因素是否缓解或明显改善，其他影响撤机的因素是否解除，患者上气道是否通畅，咳痰和吞咽功能是否明显恢复。在此基础上，临床医师也必须充分了解、合理评估、科学应用其他撤机方法。

第四节　撤离呼吸机的问题、失败原因及处理对策

本章第二节、第三节对撤机方法进行了阐述，但临床上很难达到撤机要求、达到撤机要求拔管失败

或达不到要求自主拔管成功的情况并不少见，这说明许多问题尚待解决。

一、撤离呼吸机的准备工作

1. 心理准备 使患者充分了解撤机的必要性和可能性,以及长期机械通气的危害性,树立信心,争取患者最大程度的配合。

2. 体力准备 在撤机前保证患者有足够的睡眠和营养,进行合理的呼吸锻炼和全身锻炼,必要时可适当用镇静剂,但剂量不宜过大、时间不宜过长。

3. 呼吸机的调节 根据撤机方法,适当降低呼吸机的辅助强度,使 $PaCO_2$、BE 接近患者缓解期的水平。

4. FiO_2 的调节 逐渐降低 FiO_2,使 SaO_2 达到 90%,但又不超过 96% 为宜,特别是在有慢性高碳酸血症、长时间卧床、长时间控制通气的患者。

5. 医务人员参与 撤机前、撤机过程中和撤机后的一段时间内,保证医务人员在床边,一方面起到安慰及鼓励患者的作用;另一方面可密切监测患者的呼吸、循环、中枢神经系统及呼吸肌功能的变化,并给予合理的评估和处理对策。

二、正确分析和处理撤机失败的原因

正确认识和处理上述影响撤机的因素可最大限度地避免撤机失败的机会,但实际操作过程中必须注意以下环节。

(一)共性问题

1. 撤机条件满足或基本满足 原发病或诱发因素基本控制或明显改善,生命体征稳定,有适当的中枢兴奋性,有一定的残存肺功能,有一定的呼吸肌力量和耐力,低浓度吸氧条件下动脉血气基本稳定。

2. 撤机困难的基本情况 主要见于慢性呼吸系统、心脏、神经系统疾病,以及其他需长时间机械通气的患者。

3. 常规撤机方法失败的共同问题 在低辅助的条件下长时间通气,比如 SIMV 频率<4 次/min 或 PSV<5 cmH_2O 通气,通气时间超过 4 h;经 T 管呼吸或停机观察时超过 2 h,经 T 管呼吸或单纯停机呼吸时气囊不放气,使患者在较高阻力的条件下长时间通气,导致呼吸肌疲劳。如前所述,人工气道的建立可显著增加气道阻力,因为人工气道的内径大约为自然气道的 1/3,而气道阻力又与半径的 4 次方(层流)或 5 次方(湍流)成反比,故单纯克服 7~

9 号导管的阻力需 9 cmH_2O 至 7 cmH_2O 的支持压力。

(二)撤机方式的个性问题

1. SIMV 撤机的问题

(1)定容型 SIMV 的基本特点:吸气流量的形态和大小恒定,T_i 恒定,V_T 恒定。自主呼吸不能调节 T_i 和吸气流量,故应用不当容易导致通气不足、通气过度、人机对抗,皆容易导致撤机失败。详见第十一章。

1)流量形态和大小:呼吸机设置的流量波形主要有方波、递减波、正弦波、递增波等。健康人平静呼吸时的流量为正弦波,用力呼吸时接近递减波。理论上机械通气时可根据患者的呼吸形式选择正弦波或递减波。但多数情况下,机械通气患者的呼吸阻力增加,人工气道的建立又进一步增加呼吸阻力。触发灵敏度的设置和吸气阀的惯性又分别产生触发阻力和延迟阻力,导致同步时间延长。在同步时间内,患者仅有呼吸动作,但无气流产生,导致"窒息样"呼吸,患者对高速气流的需求强烈,故应给予递减波或方波,而正弦波、递增波等波形是不合适的。

2)吸气时间和潮气量:T_i 包括触发时间、送气时间和屏气时间,V_T=平均流量×送气时间。因此,无论选择何种流量波形和多大 V_T,皆必须确保预设 V_T 和实际输出 V_T 相同,并保障流量大小满足通气需求。

在方形流量波,潮气量=预设流量×送气时间,一般选择 40~60 L/min。方波的基本特点是峰压高、平均气道压低,但不容易满足吸气初期的需要,对改善人机关系和撤机有欠缺。

在递减流量波,潮气量=平均流量×送气时间。临床一般用 60~90 L/min。递减波是呼吸增快患者的基本波形,其特点是峰压低、平均气道压高;容易满足吸气初期的需要,临床应用逐渐增多。

3)流量上升速度:影响平均流量、送气时间和实际 V_T。无论何种情况,不宜超过 0.3 s。

无论何种波形,流量、流量上升时间、送气时间、V_T 设置不当皆会导致人机对抗、呼吸肌做功增加和呼吸肌疲劳。

4)呼吸形式:V_T、T_i 的选择还必须满足患者对呼吸形式的需求。呼吸形式除包括 V_T 大小,还包括 RR 和 I:E。由于预设值和实测值经常有较大差异,故应特别注意实测值。一般常规 V_T=8~12 ml/kg,RR=12~18 次/min,I:E=1:2。阻塞性通气疾病的 RR 应较慢,I：E 应较长;限制性通气疾病则相应较快和较短。

(2) SIMV 不足:包括 V_T 不足,吸气初始流量、最大流量、平均流量不足,RR 不足,T_i 太短或过长(具体见上述),这些皆可导致人机对抗,患者实际 RR 增快、呼吸功增加,并最终导致呼吸肌疲劳和撤机失败。

(3) SIMV 过度:包括绝对过度和相对过度,前者有 RR 过快,V_T 过大;后者多见于老年人和静息 $PaCO_2$ 较高的患者,表现为夜间或休息时代谢率降低,对 V_E 的需求降低,自主呼吸减弱,临床医师因担心"夜间出问题"习惯增加夜间 SIMV 的频率,导致通气过度,故名义上是 SIMV,但实际上是 CMV,清晨动脉血气多表现为呼吸性碱中毒。这是临床上常见的一个误区,其核心是完全忽视了健康人和患者共同的代谢特点,即静息和睡眠时代谢率显著降低,对 V_E 的需求显著减少。过度通气容易导致呼吸肌肌力和耐力的下降。一旦撤机,容易发生呼吸肌疲劳和撤机失败。

(4) SIMV 适当:可充分缓解呼吸肌疲劳,同时适当锻炼呼吸肌,有助于撤机。若用 4 次/min 的频率通气 4～6 h 后患者呼吸基本平稳,可考虑撤机;若仍担心失败,则应增加 RR 至 6～8 次/min,通气一段时间后再将 RR 降至 4 次/min,通气 4～6 h,如此反复数次,有助于提高部分撤机困难患者的撤机成功率。

(5) SIMV 的应用原则:SIMV 用于自主呼吸较稳定的患者。但若患者自主呼吸明显恢复,最好改用完全自主性通气模式,如 PSV 及其智能模式、NAVA、PAV 等。

2. PSV 撤机中的问题

(1) 基本问题:主要是在低辅助的条件下长时间通气导致呼吸肌疲劳;若 PSV 压力过大导致过度通气,使 $PaCO_2$ 下降过度,也不利于撤机。故支持压力为 5～7 cmH_2O,稳定通气 4～6 h 后撤机是合适的。若仍担心撤机失败,则应增加 SP 至 10～15 cmH_2O,如此反复数次,有助于提高撤机的成功率。

(2) 吸气压力和呼气压力坡度:其调节也影响撤机的成功率。吸气压力坡度可使吸气流量平缓,减轻对气道的刺激,但一般不宜超过 0.3 s,RR 较慢时坡度可稍长,较快时应缩短或降至 0;若压力坡度时间明显延长,将导致吸气流量不足,V_T 下降,代偿

性 RR 显著增快和严重的人机对抗。除 OSAS 外,呼气压力坡度不宜使用。

3. 间断停机不适当

(1) 基本问题:主要有停机准备不充分,单次停机时间过长,湿化不良,导致导管内分泌物过多黏附;还有气囊不放气等。

(2) 处理措施:主要是充分准备,充分湿化和温化;合理调节停机时间,单次停机时间逐渐延长,对明显撤机困难的患者可采取单次通气时间逐渐缩短的策略。停机时必须充分抽光气囊内的气体。

4. T 管停机不当

(1) 基本问题:气流量不足,氧浓度过高。

(2) 处理措施:给予较大的流量,其大小超过患者实际 V_E 的 2 倍;严格控制氧浓度,一般不超过 40%,使 SaO_2 稍高于 90% 即可。

(三) 患者的疾病特点

1. "隐匿性"心功能不全

(1) 基本特点:COPD 等慢性呼吸衰竭多见于老年人,也常合并冠心病、高血压,容易合并潜在性心功能不全。合适机械通气可降低左心室跨壁压,降低左心室后负荷;维持适当的回心血流量和前负荷,同时改善肺功能和心功能。若突然撤机,则容易导致后负荷明显增加、回心血流量过度增大和心源性肺水肿的发生,导致撤机失败。

(2) 处理原则:对呼吸衰竭患者应客观评价心功能情况,逐渐撤机,同时适当应用改善心功能的药物。

2. 中枢性低通气或睡眠呼吸暂停

(1) 基本特点:老年人大约有 1/3 发生睡眠时低通气,COPD 患者约有 2/3 发生,而高碳酸血症型呼吸衰竭患者几乎 100% 发生;慢性心功能不全患者发生中枢性低通气的机会也较高,高流量吸氧的情况下更容易发生。因此,此部分患者在撤机后容易发生夜间呼吸衰竭,也容易在高流量氧疗或 SaO_2 明显升高的情况下导致呼吸衰竭加重,使撤机失败。单纯慢性支气管炎(肺功能不提示气流阻塞)、COPD 合并中枢性低通气并不少见,且常以后者为主,但临床上容易忽视。

(2) 处理措施:强调病情一旦改善、撤机后,必须及早转入中枢性低通气的治疗,夜间需加用一定机械通气频率,比如选择 SIMV 模式或 PSV/PCV 模式(BiPAP 呼吸机的 S/T 键),SIMV 的频率或背景频率以 6～8 次/min 为宜;过高容易导致通气过

度和呼吸抑制。

3. OSAHS COPD 或慢性心功能不全患者容易合并 OSAHS,部分患者甚至以 OSAHS 为主,但临床上容易忽视,因此对该类患者必须进行合理评价,一旦撤机,需及早转入 OSAHS 的治疗,给予足够的 PEEP(CPAP),一般不低于 6 cmH₂O;严重肥胖或并发肺心病的患者通气阻力显著增大,也应适当增加通气压力,一般高压为 15~20 cmH₂O。

4. 气道内分泌物过多或气道缺乏湿化、咳嗽能力不足 咳嗽是反射活动,完成有效咳嗽的基本条件为咳嗽感受器的敏感性、中枢的兴奋性、声门的完整性、足够的呼吸肌收缩力。

(1)基本问题:拔管患者在 1~2 日多不能恢复完善的湿化、温化功能和自主咳痰能力,故容易发生分泌物阻塞气道,导致撤机失败。

(2)处理措施:掌握拔管的时机,在一般状况较差的患者不宜过早拔管;加强翻身拍背,加强湿化和温化,让患者加强主动活动,从而改善感受器的敏感性、中枢的兴奋性;给予祛痰剂;可适当应用ACEI,如卡托普利(开搏通)6.25 mg,2 次/日,刺激咳嗽反射;间断高流量通气、适当应用 β 受体兴奋剂以改善气道黏膜的纤毛运动和促进分泌物的排出,必要时联合应用激素可能更有效。最后特别强调让患者学会咳嗽,包括咳嗽频率和咳嗽动作,使其符合咳嗽反射的要求,提高咳痰的效率,详见第四十一章。

5. 气道阻力过大

(1)基本特点:常见于气道分泌物引流差,气道痉挛或水肿,气管导管太细或导管有痰痂,连接接头过多。因为气道的阻力与半径(R)的 4 次方(层流)或 5 次方(湍流)成反比,因此自然气道或人工气道内径轻度缩小,阻力即显著增大。以气道导管为例,管径与面积的关系为:面积=πR^2,不同管径导管的面积相对数分别如下:6 号为 9,7 号为 12,8 号为 16,9 号为 20,差别皆非常大;以绝对值表示则为:在气流量 30 L/min 的情况下,6 号导管的阻力为 12.04 cmH₂O/(L·s),8.5 号导管的阻力为 2~6 cmH₂O/(L·s),差别也非常大。

(2)处理措施:尽可能选择内径较粗的气管导管,尽可能减少连接部分,加强湿化引流,防止导管内痰痂形成。一旦痰痂形成应及早拔管或更换导管。对于气道陷闭导致的 PEEPi,应适当应用PEEP 对抗。对气道痉挛、水肿导致的气道阻力增

大和 PEEPi,应给予气道扩张剂、吸入糖皮质激素、白三烯受体拮抗剂等,必要时可短时间内给予糖皮质激素口服或静脉应用。需强调在部分机械通气患者,哮鸣音对判断气道痉挛、水肿并不可靠,特别是存在明显肺过度充气或应用较小 V_T 的情况下。若适当增大 V_T 后听诊或在颈部气管旁听诊则有助于识别哮鸣音的存在;也可根据流量波形图判断气道阻塞的存在,并与气道陷闭鉴别。经适当治疗后不但气道阻塞的症状、体征明显改善,也常伴随流量波形图的改善和 PEEPi 的明显降低。

6. 呼吸形式不符合呼吸力学要求

(1)基本特点:以胸式呼吸为主、胸腹矛盾运动、明显的辅助呼吸肌活动、三凹征、张口呼吸等,多见于基础肺功能较差的患者,是机械通气不合理或通气阻力过大的表现。

(2)处理原则:除积极查找原因并进行适当的处理外(气道阻力增大的处理同上,机械通气的处理见上述"撤机方式的个性问题"),在机械通气过程中就应进行腹式呼吸和胸腹式同步呼吸的锻炼。

7. 镇静剂或肌松剂量过大、时间过长

(1)基本问题:常见于危重 ARDS 和支气管哮喘患者,在老年人和肥胖患者出现负效应的机会更大。老年患者的药物半衰期延长,半效期可能更长,药物在脂肪中的蓄积时间较长,故肥胖患者排除时间延长,特别是地西泮等脂溶性药物。糖皮质激素和肌松剂联合应用容易发生肌无力。

(2)处理措施:严格控制药物应用的时间和剂量,特别是强调肌松剂按需应用,在老年人和肥胖患者尤其应该重视。

8. 通气后的 PaCO₂ 明显低于患者的基础水平

(1)基本问题:较多慢性呼吸衰竭患者的基础PaCO₂ 水平高于正常,而人工气道机械通气时习惯将其降至正常范围,结果导致呼吸中枢抑制;撤机后,为维持正常 PaCO₂ 水平,患者必将持续、超负荷地动用呼吸肌,结果发生呼吸肌疲劳和呼吸衰竭的再次发生。

(2)处理措施:为防治"过度通气",机械通气过程中,特别是撤机前应确保患者有适当的自主呼吸,首选 PSV、PAV、NAVA 等自主性模式,且强度适当,使 PaCO₂ 接近基础水平。

9. 氧浓度过高

(1)基本问题:在慢性高碳酸血症型呼吸衰竭患者,强调持续低流量吸氧,否则容易导致 PaCO₂ 升

高,但在机械通气患者容易忽视对 FiO_2 的控制,比如临床上经常见到 SaO_2 100%的情况。在慢性高碳酸血症患者的机械通气过程中,FiO_2 升高同样升高 $PaCO_2$,为降低 $PaCO_2$ 水平,必然增大 V_E;一旦撤机,患者还需要同样的 V_E 才能维持 $PaCO_2$ 的稳定,而患者的自主呼吸又达不到维持该 V_E 的能力,这势必动用更多辅助呼吸肌持续、用力地呼吸,从而导致呼吸肌做功显著增加,发生呼吸肌疲劳和撤机失败。

(2) 临床特点和处理措施:患者在 PaO_2 为60～70 mmHg 的情况下能舒适地呼吸,但在 80～100 mmHg 时出现一定程度的不适应,因此在撤机前应将 FiO_2 降至最低,使 SaO_2 达到或略高于 90%即可,一般不宜超过 96%。

10. 机械通气时间过长 机械通气时间较长的患者容易发生呼吸肌的失用性萎缩和呼吸机依赖,故在撤机后的短时间内,尽管呼吸肌力量足够,但耐力不足,24 h 左右或数日后容易再次发生呼吸衰竭;患者的心理依赖性强,撤机后容易发生情绪紧张、焦虑,导致呼吸增快和呼吸肌疲劳,因此该部分患者应进行较长时间的反复停机锻炼,或撤机后给予无创正压通气过渡。

11. 营养不良及代谢障碍 主要包括贫血、低蛋白血症、电解质紊乱、碱中毒和高血糖。如前所述,机械通气时维持组织氧供的基本条件包括适当氧合($SaO_2 \geqslant 90\%$)、适当血红蛋白浓度(90～140 g/L)、适当胶体渗透压和血容量(白蛋白 >30 g/L)、适当的心排血量(包括机械通气的影响)、适当的内环境状态,特别注意避免碱中毒、高血糖、缺钾、缺镁和低钠血症,还应注意钠离子、钾离子的浓度是否匹配。达不到上述要求就容易导致呼吸肌力量和耐力的减退,撤机后容易发生呼吸肌疲劳和撤机失败。

12. 饮食结构 撤机患者应注意避免能量摄入过多或糖摄入过多,否则会导致 CO_2 产生量增加,通气需求增加,也容易导致撤机失败,特别是有基础 CO_2 升高的患者。

三、其 他 问 题

1. 不能撤机的情况 主要见于无自主呼吸或自主呼吸微弱的患者、不能恢复的神经-肌肉病变或基础肺功能太差的患者。此时不能强求撤机,可经人工气道间断或持续机械通气,或拔管后给予无创通气。

2. 不能拔管的情况 除上述不能撤机的情况外,还包括自主呼吸能力稳定、咳嗽能力太差或反复发生气道内吸入的患者。

3. 序贯通气 有创无创序贯通气一般是指 COPD 和慢性心功能不全的撤机过程,但必须严格控制指征,比如气道分泌物多、咳痰能力减退的患者不宜过早拔管进行序贯通气。ARDS 和支气管哮喘则不存在序贯通气问题。

第五节 停机时气囊的管理

机械通气过程中需经常停机,短暂停机不需要气囊放气,比如吸痰时;更多情况下是需要放气,但因顾虑口咽部分泌物或食物反流而不放气,导致多种问题,这非常多见,但容易被忽视。

(一)气囊充分放气有助于显著改善呼吸道分泌物的引流和 VAP 的防治 咳嗽是一种反射活动,其反射弧包括感受器、传入神经、神经中枢、传出神经和效应器 5 个部分。气囊放气后可通过提高感受器的敏感性和效应器的功能而提高咳嗽反射的效率。

1. 提高感受器的敏感性

(1) 咳嗽感受器的基本特点:咳嗽反射的感受器分布于气道-肺实质的各个部位,甚至分布于肺外组织,但最敏感的部位是气管及其分叉处,这与咳嗽反射的功能相适应。因为咳嗽反射的作用主要是清除气管内的分泌物;随着气管内分泌物的清除,主支气管内的分泌物将更快地进入气管,使咳嗽反复发生,直至整个气道内的分泌物被有效清除。

(2) 气囊充气、抽气后的咳嗽感受器特点:由于充气气囊的阻挡作用,气囊上、下就成了分泌物聚集的主要部位。因气囊阻挡的分泌物处于相对"静止"状态,对感受器的刺激作用弱,传入神经的冲动少,咳嗽中枢发放的冲动也相应减少,咳嗽的排痰作用自然减弱。若抽光气囊内的气体,则气囊的阻挡作用自然消除,在翻身、拍背、重力等作用下,分泌物的流动性显著增强;加之气囊抽气瞬间对气道的刺激,使分泌物对感受器的刺激作用显著增强,咳嗽频率显著增多。

(3)临床表现:患者平时咳嗽不多;抽气后的短时间内频繁咳嗽,且咳嗽力量明显增大(与声门有关,见下述),可将分泌物咳出或喷出气道;在其后的30～60 min,患者仍频繁咳嗽,直至将气道内的分泌物有效咳出。因频繁咳嗽,患者比较痛苦,但随后将进入平稳期,临床情况明显改善。

2. 改善声门功能、提高咳嗽效率

(1)咳嗽的主要特点:是爆发性呼气运动,咳嗽动作的基本过程是深吸气至 TLC 的 85%～90%(相当于 P-V 曲线的 UIP 位置)或 VC 的 70%～80%,声门紧闭,一般持续 0.2 s;同时呼气肌收缩,形成肺内高压;然后声门开放,高速气流快速呼出,故具有强大的清除异物和分泌物的作用。在这一过程中,声门发挥核心作用,声门的关闭是产生肺内高压的主要基础,而声门的开放则是分泌物排出的核心通路。

(2)人工气道的建立和气囊的充气后的特点:声门的作用消失。在咳嗽的初始阶段,气流顺人工气道呼出,很难形成明显的肺泡内高压,咳嗽的力量显著减弱;在排痰阶段,人工气道阻力太大,排痰速度显著减慢,总体结果是咳嗽效率显著降低,甚至变为无效咳嗽。

(3)气囊充分放气后的特点:气流一部分通过人工气道呼出,一部分撞击声门,形成瞬间的局部高压,使咳嗽的力量明显增强;分泌物同时经人工气道和人工气道周围的气管排出,阻力显著降低,使无效咳嗽变为有效咳嗽或进一步提高有效咳嗽的效率。

3. 显著改善与气管不匹配导管的清除功能由于多种原因,临床上习惯采用较细的气管插管,不仅使上述问题更为突出;还导致气囊充气后接近球形,分泌物的积聚将更显著,并因射流效应导致双上肺充气不良、不张或感染。处理原则是及早更换内径较大、与气管匹配的导管,适当控制过强、过快的呼吸。在暂时不能更换导管的情况下,需反复抽光气囊内的气体,改善咳嗽反射的效率和呼吸道的引流。

(二)气囊充分放气显著改善患者的呼吸功能 在气囊充气、封闭气道的情况下,气道内径大约为气管的 1/3,呼吸气流为湍流,气道阻力与导管半径的 5 次方成反比,与气流量成正比,故气道阻力显著增大,容易导致呼吸窘迫、人机对抗和呼吸功显著增大。若气囊充分放气,则患者可经过人工气道及其周围的气管呼吸,气道阻力大幅度降低,呼吸显著改善。

(三)气囊充气不能有效防止口咽部分泌物和食物的吸入 气囊充气,大量分泌物或反流的食物被阻挡在气囊上方,暂时不能吸入。但患者一旦出现人机对抗、翻身、咳嗽,将导致深吸气动作出现,分泌物和食物被大量吸入;加之咳嗽能力显著减弱,反而更容易发生吸入性肺炎。

(四)防止吸入性肺炎的措施比较容易实施 为防止吸入或吸入性肺炎,强调避免长时间经口插管,加强口腔护理;强调规律性进食,避免吸痰前 30 min 内进食;进食后抬高床垫,维持 30°～45°的体位;必要时应用十二指肠管或空肠管,适当应用胃肠动力药,控制镇静剂和肌松剂的用量。

(五)机械通气过程中定时、间断气囊放气可能有较多益处 定期气囊放气可能有助于减轻气管黏膜的损伤和改善引流,一般每隔 3～4 h 将导管气囊内的气体放掉,持续 3～5 min,以改善导管气囊对气管黏膜的压迫;放气后人工气道周围的气管通畅,在通气高压作用下,一部分气流进入支气管和肺泡;大量气流则经气囊周围呼出,同时将分泌物排出,从而改善引流。

(六)气囊放气的要求 气囊放气前应先将导管和气管内的分泌物充分吸出,再将口腔和咽喉部的分泌物清除。放气后的气囊应重新充气,但压力不能太大,可采用最小漏气技术,即以充气后导管四周基本不漏气,又使气管所能承受的压力最小为原则;应做好充气量记录。

(七)个别情况下适当充气可能有一定的益处 若患者一般情况较差、会厌功能显著减弱,则其口咽部分泌物和反流食物发生吸入的机会较高,气囊充气对减少吸入可能有一定价值,但必须加强口腔和进食的管理。即使这样,也需要间断放气。

第六节　拔管及拔管后的管理

临床上拔管失败并不少见,其原因主要与对呼吸生理和疾病的认识不足、拔管指征的掌握不足、拔管后的管理有较大欠缺有关。

一、拔管指征

不同学者的报道并不完全相同,下列标准供参考。

(1) 神志清楚,痰液稀薄,咳嗽有力。

(2) 诱发呼吸衰竭的病因得到控制或显著改善;生命体征稳定;休克、上消化道出血、肝肾功能损害、严重肺部感染等并发症基本控制或明显改善。

(3) 在停机、吸氧条件下,自主呼吸时口唇及肢端黏膜无发绀,RR 不超过 30 次/min,RR 的增加≤10 次/min,收缩压增高≤10 mmHg。

(4) 自主呼吸时,$V_T \geqslant 5$ ml/kg、$VC \geqslant 10$ ml/kg、$MIP \leqslant -25$ cmH$_2$O。

(5) 在低流量吸氧条件下,自主呼吸 2 h,动脉血 pH>7.30,PaO$_2 \geqslant 60$ mmHg。

总之,若患者达撤机标准或已经撤机;气道损伤不严重,又有较好的防护能力,比如有较强的咳痰能力,且不容易发生气管内吸入,则可以拔管。

二、拔管前准备

(1) 一般要求在上午拔管,以利于观察和处理相关问题。

(2) 拔管前 30～60 min 静脉注射地塞米松5 mg,也可应用甲泼尼龙 40 mg。

(3) 准备好各种抢救设备。

(4) 先充分吸出导管和气管内的分泌物,再充分吸出口腔内的分泌物,最后充分抽出导管气囊内的气体。必要时再给气囊充气,通气数分钟,使患者适当休息。

(5) 适当增加 FiO$_2$。

(6) 对于接受经鼻气管插管的患者,沿气管插管的管外壁滴入无菌液状石蜡,放松气囊,上下松动插管,防止鼻黏膜撕脱。

三、拔管程序

(1) 若患者残存肺功能较差或气道分泌物较多,可选择经气管插管导管插入长约 60 cm 的吸痰管或胃管,保证其远端超过气管插管远端内口。

(2) 嘱患者深吸气,于吸气相拔出气管插管,同时将上述吸痰管保留于气道内,供注入生理盐水吸痰和气管内供氧用,必要时可引导重新气管插管。吸痰管应在 24 h 内拔除。

说明:若患者一般情况和肺功能恢复良好,气道分泌物不多可直接在吸气期拔管,而无须在气管导管内放置吸痰管。

(3) 拔管后医务人员应在床边观察一段时间,一方面起安慰、鼓励作用,另一方面注意可能的并发症。

(4) 拔管后患者尽可能取坐位或半坐位。合适体位一方面可减少腹腔脏器对横膈的压迫,有利于膈肌运动;另一方面有利于医务人员对患者进行拍背、理疗等,促进痰液咳出。

四、拔管后的观察和处理

(1) 观察生命体征,如神志、心率和心律、血压、呼吸。

(2) 观察有无呼吸肌疲劳的表现、有无口唇黏膜或肢端发绀以及呼吸音的变化。

(3) 注意喉部有无吸气性干啰音,判断有无喉头水肿或气管狭窄。

(4) 有气道阻塞征象者,给予雾化吸入糖皮质激素 2～3 日,每日 2～3 次,必要时加用全身用药。

(5) 若拔管后出现明显的吸气性呼吸困难和(或)喉部有哮鸣音,考虑喉头水肿,应静脉应用糖皮质激素,首选甲泼尼龙或氢化可的松,密切观察患者的症状和体征,必要时再次行气管插管或气管切开。

(6) 部分呼吸功能较差的患者,应及早给予无创正压通气。若再次出现呼吸衰竭或急性加重后治疗,则治疗的难度明显增大,效果显著变差。

(7) 痰液黏稠者应加强护理,促进患者咳痰;必要时可经环甲膜穿刺留置导管,每日滴入生理盐水 250 ml。

(8) 继续鼻饲 24～48 h,试饮水,无呛咳后可拔除鼻饲管,进半流质饮食。

(9) 注意声音有无嘶哑,必要时用喉镜观察声带损伤的程度和恢复情况。发声嘶哑者可训练发声,并延长雾化吸入糖皮质激素的时间。

(10) 患者若无明显异常,可于拔管后 2～4 h 和 24 h 复查动脉血气,必要时复查相同吸氧浓度下的 V_T、RR、V_E、V_D/V_T、VC、MIP,增加随访动脉血气的次数。

五、拔管和拔管后的常见问题及处理对策

1. 延迟拔管　多数撤机的患者可以顺利拔出气管导管,恢复自然呼吸,但部分患者尽管已恢复了自主呼吸,但常需延迟拔管时间,主要原因有:① 气道保护功能尚未恢复,担心患者误吸。② 担心损伤的上气道尚未明显恢复,发生气道阻塞。③ 咳嗽反射能力较差,不能有效排出气道内分泌物。

2. 拔管失败　指拔管后 7 日内需要重新气管插管的情况。Demliny 等调查发现 700 例机械通气的外科住院患者,拔管失败率为 4%;烧伤引起的吸入性气道损伤患者,拔管失败率为 13%。

3. 拔管后的常见并发症及处理对策　详见第第二十五章,本节仅简述误吸和喉头水肿。

(1) 误吸:喉部、会厌的保护功能低下时,误吸是拔管后的常见并发症。Burge 等观察了 64 例患者,分析拔管后 8～24 h 后发生误吸的情况。结果显示拔管 30 min 后,有 33% 的患者发生误吸;而 20%、5% 的患者分别于拔管后 4 h、8 h 发生误吸。误吸的处理详见第十章。

(2) 喉头水肿:发生率非常低,但危害甚大。Darmon 等调查 700 例危重患者,喉头水肿的发生率为 4.2%,其中机械通气 36 h 以上的发生率高于 36 h 以下的患者,分别为 7% 和 1%;女性高于男性,分别为 7% 和 2%。一般认为地塞米松可预防喉头水肿的发生,但有学者应用随机、双盲、对照方法研究,发现无论通气时间长短,拔管前 1 h 应用 8 mg 地塞米松并不能有效地预防喉头水肿的发生。这可能与地塞米松起效较慢有关,对高危患者建议使用起效快的甲泼尼龙或氢化可的松。

(朱　蕾　沈勤军)

第三十章
非常规呼吸支持技术

呼吸衰竭是临床常见急危重症,常规机械通气技术作为主要的救治手段在临床得到广泛应用,但也存在一定的局限性,从而导致非常规呼吸支持技术的发展和完善。

第一节 负 压 通 气

负压通气机是通过胸廓外加压、完成负压通气的机械设备,其最早形式是铁肺,最初的铁肺原型由 Dalziel 于 1843 年设计,而临床使用的第一台铁肺于 1928 年由 Drinker 设计,此后负压通气成为短期和长期呼吸支持的主要手段,尤其是 20 世纪 50～60 年代脊髓灰质炎流行期间,铁肺得到广泛应用。后因技术条件的限制和应用的局限性,以及正压通气机的出现和迅速发展,负压通气逐渐被正压通气取代。近年来,随着负压通气机的逐步改进和对无创通气重视程度的提高,负压通气又受到重视。

一、基 本 概 念

1. 负压通气(negative pressure ventilation, NPV) 指利用负压呼吸机的筒状或壳状外壳围绕胸腹部,通过负压周期性扩大而进行的机械通气形式。其特点是吸气期胸腔负压增大,扩张胸廓和横膈,使肺泡内压低于大气压而产生吸气;外壳的被动回缩及外壳内正压产生呼气。

2. 间歇负压通气(intermittent negative pressure ventilation, INPV) 指吸气期胸廓外负压增大产生吸气,呼气期压力恢复至 0 产生呼气的压力变化形式,是负压通气的基本作用机制。

3. 呼气末负压(negative end expiratory pressure, NEEP) 指负压通气时,呼气末胸廓外仍存在负压的一种状态。与 PEEP 的作用类似。

4. 持续负压通气(continous negative pressure ventilation, CNPV) 指在间歇负压通气过程中,给予呼气末胸廓外负压的通气形式,即 INPV＋

NEEP 为 CNPV。

5. 胸廓外持续负压(continuous negative external pressure, CNEP) 负压呼吸机在整个呼吸周期中只提供一恒定的压力,通气过程由完全自主呼吸完成。实质是以 0 为基线的自主呼吸基线下移,其基本特性和作用相当于 CPAP。

二、NPV 的原理及负压呼吸机的种类

NPV 是利用负压通气装置围绕着患者的胸腹部,通过间歇负压周期性地扩张胸壁和横膈,使肺泡内压低于大气压而产生吸气,然后通过肺的弹性回缩产生呼气。部分负压呼吸机可在呼气时产生一定水平的正压帮助呼气,进一步提高负压通气的疗效。

1. 铁肺(iron lung) 又称"箱式通气机"(tank ventilator),是负压通气机的最早形式,由巨大的圆筒状金属箱体和气体驱动装置组成。将被通气者的身体置于密闭箱内,头部置于箱外,箱内压力呈周期性变化,作用于胸腹部而实现通气。铁肺具有通气效果可靠、可用于胸廓畸形患者等优点,但体积庞大,笨重,且可能影响血液循环,临床应用受到限制。

2. 便携肺(portable lung, portalung) 是在铁肺的基础上改进而成的简易负压呼吸机,由特制的圆筒状箱体和气体驱动装置组成。将被通气者的身体置于密闭箱内,头部置于箱外,容器内压力呈周期性变化,作用于胸腹部而实现通气。其体积较铁肺明显减小,便于搬动,但仍保留了负压作用面积大、

通气效果可靠的优点。

3. 胸甲型呼吸机(cuirass or chest shell respirator) 临床应用近 70 年,是由胸甲和驱动装置组成的负压呼吸机,早期胸甲较坚硬,目前为较松软的塑料材料制成。将胸甲密闭包绕患者胸部,驱动装置抽出胸甲内气体,形成负压,胸廓扩张,产生吸气;反之则产生呼气。此装置体积明显减小,装取方便,但通气效率较铁肺降低。应用此机时患者可以取坐位,呼气相可以加用正压,比较适合于有气管切开的患者。应用过程中可由于局部压迫产生皮肤损伤及肋骨酸痛。

4. 夹克式(jacket,Nu-Mo suit) 曾称包裹式(wrap)、雨披式(poncho or rain coat)、气体包绕式(pneumowrap)。它是由硬性塑料或金属胸件支撑不透气的尼龙布而制成的一种轻便型负压呼吸机。其负压作用于胸部和腹部而实现通气。通气效果介于铁肺和胸甲型之间,可适用于各种环境,也适合胸廓畸形患者。但在有的患者存在穿脱困难、呼气相不能加用正压等缺点。

三、NPV 的研究状况及其应用

在成人,随着 NIPPV 的发展,NPV 的应用还是明显受到限制,主要用于以下情况。

1. 神经-肌肉病变和胸廓脊柱畸形所致的呼吸障碍 此类患者的基本特点是气道-肺阻力基本正常、呼吸肌功能减退,NPV 的应用可取代呼吸肌的功能,因此是主要的适应证。但需避免用于痰液多、分泌物引流不畅的患者。它可用于自然呼吸或气管切开的患者,还可与正压通气联合应用。家庭应用具有安全、经济、不良反应少等优点,可在很大程度上提高患者的生活质量。

2. 慢性阻塞性肺疾病所致呼吸衰竭 主要作用机制是改善呼吸机疲劳,可用于急性发作期、慢性迁延期或稳定期。但总体而言,NIPPV 优势明显,NPV 的临床应用不多。影响 NPV 疗效的因素主要有以下几个方面。

(1) 通气前的 $PaCO_2$ 水平:Celli 等对 16 例 COPD 患者的通气结果显示,1 例治疗前 $PaCO_2$ 较高者,治疗后 $PaCO_2$ 明显下降,同时运动耐力提高,最大跨膈压(Pdi_{max})升高,其他患者的各项指标均无明显改善;其他研究结果类似。对 $PaCO_2$ 正常的 COPD 患者进行 NPV,各项指标均未见改善。

$PaCO_2$ 较高的患者临床获益可能更大,但若 $PaCO_2$ 过高则不适合进行 NPV。

(2) 通气前膈肌肌电(EMGdi)的水平:多数研究显示辅助通气前 EMGdi 愈高,通气治疗后 EMGdi 下降幅度愈大,即 EMGdi 的抑制程度可能与通气治疗前膈肌肌电活动的程度有关,即一定负压能产生 EMGdi 部分抑制者较相同压力水平 EMGdi 不被抑制者,可能会有更好的疗效,因此依据 NPV 对 EMGdi 抑制程度的监测有助于选择合适的患者。

(3) 人机配合情况:Rodenstein 等对 6 例健康受试者行 NPV,若未经训练,辅助通气 5 min 后 EMGdi 变化不一;而经过培训、放松后,所有受试者的 EMGdi 均下降。此后又有学者对 18 例 COPD 进行了观察研究,发现短期(5 min)辅助通气,EMGdi 均无变化,而延长到 20~60 min 时或训练患者放松后,EMGdi 明显下降,也说明了患者的依从性对治疗效果的重要性。还有研究显示,人机配合良好者动脉血气和 MIP 等指标的改善均明显优于人机配合不良者。

(4) 其他:由 Corrado 等对 NPV 治疗 COPD 的长期预后进行的观察中发现,年龄>65 岁者较<65 岁者预后差,伴有肺心病的患者预后差。其他研究还发现,FEV_1/VC>40% 者生存率较高,而 FEV_1 对生存率的影响无统计学意义。

总之,影响 NPV 治疗 COPD 的因素较多,选择合适的仪器和患者,提高依从性是提高临床疗效的主要手段。

3. 家庭应用 NPV 治疗慢性呼吸衰竭 NPV 的家庭应用已有不少的报道,在合适患者是安全、经济、有效的手段,并可提高患者的生命质量。

4. NPV 治疗连枷胸所致的呼吸窘迫 Hartke 等报道了 CNEP 治疗 1 例外科手术后连枷胸导致的呼吸障碍患者,观察到 CNEP 能够消除胸壁的矛盾运动,恢复正常呼吸运动。应用 CNEP 前 FVC 为 300 ml,V_T 为 170 ml,应用 CNEP 时后,FVC 和 V_T 分别增加至 1 500 ml 和 775 ml。

5. 胸廓外持续负压在急性呼吸窘迫综合征患者的应用 早在 20 世纪 70 年代就有关于 NPV 治疗新生儿及儿童 ARDS 的报道,其中 5 例 4~11 岁儿童因肺孢子菌肺炎导致 ARDS,应用 CNEP 治疗不到 24 h 即出现 $\dot{Q}s/\dot{Q}t$ 下降,PaO_2 提高,3 例治疗成功。Morris 等报道 CNEP 成功治疗 1 例 19 岁女性患者,入院时 PaO_2 43 mmHg(FiO_2 100%),予 CNEP 治疗;入院第 2 日,当 FiO_2 为 50% 时,PaO_2 维持在 90 mmHg 左右,数日后鼻导管吸氧 3 L/min,PaO_2 为 51 mmHg。Borelli 等比较了 CNEP 和 PEEP 对 ARDS 的疗效,同时监测了血流动力学,结果显示在取得相同疗效时,CNEP 对心功能及血流动力学无不良影响。

6. 手术期间的辅助通气 Natalini 等将 38 名接受硬质支气管镜检查的患者随机分为两组,分别接受 INPV 和 IPPV,结果显示前者手术期间的 $PaCO_2$ 低于后者,总评分高于后者,提示 NPV 是一安全、无创、有效的通气支持手段。

四、NPV 的并发症

1. 上气道阻塞 研究显示,健康受试者或患者行 NPV 时,可发生上气道阻塞。Sanna 等的研究认为阻塞可发生于声门上水平或声门水平。发生声门上水平时表现为吸气流量(F)下降,声门上压力(supraglottic pressure)升高;若发生声门狭窄或关闭时,气流和声门上压力均明显下降或降至 0。上气道阻塞在快动眼睡眠阶段容易发生。据此,Sanna 等认为呼吸中枢调节功能减弱或丧失、上气道肌肉活动与膈肌活动之间的关系失调可能是发生上气道阻塞的原因。正常人主动吸气时,会引起上气道扩张性肌肉的反射性活动增强,以保持上气道开放;许多因素可以抑制此活动,如机械通气和快动眼睡眠等。对于 NPV 时可能发生的上气道阻塞,应注意选择高危患者,并采取一些有效措施加以预防或治疗,如在清醒状态下或气管切开时应用 NPV,经鼻罩加用 CPAP 等。

2. 胃内容物反流和消化性食管炎 有研究发现 NPV 时两者皆可发生,Marino 测定了 16 例健康受试者 NPV 前后及 NPV 期间食管、胃和食管下端括约肌(LES)的压力变化,同时测定食管内 pH,结果显示 NPV 时食管下端括约肌张力明显降低,而胃内压并无增加,因此认为胃内容物反流和消化性食管炎的发生并不是由于吞咽空气使胃内压力增加所致,而是由于 LES 功能失调引起,应用甲氧氯普胺(胃复安)等有一定防治作用。

总之,NPV 是一种既"老"又"新"的通气方式,许多方面还有待深入研究。随着对其认识的深入和负压呼吸机的不断改进,NPV 还是有一定的应用空间。

第二节 高频通气

高频通气(high frequency ventilation,HFV)是指通气频率高于正常 4 倍以上,而 V_T 接近或低于解剖无效腔的通气方式。它主要有高频正压通气(high frequency positive pressure ventilation,HFPPV)、高频喷射通气(high frequency jet ventilation,HFJV)、高频振荡通气(high frequency oscillation ventilation,HFOV)和高频胸壁振荡(high frequency chestwall oscillation,HFCWO)。

一、高频的概念和单位

正常呼吸或常规机械通气的次数(RR)不超过 60 次,称为常频;RR≤6 次/min 称为呼吸频率过慢;RR≥60 次/min 则称为高频,单位为赫兹(Hz)。1 Hz=60 次/min。

二、高频呼吸机

高频呼吸机是一种特殊类型的呼吸机,其特点是每次输出的气体容积低于常规 V_T 的低限,而工作频率高于正常 RR 的上限。

三、高频通气的基本类型

1. 高频正压通气 是使用常规正压呼吸机进行的高频通气形式。其 V_T 接近解剖无效腔(约为 150 ml),RR 达常规 RR 4 倍以上,如成人 60~120 次/min(1~2 Hz),婴幼儿更高,本质与常规正压通气相似。

2. 高频喷射通气 根据高速喷射气流所产生的卷吸原理,通过小口径导管,将氧气或空氧混合气从高压气源中有控制、间断、高速向气道内喷射,并将周围空气带入气道内的通气方式。吸气主动而呼气被动,一般 RR 为 1～5 Hz,V_T 为 50～300 ml/min。

（1）气管内喷射：将通气导管放置在气管内进行高频喷射通气。

（2）气管外喷射：将通气导管放置在气管外,如鼻前庭或鼻咽部,进行高频喷射通气。若无特殊说明,一般指气管内喷射。

3. 高频振荡通气　指利用活塞泵或其他机械装置的往返活动以推动气体振荡,将气体送入和"吹"出气道的一种通气方式。RR 为 5～50 Hz;V_T 为解剖无效腔的 20%～80%,即 30～100 ml。吸气和呼气都是主动的。

（1）振动量（stroke volume, SV）：HFOV 时,每次振荡引起的气体容积变化。一般小儿的初期设定值为 3～5 ml/kg,然后根据胸廓起伏程度和动脉血气结果调节,有条件者可选择无创性经皮 PCO_2 和 PO_2 监测。由于高频振荡通气为开放回路,活塞泵的往返运动会产生漏气,故 $SV>V_T$。

（2）振幅（amplitude, AMP）：指物体振动离开平衡位置的最大距离,在数值上等于最大位移。本处是指通过调节振动量而得到的回路内压的幅度,能在一定程度上反映肺内气体的振动情况。

4. 高频胸壁振荡　指使用高频胸壁震荡呼吸机进行高频通气的方式。使用时将呼吸机的密闭气囊包绕下胸部,呼气时充入气体,以保持一定的胸壁压力,同时在气囊中叠加 5～50 Hz 的活塞泵振动,通过胸壁传导,促成肺内气体振荡,也可能继发横膈振荡。HFCWO 一般在有自主呼吸时进行,短期（15～30 min）、间断和反复应用。

四、高频通气实现通气的机制

与常规机械通气不同,HFV 通过多种机制实现气体交换。

1. 容积运动（bulk flow）　指气体以一定的容积向气道内流动。它是常规机械通气的送气方式,也是 HFV 时,输出气体进入大气道的主要方式,大气道附近的肺泡也可通过容积运动完成通气。

2. 整体对流（bulk convection）　指气体在管道内流动时,中央部分或管壁一侧部分的气体将运动至起始点前面,而管壁附近部分或另一侧部分将同步退至起始点之后,即新鲜气体向远端气道运动,而

呼出气向近端气道运动。这种连续的、重复的往返对流运动可以完成气体在气道内的运动,是实现 HFV 的机制之一。

整体对流的前提是湍流,高速气流产生湍流,气管、支气管分叉部位也产生湍流。流量越大,湍流越强,对流越快,流动速率也越快。

3. 对流性扩散（convective dispersion）　也称为对流性流动（convective streaming）,是实现 HFV 的机制之一。由于吸气与呼气的气流方向和性状不同,气体在管道内会产生一双向性的对流,由此产生气体移动。此作用在高频振荡通气中占有重要的地位,因为呼气通过"抽吸"主动完成,故呼气不仅有被动气流,也主动产生气流。但高频喷射通气不存在主动呼气,故此通气方式在高频喷射通气无作用。

4. 泰勒扩散（Taylor dispersion）　气体在管道内的扩散速率由分子扩散系数（Dmol）决定,但在气体流动时,气流的中心部分向前流动并同时向周围扩散,导致气体的扩散容积（称为表观扩散容积）比单纯分子扩散要大得多的现象。HFV 的喷射或振动气流必然促进气体在气道内的流动。

5. 摆动性对流搅拌作用（mixing high frequency pendelluft）　是不同肺区之间的气体流动方式,是实现 HFV 的机制之一。由于不同肺区的时间常数有一定差异,而 HFV 的呼气、吸气时间极短,故相邻的两个肺单位之间,存在着气体"摆动样"的运动形式,从而导致气道内的气体进入肺泡。

五、高频通气改善换气的主要机制

1. 气体弥散　HFV 必然导致气体分压差的改变,实现换气,这与自然呼吸和常规机械通气相同。

2. 气道内高压　尽管 HFV 为开放性通气,但由于转换频率非常快,故射流、喷射、振荡等形式皆可形成气道内持续高压,并伴随肺泡内高压,从而达到类似 PEEP 扩张陷闭肺泡、改善肺水肿、提高 PaO_2 的作用。

六、高频通气的基本特点

主要特点：① 通过多种气体流动方式完成通气和改善气体交换。② 在非密闭气路条件下工作,低 V_T、低气道压,可能有助于减轻肺损伤,但通气效果欠稳定,通气过程较难控制。③ 低胸腔内压,对

循环功能的影响小。④ 反射性抑制自主呼吸。

七、高频通气的临床应用

高频喷射通气在国外和我国某些医院应用,在一定范围内能取得接近或等同于常规机械通气的效果。高频振荡通气已较成功地应用于新生儿和婴幼儿 ARDS,且发生严重并发症(如气胸、支气管肺发育不良和心室出血等)的机会较小;高频振荡通气应用于成人 ARDS 也有一定效果,尤其是在出现气胸的患者;对支气管胸膜瘘或新生儿膈疝伴呼吸衰竭患者进行手术修复时,使用高频振荡通气也是较好的选择,不仅手术视野较大,且局部较为安静;有学者将其用于 OSAHS 也取得了较好的疗效。由于高频振荡通气呼吸机结构较复杂,价格较贵,同样需要气管插管,故国际上推荐的使用指征也仅限于常规机械通气无效或有禁忌证的呼吸衰竭患者。高频振荡通气在国内的应用经验较少。

HFCWO 是一种特殊的 HFV 方式,临床应用时间较短,其主要优点是无创,对呼吸道无损伤,无并发感染等缺点,还能促进排痰。但其也有一些问题,如紧缚胸腹,使胸壁和肺的顺应性下降,呼气末肺容积减少,还可能增加气道阻力,其实际临床应用价值尚需进一步评估。

八、高频通气的禁忌证

与常规机械通气相似,无绝对禁忌证,但在下述情况不宜使用或需谨慎使用:① 上呼吸道阻塞性疾病及气道阻力显著增加的肺疾病。② 未做闭式引流的气胸患者。③ 吸入气体无加湿和加温措施、又需要长期呼吸支持的患者。④ 严重 CO_2 潴留的患者。⑤ 痰滞留或气道黏膜损伤的患者。其他影响常规机械通气的因素,如肺大疱、大咯血、皮下气肿等尽管对 HFV 的不良反应相对较小,也应适当注意。

第三节 气管内吹气

气管内吹气(intratracheal gas insufflation, TGI)是通过放置于气管或主支气管内的细导管连续或定时(吸气或呼气时相)向气管内吹入新鲜气体的方法,可以达到通气或辅助通气的作用。根据纠正低氧血症的需求,吹入气可以是氧气、空氧混合气或空气。

一、作 用 机 制

1. 改善通气 TGI 改善通气的某些作用机制与 HFV 相似,在中心气道和周边肺区,有不同的方式。一般用两室模型解释(图 30 - 1),即中间的 I 区和周边的 II 区。在 I 区,气体以湍流和对流性运动为主,在 II 区则以分子弥散为主,I 区又分为邻近导管的 Ia 区和远离导管的 Ib 区。在 Ia 区,高速喷射气体在其前端形成湍流向下游流动,而周围无明显的喷射气流;下游呼出气反方向进入周边部分,向上游流动,形成通气。在 Ib 区,喷射的新鲜气流已均匀分布于整个气道,湍流减弱;越向周边,气道横截面积增加越明显,湍流强度和速度衰减越显著,

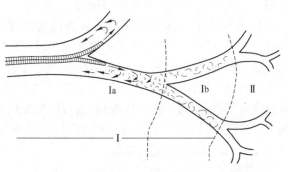

图 30 - 1 气管内吹气改善通气的二室模型

在 I 区,湍流导致气体流动;在 Ia 区,高速湍流导致明显的双向气流;在 Ib 区,较弱湍流导致对流。在 II 区,分子扩散导致气体交换,心脏震动显著促进气体交换

泰勒(Taylor)效应发挥作用,气流的混合作用和弥散加快,新鲜气体向周围"流动",呼出气体向中心气道流动。在 II 区,即小气道与肺泡交界区域,气流变为层流,流量显著下降,甚至基本停止,以分子弥散(由气道和肺泡的分压差决定)为主;并受心脏震动的影响,即心跳的振荡可促进小气道和肺泡内气体的混合。上述是 TGI 发挥通气作用的主要机制。

2. 减少解剖无效腔 持续或定时的 TGI 皆可使解剖无效腔减少,$\dot{V}_A$ 相应增加。

3. 直接提高吸入气氧浓度　TGI 的射入气流，无论是氧气还是空气，因避开了高位气道的解剖无效腔，使气道内氧浓度升高。新鲜气流在呼气期进入气道，冲出呼出气，还有一定的氧气储存作用。

4. 其他　吸气期 TGI 可增大 V_T，呼气期 TGI 可增大 PEEP。

二、临 床 应 用

常规机械通气患者采取 PHC 时，实施 TGI 可降低 $PaCO_2$ 或减缓 $PaCO_2$ 的上升速度，且较低的吹气流量对气道压力及血流动力学无明显影响，因此对不能耐受高碳酸血症的患者，如颅脑外伤或其他颅内疾病所致的颅内高压，心、肾疾病或严重的电解质紊乱等，使用 TGI 可保持 $PaCO_2$ 在机体可耐受的范围内，而气道压力明显减低。

三、注 意 事 项

TGI 有较大局限性，主要是安全问题：① 当气道发生机械阻塞时，如何防止肺过度充气和避免肺内压的骤然升高。② 如何有效实现气体充分湿化和温化。③ 如何避免长期应用 TGI 时对气管黏膜的损伤等。这些问题皆缺乏很好的解决办法。

临床上需要实施 TGI 的患者不多，不能耐受 PHC 的持续减少。因此，TGI 作为一种辅助通气技术不能盲目扩大适应证，仅限于部分 ARDS 患者实施 PHC 时的辅助治疗。

第四节　肺表面活性物质的临床应用

肺表面活性物质（PS）是 1929 年被发现的；1959 年 Avery 和 Mead 首次发现婴儿呼吸窘迫综合征（NRDS）的主要原因是肺内 PS 缺乏；1980 年日本学者 Fujiwara 首先报道采用牛肺提取的 PS 治疗 NRDS 获得成功；其后在世界范围内掀起了一股研制各种 PS 制剂，并将其用于临床治疗的热潮。大量的多中心前瞻性随机临床试验（RCT）已确认了外源性 PS 在治疗 NRDS 方面的有效性和安全性。

一、表面活性物质的组成

PS 是由脂质和蛋白质组成的复合物。成年哺乳动物肺泡内 PS 的含量为 10～15 mg/kg，占肺内 PS 总量的 1/5～1/4，其余储存在 II 型肺泡细胞的板层小体内。成人肺内 PS 的总量与成年动物相当，但肺泡腔内仅约为 4 mg/kg。天然 PS 约有 80% 的磷脂、10% 的中性脂肪（主要是胆固醇）和 8%～10% 的特异性蛋白质。磷脂中，约 50% 是饱和磷脂酰胆碱（DPPC），是降低肺泡表面张力的主要成分；17% 是不饱和磷脂酰胆碱，7% 是磷脂酰甘油（PG），其余是磷脂酰乙醇胺（PE）和磷脂酰肌醇（PI）等。PS 特异性蛋白（pulmonary surfactant proteins，SP）有 4 种，SP-A 和 SP-D 是亲水性的大分子蛋白质，与 PS 其他成分的合成、分泌和代谢密切相关；SP-B 和 SP-C 是疏水性的小分子蛋白质，主要调节 PS 单分子磷脂膜的形成，是 PS 发挥生理作用不可缺少的物质。

二、PS 的合成与代谢

PS 主要是由 II 型细胞合成和分泌，人支气管上皮细胞、克拉拉（Clara）细胞也可合成少量 PS。PS 在 II 型细胞的滑面内质网合成，经高尔基体组装后储存在板层小体（LB）内。小体成熟后分泌至肺泡腔，这一过程需 SP-A 的参与，最终 SP-A 与 SP-B 和 SP-C 共同促进 PS 扩展到肺泡表面形成单分子磷脂膜，其亲水性碱基浸入肺泡表面液体层内，而另一端的疏水性饱和脂肪酸则伸向肺泡腔，呈平行排列。

肺泡 PS 的合成和代谢受多种因素的调节，这些因素共同作用使 PS 的含量和作用维持在适当水平。类固醇激素、肾上腺素、环磷酸腺苷（cAMP）、雌激素、甲状腺素、表皮生长因子、深吸气等均能刺激 PS 的合成和释放；β 受体阻滞剂、胰岛素、肿瘤坏死因子等抑制 PS 的产生。此外，II 型细胞自身还能通过释放 SP-A 调节 PS 其他组分的合成、释放和回收利用。

肺泡腔内 PS 的半衰期为 15～30 h,其代谢途径是：50% 被 II 型细胞以原形回收利用,其余大部分被 II 型细胞和肺泡巨噬细胞摄取分解后成为合成新 PS 的原料,另有少量由纤毛黏液系统从气道排出体外。

三、PS 的功能

（一）降低肺泡表面张力 肺泡回缩力主要有两种,一种是肺实质的弹性回缩力,另一种是肺泡气液交界面的表面张力。PS 最主要的生物物理学特性是降低表面张力,从而维持气液界面的稳定性和防止肺泡在呼气相萎陷。有效 PS 必须能在肺泡回缩和膨胀的动态过程中使表面张力降至 $10\ dyn/cm^2$ 以下。目前用于临床的 PS 制剂均可达到此要求。

（二）保持肺泡相对"干燥" PS 降低肺泡表面张力,使间质静水压升高,降低跨毛细血管壁的静水压梯度,最终使肺泡毛细血管的平均滤过压<0,从而保持肺泡的"干燥",防止肺泡水肿。PS 还可促使肺泡内液体经间质向血管、淋巴管转移,从而在肺泡内存在液体的情况下改善肺水肿。当用去垢剂灭活 PS 后,肺含水量增加,而血浆渗透压和毛细血管静水压均无明显变化,此称为高肺泡张力性肺水肿。PS 还是肺毛细血管膜通透性的限速剂,PS 破坏后,血浆蛋白质进入肺泡,诱发高通透性肺水肿。

（三）保持肺泡稳定 PS 降低表面张力的能力随肺泡内径而变化,从而保持不同大小肺泡的稳定。根据 LaPlace 定律：球形气液表面的压力差(肺泡内压)与液体表面张力成正比,与球的半径成反比,即 $P=2f/R$(P 为肺泡内压,f 为表面张力,R 为半径)。若 f 恒定,肺泡越小,R 就越小,P 也越大,即小肺泡内的压力大于大肺泡,压力差的存在使小肺泡内的气体进入与之相连的大肺泡而萎陷,而大肺泡则过度膨胀。PS 能通过其在肺泡内的分布浓度来调节不同半径肺泡的表面张力,当半径小时,PS 薄膜压缩,浓度较高,降低表面张力的作用较强;当半径大时,PS 浓度变低,降低表面张力的作用较弱,从而使不同半径肺泡的回缩力相等,充气相对均匀。

（四）快速扩散和吸附 内源性 PS 在 II 型细胞的板层小体分泌后,能迅速扩散并吸附在肺泡内的气液界面,形成单分子层,这是磷脂降低表面张力作用的前提。

（五）重分布现象 指 PS 随呼吸周期改变而发生重分布现象。呼气末期,肺泡压缩使部分 PS 逸出单分子层;而吸气时,PS 又可随肺泡的扩张而重新进入单分子层并发挥作用。

（六）其他 PS 可抑制活化的巨噬细胞和中性粒细胞等产生活性氧,减轻肺损伤;抑制内毒素激发巨噬细胞释放 $TNF-\alpha$、$IL-1$、$IL-6$;抑制有丝分裂素刺激 T 淋巴细胞、B 淋巴细胞的增生和分化,从而调节局部免疫和炎症反应。此外,PS 还能够减轻弹性蛋白酶所致的肺损伤和稳定周围小气道,防止其塌陷和腔内黏液栓的形成。

四、外源性 PS 替代疗法的影响因素

外源性 PS 已成功用于 NRDS、ARDS 的试验研究和临床治疗,且一般在机械通气的基础上实施。治疗效果与多种因素有关,包括：① 制剂的类型。② 剂量。③ 给药时间。④ 给药途径。⑤ 机械通气模式、参数和人机配合。

（一）PS 制剂的分类和特点 用于试验或临床治疗的 PS 制剂,按其来源和制备方法主要分为以下三类。

1. **天然 PS** 从牛肺（常用的有 Surfactant TA、Survanta、Infasurf、Alveofact、CLSE 等）、猪肺（Curosurf）的灌洗液或肺碎片、人羊水中直接获取;或经有机溶剂提取,含有疏水性 SP-B、SP-C,活性好,疗效肯定,但来源受限,提纯难度大,价格昂贵。

2. **人工合成 PS** 不含有任何蛋白质,可分两种,一种是含有 DPPC 和 PG（ALEC）,两者的比例为 7∶3;另一种是含有 DPPC、十六醇和四丁酚醛（exosurf）。其特点是制备简单,价格低廉,纯度高,稳定性好,无菌;有较好的表面活性作用;不含蛋白质,较少发生变态反应,疗效较差。

3. **重组 PS** 系采用生物工程技术制成的结构、功能及生理活性近似天然 PS 的制剂,是比较理想的制剂。

（二）应用剂量 首先要求有足够的 PS 剂量,并到达肺泡液气界面,因为可能存在一个浓度阈值以克服肺泡液中蛋白质等的抑制作用;其次是给药方式,这也影响到达肺泡的药物剂量。

（三）给药途径 不同给药途径影响 PS 的分布和疗效。主要有三种给药方法。

1. 滴注法 是常规给药方法。先行气管插管，通过呼吸机进行常规机械通气。以注射器将 PS 用生理盐水配制成混悬液，保暖至室温。患者取仰卧、头正中位，在不中断机械通气的情况下，通过气管插管与呼吸机管道之间的特殊连接器上的侧孔缓慢滴入 1/2 药量(1~2 min)；改右侧位通气 30 s，恢复仰卧位；再以同样方法滴入另 1/2 量，改左侧位通气 30 s；然后恢复仰卧位。这样有助于保障药液在肺内的均匀分布。

滴注法也可在中断机械通气的情况下给药。具体方法是先将气管插管与呼吸机管道脱离，然后将合适导管(常用胃管)缓慢插入气管插管，根据事先估计的气管插管长度，使胃管顶端达气管插管末端开口，然后将药液分别在患者取仰卧正中位、右侧卧位、左侧卧位和仰卧正中位 4 种体位时给药，每次给予 1/4 药量，缓慢滴入。每次滴药后患者均保持原体位，并连续机械通气 30 s，使药物均匀分布至气道。

2. 雾化吸入法 将 PS 混悬液置于超声雾化装置，利用超声波的作用将 PS 液粉碎为直径为 1.6~3.0 μm 的微粒后，通过呼吸机上的三通连接管将其吸入肺内。气雾吸入法效率高，需药量少，在肺内分布均匀，有相对较好的发展前景。

3. 支气管肺泡灌洗 用稀释的 PS 进行支气管肺泡灌洗的给药方式。其优点是可去除小气道内的炎性物质，并可逐步给药；缺点是操作较繁琐，费时较长，常导致大量液体潴留在肺内，暂时影响机械通气的效果。

（四）给药时机 出现 ARDS 后应尽早给予 PS，新生儿可预防用药；若已发病 3~5 日，常出现大量肺实质的严重实变，并逐渐出现增生性改变，PS 不能进入肺泡，此时干预收效甚微。

（五）机械通气方式 动物实验和临床研究皆显示，与小 V_T 相比，大 V_T 可导致肺损伤和 IL-6 的产生增加，增加 ARDS 患者的死亡率，提示机械通气的设置方式影响疗效；在 ARDS 动物模型还发现，用大 V_T 通气可导致 PS 由大聚集体(有活性磷脂)转变为小聚集体(无活性磷脂)，因此用小 V_T 通气有助于发挥外源性 PS 的最大作用。研究结果还显示，短暂高压力的肺开放通气可使大量病变肺泡开放，可能有助于外源性 PS 的均匀分布，提高其作用。Godinez 等试验发现给大鼠吸纯氧 160 min 后，支气管肺泡灌洗液(BALF)中的 TPL、PG 减少，而总蛋白(TP)增加，因此控制 FiO_2 也至关重要。

由于 ARDS 患者的机械通气治疗存在较多的混乱和误区，外源性 PS 的应用也必然会出现较多问题。强调在合理机械通气的基础上(详见第十五章、第三十四章)应用外源性 PS。

五、PS 的临床应用

原则上 PS 可用于各种导致 PS 缺乏的疾病，但临床上主要用于 NRDS、各种成人或儿童的 ARDS 的治疗。

（一）PS 在新生儿呼吸窘迫综合征的应用 NRDS 的发生和发展主要是 PS 的原发性缺乏所致，因此 PS 的使用有对因、对症治疗的双重功效，无论是预防还是治疗皆有较好的疗效。新生儿肺比成人小得多，对机械通气的要求非常高，模式的选择和参数的调节都需特别精细；对 PS 的需求量非常小，成本较低，是 PS 疗法的最佳适应证。

（二）PS 在 ARDS 患者的应用 ARDS 主要是多种病因导致的弥漫性 ACM 损伤和高通透性肺水肿，PS 的丢失和作用减弱是 ARDS 发展和加重的一个环节，这与新生儿有明显不同。

1. ARDS 患者的 PS 成分变化 ① 在一半的研究中发现总磷脂含量降低，类似 NRDS。② 磷脂成分发生了改变，包括磷脂酰甘油降低；而部分含量甚微的磷脂，如 PI、PE 等含量上升，虽然最重要的 PC 含量只有轻微减少，但 DPPC 的相对含量较健康人降低约 50%。③ ARDS 患者 BALF 中的 SP-A、SP-B、SP-C 都明显降低，具有高表面活性的 PS 磷脂大聚体中的 SP-B、SP-C 也明显减少。④ PS亚型改变，主要是磷脂大聚体含量降低，小聚体升高。磷脂大聚体中的 SP-B 通常对表面活性起关键作用，而小聚体则被认为是 PS 的降解产物，表面活性作用非常低。PS 含量降低或相对缺乏也见于外科手术后出现的早期全身炎症反应综合征或脓毒症患者，以及重症肺炎、体外循环后的缺血再灌注损伤、儿童免疫抑制剂治疗后、婴幼儿病毒性肺炎等情况。

2. ARDS 患者 PS 的功能变化 ARDS 发生后，不仅有 PS 含量降低和成分改变，还有 PS 的功能受抑制或丧失。抑制物通过直接的生物物理作用破坏磷脂在气液界面的吸附过程，或者通过化学作用降解 PS 的功能成分。化学抑制物的反应产物，如溶血磷脂、游离脂肪酸等又可进一步降低 PS 的表面活性。最常见的生物物理抑制物是血浆蛋白

(如白蛋白、纤维蛋白原、纤维蛋白单体、血红蛋白等)、细胞脂质(如胆固醇、流体膜磷脂、溶血磷脂、甘油酯等),其中溶血磷脂不仅可以直接抑制 PS 活性,还可以通过破坏 ACM 屏障的完整性而使血浆来源的抑制物浓度升高。炎症损伤时,蛋白酶、磷脂酶、活性氧等可通过化学反应降解 PS 的功能成分。在多数情况下,有害物质对 PS 的抑制作用与 PS 及抑制物的浓度有关,增加 PS 浓度往往可以对抗抑制物的作用。血浆蛋白主要通过竞争性吸附在气液界面上,使 PS 膜的活性成分减少;溶血磷脂则通过影响磷脂膜的扩展来抑制 PS 的活性。因此,白蛋白的抑制作用在高浓度 PS 环境下很容易被逆转;而在后者,虽然高浓度的 PS 也可以逆转其抑制作用,但需将抑制物的相对浓度降低到适当水平。肺泡内出现大量炎症细胞,分泌大量溶组织蛋白酶和过氧化物,不仅导致肺泡上皮细胞破坏,也破坏肺泡内 PS 的结构和抑制其功能。

3. 外源性 PS 在成人 ARDS 替代治疗中的作用 上述特点决定了外源性 PS 在 ARDS 有一定作用,但疗效欠佳。

(1) 外源性 PS 治疗的可行性:理论上正常肺泡腔内 PS 磷脂总量应达到 10 mg/kg,相应的 DPPC 达到 3 mg/kg,才能保证呼气末的肺泡气液界面有足够的 DPPC 形成液晶态单分子膜,以对抗液体表面张力。这一作用还取决于局部内环境的稳定,如细胞代谢和营养、组织血供和液体清除等情况。肺泡内 PS 的磷脂含量达到 2~3 mg/kg 才能显著改善血浆蛋白的抑制作用所导致的 PS 作用丧失;PS 的活性还与各组成的比例密切相关,包括饱和、不饱和磷脂和 SP-A、SP-B、SP-C 等。总体情况下,外源性 PS 治疗需在短期内将肺泡内 PS 水平提高到 50~100 mg/kg 才能有效发挥作用。加之,成人肺容积大,外源性 PS 治疗受到严重限制。

(2) 外源性 PS 替代治疗的效果:在 ARDS 发生、发展的过程中,由于内毒素、炎症细胞、炎症介质、补体、氧自由基、蛋白酶等均可直接或间接参与肺损伤,使 II 型细胞合成及分泌 PS 减少;水肿液又稀释 PS,使局部 PS 相对浓度降低;水肿液中的血浆蛋白、炎性细胞、炎症因子等又抑制 PS 的活性,最终通过改变 PS 含量、成分和功能而阻碍 PS 发挥正常功能。另一方面,外源性 PS 需要借助内源性 PS 才能产生持久的生理效果。因此,尽管动物实验的效果较好,但实际临床效果普遍较差。加之近年来机械通气策略和其他治疗措施的不断完善,外源性 PS 的应用热情显著下降。

总之,成人 ARDS 的病因复杂,PS 的改变是继发的,是急性肺损伤的结果,不仅有总量的下降,也有成分的改变、代谢的异常和活性的下降,而 PS 的继发性缺乏和失活又反过来加重肺损伤的发展,因此补充 PS 可打断恶性循环,延缓 ARDS 的进展,但只要原发病和诱发因素不能去除,失控炎症反应持续存在,内源性、外源性 PS 的破坏和失活就会持续进行。成人患者肺泡面积比新生儿大得多,对 PS 的需求量非常大,因此 PS 主要起对症治疗作用,且作用时间短暂,需反复大量用药,成本非常高。成人患者的发病时间多较长,肺实变显著,PS 无法进入该部分肺泡,故疗效较差,特别是在重症或晚期患者,常规正压通气采取 PHC 策略可满足通气需求,而 PS 几乎不能发挥治疗作用。因此,在成人患者,PS 补充疗法仅能作为辅助治疗措施。

4. 外源性 PS 在小儿 ARDS 替代治疗中的作用 较大儿童 ARDS 的发病机制和环节与成人相同,而肺容积比成人小得多,因此疗效和费用介于新生儿和成人之间,有一定的应用价值。

总之,PS 在动物实验和小儿患者的疗效肯定;在成人疗效有限,且价格昂贵,其发展前景取决于合成 PS 性能的提高和价格的大幅度回落;也取决于如何保障 PS 均匀地分布于病变肺区技术的发展。

第五节　一氧化氮吸入疗法

一氧化氮吸入疗法指通过一氧化氮(NO)气体吸入装置或某些特殊设置的呼吸机吸入 NO 至肺内,从而改善低氧血症、肺动脉高压或气道痉挛的治疗方法。

一、ARDS 的辅助治疗

1988 年就有吸入 NO 治疗 ARDS 的报道,其主要作用机制为：适当吸入 NO 通过选择性地进入通气尚好的肺泡，弥散到肺泡毛细血管而使肺血管扩张，降低 PVR 和肺动脉压力，增加有通气肺区的血流；而病变肺区的血流量相应减少，从而改善 $\dot{V}/\dot{Q}$ 失调，提高 PaO_2；进入血液中的 NO 很快与血红蛋白结合而灭活，对体循环基本无影响；NO 还可抑制中性粒细胞等的活性而发挥抗炎作用。ARDS 患者的主要病理改变为大量肺泡陷闭、实变和较高的 $\dot{Q}s/\dot{Q}t$，有效通气肺泡显著减少，$\dot{V}/\dot{Q}$ 失调比例较低，故 NO 吸入疗法效果有限，特别是在重症患者。

二、缺氧性肺血管收缩的治疗

缺氧性肺血管收缩（hypoxic pulmonary vasoconstriction，HPV）的发病机制可能与内源性 NO 合成、分泌减少有一定的关系；也有学者推测 COPD 慢性缺氧所致的肺动脉内皮受损可能与 NO 合成酶的活性降低有关，因此吸入 NO 可以抑制肺血管收缩而不影响体循环阻力及心排血量。必须强调，HPV 是对缺氧的代偿性反应，最有效和最理想的治疗方法是在改善 $\dot{V}_A$ 的基础上增加 FiO_2。改善 $\dot{V}_A$ 比吸入 NO 方便、有效得多，故对 HPV 患者，NO 吸入疗法的实际价值有限。

三、新生儿持续性肺动脉高压的治疗

新生儿持续性肺动脉高压（persistent pulmonary hypertension of the new born，PPHN）是临床常见疾病状态，使用常规治疗方法很难取得理想效果。1991 年，Roberts 等首次报道吸入 NO 治疗 PPHN 患者，随后较多报道陆续出现，且疗效良好。当然吸入 NO 疗法对合并不可逆病变的 PPHN 患者无效，也有一些引起血压下降的报道。也有学者报道通过高频呼吸机吸入 NO 治疗 PPHN 患者比通过常规机械通气回路吸入更有效。

四、其他类型肺动脉高压的治疗

NO 吸入疗法还可治疗诸如先天性横膈膜疝等 PVR 明显增高的肺动脉疾病、右向左分流的先天性心脏血管病、伴重症低氧血症的胎儿循环遗残症（PFO）、心脏手术后并发肺动脉高压等，且已取得一定的疗效。因此，NO 吸入疗法将在 PICU 及小儿心脏外科进一步受到重视。

五、支气管哮喘的治疗

有学者试图用吸入 NO 治疗支气管哮喘。Putensen 等报道乙酰甲胆碱诱发猪气道痉挛后，吸入 $8\times10^{-5}\,mol/L$ 的 NO 可明显松弛支气管，同时伴随 PVR 的降低、$\dot{V}/\dot{Q}$ 失调的改善和 PaO_2 的升高，而吸入 β_2 受体激动剂特布他林仅有扩张气管的作用。但总体上，NO 在支气管哮喘发病中的作用机制复杂，吸入疗法效果有限，临床应用极少。

第六节　液　体　通　气

液体通气（liquid ventilation，LV）是近 30 余年发展起来的以液性氟碳化合物作为通气介质的新技术，是治疗 ARDS 的热点之一，液体通气分全液体通气和部分液体通气（PLV）两种，前者指液性氟碳化合物的注入量等于肺总量（TLC）；后者的注入量等于功能残气量（FRC）。

一、作　用　机　制

主要有以下几个方面：① 提高氧和 CO_2 的溶解度。② 降低肺泡表面张力。③ 使病变肺泡复张，恢复正常 FRC。④ 调节肺内血流分布。⑤ 局部抗炎作用。⑥ 促进分泌物排出。1995 年，Hischl RB 等首先报道了 PLV 在成人 ARDS 中的应用，目前用于临床应用的也均为 PLV。

二、研　究　结　果

大量的实验研究表明，采用全氟碳（PFC）进行 LV/PLV 对急性呼吸衰竭有多种治疗作用，主要表

现为：① 肺的动态和静态顺应性显著升高,气道峰压和平台压降低,继而气压伤的发生率下降。② 气体交换障碍改善,低氧血症和高碳酸血症显著改善。③ 肺内$\dot{Q}s/\dot{Q}t$降低。④ 病理学检查提示局部炎症程度明显减轻。

三、并 发 症

目前的动物实验结果均未发现 LV/PLV 有明显的并发症,而临床研究均缺乏系统的对照,其中可能与 LV 有关的并发症有气胸、痰栓阻塞等。长期使用此技术是否会带来其他并发症尚需进一步的探讨。

四、应用特点和注意事项

与常规机械通气相比,LV/PLV 的技术手段复杂得多,疗效也并非特别突出。首先,采用何种方法保证 PFC 均匀地分布到两侧肺,如何掌握 PFC 的剂量及呼吸机参数的调节,皆未真正得到解决。其次,LV/PLV 虽然可替代肺的部分通气功能,但 PFC 仅能作用于有通气和换气功能的肺泡;对完全实变或出现增生病变的肺区,血液循环不良的肺区无效,因此需应用于疾病早期阶段。由于现代通气策略的进步使得常规机械通气能方便、安全、有效地治疗该类患者,PLV 的应用也显著受限,其技术需不断探讨、改进。

第七节　氦氧混合气辅助机械通气

1934 年,Barach 首次报道用氦氧混合气治疗支气管哮喘,但实际临床应用并不多,国内仅在中国人民解放军总医院等个别单位开展,且主要限于危重支气管哮喘患者。

一、氦气的特性和作用机制

氦气是一种低密度惰性气体,氦氧混合气的低密度特性可降低阻塞气道的湍流强度,甚至将湍流变为层流,降低气流阻力;气流阻力的下降必然伴随 FRC 的降低、过度充气的减轻和 PEEPi 的降低;呼吸功也相应降低,人机配合也相应改善。气流阻力的降低、氦气与氧及 CO_2 共同弥散性的增强还可以改善肺内气体分布,增加气体弥散量,改善$\dot{V}/\dot{Q}$失调,升高 PaO_2,降低 $PaCO_2$。

二、临 床 应 用

由于氦氧混合气可有效改善通气和换气,故原则上可用于各种呼吸衰竭患者的治疗,如气道阻塞性疾病、肺实质疾病、手术后肺康复等,既可以作为单独的治疗手段,也可作为常规机械通气的辅助手段,但实际上其仅用于支气管哮喘患者,且仅可缓解气道阻力增加的症状,不能从根本上解决气道阻塞的状态。现代通气策略和手段的变化,如 PHC 等,使常规机械通气更安全、有效;另外,氦气价格昂贵,医疗成本过高,而氦气的循环再利用也有较多的问题;长期吸入氦氧混合气对机体的影响等尚不清楚。这些因素都限制了氦氧混合气的临床应用,但其作为一种未发现有任何不良反应的非药物、非创伤性方法,其应用前景还是诱人的。

第八节　体外氧合疗法

体外氧合器于 20 世纪 30 年代末期被应用于临床,但效果差,并发症多,其后氧合器的形式逐渐改进,至 50 年代出现膜式氧合器（extracorporeal membrane oxygenation, ECMO)后,其临床应用逐渐取得进展。

一、临 床 应 用

ECMO 是治疗成人 ARDS、外伤后急性呼吸衰竭等可逆性、严重呼吸衰竭的重要手段。在小儿及新生儿,它主要用于 ARDS、先天性膈疝、胎粪吸入综合征(MAS)、PPHN,以及心脏手术后并发肺动脉高压等疾病。ECMO 用于 ARDS 的治疗已取得一定成果,尤其是在新生儿和小儿患者,使患儿的存活率显著提高;尽管成人患者生存率的改善不明显,但在预防 VALI 方面也取得了良好的效果,为疾病的进一步研究和治疗创造了条件。

由于对呼吸生理学知识或常规机械通气技术的缺乏,ECMO 在临床上呈明显的滥用趋势。

二、注 意 事 项

临床应用 ECMO 需注意以下几点:① ECMO 并不是治疗性手段,仅能延长患者的生存时间,为原发病的治疗创造条件,因此一旦估计病变不可逆,就不应选择 ECMO。② ECMO 仅能对一部分血液进行气体交换,即仅能取代部分心、肺功能,因此必须与常规机械通气同时应用。③ ECMO 的血流量必须足够,一般至少需要每分钟 $1 \, L/m^3$。④ 机械通气参数的选择以不增加气压伤的发生为原则,PEEP 的选择与常规机械通气相似,一般为 $8 \sim 12 \, cmH_2O$;平台压的控制则更严格,一般 $< 30 \, cmH_2O$;高、低压力的控制自然限制 V_T 在较低的水平;RR 为 $6 \sim 10$ 次/min 或更慢。也可合用高频喷射通气或高频振荡通气。⑤ ECMO 属于高技术和复杂的治疗手段,在人力、财力、物力方面的消耗非常大,应加强监测和检查;一旦病情缓解,应及早撤机,或改用常规机械通气过渡后撤离。

第九节 体 位 疗 法

1976 年,Piehl 等首次报道了俯卧位通气(prone ventilation)在呼吸衰竭患者中的疗效。此后 20 余年不断有动物实验及临床观察方面的报道。总体结果显示,在 $50\% \sim 70\%$ 的 ARDS 患者,俯卧位通气可以明显地改善氧合,使 FiO_2 和 PEEP 的水平降低。

一、改善氧合的机制

主要为俯卧位时胸腔压力梯度"逆转",引起陷闭肺泡开放,肺内气体重新分布,血流量无明显变化,最终使 $\dot{Q}s/\dot{Q}t$ 降低,$\dot{V}/\dot{Q}$ 失调改善。这与 PEEP 改善氧合的作用相似。其他一些机制也可能参与氧合的改善,如分泌物引流的改善。

二、动物实验和临床应用

Broccard 等在健康动物模型证实,与仰卧位相比,俯卧位通气可以减轻 VALI;在油酸诱导的 ARDS 的动物模型也发现:与仰卧位相比,在采用大 V_T 和高于 LIP 的 PEEP 的情况下,俯卧位通气可明显减轻背侧肺区的损伤程度,显示了其减轻 VALI 的潜在优势。

在重度 ARDS 患者的治疗中,俯卧位与其他治疗手段结合使用,可以发挥协同或叠加效应。Stocker 等在 25 例重度 ARDS 患者中,将小 V_T 通气与俯卧位联合使用,患者的病死率明显下降。Jolliet 等人亦证实,在重度低氧血症的 ARDS 患者中,联合应用 NO 吸入,对氧合的改善可以起到协同作用,且没有明显不良反应。俯卧位通气 RCT 研究也显示,其对 ARDS 患者有一定的治疗效果。

为了能够更为有效、安全地治疗呼吸衰竭患者,人们更倾向于联合应用各种呼吸支持技术,如 TGI 与 PLV、ECOM 与 PLV、PS 与吸入 NO、PS 与高频喷射通气、吸入 NO 与高频振荡通气、吸入氦氧混合气与高频振荡通气。这可能发挥协同作用,是今后非常规呼吸支持技术的发展方向。

(朱 蕾 沈勤军)

第三篇

机械通气在不同疾病中的应用

第三十一章
神经-肌肉疾病患者的机械通气治疗

神经-肌肉疾病主要分为中枢性疾病和外周性疾病,其病理生理和临床特点有明显不同,机械通气要求也有较大差异。

第一节　中枢神经疾病

呼吸中枢位于脑干,主要包括延髓的基本呼吸中枢和脑桥的呼吸调整中枢,任何原因导致的脑干直接损害或间接损害皆可发生呼吸衰竭。

一、常见原因

直接损害有功能性和器质性,前者如镇静剂、麻醉剂过量,农药中毒;后者如脑干外伤、出血。更常见的是间接损害,常见有脑出血、蛛网膜下腔出血、外伤、肿瘤等导致的颅内压升高,压迫和抑制呼吸中枢。

二、呼吸衰竭的特点

1. **基本特点**　由于呼吸中枢受抑制,表现为呼吸运动减慢、减弱,或不规则,出现呼吸性酸中毒和低氧血症;初始发病时气道-肺结构和阻力基本正常,故吸空气时,肺泡气 PCO_2 的升高程度和 PO_2 的下降程度接近,两者之和与正常状态相似,即大约为 $104+40=144$(mmHg),这是最典型的表现形式。由于受生理分流的影响,$PaCO_2$ 和 PaO_2 之和稍低于 144 mmHg,在年轻成人患者约为 140 mmHg。

2. **常见问题**　部分患者常伴有呼吸道分泌物增加或误吸,加之神志不清,咳嗽反射减弱,分泌物排出困难,导致气道阻力升高,或周围小气道阻塞导致微不张;若合并感染,将加重气道-肺的结构和功能异常,出现的 PaO_2 明显下降,$PaCO_2$ 和 PaO_2 之和远低于 144 mmHg。

三、神经源性肺水肿

神经源性肺水肿指基础心肺功能正常,但发生中枢神经损害后突然发生的肺水肿,这在临床上并不少见。

1. **主要依据和发病机制**　① 颅脑外伤的死亡患者,尸检几乎皆有肺水肿。② 动物实验也证实脑部创伤导致全肺肺水肿。发生机制尚不清楚,可能为肺毛细血管静水压升高和通透性增加所致,因为颅内压升高或脑组织缺氧使交感神经兴奋,儿茶酚胺释放。由于体循环血管有丰富的平滑肌和受体,故血管收缩,阻力增加,血压升高;而肺血管系统对交感神经-儿茶酚胺的缩血管反应不敏感,导致血液从阻力较高的体循环涌向阻力较低的肺循环,肺毛细血管压力突然升高,发生肺水肿;体循环血管收缩,血压升高,左心室后负荷和左心房充盈压增加,影响肺静脉的回流;大量的神经介质可使肺毛细血管通透性增加,故水肿液蛋白质含量较高。

2. **临床特点**　常有呼吸增强、增快,低氧血症的程度超过高碳酸血症,甚至部分患者仅有低氧血症。在疾病的最初 2～3 日,一旦出现低氧血症或 PaO_2 的进行性下降应考虑肺水肿。

四、治　疗

(一)**基本治疗**　除常规治疗外,应合理选择机械通气,若发现患者呼吸减弱或停止,应迅速清除上呼吸道分泌物,使头部后仰,下颌前伸,保持呼吸道通畅;给予高流量氧疗;及时进行心肺复苏,有条件时应迅速给予经口气管插管机械通气,无须等待动脉血气结果,首选简易呼吸器通气,待呼吸机准备好后接呼吸机通气。机械通气要点如下。

1. 呼吸机的选择　因气道肺阻力基本正常或升高不明显,患者呼吸能力差,各种定压型、定容型呼吸机皆可,急救时以轻便简易呼吸机为主,可以不同步。治疗过程中,为促进患者的康复,应选择有同步功能的呼吸机。

2. 氧疗　初始通气时应选择较高的 FiO_2,避免因缺氧导致脑损伤的进一步加重;治疗过程中应维持中、低水平的 FiO_2,保障 $SaO_2 \geqslant 97\%$。因气体交换基本正常,低氧血症容易纠正,无须特别强调氧中毒。若脑损伤恢复或若病情稳定,应严格控制 FiO_2,使 SaO_2 在 $90\% \sim 97\%$,以维持较高的肺泡氮浓度,预防肺泡萎陷。

3. 通气模式的选择　因自主呼吸较弱,以指令性通气(定容型或定压型皆可,最好同步)为主,有条件者也可选择分钟指令通气(MMV);若病情改善,应及早改用间歇指令或自主性通气模式。

4. 通气参数的设置和调节

(1) 原则:① 大 V_T、低 RR 通气,尽量避免或降低 PEEP。这样既可充分预防和开放陷闭肺泡,防止肺顺应性的减退;又可使通气正压对颅内压的影响限制在最低程度。② 动脉血 pH 维持在正常偏高或略高于正常的水平,避免脑血量的增加和颅内压升高,又不至于影响氧在脑组织的释放。

(2) 具体设置:在 V-A/C 模式,一般选择 V_T $12 \sim 15$ ml/kg,RR $10 \sim 16$ 次/min,I:E 为 $1:2 \sim 1:2.5$ 或更长,选择方型流量波或递减波;适当应用流量上升速度。在 P-A/C 模式,一般选择通气压力 $15 \sim 20$ cmH_2O,适当加用吸气压力斜坡,目的是维持类似 V-A/C 模式的深慢呼吸形式;在 PSV 模式,支持压力比 P-A/C 模式的通气压力略低。

在上述基础上,应经常进行高压力或大 V_T 通气;也可加用叹气样通气。

(3) 理论基础:① 患者的呼吸能力微弱,又必须持续卧床,容易发生低位肺组织的淤血、肺泡陷闭、微小肺不张和肺顺应性的减退,甚至肺部感染,为改善这种状况,需增大 V_T 或用较高的通气压力;而间断叹气或高压力通气有助于陷闭肺泡的充分开放。② 在气道-肺实质功能基本正常的情况下,平均气道压(P_{mean})是反映胸腔内压和静脉回流的最简

单而又合理的指标,P_{mean} 的增加可影响颅内静脉的回流,增加颅内压。与增加 V_T 相比,PEEP 增加 P_{mean} 的作用更显著,因此为改善肺泡陷闭以增大 V_T 为主,尽量避免增大 PEEP。③ 为维持适当 $\dot{V}_A$ 和 pH 水平,在 V_T 增大的情况下,必须减慢 RR。④ RR 的减慢和 I:E 的延长可降低 P_{mean}。⑤ 与递减流量波相比,方型流量波可缩短 T_i,降低 P_{mean}。⑥ 高碳酸血症和酸血症可增加脑血流量和颅内压,适当增大通气量使 $PaCO_2$ 降低,将 pH 维持在正常高限水平有助于降低脑血流量,降低颅内压。但必须避免明显碱血症,否则将导致脑血流量的显著减少和抑制氧的释放,加重脑组织损害。⑦ 患者呼吸多较慢或较弱,适当加用吸气压力坡度或流量上升速度有助于改善人机配合。

(4) 注意事项和通气参数的调节

1) 稳定通气 30 min 左右、$1 \sim 2$ h 皆需复查动脉血气,并且在最初 $1 \sim 2$ 日,应比较多地复查动脉血气,根据动脉血气结果调整通气参数。因为:① 昏迷患者的代谢率明显下降,部分患者还采用物理和药物降温,使代谢率进一步下降,体温每下降 1℃,CO_2 产生量下降 $10\% \sim 15\%$。所以按常规方法计算 V_E 容易导致呼吸性碱中毒。② 刚建立人工气道后,由于呼吸道分泌物较多,V_D 较大,故按常规通气方法设置通气参数是合适的;通气过程中,随着呼吸道分泌物引流的改善,$\dot{V}_A$ 可能会逐渐增大,容易导致明显呼吸性碱中毒,因此应较频繁地复查动脉血气。

2) 通气不足时,以增加 V_T 为主,以提高通气效率、预防肺泡陷闭;通气过度时,以降低 RR 为主,以利于快速降低 $\dot{V}_A$,并能保障基本通气需求。

3) 容易合并感染,应加强湿化、温化和吸痰,且以大 V_T 通气为主。

4) 类似健康人的叹气样呼吸,间断采用高支持压力或控制压力($25 \sim 30$ cmH_2O)通气,以保持更大 V_T(>15 ml/kg),保障陷闭肺泡的充分开放和肺部感染的控制,每次持续 $1 \sim 2$ min,每日 $4 \sim 6$ 次。

5. 撤机　因患者通气阻力和肺弹性阻力基本正常或升高不明显,呼吸肌功能健全;咳痰能力较差,容易合并感染,因此只要患者神志清醒,有较完善的咳痰能力即可停机、拔管,无须强求完全控制原发病和肺部感染。若患者长时间昏迷或咳嗽反射微弱,应尽早气管切开。气管切开的主要作用是改善分泌物的引流。

(二) 神经源性肺水肿的处理

1. 评价　除积极处理原发病和降低颅内压外，一旦出现 PaO_2 的明显下降或 FiO_2 的明显升高，应考虑肺水肿的可能，需摄胸部 X 线片或 CT 片进一步判断。

2. 糖皮质激素的应用　一旦诊断或高度怀疑肺水肿，应及早应用糖皮质激素。一般选择地塞米松 5～10 mg 静脉推注或静脉滴注，q12 h；也可选择甲泼尼龙 40～80 mg，q8 h。糖皮质激素不仅有改善肺水肿的作用，也有改善脑水肿和降低颅内压的作用，与颅脑疾病的治疗是一致的。

3. 机械通气　通气模式和参数的选择需考虑对肺水肿的治疗作用，但不宜采用传统的较高水平 PEEP。高水平 PEEP 可有效改善肺水肿和氧合，但也可能使胸腔负压减小，颅内静脉回流受阻，升高颅内压，因此 PEEP 以能维持适当的氧合即可。若需较高水平的 PEEP，应适当抬高头部。

(三) 慢性呼吸中枢功能低下导致的呼吸衰竭的处理

慢性呼吸中枢功能低下导致的呼吸衰竭常见于各种情况的中枢性低通气，首选经鼻罩或面罩无创正压通气，以家庭应用为主，夜间睡眠时通气即可，但必须有指令性通气模式，如 BiPAP 呼吸机的 PSV/PCV 模式(S/T 键)或传统的 SIMV 模式，RR 为 6～8 次/min 即可。

第二节　周围神经疾病或肌肉疾病

脊髓、运动神经、神经-肌肉接头或呼吸肌本身疾病，皆可导致呼吸肌收缩力下降，V_E 不足，最终出现 $PaCO_2$ 升高和 PaO_2 下降。

一、病因和发病机制

1. 脊髓、运动神经元或周围神经疾病　常见疾病有脊髓灰质炎、急性炎症性脱髓鞘多发性神经病 (吉兰-巴雷综合征)、运动神经元病、多发性神经根炎及脊髓侧索硬化症。其结果是运动神经不能有效产生或传导神经冲动，导致骨骼肌收缩力下降；病程较长者可导致神经性肌肉营养不良和肌肉萎缩；若影响到支配呼吸肌或相应的神经，将导致呼吸肌收缩力下降和肌肉萎缩，发生呼吸衰竭。

2. 神经-肌肉接头疾病　常见疾病有抗胆碱酯酶的毒物(有机磷农药)或药物(新斯的明、氨基糖苷类抗生素)中毒、重症肌无力、肌松剂使用不当或中毒。上述情况皆可使神经冲动不能有效传导至呼吸肌，导致呼吸肌收缩力的下降或呼吸肌萎缩，发生呼吸衰竭。

3. 肌肉疾病　常见疾病有进行性肌营养不良、多发性肌炎或皮肌炎。导致呼吸肌收缩力下降，慢性者皆伴随呼吸肌萎缩，发生呼吸衰竭。

4. 电解质紊乱　主要见于急慢性低钾血症；也见于慢性低钠血症、低镁血症、低磷血症，以及急性高钾血症。电解质紊乱主要影响神经-肌肉的静息或动作单位，导致呼吸肌无力和呼吸衰竭。

二、临床表现和呼吸衰竭的特点

1. 基本特点　由于呼吸肌收缩力和耐力下降，患者常感明显呼吸困难，表现为呼吸运动幅度减弱，V_T 降低，RR 增快，轻症或早期患者可通过 RR 的代偿性增快保持 $\dot{V}_A$ 正常而不发生呼吸衰竭，但重症或晚期患者多发生呼吸性酸中毒和低氧血症。

2. 呼吸衰竭特点　与中枢神经系统疾病相似，患者气道-肺实质的结构和阻力基本正常，故病变早期吸空气时，$PaCO_2$ 的升高程度和 PaO_2 的下降程度基本相同，两者之和不变，接近 140 mmHg。因呼吸浅快，容易发生低位肺淤血、微小肺不张和感染；合并口咽部肌肉的麻痹和咳嗽反射的减弱，容易发生误吸、阻塞性肺不张和肺部感染，因此随着病情的加重或机械通气时间的延长，PaO_2 的下降幅度常超过 PaO_2 的上升幅度。患者也常因肺炎而突然诱发急性呼吸衰竭，因此应注意呼吸肌功能和通气功能的变化，一旦明显下降，及早机械通气。

三、治　　疗

除积极治疗原发病和合并症外，应合理进行机械通气。

1. 机械通气的指征　① RR＞30 次/min。② V_T＜5 ml/kg。③ VC＜15 ml/kg。④ MIP＞

$-25\,cmH_2O$。⑤ 发生高碳酸血症和低氧血症。⑥ 出现分泌物阻塞，如阻塞性肺不张或窒息。

2. 机械通气的连接　急性期患者应首选经鼻（面）罩无创通气，也可选择经鼻气管插管机械通气；对慢性期或需终身治疗的患者应首选经鼻罩通气，漏气多时选择经面罩通气；若分泌物较多或咳痰困难或反复吸入应及早气管切开。

3. 通气模式和参数的选择与调节　与一般中枢神经疾病患者的通气相似，但在此强调以下几点：① 患者呼吸肌收缩力显著减弱，而气道-肺实质的阻力接近正常，故非常容易配合呼吸机通气，不需应用镇静肌松剂；否则是机械通气应用不当的表现，容易加重疾病。② 一旦出现人机对抗，应积极查找原因，必要时用简易呼吸器通气过渡，在排除呼吸道或连接管路阻塞、呼吸机应用不当的情况下，是呼吸肌功能恢复的征象；应通过处理相关因素、调节通气模式和通气参数解决人机对抗，避免应用镇静剂、肌松剂。③ 此类疾病常合并肌肉的神经营养不良性或失用性萎缩，控制通气将加重呼吸肌结构和功能的减退；若病情改善，应及早改用辅助通气或自主型通气模式（主要是 PSV 及其衍生模式），避免较长时间的控制通气，除非是终末期患者。④ BiPAP 呼吸机宜作为经鼻罩或经面罩通气的首选呼吸机。⑤ 部分患者需长期甚至终生通气，以家庭通气为主。若痰液不多或无明显吸入，以无创正压通气为主；反之，需及早气管切开。

（朱　蕾　张　静）

第三十二章
慢性阻塞性肺疾病患者的机械通气治疗

慢性阻塞性肺疾病(COPD)以气流受限为特征,气流受限不完全可逆,并呈进行性发展,与肺部对香烟、烟雾等有害气体或有害颗粒的异常炎症反应有关。本病主要累及肺,但也可引起全身(或称肺外)的不良效应。

第一节　慢性阻塞性肺疾病呼吸衰竭的基本特点和治疗原则

COPD 是发生慢性呼吸衰竭或慢性呼吸衰竭急性加重的最常见疾病,与支气管扩张症和其他慢性气道阻塞性疾病呼吸衰竭的特点相似,在此一并叙述。COPD 呼吸衰竭分单纯低氧血症型和高碳酸血症型两种基本类型,前者主要因 $\dot{V}/\dot{Q}$ 失调所致,多见于病情较轻的急性发作期患者,是本体感受器等兴奋性增强,呼吸增强和 $\dot{V}_A$ 增大的结果;后者则主要由 $\dot{V}_A$ 不足引起, $\dot{V}/\dot{Q}$ 失调也有一定作用。呼吸肌疲劳和呼吸氧耗量的增加对两类呼吸衰竭的发展皆有一定的影响。弥散对运动性低氧血症的发生有一定作用,但对静息低氧血症影响不大。COPD 呼吸衰竭多无明显的静动脉血分流,一旦发生说明病情严重。

COPD 基本病理改变的不可逆性决定了处理诱发因素和选择通气方式的重要性。COPD 发生呼吸衰竭的主要诱发因素为感染。传统治疗方法是抗感染、应用糖皮质激素(激素)、对症治疗、应用呼吸兴奋剂或无创正压通气(NIPPV),重症患者需建立人工气道。但临床上也有部分患者无感染或明显感染的征象,主要诱发因素为理化或生物刺激,导致气道痉挛、水肿,短时通气负荷突然增加所致,需给予以糖皮质激素为主的综合治疗;还有部分患者是呼吸中枢兴奋性下降、夜间睡眠应用镇静剂或高浓度氧疗所致,只要给予 NIPPV 即可迅速缓解,无需抗菌药物或激素治疗。诱发因素也影响呼吸衰竭的进展和患者的转归,合理控制和治疗诱发因素比单纯机械通气更重要。

第二节　慢性阻塞性肺疾病患者的病理生理特点

慢性阻塞性肺疾病(COPD)的呼吸生理改变主要包括基本肺功能、运动肺功能和呼吸调节等方面,重点是基本肺功能的变化。COPD 的基本肺功能改变主要包括气流受限、肺容积增大和换气功能减退,其中气流受限是最基本改变。

一、COPD 的发生和发展中的呼气流量变化

1. COPD 前阶段

(1) 小气道病变:COPD 的病理改变首先出现在小气道(以慢性支气管炎为首发表现,最多见)或肺实质弹力纤维(见于 α_1 抗胰蛋白酶缺乏,非常少见),表现为小气道功能减退。在高容积和较高容积位置时,小气道处于扩张状态,呼气流量基本正常。但在低容积时,小气道内径明显缩小,呼气阻力增加,呼气流量下降,在最大呼气流量容积(MEFV)曲线上表现为低容积部位的凹形下降,在数值上表现为 FEF_{50} 和 FEF_{75} 下降。由于小气道的横截面积巨大,阻力非常小,对患者的常规通气功能、肺容积和换气功能参数基本无影响。小气道病变是 COPD 的真正早期阶段,戒烟、改善环境后,小气道可能会

完全恢复正常。

（2）高危患者：随着病变的进展，小气道阻塞增加，等压点进一步外移。在高容积位置，气道处于扩张状态，流量的形态和大小正常；随着肺容积下降，气道结构或肺弹力已不能维持气道的充分扩张，气流阻力逐渐增加。肺容积越小，气道阻力增加的程度越大，因此 MEFV 曲线表现为高容积时呼气流量正常，在较高容积时出现凹形下降，在低容积时下降更显著；在数值上表现为 PEF 正常，FEF_{25} 轻度下降或接近正常，FEF_{50} 和 FEF_{75} 明显下降。此时伴随部分通气功能参数，如 FEV_1/FVC 的下降（但幅度有限，其绝对值多 $\geqslant 70\%$ 或占预计值的比例 $\geqslant 92\%$）、FEV_1、MMV 下降（但多数仍大于预计值的 80%）；部分通气功能参数，如 FVC 基本不变。通过深慢呼吸代偿，肺容积参数 VC、RV、FRC、TLC 皆维持在正常水平。由于不同肺区的气流阻塞程度不同而表现为不同的通气反应，部分肺区（阻塞重的部分）通气量下降，部分不变，部分代偿性增加（阻塞轻的部分），导致气体分布不均；而相应的血流量基本不变，结果出现 $\dot{V}/\dot{Q}$ 离散度增大和闭合气容积（CV）增加。尽管如此，气体交换仍能充分完成，$D_L CO$ 基本正常，动脉血气也保持正常。此为 COPD 的较早阶段，预防效果仍较好，但常被忽视。

2. COPD

（1）早期阶段：小气道轻、中度阻塞或肺弹性轻、中度减退，常伴随大、中等气道的损伤，等压点显著外移。由于周围气道结构的破坏或阻塞，肺弹力下降，在最大肺容积时，气道阻力尚正常；其后随着肺容积下降，气道阻力明显增加，但气体能完全呼出，因此 MEFV 曲线形态表现为峰流量接近正常，在较大肺容积位置出现明显的凹形下降；在数值上表现为 PEF 基本正常，FEF_{25} 下降；FEF_{50} 和 FEF_{75} 显著下降。常用通气功能参数明显下降，FEV_1/FVC 的绝对值 $<70\%$ 或占预计值的比例 $<92\%$。FEV_1、MVV 占预计值的百分比明显下降，但是否低于预计值的 80% 取决于基础肺功能和阻塞的相对程度。FEV_3 和 FVC 下降不明显。深慢呼吸可明显降低气流阻力，维持相对正常的肺容积水平，故 RV、FRC、TLC 和 RV/TLC、FRC/TLC、VC 等容积参数多基本正常。不同肺区的气流阻塞程度差异增大，气体分布不均和 $\dot{V}/\dot{Q}$ 离散度进一步增大，$D_L CO$ 和 $D_L CO/V_A$ 可能降低，但气体交换仍可充分完成，动脉血气继续保持正常，多符合目前 COPD

的轻度或中度的诊断标准。中、重度体力劳动时可出现呼吸困难。

（2）典型阶段：气道结构明显破坏或阻塞，肺弹性阻力明显下降，在 TLC 位置时，多数气道即处于一定程度的阻塞状态，随着肺容积下降，气道阻力显著增加，气体呼出不完全，因此 MEFV 曲线形态上表现为峰流量下降，并迅速变为明显凹陷的曲线；在数值上表现为 PEF 轻度下降，FEF_{25} 明显下降，FEF_{50} 和 FEF_{75} 显著下降。FEV_1/FVC、FEV_1、MMV 的等通气参数中度、重度下降，$FEV_3\%$ 和 FVC 下降。单纯深慢呼吸不能充分降低气流阻力，需增加平静呼吸时的肺容积，故 RV、FRC 等容积参数的升高，TLC 可以升高（肺弹力纤维严重破坏的患者）或基本正常（以气道阻塞为主的患者），相应 RV/TLC、FRC/TLC 显著升高，VC 基本正常或轻度降低。$\dot{V}/\dot{Q}$ 的离散度也进一步增大，$D_L CO$ 和 $D_L CO/V_A$ 降低，气体交换可基本完成，动脉血气继续保持正常或出现 PaO_2 下降。中等或轻度体力劳动时可出现明显呼吸困难。

上述不同情况均可保持适当的 $\dot{V}_A$，故 $PaCO_2$ 正常；若发生急性加重，呼吸肌本体感受器等兴奋，$\dot{V}_A$ 代偿性过度增加，$PaCO_2$ 反而下降，可出现单纯低氧血症型呼吸衰竭。

（3）呼吸衰竭阶段：由于气道结构的严重破坏或阻塞、肺弹性阻力的显著下降，在 TLC 位置气道即处于非常明显的阻塞状态；随着肺容积下降，将迅速出现大量气道陷闭，因此 MEFV 曲线形态上表现为短促的上升，并迅速变为较平坦的曲线，在数值上表现为极小的 PEF，FEF_{25}、FEF_{50} 和 FEF_{75} 皆接近 0。FEV_1、MVV 极度下降，FVC 显著下降，FEV_1/FVC 可能有所上升，并与 $FEV_2\%$、$FEV_3\%$ 接近。RV、FRC 和 RV/TLC 显著升高，FRC/TLC 超过 67%，肺弹性阻力显著增加，胸廓超过弹性零位，对吸气也表现为弹性阻力；平静呼气末肺泡内压不能降至 0，出现 PEEPi。由于平静呼吸时即存在气道阻塞或陷闭，故 IC、VC 多明显下降。患者的呼吸力量常不能有效克服气流阻力、PEEPi 和弹性阻力，呼吸变浅，出现 V_E 下降和呼吸性酸中毒。$\dot{V}/\dot{Q}$ 失调进一步加重，$D_L CO$ 和 $D_L CO/V_A$ 显著降低，气体交换严重受限，PaO_2 降低幅度超过 $PaCO_2$ 的上升幅度。

二、动态肺过度充气、PEEPi 及其临床意义

（一）相关基本概念

1. **肺过度通气**（pulmonary hyperventilation） 简称过度通气，指静息状态下，$\dot{V}_A$ 显著增大，甚至出现呼吸性碱中毒的一种病理生理状态。它常见于支气管哮喘或 COPD 的急性发作期、高通气综合征、肺炎、肺水肿、ARDS 等情况。

2. **通气代偿**（compensated ventilation） 指通气功能障碍患者，通过代偿性呼吸增强、增快，$\dot{V}_A$ 增大，使 $PaCO_2$ 不超过正常范围高限的病理生理状态。

3. **通气失代偿**（decompensated ventilation） 指严重通气功能障碍患者，通气量增大不足以克服通气阻力增加，导致 CO_2 潴留，出现呼吸性酸中毒的病理生理状态。

4. **通气不足**（hypoventilation） 指 $\dot{V}_A$ 不足以维持代谢需求，导致 $PaCO_2$ 升高的病理生理状态。它可以是原发性呼吸系统疾病所致，也可以是代谢性碱中毒抑制呼吸中枢所致。

5. **肺过度充气**（pulmonary hyperinflation） 是呼气末肺容积异常增加的一种状态。它可以是生理性代偿，也可以是病理性改变。

6. **代偿性肺过度充气**（compensating pulmonary hyperinflation, compensatory pulmonary hyperinflation） 曾称代偿性肺气肿，指部分肺组织失去呼吸功能，如肺萎陷、肺叶切除术后、胸廓畸形等，致使健康肺组织的呼气末容积代偿性增大的状态。

7. **动态肺过度充气**（dynamic pulmonary hyperinflation, DH） 潮气呼气末肺容积超过了由肺和胸壁的弹性回缩力所决定的 FRC，存在 PEEPi（图 32-1）。它见于气流阻塞或呼气用力增加导致的气体陷闭，充分放松呼气肌或延长呼气时间后，气体仍能呼出。它主要见于支气管哮喘和 COPD 的急性发作期。

8. **静态肺过度充气**（static pulmonary hyperinflation, SH） 指充分放松呼气肌或延长呼气时间后，气体充分呼出后仍存在的肺过度充气状态，由肺弹性回缩力和胸廓弹性扩张力决定，PEEPi=0（图 32-1）。它主要见于支气管哮喘、COPD 的缓解期和慢性迁延期。它可以单独存在，也可以与动

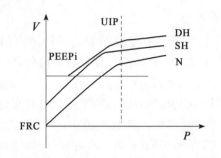

图 32-1 肺静态、动态过度充气模式图

FRC 为正常功能残气量，N、SH、DH 分别代表正常肺容积、静态过度充气、动态过度充气

态肺过度充气同时存在。

9. **气体陷闭**（air trapping） 指呼气末气体不能充分呼出，而在肺内异常潴留的病理生理状态。它常在肺气肿或静态肺过度充气的基础上发生。

10. **气体陷闭容积**（air trapping volume） 指在常规呼气末，充分放松呼气肌或延长呼气时间后，所能继续呼出的气容积。

11. **呼气末肺容积**（end-expiratory lung volume, EELV） 指呼气结束时的肺容积。与 FRC 的区别是它对呼吸形式无要求，可以是自然呼吸，也可以是用力呼吸或机械通气。平静呼吸的 EELV、机械通气不加 CPAP/PEEP 时的 EELV 即为 FRC。

12. **吸气末肺容积**（end inspiratory volume, end inspiratory volume, V_{ei}） 为气体陷容积与潮气量之和，能较好地反映肺过度充气的程度和后果，是指导支气管哮喘患者机械通气的客观指标。

（二）COPD 患者动态过度充气、PEEPi 的发生机制、特点与处理对策

1. **发生机制和特点** 气道阻力增加、肺的弹性回缩力减弱和呼气期气道陷闭，使呼气不畅且不完全，形成 DH，伴气体陷闭，产生 PEEPi。重症 COPD 患者的缓解期与发作期均存在 PEEPi，其范围大致在 $1\sim19$ cmH_2O。其中缓解期主要为静态充气，急性发作期的动态充气因素增加，PEEPi 升高；理论上，若将 T_e 充分延长，肺泡内压将逐渐降为 0，此时的容积称为"动态平衡容积"，反映静态过度充气；此容积与 FRC 的差值反映气体陷闭容积。导致动态充气的因素主要是气道陷闭，即气道结构和周围弹力纤维支架的破坏，吸气期气道可充分开放，气体可有效吸入；呼气期关闭，气体不能充分呼出。气道黏膜的水肿、平滑肌痉挛或管腔分泌物潴留，以及用力呼气皆对动态过度充气的加重有一定影响。

2. 处理原则

(1) 应用PEEP：PEEP可对抗气道陷闭,对气道阻塞作用有限,因此其作用与PEEP对抗ARDS的肺泡陷闭相似。机械通气时,患者吸气肌收缩的压力首先抵消PEEPi,才能在气道内形成负压,触发呼吸机送气;PEEP通过对抗PEEPi有助于维持小气道开放,降低呼气末肺泡-气道的压差和气道阻力,显著降低患者吸气初期的做功量,改善人机同步;还可以促进肺内气体的均匀分布和氧的弥散。

若PEEP刚好克服气道陷闭(为PEEPi的50%～85%),则不会引起气道压和肺容积的增大;若超过该水平,则可导致呼气末肺容积增大,必然伴随吸气末肺容积的增大和气道压力的升高,对呼吸力学和血流动力学产生不利影响。

(2) 延长呼气时间：通过减慢RR、延长I:E实现,是治疗气道阻塞所致过度充气的主要措施。

(3) 降低潮气量：较小V_T需要较短的T_e,也有助于气道阻塞所致过度充气的改善。

第三节　慢性阻塞性肺疾病患者的基本治疗

COPD主要分急性发作期、缓解期治疗,包括药物治疗和非药物治疗,后者有重要作用,但容易被忽视,特别是在药物临床试验的"疯狂"推动下。

一、急性发作期的抗感染治疗

首先判断是否是非感染因素诱发,若无法确定是非感染因素所致,则无论是否有明显感染的征象,皆应积极抗感染治疗。需注意以下几点：① 感染部位一般在小气道,故纤维支气管镜检查时,大气道炎症并不明显,但管腔内可见到分泌物。② 在残存肺功能有限的情况下,轻微的气道炎症即可导致通气负荷的显著增加和$\dot{V}_A$的明显下降。③ 小气道有明显炎症或黏液栓时常伴有微小肺不张和一定程度的静动脉血分流,药物治疗和氧疗的效果皆较差;小气道炎症不明显,则药物治疗和氧疗的效果好,预后佳。④ 感染的病原微生物早期常为病毒、细菌或非典型病原体,但后期多并发各种细菌感染,少部分是真菌感染,故抗菌药物要及早应用,且针对性要强。

二、氧　　疗

原则是持续低流量(浓度)吸氧,避免$PaCO_2$明显上升。

(一)氧疗的基本要求

1. 维持适当的氧合　首先使$PaO_2 \geqslant 60$ mmHg,在此基础上强调持续低流量(浓度)吸氧;若低浓度氧疗不能解除低氧血症,则给予中等浓度或高浓度氧疗。

COPD患者的高碳酸血症容易改善,即使暂时无机械通气条件,一定时间和一定程度的$PaCO_2$上升也不会对机体造成明显危害。而低氧血症是呼吸衰竭患者发生一系列病理改变的主要原因,需积极纠正,但高浓度氧疗是病情严重的表现,需尽早建立人工气道,并积极查找原因,常见原因为周围气道严重水肿和痉挛、重症感染、并发气胸等;也常是合并其他疾病的表现,如OSAHS、肺栓塞、肺动脉高压等。

2. PaO_2(SaO_2)上升刚好达到或稍超过60 mmHg(90%)为原则　在多数情况下,PaO_2在60～70 mmHg为宜,更高的PaO_2或$SaO_2 \geqslant 97\%$是不合适的,容易导致$PaCO_2$上升。

吸氧后$PaCO_2$上升有3种解释：① 吸氧后呼吸中枢受抑制,但这仅能解释少部分患者的情况,其特点是V_E下降(详见第六章)。② $\dot{V}/\dot{Q}$失调加重。低$\dot{V}/\dot{Q}$肺区,吸氧后缺氧性肺血管收缩缓解,血流量增加,气体交换量随之增加(主要是氧弥散到毛细血管的量增加);由于肺泡氮浓度下降,肺泡萎陷,此部分生理无效腔(V_D)增加,$\dot{V}_A$下降。高$\dot{V}/\dot{Q}$肺区的血流量减少,CO_2和O_2的交换量皆下降,V_D相对增加,最终$\dot{V}_A$下降,$PaCO_2$上升,这是氧疗导致$PaCO_2$的主要机制。氧疗导致的$\dot{V}/\dot{Q}$失调加重不会因间断吸氧而在短时间内改善,反而因再次氧疗而加重。③ Haldane效应,此效应既可促进氧在周围组织的释放,也可促进氧在肺组织的氧合,实际作用不大。

(二)间歇性吸氧导致$PaCO_2$升高的机制　举例说明,假如吸氧前$PaO_2 = 50$ mmHg,$PaCO_2 =$

70 mmHg，$\dot{V}_A = 2.5$ L/min；则吸氧后 $PaO_2 =$ 80 mmHg，$PaCO_2 = 80$ mmHg，$\dot{V}_A = 2$ L/min（如前述，FiO_2 升高导致 V_D 增加和 $\dot{V}_A$ 下降）；停吸氧后，$PaO_2 = 45$ mmHg，$PaCO_2 = 75$ mmHg，$\dot{V}_A = 2.2$ L/min（PaO_2 下降，V_D 有所下降，$\dot{V}_A$ 有所升高，但一般不会恢复至氧疗前的水平）；再次吸氧后，$PaO_2 = 80$ mmHg，$PaCO_2 = 85$ mmHg，$\dot{V}_A = 1.8$ L/min（在较低 $\dot{V}_A$ 的基础上，氧疗导致 V_D 的进一步增大和 $\dot{V}_A$ 的进一步下降）。因此，间断吸氧，特别是在 FiO_2 较高的情况下，可能导致 CO_2 潴留的进一步加重。

因此，对慢性高碳酸血症型呼吸衰竭患者，强调在维持 PaO_2 在 60～70 mmHg 的基础上，持续低流量吸氧。这一原则也适合 COPD 患者的家庭氧疗。

三、呼吸兴奋剂的使用

临床上对呼吸兴奋剂的疗效一直存在争论。因为呼吸兴奋剂一方面兴奋呼吸中枢，增加 $\dot{V}_A$，一方面又增加呼吸肌氧耗量，因此总体效应可能是 PaO_2 上升，$PaCO_2$ 下降；也可能是 PaO_2 下降，$PaCO_2$ 上升；还可能是基本无变化。

1. 呼吸兴奋剂的选择　呼吸兴奋剂不能用于单纯低氧血症患者，仅能用于有高碳酸血症的患者；疗效取决于上述两种作用的比例。强调在保持呼吸道通畅，解除或改善气道水肿和痉挛，使通气阻力降低的情况下使用。在基层医院呼吸机使用不普遍的情况下，呼吸兴奋剂有一定的应用价值。

2. 呼吸兴奋剂的其他作用　主要是苏醒作用。一旦患者神志转清应立即鼓励其咳嗽、排痰，保持呼吸道通畅，必要时加用 NIPPV。

3. 药物的应用　常用尼可刹米。其作用是能刺激呼吸中枢，增加 V_E，并有一定的苏醒作用。常规用量为 0.375～0.75 g 静脉缓慢推注，随即以 3～3.75 g 加入 500 ml 液体中，按 25～30 滴/min 静脉滴注，也可用微泵缓慢静脉注射。密切观察患者的神志、睫毛反应以及呼吸频率、幅度和节律，随访动脉血气，以便调整剂量。若患者出现皮肤瘙痒、烦躁等反应，需减慢滴速，若治疗 4～12 h 未见效，或出现肌肉抽搐严重等不良反应，应停用。而一旦建立人工气道，则无须继续应用。

四、支气管扩张药的应用

主要有 β_2 受体兴奋剂、抗胆碱能药物和茶碱三大类药物。三者联合有协同作用，前两者吸入给药的作用优于口服，但在气道严重气流阻塞的患者，吸入剂量有限，必须全身用药。机械通气时可通过呼吸机连接管路雾化应用，根据作用时间的长短选择用药次数。需强调短效 β_2 受体兴奋剂持续用药可降低受体兴奋性，且容易诱发心脏问题，故应按需给药，或选择长效制剂；与祛痰药合用效果更好。还需强调，人工气道内径要足够粗，雾化连接管要足够短，雾化器放置要合理，确保药物能真正吸入周围气道，否则需全身用药。

五、糖皮质激素的应用

循证医学证实，在急性发作期短时间应用糖皮质激素有较好的效果，且不良反应不大。从 COPD 患者急性发作期的特点分析也适合应用：气管-支气管黏膜几乎皆有一定程度的充血水肿；较多患者有气道高反应性和气道平滑肌痉挛，重症高碳酸血症患者也常合并脑水肿。由于 COPD 加重的诱发因素、病理改变、临床表现有较大差异，故强调掌握用药指征：① 非感染因素诱发者；有明显的气道高反应性和平滑肌痉挛，而无严重感染的表现者，应及早应用。② 若合并严重感染时，应在有效抗感染药物治疗的基础上应用。③ 缺乏机械通气条件，而患者的一般情况逐渐恶化或出现明显的肺性脑病时也可适当应用。应用方法：适当剂量，短疗程，一般 3～5 日即可。当然雾化用药可显著减少或避免全身用药的不良反应，可常规选择。

六、肺栓塞和弥散性血管内凝血（DIC）的预防

曾有文献报道，COPD 患者的尸体检查肺栓塞的发生率达 20%～50%，多数生前漏诊，故强调凡无出血倾向者一律用肝素治疗。事实上这部分患者多为终末期患者或缺乏有效机械通气的患者；尸检病例也多为开展机械通气的初期，治疗经验不足。有效机械通气、适当抗菌药物应用、合理综合治疗、改善有效血容量可显著减少肺栓塞和 DIC 的机会，无常规应用肝素的必要；当然在有证据的情况下或高度可疑的患者应及早用药。

七、消化道出血的预防和治疗

既往呼吸衰竭患者发生消化道出血的机会较多,但合理机械通气后显著减少;即使出血,也大多较轻;部分患者随着呼吸衰竭的改善自然止血。合并严重感染或创伤的患者发生应激性溃疡的机会较高,宜采取预防性措施。因此,多数患者无须使用制酸药和止血药,在有指征的患者可给予口服胃黏膜保护剂,如硫糖铝;或短期应用止酸剂,如 H_2 受体阻滞剂或质子泵抑制剂,但避免长期应用,以防增加内源性感染的机会。有明显活动性出血者也可用冰水加去甲肾上腺素洗胃,也有报道用凝血酶或立止血者。

八、肺动脉高压的治疗

肺动脉高压主要是低氧血症的一种代偿性反应,一方面可加重右心负荷,是有害的一面;另一方面也可防止 $\dot{V}/\dot{Q}$ 失调进一步恶化,减轻低氧血症,是有利的一面。若单纯应用血管扩张剂,在减轻右心室负荷的同时,也必然进一步加重 $\dot{V}/\dot{Q}$ 失调和低氧血症。因此,氧疗和机械通气是治疗肺动脉高压的最有效措施;若应用血管扩张药则需从小剂量开始,同时适当增大 FiO_2,以补偿 PaO_2 的过度下降,避免其低于 60 mmHg。

九、利尿剂和强心剂的应用

呼吸衰竭合并水肿或右心功能不全的机会较多,但机械通气后,随着低氧血症和高碳酸血症的纠正,可产生自发性利尿,水肿会迅速减轻,即使合并左心功能不全,也会随着机械通气作用的发挥而迅速改善,一般无需利尿剂或强心剂。严重水肿者,呼吸衰竭改善后右心功能改善不明显的患者,或合并左心功能不全者,可小剂量应用利尿剂、强心剂。

第四节　慢性阻塞性肺疾病患者的机械通气治疗

机械通气是呼吸衰竭或呼吸肌疲劳的最有效治疗手段,是本章的重点。

一、与机械通气有关的基本病理生理学变化

1. **呼气受限**　气道阻力增加和气道陷闭限制呼气完成。

2. **呼吸负荷显著增加**　主要来自 3 个方面:① 气道阻力(包括人工气道阻力)增加。② 呼气受限导致 FRC 显著增大、气体陷闭和 PEEPi 形成,PEEPi 的存在使得患者在吸气开始后,必须首先克服 PEEPi 才有可能产生吸气气流,故显著增加呼吸肌做功。③ 严重过度充气使胸肺总顺应性明显下降,因为 FRC 超过 TLC 的 67% 后,胸廓对吸气的作用不再是动力,而是阻力;FRC 或 $FRC+V_T$ 超过 TLC 85%～90%,将超过 $P-V$ 曲线的高位拐点(UIP),总顺应性显著下降,弹性阻力显著增加。

3. **横膈低平**　使呼吸肌(特别是膈肌)处于收缩不利的位置;膈肌供血不足,膈肌收缩力和耐力显著下降,收缩效率显著降低。

4. **循环功能和重要脏器功能相对稳定**　多为慢性呼吸衰竭,机体有一定代偿和适应。

二、$\dot{V}_A$-$PaCO_2$ 的关系曲线与高碳酸血症的处理原则

详见第二十二章第一节和第四章。

三、压力-容积曲线与 COPD 患者的机械通气策略

详见第十五章第二节、第三节。

四、机械通气的临床应用

1. **符合机械通气的基本原则**　① 在尽量避免或减轻呼吸机相关性肺损伤和机械通气抑制循环功能的基础上,改善气体交换,维持生命。② 发挥机械通气的治疗作用。③ 为原发病和诱发因素的治

疗提供时间。

2. 符合 COPD 患者的基本要求 ① 使疲劳的呼吸肌得到充分休息。② 维持适当 V_E，避免"过度通气"，使动脉血 pH 维持在正常范围，避免肺过度充气的进一步加重。③ 尽量选择自主型通气模式和较小 V_T，以取得较好的人机配合；随着肺过度充气的减轻，使 V_T 和 RR 逐渐符合 COPD 深慢呼吸的特点。④ 适当控制 FiO_2，避免因 $PaCO_2$ 升高导致的通气负荷增加。⑤ COPD 患者比较容易接受机械通气，一旦发生人机对抗，应积极查找原因，避免不加区别地、长时间应用镇静剂。⑥ 尽量避免气道的污染和感染。

五、体外负压通气

总体效果不佳，应用不多(详见第三十章第一节)，主要用于缓解呼吸肌疲劳，对轻度高碳酸血症也有一定作用。效果不佳的主要原因为：① 患者胸廓显著扩张，膈肌低平，负压扩张胸廓和横膈的作用显著受限。② 简易负压呼吸机扩张胸廓，使胸腔负压增大，一方面扩张肺实质，另一方面也可能吸引横膈向上移位，导致胸腹矛盾运动，使通气效率降低。③ 合并 OSHAS 的比例较高，容易加重上气道塌陷。随着 NIPPV 不断完善和进步，负压通气在 COPD 患者中的应用呈明显减少趋势。

六、BiPAP 呼吸机经面罩 无创正压通气

BiPAP 呼吸机的优点是体积小，结构简单，操作方便；接受普通供氧；可用于各种场合；流量或复合触发；采用类似伺服阀的技术，允许一定程度的漏气(也必须有一定程度的漏气)，即有漏气补充功能和自主呼吸调节功能；人机关系好，非常适合无创通气。现代新式 BiPAP 呼吸机种类增多，提供的选择更多，性能也更完善，如最大通气压力升高，有压力坡度调节；能对呼吸形式进行一定程度的智能化调节；同步性显著改善；可精确提供各种氧浓度；可以提供完善的湿化和温化装置；可以提供比较完善的监测和报警系统。因此用 BiPAP 呼吸机无创通气可作为轻中度患者的一线选择；应用得当，在重度患者也有较好的效果。在人工气道患者撤离呼吸机前或拔管前，可用 BiPAP 呼吸机过渡；拔管后也可用

BiPAP 呼吸机无创通气进行巩固治疗或康复治疗；有 COPD 的患者麻醉和手术后也可用 NIPPV 辅助治疗；可用于家庭康复治疗和急救应用。详见第二十二章和第二十四章。

七、人工气道机械通气

随着无创通气设备、通气技术、管理的不断完善和进步，人工气道机械通气的应用显著减少。

(一)适应证

1. 一般原则 绝大多数单纯低氧血症患者无须机械通气，$PaCO_2$ 轻中度升高伴 pH 代偿者或无明显呼吸肌疲劳的患者也无须机械通气。COPD 合并严重呼吸功能不全，在经积极的抗感染、祛痰、扩张支气管、控制性氧疗、加用呼吸兴奋剂等综合治疗或 NIPPV 短时间应用后，一般情况、呼吸功能无改善或进一步恶化者宜建立人工气道；若呼吸功能迅速恶化或出现窒息等紧急情况，需即刻建立人工气道。还需注意在建立人工气道前，需对纠正呼吸衰竭后撤机的可能性或改用 NIPPV 的可能性做出评估。

2. 具体指征

(1) 分泌物引流困难：若患者自主咳痰能力显著减弱，或分泌物较多，不利于感染的控制，也有发生窒息的可能，应及早建立人工气道。

(2) $PaCO_2$ 重度升高($PaCO_2 > 80$ mmHg)：$PaCO_2 < 80$ mmHg 可通过机体的代偿恢复正常或接近正常的 pH 水平，一旦超过此水平不可能完全代偿；$\dot{V}_A$ 与 P_ACO_2 的关系曲线在 $PaCO_2 < 60$ mmHg 时比较平坦，V_E 轻度变化对 $PaCO_2$ 的影响不明显，用保守治疗或 NIPPV 皆可，随着诱发因素的控制和呼吸肌疲劳的改善，病情会逐渐改善。$PaCO_2 > 80$ mmHg 时，两者呈陡直的线性关系，V_E 的轻微下降即可导致 $PaCO_2$ 的显著升高，应考虑建立人工气道。

需强调对 COPD 患者而言，$PaCO_2$ 重度升高不是人工气道机械通气的可靠标准。若 $PaCO_2$ 重度升高引起患者嗜睡，呼吸兴奋剂治疗 $4 \sim 6$ h 无效或 NIPPV 治疗 $2 \sim 4$ h 无效，pH < 7.2，则是建立人工气道的指征。若 $PaCO_2$ 重度升高，但 pH > 7.25，且患者神志尚清，可用其他方法治疗后观察效果。

(3) 顽固性低氧血症：① 低浓度氧疗($FiO_2 < 40\%$)或低流量鼻导管吸氧(< 5 L/min)，$PaO_2 <$

50 mmHg 者。② 用高 FiO_2，$PaCO_2$ 明显上升而 pH 急剧下降至 7.2 以下者。

若高浓度氧疗后 PaO_2 上升不明显，是出现严重并发症或合并其他疾病的表现，应给予相应处理；若短时间内不能明确诊断，有影响生命的较高风险时，应首先建立人工气道，通过机械通气和高 FiO_2 使患者渡过危险期，并继续积极查找和治疗合并症或并发症。

（4）有明显呼吸肌疲劳的征象：① RR 30～40 次/min，V_T 200～250 ml 者。② MIP 在 -20～-25 cmH_2O 及以上者。③ 有严重呼吸肌疲劳的临床征象，有迅速发展为重度高碳酸血症或不能有效咳痰的倾向者。可考虑建立人工气道。

（5）呼吸微弱：自主呼吸能力显著减弱，RR 明显减慢（RR＜8 次/min）是病情危重的征象，应迅速建立人工气道。

（6）$PaCO_2$ 中度升高（60 mmHg＜$PaCO_2$＜80 mmHg），且存在进行性升高的趋势。$PaCO_2$＜60 mmHg 时，$PaCO_2$ 与 $\dot{V}_A$ 表现为比较平坦的直线关系（平坦段）；而一旦超过 80 mmHg 两者呈陡直的线性关系（陡直段）；在两者之间呈一定程度的曲线关系，病变轻度加重将进入陡直段，导致 $PaCO_2$ 的明显上升和 pH 的下降；而病情轻度改善也会进入安全的平坦段。因此，60 mmHg＜$PaCO_2$＜80 mmHg 的情况下需密切观察，并及早给予 NIPPV。若病情呈恶化趋势时应考虑人工气道。

3. 对插管指征的合理评价

（1）强烈指征：上述标准中以分泌物引流困难、出现明显神志障碍、呼吸微弱、严重低氧（有时尚需结合混合静脉血的氧合情况）、pH 显著下降和 $PaCO_2$ 进行性上升等使用人工气道机械通气的指征最强。

（2）基本特点：因 COPD 患者长期低氧，对低氧的耐受性和代偿性良好，故选择机械通气的紧迫性远较一般急性呼吸衰竭患者为低。与低氧血症相比，高碳酸血症对机体的影响更小，且慢性患者的代偿良好，故 $PaCO_2$ 的绝对值水平仅具有较低的参考价值，需结合病情缓解期的基础水平、动脉血 pH、临床表现等决定其临床意义。

（3）撤机评估：在建立人工气道前对撤机的可能性做出较明确的估计是困难的，需根据病史、病情严重程度、呼吸肌功能，以及操作者的使用者经验、使用技术和护理水平等进行考虑。一般平时即卧床或不能从事轻体力劳动者；基础 $PaCO_2$ 水平较高者撤机较困难。此类患者对 NIPPV 的耐受性和依从性良好，正确使用多有较好效果，应尽可能避免建立人工气道。社会经济因素对临床决策也有重要影响。

（4）插管时机的评价：国内一直存在气管插管时机过晚的问题，在患者出现昏迷、窒息或呼吸接近停止、NIPPV 应用数日无改善时才使用。事实上，此时肺外脏器多已严重受累，内环境常有明显的紊乱，即使插管也难于改善预后，因此强调早期使用。只要 NIPPV 或呼吸兴奋剂短时间治疗无效就应建立人工气道；上述气管插管指标也只是大体概念，若患者存在发展为严重呼吸衰竭或痰液窒息的趋势也应尽早建立人工气道。

随着 NIPPV 在 COPD 的广泛应用，人工气道的需求明显降低，应根据患者的具体情况、本单位的条件、NIPPV 或人工气道机械通气的熟练程度适当选择治疗方式。强调避免在有指征的情况下建立人工气道过晚、应用 NIPPV 时间过长。NIPPV 滥用导致的人工气道建立过晚是患者死亡的重要原因。

（二）人工气道的选择

1. 气管切开 随着 NIPPV 的逐渐推广，气管插管导管材料和气囊材料的改进，需要气管切开的病例显著减少，仅用于下述情况：① 少部分肺功能损害严重，咳痰困难或容易误吸，反复发生呼吸衰竭的患者。② 鼻腔疾病不宜气管插管，而又需长时间保留人工气道的患者。③ 呼吸道分泌物引流困难的气管插管患者。因气管切开后常发生一定程度的气管狭窄，再次实施气管插管或气管切开皆比较困难，而重症 COPD 患者又容易反复发生呼吸衰竭，故一旦气管切开，多需长期保留，不但增加感染的机会，也会给患者生活带来一系列不便，因此应严格掌握气管切开的指征。

残存肺功能有限，有显著呼吸肌疲劳或一定程度高碳酸血症的患者已经不是气管切开的明显指征，应首选 NIPPV。

2. 经口气管插管 操作方便、快捷，可采用较大内径的导管（一般选 8 号或 8.5 号，个别选 9 号，不宜≤7 号），有利于急救和呼吸道分泌物的引流；患者痛苦较大，护理不方便，容易发生吸入性肺炎，故主要用于窒息、严重呼吸衰竭的急救；也可作为气管切开或经鼻气管插管的过渡措施。用橡胶导管一般不超过 3 日，塑料导管和硅胶导管可延长至 1 周。

3. 经鼻气管插管 用于需建立人工气道,且又允许一定时间操作的患者,或经口插管短期内不能拔管的患者。大部分 COPD 呼吸衰竭的发病相对较慢,而患者通气时间较长,故适合经鼻气管插管通气。现多采用塑料导管,气囊为高容低压气囊或无压气囊(泡沫塑料气囊),气管插管的时间可延长 2～4 周,个别可维持数月,但原则上 2 周换管 1 次。经鼻和经口腔插管的优缺点对比见表 32-1。

表 32-1 经鼻和经口腔插管的优缺点对比

经鼻插管	经口腔插管
易于固定	不容易固定
耐受性较好	耐受性差,特别是清醒患者
可盲插,也可由纤维支气管镜引导	多盲查或由喉镜引导
操作时间较长	操作迅速
内径较细,阻力大,吸痰不便	内径可较粗,阻力小,便于吸痰
可持续数周或更长	一般仅可维持数日

(三)通气模式的选择

1. 选择原则 主要取决于患者的自主呼吸能力的强弱,选择余地非常大。无自主呼吸或自主呼吸较弱的患者首选 A/C、P-A/C 模式或其衍生模式,如 A/C+自主气流、PRVCV。自主呼吸能力较强的患者可选择自主性模式,最常用 PSV 及其衍生模式,如 VSV;NAVA、PAV 模式也可选择;介于两者之间可选择 SIMV、P-SIMV、SIMV+PSV、P-SIMV+PSV 模式或其衍生模式。"万能"通气模式:BIPAP、ASV 等可用于各种情况。多数 COPD 呼吸衰竭患者有一定的自主呼吸能力,用 PSV、PSV+SIMV、PSV+P-SIMV 模式即可满足大部分通气需求;通气过程中,随着患者呼吸肌疲劳的恢复,几乎皆可用 PSV、PSV+SIMV、PSV+P-SIMV 及其衍生模式。

2. 部分支持通气的"陷阱" 早期部分支持通气主要包括 SIMV(或 P-SIMV)和 PSV,前者为间歇自主性通气,后者为持续自主性通气。

(1) 通气过度:SIMV 或 P-SIMV 调节适当可有效缓解呼吸肌疲劳,又能锻炼呼吸肌,有利于呼吸衰竭的治疗和康复;若预设 RR 过快、V_T 或通气压力过大,自主呼吸基本不能发挥作用,虽称为 SIMV 或 P-SIMV,实际上是 CMV 或 P-CMV。

(2) 夜间通气过度:部分接受 SIMV 患者,白天代谢量较大,RR 较快,自主呼吸和指令通气皆发挥作用;而夜间睡眠后,中枢兴奋性低下,代谢率显著降低,自主呼吸消失,患者转为完全的控制通气,也容易导致呼吸肌萎缩和撤机困难,这在老年人中更多见,但临床上容易忽略。

(3) 通气不足:SIMV、P-SIMV 时另一常见问题是流量、V_T 或通气压力设置不足,T_i 过长或过短,临床上更容易忽视。因此,一旦患者病情改善,自主呼吸能力明显恢复,应及早改用持续自主性通气,如 PSV、VSV。

(四)通气参数的调节和监测

1. 通气量的决定 定容型模式可直接调节,定压型模式则通过通气压力间接调节,$V_T \times RR = V_E$,V_E 大小应根据以下情况进行调节。

(1) 气流阻塞:因为 COPD 为阻塞性通气障碍,V_D 较大,深慢呼吸的呼吸功较低,人机关系好,故 V_T 可较大,一般为 12～15 ml/kg(理想体重);RR 为 12～16 次/min。

(2) 肺过度充气:COPD 有明显的肺过度充气,且伴有一定水平的 PEEPi。机械通气时强调 V_T 位于 $P-V$ 曲线的中间陡直段。稳定期患者的顺应性增加,陡直段较长;急性加重期患者,FRC 显著增大,陡直段的容积减小,甚至潮气呼吸就超过 UIP 水平(导致顺应性显著下降),故初始通气时,应给予较小的 V_T,如 6～10 ml/kg 或较低的支持压力,如 10～15 cmH$_2$O,RR 可略快(但不可太快,否则需应用镇静剂);待患者适应后,随着肺过度充气的逐渐减轻而改为深慢呼吸。

深慢呼吸的主要价值是气流形式的改变,即将湍流改为层流或湍流强度降低,从而大幅度降低气道阻力,继而大幅度地降低通气压力或呼吸功(图 2-5),价值巨大,但临床上容易忽视。

(3) pH 水平:V_E 是否合适,不是根据 PaCO$_2$ 是否在正常水平判断,而应根据 pH 是否在正常水平判断。COPD 呼吸衰竭患者常有一定程度的肾功能代偿,一旦 PaCO$_2$ 迅速下降至正常,将导致代谢性碱中毒。更重要的是,CO$_2$ 可迅速通过血脑屏障,HCO$_3^-$ 通过则非常缓慢;同时脑脊液严重缺乏缓冲物质,故一旦出现 PaCO$_2$ 的迅速下降和碱血症,脑脊液碱中毒的程度更严重,缓解的速度也更缓慢。因此,在呼吸性酸中毒明显代偿或合并碱中毒的患者,应逐渐增加 V_E,使 PaCO$_2$ 逐渐下降,pH 维持在正常或略高于正常的水平。

（4）基础 $PaCO_2$ 水平：机械通气的主要目标不一定是使 $PaCO_2$ 正常，而是达到或接近本次发病前的水平。多数 COPD 患者基础 $PaCO_2$ 正常，部分高于正常，若通气过程中，强行使后者的 $PaCO_2$ 恢复正常，将导致通气量超过通气需求，从而抑制自主呼吸能力，一旦停机将容易发生呼吸肌疲劳，出现 $PaCO_2$ 上升和呼吸性酸中毒。与碱中毒相反，此时脑脊液酸中毒更明显，导致呼吸驱动增强和呼吸困难，故容易发生撤机困难和呼吸机依赖。

因此，通气量选择的基本原则是开始通气时用小 V_T 或低压力，RR 可略快；待患者逐渐适应、肺过度充气好转后，增大 V_T，改用深慢呼吸方式，但避免出现碱血症，最终使 $PaCO_2$ 达基础水平或略高于基础水平；同时保留适当的自主呼吸，防止呼吸肌的失用性萎缩和呼吸机依赖。

2. 吸呼气时间比（I∶E）　为降低气道阻力、避免肺过度充气的进一步加重，强调慢 RR 和较长的 I∶E（一般为 1∶2.5～1∶3.0）。T_e 过短，将导致呼气不足和肺过度充气加重；继续延长 T_e 多不能继续增加 V_E，但由于 T_i 缩短，反而会增加气道压力和气体的动态压缩，降低 $\dot{V}_A$。

3. PEEP 的使用　20 世纪 90 年代前多认为 PEEP 不能用于 COPD 患者，其理由是 PEEP 的主要功能是改善换气，而 COPD 主要是通气功能障碍，且已处于过度充气状态，若加用 PEEP 会导致过度充气的进一步加重，增加气压伤的机会。

（1）认识的深入：近 20 年来的研究发现，PEEP 用于 COPD 是有效和安全的，因为 COPD 的气流阻塞主要是气道陷闭所致（图 13-1），部分为气道阻塞，因此若 PEEP 水平正好抵消气道陷闭，将不会增加肺过度充气，反而通过对抗 PEEPi 和降低气流阻力，减少呼吸功，缩短同步时间，改善人机配合，并有可能降低峰压和平台压，明显降低跨肺压，减少 VALI 的机会。

（2）PEEP 的处理

1）基本方法：临床上一般直接测量 PEEPi，通常以它的 50%～85% 作为 PEEP 的选择标准，应用非常方便。但最合理的选择办法是逐渐提高 PEEP 水平，通过观察机械通气参数的变化确定"最佳 PEEP"水平。

2）最佳方法：在定容型模式，增加 PEEP 后气道峰压和平台压不变或略有降低，达一定水平后开始升高，则升高前的 PEEP 为最佳 PEEP；在定压型模式，开始 V_T 稳定或略有增加，达一定水平后 V_T 开始减小，则减小前的 PEEP 为最佳 PEEP。与直接测量 PEEPi 和按比例应用 PEEP 相比，此方法最合理，但较烦琐，需反复测定。

3）经验选择：PEEP 一般为 4～6 cmH_2O。详见第十三章第二节、第三节。

4. 气道高压　主要是峰压和吸气末正压（平台压），在定容型通气模式吸气压力为监测值，在定压型模式为预设值。在 V_T 和 PEEP 水平符合上述要求的情况下，气道高压、通气压力将在合适的水平，无须特别强调。限制气道高压的目的是避免气压伤。由于吸气末正压反映吸气末肺的充气状态，原则上以不超过 UIP、控制通气时不超过 35 cmH_2O、平稳辅助通气不超过 30 cmH_2O 为原则。气道峰压包括克服气道阻力的压力，不能准确地反映肺充气状态，不宜过分强调，但由于不同部位的气流阻塞程度不一致，峰压可导致平台压的分布不均，其最高平台压可能接近峰压，伴局部肺过度充气，因此其大小一般也应小于 50 cmH_2O。

由于跨肺压、切变力才是引起气压伤的直接原因，而不是峰压或平台压，因此应注意避免患者自主呼吸过强和人机对抗。合适机械通气不增加或减少严重 COPD、肺大疱患者发生气压伤的机会，详见第十七章第一节。

5. 送气时间和屏气时间　对指令性定容或定压通气而言，一般选择 5%～10% 的平台时间，有助于保障有效送气和改善气体分布。即使自主型定压模式不存在屏气时间，吸呼气转换流量绝对不宜过高。详见第十一章第三节、第五节。

6. 送气流量　以保障合适的 V_T 和 I∶E 为原则。因 COPD 患者的呼吸较深慢，方波或递减流量波形皆可，但 RR 较快时，初始吸气流较大，即使 V_T 较大，方形流量波也不容易满足吸气需求，宜首选递减流量波。一般方波流量为 40～60 L/min，递减波为 60～90 L/min，应特别注意避免流量过低。定容型模式多为方波和递减波，定压型模式基本皆为递减波；自主型模式以近似递减波为主，宜首选。

7. 流量上升速度或吸气压力坡度　根据自主呼吸强弱选择。自主呼吸较强时宜较快，反之宜较慢，但皆不宜超过 0.3 s。

8. 触发灵敏度　为常规设置，患者的自主呼吸能力多较弱，压力或流量触发敏感度皆应较高，一般

压力触发水平为 $-0.5 \sim -1.5 \, cmH_2O$,流量触发水平为 $1 \sim 3 \, L/min$;避免持续气流过大;当然也应注意防止假触发。

9. 吸入气氧浓度 与鼻导管吸氧相似,原则上维持 SaO_2 90%～96%即可,避免≥97%。在此原则下,FiO_2 多保持在 30%以下,少部分在 40%以下;更高 FiO_2 一般是不需要的,否则也会加重 $\dot{V}/\dot{Q}$ 失调和升高 $PaCO_2$,增加通气需求。若 FiO_2 在 40%以上,$PaO_2 < 60 \, mmHg$ 则说明 $\dot{Q}s/\dot{Q}t$ 可能在 15%以上,应考虑合并严重肺部感染或黏液栓阻塞小气道的可能,也可能合并肺栓塞、OSAHS、肺动脉高压或气胸。

(五)通气合适的判断 呼吸平稳,气道压、流量、潮气量波形图正常,说明通气合适。反之,需进一步调节,必要时可暂时应用镇静剂。

(六)镇静剂的应用 COPD 患者比较容易配合机械通气,多数情况下无须应用镇静剂;同时 COPD 患者呼吸肌处于不利的力学位置,也有一定程度的营养不良,应用镇静剂容易导致呼吸机依赖和撤机困难。因此,一旦出现人机对抗,应积极查找原因,在不能明确原因时,可给予手压简易呼吸器通气,最后才考虑临时应用镇静剂。若患者烦躁不安,明显人机对战,应及时给予镇静剂,缓解人机对抗,然后再查找原因。

(七)人工气道和机械通气的监护

1. 呼吸情况 ① 观察呼吸频率和幅度,一般以呼吸机送气时胸部有轻度的起伏为宜,明显的起伏多有"过度通气";初始通气时,RR 可稍快,病情好转后以小于 20 次/min 为宜。② 观察有无人机对抗,两肺呼吸音是否对称,有无痰鸣音,是否需要吸痰。气道阻力突然的变化常提示有分泌物潴留、漏气或气胸。

2. 尿量 呼吸机治疗有效时可使肺、心、肾功能迅速改善,并较快纠正内分泌紊乱,使尿量增多。尿少时需查找原因。

3. 动脉血 pH 特别注意避免碱血症。

4. PaO_2 和 SaO_2 应严格控制,特别是在较难控制的 VAP 患者和撤机前。详见本章第五节。

5. 营养的适量和平衡 总热量必须足够,但不宜过多;呼吸商要低,特别是撤机时;病情好转后维持正氮平衡;电解质离子的浓度不仅要正常,且各种离子的比例也要合适。

6. 常规床旁胸片检查 不仅要观察肺部情况,也要观察插管的位置是否适当,了解插管有无移位,特别是前后移位容易被忽视。导管太细是移位的最主要原因,也是肺部感染难以控制和撤机失败的常见原因,应特别重视。

(八)人工气道的管理和患者的护理 COPD 患者的营养状况和基础肺功能多较差,自主活动能力和咳痰能力多较弱,机械通气过程中容易发生肺部感染,感染的控制也比较困难,因此护理特别重要,并常常成为影响治疗成败的关键因素。主要包括下述几方面的因素,详见第二十五章。

(1) 呼吸道湿化。

(2) 痰液的引流。

(3) 气囊的管理:气囊的充气量应以基本不漏气为原则。在导管材料和气囊性能显著改善的情况下,只要气囊的充气量适当,就不会对气道壁造成严重损伤。气囊漏气与否与气道峰压直接相关,气道压力高时,充气量应增加,反之应减少,因此气囊的充气量也应经常调整。气囊间歇性放气有助于气囊上分泌物的排出,并可能有利于局部血液循环的恢复。必要时进行大流量加压通气或鼓励患者咳嗽,也有助于气囊上分泌物的排出。"高容无压"气囊一般不需注气或放气,对气管壁的损伤非常小,特别适合 COPD 患者长时间通气。

(4) 患者的锻炼:因患者的基础情况较差,容易发生呼吸肌和全身骨骼肌的失用性萎缩,因此通气早期即应加强患者的呼吸锻炼以及四肢、躯干的主动和被动锻炼。我们的经验是要经常运动所有的关节,"活动关节等于运动肌肉"。

第五节 慢性阻塞性肺疾病机械通气患者的撤机

总体上,COPD 患者的撤机较其他疾病困难得多。因为 COPD 患者存在气道的不可逆性阻塞,长期高负荷做功;FRC 过度增加,呼吸肌(主要是膈肌)处于不利的力学位置,也容易发生呼吸肌疲劳;

营养不良;长时间机械通气容易导致呼吸肌的"失用性萎缩",患者在渡过了急性阶段后,仍面临着气道阻塞和驱动功能障碍等问题,容易发生呼吸机依赖,因此在 COPD 患者上机前即应考虑其撤机的可能性;一旦上机应积极为撤机创造条件,并在呼吸肌疲劳改善后(而不是在诱发因素完全缓解后)及时地调整机械通气模式和参数,逐渐增加自主呼吸在通气中的比重,以尽早建立起呼吸负荷与自主呼吸能力之间的平衡(尽管很可能是一种较为脆弱的平衡),最终使 COPD 患者平稳地进入缓解状态。现代通气模式皆有缓解呼吸肌疲劳和发挥自主呼吸能力的双重作用,从而保障上机、治疗和撤机过程的连续实施,而不是像过去那样分阶段考虑,有利于撤机的顺利实施。需强调患者一旦符合条件,应尽早撤机,否则也会导致呼吸机依赖。当然撤机前应先创造一定条件。

一、撤 机 条 件

1. **诱发因素** 诱发因素明显改善或控制。

2. **通气和换气功能障碍明显改善** ① 适当的通气功能:MIP<-25 cmH$_2$O,自主 RR<25 次/min,FEV$_1>10$ ml/kg,$V_E<10$ L/min,MVV$\geqslant V_E\times2$。② 一定的有效肺容积:$V_T>5$ ml/kg,VC>15 ml/min。③ 适当的气体交换功能:鼻导管吸氧<4 L/min,PaO$_2>60$ mmHg,pH>7.30,PaCO$_2$ 恢复到缓解期水平。

实际上很少需要测定这些指标,可以通过许多较简单的方法判断。详见第二十九章。

3. **脏器功能损害或内环境紊乱均明显改善** 维持良好的酸碱平衡和水电解质平衡;营养状态改善;重要脏器功能(主要是心功能不全)得以纠正或明显改善。

内环境稳定和充足的营养供应可保证呼吸功能的恢复;良好的循环功能既可保障氧的运输,又可避免呼吸衰竭的复发。

4. **避免能量供应过多或不合理** 糖类的呼吸商最高,若摄入或输入过多容易产生较多的 CO$_2$;能量供应过多时,糖类转化为脂肪,将产生大量 CO$_2$,从而导致通气需求增加和撤机困难。

5. **严格控制 FiO$_2$** 与自然呼吸相同,机械通气时也必须控制 FiO$_2$,使 PaO$_2$ 达 $60\sim80$ mmHg 的范围(相应的 SaO$_2$ 为 $90\%\sim96\%$)即可。过高 FiO$_2$ 容易使 PaCO$_2$ 升高;为降低升高的 PaCO$_2$,必须增大 V_E,导致通气供给超过通气需求;一旦转换为自主呼吸,将导致患者代偿性呼吸增强、增快,容易发生呼吸肌疲劳和再次的呼吸衰竭,最终导致撤机困难。因此,机械通气时的高氧吸入是一种"潜在"的加重 CO$_2$ 潴留的因素,危害性更大,撤机前必须将 FiO$_2$ 降至最低。

6. **患者的思想准备** 机械通气较长的患者容易产生心理依赖,患者呼吸稍感费力即可能产生恐慌或畏惧感,导致停机失败,因此机械通气过程中至停机时的各个阶段皆必须取得患者的配合。

二、撤 机 方 法

详见第二十九章第二节、第三节,本章强调以下几点。

1. **简化撤机方法** 实际上,有一定的机械通气理论知识和经验后,可将撤机的时机和方法简化,比如停机观察 2 h 或用 5 cmH$_2$O 的支持压力 4 h,能维持动脉血气稳定,说明患者的呼吸中枢、神经-肌肉、残存肺功能皆能维持在一定水平,即可撤机。

2. **常见合并症的判断和处理**

(1)中枢性低通气:有相当部分 COPD 患者在白天可完全达到撤机要求,但夜间出现中枢性低通气或中枢性睡眠呼吸暂停(相当常见),导致通气功能下降,特别是老年患者。此时若患者仍存在一定的通气负荷增加,如感染未完全控制,有一定程度的气道黏膜充血、水肿,则容易发生夜间呼吸衰竭和撤机失败。

(2)OSAS:COPD 合并 OSAS 的比例非常高,也容易发生夜间呼吸衰竭和撤机失败。

(3)左心功能不全:老年患者常见,撤机后容易发生左心室后负荷增加,再次发生心功能不全和呼吸衰竭。

上述情况常见,但临床上容易被忽视,常将失败的原因归咎于 COPD 本身。为避免"撤机"失败,应立即转入中枢性低通气、OSAS、心功能不全的治疗,即拔管后,及早应用相应的无创通气治疗和药物治疗。

3. **撤机困难的常见因素**

(1)COPD 本身的因素:① 撤离通气前有哮鸣音,说明有气道痉挛和水肿,容易导致气道阻塞反复加重和呼吸衰竭反复发生或加重,因此在感染好转的基础上应适当应用支气管扩张剂和糖皮质激素，使气道阻塞尽快缓解，并处于稳定状态，减少撤机的难度。② 气道内分泌物过多或气道缺乏湿化、过于干燥，一旦撤机，由于患者在1~2日不能恢复完善的湿化、温化功能和自主咳痰能力，容易发生气道阻塞加重，使撤机失败。

（2）治疗方面的因素：① 人工气道或连接管内径太小或人工气道内痰痂形成，导致通气阻力显著增加，一旦发现必须及时更换或处理导管。② 镇静剂过多，药物作用未除，呼吸处于抑制状态。在缓解期患者，药物的抑制作用时间常远远超过其半衰期，特别是老年人和肥胖患者。③ $PaCO_2$低于缓解期水平，导致呼吸中枢抑制。④ 较高 FiO_2 可升高 $PaCO_2$ 水平，增大通气负荷，其特点是患者的呼吸驱动适合于 PaO_2 在 60~70 mmHg 水平而不适应于 80~100 mmHg 水平。⑤ 通气时间较长（可以是各种通气模式），特别是 SIMV 的"假性自主通气"，导致呼吸肌萎缩或呼吸机依赖。

（3）机械通气参数设置不当：包括定容型模式的流量不足、流量上升速度过慢、送气时间不足、潮气量不足或过度等，以及定压型模式的通气压力不足或过度，压力坡度时间过长等。这是特别常见的失败因素，但容易被忽视。

（4）营养问题：主要是低蛋白血症和贫血；有时因糖类补充过多，导致内生 CO_2 明显增多，使通气需求增大，增加脂肪乳剂后有利于撤机成功。电解质紊乱：低镁血症、低钠血症、低钙血症、低钾血症、低磷血症、代谢性碱中毒，都会干扰呼吸肌的正常代谢和功能，导致呼吸肌的力量和耐力下降。

（5）合并症漏诊或处理不当：① 合并"隐匿性"心功能不全，突然撤机容易导致心功能不全的逐渐或突然发生。② 合并中枢性低通气或中枢性睡眠呼吸暂停，在夜间，特别是高流量吸氧的情况下，容易再次发生呼吸衰竭，一旦诊断或高度可疑应及早转入中枢性低通气的无创通气治疗，应用 PSV/PCV 模式（S/T 键）或 PSV + SIMV 模式；合并 OSAS 也是导致撤机失败的常见原因，一旦诊断或高度可疑应及早转入 OSAS 的治疗，CPAP 或 PEEP 不低于 6 cmH$_2$O。

第六节　慢性阻塞性肺疾病患者的营养治疗

COPD 患者不仅基础肺功能显著减退，呼吸能量消耗显著增加，约60%的患者合并营养不良；发生呼吸衰竭后处于高分解状态，对营养的需求更高，能量增加20%~30%，尿氮排出明显增加，痰液丢失的蛋白质也增加，检查显示机械通气患者每日吸出痰液中的蛋白质含量约为4 g，因此患者不仅有营养总量的不平衡，也存在严重的负氮平衡。

一、营养支持的一般要求

基础能量增加30%，蛋白质供给量需增加20%~50%。

二、营养支持的实施

1. 能量供给　以糖类为主，但应避免过多摄入；应适当增加脂肪的比重，特别是在撤机过程中。因为糖呼吸商为1，脂肪为0.7。对于饥饿的患者，给予过多的糖时，一方面直接参与氧化，另一方面在体内转为脂肪，理论上糖转变为脂肪的呼吸商为8.0，糖过多摄入或输入会导致 CO_2 产生量显著增加。若静脉输入高能量的脂肪乳剂有困难，则经胃管给予牛奶等物质也是较为理想的方法。

2. 营养组成　糖类 50%~60%，蛋白质 15%~20%，脂肪 20%~30%；相当于脂肪 1.5 g/kg（标准体重），蛋白质 1.2~1.5 g/kg（标准体重）。蛋白质的补充还有其他作用，因为机械通气时，较多的蛋白质输入使呼吸中枢对 CO_2 的通气反应明显增强，有利于患者恢复。病情好转后以支链氨基酸的补充为主，同时加强肌肉训练，以促进呼吸肌功能的恢复。

第七节　COPD 有创-无创"序贯"机械通气

有创-无创"序贯"机械通气是随着 NIPPV 的发展而产生的,它是指气管插管机械通气(ETMV)的患者,在未满足拔管和撤机的条件下,提前拔管,改用 NIPPV,然后逐渐撤机的机械通气方式。

ETMV 是 COPD 患者重症呼吸衰竭的主要治疗方式,其主要优点是容易维持适当的通气,保障呼吸道的有效引流;主要缺点是创伤大,并发症多。NIPPV 具有无创和并发症少的优点,但不容易保障呼吸道的引流和维持稳定的通气,主要用于轻中度 COPD 呼吸衰竭患者,在重症患者的疗效相对较差。为尽量避免上述两种通气方式的缺点,并兼顾两者的优点,有学者希望在重症患者采取序贯通气方式,即在呼吸衰竭的初始治疗阶段,建立人工气道,维持稳定的通气和有效的引流;在病情明显改善,且又不能满足撤机和拔管的情况下,提前改用 NIPPV,使呼吸道的创伤迅速恢复,减少并发症的发生。

与 ETMV 相比,NIPPV 的"所谓"缺点不是绝对的。实际上任何机械通气形式(包括 NIPPV)的高速气流,皆可刺激咳痰;而 NIPPV 时,声门的完整性也有利于咳痰;正常呼吸道的防御功能也有利于避免感染的加重和痰液的增多;通气的稳定性与操作技术有直接的关系。因此若患者感染不是非常严重,操作者又能熟练掌握通气技术的情况下,应直接选择 NIPPV,而不用过度追求"序贯"通气。详见第二十七章。

(朱　蕾　顾宇彤)

第三十三章
危重支气管哮喘患者的机械通气治疗

支气管哮喘是一种慢性非特异性气道炎症,以气道高反应性为特征,临床表现为发作性呼吸困难伴哮鸣音。重症哮喘表现为气喘、咳嗽、胸闷突然加重或原有症状进行性加重,患者被迫采取前弓位,RR显著增快,辅助呼吸肌活动,明显三凹征,双肺满布响亮哮鸣音,脉率>120次/min。患者只能说字词、烦躁、焦虑、发绀、大汗淋漓,动脉血气显示$PaCO_2 > 45$ mmHg,$PaO_2 < 60$ mmHg,$SaO_2 < 90\%$。危重哮喘表现为:不能讲话,嗜睡或意识模糊,呼吸浅快,胸腹矛盾运动,三凹征,呼吸音减弱或消失,心动徐缓,动脉血气表现为严重低氧血症和呼吸性酸中度,患者可于数分钟内死亡。重症或危重哮喘大体可分为两种基本情况:一是突然发作或加重,若治疗不及时,可于短时间内死亡,以速发性炎症反应为主,病理改变主要为严重气道痉挛;二是哮喘进行性加重,以迟发性炎症反应为主,主要表现为气道黏膜的水肿、肥厚和平滑肌痉挛。

第一节　支气管哮喘患者的呼吸生理变化

支气管哮喘的基本病理改变是黏膜炎症导致的充血、水肿,平滑肌痉挛,且呈发作性加重和缓解,肺实质结构基本正常,因此其基本肺功能改变是阻塞性通气功能障碍,且有较大可逆性,换气功能相对完善。若出现气道重塑,则可逆程度降低;随着不可逆阻塞程度的加重,也会出现肺泡结构的破坏和弥散功能障碍。气道阻塞呈不均匀性,导致气体分布不均;呼吸中枢兴奋性则在刺激因素作用下明显增强,出现V_E增加,相应的肺血流量也代偿性增加,导致$\dot{V}/\dot{Q}$失调、D_LCO下降和动脉血气的相应变化。部分患者有黏液栓阻塞气道,进一步加重肺过度充气和呼吸衰竭。

一、支气管哮喘患者的呼吸调节和通气应答

1. 通气应答的基本变化　在非发作期时,其低氧通气应答与正常人无差别,发作时明显增高,但危重患者有所不同。Kikuchi等研究意识丧失的患者发现,经人工气道机械通气使其症状完全缓解后,其低氧通气应答较正常人及非重症、重症哮喘患者明显减低。与低氧通气应答一样,非发作期支气管哮喘患者高CO_2通气应答也与正常人无明显差异,但发作期明显增高,故认为哮喘所致的气道阻力增高是引起低氧、高CO_2通气应答增高的基本原因;而危重患者的CO_2麻醉和严重缺氧则是通气应答下降的主要原因。这对指导机械通气患者对镇静剂、肌松剂的应用有重要价值。

支气管哮喘发作时,低氧及高CO_2通气应答增强是克服气道阻力、维持适当通气量的一种代偿反应;若通气应答减弱,则更容易出现低通气量,导致危重患者死亡。

2. 通气应答变化的本质　上述通气应答实质是化学感受器的反应,与患者的实际情况常有较大差异。哮喘患者急性发作时,呼吸增强,V_T和V_E增大,并出现呼吸性碱中毒,这时低氧血症多不严重,一般鼻导管吸氧即可缓解;即使是低氧血症比较明显的患者,氧疗后PaO_2也容易升高至100 mmHg以上,而呼吸性碱中毒仍然存在,这和传统上认识的氧和CO_2对呼吸中枢的作用(即低碳酸血症和高氧血症抑制呼吸)不一致,说明其他因素发挥主要作用,事实上也确实如此。呼吸肌中的肌梭是本体感受器,接受肌纤维的牵拉刺激,反射性地引起呼吸运动增强。人膈肌中的肌梭极为贫乏,但肋间肌存在,

其数量依次为：肋间外肌外侧部＞肋间内肌肋间部＞肋间内肌胸骨部；上部肋间肌＞下部肋间肌。哮喘发作时，气道阻力明显升高，导致呼吸肌负荷增加，肌梭受牵拉，本体感受器兴奋，传入冲动也随之增加，其结果是使呼吸运动增强，V_T 和 V_E 增加，出现呼吸性碱中毒。与本体感受器的强大作用相比，呼吸性碱中毒的抑制作用有限，故只要哮喘发作不缓解，V_E 增加和呼吸性碱中毒就持续存在。

二、基本肺功能的变化

支气管哮喘的基本病理变化是一种气道慢性炎症，其特征是阵发性、可逆性的气道阻塞。本节根据气道阻塞程度阐述其特点。

1. 偶发哮喘或哮喘完全控制状态 其病理改变为气道（主要是周围气道）黏膜的轻度炎症，对气道阻力基本无影响，故常规通气功能参数和肺容积参数：FVC、FEV_1/FVC、MMV 和 RV、FRC、TLC、RV/TLC、FRC/TLC 等基本正常，而换气功能也相应正常，但可能会出现轻度小气道功能异常，在最大呼气流量-容积曲线（MEFV 曲线）上表现为在低容积部位凹形下降，在数值上表现为 FEF_{50} 和 FEF_{75} 下降。在偶发哮喘患者，气道激发试验阳性；在完全控制患者，由于药物作用，气道激发试验不一定阳性；若阳性，说明炎症反应还处于一定程度的活动状态，需继续治疗；若阴性，说明炎症反应处于显著抑制状态，可考虑逐渐停药；此时的小气道功能也应该正常。因此，激发试验是判断此期特点的主要生理学指标。若存在气道重塑，则出现一定程度的阻塞性通气功能障碍，甚至换气功能异常，其特点与 COPD 基本相似。

2. 轻度哮喘发作 其病理改变为气道黏膜的轻度炎症，但处于较明显的高反应状态时，容易出现哮喘发作。尽管气道炎症可累及大、中、小气道的各个部位，但实际上不同类型患者的分布并不均匀，以大气道为主时主要表现为咳嗽，此时肺功能测定多基本正常；以中小气道为主时则主要表现为发作性的气喘，伴哮鸣音，有明显小气道功能异常的表现，或出现阻塞性通气功能障碍，主要是 FEV_1/FVC 下降，其占预计值的比例＜92％，但多不低于 70％；而 FEV_1 基本正常（占预计值的比值≥80％）或略降低；不发作时肺功能可完全正常，动态随访 FEV_1、PEF 有较大的波动度，PEF 的变异率多在 20％以上。但

无论何种情况，气道激发试验皆阳性，当然表现为阻塞性通气功能障碍的患者不宜进行激发试验。在中小气道阻塞的患者，无论高、低肺容积，气道皆处于一定程度的阻塞状态，其中高容积对气道有一定的扩张作用，故阻塞相对较轻，MEFV 曲线在形态上表现为曲线接近斜形下降，在数值上表现为 PEP 和 FEF_{25} 略有下降，FEF_{50} 和 FEF_{75} 下降，这与 COPD 有明显不同；若有气道的重塑和破坏，也会出现凹陷性下降，但一般不如 COPD 明显。中、小气道阻塞发作时，气道阻力增加，肋间肌的本体感受器也同时兴奋，呼吸加深，V_E 有所增大，动脉血气正常，肺容积参数在正常范围。总之，此类患者的呼吸生理变化随气道病变部位、程度、是否发作常有较大不同。

3. 轻、中度哮喘 此时常伴随大、中、小气道的弥漫性炎症改变，以中小气道为主，黏膜增厚，腺体分泌增加；常有间歇性加重。MEFV 曲线与上述相似，但下降幅度更明显；相应 PEF、FEF_{25} 轻度下降，FEF_{50} 和 FEF_{75} 中度下降，常规通气功参数多明显下降，FEV_1/FVC 占预计值的比值＜92％，其绝对值也多＜70％。FEV_1、MVV 占预计值的百分比明显下降，但是否低于预计值的 80％取决于基础肺功能的情况和阻塞的相对程度。FEV_3％和 FVC 下降不明显。患者采取深慢呼吸降低气流阻力，维持正常的肺容积水平；急性加重时，气道阻力明显增加，肋间肌本体感受器的兴奋性增强，呼吸进一步加深，V_E 代偿性过度增大，可出现呼吸性碱中毒，PaO_2 正常。肺容积参数仍基本正常。因 V_E 增大，血流量也代偿性增加，故弥散功能多增强，但由于 $\dot{V}/\dot{Q}$ 失调，实际 D_LCO 下降。上述通气功能指标随气道炎症和平滑肌痉挛而变化，PEF 的变异率多在 30％以上。若有气道的重塑和破坏，也会出现类似 COPD 的改变。

4. 中度哮喘 与轻中度相似，但通气功能参数进一步下降，MEFV 曲线呈扁平状，可有轻度凹陷性改变，气体不能充分呼出，在数值上表现为 PEF 和 FEF_{25} 明显下降，FEF_{50} 和 FEF_{75} 显著下降。FEV_1/FVC、FEV_1 和 MMV 中度下降，FEV_3％和 FVC 轻度下降。单纯深慢呼吸降低气流阻力的作用有限，需通过增加平静呼吸时的肺容积降低气流阻力，故 RV、FRC 和 RV/TLC、FRC/TLC 等容积参数明显升高。因肺实质正常，TLC 基本正常。慢呼气时，气体仍能充分呼出，故 VC 也基本正常。PEF 的变异率常在 30％以上。急性加重时，气道阻

力显著增加,本体感受器兴奋性显著增强,呼吸明显加深,V_E 进一步代偿性过度增大,故仍可出现呼吸性碱中毒,但呼吸困难加重。因气道阻塞不均匀,而血流量代偿性增加,故有明显 $\dot{V}/\dot{Q}$ 失调,且以低 $\dot{V}/\dot{Q}$ 为主,PaO_2 下降,D_LCO 进一步下降。

5. 中重度哮喘 通气功能的变化与中度相似,但下降更显著。急性加重时,气道阻力显著增加,通气功能障碍进一步减退,呼吸做功显著增大;本体感受器持续兴奋,继续保持呼吸加深和 V_E 增大;RV、FRC 和 RV/TLC 明显升高,TLC 正常;慢呼吸时也不能充分呼气,VC 轻度下降,PEEPi 形成;FRC/TLC 升高,肺弹性阻力明显增大,限制深呼吸,V_T 有所降低,RR 有所增快;FRC/TLC 不超过 67%,吸气时胸廓仍向外扩张,仍能维持相对的深慢呼吸形式,但 V_E 较中度降低,呼吸困难明显加重;$PaCO_2$ 升高,并逐渐恢复至正常范围。$PaCO_2$ 常升高至正常高限水平(45 mmHg),呼吸困难进一步加重。与 COPD 不同,此时 $PaCO_2$ 恢复正常,特别是处于高限时是病情危重的信号,必须积极处理,并做好建立人工气道的准备。$\dot{V}/\dot{Q}$ 失调进一步加重,PaO_2 继续下降,D_LCO 也明显下降。

6. 重度或危重发作 存在严重气道阻塞和严重肺过度充气。气道内可能有黏液栓形成,FRC/TLC 超过 67%,肺弹性阻力显著增加,胸廓超过弹性零位,对吸气也表现为弹性阻力,故总弹性阻力显著增加。平静呼气末气体不能充分呼出,出现较高的 PEEPi。患者的呼吸力量常不能有效克服气流阻力、PEEPi 和弹性阻力,呼吸变浅、快,RR 常在 30 次/min 以上,出现通气不足和高碳酸血症。$\dot{V}/\dot{Q}$ 失调明显加重,PaO_2 显著降低,需及早建立人工气道。

第二节　危重支气管哮喘患者的机械通气选择

危重哮喘患者死亡率极高,机械通气是最主要的救治措施,应用得当可使死亡率几乎降至 0。但应用不当,也会出现较多问题。

一、人工气道机械通气的适应证

在保守治疗效果不佳的情况下,气管插管常是必然和必要的抢救手段。但因气管插管和机械通气的并发症较多,因此应严格掌握指征。

1. 紧急适应证 意识不清,精神错乱,心率、呼吸减慢或骤停,严重呼吸衰竭,常见于速发型哮喘反应患者。机械通气可挽救生命。

2. 一般适应证 经积极药物治疗,病情无好转或呈进行性加重,呼吸、心率加快,一般情况恶化,呼吸衰竭逐渐加重,多见于迟发型哮喘反应患者。机械通气的主要目的是改善呼吸衰竭,缓解呼吸肌疲劳,为药物治疗提供时机。

二、建立人工气道的方式

1. 经口气管插管 适当药物治疗后,哮喘多迅速恢复,故经口插管是首选方式。

2. 经鼻气管插管 一般不需要,也不合适。若镇静剂、肌松剂和糖皮质激素联合应用导致重症肌无力和撤机困难,或其他原因使患者不能在 1 周内撤机,可选择经鼻气管插管。

3. 气管切开 因哮喘患者再次危重发作的可能性较大,而气管切开又必然导致气管狭窄,使急救时再次气管插管的难度明显增大,故即使在撤机困难的情况下,也应尽量避免。

气管插管延迟或操作不顺利是危重哮喘患者的主要死亡原因,因此必须采取合适的插管技术,详见本章第五节。

三、病理生理特点与机械通气的关系

1. 主要病理生理特点 ① 严重气流阻塞:气道黏膜充血、水肿,气道平滑肌痉挛,黏液栓的形成,导致气道阻塞;用力呼气压迫,导致小气道陷闭。其特点是吸气期严重阻塞,呼气期阻塞更严重。② 高水平的 PEEPi:严重气道阻塞、陷闭,使呼气不充分,我们测定的最高 PEEPi 达 20 cmH$_2$O 以上。③ 肺过度充气:FRC 超过 TLC 的 67%,接近 P-V 曲线的高位拐点(UIP),即 FRC 与 UIP 的肺容积的差异非常小,常仅有 200~300 ml 或更小。④ 换气功能相对较好。⑤ 气道高反应性:整个气道,包括咽喉部的敏感性显著增高,外来刺激,如气管插管和机械通气气流容易导致严重的喉痉挛和气道痉挛。⑥ 气道阻塞进展迅速:特别是频繁咳嗽或人机对抗时,可迅速发生严重低通气量,导致致死性低氧血症和严重呼吸性酸中度;也容易产生瞬间的高跨肺压和高切变力,导致气压伤。⑦ 循环功能相对稳定:过度充气可导致 PVR 显著增加,胸腔负压下降、回心血流量减少,心脏活动受限;代偿性呼吸加深则显著增加胸腔负压和肺间质负压,从而维持体循环和肺循环的相对稳定。

2. 机械通气与病理生理的关系　原则上采用低通气量气或允许性高碳酸血症(PHC)。主要措施和机制:① 在进展迅速的患者,为缓解致死性低氧血症和严重酸中毒,应迅速给予高浓度氧疗和静脉应用碱性药物。② 因换气功能相对完善,适当通气和氧疗可维持比较合适的内环境状态。③ 因严重肺过度充气、气道阻塞和高 PEEPi,宜采取低 V_T、慢 RR、长 I∶E 通气(PTV 或 PHC)。④ 理论上 PEEP 可扩张陷闭气道和扩大气道内径,减小呼吸肌做功,改善人机同步。但哮喘患者的 PEEPi 的形成原因主要为气道阻塞,PEEP 扩张阻塞气道的作用有限;应用不当反而加重肺过度充气,因此 PEEP 不宜过高,一般不超过 5 cmH_2O;若需增大 PEEP,需严格限制峰压(P_{peak})和平台压(P_{plat})。⑤ 因高 PEEPi 和高气道阻力,呼吸肌收缩力不容易传导至人工气道和触发呼吸机送气,人机同步较差;气体进入肺内的速度严重受限,多需用镇静剂、肌松剂抑制自主呼吸,保障控制通气。⑥ 控制通气将抑制患者自主呼吸的代偿作用,容易导致血压下降,必须注意补足血容量,在此基础上可适当应用升压药。

四、机械通气负效应

一旦建立人工气道和进行机械通气,影响预后的主要因素为气压伤和循环功能的过度受抑制,机械通气意外也是重要的影响因素。

(一)气压伤的形式及发生原因　纵隔气肿发生的可能性较大;气胸也有一定的发生率,且一旦发生多为张力性,需积极处理。

1. 发生原因

(1)基本原因:肺过度充气是诱发气压伤的基础原因,吸气末压或平台压是吸气期肺泡承受的最大压力,是导致气压伤的重要原因。

(2)峰压的作用:峰压主要用于克服气道阻力和胸肺弹性阻力。在哮喘患者,气道阻力显著增大,故尽管峰压很大,但大多消耗在气道内,不是气压伤的主要原因,但可通过影响气体分布导致局部平台压升高。因为气道病变的不均匀,当机械通气抑制了自主呼吸后,在重力和通气压力的作用下,气体较多进入阻力较小的肺区,导致该肺区进一步过度充气和承受更高的压力,容易发生气压伤;而阻力较小的肺区则将承受较低的压力,也就是说峰压通过影响肺泡内压的分布间接影响气压伤的发生。

(3)人机对抗:气道高反应性、高气道阻力、PEEPi 和呼吸窘迫常使人机配合不良;咳嗽或吸气时的呼气动作、屏气时的吸气动作会导致跨肺压和高切变力的显著升高,尤其是跨肺压的升高,是发生气压伤的直接原因,但容易被忽视。

平台压和峰压主要通过增大跨肺压影响气压伤的发生,因此应用镇静剂、肌松剂是必要的。

2. 通气参数的调节　首先是在避免人机对抗的基础上优化通气参数,原则是低 V_T、慢 RR、长 I∶E,与 COPD 大体相似。具体见第十五章第五节、第三十二章第四节,本章简述吸气流量的调节。

(1)吸气流量降低:可暂时降低峰压,但必然伴随 T_i 延长、T_e 缩短和 I∶E 的缩短,进一步加重肺过度充气和平台压的升高,因此是不合适的。

(2)吸气流量升高:在 V_T、RR、I∶E 不变的情况下,高吸气流量升高峰压,但使平台压、吸气末和呼气末肺容积降低,有助于防止气压伤的发生。但调节不当也可导致吸气末肺泡内压分布不均。

因此,吸气流量维持在适当较高水平是必需的。

(二)低血压或休克　与影响气压伤的因素基本相同,抑制循环功能的主要基础也是肺过度充气。肺严重过度充气类似于急性心包填塞,可显著降低心排血量(CO)。

1. 自主呼吸时的变化　通过代偿作用,可维持一定的胸腔负压和肺间质负压,从而维持适当的体循环静脉回流量和 PVR,维持血压。

严重气道阻塞和高 PEEPi,使吸气阻力显著增大,导致代偿性呼吸增强,胸腔负压增大,促进体循环静脉回流。肺过度充气显著增加肺泡毛细血管阻力;胸腔负压增大可增加肺间质负压,降低肺泡外毛细血管和肺静脉阻力,缓冲 PEEPi 对肺泡毛细血管的压迫,从而维持适当的肺循环回流。因此,与心包填塞不同,除非出现严重低氧血症和酸中毒,单纯肺过度充气,一般不会引起明显低血压。

2. 机械通气时的变化　用镇静剂、肌松剂抑制自主呼吸后,将导致静脉回心血流量的显著下降和 PVR 的显著升高,促使低血压的发生。较大 V_T 或较短 T_e 加重肺过度充气,也会诱发或加重低血压。

（三）呼吸机意外　是常见并发症,是影响患者预后的主要原因之一。危重哮喘患者对机械通气的依赖程度较高,且需精细调节;气道阻塞、连接管路脱离都可能导致 V_E 的迅速下降或气压伤的发生,使患者猝死。

第三节　肺过度充气的判断、鉴别与处理

肺过度充气是降低 $\dot{V}_A$、诱发气压伤和导致循环功能抑制的基础原因,也是决定机械通气策略的主要因素;又容易与气胸、血容量不足和心功能不全混淆,但处理方法不同,因此必须充分识别、积极处理。

一、肺过度充气的形成

详见本章第一节、第十三章、第三十二章第二节,简述如下。

1. 轻中度气流阻塞　自然呼吸时,各种原因的气流阻塞必然伴随呼气不足。为维持适当 V_E、不增加呼吸功,患者将采取深、慢呼吸形式,从而保障 FRC 维持在正常水平,并维持动脉血气的稳定。若气流阻塞加重,单纯呼吸形式的改变不能代偿时,将导致 FRC 增大;肺容积的增大使气道扩张,阻力减小,并增加呼气的驱动力,与深慢呼吸共同作用维持呼气的充分完成和动脉血气的稳定。

2. 重度和极重度气流阻塞　上述代偿机制将不能使呼气充分完成,必然导致肺过度充气和 PEEPi 的形成,这一方面导致 PVR 显著增大;另一方面也可维持较大的呼气动力,并动员辅助吸气肌和呼气肌活动,使吸气和呼气加快。若通气增强(如较正常 V_E 增加 1 倍以上)足以克服通气需求的增加,仍可维持动脉血气的相对稳定。事实上由于膈肌和胸廓处于不利的收缩位置和呼吸肌疲劳,很难保障充足 $\dot{V}_A$ 和动脉血气的稳定。随着气道阻塞的进一步加重,呼气 V_T 日趋降低,FRC 逐渐升高(图 33-1),甚至接近 TLC,PEEPi 显著升高,V_E 和 $\dot{V}_A$ 显著下降;充分延长 T_e 可使 FRC 和 PEEPi 下降,但程度有限。因此,在重度或危重哮喘患者,初始机械通气即使设置常规 V_T 也不能维持正常动脉血气,反而使过度充气加重。若维持正常的动脉血气水平,需要设置较高 V_T,则吸气末的压力和容积将

超过 UIP,导致致死性过度充气,因此必须采取低通气量通气或 PHC。

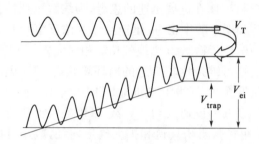

图 33-1　过度充气形成模式图

二、与肺过度充气相关的主要概念

见第三十二章第二节。

三、肺过度充气程度的判断

1. 动态观察胸廓饱满度和听诊呼吸音　是最简单的判断方法。如果胸廓越来越饱满,胸廓的活动度逐渐减小,呼吸音逐渐减弱,提示有严重过度充气。

2. 吸气末压(平台压)　控制通气时,可较准确地反映吸气末肺容积。由于受自主呼吸能力、V_T、T_i 和 I：E 的综合影响,故吸气末正压的个体差异较大,判断过度充气的误差较大。若用于动态随访,则有较高的准确性;若通气模式和参数相同,超过 35 cmH_2O 则意味着可能存在明显过度充气;一般压力越高,过度充气越严重。

3. 气道峰压　在定容型模式通气时判断。在哮喘患者,气道峰压大部分消耗在气道,不能反映肺容积变化;气道峰压也与呼吸形式相关,影响因素较多,故判断过度充气的价值不大。但气道阻塞的不

均匀可导致压力传至肺泡后，压力和容积分布的不均匀，最高的肺泡内压可能接近气道峰压，故气道峰压显著升高对判断肺过度充气有一定的参考价值。

4. PEEPi　是反映过度充气比较可靠的参数，但 PEEPi 也与呼吸形式有显著关系，故仅能作为参考指标。若完全抑制患者的自主呼吸，且 V_T、I∶E、RR 相同，则可充分排除呼吸形式对 PEEPi 的影响，能较准确地反映呼气末的肺充气程度。PEEPi 不能反映吸气末肺容积，后者与气压伤和低血压的关系更大。

5. 吸气末肺容积　$V_{ei}=20$ ml/kg 时，肺容积大约相当于 $P-V$ 曲线的 UIP 水平。低于该数值时，约有 80% 的患者处于 UIP 以下。V_{ei} 是目前判断过度充气的最精确指标。

6. 食管内压、中心静脉压和血压　"窒息试验"时，若出现明显的食管内压和 CVP 下降、动脉血压上升，说明存在严重肺过度充气。

四、窒息试验

重症或危重支气管患者，在控制通气、使用镇静剂、肌松剂完全抑制自主呼吸的情况下，吸纯氧 3～4 min，在吸气末停止呼吸机供气，使患者开始呼气，T_e 延长至 30～60 s（图 13-3），称为窒息试验。它是判断肺过度充气、气体陷闭容积的较可靠方法。

五、低血压原因的识别

1. 过度充气　是导致低血压的主要原因，因此一旦出现血压的明显下降或低血压，要首先判断是否是过度充气所致，也可采用"窒息试验"判断，若 1～2 min 后出现 CVP 的显著下降和动脉血压的显著回升，则说明低血压是过度充气所致，需调整通气参数，减少镇静剂、肌松剂的用量，适当恢复自主呼吸；若仅有轻度改善或无改善，则为其他因素所致。

2. 其他原因　常见于：① 镇静剂、肌松剂用量过大，是第二常见原因，应减少用药剂量，适当加用

升压药。② 气胸，也是常见原因，应积极探查和处理。③ 心功能不全或低血容量，是较少见原因，在排除上述因素后，应给予相应处理。需强调在非过度充气诱发的低血压，过度充气也有一定的加重作用，故应适当调整通气参数。

六、气胸的识别

单纯从体征上很难鉴别气胸与过度充气，一旦怀疑有气胸时，特别是合并纵隔及皮下气肿时应及早行 X 线胸片或 CT 检查，并立刻调整通气参数。确诊后及早穿刺和切开引流。由于存在肺过度充气，强调钝性分离和使用钝头引流管。

七、过度充气的控制

1. 减轻呼气末过度充气的方法　减慢 RR，延长 I∶E，使 T_e 延长；降低 V_T，因为较大 V_T 需较长 T_e 完成，较小 V_T 则需要较短 T_e 完成；严格控制 PEEP 至 3～5 cmH$_2$O；降低气道和连接管路阻力，如用内径较粗的气管插管和连接管，选择呼气阀性能良好的呼吸机；避免持续气流；改善人机同步。

2. 减轻吸气末过度充气的方法　在控制呼气末过度充气的基础上，进一步降低 V_T 和保障人机同步，避免 V_{ei} 超过 20 ml/kg 或平台压超过 UIP。

3. 减轻局部过度充气的方法　理论上可通过降低吸气流量实现。为维持适当 V_T，流量的下降必将导致 T_i 的延长和 T_e 的缩短，后果更严重，故实际上不可行的。上述方法不仅减轻弥漫性过度充气，也减轻局限性过度充气。

4. 改善或避免人机对抗　在肺过度充气的基础上，一旦发生人机不配，不仅导致过度充气进一步加重，还将产生高跨肺压和高切变力，肺泡破裂的机会显著增加。

控制呼气末过度充气是根本，适当应用镇静剂、肌松剂抑制过强自主呼吸和降低气道高反应是主要措施。

第四节　危重哮喘患者机械通气治疗

由于危重哮喘患者的气道阻力显著增大，伴严重肺过度充气和高水平 PEEPi，故强调保护性肺通

气策略,如 PHC。

一、通气参数的调节

1. 低通气量通气　为避免气压伤和机械通气对循环功能的抑制,在保证适当氧合的基础上,强调符合患者病理生理的通气条件,采用低 V_T(比如 6～8 ml/kg)、慢 RR(比如 8～12 次/min)、长 I∶E(比如 1∶2.5～1∶3)通气。具体操作时注意实际参数(不是预设参数,除非两者相等)达上述要求,适当增大吸气流量、缩短 T_i,控制 PEEP 水平(<5 cmH_2O),并严格检测和限制肺容积的增大,使 V_{ei}<20 ml/kg 或 P_{plat}<35 cmH_2O。

此通气方式实质是 PTV 的一种形式。UIP 包括压力和容积两个指标,在肺实质疾病,压力能较准确地反映吸气末肺容积是否过度,故通气策略称为 PTV;而在气道阻塞性疾病,特别是支气管哮喘,容积能更准确地反映通气末肺容积是否过度,故习惯称为低通气量通气。但临床医师更习惯用压力,在不熟悉 V_{ei} 的情况下,对支气管哮喘患者也采用 PTV,只是实际 RR、实际 I∶E 与肺实质疾病不同。

2. 允许性高碳酸血症　是低通气量通气的必然结果。在维持正常动脉血气与限制肺过度充气不能兼顾时,为减少气压伤及机械通气对循环功能的抑制,允许 $PaCO_2$ 逐渐升高,pH 适度下降(不低于 7.20)。

PHC 慎用于高颅内压、其他颅内疾病和重度心功能不全的患者。各种机械通气方式的最终目的是为哮喘的药物治疗提供机会,而酸中毒可降低激素及解痉药物的敏感性,因此尽管酸中毒本身对机体代谢的影响不大,但为改善药物的作用,应适当补充碱剂,尽量维持 pH≥7.3。

二、通气模式的选择

有自主吸气触发时,单纯定压或定容型 A/C 模式容易导致人机对抗和动态过度充气的加重,应尽量避免;自主性通气模式,如 PSV 在危重患者无法完成,仅能用于轻症患者或病情好转时;SIMV+PSV 或 P-SIMV+PSV 既能保障适当 V_E,又能在患者出现自主呼吸时,进行适当辅助通气,避免过度充气,宜首选。BIPAP、ASV 能较好兼顾自主呼吸和机械辅助通气,也是首选的通气模式。上述 CMV 的智能模式,如 PRVCV 或 A/C 模式+自主气流,或相应 SIMV 的

智能模式,不容易实现保护性通气策略的要求,不适合选择,除非有较强的呼吸生理知识、机械通气技术和临床经验,详见第十一章第五节病例分析。

三、机械通气的撤离

原则上 CO_2 潴留纠正、呼吸肌疲劳基本恢复即可停机、拔管,无须哮鸣音消失、感染控制。必要时可用 NIPPV 过渡。因为与 COPD 患者不同,哮喘患者发病前的呼吸功能、呼吸肌力量、身体状况皆基本正常,经过机械通气治疗后,随着药物作用的逐渐发挥,气道阻塞可迅速改善,呼吸肌疲劳迅速恢复;而保留人工气道,不仅容易诱发感染,且各种非特异性刺激,如吸痰、导管移位、冷空气等都可诱发气道炎症和痉挛的加重。

简单说,哮喘恢复至轻、中度后,患者有足够的呼吸肌力量和肺功能储备进行自主呼吸,机械通气就没有必要继续维持,应及早撤机、拔管,除非有严重并发症或合并症。

四、镇静剂、麻醉药和肌松剂的应用

详见第十九章,简述如下。

(一)药物作用

1. 降低气道高反应性　① 局部麻醉可降低咽喉部和气道的敏感性。② 全身用药可抑制中枢神经系统对刺激的反应性。

2. 扩张支气管　① 降低气道高反应性,防止平滑肌收缩,间接扩张气道。② 直接扩张气道,如氯胺酮有明显拟交感作用,抑制节后交感神经末梢摄取儿茶酚胺,还可直接扩张气道平滑肌。

3. 缓解呼吸窘迫,降低氧耗量　① 通过上述作用完成。② 抑制呼吸中枢,减轻呼吸困难的感觉。③ 抑制呼吸肌收缩。

4. 有助于顺利完成气管插管　① 气道反应性降低。② 患者安静,依从性提高。③ 缓解咽喉部骨骼肌的收缩和痉挛,有利于声门的开放。

5. 提高人机配合程度　全面抑制从中枢至气道的反应,并抑制呼吸肌的收缩,甚至完全抑制自主呼吸,防止气压伤的发生。

6. 有利于吸痰　气道反应性降低,对各种理化刺激的敏感性减弱,便于吸痰。

（二）药物的选择　插管时首选镇静剂、麻醉剂和局部麻醉药。机械通气时，可首选镇静剂，按需加用肌松剂，也可短期选用麻醉药。注意三种药物之间有交叉作用，如地西泮（安定）是镇静剂，也有较强的中枢性肌松作用。

（三）常用药物及特点

1. 镇静剂　主要是苯二氮䓬类，巴比妥类少用。地西泮是最常用的药物，其药效学特点为：有较强的镇静作用和中枢性肌松作用，对呼吸中枢抑制作用弱，不良反应小。药动学特点为：作用迅速，持续时间短；脂溶性强，容易储积于脂肪，并缓慢释放；若用量过大、持续时间过长，可能导致呼吸肌无力和撤机困难，特别是肥胖及老年患者。需要应用时间较长或剂量较大时，应选择水溶性药物，主要是咪达唑仑（咪唑安定）。

2. 麻醉剂　局部用药常用利多卡因，静脉用药常用丙泊酚、氯胺酮。吸入麻醉药少用。

3. 肌松剂　短时用药用维库溴铵（万可松）或琥珀胆碱；较长时间用药首选长效制剂，也可用短效制剂持续静脉点滴。

（四）注意事项

1. 用量适度　避免咳嗽反射消失，痰液潴留；最好能保留一定程度的吸气触发，特别是好转过程中。

2. 避免长期应用　以免发生呼吸肌无力和撤机困难。

3. 注意对循环功能的影响　容易导致低血压，故注意液体和电解质的补充，适当应用升压药。

4. 加强监测　特别注意防止呼吸机故障，以免因呼吸中枢抑制和呼吸肌无力导致死亡。

5. 避免应用可能诱发气道平滑肌收缩的药物主要是吗啡和部分肌松剂。

第五节　经面罩无创正压通气

危重患者主要表现为$\dot{V}_A$的严重降低和$\dot{V}/\dot{Q}$失调，发生严重低氧血症和呼吸性酸中毒，气管插管机械通气是主要治疗手段，但气管插管相对滞后或插管时间过长是导致急诊或住院患者死亡的主要原因。插管困难主要与患者气道高反应状态有关。患者一旦建立人工气道和进行机械通气，影响预后的主要因素为气压伤和循环功能的过度抑制，因此强调低通气量通气或 PHC。上述通气措施的实施确实使机械通气的并发症显著减少，住院患者的病死率下降，但总体死亡率并未明显减少，这与患者的病死原因有关。

一、死亡原因分析

1. 死亡情况统计　我们曾统计 1999 年 1 月～2001 年 12 月因支气管哮喘急性发作收住复旦大学附属中山医院的患者，最终死亡 20 例。回顾性分析结果：急诊死亡 18 例，占 90%，其中入院时呼吸心跳骤停 10 例（50%）；入急诊时神志不清，但有呼吸、心跳，药物抢救过程中死亡 1 例（5%）；入急诊 2 h内呼吸心跳骤停 2 例（10%），皆因哮喘突然加重数小时入院，吸氧情况下，动脉血气表现为严重混合性酸中毒，治疗过程中突然心跳骤停，给予心脏复苏和气管插管机械通气后无效死亡；入急诊 2～24 h 心跳骤停死亡 4 例（20%）；1 例患者 10 日后死亡（5%）。收住 RICU 后 2 例死亡（10%），占机械通气患者（17 例）的 11.8%，此 2 例并非直接死于哮喘，而是分别死于急性肺水肿和严重肺炎，因此机械通气后的急性并发症不是主要的死亡原因。

2. 主要死亡原因分析　本组病例中，50%在转运途中死亡，因此缺乏基本的急救措施是最主要的死亡原因，根据临床经验判断，直接死因可能是严重缺氧和酸中毒，部分可能为心脏因素所致。15%入急诊室后短时间死亡的患者存在严重的酸中毒，药物治疗无效，病情迅速加重，因各种原因（包括家属对气管插管的顾虑）未及时给予机械通气治疗。入急诊后有 20%的患者在 2～24 h 死亡，其中 2 例患者尽管入院时一般情况和动脉血气结果皆较好，但保守治疗无效，病情逐渐加重，而未及时机械通气（也包括家属原因）治疗死亡，1 例患者入院时病情较重，用 BiPAP 呼吸机无创通气治疗后效果不佳，未及时改用人工气道死亡，1 例患者给予人工气道机械通气后动脉血气明显好转，但最终因室性自主性心律死亡，具体原因不清，因此该 4 例患者中 75%是未及时建立人工气道机械通气而死亡。住院死亡的患者年龄较大,有多种合并症,转入病房时机过晚。

二、急 救 措 施

(一)院前急救 本组患者在转运过程中和急诊治疗不合理时死亡有80%,因此普及哮喘的急救知识和急诊处理知识是降低病死率的最根本措施。根据我们的经验,发病后和转运过程中,除应反复给予支气管扩张剂吸入和全身用糖皮质激素(简称激素,首选速效制剂,如甲泼尼龙、氢化可的松;不宜选择地塞米松等慢效制剂,下同)外,还应强调高流量吸氧和人工呼吸。

(二)急诊急救 主要措施是在高浓度氧疗、静脉应用激素的基础上合理使用简易呼吸器无创通气和及时建立人工气道。

1. 简易呼吸器无创正压通气 应首选;若应用熟练,也可用呼吸机进行NIPPV。

(1)主要依据:① 操作迅速、简便。② 严重呼吸性或混合性酸中毒可较快改善,在机械通气基础上,通过静脉应用碱性药物迅速改善。③ 可迅速提供高FiO_2,甚至纯氧,从而迅速改善致死性低氧血症。④ 可同时应用镇静剂和肌松剂,降低氧耗量,改善患者的精神状态,降低气道高反应性和气道痉挛。⑤ 可同时雾化应用气道扩张剂。

(2)后续措施:若迅速缓解,给予药物治疗即可;若患者情况好转,但未明显缓解,应迅速经口气管插管。

2. 无创正压通气的价值 尽管支气管哮喘的病理基础相似,但有较大个体差异,部分为速发型过敏反应,以气道痉挛为主,发病迅速。用无创正压通气,并配合吸入气道扩张剂和静脉应用激素,可迅速缓解,避免气管插管。部分患者病情进展相对缓慢,气流阻塞短时间内也不能被良好控制,气道炎症、水肿起主要作用。应用镇静剂、肌松剂配合无创正压通气可降低氧耗量,改善患者的躁动不安状态,改善气道高反应性和气道痉挛,提高气管插管的安全性。

3. 无创正压通气的指征 无条件迅速气管插管的患者;气管插管操作困难的患者;病情迅速恶化的患者。

4. 无创通气的注意事项 因哮喘患者常有严重呼吸困难和躁动不安,配合面罩通气困难,故需做好以下工作:① 准备好气管插管导管,NIPPV不能迅速改善病情时,择机插管。② 必要时适当应用镇静剂。③ 同时雾化应用气道解痉剂。

5. 无创通气方法 首先随着患者呼吸运动按压简易呼吸囊,并与患者的自主呼吸同步;用浅而略快的呼吸形式配合患者目前的呼吸状态;而后逐渐增大V_T,减慢RR,使FRC逐渐下降,以符合阻塞性通气的病理生理特点。用呼吸机时,通气模式以PSV+PEEP为宜;若人机配合不良应及早气管插管。

第六节　氦氧混合气与机械通气

氦气是一种惰性气体,常压下不溶于组织;密度低,仅占氮气的1/7和氧气的1/8,与氮氧混合气体(包括空气)或氧气相比,氦氧混合气在气道流动时可减少湍流的程度和强度,使气道阻力显著降低,改善过度充气和PEEPi;降低呼吸功,缓解呼吸肌疲劳,可用于顽固性重度支气管哮喘的治疗。缺点是氦气来源困难,价格较贵,也不能从根本上解决气道水肿和平滑肌痉挛问题。随着PHC的广泛实施和推广,其实际临床价值下降。

第七节　重症哮喘的综合治疗

通过适当药物治疗,尽可能避免哮喘急性发作;一旦发作,应避免发展为重症或危重症;一旦机械通气,应尽快促进哮喘缓解和及早撤机、拔管,这皆需要合理应用以激素为主的综合治疗。

1. 补液　无论何种情况,皆强调补充足量的水分和适量电解质。哮喘急性发作时,由于胸腔负压显著增大,肺血流量增加,补液过多、过快有发生肺水肿的可能,故应控制滴速。建立人工气道后,机械通气将削弱自主呼吸的代偿作用,在过度充气和镇静、肌松剂的作用下,容易发生低血压,因此机械通气患者应增加补液量,但若未有效抑制过强的自主呼吸,也应适当控制补液速度。由于过度充气或呼吸过度增强,CVP 和肺动脉楔压并不能反映血容量和回心血流量,尤其是 CVP 的价值更低,因此对心率和血压的监测更重要。在血容量较充足的情况下,若血压仍较低,可适当应用升压药。

2. 纠正酸中毒　虽然强调 PHC 可以减轻或避免 VALI,但酸中毒会降低平喘药的疗效,诱发低血压,因此应适当补充碱性药物,使 pH≥7.30;在低血压的情况下,pH≥7.35。

3. 糖皮质激素

(1) 用药原则:重症发作患者,特别是合并酸中毒时,机体对药物的敏感性下降;即使是轻中度发作,较大部分患者也表现为持续炎症反应,故强调大剂量、短疗程应用,保障一次用药充分起效,24 h 内也能维持疗效。初次用药时,首选起效快的制剂,维持用药时可选择各种类型的激素。结合患者情况选择维持用药,若患者有高血压、高钠血症、低钾血症或水肿,宜选择钠水潴留作用弱的地塞米松;若有低钠血症,则宜选择潴钠作用强的氢化可的松。避免一日单次用药或持续低剂量用药。

(2) 具体用药:首选起效快的甲泼尼龙,特别是首剂,每日剂量 120~360 mg,个别难以控制的患者可用更大剂量(笔者曾用至 640 mg/d)。但剂量过大并不增加疗效,反而使不良反应显著增多;每 8 h 给药 1 次,首剂加倍。若选择地塞米松,则 12 h 用药 1 次;若选择泼尼松龙,则宜 4~6 h 用药 1 次。

(3) 注意问题:因哮喘患者的用药时间短,故主要不良反应是高血糖,胃酸分泌过多;若用药 3~5 日,则可能发生钠水潴留、低血钾;一般不会出现免疫功能减退和骨质疏松,除非长时间应用。特别需要注意的是,若同时应用大剂量镇静剂、肌松剂,患者容易发生重症肌无力,延迟撤机,故应严格控制使用时间;一旦明显好转,应迅速减量、停药,并及时给予雾化制剂维持疗效。

4. 茶碱　非气管插管患者可选择口服或静脉制剂。机械通气患者首选静脉制剂,且 24 h 内均匀应用,避免大剂量、快速用药。避免口服和静脉同时应用,以免高峰时间重叠导致血药浓度显著升高。目前应用最多的是氨茶碱,重症患者可用至 0.75~1.0 g/d;也可选择相当剂量的多索茶碱或二羟丙茶碱(喘定)。

5. β_2 受体激动剂和抗胆碱药物　非气管插管患者选择余地较大,可射流雾化吸入或定量吸入。在机械通气患者,可通过呼吸机连接管路用射流雾化器反复雾化吸入,也可用定量气雾剂通过连接管路雾化吸入。雾化吸入需注意以下问题:① 连接雾化器的管路应非常短,否则不能有效进入气道。② 雾化液的浓度应接近等渗液,雾化温度接近气道温度,否则容易诱发或加重哮喘发作。③ 用多种雾化药物时,宜分开应用。④ 射流雾化的气流量要足够,要观察到有明显的气雾喷出,一般需要氧流量或空气流量 6~10 L/min。⑤ 射流雾化器要垂直放置,否则会显著削弱雾化效果。

6. 其他药物　可常规加用孟鲁司特等抗炎药物;在顽固性哮喘患者,适当应用硫酸镁、钙通道阻滞剂可能也有一定疗效。但由于机械通气患者容易发生低血压,故应严格控制剂量和滴速,加强监测。

7. 抗菌药物　细菌感染是诱发危重哮喘发作的主要原因之一。一旦建立人工气道,感染的机会也将显著增加,因此强调早期应用抗菌药物。当然一旦病情缓解,应及早停药。

第八节　典型病例分析

支气管哮喘的治疗涉及病情判断、急救、无创通气、有创通气、通气模式选择和参数调节、药物治疗等多个方面。

一、PRVCV 应用

详见第十一章第五节病例分析。

二、综合急救措施的应用

【基本情况】 男性,45 岁,支气管哮喘病史 30 余年,加重 1 日。查体:神志清醒,BP 150/80 mmHg,端坐呼吸,RR 25 次/min,心率 132 次/min,双肺满布哮鸣音,大汗淋漓。虽积极治疗,但病情仍进行性加重,心率进一步增快,呼吸音逐渐减弱,神志逐渐恍惚,咳嗽时发生窒息现象,动脉血气为 pH 7.186,$PaCO_2$ 92.4 mmHg,PaO_2 56 mmHg(鼻导管吸氧流量 6 L/min)。给予简易呼吸器经面罩加压通气。病情稍稳定后经口气管插管,但导管触及声门即出现严重喉痉挛,导管无法进入。故又改用经面罩通气,同时给予静脉应用氯胺酮,症状逐渐改善,顺利完成经口气管插管。经以甲泼尼龙为主等的综合治疗,2 日后拔管,4 日后出院。

【评价】 ①哮喘患者的换气功能相对较好,在重度 CO_2 潴留的情况下,鼻导管吸氧即可基本纠正低氧血症。②经面罩通气的主要价值是为建立人工气道提供时机。③充分局部麻醉,并适当应用镇静剂或麻醉剂,有助于迅速、安全地建立人工气道。

三、简易呼吸器的应用

【基本情况】 女性,53 岁,支气管哮喘病史 20 余年,突然气喘发作 3 h。查体:神志不清,BP 135/110 mmHg,呼吸浅快,RR 35 次/min,心率 146 次/min,双肺呼吸音低,颈部可闻及哮鸣音,呕吐咖啡色胃内容物。经口气管插管数次未成功,改用经面罩辅助通气,并通过呼吸气囊交替吸入溴化异丙托品、沙丁胺醇气雾剂;静脉应用甲泼尼龙,2 h 后缓解。

【评价】 患者表现为速发性变态反应,病情进展迅速,易导致死亡,经面罩通气配合雾化治疗,同时静脉应用糖皮质激素,可作为气管插管的主要替代手段。

四、合并气胸患者的处理

【基本情况】 男性,62 岁,反复咳嗽,气喘 20 余年,加重 2 日,诊断:支气管哮喘(急性发作期),在外院治疗 1 日,仍进行性加重,故收住本院。查体:神志清醒,BP 150/70 mmHg,端坐呼吸,RR 32 次/min,心率 132 次/min,双肺满布哮鸣音,大汗淋漓。胸部 X 线片显示肺过度充气,左侧气胸,肺压缩 10%,动脉血 pH 7.267,$PaCO_2$ 83.5 mmHg,PaO_2 64 mmHg(鼻导管吸氧 5 L/min)。因顾虑机械通气导致气胸加重,仅给予药物治疗,其中甲泼尼龙每次 120 mg,每 12 h 给 1 次,并反复雾化平喘药物,病情未改善。不得已给予 NIPPV,静脉应用地西泮,病情有所好转,$PaCO_2$ 降至 76.8 mmHg;仍顾虑机械通气的不良反应,很快停用 NIPPV;30 min 后,出现昏迷,给予经口气管插管,因操作困难,大约 5 min 后插入,其后血压进行性下降,心跳减慢,抢救 30 min 无效,死亡。

【评价】 ①气胸是机械通气的相对禁忌证,这对无创通气和人工气道通气同样适用,但若患者有严重呼吸窘迫,跨肺压和切变力皆显著增大,气胸加重的机会增加;若给予合适机械通气,并合理应用镇静剂、肌松剂,使患者的呼吸窘迫缓解,避免人机对抗,则跨肺压、切变力皆显著降低,气压伤的机会反而减少(详见第十七章第一节)。②患者经面罩通气时,气胸未加重;若及早改用人工气道机械通气,同时加用镇静剂、肌松剂抑制过强自主呼吸,跨肺压、切变力将显著降低,气胸加重的机会可能更少;即使气胸加重,也容易处理,故及早建立人工气道可能会改善预后。③保守治疗无效的情况下应及早行气管插管,同时胸腔闭式引流应是此类患者的首选的治疗手段。④插管困难的情况下,再用经面罩通气过渡可能会避免死亡。

五、气管插管失败的危重症患者救治

【基本情况】 男性,23 岁,支气管哮喘病史 20 余年,再次发作 1 日,突然加重 20 余分钟,伴神志不清,动脉血气示 pH 6.856,$PaCO_2$ 120.5 mmHg,PaO_2 87 mmHg,BE -9.8 mmol/L(面罩吸氧)。经口气管插管数次未成功,呼吸心跳停止,用简易呼吸器经面罩通气,并给予心脏复苏,心跳迅速恢复。继续静脉滴注碳酸氢钠,间断阻塞呼吸囊空气入口,使 FiO_2 最高可达 100%;溴化异丙托品、沙丁胺醇气雾剂交替雾化吸入,15 min 后 pH 7.232,$PaCO_2$ 85.5 mmHg,PaO_2 234 mmHg,BE 5.3 mmol/L。

然后改用 Newport E 200 呼吸机 NIPPV,选择 PSV(15 mmH₂O)+PEEP(5 cmH₂O)模式,FiO₂ 30%;1 h 后 pH 7.352,PaCO₂ 52.8 mmHg,PaO₂ 112 mmHg,BE 3.4 mmol/L;24 h 后恢复至稳定的自主呼吸状态,鼻导管吸氧流量为 1 L/min 时,pH 7.498,PaCO₂ 37.9 mmHg,PaO₂ 96 mmHg,BE 6.8 mmol/L。

【评价】 ① 危重哮喘患者,常有严重呼吸性酸中毒,应首选简易呼吸器经面罩通气过渡,同时静脉应用碱性药物,待病情改善后气管插管可避免心跳呼吸骤停。② 换气功能较好,低氧血症容易改善。③ 通过简易呼吸器雾化用药是治疗严重气道痉挛患者的有效手段。④ 随患者呼吸作小 V_T、慢 RR 通气,可完成较好的人机配合;并纠正呼吸性酸中毒至比较安全的水平。⑤ NIPPV 应为速发性变态反应患者的主要治疗手段之一。⑥ 不超过 5 cmH₂O 的 PEEP 可改善气道阻塞和人机配合,且副效应不大。

六、顽固性危重患者的救治

【基本情况】 女性,49 岁,反复哮喘发作 20 余年,再次发作 2 日,给予激素、以气道扩张剂为主的综合治疗,仍呈进行性加重,并逐渐出现躁动不安,神志恍惚,咳痰无力。查体:颈静脉充盈,胸廓饱满,活动度减弱,呼吸音逐渐减弱。动脉血气显示 pH 7.164,PaCO₂ 83.7 mmHg,PaO₂ 66 mmHg,BE 0.2 mmol/L(吸氧时)。给予简易呼吸器经面罩通气,同时静脉应用碳酸氢钠和地西泮,经咽喉部反复注入利多卡因,10 min 后插管成功。用简易呼吸器过渡后改用国产 SC-V 型呼吸机通气,选择 A/C 模式,通气参数设置:V_T 350 ml、RR 10 次/min、I∶E 为 1∶3;气道峰压持续超过安全阀压力(60 cmH₂O),患者躁动不安;4 h 后动脉血气为 pH 7.285,PaCO₂ 70.2 mmHg,PaO₂ 80 mmHg,BE 4.3 mmol/L。给予甲泼尼龙 640 mg/d(分 6 h 用药 1 次),反复雾化吸入溴化异丙托品和沙丁胺醇溶液,静脉滴注大剂量地西泮和琥珀胆碱;因血压下降,又加用多巴胺,但气道峰压持续超过 45 cmH₂O,PEEPi 10~18 cmH₂O,PaCO₂>50 mmHg,6 日后气道峰压明显下降。因地西泮(停用 4 日后血药浓度为 4 192 nmol/L)、激素、肌松剂的综合作用致呼吸中枢兴奋性低下,呼吸肌无力,8 日后拔管。又经 NIPPV 3 日后撤机,动脉血气恢复正常。

【评价】 ① 充分麻醉和经面罩通气可保障气管插管的安全、顺利完成。② 过度充气和高 PEEPi 是危重哮喘的主要表现,必须采用小 V_T、慢 RR、长 I∶E 通气,允许 PaCO₂ 的适度升高(PHC)。③ 尽管通气阻力巨大,也可用一般呼吸机和简单的 A/C 模式,但需应用镇静剂、肌松剂抑制过强自主呼吸,实现人机配合。④ 在控制通气条件下可以不加用 PEEP,以降低峰压和平台压。⑤ 采用定容型模式控制通气时确保安全阀压力设置在合适的水平。⑥ 大剂量应用镇静剂、肌松剂和激素,可诱发重症肌无力,应注意及早减量和停药。⑦ 即使是非常危重和顽固的哮喘患者,合理机械通气和药物治疗也会取得较好的效果。

七、突发危重哮喘的急救,不能忽视肾上腺素的应用

【基本情况】 女性,42 岁,支气管哮喘病史 20 余年,反复气喘发作 10 余日。查体:神志清,呼吸平稳,可自由走动,双肺闻及散在哮鸣音。除常规吸入糖皮质激素和口服长效茶碱外,又在门诊接受溴化异丙托品和沙丁胺醇溶液雾化治疗。雾化过程中,突然哮喘严重发作,并摔倒,不能讲话,心率明显增快。立即使患者平躺于地面,颈部抬高;立即抽取肾上腺素 1 支(1 mg),先皮下注射 1/3,同时密切听诊心脏和呼吸音,测血压;与此同时,迅速建立静脉通路,准备气管插管;在此过程中,出现心率减慢,血压下降,神志不清。治疗约 2 min 后患者情况有所改善,特别是心率恢复,又给予肾上腺素 1/3 皮下注射,约 5 min 后病情明显改善,神志转清,血压升高,心率增快,双肺呼吸音明显增强,可闻及响亮的哮鸣音。此时通过静脉通路给予甲泼尼龙 80 mg,大约 30 min 又将剩余的肾上腺素 1/3 量皮下注射,约 1 h 后患者基本恢复正常,观察 2 h,病情稳定。

【评价】 患者的哮喘发作是典型的 I 型变态反应,发生和进展特别迅速,是导致患者猝死的主要原因之一,必须迅速采取最积极、有效的救治措施。

（1）肾上腺素:是首选的救治药物。

1）作用特点:① 起效非常迅速,有非常好的急救作用。② 可同时兴奋气道(包括平滑肌和血管)和心血管的受体,包括 β₁ 受体、β₂ 受体和 α 受体,可同时改善气道阻塞和心血管系统的功能。③ 同时兴奋气道平滑肌的 β₂ 受体和气管壁血管的 α 受体,

迅速缓解气道痉挛和黏膜的充血、水肿,从而迅速缓解哮喘。④ 同时兴奋心脏的 β_1 受体和血管的 α 受体,迅速改善心率和升高血压。

2) 注意事项:① 在有呼吸和心跳的情况下,肾上腺素以皮下注射为宜,剂量不宜大,更不宜静脉注射,否则病情缓解后容易出现严重高血压和异常心率增快,也容易出现严重心律失常。② 迅速建立静脉通路和准备好其他急救措施。

(2) 雾化平喘药:有时是哮喘加重的重要因素,但临床上容易忽视。

1) 雾化平喘药诱发哮喘的机制:可能与以下因素有关:① 雾化液温度太低。② 雾化液药物浓度太低或太高,与正常体液渗透压差别过大。③ 初始雾化量过大,患者不适应。

2) 处理对策:① 用药前将雾化的生理盐水和药物放置在室温下一段时间,使其温度升高;或用手等进行适当的保温处理;避免将冰箱内的药物取出后立即使用。② 用 2 ml 生理盐水稀释大约 1 ml 的药物,保障渗透压的相对稳定,除非药物制剂是等渗压。③ 避免同时应用多种药物,以免导致渗透压变化过大。④ 逐渐增大雾化量,避免开始就将雾化的氧流量或空气流量开足。

八、A/C 模式的参数调节

【基本情况】 男性,42 岁,反复气喘发作 10 余年,平时未正规用药,再次发作 10 余小时,并呈进行性加重,给予气管插管机械通气治疗。用西门子 Servo-i 呼吸机,选择 A/C 模式,进行 PHC 通气。参数设置:V_T 320 ml、RR 20 次/min,静脉滴注大剂量地西泮和琥珀胆碱抑制过强的自主呼吸,进行控制通气。I∶E 为 1∶1.5~1∶2.5 时,SpO_2 下降,$PaCO_2$ 升高,其中 I∶E 为 2.5 左右时,SpO_2 急剧下降,血压升高,心率异常增快,随后又出现血压下降,心率减慢。改用反比通气后,SpO_2 升高,$PaCO_2$ 下降。当地医师知道反比通气错误,但无法解释原因,

治疗 2 日后,病情不能改善,仍需要大剂量镇静剂、肌松剂。

【评价】

1. 设置错误和后果 ① 尽管选择最简单的 A/C 模式,但现代呼吸机和早期呼吸机有明显不同(详见第十一章第一节)。A/C 模式由早期的容积限制容积转换逐渐发展为容积限制时间转换,目前多为流量限制、时间转换,设置 V_T 仅是希望达到的目标 V_T,能否真正达到需综合选择和设置适当的流量波形、流量大小、流量上升速度、送气时间、屏气时间(可直接设置或间接设置)等参数。② 患者设置的主要问题是送气流量太低,仅为 15 L/min(等于 250 ml/s),需要较长的送气时间才能达到预设 V_T;若送气时间为 0.7 s,实际 V_T 为 175 ml,大体等于生理无效腔(V_D),将是致死性的,与 I∶E 为 1∶2.5 出现生命体征的不稳定是一致的;若送气时间是 1 s,则实际 V_T 为 250 ml;若达到 320 ml 的目标 V_T,送气时间(不是吸气时间)需 1.28 s,在送气流量过低的情况下,反比通气的送气时间延长,能达到或接近目标 V_T,故动脉血气改善。③ 效果评估,尽管短时效果尚可,但严重违反哮喘的呼吸生理特点,需持续应用大剂量的镇静剂、肌松剂,最终预后是不好的。

2. 参数调整和效果 ① 将送气流量增大至 60 L/min(波形为方波)后,很容易完成目标 V_T;然后逐渐减慢 RR 至 10 次/min,I∶E 在 1∶2.5 左右,同时增加 V_T 至 560 ml。② 波形图监测显示呼气流量增大,呼气充分;30 min 后动脉血气明显改善,肌松剂用量降低。

3. 激素应用 激素的应用方法不合适,将甲泼尼龙从 320 mg 静滴、每日 1 次改为 80 mg 静滴、每 8 h 给 1 次后,进一步促进病情改善。分次用药可保障一次用药有效,24 h 也能维持疗效。

4. 最终效果 由于合理机械通气和药物治疗,病情迅速改善,约 15 h 停用肌松剂,24 h 停用镇静剂,30 h 停用呼吸机,并成功拔管。

第九节　通气参数的调节和评价

本章第八节的部分病例涉及新型智能模式和 "简单"A/C 模式的调节,但治疗时都出现了严重问

题,这与基本通气模式的演变和智能通气模式的缺陷直接相关;也与医务人员严重缺乏呼吸生理学知识,不能有效判断气道阻塞程度、PEEPi 的产生机制等有关,其中气道压力、流量、潮气量波形图可提供大量的信息,但被严重忽视和误读。详见第十章第六节、第十一章、第十三章、第十八章、第二十八章第九节。

(朱　蕾　金美玲)

第三十四章
急性呼吸窘迫综合征患者的机械通气治疗

急性呼吸窘迫综合征（ARDS）是指心源性以外的各种肺内外致病因素导致的急性、进行性低氧性呼吸衰竭。发病原因可以是感染或非感染因素，但两者多非直接致病，而是通过一系列炎症介质和炎症细胞的作用间接致病。ARDS 的主要病理改变为肺泡毛细血管膜的（ACM）的通透性增加，肺间质和肺泡水肿，肺泡陷闭和透明膜形成。在典型患者，其病变分布有一定的重力依赖性，即下肺区和背侧肺区病变重，上肺区和前侧肺区病变轻微；从肺前部到背部可分为相对正常、陷闭和实变三部分，三者比例分别约为 30%、20%~30% 和 40%~50%。ARDS 的主要病理生理改变为肺内静动脉分流（包括实变区的持续性分流和陷闭区的间歇性分流），一定程度的 $\dot{V}/\dot{Q}$ 失调和弥散功能减退，通气功能相对完善。

临床表现为进行性呼吸窘迫和顽固性低氧血症。目前应用的诊断标准有 2 个，一个是 1994 年欧美联席会议（ACCP）推荐的标准：① 急性发病。② X 线胸片表现为双肺弥漫性渗出性改变。③ 氧合指数（OI = PaO_2/FiO_2）＜ 300 mmHg（无论是否使用 PEEP 治疗）。④ 肺动脉楔压（PAWP）≤18 mmHg 或无左心房高压的证据，达上述标准为急性肺损伤（ALI），OI＜200 mmHg 为 ARDS。另一个是 2012 年柏林定义，主要特点是去掉 ALI 的定义，OI＜300 mmHg 为 ARDS，以 200 mmHg、100 mmHg 为界，分为轻度、中度和重度。两者在本质上有很大的相似性，本章采用柏林定义的概念，统一用 ARDS，不再使用 ALI 的概念。

第一节　急性呼吸窘迫综合征诊断的缺陷

ARDS 本质上是病理诊断，即弥漫性 ACM 的损伤或弥漫性肺泡损伤（DAD）伴高通透性肺水肿。无论 ACCP 标准还是柏林定义皆是临床和病理生理诊断，这与病理诊断可能有巨大差别。来自台湾长庚医院的一项研究也说明了这点，该研究涉及了 15 年中收集的 101 例 ARDS 患者，皆有开胸肺活检的病理结果，显示 57 例（56.4%）患者存在 DAD，并认为这是不同的 ARDS 亚型，但实际上很大一部分患者并非真正的 ARDS，而是其他疾病，如单纯大叶性肺炎，这意味着治疗及预后应该有明显不同。该研究的结果也显示，有、无 DAD 的患者的死亡率分别为 71.9%、45.5%（$P = 0.007$）。因此，跳出 ARDS"死板"的诊断标准，进行合理的生理学分析更有价值。详见第三十五章。

第二节　急性呼吸窘迫综合征的病因及发病机制

ARDS 的病因多种多样，其发病机制有明显的共性，也有明显的个体差异，这些皆与患者预后密切相关。

一、病　　因

ARDS 的可能原因众多，大体分类见表 34-1。

表 34-1　ARDS 的原因

感染	革兰阴性杆菌败血症、细菌性肺炎、病毒性肺炎、非典型病原体肺炎、卡氏肺孢子菌肺炎、真菌性肺炎等
创伤	肺灼伤、肺挫伤、非胸廓的广泛性创伤或手术、头部创伤或手术等
休克	脓毒症、出血性、心源性、过敏性等
误吸胃内容物	酸度较高的胃液（pH<2.5）、乙醇、食物等
吸入有毒气体	高浓度氧、氨气、氯气、光气、烟等
淹溺	淡水、海水、消毒水等
药物过量	海洛因、美沙酮（美散痛）、噻嗪类利尿剂、秋水仙碱、水杨酸类药物、巴比妥类催眠剂等
代谢性紊乱	尿毒症、糖尿病酮症酸中毒等
肺栓塞	脂肪栓塞、羊水栓塞等
其他	急性重症胰腺炎、弥散性血管内凝血、体外循环、肺淋巴管癌等

感染是发生 ARDS 的最常见原因。有报道临床 ARDS 患者中，40%与感染或脓毒症有关，30%与胃内容物误吸继发感染有关，也有部分患者与肠道屏障功能障碍导致的肠源性感染有关。多发性创伤和手术是发生 ARDS 的另一主要原因。尽管 ARDS 的发病原因有较大差别，但发病机制类似，其共同的基础是 ACM 的急性损伤，可归纳为以下直接和间接两个致病途径。

二、发病机制

（一）肺泡毛细血管膜的直接损伤

1. 吸入性损伤　胃内容物误吸或反流入呼吸道，刺激性气体或烟雾吸入呼吸道，都可直接损伤肺泡及血管壁，使肺泡毛细血管的通透性增强，肺泡萎陷，血浆渗漏入间质和肺泡腔。吸入胃液的 pH<2.5，可使肺泡 I 型细胞坏死、脱落，并延及肺毛细血管内皮细胞（PCEC）。理化物质及渗漏至肺泡的血浆成分等也可直接灭活肺泡表面活性物质（PS），增加肺泡表面张力，引致肺微不张，加重肺水肿。

2. 氧中毒　长期吸入高浓度氧诱发 ARDS 并不少见。氧主要是通过氧自由基（oxygen radicals，OR）和过氧化氢（H_2O_2）介导肺损伤。OR 是氧的一类代谢产物，PO_2 越高，OR 的浓度也越高。一般中低浓度的氧吸入，机体可借过氧化歧化酶等物质使 OR 代谢，保护肺实质免于损伤。动物试验显示，$FiO_2>50\%$，时间超过 14 h，肺超微结构可出现改变，2~6 日后出现肺水肿，伴 I 型肺泡上皮细胞脱落和肺泡内透明膜形成，超过 10 日可见肺间质纤维化。一般认为机械通气患者的 $FiO_2<60\%$ 是安全的。

3. 急性间质性肺炎　非典型性病原体和病毒感染是导致急性间质性肺炎的主要病原体，以肺泡内致病为主，主要通过病原体直接损伤诱发炎症反应。轻症患者可自愈或适当治疗后好转；重症患者表现为双肺弥漫性或广泛性病变，此时不仅有病原体的致病，更主要是出现失控的炎症反应，故可以称为急性重症间质性肺炎或间质性肺炎伴 ARDS，是一种典型的"肺内型"ARDS。

4. 机械力的损伤　可见于自然呼吸和机械通气，更常见于后者。呼吸增强增快、人机对抗导致跨肺压、切变力显著增大，直接和通过炎症介质间接导致弥漫性肺损伤。

炎症、水肿、损伤、感染等因素刺激呼吸增强、增快，使肺泡运动产生的切变力（或剪切力）显著增大；陷闭肺泡的周期性开放产生高切变力；陷闭肺区与正常肺区或实变肺区之间的顺应性不同，扩张或回缩的幅度不同，也产生高切变力。高切变力及其导致的炎症介质释放是 ARDS 发展的重要因素，是疾病加重、患者死亡的常见因素，但临床上容易忽视。

（二）肺毛细血管膜的间接损伤　这是多数 ARDS 的发病机制，主要涉及以下方面。

1. 参与反应的细胞

（1）多形核粒细胞（PMN）：正常情况下，PMN 在肺内仅占 1.6%，在 ARDS 发病早期，LPS、TNF-α、活化的补体 C5a 等均能激活 PMN，并导致其在肺毛细血管内被扣押、聚集。PMN 包括中性粒细胞、嗜酸性细胞和嗜碱性粒细胞，其中中性粒细胞起主要作用。PMN 被激活后，可直接损伤组织，但更主要是通过释放 OR、蛋白溶解酶（PE）、花生四烯酸代谢产物（AAM）等损伤 PCEC。PMN 还可通过诱导释放炎症介质激活补体、凝血和纤溶系统，诱发其他炎症介质的释放，产生瀑布级联（cascade）反应，出现恶性循环。在 ARDS 发生和发展的过程中，PMN 发挥着中心作用。

（2）肺巨噬细胞（PM）：包括肺泡巨噬细胞（AM）、肺间质和肺血管内巨噬细胞（PIM）。各部位的巨噬细胞被激活后，也可产生多种炎症介质，直接参与 ARDS 的发病过程，但更主要是释放白细胞介素（IL）、TNF-α 等炎症细胞因子，强烈趋化

PMN 在肺内聚集,刺激 PMN 和 PCEC 产生炎症介质。在 ARDS 的后期,巨噬细胞参与损伤肺组织的修复。

(3) 上皮细胞和内皮细胞:有害气体或液体吸入后,首先损伤肺泡上皮细胞;创伤或感染等产生的有害物质进入血液循环后,首先损伤内皮细胞。内皮细胞和上皮细胞自身也可产生较多炎症介质。

2. 参与反应的炎症介质和细胞因子 主要有 OR、PE、AAM、IL、TNF-α、补体系统、凝血和纤溶系统、血小板活化因子(PAF)等。这些物质可直接或间接通过吸引、活化炎症细胞间接损伤肺组织。

3. 肺表面活性物质(PS) 是由肺泡Ⅱ型上皮细胞合成的脂质、蛋白质复合物,主要作用是降低肺泡气液界面的表面张力,防止肺泡萎陷;保持适当的肺顺应性;防止肺微血管内液体渗入间质和肺泡。在原发或继发性肺疾病患者,Ⅱ型上皮细胞损伤和缺氧,PS 合成减少;炎症细胞和介质、血浆渗出物的存在使 PS 消耗过多、活性降低,使 PS 失去正常功能。PS 的缺乏和功能异常,可导致大量肺泡萎陷;加快血浆渗入肺间质的速度,并继续进入肺泡,出现肺泡水肿和透明膜形成。PS 异常是 ARDS 加重的主要因素之一。

4. 一氧化氮 研究证明内毒素血症时,NO 对减轻内毒素导致的肺动脉高压和肺组织损伤起重要作用;NO 吸入疗法也是一种治疗 ARDS 的手段。

5. 神经因素 创伤、休克都可能通过兴奋自主神经而收缩肺静脉,导致肺毛细血管充血和通透性增强。颅脑外伤伴发神经性肺水肿,在临床上亦不少见。动物实验显示,使用 α 肾上腺素能阻断剂,可防止颅脑外伤导致的肺水肿,提示交感神经兴奋参与 ARDS 的发病。颅内压增高常伴随周围性高血压,使肺血容量骤增,也是诱发肺水肿的原因。

总之,各种诱发因素通过一系列的传导途径,特别是单核-巨噬细胞导致中性粒细胞的聚集、活化和释放氧自由基、蛋白水解酶和各种炎症介质,损伤 ACM,使其通透性增加,发生肺间质水肿。诱发因素还可直接损伤内皮细胞和上皮细胞,激活血小板、嗜酸性粒细胞、嗜碱性粒细胞等多种细胞,并激活补体系统,直接参与肺损伤,但更主要是通过各种细胞因子和激活的补体促进中性粒细胞黏附、聚集、活化和释放,间接促进肺损伤的发生。在此过程中,凝血抗凝血系统等也发挥了重要作用。上述反应是相互影响、相互促进的瀑布级联反应,具有放大效应。理

化因素、生物因素和上述炎症细胞、炎症介质也可直接损伤肺泡Ⅱ型上皮细胞,使 PS 合成减少;肺泡水分增多、各种炎症介质又可改变 PS 的组成,降低其生理效应,导致肺泡陷闭、水肿和透明膜形成,并进一步加重肺间质水肿。切变力和跨肺压急剧增大及其诱发炎症反应导致 ARDS 进一步发展和加重。

三、病 理 改 变

1. 分期 各种原因所致 ARDS 的病理变化基本相同,大体分渗出期、增生期和纤维化期三个相互关联和部分重叠的阶段。

(1) 渗出期:发病后第一周。24 h 内出现肺微血管充血、出血、微血栓形成,肺间质和肺泡内炎症细胞浸润,肺泡内充满富含蛋白质的水肿液,灶性或大片性肺泡萎陷,肺泡Ⅰ型上皮细胞变性、坏死。72 h 后,纤维素与血浆蛋白、细胞碎片等可形成透明膜。

病变呈双肺弥漫性或广泛性改变,部分患者的病变分布有一定的重力依赖性,即下肺区和背侧肺区病变重,上肺区和前侧肺区病变轻微,中间部分介于两者之间。

(2) 增生期:发病后 1~3 周。肺泡Ⅱ型上皮细胞增生,并覆盖脱落的基底膜,肺泡囊和肺泡管可见纤维化,肌性小动脉内出现纤维细胞性内膜增生,导致管腔狭窄。

(3) 纤维化期:若病变迁延不愈超过 4 周,将出现肺泡隔增厚,胶原纤维增生,导致弥漫性、不规则性纤维化,肺血管床发生广泛管壁增厚,肺动脉扭曲、变形,肺毛细血管扩张。肺容积明显缩小。即使是非感染因素导致的 ARDS,在后期也常发生肺部感染,故常见肺组织坏死和微小脓肿。若治疗得当,病变迅速好转,则不出现该期,甚至也无增生期的改变。

2. 急性期的病理变化特点

(1) 正常肺泡:正常肺泡上皮和毛细血管内的基底膜融合,紧密结合在一起,称为 ACM(图 8-9)。由于细胞及 ACM 完整,PS 作用正常,肺泡处于正常的开放状态,有利于实现肺通气;正常 ACM 非常薄,也有利于气体交换。

(2) 陷闭肺泡和实变肺泡:炎症反应首先导致 ACM 损伤,血管内皮和肺泡上皮的基底膜分开,通透性增加,血浆成分渗入肺间质;由于此时肺泡上皮

损伤相对较轻,液体不能迅速、大量进入肺泡,而是在肺泡周围逐渐积聚,肺间质静水压逐渐增大,最终导致使肺泡陷闭(图34-1);其后随着PS作用的显著下降和肺泡上皮损伤的进一步加重,液体成分逐渐进入肺泡,故最终结果是肺泡含水量很少,因此所谓的"实变肺区"可以理解为病变程度较重的"陷闭

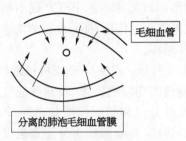

图34-1　ARDS 陷闭肺泡模式图

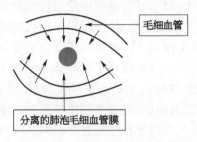

图34-2　ARDS 实变肺泡模式图

肺区"(图34-2)。上述特点对理解 ARDS 的呼吸力学变化、PEEP 的应用和通气策略的选择有重要价值。

因 ARDS 患者常表现为显著的呼吸增强,吸气期胸腔和肺间质负压显著增大,跨肺泡压也相应明显增大,故吸气期陷闭肺泡可充分开放;若呼气期给予足够的肺泡内正压(如 PEEP)或肺泡外负压(NEEP),可使陷闭肺泡持续开放,实现通气和换气。由于实变肺泡内的水分含量非常少,若给予足够高的跨肺压(如肺开放通气),也可使其开放,同样也可完成通气和换气。

3. 急性期的基本病理类型　大体分两种类型:肺外型和肺内型(见图15-7、图15-8)。肺外型主要由肺外感染、创伤引起,部分由肺内局限性炎症或感染引起;局部病变激活的大量炎症细胞、炎症介质等进入肺循环,导致弥漫性 ACM 的损伤,首先是毛细血管内皮的损伤;其病变特点为双肺弥漫性,且呈重力依赖性。肺内型主要有吸入性气体、液体等损伤引起,首先引起肺泡上皮损伤,然后是 ACM 的广泛性损伤。病毒、卡氏肺孢子菌、非典型病原体感染直接或间接通过免疫反应异常导致 ACM 的损伤,也表现为肺内型 ARDS。

第三节　急性呼吸窘迫综合征的呼吸生理学特点

ARDS 的生理学改变主要是换气功能障碍和呼吸力学异常,也有一定的呼吸驱动增强和机体利用氧的能力下降。

一、呼吸力学改变和换气功能障碍

呼吸力学改变和换气功能障碍是 ARDS 最基本的病理生理改变,且两者之间有直接关系,前者主要表现为肺压力-容积曲线(P-V 曲线)异常。

(一) P-V 曲线　可有多种形式,详见第十五章第二节、第三节。临床常用以 FRC 为基点,肺泡内压变化为横坐标、肺容积变化为纵坐标的吸气相曲线,简称 P-V 曲线。

1. 正常 P-V 曲线　呈反抛物线形,分为两段一点,即陡直段和高位平坦段,两段交点为高位拐点(UIP)。在陡直段,压力和容积的变化呈线性关系,

较小的压力差即能引起较大的 V_T 变化,是自主呼吸和机械通气的适宜部位。呼气末在正常 FRC 位置通气可保障最佳的力学关系、最小的呼吸做功和正常的动脉血气水平。在高位平坦段,较小的 V_T 变化即可导致压力的显著升高,增加 VALI 的发生机会,并加重机械通气对循环功能的抑制。故机械通气时强调高压低于 UIP、低压维持在正常 FRC 水平,称为定压通气(PTV),是保护性肺通气的最主要方式。一般情况下,UIP 为肺容积占 TLC 的 85%~90% 和跨肺压 35~50 cmH_2O 的位置,相当于容积控制通气时 35 cmH_2O 的平台压、稳定辅助通气时 30 cmH_2O 的平台压。若自主呼吸显著增强,则胸腔负压和跨肺压显著增大,需应用镇静剂、肌松剂抑制过强的自主呼吸。

2. ARDS 的 P-V 曲线　呈 S 形,出现低位平坦段和低位拐点(LIP),FRC、UIP 的容积、TLC 皆

下降,但 UIP 的压力基本不变,中间陡直段的肺容积显著减小,这与 ARDS 的病理改变一致。如上述,典型 ARDS 的病变具有重力依赖性(见图 15-7),大体分为高位基本正常肺区 30%、中间陷闭肺区 20%~30%、低位实变肺区 40%~50%,是肺外型 ARDS 的表现;弥漫性"均匀"ARDS 是肺内型 ARDS 的表现(见图 15-8),也可大体分为正常肺组织 30%、陷闭肺组织 20%~30%、实变肺组织 40%~50%。在肺泡内压较低的情况下,肺容积增大仅能导致正常肺泡的进一步扩张,故肺顺应性(C_L)较低,出现低位平坦段;随着肺容积的进一步增大(或压力的进一步升高),陷闭肺泡开放,C_L 增加,导致 LIP 出现;其后正常肺组织和开放的陷闭肺组织的容积增加,出现陡直段;超过一定限度,也将出现 UIP 和高位平坦段,因此 ARDS 患者 P-V 曲线的低位平坦段为相对正常肺泡容积变化的结果,LIP 则为陷闭肺泡的同时开放点。需强调由于胸腔负压的存在和肺泡损伤程度的不一致等原因,LIP 多为一段,理论上最低位置为"大部分陷闭肺泡"的开放点,而最高位置为"全部陷闭肺泡"的开放点。P-V 曲线的不同部分反映不同肺组织的变化特点,具有不同的病理生理学效应。

(1)相对正常肺区或肺组织:肺泡内径和 $\dot{V}/\dot{Q}$ 处于比较理想的状态,能充分完成气体交换,给予较高的机械通气压力将增大肺泡内径,引起局限性肺过度充气,增加局部肺血管阻力;正常肺区或肺组织的进一步充气可压迫部分病变较轻的肺组织,使其发生肺泡陷闭。

(2)陷闭肺区或肺组织:指肺泡吸气期开放,呼气期闭合的状态。其可导致多种不良后果。

1)呼气相间歇性分流:吸气期,在显著增大的胸腔负压作用下肺泡开放,进行气体交换,肺泡毛细血管的 PO_2 明显升高;呼气期,胸腔负压下降,肺泡萎陷,不能通气,但血流存在,导致呼气期分流,发生严重低氧血症。吸氧不能明显升高 PaO_2。

2)切变力损伤:肺泡的周期性开放导致高切变力(或剪切力);陷闭肺区与正常肺区或实变肺区之间由于顺应性不一致也产生高切变力。显著增强、增快的呼吸使上述切变力显著增大,导致 ARDS 不断发展和加重。

3)肺循环阻力增加:局部陷闭肺泡 PO_2 下降,引起周围血管反射性痉挛,肺循环阻力(PVR)增大。

若 PEEP 或呼气末胸腔外负压(NEEP)足够大,可使陷闭肺泡在呼气期开放,消除或减轻上述效应,最大限度地提高 PaO_2,改善肺顺应性,减轻肺损伤,降低 PVR。进一步提高 PEEP,肺泡扩张,FRC 继续增加,PaO_2 仍可轻度提高,但同时压迫周围肺血管,使 PVR 增加,传导至胸腔的压力进一步增大,影响体循环;而较低水平的 PEEP 则不能使陷闭肺泡扩张,改善氧合的作用有限,也不能消除切变力损伤和改善肺循环。

(3)实变肺区:自主呼吸或机械通气正压(如 PEEP)不能使实变肺泡扩张(肺开放通气除外),故表现为持续性分流和顽固性低氧血症,PVR 升高。随着炎症好转,实变肺泡的水分逐渐被吸收变为陷闭肺泡后,PEEP 才能发挥治疗作用。但由于此部分肺泡严重损伤,好转过程中反而容易发生气压伤,因此一旦符合停机指征,应及早停用机械通气。

3. 呼气相 P-V 曲线 从理论上讲,LIP 是陷闭肺泡的开放点,应该用于指导吸气压力;呼气相低位拐点可反映呼气期肺泡的陷闭,对指导 PEEP 的选择可能更有价值,但在常规机械通气条件下,两者差别不大(笔者的比较结果是 2 cmH_2O 左右),进一步区分的实际临床价值有限,但对理解 ARDS 的理论价值较大。详见第十五章第二节、第三节。

(二) PEEP 的选择和调节

1. 最佳 PEEP 的选择和定压通气

(1)最佳 PEEP 的选择和疗效观察:综上所述,若 PEEP 水平刚好使陷闭肺泡扩张,将可使含气肺泡数量增加 20% 以上,从而使含气肺总量超过 50%,并消除部分分流,减轻肺损伤,总体上改善或基本不影响肺循环,故称为最佳 PEEP,相当于 P-V 曲线 LIP 的水平,经验设置为 8~12 cmH_2O 或 10~15 cmH_2O。

故 ARDS 患者在机械通气时,不仅强调控制高压,也强调选择适当低压,是典型的 PTV。若病情明显加重或减轻以及慢性化,多伴随陷闭区的显著减少,PEEP 的作用下降,此时皆应降低 PEEP,而不是临床上常用的增大 PEEP(急性期的肺开放通气除外)。试验证实合理应用 PEEP 后,65% 的陷闭肺泡迅速扩张,35% 在数十分钟后扩张,因此合理使用 PEEP 后,可迅速观察其疗效。

(2)PEEP 的调节:PEEP 扩张陷闭肺泡的作用有一定的时间依赖性,陷闭肺泡一旦扩张,所需压力会有所下降,甚至停用 PEEP 后仍能维持一段时间的扩张状态。另外，陷闭肺泡严重受损，顺应性显著减退，故扩张后继续增加压力也不可能使其容积明显增大，对改善通气作用有限，因此 PEEP 的主要作用是减少分流，改善换气，病情好转后应逐渐降低 PEEP，即治疗过程中的最佳 PEEP 是可变的，随着陷闭肺泡的持续扩张，最佳 PEEP 逐渐下降。

（3）对循环功能的影响：PEEP 对 ARDS 患者肺循环和体循环的影响不同步。低于最佳 PEEP 时，随着 PEEP 水平的增大，PVR 增加；而一旦达此水平，随着陷闭肺区的扩张和反射性肺血管舒张，PVR 反而下降。但对体循环则不同，达最佳 PEEP 后，随着肺顺应性改善，压力向胸腔的传导增加，可能会影响静脉回流量；继续增加 PEEP，对肺循环和体循环的抑制作用都将继续增强，但总体上仍以增加 PVR 为主；若 PEEP 的增加使平台压超过 P-V 曲线的 UIP，对肺循环和体循环的影响基本相同，表现为 PVR 急剧上升，CVP 显著升高，CO 降低。

（4）俯卧位的协同作用：若采用俯卧位通气，使原来的低位肺区变为高位肺区，则使病变肺区的胸腔负压增大，有助于提高 PEEP 的效率。

2. 高水平 PEEP 和肺开放通气 若 PEEP 升高至 $20 \sim 30$ cmH$_2$O，同时平台压升高至 $40 \sim 60$ cmH$_2$O，可使 ARDS 患者或实验动物的分流量下降至 $15\% \sim 20\%$ 或更低。维持短时间（一般为 $30 \sim 120$ s）后，再将压力降至上述高压和最佳 PEEP 水平，氧合仍持续改善，称为肺开放通气。如上述，"实变肺区"或"实变肺泡"可理解为病变程度较重的"陷闭肺区"或"陷闭肺泡"，故高达 $40 \sim 60$ cmH$_2$O 的吸气正压可使"实变肺区"的肺泡开放，而超过 20 cmH$_2$O PEEP 可维持其扩张，实现通气和换气，这与大叶性肺炎的"肺实变"有显著差别（见第三十四章）。

3. 其他水平 PEEP 的选择 从上述最佳或高水平 PEEP 扩张陷闭肺泡、实变肺泡的作用机制看，PEEP 扩张陷闭肺泡是"全"或"无"式的。但实际上由于肺泡损伤程度不同，实现开放肺泡需要的跨肺压不同；从肺前部到肺底部存在胸腔负压梯度，加之重力作用，故同样损伤程度的肺泡实现开放需要的 PEEP 也不同。选择位于最佳至高水平 PEEP 之间的 PEEP 水平也会导致一定数量的陷闭肺泡逐渐开放，只是数量较少，这也是部分患者随着 PEEP 增加，P-V 曲线斜率或 C_L 逐渐改

善，PaO$_2$ 继续升高的主要原因之一。当塌陷肺泡开放引起的顺应性增加与原来扩张肺泡过度膨胀引起的顺应性下降之间达到最佳比例状态时，C_L 最大，称为最大静态肺顺应性。可见，从病理生理角度讲，选择达到最大静态肺顺应性的 PEEP 作为最佳 PEEP 也是一种比较理想的选择。但多数情况下，此部分肺泡数量较少，随着 PEEP 增加，PaO$_2$ 继续升高的幅度有限，但 C_L 逐渐恶化，平台压明显升高，因此不宜常规选择。

因此，从理论上和实际效果上，有两段 PEEP 不宜常规选择，即太低或偏高的 PEEP，相当于 $\leqslant$ 7 cmH$_2$O 或在 $16 \sim 19$ cmH$_2$O。

二、呼吸中枢的兴奋性显著增强

肺泡陷闭和实变刺激肺的牵张感受器；肺实质炎症、水肿刺激毛细血管旁感受器（J 感受器）；低氧血症刺激化学感受器，使呼吸驱动显著增强（意味着用常规剂量的镇静剂或麻醉剂不能有效抑制呼吸中枢的兴奋性；需大剂量才能实现人机同步），结果呼吸增快、增强，出现顽固性呼吸窘迫和呼吸性碱中毒。需强调，尽管低氧血症是刺激呼吸增快的因素，但一般在 PaO$_2 <$ 60 mmHg 时才发挥兴奋作用，且患者低氧血症明显改善后，呼吸窘迫继续存在，因此低氧血症不是导致呼吸中枢兴奋性增强和呼吸窘迫的主要因素。

三、氧耗氧供的病理性依赖

ARDS 和多脏器功能衰竭患者皆存在氧耗氧供的关系异常。健康人的供氧量可以有变化，但在一定范围内（即超过氧输送临界域时），氧耗量保持相对稳定，即在供氧量减少的情况下，由于局部代偿机制的作用，组织器官对氧的摄取和消耗保持相对稳定。

在 ARDS 患者，这种代偿机制显著减退或耗竭，在所有氧供水平上都存在氧耗对氧供的绝对性或病理性依赖（图 34-3）。这种现象在肺组织表现为 $\dot{V}/\dot{Q}$ 失调和低氧血症，在肺外器官则表现为毛细血管与组织之间发生氧交换障碍和组织缺氧。导致组织氧耗-氧供失衡的主要机制是局部代偿机制的耗竭，主要有两种学说：一种是血流的重新分布，即血流由氧耗量较高的重要脏器向氧耗量较低的骨骼

肌等组织分布；另一种是重要脏器的毛细血管内皮细胞损伤，组织水肿，毛细血管横截面积减小，氧的弥散距离增大、弥散面积减小，导致重要脏器缺氧。引起细胞损伤的基本原因是炎症细胞的激活和炎症介质的释放。目前倾向于后一种观点，认为这是ARDS 和多脏器功能衰竭的共同发病机制。由于肺循环容量大、阻力小，肺毛细血管特别丰富，往往成为炎症损伤的首位靶器官。

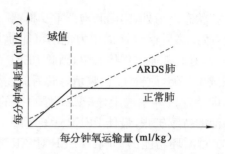

图 34 - 3　ARDS 患者供氧量和氧耗量的关系模式图

第四节　机械通气治疗的基本原则

基本原则是符合上述呼吸生理学的特点，还要注意综合治疗，改善组织供氧。

一、改善组织供氧

不能单纯以改善 PaO_2 或 SaO_2 为目的，必须改善组织供氧，详见第十五章第一节。还需强调 ARDS 多为脓毒症的一种类型，要避免所谓的液体复苏过度，详见第四十章第二节。

二、尽可能避免机械通气相关性肺损伤

机械通气以减轻或至少不加重肺损伤为原则，故强调最佳 PEEP、低平台压、适当 V_T 或小 V_T，称为保护性肺通气。在维持适当氧合的基础上控制氧浓度。

需强调控制过强的自主呼吸和过快的 RR，避免人机对抗，才能有效地控制跨肺压和切变力增大，但临床上容易忽视。

三、治疗原发病和诱发因素

由于 ARDS 发展迅速，可危及生命，应迅速改善组织供氧，避免发生或加重多脏器功能损害，在此基础上应控制原发病和诱发因素，如尽早寻找感染灶，改善病灶的引流，针对病原菌选择敏感的抗菌药物；处理创伤等。

第五节　机械通气的临床应用

ARDS 的呼吸生理学和临床特点是指导机械通气策略的基础，包括连接方式的选择、通气模式的选择、通气参数的调节等方面。

一、呼吸机的连接方式

人工气道机械通气仍为治疗 ARDS 的主要手段，但因患者神志清醒，选择适当，也容易配合NIPPV。一般而言，非感染性致病因素容易去除，症状相对较轻，能较好地耐受鼻罩或面罩，容易选择合适的通气压力和 PEEP，能间断停用呼吸机，并发症少，经短时治疗后多能迅速好转，可选择 NIPPV。而感染患者多病程长，病情重，呼吸过强、过快容易导致高跨肺压和高切变力，病灶吸收缓慢，需连续应用机械通气，并发症较多，故应及早建立人工气道。

二、人工气道的建立

因多数患者病情危重，不能较长时间脱离高浓度氧疗，因此首选经口气管插管。若估计患者短期内（一般不超过 1 周）不能拔管，或插管已达到 1 周但未显著好转，或需改善分泌物引流，或需降低通气

阻力、改善人机配合时,应及早行气管切开。

三、机械通气策略和通气参数的调节

(一)定压通气和允许性高碳酸血症

1. PEEP　适当应用 PEEP 是治疗 ARDS 的主要手段,改善换气功能的作用和负效应取决于 ARDS 的病变特性和 PEEP 水平。

2. 吸气末正压　PEEP 的主要作用是维持陷闭肺泡扩张,而吸气末正压的作用则使陷闭肺泡开放,若压力足够高,可使所谓"实变"的肺泡复张,并进一步改善肺间质液的分布。但应用不当可显著增加 VALI,并加重对循环功能的抑制,故大小一般不超过 UIP;控制通气时相当于 35 cmH_2O。吸气时间的选择以保障适当的 V_T 和符合呼吸生理(主要是 I:E)为原则。吸气平台时间大约为呼吸周期的 10%,不超过 15%,否则容易加重对循环功能的抑制。当然在常规机械通气治疗无效的情况下可进一步延长屏气时间。若有自主吸气触发,将产生一定的胸腔负压,同等水平的平台压将使跨肺压增大,此时平台压宜小于 30 cmH_2O;若自主呼吸过强,胸腔负压和跨肺压将显著增大,需镇静剂、肌松剂抑制过强的自主呼吸。

3. 潮气量

(1)常规 V_T 和 PTV:由于肺渗出、实变,ARDS 患者的含气肺总量显著下降,FRC 的下降更显著。文献报道,ARDS 的 FRC 约为 876 ml,应用 10 cmH_2O 的 PEEP 后升至 1 560 ml 左右,以成年男性肺总量 5 000 ml 为例,高低压力的限制使 V_T 位于陡直段,此时陡直段容积大约有 1 000 ml,故可允许常规水平的 V_T。ARDS 为限制性通气功能障碍,理论上应采取小 V_T,但由于一系列的机械或化学因素兴奋呼吸中枢,不仅 RR 显著增快,V_T 也较大,故 V_T 的设置或监测值一般为常规水平,即 8～12 ml/kg。

若患者呼吸过强,V_T 过大,超过 12 ml/kg,将可能增加肺泡扩张和回缩的切变力,增加时间常数不同的肺泡和肺区之间的切变力;实际上这种情况多伴随 RR 明显增快,切变力可能更大,故在此角度上讲,适当应用镇静剂、肌松剂也是必需的。

(2)小 V_T 和 PHC:若病情续加重,使 P-V 曲线陡直段的肺容积显著下降,采用上述限制高气道压和适当 PEEP 的措施,将导致 V_T 下降,$PaCO_2$ 的升高和一定程度的酸血症;而增加通气压力将显著增加肺损伤的机会和循环功能的抑制,因此强调采取小 V_T(6～8 ml/kg)和适度酸血症(pH≥7.2),即 PHC。

4. 吸气流量　因为患者的呼吸频数、流量较高,应采用高流量通气,尤其是吸气初期,因此宜首选递减流量波,峰流量为 60～90 L/min。若选择方型流量波,即使 V_T 较大,因峰流量低,仍不容易满足通气需求。定压型模式、自主型通气模式为递减波或近似递减波,容易满足吸气需求;若合并持续气流、流量触发或用伺服阀代替按需阀通气则更有利于满足吸气初期的高流量。若应用镇静剂、肌松剂完全或显著抑制自主呼吸后,应降低吸气流量。

5. 呼吸频率　患者 RR 增快主要是肺水肿和肺容积缩小导致的机械性或化学性感受器兴奋所致,机械通气、氧疗和一般镇静剂的应用并不能显著降低 RR,因此在应用 PSV 等自主性通气模式时,RR 可较快,但不宜长时间超过 30 次/min;而应用指令性通气时,RR 以 20～25 次/min 较合适,过低不符合呼吸生理,过高则会增加氧耗量,还可导致频率依赖性肺泡陷闭或肺过度充气,以及切变力的显著增大,加重 VALI。为满足合适的 RR 也需使用一定剂量的镇静剂、肌松剂。

6. 吸呼气时间比　I:E 以大约 1:1.5 为宜。效果不佳时可适当延长 T_i,这必然伴随 I:E 的缩短,但不宜出现反比通气或较长时间的反比通气,特别是事实上的反比通气,后者很常见,且容易被忽视(详见第十一章第八节)。T_i 的适当延长有助于改善氧合,且不增加吸气末正压和过度充气。与 PEEP 相比,延长 T_i 改善氧合的作用需时较长,一般为数小时。

7. 呼吸形式的综合设置　V_T、I:E、RR、吸气流量之间有密切的关系,设置或监测时应综合考虑,特别是实际值,而不是预设值(控制通气时两者相等)要符合呼吸生理,但临床上容易忽视。

8. 触发灵敏度　因呼吸频数、气道压力较高,容易诱发假触发,故触发敏感度宜较低,一般以 -2～-4 cmH_2O 为宜。若有持续气流功能时,应使用较大流量(8～12 L/min)。流量触发可取代压力触发和持续气流的综合功能,且增高触发的敏感性和稳定性,应首选。

9. 吸入气氧浓度　为维持适当氧合,ARDS 患者皆需较高 FiO_2,而 FiO_2 过高、时间过长又容易导致氧中毒。一般 $FiO_2 < 60\%$ 不会对肺实质造成损伤,故在维持适当氧合的基础上,应尽量将 FiO_2 降至 60% 以下。若 $SaO_2 < 90\%$,尤其是 <85%,容易导致重要脏器的缺氧性损伤,必须提高 FiO_2;待氧合改善后,再将 FiO_2 降低至安全水平。机械通气,尤其是合理应用 PEEP 时,氧中毒的机会显著减少。笔者曾观察机械通气伴长期高浓度氧疗(超过 10 日)的 3 例患者,撤机后皆未出现肺通气功能和换气功能障碍。

(二)肺开放通气　用于早期 ARDS 的治疗。已证实在 ARDS 患者,上述小 V_T 和适当 PEEP 通气较传统机械通气发生气压伤的机会减少,病死率下降。但此类通气方式也容易导致肺泡萎陷和肺不张的发生,为此 1992 年 Lauchmann、Sjostrand 等提出"肺开放策略",即用足够高的压力及适当的 PEEP(可通过传统正压通气或高频通气等方式实现)"打开肺并使其保持开放"。具体包括两个阶段,首先在短时间内用较高的压力使肺泡充分开放;然后用较低的压力(即上述定压通气策略)维持肺泡的开放,以避免高压力对循环功能的持续抑制和气压伤的发生。因为肺泡一旦充分开放,重新陷闭将比较困难,此时用较低水平 PEEP 和高压即可。若病情加重,则可以实施多次肺开放。

至于是首选定压通气、PHC 还是选择肺开放策略,目前尚未一致意见,笔者建议应首选前者,在效果不好的情况下应尽早应用后者。

四、机械通气模式的选择

强调尽可能采取定压型模式和自主型模式,并注意通气参数的选择,避免自主呼吸过强、过快和人机对抗;尽可能避免采用定容型模式或保障最低 V_T 的各种智能型(包括定容、低压、自主)模式,否则在病情

加重的情况下容易出现气道压力的明显升高(多伴随跨肺压的升高)和人机对抗,反而增加 VALI 的发生机会。因为 ARDS 的通气策略的核心是避免或减轻 VALI,适当 V_T 下降和 $PaCO_2$ 升高是合适的。

五、镇静剂和肌松剂的应用

上述多方面都说明了应用镇静剂、肌松剂的必要性。适当应用药物可明显降低氧耗量;改善人机配合,降低跨肺压和切变力,避免或减轻 VALI,特别是在实施 PHC 的过程中。但也应注意,ARDS 实变或陷闭肺泡的进展与重力有密切关系。较大剂量药物的应用可完全抑制呼吸肌,特别是膈肌收缩力和张力,使低位胸腔负压显著减小,与通气正压共同作用,可促进肺实变的进一步进展。较长时间的应用,特别是肌松剂的应用还可抑制咳嗽反射和神经肌肉功能,不利于分泌物的引流,延迟撤机。因此,应强调通气早期应充分应用镇静剂、肌松剂,随着人机关系的好转或症状的减轻,应逐渐减量,及早停用,一般不超过 72 h,特别是肌松剂。

六、机械通气的撤离

1. **撤机指征**　① 患者一般情况较好,神志清醒,有较强的咳痰能力。② $PEEP \leqslant 5\ cmH_2O$,$FiO_2 \leqslant 40\%$,$PaO_2 \geqslant 60\ mmHg$。无须感染完全控制,或病变完全恢复正常。

2. **注意事项**　需强调病情明显改善后,肺泡壁仍处于损伤状态,但间质水肿液吸收,对肺泡壁"支架作用"减弱,更容易发生气压伤。因此,一旦达到撤机指征,应立即撤机;也应避免加用无创通气"康复"或"过渡"。

第六节　允许性高碳酸血症的陷阱

PHC 对降低 ARDS 的死亡率发挥了重要作用,但也有较多问题,故单列一节阐述。

一、试验设计存在严重缺陷

1. **基本情况**　美国心肺血液研究所(NHLBI)

组织的多中心前瞻研究,将 ARDS 患者分为两组:常规 V_T(12 ml/kg)组,限制平台压 $\leqslant 50\ cmH_2O$;小 V_T(6 ml/kg)组,限制平台压 $\leqslant 30\ cmH_2O$,总样本数计划为 1 000 例。但样本 861 例时,两组之间的死亡率已出现差异,分别为 40% 和 31%($P < 0.05$),说明小 V_T 能降低 ARDS 患者的死亡率。

2. 设计问题

（1）存在 2 个因变量参数：即容积和压力，这不符合一个变量的试验原则，无法确定是小 V_T 导致死亡率下降，还是高压力（况且 50 cmH_2O 的压力超过了基本通气要求）导致死亡率升高。因为是随机分组，必然出现重症 ARDS 在常规 V_T 组，此类患者需要严格控制平台压，使其不超过 35 cmH_2O（控制通气）或 30 cmH_2O（辅助通气），这必然伴随小 V_T 和 PHC；强行使用常规 V_T，必然使平台压升高，将更容易导致 VILI 和循环功能抑制，患者死亡率升高，因此与其说是小 V_T 使死亡率下降，不如说是高压力导致了死亡率升高。

（2）V_T 相差太大：两组 V_T 相差 1 倍，且突破常规 V_T（8～12 ml/kg）的范围，不符合呼吸生理和临床常识。在治疗 ARDS 或其他疾病时，一个合格的临床医师不可能将 V_T 从 6 ml/kg 直接升至 12 ml/kg 或突然从 12 ml/kg 直接降至 6 ml/kg，而是经历 6 ml/kg、8 ml/kg、10 ml/kg、12 ml/kg 或 12 ml/kg、10 ml/kg、8 ml/kg、6 ml/kg 的渐进过程。合理的分组至少有 6 ml/kg、8 ml/kg、10 ml/kg、12 ml/kg 四组。

（3）循证医学的误区：多中心随机对照研究（RCT）≠循证医学。循证医学有多方面内容，RCT 是其中之一。合理的 RCT 不但要求研究参数明确、唯一，也要求符合生理学特点。上述试验违背了基本的呼吸生理学要求，因此不能得出小 V_T 降低死亡率的结论。

二、小 V_T 和 PHC 的合理应用

NHLBI 的试验结果发表后，PHC 的概念几乎被推广到各种情况的 ARDS，这是不合适的。如上述，除非较重或晚期 ARDS，在合适的压力范围内，大部分患者仍能维持常规 V_T 和正常 $PaCO_2$ 水平，甚至过度通气，若强求小 V_T 和 $PaCO_2$ 升高，需较大剂量的镇静剂、肌松剂，并可能产生较多的负效应。笔者用 PSV 通气，发现尽管峰压不超过 30 cmH_2O，绝大多数患者的 V_T 不低于 10 ml/min；强行用 6～8 ml/kg 的 V_T 进行通气，必须用较大剂量的镇静剂、肌松剂，否则患者将表现为明显的人机对抗。因此，PHC 不宜作为常规措施，而是应用于重症患者，它应该是 PTV 的合理延伸。

第七节　吸入气氧浓度和呼气末正压的关系

FiO_2 与 PEEP 是改善低氧血症的主要手段，但应用不当也有一定副效应，甚至严重影响疾病的预后。如何协调两者的关系是临床医师经常面临的问题，故将此部分内容单列讲述。

一、救治时首先提高氧浓度

如刚完成气管插管时、吸痰前，在多数情况下需要纯氧吸入，无论 PEEP 高低。因常有明显人机对抗，暂时降低 PEEP 可能更安全。

二、治疗时首先设定合适 PEEP

原则上应设置最佳 PEEP，以维持陷闭肺泡的开放；然后根据 SaO_2 调节 FiO_2。对无明显并发症或合并症的患者而言，最佳 PEEP、$FiO_2 < 60\%$、$SaO_2 \geqslant 90\%$ 是理想的选择和理想的结果。在最佳 PEEP 水平，若 $SaO_2 < 90\%$，则应首先提高 FiO_2 或实施肺开放策略；反之，若 $SaO_2 > 90\%$、$FiO_2 < 60\%$，则应首先降低 PEEP。

三、根据病情变化调节 PEEP 水平

在治疗过程中，特别是治疗初期，若设置 PEEP 太低，则无论 SaO_2 是大于还是小于 90%，皆应增大 PEEP 至"最佳水平"，以发挥 PEEP 的综合治疗作用；若治疗后明显好转，则扩张肺泡需要的跨肺压降低，PEEP 应及早降低，并准备撤机；若病情迁延时间较长或已出现慢性化，则陷闭肺泡显著减少，PEEP 的治疗作用减弱，即使是 $FiO_2 > 60\%$ 也不宜长时间增大 PEEP，必须发挥综合治疗的优势（如维持适当血红蛋白、白蛋白水平）或其他辅助性通气治疗手段（如 ECMO）。

第八节　非常规呼吸支持治疗

在常规机械通气效果不佳或某些特殊情况下（如新生儿），也可选择其他呼吸支持手段。

一、高频通气

高频通气（HFV）可较好地改善氧合功能，并有一定程度的改善通气作用。HFV的主要特点为：① 在非密闭气路条件下工作，低 V_T，低气道压，有助于减少 VALI。② 胸腔负压较大，对循环系统影响小。它主要用于新生儿及小儿呼吸窘迫综合征的治疗。

二、负压通气

负压通气机的基本类型是铁肺，效果比较肯定，但体积大，应用不方便。现常用胸甲式、夹克式等简易形式，应用大为方便，但疗效差。与正压通气比较，负压通气（NPV）较符合呼吸生理，对循环功能影响小，但患者依从性和效果皆较差，临床应用较少。

三、肺休息疗法

理论上同时改善气体交换和防治 VALI 的最好办法是通过肺外进行气体交换，让已受损的肺充分休息和修复愈合，称为肺休息疗法。常用的装置有体外膜氧合（ECMO）、体外膜氧合加 CO_2 去除（ECCO_2R）及腔静脉氧合（IVOX）等。ECMO 的效果肯定，但创伤大、技术设备复杂、价格昂贵，不宜作为常规治疗手段。

四、部分替代疗法

在机械通气本身不能有效完成气体交换的情况下，可加用具有气体交换功能的物质，注入肺泡内以部分替代肺组织的功能。常用的有液体通气或部分液体通气，部分液体通气可能是有前途的一种通气方式。

五、补充治疗

PS是维持肺泡扩张和防治肺水肿的重要物质，PS的缺乏可导致 ARDS 病变的发生和发展。PS的补充疗法在动物试验和小儿患者中取得了良好效果，但在成人中效果较差。这主要是因为成人 ARDS 的病因和病理生理特点复杂，PS 为继发性缺乏；常存在感染等并发症，炎症反应持续存在，PS 消耗量过多；与肺容积较大、PS 需要量大等也有关。

六、俯卧位通气

ARDS 患者肺的下部和背部病变显著，主要与患者习惯于卧位和立位有关，卧位或立位导致下肺部重力大，血流多，通气少，胸腔负压小，其结果是背部和下肺部肺泡容易发生实变或萎陷，因此采用俯卧位通气可减轻肺底部水肿，扩张陷闭肺泡，提高 PaO_2。在有条件的情况下（特殊病床）它可作为常规机械通气的辅助治疗手段。

七、气管内吹气（TGI）

通过放置于气管或主支气管近端的导管，连续或定时（吸或呼气时）向气管内吹入新鲜气体。它有以下作用：① 减少解剖无效腔，增加 $\dot{V}_A$，降低 $PaCO_2$ 和升高 PaO_2。② 提高气管内氧浓度（特别是呼气期），升高 PaO_2。③ 吸气期 TGI 可增大 V_T，呼气期 TGI 可增大 PEEP。缺点是无统一的 TGI 的设备，且导管本身和高速气流皆可能损伤气管黏膜。目前主要用于 PHC 通气的辅助治疗。

八、一氧化氮吸入

吸入 NO 可选择性扩张肺血管，联合机械通气主要用于治疗 ARDS。吸入 NO 有以下特点：① 在肺血管内迅速代谢，因此仅扩张肺血管，降低

PVR,对体循环和动脉血压基本无影响。②仅进入通气好的肺泡,并对局部血管产生扩张作用,而对肺泡通气差的血管无扩张作用,因此能改善 $\dot{V}/\dot{Q}$ 失调,提高 PaO_2,避免其他扩血管药的全身不良反应。主要缺点:① NO 是一种自由基气体,吸入浓度不当容易中毒。②疗效有限,仅对大约 50% 的患者有效。③短期疗效肯定,长期疗效和不良反应不确切。

九、血液净化

将传统血液透析作为血液净化装置用于 ARDS 及其他脏器严重损伤的治疗已取得一定的共识,特别是持续血液净化。尽管对其疗效仍有争议,但对暂时改善全身状况,为机械通气和原发病的治疗提供时机有重要价值。

第九节　综 合 治 疗

ARDS 是危重症,且常常是脓毒症的一种类型,故强调综合治疗。

一、治疗原发病和诱发因素

原发病是影响 ARDS 预后和转归的关键因素,如普通创伤、骨折、手术等诱发因素为一次性,故预后较好。大的复合性创伤、化脓性感染、坏死性胰腺炎,只要清创彻底,也可取得较好的疗效。而肺部感染所致者,预后最差,可能与损伤部位血液循环差、抗菌药物浓度低及敏感药物选择困难等有关;肺部感染患者也容易发生全身多脏器功能损伤,这也可能是影响预后的重要原因。随着器官移植和其他各种免疫抑制患者的增多,以及类似 SARS 病毒、禽流感病毒等的传播,病毒性肺炎伴 ARDS 的发生率和诊断率明显升高,可根据情况及早应用相应的抗病毒药物(多数情况下无合适药物,根据患者特点进行个体化治疗更重要)。另外,非典型性病原体作为单独致病因素或合并感染因素,导致 ARDS 的情况增多,卡氏肺孢子菌感染的情况也时有发生,需注意鉴别和进行适当的治疗。真菌等导致 ARDS 的情况比较少见,但真菌常作为继发性感染的病原菌加重病情的发展。

二、利尿剂的应用

静脉应用可短时间内降低血流量,减少分流量和改善 PaO_2,故可临时应用。需强调 ARDS 患者肺组织间液的胶体渗透压很高,利尿剂对炎症性水肿基本无作用,仅能消除正常组织的水分,容易导致循环血流量不足和电解质紊乱,加重组织缺氧;事实上通过控制液体入量也可获得上述效果,并能避免相应的不良反应,因此利尿剂不宜常规应用。但 ARDS 患者常有明显的应激反应和钠水潴留,也容易发生心功能不全,此时需适当应用。

三、糖皮质激素的应用

激素的应用一直有较大争议,有效、无效、增加死亡率的报道皆有。如本章第六节所述,不少学者都在追求所谓循证医学依据,但试验设计不符合生理学特点,试验结果是无效的或有害的。

1. 非感染因素所致者应首选　如气体或液体吸入性、脂肪栓塞、羊水栓塞,以及血液嗜酸细胞增高者,特别是化学物质损伤所致者疗效较好,强调大剂量短时间内应用。

2. 特殊病原体感染　对卡氏肺孢子菌、病毒感染导致的 ARDS,若应用适当也有较好的疗效,但避免过早应用和停用过晚。对非典型性病原体导致的重症间质性肺炎和 ARDS 也有一定的效果,也强调避免过早应用和停用过晚。详见第三十五章。

3. 细菌感染　一般不主张应用糖皮质激素,但某些特殊情况,如难以控制的高热导致呼吸显著加快,PaO_2 下降或人机配合不良时,应用激素可发挥其暂时的抗炎症作用,也有助于降温,降低氧耗量和改善人机配合;存在明显的毛细血管渗漏时,也可适当应用,但强调小剂量、短疗程;在有效抗菌药物应用的基础上,短时应用也有助于病情的恢复。

4. 肺纤维化的治疗　小剂量糖皮质激素(如 10 mg/d)对防治 ARDS 的慢性纤维化可能有一定作用。

四、补　液

1. 补液量　以维持适当的循环功能为原则,补液不足可导致动脉血氧运输量的下降,加重组织缺氧;补液过多则增加肺内分流量,加重低氧血症,并可能诱发或加重组织水肿。

2. 补液性质　主要注意水、晶体液、胶体液的平衡。早期不宜过多地补充胶体物质(白蛋白或血浆),否则大量蛋白质通过通透性显著增加的毛细血管迅速进入肺间质,反而加重肺水肿,不利于肺损伤的恢复;严重低蛋白血症(血浆白蛋白低于 30 g/L)或已进入缓解期应当适当补充。晶体液和水的补充以维持适当电解质平衡和适当的血容量为原则。详见第十五章第一节和第四十章。

(朱　蕾　胡莉娟)

第三十五章
重症肺炎的机械通气治疗

重症肺炎有多种不同类型,单纯就肺部本身情况　而言,表现为广泛肺实质病变,出现严重低氧血症。

第一节　重症肺炎与急性呼吸窘迫综合征的关系

肺炎是导致 ARDS 的常见原因,肺炎类型与 ARDS 的关系比较复杂,但临床上容易混淆和忽视。重症肺炎有多种情况,大体分两种类型,一种是有严重并发症或合并症,如并发脓毒症休克;另一种是肺部本身病情重,表现为广泛肺实质病变,出现严重低氧血症,后者就表面定义而言,似乎与 ARDS 相同,但疾病本质和治疗要求皆可能有较大差别,如部分肺炎有弥漫性 ACM 的损伤或弥漫性肺泡损伤(DAD),符合 ARDS 的病理改变,是真正的 ARDS;

部分 ACM 完整,就不是真正的 ARDS;部分可能更复杂。我国台湾地区长庚医院的研究有类似发现。此研究持续 15 年,共收集 101 例 ARDS 患者,皆有开胸肺活检的病理结果,显示 57 例(56.4%)患者存在 DAD,有、无 DAD 的患者的死亡率分别为 71.9%、45.5%。21 例肺炎患者中,11 例合并 DAD,死亡率为 72.7%;10 例不合并 DAD,死亡率为 20%,并认为有无 DAD 反映了不同的 ARDS 亚型。实际上可能并非如此,有 DAD 的患者才是真正的 ARDS。

第二节　重症肺炎的病理类型与机械通气治疗

重症肺炎大体分为三种类型:多叶、段大叶性肺炎,局限性肺炎伴弥漫性肺损伤,广泛间质性肺炎。

一、多叶、段大叶性肺炎

(一)单纯大叶性肺炎

1. 基本特点　大叶性肺炎绝大多数由细菌感染引起,且主要致病菌是肺炎链球菌、肺炎克雷伯杆菌,影像学表现为双肺多发实变、渗出,氧合指数显著下降,无论是根据 ACCP 还是柏林定义,都能临床诊断为 ARDS。但其主要病理特点是肺毛细血管通透性增大,ACM 的结构完整,大量水分、纤维蛋白、中性粒细胞、巨噬细胞、红细胞挤满肺泡,导致肺泡容积增大(图 35-1);与图 34-1、34-2 所示 ARDS 的陷闭和实变有显著区别。与轻症大叶性肺

炎局限的叶、段(图 35-2)渗出、实变不同,重症大叶性肺炎表现为多叶实变;病变肺叶与正常肺叶同时存在,且两者之间边界清楚(图 35-2),这与肺内型、肺外型 ARDS(图 15-7、图 15-8)也明显不同,因此其本质不是 ARDS。

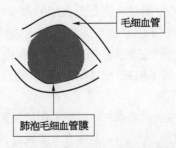

毛细血管

肺泡毛细血管膜

图 35-1　大叶性、小叶性肺炎的病理改变模式图

2. 机械通气的特点　无论采取低压力的"PTV、PHC"等保护性通气策略,还是高压力的"肺

405

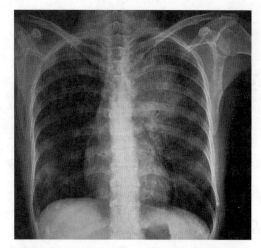

图35-2　单纯轻症大叶性肺炎的影像学改变

左上肺叶实变

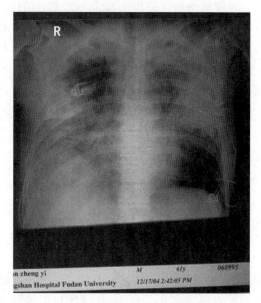

图35-3　单纯重症大叶性肺炎的影像学改变

双肺大片实变,但仅限于右肺中下叶、左肺上叶,边界非常清楚(右横膈抬高为膈肌麻痹所致)

开放通气策略",皆不可能将肺泡内的物质"挤出",自然不会产生明显改善低氧血症的作用。

3. **主要治疗方法**　及早给予强效抗菌药物治疗,一旦诊断,应至少在6 h内给予有效抗菌药物,用药越早,效果越好;反之则效果差;超过24 h,死亡率将明显升高。

4. **呼吸支持要求**　尽可能不用机械通气,而以经面罩高浓度氧疗为主;一旦建立人工气道,则主要通过提高FiO_2改善低氧血症,严格控制吸气高压和PEEP,适当应用镇静剂、肌松剂抑制过强的自主呼吸。

（二）大叶性肺炎并ARDS　其影像学特点是在边界清楚的大叶性肺炎(图35-4A)的基础上,出现正常肺实质的弥漫性渗出性(图35-4B)。肺炎的抗感染治疗和ARDS的机械通气治疗同样重要。

二、局限性肺炎伴弥漫性肺损伤

局限性肺炎伴弥漫性肺损伤实质上是局限大叶性或小叶性肺炎合并ARDS。此类病变主要分两部分,基础病变为大叶或小叶性肺炎病变,通过病原菌(绝大多数为细菌,以革兰阴性杆菌为主)感染直接引起,其主要病理特点与上述大叶性肺炎相同(图35-1),上述吸气高压和PEEP(PTV、PHC或肺开放通气)也不可能将肺泡内的物质"挤出",自然不会产生明显的改善低氧血症的作用;病变局限也不需要机械通气的治疗作用,故此部分病变的吸收主要通过抗菌药物治疗。继发病变为大量炎症细胞集聚和炎症介质释放引起失控的炎症反应,引起ACM损伤和通透性增强,导致间质性水肿和大量肺泡陷闭,故表面上是肺内型ARDS,但实质上就是肺外型ARDS,与上述ARDS患者通气要求相同。总体上要求同时重视抗感染治疗和ARDS的机械通气治疗。

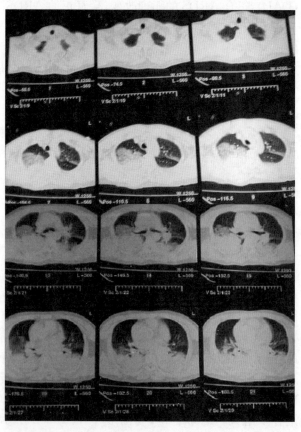

A

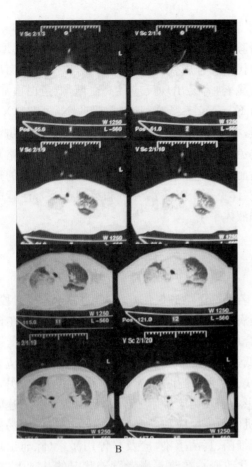

图 35-4　大叶性肺炎伴 ARDS

A. 单纯多叶、段大叶性肺炎；B. 在大叶性肺炎的基础上出现弥漫性渗出改变，即合并 ARDS

三、广泛性或弥漫性间质性肺炎

非典型病原体和病毒感染是导致急性间质性肺

炎的主要病原体，以细胞内致病为主，主要病理改变是 ACM 的损伤伴间质性肺水肿，与典型 ARDS 的病理改变相似，但多数程度较轻，发展较慢。轻症患者可自愈或适当治疗后好转，多数不需要机械通气。但重症患者表现为双肺弥漫性或广泛性渗出性病变（见图 15-8、图 35-5），此时不仅有病原体致病，更主要的是出现失控的炎症反应，故可以称为急性重症间质性肺炎或急性间质性肺炎伴 ARDS，是一种典型的肺内型 ARDS。由于多数患者肺间质水肿较轻，肺泡萎陷明显，肺泡内含水量较少，故选择上述定压型通气策略或肺开放通气策略皆可明显改善氧合。部分患者肺实质广泛损伤，且程度较重，肺间质和肺泡内的含水量皆比较多，尽管还是"肺内型"ARDS，但对各种水平的高压和 PEEP 的治疗反应都比较差；还有部分有明显的细胞成分增生，对 PEEP 的治疗反应更差。

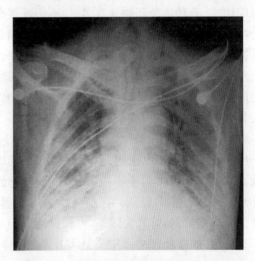

图 35-5　重症间质性肺炎的影像学变化

第三节　重症肺炎的局部和全身性反应与综合治疗

重症肺炎不但出现肺实质的局限损伤，也出现明显的全身性变化，因此不仅需要有效抗感染治疗，也需注意局部肺损伤的防治、动脉血氧运输量的维持、内环境的稳定。本节重点以病毒性感染为例阐述，其他类型感染适当兼顾。

一、早期炎症反应

免疫反应基本未发挥作用，炎症反应开始对肺

实质有轻微损伤，也开始清除病原体，因此处理原则是保护炎症反应，尽可能清除病原体。若为病毒感染或可疑感染，则选择可能有效的抗病毒药；适当应用免疫增强剂，如胸腺肽、丙种球蛋白；短时应用大环内酯类药物，发挥其抗炎作用和免疫调节作用可能有助于病毒的清除。若为非典型病原体感染或可疑感染，可应用氟喹诺酮类、大环内酯类药物。若为细菌感染，则应用合适的抗生素。注意避免应用激素，由于缺乏有效抗病毒药物，病毒性肺炎更应避免

应用激素。

二、急性加重期变化

1. 局部变化和治疗特点

(1)局部变化：主要表现为严重肺实质损伤，同时大量病原体被清除；肺泡内有大量激活的炎症细胞和炎症介质，极少继发二重感染。

(2)治疗：在病毒性感染或非典型病原体感染，避免大量应用抗细菌药物，抗病毒药物可停用，抗非典型病原体药物可继续应用数日。事实上，由于病情加重，临床上反而经常应用更多、更强的抗菌药物，如早期以大扶康(抗真菌)＋万古霉素(抗阳性球菌)＋泰能(抗阴性杆菌为主)为代表的所谓"大万能"组合；现代的抗菌药物组合则更强、更贵、更多，同时应用4～5种抗菌药物非常多见，不但耽误患者的治疗(对病毒、非典型病原体无效)，还容易出现药物性损害、缓解期耐药菌感染等多种不良后果。主要治疗是在机械通气、氧疗为主的呼吸支持基础上，适当应用激素，特别是病毒感染所致的间质性肺炎，方法是大剂量、短疗程，建议普通面罩吸氧，$SaO_2 \leqslant$ 95%时应用；好转后迅速减量，一般疗程不超过14日；分次用药，以保障每次用药有效，24 h也能维持疗效。非典型病原体感染所致者相对较轻(军团菌除外)，激素用量相对较低。在细菌性感染患者，激素能促进疾病好转，降低失败率，可根据情况应用。

2. 全身性应激反应　主要是下丘脑-垂体-皮质轴、肾素-血管紧张素-醛固酮系统、交感神经-儿茶酚胺系统兴奋，生长激素、胰高血糖素分泌增多，分解代谢和合成代谢皆明显增强，以分解代谢增强更为显著，容易出现反应性高血糖，低蛋白血症，细胞内 K^+、Mg^{2+} 释放；肾脏重吸收 Na^+、HCO_3^-、水增强，排出 K^+、H^+、HPO_3^-、Cl^- 增多，故最初数日应避免过多补充能量(称为允许性低热量策略)，防治高血糖；在应用激素的基础上注意白蛋白的适当补充(详见第十五章第一节和第四十章)，注意电解质和液体平衡。

三、缓 解 期 变 化

若肺部感染和损伤好转，就过渡至修复阶段，尤其是病毒感染和非典型病原体感染患者。在该阶段，合成代谢显著增强，容易发生低钾血症、低镁血症、低蛋白血症和水溶性维生素缺乏症，因此应增加钾、镁、水溶性维生素、能量和蛋白质的补充；另一方面，患者表现为应激后"衰竭"，除肺内炎症迅速吸收外，机体免疫反应和炎症反应均严重受抑，容易发生耐药细菌、真菌感染，应及早停用激素(除非出现肺纤维化改变)；在改善患者营养状况的基础上，提高机体的免疫功能、预防感染。

除单纯大叶性肺炎外，肺泡损伤未恢复，水分的迅速吸收意味着肺间质保护作用明显减弱，更容易发生气压伤，故应及早停用机械通气和拔管，避免无创通气过度。

(朱　蕾)

第三十六章
心源性肺水肿患者的机械通气治疗

各种原因导致的左心功能不全或左心房压力升高，使肺静脉和肺毛细血管淤血，静水压升高，水分进入间质和肺泡，称为心源性肺水肿，轻者或慢性患者多发生单纯间质水肿，急性重症患者多同时发生肺间质和肺泡水肿，本章主要讨论急性心源性肺水肿（acute cardiogenic pulmonary edema，ACPE）。

第一节　心源性肺水肿的治疗现状

随着社会城市化和人口老龄化的进一步发展，心血管疾病、老年人手术及危重症患者的不断增加，急性心力衰竭（acute heart failure，AHF）的发生率明显升高，其中重症 AHF 是发生呼吸衰竭和导致临床死亡的常见病因。大部分 AHF 患者经过吸氧、镇静、强心、利尿、扩血管等治疗可迅速缓解，但也有部分严重患者，使用现有药物治疗不能很好地协调血压、心肌收缩力和肾血流量之间的关系，疗效差，病死率较高。心、肺功能之间关系明显，如何从呼吸生理的角度研究 AHF 的病理生理和治疗方法是近年来国际上研究的重点之一。

机械通气是治疗呼吸衰竭的最有效方法，也常用于心功能不全伴严重低氧血症的治疗。传统观念认为，虽然机械通气能够改善此类患者的气体交换，减少呼吸功，缓解呼吸肌疲劳，但是减少回心血量，进一步减少心排血量（CO），降低血压，抑制心功能，这一观念限制了其在心功能不全，尤其是重症患者中的应用。目前较多单位和医师仍把急性心肌梗死、低血压等作为机械通气的禁忌证，除非病情严重，常规氧疗难以纠正时才"被动"应用，但这时患者常多出现严重的循环功能障碍和多脏器损伤，尽管低氧血症可一过性改善，也常不能改善预后。实际上机械通气与心肺功能之间的关系要复杂得多，传统理论有较多误区。

第二节　心源性肺水肿的病理生理和临床特点

正确认识病理生理特点，特别是心肺之间的关系是正确评估病情、合理临床治疗的关键，但被严重忽略，甚至有较多误区。

一、常见病因

急性心肌梗死、风湿性心脏病二尖瓣狭窄、急性瓣膜损伤和血液反流、高血压心脏病、严重心律失常、换瓣术后或冠状动脉搭桥术是发生 ACPE 的基础病因，在此基础上输液过多、过快容易诱发、加重心功能不全和肺水肿；若心功能正常或基本正常，输液量过多或速度过快，导致左心前负荷突然加重，也可发生 ACPE。

二、心源性肺水肿发生机制和临床特点

一般认为，在肺毛细血管，影响液体运转的因素有毛细血管静水压（P_s）、胶体渗透压（P_p）、肺间质静水压（P_{is}）和肺间质胶体渗透压（P_{ip}）。其中 P_s、P_{ip} 是促进毛细血管水分进入间质、间质水分进入肺泡的主要因素；P_p、P_{is} 则是对抗毛细血管液体漏出，促进间质液的回流的主要因素。液体滤过压相当于

$(P_s+P_{ip})-(P_p+P_{is})$，滤过压大于 0，水分进入间质；反之则进入毛细血管。在毛细血管动脉端，血管静水压和滤过压较高，部分水分进入间质；在毛细血管静脉端，血管静水压较低，间质水分回流入血管，少部分进入淋巴管回流，总体上肺毛细血管压力非常低，肺动脉、静脉的压力也比较接近，淋巴管回流充分，进出液体量相同，肺间质液体维持动态平衡，肺泡则维持"干燥"状态。

1. 肺间质水肿的发生机制和临床特点　ACPE发生的主要病理生理基础是毛细血管静水压升高，也与肺间质压有一定关系。而"间质压"依测定部位不同可分为两种基本情况，在肺泡周围，肺泡上皮和毛细血管内皮基底膜融合在一起，称为"肺泡毛细血管膜(ACM)"，周围压力受肺泡内压的影响较大，平均滤过压小于 0，水分不能滤出，即肺泡周围是"相对干燥"的，从而保障气体交换的顺利进行；真正肺间质的毛细血管称为"肺泡外毛细血管"，其周围压力受胸腔负压(P_t)影响较大，其平均滤过压大于 0，水分进入间质，最终经淋巴管回流，从而保障液体交换的动态平衡。各种原因导致的肺静脉和肺毛细血管压升高，滤过压显著增大，最终超过淋巴管的回吸收能力时，则形成间质水肿。肺血容量增加和肺间质水肿通过刺激容量感受器和毛细血管 J 感受器等机制兴奋呼吸中枢，使呼吸加快、加深，可出现呼吸性碱中毒；常有干咳；因不影响 ACM，PaO_2 多正常或轻度下降，其中在间质水肿早期，PaO_2 正常，在典型间质水肿期轻度下降。在交感神经-儿茶酚胺的作用下，患者血压升高，心率异常增快。

2. 肺泡水肿的发生机制和临床特点　肺血容量增加和间质水肿导致呼吸加快、加深，胸腔负压和肺间质负压进一步增大。随着毛细血管静水压的进一步升高和肺间质负压的增大，ACM 的滤过压也超过 0，水分进入肺泡，形成肺泡水肿。气体与液体混合，表面张力迅速增大，而水肿液也显著削弱 PS 的作用和促进其代谢，液体加速进入肺泡，形成恶性循环，导致严重低氧血症。因此，心源性肺水肿是肺间质和肺泡水肿渐进发展的过程，肺泡水肿必然和间质水肿同时存在。由于气体和液体在肺泡混合，将出现白色泡沫样痰，严重者红细胞也同时漏出，呈粉红色泡沫样痰，肺底部满布湿啰音，这与 ARDS 的肺泡陷闭和少痰形成鲜明对比。气体和液体在肺泡混合也将导致 $\dot{V}/\dot{Q}$ 失调；重者气体不能进入肺泡，形成分流；持续时间较长者，气体吸收也可发生肺泡

萎陷，因此患者在过度通气和呼吸性碱中毒的基础上，出现严重低氧血症。低氧血症和肺容积的下降进一步兴奋呼吸中枢，使呼吸加快、加深。由于受重力影响，下肺区或背侧肺区水肿更严重。心血管系统的代偿作用减弱，血压降低，心率进一步增快，并逐渐出现低血压和休克；其次随着有效肺容积的显著下降，呼吸代偿作用逐渐减弱，呼吸性碱中毒逐渐缓解，甚至出现呼吸性酸中毒。

若原发因素或诱发因素改善，肺泡内压升高，滤过压逐渐下降至 0，渗出和回吸收也可逐渐达到动态平衡，则低氧血症多不严重。

三、胸腔负压与左心功能的相互影响

心源性肺水肿导致的代偿性胸腔负压增大也影响心功能。

1. 左心室后负荷增大　左心室后负荷是左心射血时遇到的阻力，包括收缩期和舒张期的阻力，其中以收缩期阻力为主。一般描述心脏后负荷时常用外周动脉血压，事实上胸腔内动脉受胸腔负压影响，实际压力要比胸腔外高，因此表示左心室后负荷时，用胸腔内血压更准确。由于心室射血还受心室流出道和心瓣膜影响，因此用左心室内压与心室周围压(胸腔内压)之差，即左心室跨壁压表示后负荷较胸腔内血压或外周血压皆更可靠，当然其压力也比血压要高。健康人胸腔负压约为$-5\ mmHg$，且相对恒定，可忽略不计，血压与心室内压直接相关，可较好表示后负荷。在呼吸显著增强的情况下，左心室跨壁压将显著高于血压，故尽管血压不高，但后负荷明显升高。

2. 左心室前负荷基本不变或维持在适当水平　自主呼吸导致的胸腔负压的周期性增大是前负荷增加的主要动力，但胸腔负压增加前负荷的作用也有一定的限度。由于静脉壁缺乏弹性支持，胸腔负压的显著增大会使 CVP 下降，甚至变为负压，并在胸腔(高负压)与腹腔(高正压)交界部位引起静脉塌陷，回流阻力升高；胸腔负压越大，静脉塌陷越明显，静脉回流阻力越高，出现"限流现象"(图 8-10)，即回心血流量不能继续增加，前负荷也相对稳定。根据 Frank Starling 定律，随着前负荷增大，CO 增加；若前负荷过高，即左心室舒张末压超过 $15\ mmHg$ 时，心肌收缩力和 CO 将不再增大。因此，对于 ACPE 患者，心功能受损，前负荷处于过高水平，明显呼吸代偿时，胸腔负压显著增加，容易发生"限流

效应"，CO不再增加。给予适度CPAP/PEEP，可适当降低后负荷，前负荷仅轻度下降或维持在适当水平，同时避免了限流效应，所以能够增加CO。因此，代偿性胸腔负压显著增大时，前负荷不变或维持在适当水平，后负荷显著增大（选择性升高后负荷），CO下降；如此恶性循环，将产生致命性的呼吸衰竭和心力衰竭，特别是在急性心肌梗死患者，一旦发生泵衰竭，病死率高达80%以上。

四、临 床 表 现

心功能状态和肺水肿分期有关，主要表现为在原发病或输液过多、过快的基础上，出现呼吸加深、加快，进行性呼吸困难或夜间阵发性呼吸困难，严重者端坐呼吸，RR可达30～40次/min或更快；病初为干咳，然后逐渐出现咳白色或粉红色泡沫样痰；心率加快，心尖部出现舒张期奔马律，肺动脉第二心音亢进；双肺底逐渐出现捻发音、细小水泡音，直至双肺满布湿啰音，部分患者还可出现支气管痉挛和哮鸣音。

发病初期，交感神经兴奋，血压升高；随着病情进展，血压下降或出现心源性休克。

五、肺部 X 线检查

早期以间质水肿为主时，表现为肺纹理增多、模糊；肺野透量度减低；肺门影增大，且模糊不清；肺叶或小叶间隔增厚。出现肺泡水肿时，表现为双肺渗出性病变，近肺门处明显，肺门增大模糊，呈"蝴蝶翼样"改变。持续时间过长，胸腔负压和肺间质负压将发挥更大作用，双肺将出现弥漫性渗出样改变。若一侧肺有原发疾病，则主要表现为健康肺的改变。

六、血流动力学监测

肺动脉楔压（PAWP）升高，一般＞18 mmHg；若胸腔负压或肺间质负压过高，PAWP不升高；CVP多正常或下降，部分升高；中心静脉跨壁压（CVTP），即CVP与胸腔负压之差增大。

第三节　机械通气的治疗作用

合理机械通气可逆转上述变化，改善呼吸功能和心功能，纠正低氧血症。

一、改善气体交换和呼吸困难

通过直接作用和间接作用的多个环节实现。

（一）直接作用

1. 改善肺泡和肺间质水肿　机械通气增加肺泡内压和肺间质静水压，有利于肺泡液和间质液回流入血管腔。

2. 促进水分由肺泡区向间质区分布　机械通气压力使肺泡毛细血管周围压力升高，而对肺泡外毛细血管影响较小，故水分将更多地向间质区分布。

3. 扩张陷闭肺泡　是机械通气高压导致跨肺压增大的必然结果。肺泡的开放必然伴随肺水的回吸收增多。

4. 促进肺泡功能恢复　加压气流可使肺泡内泡沫破碎，有利于改善通气。

5. 增加功能残气量和肺组织顺应性　是肺水肿改善和陷闭肺泡开放的必然结果。

6. 提供高浓度氧　可迅速纠正低氧血症。

7. 总体上减少肺血流量　使$\dot{V}/\dot{Q}$失调改善。

上述作用是机械通气改善气体交换，纠正呼吸困难、提高PaO_2的主要机制。

（二）间接作用

1. 降低氧耗量　机械通气也可通过取代或部分取代自主呼吸，降低呼吸肌做功和氧耗量，间接提高PaO_2。健康人静息呼吸的氧耗量不超过总氧耗量的5%，急性肺水肿患者可达30%以上。随着呼吸功增加，到达呼吸肌的血流量也相应增加，而体循环则可能处于"限流状态"，最终导致其他器官、组织供氧不足和呼吸衰竭加重。适当机械通气可降低呼吸氧耗量，保持适当的氧供需关系。

2. 改善心功能　健康人自主呼吸时，吸气期左心室后负荷随胸腔负压增大而轻微增加，不影响正常的血流动力学。但如上所述，ACPE将导致左心室后负荷的显著增加和右心室前负荷升高，两者的复合效应可导致急性肺水肿加重，适当机械通气可

411

改善胸腔负压,通过降低左心室后负荷和右心室前负荷间接改善肺水肿。低氧血症和肺水肿的改善以及机械通气正压的抑制作用可降低呼吸中枢的兴奋性,减慢 RR 和缓解过度通气,提高 PaO_2。

二、改善左心功能

1. 增加心排血量 适当机械通气使过高的胸腔负压下降至适当水平,比如由 -28 mmHg 降至 -8 mmHg(接近正常),则左心室跨壁压也大约下降 20 mmHg,后负荷也相应下降;而回心血流量和前负荷基本不变或维持在适当水平,即选择性降低后负荷,结果 CO 增加,血压改善,即过高的血压降低,过低的血压升高。在心功能减退的患者,前负荷多在过高水平,CO 对其变化不敏感,而与后负荷的关系比较大,即使前负荷有所下降,CO 仍将增加。但在心功能正常者,CO 主要取决于前负荷,机械通气引起的胸腔负压和右心室舒张末期容积下降,可明显降低 CO。

适当机械通气改善换气功能和左心功能的作用皆非常显著,但压力过大也会显著减少回心血流量,降低前负荷;还可导致肺过度充气,限制心脏的活动,使 CO 下降;而压力不足,则不能降低过高的胸腔负压,CO 不能改善,甚至恶化,因此维持适当通气压力是必要的。

2. 改善心肌供血 CO 增加使心室舒张末期容积减少,心肌张力下降,冠状动脉供血改善,因此机械通气,特别是 NIPPV 可用于一般左心功能不全,也可用于心肌梗死伴血压下降的患者,应用得当,较药物治疗有更多优点。

3. 间接改善心功能 主要通过改善低氧血症和减少呼吸肌做功间接改善心功能。

三、机械通气的临床应用

(一)应用指征及方法

1. 应用指征 主要用于常规药物治疗效果不佳的左心功能不全患者,包括心肌梗死伴血压下降的患者。但强调及早"主动"应用,特别是在呼吸代偿明显、病情有加重趋势的患者。

2. 通气方法 首选 BiPAP 呼吸机、用 CPAP 或 PSV+PEEP 进行 NIPPV。从低压力开始,逐渐增加,原则上胸腔负压接近正常水平($-5\sim$

-7 mmHg)是机械通气压力合适的指征;若出现呼吸减慢、心率减慢、血压恢复,也可认为是通气压力合适的表现。若低氧血症明显改善,说明肺水肿明显好转,应开始降低通气压力,否则会加重对心功能的抑制。

3. 建立人工气道的指征 ① 严重心律失常。② 严重低氧血症。③ 出现高碳酸血症。④ 呼吸道分泌物的引流不畅。⑤ 有严重合并症,如严重创伤、大手术、支气管哮喘急性发作。

(二)临床应用效果

1. 住院患者的治疗效果 NIPPV 治疗 ACPE 的系统临床研究起始于 20 世纪 80 年代,常用 CPAP 方式,且多是一些小样本研究。与常规治疗相比,CPAP 能更快改善患者的呼吸困难,降低气管插管率。其后陆续出现使用 BiPAP 治疗 ACPE 的报道,也取得了较好的效果。但也曾有学者提出质疑,如 Stefano 等进行了多中心临床试验,将患者分为常规治疗组和 BiPAP 治疗组,结果显示两组在气管插管率、死亡率及总住院日期上并无统计学差异。近 10 年前发表的 3 篇高质量荟萃分析(累积汇总近 900 例病例)使这一争论逐渐终止。这三篇研究结果皆显示,与常规治疗相比,无论是选择 CPAP 或者 BiPAP 进行 NIPPV 都可以使气管插管率降低 $50\%\sim60\%$,病死率降低 $40\%\sim50\%$,考虑主要原因是样本量增大,使结果更具有可比性。当然近期 RCT 结果也显示 NIPPV 具有较好的疗效。

2. 住院前的应用效果 有临床试验将 NIPPV 重点放在院前治疗,认为对有适应证的患者尽早应用,可明显改善预后。Weitz 等开展了一项小规模的随机对照临床试验($n=23$),干预组在患者家中及转运至医院的途中即开始应用 BiPAP 呼吸机无创通气。结果显示,与常规治疗组相比,干预组可以更快纠正患者的低氧血症,并使入院时 SaO_2 显著升高。在法国进行的一项较大规模的随机对照临床试验($n=124$)则运用 CPAP 进行院前治疗。干预组首先应用 CPAP 无创通气 15 min,然后加用常规药物治疗;对照组则用常规药物治疗 15 min 后加用 CPAP 无创通气。结果显示,与对照组相比,干预组可以减少运送途中及住院期间的气管插管率,并有减少总死亡率的趋势($P=0.05$)。

(三)对心肌供血的影响 1997 年,Mehta 等比较 BiPAP 和 CPAP 无创通气的疗效,发现 BiPAP 组急性心肌梗死的发病率较高,在入选 27 例后终止

研究。据观察，与 CPAP 组相比，BiPAP 组的收缩压明显下降，并认为 BiPAP 使胸腔内压增大，右心回心血量减少，左心室充盈不足，CO 降低，减少了冠状动脉的血流灌注，从而增加了心肌缺血或梗死的风险。此报道立刻引起学术界对 NIPPV 并发症的高度关注。但其后进行的多项临床试验及发表的荟萃分析等都没有重复这一结果。有学者认为 Mehta 等的结果可能是受试者出现选择性偏倚所致，试验前用 BiPAP 呼吸机的患者更多地出现胸痛症状。但更大可能是通气压力选择不合适或病情好转后未及时降低压力所致。两项临床试验特别针对这一问题进行相关论证，Bellone 和 Farrari 等再次否定了该假说。

四、机械通气的撤离

对于单纯补液量增多导致的急性左心衰竭患者，肺水肿改善后，能在较短时间内撤机。但是对于有基础心脏病变的患者，若突然撤机，容易导致心脏负荷的突然加重，可能再次诱发心功能不全和呼吸衰竭，所以要逐渐降低通气支持，并适当应用改善心功能不全的药物。

五、药物及其他治疗手段的应用

机械通气的治疗作用有一定的限度，比如对梗死心肌的作用有限，应在呼吸支持的条件下尽早溶栓；严重心律失常者也需尽早复律；其他发生心力衰竭的诱因也应尽早查出并纠正。还应重视镇静剂的使用。一般选择地西泮（安定）或吗啡 5～10 mg 静脉缓注；15 min 后可根据病情重复使用，一般连用 2～3 次。镇静剂不仅能减少烦躁带来的额外氧耗和心脏负担，还可扩张血管，减轻心脏负荷；在机械通气患者改善人机配合。当然在进行 NIPPV 的老年人或低血压患者应注意药物的不良反应，特别是吗啡。强心、利尿、扩血管药物的应用与一般急性心力衰竭的治疗相似，但进行机械通气的患者病情相对较重，且变化较快，容易发生药物的不良反应，宜选择静脉用药和作用时间短的药物。在合并低血压的患者，应控制利尿剂的使用，因为血压下降多是有效循环血量不足的表现。血容量严重不足时，肾小球滤过率（GFR）显著下降，利尿无效；若利尿有效，则进一步降低有效循环血量，加重循环障碍。

在危重患者，应注意电解质紊乱、酸碱紊乱、反应性高血糖的预防和纠正，特别是低钾血症、代谢性碱中毒和高血糖。危重患者的低血容量、应激反应以及利尿剂、糖皮质激素的应用，容易导致代谢性碱中毒、低钾血症，后者将加重心功能抑制，形成恶性循环。研究表明，反应性高血糖是影响预后的独立危险因子，比如刚发生心肌梗死的患者，若血糖值为 6.1～8.0 mmol/L，死亡率增加 3 倍（OR＝3.9；95% CI＝2.9～5.4）。在这类患者还应注意重要脏器功能的维护，尤其是消化道出血和急性肾功能不全的防治。

第四节　机械通气相关性肺水肿

在实际应用机械通气时，一般比较注意避免通气压力和 V_T 过大，但通气不足产生不良影响容易忽视。

一、发　生　机　制

人工气道、呼吸机应用不当或病情危重，导致通气阻力过大，通气动力不足或人机配合不协调时，呼吸肌本体感受器兴奋，呼吸肌收缩力增强，呼吸加深、加快，胸腔负压和间质负压也会显著增大，发生负压性肺水肿；左心室后负荷增大，诱发或加重左心功能不全，并进一步加重肺水肿，形成恶性循环。在有基础心肺疾病的患者，如冠心病、高血压、ARDS、间质性肺炎患者，心肺的防护功能下降，更容易发生心功能不全和肺水肿的加重。

二、常　见　原　因

主要有：① 人工气道、连接接头过细或不完全阻塞（常为呼吸道分泌物阻塞），气道阻力显著增大。② 通气压力或 V_T 不足，包括通气压力、V_T 的大小不足和设置不当。③ 漏气。④ 初始吸气流量不足，包括设置流量不足，吸气压力坡度或流量上升速度设置不当。⑤ 其他参数设置不当，如 RR、T_i 设置不当，将导致呼吸机输送的气流形式不符合患者的实际需求。⑥ 呼吸机性能下降或滤网阻塞。⑦ 其他不适当操作，如气管镜检查、吸痰时间过长，胸腔穿刺放气、放液速度过快。因此，危重患者机械通气时，应特别注意避免上述情况的发生，在原因不明或机械通气难以抑制自主呼吸的情况下适当应用镇静剂或麻醉剂。

第五节　机械通气在慢性左心功能不全患者中的应用

慢性心力衰竭（chronic heat failure，CHF）是各种心脏病的终末阶段，已成为严重影响公众健康的心血管疾病。1990～1993 年 Minnesota 的研究显示，CHF 在男性的患病率为 0.33%，女性为 0.21%，总患病率为 0.3%，高于 1986 年的患病率。Framingham 的研究表明，男性 CHF 的生存期为 1.7 年，女性为 3.2 年。Macintyre 等统计发现男女 CHF 患者 1 年生存率分别为 57% 和 64%，5 年为 25% 和 38%，并且病死率随年龄增大而增加。多项大规模临床试验均显示血管转换素酶抑制剂（ACEI）和 β 受体阻滞剂对 CHF 有较好的疗效，被认为是 CHF 治疗手段的最重要进展之一。近 20 年来，NIPPV 作为 CHF 的辅助治疗方法也取得了一定疗效。

一、NIPPV 对 CHF 患者呼吸系统的影响

1. 基本呼吸功能变化　CHF 患者左心房压力升高，肺静脉回流障碍，肺淤血、水肿。由于肺间质水肿和肺泡水肿，肺顺应性（C_L）降低，导致通气阻力增加；$\dot{V}/\dot{Q}$ 失调，加之 ACM 增厚，引起气体交换障碍，发生低氧血症。与健康人相比，CHF 患者的吸气、呼气肌力和耐力均有不同程度的降低，且与心脏指数（CI）呈显著正相关。

2. 机械通气的作用　正压通气有利于克服呼吸阻力；PEEP 可扩张呼吸道和肺泡，增加 FRC，改善低氧血症；肺泡内正压对肺间质有挤压作用，可减少肺毛细血管的漏出，促进肺间质水肿的消退；加压气流可使肺泡内泡沫破碎，有利于通气。这与机械通气对 ACPE 的作用相似。机械通气还可降低呼吸功，改善呼吸肌疲劳，从而提高生活质量。

二、NIPPV 对 CHF 患者血流动力学的作用

1. 改善后负荷　与 ACPE 相似，CHF 的左心室跨壁压和左心室后负荷增加，但胸腔负压的变化幅度较小，故后负荷的增加远不如急性者显著；适当 CPAP/PEEP 可使胸腔负压下降，左心室跨壁压和后负荷相应下降，CO 增大。

2. 改善前负荷　CHF 的前负荷明显增加，机械通气可降低回心血流量，减少左心房容积及左心室舒张末容积，使前负荷下降。在心功能正常者，由于 Starling 机制的作用，前负荷减少将导致左心室射血分数减少，因此 CO 对前负荷的依赖性较强。但慢性 CHF 患者，前负荷在过高水平，且左心室顺应性下降，CO 对前负荷的变化不敏感，而对后负荷的依赖性较强，机械通气正压只要使胸腔负压降至接近 −5 mmHg 的水平，即可适当降低前负荷，而后负荷也有所下降，使 CO 增加。左心室功能的改善将减少功能性二尖瓣反流，心肌张力也相应下降，冠状动脉供血改善。但也有相反的结果，如 Kiely 等发现 CHF 合并心房颤动（AF）患者，在觉醒状态下应用 NIPPV 后，CO 和 CI 降低。考虑原因为：心房收缩使心室充盈明显增加，而出现 AF 后这种功能消失；合并 AF 的 CHF 患者的心室血流充盈及排空也会受到不规则心律的影响，故应用 CPAP 后，患者更容易发生前负荷减少，CO 降低。AF 是 CHF 患者中较常见的一种心律失常，对于此类患者应谨慎使用 NIPPV。

3. 改善神经调节　在 CHF 患者，由于各种原发病对心脏自主神经的损害，使心脏的调节出现异常，交感神经与迷走神经相互协调失去平衡，导致心率变异性下降。CHF 患者的心率变异性明显低于

心功能Ⅰ级的健康人,说明患者迷走神经受损,同时也累及交感神经。心率变异性与心功能分级呈明显的负相关,心功能越差,心率变异性降低越明显。Takase 等认为,RR 间期标准差<30 ms 的 CHF 患者的死亡率显著增高,其特异性>90%,敏感性为75%。由此可见,心率变异性可作为 CHF 患者预后分析的一个独立指标,心率变异性越低,预后越差。而 CPAP 可提高 CHF 患者的心率变异性,改善心功能和患者的预后。

三、NPPV 对 CHF 患者运动耐力的影响

CPAP 对稳定 CHF 患者的运动耐力有改善作用,从而改善生命质量,这与心功能和呼吸功能的改善直接相关。

四、NPPV 对 CHF 合并睡眠呼吸障碍患者的治疗作用

(一) CHF 患者的呼吸调节障碍　CHF 患者睡眠呼吸障碍(sleep related breathing disorder, SBD)的发生率较高,睡眠呼吸暂停综合征(SAS)是 SBD 的主要表现,临床上分为阻塞型(OSAS)、中枢型(CSAS)和混合型,以阻塞型最多见。左心室射血分数<45% 的 CHF 患者,CSAS 或 OSAS 的发生率在 50% 以上。Chan 等评价 20 例(男 7 例,女 13 例)CHF 患者,发现 55% 有明显 SBD,主要是 OSAS。反复发作 SBD 引起低氧血症和高碳酸血症,周围交感神经兴奋,心率增加,血压升高,导致心功能进一步恶化;反之,CHF 患者的舒张期心室和心房内压升高,将使上气道静脉充血,软组织水肿,气道管径缩小,诱发或加重 OSAS。CHF 患者出现的神经内分泌和代谢紊乱也影响心肺的中枢调控机制,出现 CSAS。两者互相影响,进一步加重心功能不全。

(二) 机械通气的治疗作用

1. 经鼻罩 CPAP 治疗

(1) OSAS 的治疗:经鼻罩 CPAP 是 CHF 并发 OSAS 患者的首选治疗,通过增加咽腔内正压对抗吸气负压,防止上气道塌陷,消除呼吸暂停、低通气和打鼾,从而改善睡眠质量,降低夜间血压,降低交感神经张力和儿茶酚胺浓度,降低血压,改善左心室射血分数和临床症状,有助于提高患者的远期生存率。

(2) CSAS 的治疗:对于合并 CSAS 的 CHF 患者,经鼻罩 CPAP 增加呼气末负荷,使 V_E 降低,导致 CO_2 轻度潴留,$PaCO_2$ 高于窒息阈值,减少 CSAS 的发生机会和程度。Naughton 等观察到,在治疗压力为(10.2±0.5) cmH_2O 时,患者不仅 $PaCO_2$ 升高,V_E 降低,呼吸紊乱指数(AHI)也相应下降。通过 CPAP 还可获得较好的血流动力学效应,Sin 等对 66 例 CHF 患者(其中 29 例合并 CSAS)进行随机对照试验,CPAP 组和对照组的 CO 均没有明显增加;合并 CSA 的患者使用 CPAP 治疗 3 个月时,CO 有显著升高($P=0.019$);不合并 CSAS 的患者,CPAP 组和对照组的 CO 仍没有明显差别。试验结束时(平均观察时间为 2.2 年),在 CPAP 治疗组,CHF 合并 CSAS 的患者的死亡率或需心脏移植的比率均明显下降。

2. 经鼻罩或面罩 BiPAP 治疗　若 CHF 合并 CSAS 的患者选择 BiPAP 呼吸机的 PSV/PCV+PEEP 模式(S/T 键)治疗,睡眠时适当预设 RR(8~12 次/min)既可改善心功能,也可消除 CSAS,可能有更好的效果。

总之,NIPPV 在 CHF 患者中的应用逐渐增多,但主要是暂时改善症状,对合并 SBD 患者有较好的治疗效果。原则上 CHF 合并 OSAS 或 CSAS 以 CPAP 为主;合并 CSAS 也可选择 BiPAP,主要是 PSV/PCV+PEEP 模式,但需严格控制预设 RR。压力大小以明显改善呼吸紊乱和维持适当的胸腔负压为原则,若病情明显改善,需适当降低压力。

(朱　蕾　蒋进军)

第三十七章
单肺患者的机械通气治疗

单肺通气在胸部手术中较常见,但临床上常见的单肺患者主要为肺结核所致毁损肺、一侧肺不张和一侧肺切除后。由于单肺患者特殊的气道-肺容积变化和呼吸力学改变,其通气特点与常规通气有明显不同。

第一节 单肺的解剖和生理学特点

单肺不仅是肺容积的下降,也出现解剖无效腔的减小和通气效率提高等改变。

单肺患者在丧失有效肺泡容积的同时,也丧失病变肺的气道,使解剖无效腔显著减小,通气效率明显提高,故与双肺患者相比,在同样 V_E 的条件下,相同 V_T 对单肺而言是明显增大的,即用常规 V_T 通气将可能导致呼吸性碱中毒。单肺本身表现为中度限制性通气功能障碍,应采用浅快呼吸形式,因此用较小的 V_T、适当较快的 RR、适当缩短的 I∶E 进行呼吸或机械通气是合适的。无论呼吸衰竭的直接原因是气道阻塞还是肺实质病变,皆应兼顾这一特点。

第二节 单肺患者的机械通气策略

无论从解剖学还是生理学角度而言,对单肺患者进行机械通气时,通气参数的设置与双肺应该有明显不同,主要是 V_T 降低,RR 增快,I∶E 缩短。当然还需兼顾发生呼吸衰竭患者的直接原因,若合并阻塞性肺疾病,则 V_T 适当偏大,RR 适当减慢,I∶E 适当延长。

若治疗有效,则随着通气时间延长,分泌物引流改善,通气肺泡增多,肺泡无效腔和生理无效腔(VD)进一步减小,通气参数需进一步调整。一旦出现轻度碱中毒或肌肉抽动现象,应立即降低 V_E;一旦发生严重碱中毒则必须大幅度降低 V_E,以降低 RR 为主,适当减小 V_T。举例分析如下。

附:病 例

【病例介绍】

病例 1:女性,65 岁,因 COPD 急性加重、呼吸衰竭住院。曾患肺结核伴右侧毁损肺。入院后经药物治疗无效,出现昏睡,动脉血 pH 7.24,PaO_2 75 mmHg,$PaCO_2$ 100 mmHg,HCO_3^- 45 mmol/L(吸氧条件下)。给予经口气管插管,选择 SIMV 模式通气,通气参数设置为:V_T 400 ml(8 ml/kg),RR 15 次/min,FiO_2 40%。无自主呼吸出现,即实质为 VCV。通气后患者迅速清醒,但不久出现抽搐,2 h 后复查动脉血气为:pH 7.63,PaO_2 108 mmHg,$PaCO_2$ 38 mmHg,HCO_3^- 33.6 mmol/L,将 V_T 和 RR 分别降至 350 ml(6.9 ml/kg)和 12 次/min,同时应用镇静剂,患者仍反复抽搐,并逐渐昏迷;4 h 后复查动脉血气为 pH 7.54,PaO_2 108 mmHg,$PaCO_2$ 44 mmHg;10 h 后复查动脉血气基本无变化,而昏迷程度逐渐加重,最终对外界刺激基本失去反应;20 h 后通气参数改为 V_T 310 ml(6.1 ml/kg),RR 12 次/min,$PaCO_2$ 升至 48 mmHg,pH 降至 7.48。

48 h 后逐渐清醒。

病例 2：女性，58 岁，因 COPD 急性加重、呼吸衰竭收住院。右侧毁损肺。药物治疗无效，逐渐出现嗜睡，动脉血 pH 7.21，PaO_2 108 mmHg，$PaCO_2$ 141 mmHg，HCO_3^- 57 mmol/L，给予经鼻气管插管机械通气，选择 A/C 模式，通气参数设置为：V_T 400 ml（8 ml/kg），RR 18 次/min，I：E 为 1：2.3。通气 30 min 后患者神志清醒，人机配合良好，复查 pH 7.48，$PaCO_2$ 49 mmHg；1 h 后出现肌束抽动，并逐渐加重，再次复查动脉血气为 pH 7.61，PaO_2 65 mmHg，$PaCO_2$ 46 mmHg，HCO_3^- 46 mmol/L。值班医师将 I：E 降至 1：1.6（希望 T_e 缩短，呼出气减少，$PaCO_2$ 升高），患者抽动仍逐渐加重，且出现神志不清，$PaCO_2$ 下降至 37 mmHg，pH 升至 7.68。将通气参数调整为 V_T 330 ml（6.6 ml/kg），RR 12 次/min，I：E 为 1：2.5，约 10 min 停止抽动，神志变清，复查动脉血气为 pH 7.45，PaO_2 78 mmHg，$PaCO_2$ 53 mmHg，HCO_3^- 38 mmol/L。

病例 3：男性，76 岁，因重症社区获得性肺炎（SCAP）、左心功能不全、心律失常和呼吸衰竭住院。患者嗜睡，动脉血 pH 7.07，PaO_2 104 mmHg，$PaCO_2$ 117 mmHg，HCO_3^- 33.4 mmol/L（吸氧条件下），给予经鼻气管插管机械通气，选择 A/C 模式，通气参数设置为：V_T 500 ml（9 ml/kg），RR 20 次/min，I：E 为 1：2，通气 30 min 后动脉血 pH 7.46，PaO_2 70 mmHg，$PaCO_2$ 34 mmHg，HCO_3^- 32.4 mmol/L，患者神志转清；通气 1 h 后出现肌束抽动，并逐渐加重，胸片显示合并左肺不张，动脉血气 pH 升至 7.53，$PaCO_2$ 降至 31 mmHg。将通气参数调整为 V_T 400 ml（7.3 ml/kg），RR 18 次/min，仍抽动，动脉血 pH 继续上升至 7.55，$PaCO_2$ 降至 29 mmHg。进一步调整通气参数为 V_T 350 ml（6.4 ml/kg），RR 14 次/min，10 h 后复查动脉血气为 pH 7.43，PaO_2 64 mmHg，$PaCO_2$ 48 mmHg，HCO_3^- 33.2 mmol/L，上述症状完全缓解。

【病例分析】

1. **高碳酸血症的病理生理改变** 与双肺患者发生呼吸衰竭相同，"单肺"患者发生高碳酸血症后，随着 $PaCO_2$ 的升高和酸血症的加重，血液缓冲系统发生作用，肾功能也逐渐代偿，如例 1 和例 2 完全代偿，例 3 部分代偿。部分患者合并电解质紊乱及代谢性碱中毒，如例 2 患者的 HCO_3^- 高达 57 mmol/L，远

超过 45 mmol/L 的代偿极限。由于代偿作用，3 例患者的 $PaCO_2$ 尽管皆超过 100 mmHg，但 pH 皆在 7.0 以上，动脉血压稳定。在肾功能完全代偿的情况下，$PaCO_2$ 降至 80 mmHg，pH 即可恢复正常。若 $PaCO_2$ 继续下降，将可能出现代谢性碱中毒和碱血症。

根据 $\dot{V}_A-PaCO_2$ 关系曲线，$PaCO_2>80$ mmHg 时，$\dot{V}_A$ 与 $PaCO_2$ 呈陡直的线性关系，$\dot{V}_A$ 或 V_T 轻微升高，$PaCO_2$ 即显著下降，如 $PaCO_2$ 从 120 mmHg 降至 80 mmHg 需增加 $\dot{V}_A$ 约 400 ml。若 RR 为 16 次/min，仅需增加 V_T 25 ml。因此，在重度 CO_2 潴留患者，V_E 轻度升高，$PaCO_2$ 即显著下降，pH 将恢复至比较安全的水平。当 $PaCO_2<60$ mmHg 时，$\dot{V}_A-PaCO_2$ 关系曲线比较平坦。$\dot{V}_A$ 明显增大仅能使 $PaCO_2$ 轻度下降，为获得正常 $PaCO_2$ 需较大的 V_E；反之若使 $PaCO_2$ 明显回升，则需显著降低 V_E。

2. **继发性代谢性碱中毒的原因和机制** 上述单肺患者发生呼吸衰竭后，无论是急性还是慢性，用平时认为较小的 V_T（本组病例最高不超过 9 ml/kg）和 V_E 通气，仍发生代谢性碱中毒和碱血症，其中慢性患者尤为严重，容易发生严重抽搐和昏迷，机制如下。

（1）解剖学特点和通气参数设置的关系：单肺的解剖无效腔显著减小，应用常规 V_T 和 V_E 可能导致呼吸性碱中毒；若为慢性呼吸性酸中毒患者，可能发生严重代谢性碱中毒，如例 1、例 2，V_T、RR 和 V_E 皆比较小，例 3 调整后，V_T 和 RR 也仅有 7.3 ml/kg 和 18 次/min，但都出现严重代谢性碱中毒。

（2）代偿程度或基础 HCO_3^- 水平：碱血症的程度也与代偿程度和是否合并"隐匿性"代谢性碱中毒有关，如例 1、例 2 完全代偿，例 2 还合并"隐匿性"代谢性碱中毒，故碱血症特别严重；例 3 部分代偿，碱中毒则轻得多。

（3）通气时间：随着通气时间延长，分泌物充分引流，$\dot{V}/\dot{Q}$ 失调改善，通气肺泡增多，无效腔进一步减小，$\dot{V}_A$ 增大，"过度通气"进一步加重。与小 V_T 相比，大 V_T 可迅速改善通气不良的肺泡，促进分泌物的引流，防止发生微小肺不张，可在短时间内发生"过度通气"。与正常的双侧肺通气比较，上述 V_T 对单肺无疑是较大的，对改善肺泡通气更迅速、更显著，故 3 例患者通气后皆出现 $PaCO_2$ 的迅速下降和碱血症；且 30～60 min 后继续加重，即使 V_T 和 V_E 有一定程度的下降，也不能明显改善碱血症的程度。

3. 严重碱血症的处理对策   由于 $PaCO_2$ 多在正常范围(如例 1、例 2),或低于正常范围(如例 3),即处于 $\dot{V}_A$ - $PaCO_2$ 曲线的平坦段,此时 V_T、RR 的轻度下降对 $PaCO_2$ 和 pH 的影响有限,如例 1,V_T 下降不超过 15%,RR 为 20 次/min,V_E 下降仅 31%,碱血症始终不能明显改善;20 h 后,随着 V_E 下降达 40%,同时肾脏代偿性排除 HCO_3^- 增多,pH 才恢复至比较安全的范围(仍比正常值高)。但因碱中毒时间太长,脑组织可能已发生器质性损害,故昏迷数十小时后患者才逐渐清醒。例 3 患者的 V_E 在数小时内逐渐下降,碱中毒也逐渐改善。例 2 患者短时间内除 V_T 明显下降外,RR 下降 1/3,V_E 下降 45%,因此患者碱中毒迅速改善,肢体抽动迅速缓解,神志转清。

总之,单肺发生慢性高碳酸血症的患者机械通气时,V_T 和 RR 都应较低,建议 V_T 300~350 ml(6~7 ml/kg),RR 10~15 次/min;且需在短时间内连续复查动脉血气。若存在轻度碱血症,也应降低 V_E;而一旦出现严重碱血症,V_E 应迅速降低 1/3~1/2,以降低 RR 为主。30 min 复查动脉血气,并根据情况进一步调整。

(朱　蕾　胡莉娟)

第三十八章
围手术期的呼吸管理

随着手术适应证的不断扩大,特别是有基础心肺疾病(包括 OSAS)、高龄和器官移植手术的显著增多,术中、术后与呼吸有关的并发症也显著增多,已成为影响患者预后的重要因素。

第一节 围手术期的呼吸生理变化

手术后的肺功能变化与疾病种类、麻醉、疾病部位、手术特点等直接相关。

一、麻 醉 药

1. 作用 全身麻醉药都能减少 V_E,并使呼吸中枢对高碳酸血症和低氧血症的刺激反应减弱。麻醉抑制上气道的肌肉功能,可导致上气道阻塞,诱发或加重 OSAS。麻醉改变呼吸肌的功能,改变胸廓的形态和容积,导致 FRC 在麻醉后数分钟即减少。大部分患者麻醉后都发生微小肺不张,需要大 V_T 呼吸才能复张。部分麻醉药还降低心排血量(CO),降低静脉血 PO_2,间接降低 PaO_2。上述变化可导致肺泡无效腔和肺内 $\dot{Q}s/\dot{Q}t$ 增大,$\dot{V}/\dot{Q}$ 离散度增大;也容易继发肺部感染。术前和术中应用麻醉药对呼吸的抑制作用可被手术中的通气支持和高浓度氧疗所掩盖;当这些措施在术后中止后,若麻醉作用消退缓慢,就可能出现呼吸抑制的累积现象。

2. 作用特点 主要在手术过程中发挥作用,一旦手术结束,停用麻醉药,其抑制作用将迅速消失,呼吸中枢功能迅速恢复,但对肺换气功能的抑制作用将持续较长时间(见下述)。

3. 影响麻醉药物作用特点的因素

(1)体位:麻醉期间,患者的知觉全部或部分丧失,肌肉松弛,肌张力减退。凡限制胸廓和膈肌活动,或使肺内血容量增加的体位,均使胸廓和肺的顺应性降低。清醒患者由坐位改为仰卧位时,腹内脏器将横膈推向胸内约 4 cm,FRC 减少约 0.8 L,全身麻醉下再减少 0.4 L。正常人取侧卧位时,下位横膈受腹腔内脏的挤压作用比上位肺大,向胸内升高明显,但吸气时下位膈肌收缩更有力,故下位肺比上位肺的通气好;下位肺血流受重力作用也较大,故两肺 $\dot{V}/\dot{Q}$ 基本无变化。全麻、侧卧位时,膈肌张力减弱,下位横膈升高更甚,加上心脏与纵隔下移,下位肺容积缩小,FRC 明显减小;丧失了膈肌的代偿性通气作用,故产生严重 $\dot{V}/\dot{Q}$ 失调。

(2)麻醉方法:局麻下,不进行气管插管的清醒患者,剖胸后产生的呼吸循环扰乱常难以控制。硬膜外神经麻醉的止痛效果较满意,但双侧胸脊神经和交感神经节受不同程度的阻滞,呼吸肌张力减退。除非通过气管内插管进行呼吸管理,否则手术过程中将难以维持有效 V_E。全身麻醉基本上应用人工气道机械通气,有多个环节可影响肺功能,如机械无效腔、管道弹性、气管插管内径、人工呼吸操作不当等。胸外科手术常采用支气管内插管,单侧肺通气,因此在未剖胸前便可因术侧肺无通气或少通气、血流灌注仍存在而导致 $\dot{Q}s/\dot{Q}t$ 增加,PaO_2 降低;$PaCO_2$ 可因健侧肺的过度通气而维持正常水平。

(3)不同麻醉药的作用特点:主要表现为对呼吸中枢的抑制作用,以及对气道和肺血管的不同影响。无论是吸入和静脉用药麻醉,在亚麻醉剂量或镇痛剂量时,无明显呼吸抑制作用;随着患者意识消失,呼吸逐渐受抑制。麻醉药可改变 CO_2 通气反应曲线,如巴比妥类及卤素碳氢化合物(如氟烷),使曲线右移,并明显降低其斜率,最后完全丧失反应。麻醉性镇痛药(如吗啡)使曲线右移,但斜率不变,除非患者入睡。麻醉药均可降低缺氧反射。不同麻醉用药对气道和肺血管的影响也不同,如恩氟烷、异氟烷、氟烷有扩张支气管和肺血管的作用,氧化亚氮则是肺血管收缩药,氯胺酮可扩张支气管;高浓度的硫喷妥钠可使支气管平滑肌收缩,需根据具体情况选择使用。

二、手术后肺功能变化

手术后患者的肺功能可以有永久性或一过性减退,也可以有一定程度的改善,其变化特点与疾病种类、疾病部位、手术特点等直接相关。

(一)手术后肺功能的永久减退及其程度

1. 手术对胸廓的直接损伤 主要见于肺、食管、心脏、纵隔等胸部手术。根据临床观察,剖胸术后即刻关闭,术后 VC、MVV 均有明显减少,6 周后才逐渐恢复,但多不能回复至术前水平,这主要是由手术创伤、粘连等导致的限制性通气功能障碍所致。

2. 肺部分切除术 必然导致肺容积减小和限制性通气功能减退,但也伴随部分支气管的切除和解剖无效腔的减小,健康肺代偿性充气和通气增多。通过代偿性呼吸增快,MVV 有所增大,因此若手术本身的创伤不大,VC 的下降幅度可低于切除的肺容积,FEV_1、MVV 的下降幅度更小。

肺的代偿能力与年龄、基础肺功能状态等有关,年龄越大,基础肺功能越差,代偿越差。如肺段切除术后,VC 与 MVV 分别减少11.2%及11.6%;肺叶(右中叶和上叶可作为一叶对待)切除术后,29 岁以下患者 VC 和 MVV 分别减少23.1%(略低于 25%)和12.9%(明显低于 25%);30～39 岁患者分别减少24.4%和16.7%;40 岁以上患者则为30.2%和23.6%。

(1)正常肺功能患者肺部手术后的肺容积估测:人体肺分左右 2 个,大约各占 1/2 的肺容积;大体分为 4 个肺叶(在功能上,右中叶和右上叶作为一个肺叶对待,相当于左肺上叶),每个肺叶约占 1/4 的肺容积;大体有 20 个肺段(解剖上有 18 个肺段,左肺尖后段、前内基底段在功能上各相当于 2 个肺段),每段的肺容积大约占 TLC 或 VC 的 1/20(5%),比如右中叶切除大约减少 1/10(10%)的肺容积。

(2)肺部分切除术后的肺通气功能估测:肺通气功能的下降幅度不仅取决于切除的肺容积,也取决于手术部位和病变特点。由于下肺扩张度大,膈

肌运动产生的 V_T、MVV 占绝对优势,因此一侧下肺切除丧失的肺容积大约占 1/4,但 MVV 的下降则大约占 1/3;上肺相反,上肺叶切除是远比下肺叶(包括肺段)更安全的手术。

若手术肺叶的基础病变重,而非手术部位轻,则通气功能下降幅度小,反之则明显增大,这主要见于不均匀性肺气肿、合并肺大疱、支气管占位等疾病。

(3)肺部分切除术的远期影响:若肺组织切除过多,如一侧肺切除后可逐渐出现胸廓畸形、肺气肿或慢性肺动脉高压,十几年后将导致生命质量下降,在残腔处理不当的情况下更容易发生,故应尽可能避免该类手术。

(二)手术后肺功能的永久改善及其程度

1. 无功能肺部病灶的切除或胸腔手术 如肺大疱切除术、肺减容术、巨大肿块切除术、张力性气胸或(和)血胸引流减压术、胸膜剥脱术、脓胸切除术,均可解除病灶对健康肺的压迫,直接改善肺功能,术后患者的 VC、FEV_1、MVV 均有不同程度增大,其改善程度取决于病变程度和手术部位,如上肺减容术后,结构较好的下肺活动度增大,肺功能明显改善;下肺切除则无明显效果。若气肿周围有较多被压迫的有效肺组织,则肺减容术后的肺功能改善明显。

2. 肺内感染和毁损病灶 切除有感染和炎症的病灶,尽管 VC 可能下降,但 MVV 多改善。更有效的是肺脓肿、支气管扩张、阻塞性肺炎、毁损肺的切除术。由于切除了炎症或化脓性病灶,毒血症解除,机体一般状况改善,呼吸肌力增大;减少或解除了有静动脉血分流的肺组织,低氧血症改善;切除无效腔病灶,提高通气效率,减小呼吸做功。

3. 单支不完全阻塞的支气管 较重的单侧支气管压迫或阻塞,X 线胸片可以完全正常,肺功能表现为阻塞性通气功能障碍。若平静呼吸,则各部位通气量差别不大;若用力呼吸或运动时,则阻塞部位的气体进出严重受限,特别是呼气受限,导致肺过度膨胀;压迫正常肺组织,导致严重通气障碍。若切除阻塞的支气管-肺组织,则健康肺的活动正常,尽管 VC 减小,甚至 FEV_1 减小,但 MMV 明显增大,生活质量和活动能力明显改善。

因此,评估手术后的肺通气功能不仅考虑手术类型,也需结合影像学和呼吸生理学特点。

(三)手术后肺功能暂时性减退的程度和时间

1. 肺功能减退的影响因素和变化特点 手术

前后麻醉剂、镇静剂、镇痛剂对呼吸运动、咽喉部肌肉张力、咳嗽反射、纤毛运动等均有抑制作用；局部创伤，特别是头颅、颈部、胸部、腹部手术，对呼吸中枢、上气道骨骼肌、神经（主要是膈神经）、呼吸肌（主要是膈肌）、呼吸道纤毛运动、咳嗽反射的抑制作用；术后胸腹部固定带和伤口疼痛对呼吸运动和咳嗽的抑制作用；胸部手术对健康肺组织挤压或牵拉过剧；手术后反应性胸膜炎对横膈活动的抑制作用；胸部、上腹部手术对横膈的直接刺激作用；肺内分泌物等进入健侧肺，引起阻塞等。上述情况对肺功能的抑制一般在术后 24 h 最明显，72 h 后明显改善，约 1 周恢复正常。因此，术后 72 h 内是发生呼吸衰竭、分泌物堵塞、上气道阻塞最多的时期，此时的呼吸管理最重要，特别强调加强咳嗽、深呼吸锻炼和上呼吸道管理。

2. 腹部手术后的肺功能变化 腹部手术影响膈肌活动。手术创伤、麻醉可限制横膈升降幅度，降低 V_T；抑制咳嗽，导致呼吸道分泌滞留。以成人横膈面积 270 cm^2 计算，升降 1 cm 的 V_T 约为 270 ml。

腹部手术后，创伤和伤口疼痛直接影响腹式呼吸，降低 V_T，特别是上腹部手术。在有基础肺功能减退的患者容易产生严重通气不足。Churchill 等报道腹部手术后 VC 平均下降 25％～50％，其中上腹部约减少 55％；手术后 24 h 左右下降最明显，72 h 后明显改善。腹部手术后，由于深吸气受限制，肺泡大量萎陷，RV 下降约 13％、FRC 下降约 20％；补呼气容积（IRV）的变化类似，平均减少 35％，其中下腹部下降约 25％，上腹部下降约 60％。手术后患者多呈浅速呼吸，一般术后 24 h V_T 减少 20％，RR 增快 26％，V_E 不变，但 $\dot{V}_A$ 下降，约 2 周恢复正常。

（四）手术和麻醉对呼吸道引流的抑制作用 主要发生于术后 3 日内，在麻醉作用未消失或疼痛比较明显的情况下容易发生；在高龄、体弱、存在慢性气道疾病的患者更容易发生；若呼气峰流量（PEF）＜3 L/min 时，患者容易出现无效咳嗽和分泌物阻塞。分泌物阻塞气管将导致窒息或严重呼吸衰竭，阻塞支气管导致肺膨胀不全或肺不张；阻塞小气道则导致难治性肺炎。

第二节 手术后常见的肺部并发症及处理

手术后并发症与上述呼吸生理的变化直接相关。

一、呼吸衰竭

呼吸衰竭是一种病理生理综合征，而不是一种具体疾病，发生原因多种多样。除麻醉、手术本身直接导致的肺功能减退和呼吸衰竭外，还常发生导致呼吸衰竭的具体疾病，这应尽可能在发生呼吸衰竭前就明确诊断，并给予相应处理，但临床上容易忽视。导致呼吸衰竭的常见原因有急性心源性肺水肿、支气管哮喘、慢性阻塞性肺疾病急性加重、肺炎、肺栓塞、ARDS。更多情况下，肺水肿、肺栓塞是较 ARDS 更常见的疾病。本节简述直接与麻醉、手术有关的情况。

呼吸衰竭一般在术后短时间内发生，主要与手术前肺功能、手术后可能保留的肺功能，特别是手术后肺功能的暂时性下降有关，其他并发症也可诱发或加重呼吸衰竭。

（一）发生机制
1. 手术损伤和药物的直接抑制作用 主要见于心脏、肺或其他胸部手术。腹部手术也可影响膈肌运动。手术创伤、麻醉、固定、疼痛可限制横膈升降幅度，特别是上腹部手术的刺激和损伤可显著抑制膈肌运动，降低 V_T；抑制咳嗽和纤毛运动，导致呼吸道分泌引流不畅。手术结束，通气支持和高浓度氧疗等措施撤除后，呼吸抑制的作用就逐渐显现；若术后管理不善，加上术后镇痛、镇静药物使用不当，即使非胸部和腹部手术也可能诱发呼吸衰竭。

2. 手术后并发症 以分泌物液堵塞、感染、肺水肿和 ARDS 常见，另述。

（二）处理原则 基本管理是加强翻身、拍背、湿化和温化，鼓励患者及早活动，及早减量或停用镇静剂，强调加强咳嗽和深呼吸锻炼。

1. 加强深呼吸锻炼 保持肺泡的充分开放，深呼吸的 V_T 应达 VC 的 70％～80％，一般每日 4～6 次，每次呼吸 10～20 次。做好患者的思想工作。

2. 提高咳嗽的效率 ① 对容易发生痰堵的患

者应 2～3 h 将其唤醒,进行咳痰。② 咳痰前的准备:因疼痛等原因,患者不愿意进行深呼吸和咳嗽,故应向患者讲清楚道理,并休息数分钟。③ 咳嗽过程:让患者、护理人员或医师等用手轻压刀口部位,深慢吸气,使 V_T 达 VC 的 70%～80%后短暂屏气,然后以较快的速度呼气,可连续咳嗽两下,充分休息后再进行下一次咳嗽;避免连续多次咳嗽。④ 可适当应用转换素酶抑制剂(ACEI)刺激咳嗽,如卡托普利 6.25 mg,每 12 h 给 1 次。

3. 预防性辅助通气　对高危患者可延迟拔管时间,继续机械通气 24～72 h;也可拔管后给予 NIPPV 3～5 日。

4. 治疗性机械通气　一旦发生严重呼吸衰竭,需及早建立人工气道行机械通气。一般首选经口气管插管,若估计 1 周内不能拔管,则应及早气管切开。

5. 其他治疗　如适当应用抗生素、气道扩张剂、糖皮质激素等。

二、上气道阻塞综合征

一般发生在术后最初数小时、麻醉剂作用未消失的情况下,尤其是手术刚结束或夜间睡眠时,实质是阻塞性睡眠呼吸暂停综合征(OSAS)。

(一)发生机制　麻醉药会抑制腭帆张肌、腭舌肌、腭咽肌的张力和收缩力,引起口咽和喉咽部气道的塌陷和阻塞;鼻咽部也可发生气道闭塞,导致鼻咽部以下的咽部气道被动陷闭。手术后的麻醉药作用持续一段时间才能完全消失,故撤离机械通气和拔除气管插管后,患者容易在睡眠状态下发生上气道阻塞,导致低氧血症,严重者可发生窒息。有 OSAS 病史、肥胖、高龄等高危患者容易发生。

(二)防治原则

1. 术前评估　近年来 OSAS 患者或高危患者的发病率明显升高,因此术前除询问患者心、肺等方面的症状和体征外,还应常规了解患者的打鼾、憋气、嗜睡等症状,检查患者的体型、颈围、咽部,了解 OSAS 的诊断和治疗情况。必要时术前进行睡眠呼吸监测(PSG)。

2. 术后监测　主要是呼吸形式和 SpO_2 监测,重点是高危患者睡眠过程中的监测。

3. 基本防治措施　改变体位,平卧、头部后仰、颈部充分伸展的姿势可使颏舌肌前移 1～2 cm,使气道通畅。尽力上抬下颌,可使颏舌肌进一步前移。

4. 针对性措施

(1)可采用措施:使用咽导气管有一定的预防作用,但操作不当,导气管顶部可能陷入舌和会厌之间的界沟或插入食管,并将舌推向后下方而阻塞其顶部。喉罩导气管由通气罩和通气导管组成,在声门上方插入咽喉部后罩,气囊充气后能在喉周围形成密封圈。由通气导管开口连接麻醉机或呼吸机,患者可自主呼吸,也可机械通气。但需强调,喉罩不能防止胃内容物反流入喉咽部;且气道阻力明显增加,机械通气压力明显升高,容易导致气体进入食管或胃部,引起胃胀气。

(2)首选措施:比较简单、有效的方法是在维持适当体位的情况下,给予经面罩 CPAP 或 BiPAP(首选 PSV＋PEEP)通气。在高危患者,特别是术前有 OSAS 或可疑 OSAS 的患者,也可延迟拔管 24 h 以上。

三、喉 痉 挛

本病以严重吸气困难伴吸气性喉鸣为主要表现,发生率不高,但危害较大,主要见于小儿,与高敏体质、上气道和气管内操作、气管插管刺激等有关;与麻醉药物也有一定关系。其容易与支气管哮喘急性发作同时出现。

(一)发病机制　主要是上呼吸道炎症和反应性升高,在理化及生物刺激的作用下,控制声门的骨骼肌收缩,出现声门狭窄或闭塞。

(二)常见原因及诱因　主要见于下述情况:① 上呼吸道炎症,容易导致气道高反应性。② 气道内操作,是常见的机械性刺激因素,特别是在浅麻醉状态下和麻醉苏醒期,因麻醉较浅,故刺激后发生。③ 分泌物或反流物,含胃酸或食物的胃内容物的刺激性更大,更容易诱发声门痉挛。④ 药物,见于部分麻醉药,主要是刺激性或气味较大的吸入性麻醉药,静脉麻醉药主要是硫喷妥钠、氯胺酮等,麻醉性镇痛药,如吗啡也可诱发喉痉挛。⑤ 手术操作,特别是小儿上呼吸道手术。

(三)临床表现　轻、中度喉痉挛表现为典型的吸气性呼吸困难伴喉鸣。重度或完全梗死时,则出现严重呼吸困难或窒息,可表现为摆动样阻塞性呼吸,即吸气时腹壁随膈肌收缩而抬起,但由于气体吸入受阻,胸壁回缩或不能膨胀;呼气时腹壁因膈肌松弛而下降,胸部抬起而回复至原来的位置,呈现胸腹矛盾运动;严重发绀,甚至意识丧失、心搏骤停。

（四）治疗原则　迅速恢复气道通畅和有效通气，并预防喉痉挛再次发作。

1. 停止刺激　立即停止一切气道内操作和手术操作，停用可能诱发喉痉挛的药物。

2. 增加麻醉深度或给予镇静、麻醉治疗　若患者仍在麻醉过程中，则迅速增加麻醉深度，吸入或静脉麻醉皆可；若术后发病则迅速给予镇静剂和麻醉剂，以静脉用药为主。

3. 维持呼吸道通畅和氧疗　轻度阻塞时给予高流量或高浓度吸氧；中度阻塞时给予经面罩加压通气，首选简易呼吸器通气，同时给予高浓度氧吸入；严重阻塞可用粗针行环甲膜穿刺，并给予高流量吸氧。中重度阻塞若不能迅速改善，则在充分麻醉和 NIPPV 的基础上，及早行气管插管。插管后可自主呼吸或机械通气，并吸出呼吸道分泌物；同时给予麻醉药和肌松剂，以迅速缓解喉痉挛。

4. 应用糖皮质激素　对维持疗效、防止复发有重要作用，以静脉应用活性药物为主，首选甲泼尼龙或氢化可的松；雾化吸入需慎重，以免刺激声门，加重或再次诱发喉痉挛。

5. 其他　对症处理。

（五）预防

1. 手术时机的选择　近期有上呼吸道炎症者尽可能延期手术，特别是小儿。

2. 高危操作的术前处理　需给予足量的抗胆碱能药，如阿托品 0.5 mg 静脉应用以抑制迷走反射；避免呕吐和反流；给予糖皮质激素，地塞米松的作用时间较长，可首选。

3. 麻醉要求　避免在浅麻醉情况下行口腔、咽喉、气管内操作。

4. 加强气道管理　及时清除呼吸道分泌物、口咽部吸入物、胃内反流物。

5. 掌握拔管时机　手术后最好在深麻醉状态或完全清醒后拔管。

四、下呼吸道分泌物阻塞

主要发生于术后数小时至数日内，在麻醉剂等药物作用未消失或疼痛比较明显的情况下容易发生。

1. 发生机制　麻醉药、镇痛药抑制咳嗽反射和纤毛运动是导致呼吸道分泌物引流不畅的主要原因，手术创伤和伤口疼痛抑制咳嗽反射也是重要原因。在高龄、体弱、存在慢性呼吸道疾病、有呼吸功能减退、呼气峰流量<3 L/s 的患者，咳痰能力明显下降，更容易发生气道阻塞。

2. 阻塞特点　分泌物阻塞气管导致窒息或严重高碳酸血症；阻塞分支气管导致肺膨胀不全或肺不张；阻塞周边小气管导致低氧血症和难治性肺炎。

3. 处理原则　强调以预防为主，可适当应用抗生素预防，但更主要是加强呼吸锻炼和咳嗽锻炼，具体见上述。一旦发生，除采取上述呼吸管理的措施外，可根据情况进行气管镜吸痰，也可给予 NIPPV，首选 PSV，直接用高压力（一般为 20～30 cmH$_2$O）通气。详见第二十三章第二节病例分析。

我们采取上述措施后，大部分患者可迅速缓解。但对于窒息患者应迅速经口气管插管（除非操作困难）。若分泌物引流阻塞持续存在或反复发生，则需气管切开。

五、院内获得性肺炎或气管支气管炎

手术后 2～5 日容易发生，与呼吸道分泌物引流不畅和误吸直接相关。

1. 发生机制　手术后由于麻醉、镇痛药物或伤口疼痛等原因抑制低位肺通气，导致肺泡萎陷和微不张；咳嗽反射、吞咽反射或其他呼吸道的自然防御功能减退，导致口咽部分泌物吸入或胃-食管反流的机会增加；麻醉作用等导致呼吸道分泌物引流不畅，这些皆容易诱发下呼吸道和肺部感染。

2. 处理原则　以改善引流和加强呼吸管理为主要治疗手段，具体见上述。适当应用抗生素，鉴于 ESBL 明显增多，应首选加酶抑制剂抗生素或碳青霉烯类抗生素。另有部分患者 1 周后发病，细菌耐药情况将更为严重，治疗也比较困难，主要措施是加强呼吸系统引流，详见第四十一章。

六、急性呼吸窘迫综合征

急性呼吸窘迫综合征是外科较常见的呼吸衰竭类型，多发生于手术后 24～72 h。见第三十四章，此不赘述。

七、脂肪栓塞综合征

脂肪栓塞综合征主要见于骨盆、四肢的严重创伤和手术,且多发生于创伤、手术后的数小时内,并逐渐加重。重症患者实质就是一种肺内型 ARDS,但由于有一定特殊性,故单独叙述。

1. 发生机制 来自骨折的脂肪颗粒栓塞肺毛细血管,被肺脂蛋白酶转化为游离脂肪酸,破坏血管内膜,灭活 PS。创伤也可直接影响脂肪代谢,如升高的儿茶酚胺可分解脂肪,增加循环血流中游离脂肪酸和脂肪颗粒含量。肺循环中脂肪颗粒能使血小板产生集聚和释放反应,这些都促进肺损伤的发生。

2. 治疗原则 一旦出现脂肪栓塞的征象应及早给予 NIPPV 和激素治疗,可用甲泼尼龙 80 mg,每 8～12 h 给 1 次,或地塞米松 10 mg,每 12 h 给 1 次,连用 2～3 日。

八、肺 水 肿

肺水肿多在术后数小时内至数日内发生,是外科手术后常见,但也容易被忽视或误诊的并发症。

1. 发生原因和机制 常常是多种因素综合作用的结果,主要包括以下几个方面。

(1) 一般因素:① 随着手术条件的显著改善,多数患者手术时失血和失液并不多。② 手术刺激导致的应激反应,机体分泌糖皮质激素(移植患者常规应用)和抗利尿激素增多,肾素-血管紧张素-醛固酮系统(RASS)兴奋,肾脏重吸收钠、水增多。③ 大剂量麻醉药物容易导致血管张力和血压下降,手术中和手术后普遍输液过多、过快。与内科医科处理低血压习惯上首选升压药不同,外科、麻醉科医师首选大量补充晶体液,这是导致肺水肿的主要诱发因素。④ 创面较大的手术,渗出明显,白蛋白丢失较多,加之术后禁食或进食少,白蛋白补充不足,容易发生低蛋白血症,导致肺水肿。⑤ 老年人手术增多,且容易合并冠心病、高血压、肥胖,机体的调节能力显著下降。在老年患者或有心脏病的患者,心脏的代偿能力下降,输液过多、过快容易发生肺水肿。高血压患者,若血压控制不良,将导致心脏的后负荷增大,发生左心衰竭的机会增加。肥胖患者,细胞外液,特别是组织间液减少。组织间液对血容量的变化有重要的缓冲作用,即血容量下降,组织间液迅速进入血管,补充血液量的不足;反之则增加的血容量可迅速进入组织间液,缓解高血容量。组织间液减少必然导致其缓冲血容量的能力下降,发生高血容量和肺水肿的机会增多。

(2) 特殊因素:某些手术显著影响有效血容量的变化,导致肺水肿的发生率显著升高。

1) 肝移植:移植过程中需要阻断下腔静脉回流,为维持适当的血容量和血压,需明显增大补液量。手术结束后,随着下腔静脉血流的开放,大量血流进入肺循环,特别容易发生肺水肿,文献报道发生率为 4.1%～47%,因此手术结束就应转入肺水肿的防治。

2) 心脏手术:心外科手术患者,如换瓣术或冠状动脉搭桥术多有心脏的器质性损伤;手术结束后,随着体外循环转为正常的自主循环,大量血液进入心脏和肺,也容易发生肺水肿,这也是心脏手术后需机械通气一段时间,而不立即拔管的重要原因。

3) 颅脑手术:神经因素是导致肺水肿的常见因素。创伤、休克都可能通过兴奋自主神经而收缩肺静脉,导致肺毛细血管充血、高压和血管壁通透性增加。颅外伤伴发神经性肺水肿,在临床上亦不少见。

2. 病理生理特点 与其他心源性肺水肿基本相似,但心血管系统的代偿反应明显,常有明显的血压升高和心率异常增快,易被误诊为高血压,治疗时容易选择能同时降压和减慢心率的 β 受体阻滞剂,导致心脏抑制和心力衰竭加重。呼吸代偿性增强、增快明显,胸腔和间质负压显著增大,容易在高压性肺水肿的基础上发生负压性水肿,在肺中央部位渗出明显的基础上出现肺周围渗出,导致全肺比较均匀的弥漫性病变,容易与 ARDS 等混淆;CVP 多正常或下降,不仅容易导致肺水肿的误诊,还容易诊断为血容量不足,导致临床补液过多,加重病情;左心室跨壁压和后负荷显著增大,导致心力衰竭和呼吸衰竭进一步加重。

肺水肿的特点还与手术导致的强制性体位有关,如胆囊手术后,患者为避免疼痛常采取右侧卧位,在重力作用下,导致右肺水肿明显,甚至出现单纯右肺水肿,易被误诊为肺炎。

3. 临床表现 早期表现为血压升高,心率增快;干咳,气急,呼吸增快、增强,呼吸性碱中毒,轻度低氧血症,呼吸音增强或少量湿啰音;X 线胸片显示肺血管纹理增多,肺门影增大、增浓,双肺磨玻璃样改变,近肺门处明显,呈向心性密度增高。但临床上容易被忽略。典型表现为:咳大量白色或粉红色泡沫样痰;血压下降,心率增快;严重低氧血症;双肺门增大、肺血管纹理增粗、肺广泛渗出,呈蝴蝶翼样改变,这多属于中晚期阶段。CVP 多正常或降低,心脏手术后多升高。

根据发病的时间,手术后肺水肿可分为早发性、中发性和晚发性三种情况。

(1) 早发性肺水肿:一般在术中至术后数小时内发生,多见于创伤较小的手术或胸部手术患者。在此基础上,输液过多、过快导致肺水肿的迅速发生。其特点是病情进展非常快,心肺代偿性反应明显,血压迅速升高,伴心率异常增快;呼吸显著增强、增快,V_E 显著增大,几乎皆有明显的呼吸性碱中毒和低氧血症;迅速出现大量湿啰音和泡沫样痰,但机械通气患者不明显;CVP 下降。

(2) 中发性肺水肿:一般在术后 1~2 日发生。与早发性相比,输液增多、增快的程度较轻,但 24~48 h 累计量明显增大。机体有一定程度的代偿,血压升高、心率增快的速度较慢,持续时间较长,程度较轻。CVP 多基本正常。低氧血症进展较快。

(3) 晚发性肺水肿:一般在术后 3~5 日发生,输液增多累计发挥作用。机体代偿反应更明显,血压升高、心率增快的速度更缓慢,持续时间更长,但增加幅度较小,CVP 多升高。低氧血症发展速度比较慢。其常有其他合并症。

4. 治疗　符合一般急性心功能不全、肺水肿的治疗原则,但强调以下几点。

(1) 镇静:呼吸增强、增快是导致心力衰竭、呼吸衰竭恶化的重要因素,因此必须根据情况适当应用镇静剂或麻醉剂。地西泮、吗啡是最常用的药物,初始剂量分别为 10 mg 和 5~10 mg,可连续应用,使 RR 尽可能控制在 20~30 次/min。

(2) 严格控制补液的量和速度:必须结合病情,补液量要足够,但不能补液速度太快,血压下降时适当应用升压药。CVP 实际指导价值不大,应慎重判断其临床意义。

(3) 利尿:选择强效利尿剂,如呋塞米(速尿),静脉应用可快速扩张血管,并产生强大的利尿作用,有助于迅速改善病情,也有助于与 ARDS、负压性水肿等鉴别。

(4) 白蛋白的应用:创伤较大的患者或晚期患者,常合并严重低蛋白血症,这是导致肺水肿难以纠正的重要因素,应及早预防,一旦发生需尽早补充。若血浆白蛋白浓度<25 g/L,应给予白蛋白 10 g,静脉点滴,每 8 h 给 1 次,连用 2~3 日;而不是 10 g 静脉点滴,每日 1 次。

(5) 无创正压通气:患者神志清醒,容易配合,心脏本身的功能多较好,治疗效果好,可及早应用。

九、支气管哮喘急性发作或哮喘样发作

在有支气管哮喘病史或慢性呼吸道疾病的患者容易发生。心外科最多见,其次是胸外科和普外科。可以在麻醉和手术过程中发病,但更多是在手术后短时间内发病,亦有手术 1 周后发病者。

1. 发病机制　具体原因不清楚,可能与下述因素有关:部分麻醉剂、肌松剂等诱发的组胺释放或迷走神经功能亢进;气管插管导致的气管黏膜损伤;手术创伤释放炎症介质等。心外科发病较多与体外循环导致的细胞损伤、补体、其他炎症介质释放有关。迟发者可能与感染有关。

2. 防治原则　强调术前积极防治,在高危患者,除一般平喘治疗外,同时吸入糖皮质激素[如布地奈德(普米克令舒)雾化吸入];一旦发作应及早给予全身用激素 2~3 日;必要时给予抗菌药物。临床医师对应用激素有较大的顾虑,担心影响伤口的愈合。事实上,短时间内应用对创面愈合极少产生不良影响;而哮喘发作时产生巨大的牵拉力反而更容易加重创口损伤;若哮喘不能在短时间控制,将导致呼吸衰竭、肺部感染、低蛋白血症等并发症,进一步影响创口的愈合,病死率将明显升高。

十、慢性阻塞性肺疾病急性发作

慢性阻塞性肺疾病是常见病,在成人手术患者有较高的发病率,手术后容易急性发病,对愈合产生较大影响。急性发病的机制和防治与哮喘相似,不赘述。

十一、肺血栓栓塞

近年来也明显增多,但表现多不典型,容易在术后 3~5 日的恢复过程中发生。

1. 发病机制　主要是由手术导致的组织和血管内膜损伤,卧床导致的血流缓慢,术后应激反应或肿瘤等导致的高凝状态有关。

2. 临床表现　主要表现为突发性胸闷、气急、低氧血症和呼吸性碱中毒。严重者可发生心源性休克,甚至猝死。发生肺梗死者少见。听诊双肺呼吸音正常或有哮鸣音。X 线胸片多无明显改变,多数

需 CTPA、MRI、同位素和心脏超声等检查确诊。

3. 防治原则　强调手术后及早活动,对高危患者应常规检查 D-二聚体。一旦怀疑应及早进行上述检查。对确诊患者或疑似的重症患者应及早给予抗凝治疗及其他相应治疗,危重患者及早给予溶栓治疗。

十二、手术后局部并发症及其对肺功能的影响

中下胸部手术导致的肋骨切除较多,胸壁软化,术中损伤膈神经使膈肌麻痹,皆可引起反常呼吸。胸腔内大量积液或积气、胸膜粘连、胸腔引流管放置

过低限制呼吸运动,亦可削弱咳嗽的效能。手术、麻醉使胃肠道蠕动减弱,胃内大量积气、积液,此时若应用具有催吐作用的镇痛药,或因吸痰而刺激咽喉部,则容易导致反射性呕吐和误吸。误吸可引起吸入性肺炎、ARDS,甚至窒息。强调以预防为主,并给予相应的对症处理。

十三、支气管胸膜瘘或食管胸膜漏

这是胸外科手术中较严重的并发症,近年来的发生率显著减少,但后果严重,故一旦发生,应积极处理,以手术处理为主。

第三节　引起肺功能降低的胸部疾病

许多胸部和肺部疾病可引起肺功能降低,大体上可分以下几类。

一、阻塞性肺疾病

慢性支气管炎、支气管哮喘、慢性阻塞性肺疾病等是最常见的疾病。其主要病理和病理生理特征有:① 支气管急慢性炎症,黏膜充血、水肿,分泌物增多,平滑肌痉挛,黏液栓阻塞。② 气流阻力增加,如炎症水肿和(或)平滑肌痉挛;气道结构破坏;气道陷闭。③ 肺实质结构破坏,弹性减退,容易导致小气道的陷闭。上述变化均可导致阻塞性通气功能障碍,FEV_1、FEV_1/FVC 降低。随着病情发展,RV、FRC、RV/TLC 明显增加,部分患者 TLC 轻度增加。因不同部位的阻塞程度不同,肺泡内气体分布不均;膨胀肺泡压迫周围毛细血管,炎症、纤维化等使肺毛细血管数量及血流量均减少,导致 $\dot{V}/\dot{Q}$ 失调和有效弥散膜面积减少,D_LCO 和 D_LCO/V_A 下降。早期可出现低氧血症。

支气管扩张症也是常见疾病。由于气管黏膜反复炎症和溃疡,可伴有痰液潴留和支气管动脉扩张,反复咯血,影响气道通畅;$\dot{Q}s/\dot{Q}t$ 增高,容易发生低氧血症。

二、限制性肺疾病

本病包括气道完全阻塞、肺泡和肺间质疾病、胸

膜和胸廓疾病,如支气管内膜结核、肺纤维化、气胸、胸膜炎、脊柱及胸廓畸形、神经-肌肉疾病、重症肌无力和过度肥胖等。这些疾病主要导致胸廓、肺扩张和(或)回缩受限,胸廓和(或)肺顺应性降低。表现为限制性通气功能障碍,VC、TLC 降低,VC 降低大于 MVV、FEV_1 的降低的幅度,常有 RR 的代偿性增快。换气功能障碍明显,常有 $\dot{V}/\dot{Q}$ 失调,D_LCO 和 D_LCO/V_A 下降。以低氧血症为主要表现。

尘肺(矽肺)患者有肺结节形成和纤维化,不但使肺丧失正常结构及其弹性,导致肺纤维化和肺气肿;也引起肺毛细血管床减少和肺循环阻力升高等一系列病理生理变化。

三、肺血管病

本病常见肺栓塞和肺动脉高压,不但导致生理无效腔(VD)增加,诱发呼吸窘迫和呼吸性碱中毒;也可导致肺循环和体循环吻合支开放,$\dot{Q}s/\dot{Q}t$ 增高,发生低氧血症。

肺动静脉瘘可使未经气体交换的肺动脉血直接流入肺静脉、左心房内,增加解剖分流,使 $\dot{Q}s/\dot{Q}t$ 增加,PaO_2 降低。患者可出现反应性红细胞增生,血液黏滞度升高,从而增加心脏负荷和微循环阻力,使血液在毛细血管内郁滞,影响组织摄氧。患者可有发绀、气急等症状。

此类疾病的肺功能特点是肺容积和通气功能正

常，但常有 D_LCO 的下降和低氧血症。

紫绀型）、瓣膜性心脏病和冠心病等。其病理生理变化各不相同，对肺功能的影响主要通过下述环节：① 改变肺内血流灌注量，导致 $\dot{V}/\dot{Q}$ 失调。② 增加 $\dot{Q}s/\dot{Q}t$。③ 影响血液携氧量。④ 心脏扩大和肺淤血可导致限制性通气功能障碍。

四、心血管病

如缩窄性心包炎、先天性心脏病（发绀型、非发

第四节　与手术有关的主要肺功能参数

总体肺功能状态是判断手术可行性的最全面的依据，但实际临床应用时常参考几个参数，主要是通气功能参数和动脉血气。强调肺功能正常者和轻度异常者皆可胜任或耐受手术，只有肺功能中度、重度减退时才需结合具体手术的情况考虑手术风险的大小。

一、肺功能对手术可行性的评估

1. 手术风险分级　根据肺功能可分为手术能胜任、可考虑、有一定风险、有较大风险、有极大风险 5 级。

2. 基于肺功能的手术风险分级　在肺功能正常或基本正常的患者，或轻度肺功能减退的非胸部手术、非上腹部手术患者，一般报告为手术能胜任；轻度肺功能减退的上腹部手术，一般报告为手术可考虑；轻度肺功能减退的胸部手术、一般情况欠佳的腹部手术，一般报告为手术有一定风险；轻度肺功能减退的肺部手术，中度肺功能减退的胸部非肺叶切除手术、上腹部手术或一般情况欠佳的中下腹部手术，一般报告为手术有较大风险；其他容易发生术后严重并发症的患者，则宜报告手术风险极大。

3. 影响手术风险分级的其他因素　肺功能分级报告还应结合患者具体情况，特别是影像学改变，若为中度肺通气功能减退，而一侧支气管主干接近完全阻塞，则肺功能减退乃病灶所致，故患侧肺切除后，肺功能多维持不变，甚至有所改善，肺功能报告应为有一定风险，而不能报告为有较大风险或有极大风险。

二、常用肺功能参数

（一）手术后通气储备

估测手术后的 MVV 能超过 V_E 2 倍，即术后

$MVV/V_E>3$，若手术创伤不大，则手术后发生呼吸衰竭的机会较小。该比值越高，手术的安全性越大。当然手术风险也与手术部位有关，若术后 $MVV/V_E=3$ 时，胸部和上腹部手术的安全性小；中下腹部和四肢部位手术的安全性大。手术后 MVV 的具体估测详见本章第一节。

（二）FEV$_1$ 和手术后的 FEV$_1$

手术后的通气储备或手术后 MVV 的评估价值更大，但应用不方便，故目前更常选择 FEV_1。一般情况下，若实测 $FEV_1>2$ L，可进行一侧全肺切除；若 $FEV_1>1.5$ L，可进行肺叶切除。在中重度肺功能减退的情况下，若推测术后 $FEV_1<0.8$ L，则极易发生高碳酸血症，故必须在准备充足的情况下考虑手术；否则不宜手术，特别是胸部和上腹部手术。若用实测值占预计值的百分比表示，则术后 $FEV_1<40\%$ 是胸部术后并发症的独立影响因素。

（三）FEV$_1$ 可逆性　
与手术后的支气管哮喘发作和 COPD 急性发作密切有关。一般通过吸入气道扩张剂判断。但老年患者常不敏感，病史可疑者可口服糖皮质激素 3～5 日后重复检查。若可逆试验阳性或可疑阳性则必须注意术前、术中和术后的正规治疗；即使是阴性，吸入糖皮质激素也有助于预防支气管哮喘或 COPD 的急性发作。

（四）PEF　
与术后的咳痰能力直接相关。若 PEF>3 L/min，则患者咳痰能力较强，术后不容易发生分泌物阻塞；否则发生分泌物阻塞的风险较高，需特别加强深呼吸锻炼和咳嗽锻炼。

（五）D$_L$CO　
变异率较大，较少用，但若其实测值占预计值的百分比$<40\%$，胸部手术并发症的发生率明显升高。若通气功能正常或基本正常，合并肺血管病的可能性较大，尤其是肺血栓，需延迟手术，进一步检查。

（六）PaO$_2$　
若有明显低氧血症，但低流量吸氧

时,PaO_2 明显改善,可以考虑手术;否则风险较大(心脏手术除外)。若肺通气功能正常,且没有相应的心脏疾病,应注意肺栓塞或其他肺血管病的可能。在没有明确前,宜暂缓手术。

第五节　其他影响围手术期肺部并发症的因素

手术安全性及并发症的发生除与肺功能有关外,也与患者的整体状况直接有关。

一、一般情况

1. **年龄**　在成年患者,一般随着年龄增加,手术风险和发生并发症的机会增加,特别是 70 岁以上老年人。

2. **体重和肥胖**　是影响手术风险的重要因素。同样肺功能条件下,肥胖患者的手术风险增大,特别是显著肥胖的患者。因为肥胖患者细胞外液量较少,对水、电解质的调节能力下降,术后容易发生内环境紊乱和血容量异常;胸廓的黏性阻力和惯性阻力显著增加,因此呼吸负荷增加,容易发生呼吸衰竭;存在横膈上移和 FRC 的明显减少,术后容易发生肺淤血、肺微不张和感染。此类患者是 OSAS 的高危患者,也应特别重视术后上气道管理。另外,此类患者手术的难度较大,手术创伤的程度也相对较大,发生其他并发症的机会也较多,特别是心外科手术患者。

3. **身高**　一般超过 170 cm 者,安全性高;低于 160 cm 者,安全性低。因为身材较高者,肺活动范围大,手术对膈肌功能的影响小,特别是中下腹部手术。在下腹部手术患者,身材较高者,手术几乎不损伤膈肌,而较矮者则手术切口常到达上腹部,对横膈影响大,故安全性小。

4. **营养状况**　血红蛋白和白蛋白浓度是影响手术安全性的重要因素。两者不仅影响机体的供氧,也对手术后的恢复和减少并发症的发生有重要作用,在择期手术的患者应纠正至正常水平。在手术比较紧急的患者,也尽量将血红蛋白纠正至 80~90 g/L 及以上,白蛋白纠正至 30 g/L 以上,同时手术中和手术后应继续纠正,但必须控制补充的速度,以免发生心功能不全、肺水肿。在紧急手术的患者应注意术中和术后的补充,且更应控制补液的量和速度。电解质紊乱(主要是低钾血症、低镁血症、低磷血症、碱中毒)和 B 族维生素的缺乏也是影响手术的重要因素,必须注意纠正和纠正的速度。详见第三十九章。

二、运动能力

运动能力是影响手术风险度的重要因素,特别是上腹部手术。运动能力可以与肺功能不一致,单纯从肺功能参数判断,患者耐受手术的可能性不大,但若患者经常锻炼,腹式呼吸运动较好,能够从事一定体力运动,则多能够耐受手术。若能进行运动试验,对患者的氧耗量进行客观测定,则价值更大,6 分钟步行试验(6 MWT)是常用的简单评估试验。心肺运动试验是客观的评价试验,但较繁琐。多篇文献报道,$\dot{V}O_2 < 1$ L/min、$\dot{V}O_2/kg < 10$ ml/(min·kg)时,术后病死率较高,反之则较低。

三、手术前准备和手术后管理

基础肺功能较差的患者,主要是合并慢性支气管炎或支气管哮喘的患者或长期吸烟的患者,术前给予积极治疗常能改善手术的预后。呼吸治疗的内容有戒烟;药物治疗,手术前后应用气道扩张剂、祛痰剂、糖皮质激素,短期内适当应用抗生素;呼吸锻炼,主要是腹式呼吸、阻力呼吸锻炼;运动能力锻炼,主要是爬楼运动,固定带捆绑胸腹部后锻炼等。其他准备主要是改善患者的一般情况和营养状况。手术时尽可能减少手术创伤和手术范围,避免勉强进行过多的手术切除,尽量避免对横膈的刺激和损伤。针对术后的病理生理变化和可能的并发症进行预防和处理。强调任何胸腹部手术、全麻手术、老年人手术皆应加强深呼吸锻炼;加强翻身拍背,对容易发生痰堵的患者应 2~3 小时唤醒 1 次进行咳痰,也可用咳痰机或呼吸机辅助排痰;对失血、失液不多的患者应控制液体的入量和速度;对容易发生呼吸衰竭的患者应及早给予 NIPPV。

四、手术创伤和特殊手术

（一）手术创伤　如前述，患者术前可能无心、肺疾病，但手术创伤可导致患者呼吸功能受损，除直接影响（详见上述）外，若术中大量出血和输血；或有较长时间的低血压；或手术时间长、创伤较大；或全身麻醉药量大，术后短时间内难以完全排出体外；或是术中大量输液等，需加强管理，并给予短时间机械通气。其常见于心脏换瓣术和冠状动脉搭桥术、胰及十二指肠切除术、胸腹主动脉瘤手术、巨大肝肿瘤切除术。一些特殊的手术，如嗜铬细胞瘤术后，患者血压较低而需用升压药维持。高位脊柱手术、术后脊髓水肿或椎管内出血容易压迫脊髓导致呼吸抑制；多发性大动脉炎（头颈干型）患者术后早期行冬眠疗法时也容易发生呼吸抑制，术后可短时间机械通气。

（二）心脏手术　常在低温和使用体外循环的条件下进行，由于体外循环可破坏红细胞、产生细胞碎片阻塞于肺循环，术前也可能存在较严重的肺动脉高压，则术后容易发生低氧血症。此类患者术中常需使用大剂量麻醉性镇痛药，对术后的自主呼吸有抑制作用；加之术后患者缺氧导致的肺血管收缩和心律失常等复杂问题，更容易发生呼吸衰竭，术后早期应常规机械通气。

（三）急症手术　此类患者常有以下问题：术前允许准备的时间短，资料缺乏，不能提供给医师较多的信息；容易发生有效血容量不足，水、电解质紊乱；心功能和呼吸功能减退来不及有效改善。这些情况常发生于同一患者，在不能全面掌握和无法有效控制病情的情况下，需全身麻醉，术毕需放置于ICU给予机械通气和综合治疗。

五、手术的价值

患者若为恶性肿瘤，且手术效果良好，呼吸功能经短暂抑制后可恢复至基础水平，即使肺功能较差也应尽量创造条件手术，如直肠癌；否则应尽量采取非手术治疗。若估计手术后生命质量明显改善，也应积极创造条件手术，如肺减容术或肺大疱切除术。

（朱　蕾）

第四篇

机械通气相关综合治疗与管理

第三十九章
机械通气患者的营养支持

以机械通气为主的呼吸支持技术的进步，以及循环、肾等器官支持技术的进步，使得长时间或长期存活的危重患者日益增多，代谢和营养问题也日显突出，营养支持也成为 ICU 患者生命支持的重要支柱。

第一节　营养支持概况

机械通气患者或非机械通气危重患者的营养支持观念和方法大多来源于普通外科的营养支持治疗。部分机械通气患者与普通外科患者的特点相似，营养支持也相似。部分患者存在明显的营养不足，增加营养素的补充量即可，主要见于慢性呼吸衰竭患者。大部分急性危重症患者常存在高分解、高代谢、营养底物代谢异常和机体对营养底物不耐受等情况，也常存在多脏器功能异常，不适当的营养支持可能会加重脏器损害，因此必须从整体出发，以脏器功能保护为根本目的，兼顾营养支持的益处和营养底物对器官功能、炎症反应、免疫功能的影响，采取与普通外科患者不同的营养支持策略；而患者病情明显缓解后，机体逐渐转为以合成代谢为主，并伴随应激后的免疫功能抑制，营养不足常成为患者继发感染、撤机困难、预后不良的重要原因，充足的营养支持是追求的主要目标。本章重点阐述一般机械通气患者的营养支持，急性危重症患者的特殊营养支持、救治过程中的营养支持、缓解期的营养支持、撤机患者的营养支持等内容。

第二节　呼　吸　与　营　养

营养支持包括氧气的充足供应和营养素的合理补充。

一、氧气的供应

呼吸系统是人体的重要生命支持系统，其主要生理功能是进行气体交换，提供各脏器、组织、细胞代谢所需的氧，同时排出代谢产物 CO_2。通气和换气的部位在肺，而完成该过程则需呼吸肌、呼吸中枢、心血管系统、神经系统、内分泌系统等共同参与。

二、营养素的供应

营养素主要通过消化道摄取，在疾病状态下还通过静脉系统等直接补充。营养是人体生长、发育的源泉和动力，是满足机体代谢需要、维持人体正常生理功能、组织修复、产生免疫力的物质基础。

营养素的补充和氧的供应密切相关，其中氧气提供给全身各器官、组织和细胞，满足各种营养素（糖类、脂肪、蛋白质、矿物质、维生素和水）的代谢需要；而营养素也可满足肺的代谢需要，改善呼吸肌的功能。

第三节　机械通气患者的基本营养支持

机械通气患者常伴有营养不良,而营养不良又对机械通气患者产生多方面的不利影响。

一、机械通气患者的营养不良

依据临床情况及代谢水平的不同,机械通气患者表现出不同于其他脏器功能不全患者的能量需求,大体可分为两种情况:初始营养状态良好但存在高分解代谢的急性呼吸衰竭,如重症肺炎、ARDS;营养较差、分解率较低的慢性呼吸衰竭,如COPD、神经-肌肉疾病、慢性心功能不全。不同个体的营养支持要求不同,应符合个体化原则,也需随不同病程阶段而变化,如机械通气早期与撤机阶段常存在显著差别。合理的营养支持要求熟悉疾病的病理生理特点、营养物质的特点及各种营养素对呼吸系统的影响。

(一)营养不良的发生情况　营养不良常见于有基础肺疾病的患者,也见于急性期呼吸衰竭持续加重或缓解期的患者。国外学者报道,COPD患者营养不良的发病率为 $27\%\sim71\%$;若出现呼吸衰竭,发病率更高。各种呼吸衰竭患者中约有 50% 存在中度及以上营养不良,需要机械通气患者的发生率更高,如 Leban 等报道呼吸衰竭患者营养不良的发生率为 60% ,需要机械通气者则高达 74% 。进行机械通气的营养不良患者的死亡率也显著高于营养良好组。住院期间机械通气患者的营养状态易反复恶化。有学者对此进行了前瞻性调查,选择连续入住普通内科病房的呼吸衰竭患者 134 例,结果显示,入院时营养状态正常的患者,入院后 75% 出现营养状态恶化。在一项 RICU 的调查中, Driver 和 Lebrun 报道:机械通气 6 日以上的 26 例患者中,有 23 例出现营养供给相对不足。Susan 等回顾性调查 1 年内 RICU 内呼吸衰竭患者的营养摄入情况,结果与前相似。Harmon 等报道患者每日供给的能量、蛋白质及糖类分别仅占正常需要量的 70% 、 26% 、 51% 。

(二)营养不良发生的原因　机械通气患者的营养不良主要是能量供求失衡。具体原因可归纳为以下几类。

1. **胃肠道功能障碍**　发生率较高,特别是有右心功能不全、上消化道淤血或出血的患者,食物的摄入、消化、吸收皆出现严重问题。

2. **摄入不足**　呼吸困难、进食过程中的 SaO_2 降低及其他生理障碍,如咀嚼功能减退等皆可导致能量摄入不足。气管内留置导管或气管切开妨碍患者的正常进食,也导致摄入不足。

3. **呼吸功增加**　气道阻力增加、肺过度充气、胸肺顺应性降低使通气阻力明显增加,加之呼吸效率下降,容易导致呼吸肌氧耗量增加,发生呼吸肌疲劳;若营养素协调不恰当,糖类补充过多时,体内 CO_2 产生量增加,将进一步增加呼吸负荷。

4. **心排血量降低**　呼吸衰竭患者多存在肺毛细血管床面积的减少,甚至发生肺动脉压升高;缺氧和酸中毒导致心肌功能减退,容易发生心律失常,导致心排血量代偿性增加的能力降低,呼吸肌、重要脏器补充氧和营养素的能力下降。

5. **机体代谢增强**　应激、炎症、发热、低氧血症、兴奋、躁动、人机对抗等因素可使患者处于高代谢状态。这有特殊要求,另述。

二、营养不良对机械通气患者的影响

营养不良主要从以下几个方面损害肺功能:呼吸中枢驱动、呼吸肌的结构和功能、肺的防御机制。肺的气体交换功能、心功能也明显受影响。

(一)营养与通气驱动　营养与通气驱动间的相互关系与患者的代谢功能密切相关,总体表现为:代谢率降低可降低通气驱动,反之则增加通气驱动。肌肉活动可增加代谢率,且显著增强对低氧血症的通气反应,反之则通气反应减弱,如代谢水平低下的甲状腺功能减退患者,其低氧通气反应减弱;疾病治愈后,患者的低氧通气反应恢复正常。若正常人处于半饥饿状态,能量代谢水平低下,其对低氧和高碳酸血症的通气反应皆降低;补充营养素和热量可恢复正常的通气反应。健康人增加蛋白质摄入可提高 CO_2 的通气反应;摄入高糖

433

饮食可增加代谢率和通气驱动力,正常人一次摄入 4.18×10^3 kJ(1 000 kcal)的糖类,2～3 h 后,通气驱动力明显增强。增加蛋白质摄入导致的通气驱动力增强可影响临床治疗的效果。对多数机械通气患者而言,通气驱动的过度增强导致呼吸功增加,容易诱发和加重呼吸肌疲劳。

(二)营养与呼吸肌结构和功能的关系

1. **肌纤维的结构与功能** 骨骼肌力量和耐力主要依赖于肌纤维的构成。维持长期紧张状态姿势的主要是 I 型肌纤维,其特点是慢颤纤维,具有高氧化代谢、收缩缓慢、不易发生疲劳等特点。能产生快速收缩的主要是 II A 型肌纤维(快颤,氧化型)和 II B 型肌纤维(快颤,糖酵解型),但容易发生疲劳。肌肉的抗疲劳能力主要与其氧化能力有关。

不同种属、不同年龄、不同部位的肌肉所含肌纤维的种类、数量不同,膈肌、肋间肌由上述三种肌纤维构成,其中成人膈肌中氧化型的慢颤纤维(I 型)含量最高,约占 55%。初生婴儿的慢颤纤维含量较低,数年后增加至成人水平。

2. **营养不良与呼吸肌功能** 骨骼肌(包括呼吸肌)的结构、生化代谢、血管分布等皆会随外界环境而改变。通过测量肌肉的收缩性和抗疲劳特性、分析肌纤维的组织形态学和组织化学发现,营养不良可导致骨骼肌显著耗竭,表现为肌纤维体积减小、数量不变。Lewis 等定量研究长期营养不良(6 周,体重为正常值的 50%)对大鼠膈肌纤维的影响发现,膈肌纤维的横截面积显著减少,其中 II 型肌纤维减少较 I 型明显,两者分别减少 47% 和 23%。Arora 和 Rochester 通过尸体解剖分析了营养不良对人体的影响,结果显示,当患者体重为理想体重的 71% 时,膈肌肌群减少 43%,膈肌厚度和面积分别减少 27% 和 23%。16 例无基础肺疾病的营养不良(为理想体重的 71%)患者的呼吸肌力量和 MVV 均显著降低,其中呼吸肌力量降低 63%。呼吸肌功能异常可作为评价营养不良的早期和敏感指标,患者发生营养不良时,呼吸肌收缩力、收缩时的最大舒张速率、耐力皆显著降低。

3. **电解质对呼吸肌功能的影响** 许多电解质缺乏显著影响骨骼肌功能,严重低钾血症、高钾血症、低钠血症导致骨骼肌无力,其主要机制是通过影响神经-肌肉的静息电位和动作电位发挥作用。血清磷酸盐或无机磷酸盐前体减少也和呼吸肌无力有关。Aubier 等研究了严重低磷酸盐血症对膈肌收缩功能的影响,入选患者的平均血清磷浓度为 0.55 mmol/L;由静脉补充无机磷后,平均 P_{di} 由 (9.75 ± 3.8) cmH$_2$O 显著上升至 (17.25 ± 3.8) cmH$_2$O。磷缺乏对呼吸肌功能的影响可能主要通过 ATP 发挥作用(见下述)。

低镁血症也可导致呼吸肌无力。Malloy 等报道 17 例低镁血症患者补充镁制剂后最大吸气压(MIP)和最大呼气压(MEP)皆显著增高,低镁可能主要通过影响 ATP 的合成和影响其他电解质离子发挥作用。还有学者通过动物实验观察低钙血症对膈肌力量的影响,方法是给予持续滴注螯合剂 EDTA 制造犬低钙血症模型,任何低频率、最大程度地刺激膈肌时,出现膈肌力量的进行性下降,且与血清游离钙浓度的下降幅度一致,但对双下肢肌肉的力量影响不大。低钙血症导致膈肌力量下降的主要机制是肌肉兴奋-收缩耦联过程受损。

4. **能量水平对呼吸肌功能的影响** Gerk 等证实呼吸肌中 ATP 水平低者易发生急性呼吸衰竭。慢性肺疾病患者发生急性呼吸衰竭时,其 ATP 含量明显低于无基础肺疾病的患者,推测有基础肺疾病的患者存在明显增加的能量消耗,导致 ATP 或其前体物质减少。严重低磷血症显著损害膈肌的收缩能力,是导致撤机失败的重要原因。充分补充含磷营养物质能增加膈肌的 ATP 含量,则有助于改善膈肌疲劳。

(三)营养与肺的防御机制 营养不良亦可损害全身免疫功能和肺的局部防御机制。

1. **对机体免疫功能的影响** 许多体内、外的研究结果均显示,营养不良可损害机体的免疫功能,以细胞免疫功能受损尤为明显。营养不良或长期蛋白质摄入不足可导致辅助性 T_4 细胞显著减少和细胞毒 T_8 细胞中度减少。此类患者的血清免疫球蛋白水平处于正常范围,似乎体液免疫功能正常,但球蛋白的更新能力下降,在抗体亲和力和 T 细胞依赖的抗体反应过程中也出现部分功能障碍,表明长期蛋白质缺乏能间接通过 B 细胞损害抗体的作用。营养不良亦可损害巨噬细胞的吞噬、杀伤作用,降低体内补体水平等。上述异常均可通过纠正营养不良而得到恢复。

2. **对肺免疫功能的影响** 肺的防御机制主要依赖于机体免疫功能的健全和呼吸道上皮细胞的完整。尽管营养不良损害人类肺防御机制的报道甚少,但已在动物实验获得证实。流行病学调查发现营养不良与肺炎的发生显著相关。Niederman 等发现长期气管切开患者的营养状态与铜绿假单胞菌黏附于气道上皮细胞的能力呈负相关。营养不良时呼吸道 sIgA 减少，可能增加气道内的细菌黏附，进而使 HAP 的发生机会增加。营养不良还可损害呼吸道上皮细胞的再生，使肺表面活性物质（PS）减少，发生肺萎缩、肺不张；损害气道对病原微生物的清除能力，使肺部感染的机会增加。

Martin 等用清除肺内各种微生物的能力来评价活体大鼠肺的防卫能力，结果显示，营养不良大鼠对金黄色葡萄球菌和铜绿假单胞菌的肺清除能力不受损害，但需 T 细胞清除的李斯特菌的清除能力明显降低。Shennib 等的研究结果显示，营养不良大鼠的肺泡巨噬细胞的吞噬功能下降至正常的一半以上，给予适当的营养支持后，需 3 周以上才能恢复正常，提示饥饿对肺泡巨噬细胞的影响可能是不可逆的，只有巨噬细胞整体被替换后，吞噬功能才能完全恢复。

（四）营养不良对肺结构和功能的影响　慢性营养不良可损害肺实质的结构和功能。有学者进行了下述试验：在 3 周时间内，通过饥饿使大鼠的体重下降 40%，结果大鼠肺出现弹性纤维重构、肺泡腔扩大、肺泡壁表面积减少。这些形态学的异常变化伴 PS 中磷脂酰胆碱的变化和肺组织中蛋白质、RNA 含量、RNA/DNA 值的降低。营养支持可纠正上述生化指标的异常，但形态学的损害常不能完全纠正。

Braude 和 Heller 等 1946 年发现华沙的饥饿儿童有发生肺气肿的倾向。Keys 等在明尼苏达州观察到半饥饿 12 周时，患者的呼吸效率显著降低，补充营养 12 周后可恢复至正常水平。Garbagni 等观察了饥饿对兔肺 PS 的影响，结果显示其稳定性持续下降；通过增加脂类的摄入量，可增加 PS 的合成。Faridy 观察了大鼠禁食和（或）禁水 2～3 日的变化，结果显示禁水时肺组织抽取物的最小表面张力降低，禁食时则升高；禁食时肺泡更易塌陷；禁水时磷脂酰胆碱含量增加，禁食时则降低。由此推断饥饿能可逆性地影响 PS 产生和降解的平衡。

（五）对机体总体情况和撤机的影响　在存在慢性肺疾病或长期机械通气的患者，由于营养不良等原因的综合影响，呼吸肌力量、通气驱动及免疫功能皆受损，其主要后果是高碳酸血症的发生或加重、撤机困难、VAP 发生率升高。通气驱动功能抑制和呼吸肌无力导致患者通气功能下降；对于存在基础肺疾病的患者，特别是 COPD、严重支气管扩张症患者，通气功能下降更显著。通气功能减退和半饥饿能加速呼吸衰竭的发生、延长病程；对于进入撤机阶段的患者，可延长撤机时间或导致撤机困难。通气时间延长和免疫功能受损共同作用导致 VAP 的发生率明显升高。

三、营养状态的评价

可使用单一或多种形式相结合的测量技术，包括非常方便的身高、体重和人体测量（三头肌皮褶厚度、上臂肌围）。

1. **人体测量及影响因素**　通过测量三头肌皮褶厚度评价脂肪的储存，测量上臂肌围评价蛋白质的储存。对于稳定期机械通气患者，人体测量能较准确地评价患者的营养状态；对于急性期机械通气患者，特别是危重呼吸衰竭患者，各种原因所致的体液潴留或脱水可显著影响人体测量结果的准确性。

2. **实验室评价及影响因素**　包括血红蛋白和血清蛋白，后者主要有白蛋白（A）、前白蛋白（PAPB）、转铁蛋白（TRF）和视黄醇结合蛋白（RBP）。

（1）血浆白蛋白：主要反映蛋白质合成和代谢的总体情况，是初步评价营养状态的较好指标。若血清白蛋白初次检测值<25 g/L，提示预后不良。由于白蛋白的半衰期长（20 日），其监测结果对于评价一般患者营养状态的敏感性不高；但在严重创伤、感染等毛细血管通透性明显增强的患者，白蛋白的半衰期显著缩短，其监测价值明显升高。

（2）其他血浆蛋白：转铁蛋白的半衰期较短，当铁缺乏或出现感染等应激反应时，其数值常发生改变。前白蛋白和视黄醇结合蛋白的半衰期分别为 2 日和 0.5 日，对于各种营养状态的评价或营养支持效果的评价更敏感。

（3）免疫功能指标：淋巴细胞总数、迟发性皮肤超敏反应也是营养状态评价的重要内容。淋巴细胞总数<1.2×10^9/L，可考虑营养不良，但需注意外科手术或麻醉对其水平波动的影响。对于有基础肺疾病的患者，营养不良时常出现皮肤试验无反应；但某些非营养因素也能显著影响其反应性，包括高龄、感染、糖皮质激素和其他免疫抑制剂的应用，故解释其结果时需综合分析。

（4）内环境：水、电解质、酸碱状态、血糖是评价营养状态的重要内容，特别是对于急性危重症患者，但容易被忽视。

3. 综合评价　对于危重机械通气患者，使用单一参数常常难以正确评价其营养状态，故有学者选择多营养参数通过公式计算综合评价，结果显示能更准确地反映患者的实际营养状态，但较繁琐，实际价值不大。

4. 总结　无论急性还是慢性患者、轻症患者还是重症患者，只要血红蛋白、白蛋白、球蛋白、水、电解质、酸碱状态、血糖维持在适当的水平，并注意水溶性维生素和微量元素的补充，就能维持营养状态的相对稳定，因此在某种意义上说，营养支持的调节并不复杂。

四、基本营养物质对机械通气患者的影响

主要营养物质包括糖类、蛋白质、脂肪、水、电解质、酸碱物质、微量元素、维生素等。适量蛋白质摄入是促进机体蛋白质合成、防止蛋白质分解和肌肉萎缩，以及维持氮平衡的关键。糖类和脂肪是最主要的供能物质，还具有节氮作用，两者之间还相互转化；在能量供应不足的情况下，大量蛋白质分解用于供能。糖类完全氧化可产生 $16.7\ kJ/g(4\ kcal/g)$ 的能量，呼吸商为 1.0；脂肪完全氧化可产生 $37.8\ kJ/g$ $(9\ kcal/g)$ 的能量，呼吸商为 0.7。糖类比脂肪更能节省蛋白质，但若输入过多时，其在体内转化成脂肪，产生大量的 CO_2，加重患者的呼吸负荷。

（一）糖类　是最主要的供能物质，但代谢水平和营养状态也决定机体对糖类的反应及 CO_2 的产生量。给予糖类后，营养不良患者的 CO_2 产生量与氧耗量不成比例，呼吸商 >1，提示糖类过度利用，存在脂肪合成，在此过程中每消耗 $1\ mmol$ 的 O_2 可产生 $8\ mmol$ 的 CO_2，此时应适当控制糖类的入量，增加脂肪的比例。

若 CO_2 产生量增加，则应适当增大 V_T 和 V_E，以保持 $PaCO_2$ 的稳定。高代谢患者的氧耗量和 CO_2 产生量皆成比例增加，从而保持呼吸商 $=1$；若基础通气功能严重减退，将诱发或加重呼吸衰竭。

静脉输注葡萄糖的速率也影响其氧化过程。Burke 等发现葡萄糖输注速率为每分钟 $5\ mg/kg$ 时，糖的利用率最高；胰岛素能纠正中度高血糖，但

不能加快糖的氧化过程。快速或大量输注葡萄糖可明显增加 CO_2 的产生量，表明开始合成脂肪。

（二）氨基酸和蛋白质　蛋白质是机体的基本结构成分，也是机体修复的主要物质，有重要的生理功能。胃肠道主要通过摄入和分解外界蛋白质提供机体蛋白质合成的底物，而静脉则主要通过输注氨基酸提供底物或直接补充血浆蛋白。静脉输注氨基酸可增加 V_E 和呼吸中枢对 CO_2 的通气反应，降低对 CO_2 刺激的反应阈值。营养不良患者输注含氮营养液，随着输入量的增加，对 CO_2 的通气反应也增强；进一步研究发现，输注支链氨基酸（BCAA）使通气反应增强更为明显。有学者推测 BCAA 与色氨酸竞争通过血脑屏障，丰富的 BCAA 能降低大脑中色氨酸和其代谢产物 5-羟色胺（5-HT）的浓度，后者能抑制呼吸中枢对 CO_2 的通气反应。

（三）脂类物质

1. 主要作用及优点　是重要的供能物质，也是机体的基本结构成分，可通过胃肠道和静脉输液提供。脂肪乳剂能提供高能量，防止必需脂肪酸的缺乏，降低 CO_2 产生量。对于进行机械通气的危重病患者，理论上脂肪乳剂维持氮平衡的作用与糖无差别。但同样质量的物质，前者能提供更多的能量，降低机体对后者的需求，降低大量静脉滴注糖类所致的通气负荷增加，故特别适合于严重营养不良患者的能量补充和撤机过程。

2. 问题　对机械通气患者而言，脂肪乳剂也有一定的问题，如静脉输注可导致暂时性脂血症、影响气体交换；健康成人在输注过程中和输注结束后的短时间内可出现 D_LCO 的降低，推测是与脂质包被红细胞膜、脂质沉积血管壁致肺泡毛细血管膜增厚、血黏度增加有关；还有学者报道，输注脂肪乳剂可出现脂肪性肺栓塞，考虑与脂肪滴的机械性阻塞和血管收缩有关。

Hageman 等比较了正常肺和油酸致动物肺损伤模型，发现肺损伤兔静脉输注脂肪乳剂时 PaO_2 降低，扩血管的前列腺素分泌增加。推测脂肪乳剂中的长链脂肪酸部分转化为扩血管的前列腺素，后者使通气不足肺区的血管扩张，血流量增加，导致低氧血症加重。

Venus 对机械通气的危重患者输注脂肪乳剂，发现出现一过性肺动脉压增高和肺内 $\dot{Q}s/\dot{Q}t$ 增加，并认为与暂时性脂血症导致的血管收缩有关。另有学者发现，ARDS 患者输注脂肪乳剂时也出现一过

性肺动脉压升高和 $\dot{Q}s/\dot{Q}t$ 的暂时性增加,停止 4 h 后恢复正常。

如上述,静脉输注脂肪乳剂对肺血管是产生扩张作用还是收缩作用有争议。Skeie 等认为,血管反应类型与脂肪乳剂浓度、滴注速率、滴注持续时间有关;不同脂肪酸的化学结构特征也决定了其不同的代谢通路和不同的作用特点;不同的疾病类型同样影响脂肪的代谢和其对肺血管的影响。缓慢滴注时主要具有扩血管和抗炎作用,快速滴注具有缩血管和分泌前炎症介质的作用。

(四)电解质 在维持细胞外液晶体渗透压、机体电中性、神经-肌肉电活动、肌肉收缩和舒张活动、机体代谢等方面起重要作用,如营养不良可导致细胞内 K^+、Mg^{2+} 和磷酸盐缺乏,钠、水潴留。适当的营养支持可纠正上述紊乱,改善脏器的功能;单纯对呼吸肌而言也可改善其力量和耐力。由于机体对 K^+、Na^+、Mg^{2+}、Ca^{2+}、Cl^-、磷酸盐等的需要差异很大,临床营养支持过程中需分别监测其血清浓度,评估细胞内含量,给予个体化的补充和调节。

(五)维生素和微量元素 是酶或辅酶的重要组成成分,参与调节蛋白质、糖类和脂肪的代谢过程,且在物质利用、宿主免疫、创口愈合等方面起重要作用。已证明铁、锌、铜、铬、硒、碘、钴等微量元素对人体健康至关重要,尤其是在改善营养不良引起的免疫功能低下、减少下呼吸道感染方面起重要作用。

五、营养支持的基本原则

不同疾病和疾病的不同阶段营养支持的目标和具体要求可以不同,但大体原则差别不大。

(一)营养支持的基本目的 首先是减缓患者的体重降低和蛋白质过度分解的速度,进而维持体重和现有蛋白质水平,最后是达到增加体重和恢复正常蛋白质水平的目的。这具体包括两个方面:首先是维持机械通气患者的营养状态和氮平衡;其次是对于伴有营养不良的患者,要逐步纠正其营养不良及负氮平衡,增加体重,改善肝、肌肉的蛋白质合成,恢复正常的血浆蛋白水平,改善呼吸肌疲劳,尤其是长期机械通气患者。

(二)能量消耗的评估 可采用多种方法,间接测热法是评价能量需要的一种方法,可应用 Douglas 袋收集法、代谢率法或心排血量法,测定氧

耗量($\dot{V}O_2$)和 CO_2 产生量($\dot{V}CO_2$)。24 h 所需的能量消耗(EE)可根据氧耗量公式计算,但实际上并不常用,氧耗量公式计算法不仅繁琐,而且准确度也不高,当 $FiO_2 > 50\%$ 时,误差在 10% 以上;进食、患者活动或各种操作均能提高氧耗量,也影响测定和计算的准确性。因此,在基础状态、安静环境中测量,适当控制 FiO_2,才可能获得比较精确的结果,但这常不符合患者的实际情况。

1. **24 h 的能量消耗** EE 指机体在 24 h 内消耗的热量,包括基础能量消耗(BEE)、食物的特殊动力学效应(DIT)及活动消耗的能量。若使用评价健康成人能量代谢的 Harris Benedict 公式来评价呼吸功能减退患者的能量代谢水平,发现 COPD 稳定期患者的实际能量消耗较预计值高 15%~17%,因为患者呼吸功增加导致能量消耗增多。与健康人不同,在呼吸衰竭患者,上述三种类型的能量消耗多明显增多,但也可以减少,与具体疾病及其病理生理状态有关。

(1)基础能量消耗:BEE 测量采用来源于正常人的公式计算,准确度多较差,如急性期重症患者,即使在安静状态下,也几乎皆有心跳加强、加快和呼吸增强、增快,故 BEE 增大;若为慢性消耗期患者或完全镇静-肌松的患者,则 BEE 多较低,特别是长期控制通气的患者。

(2)DIT:患者的 DIT 也常增高,这主要见于摄入糖类较多的患者。CO_2 产生过多导致通气需求增大,呼吸功增加,氧耗量增多。但早期急性危重患者多需控制能量的摄入或输入,称为低热量策略(详见本章第四节),DIT 反而降低。长期机械通气的慢性患者,能量需求降低,进食量明显减少,DIT 也减少。

(3)活动消耗的能量:炎症、发热、低氧血症、兴奋、躁动、气管内吸痰、人机对抗等因素均可使能量消耗增加;过度镇静剂、肌松剂,或长期控制通气使能量消耗明显下降。

2. **机械通气患者的实际能量消耗** 由于不同情况和治疗策略的影响,机械通气患者的能量消耗与公式计算的数值差别较大,即使引入校正系数,也常有较大的误差。何况患者 24 h 的病情可能经常处于动态变化中,一段时间是高热、明显烦躁;另一段时间则可能是过度抑制,故计算公式的价值不大,本版不再列出(见本书第二版),仅说明治疗原则。

(三)能量来源 蛋白质、糖类和脂肪是能量的

437

主要来源;糖类和脂肪不仅能大量供能,还具有节氮效应,促进蛋白质的合成。

1. 蛋白质是维持氮平衡的决定因素和供能的重要物质 健康成人维持氮平衡所需的蛋白质为每日 0.4～0.5 g/kg,推荐摄入量为每日 0.7～1.0 g/kg;呼吸衰竭患者,特别是机械通气患者,达到氮平衡所需的蛋白质常明显增加,常达每日 1.5～2.0 g/kg。推荐的卡氮比为 630～756 kJ:1 g;危重患者更高,可达 840～1260 kJ:1 g。

2. 糖类和脂肪是供能的主要物质和维持氮平衡的重要因素 糖类完全氧化可产生 16.8 kJ/g 的能量,呼吸商为 1.0;脂肪完全氧化可产生 37.8 kJ/g 的能量,呼吸商为 0.7。糖类比脂肪更能节省蛋白质的分解,但若补充过多,可在体内转化成脂肪,产生大量的 CO_2,加重呼吸负荷。再者呼吸衰竭患者利用糖的能力下降,甚至出现反应性高血糖,葡萄糖的供能、节氮作用远不如正常人,此时脂肪的氧化供能成为重要来源,故有必要采用适当低糖、适当高脂、适当高蛋白质膳食。需强调低糖、高脂并不是糖类的比例低于脂肪的比例,而是前者仍高于后者,只是与健康人相比,比例下降。

(四)营养支持的方案

1. 健康成人能量供应的基本要求 静态状态下为 84～105 kJ/kg(20～25 kcal/kg),轻体力劳动为 105～126 kJ/kg(25～30 kcal/kg),中等体力劳动和重体力劳动分别为 126～147 kJ/kg(30～35 kcal/kg)和 147～168 kJ/kg(35～40 kcal/kg)。在能量构成中,糖类所占的比例为 60%～70%,脂肪为 20%～25%,余为蛋白质,相当于 0.7～1.0 g/kg。

2. 机械通气患者能量供应的要求 以上述比例作为机械通气患者能量补充的参考,但蛋白质的比例增加。根据发病急缓、病情轻重、是否有躁动不安和发热等情况大体判断患者相当的"体力劳动"状态,补充能量。

(1) 总能量和蛋白质补充的基本要求:因为机械通气患者的蛋白质消耗多,故首先确定蛋白质的用量和总能量。当蛋白质和总能量确定后,再确定每日各种物质占总能量的比例。

对于一般机械通气患者,蛋白质的供给量为每日 1～1.5 g/kg,危重病患者增加至每日 1.5～2.0 g/kg 或 80～150 g,即蛋白质供给的能量相当于总能量的 20%,其余 80% 由糖类和脂肪供给。

(2) 不同物质的供能特点:糖类的节氮作用强于脂肪,但用量过大将明显增加 CO_2 的产生量;适当增加脂肪乳剂的用量,即可增加能量,使 CO_2 产生量降低,又具有一定的节氮作用。但糖类的摄入量也应避免过低,否则容易发生饥饿性酮症,至于最少摄入量尚难确定,因为机体可通过氨基酸的糖异生作用补充。有研究发现,每日最少摄入 100 g 的糖类可以避免患者发生酮症。一般而言,在有营养不良的慢性肺疾病(如 COPD、支气管扩张症)患者,糖类的补充量以比基础肺功能正常的重症肺炎、ARDS 患者少为宜。

(3) 营养支持原则:对大部分患者而言,总原则为:① 高蛋白质、高脂肪、低糖的膳食或胃肠外营养液。② 蛋白质、脂肪、糖类的能量比分别为 20%、20%～30%、50%～60%。③ 每日的蛋白质摄入量的卡氮比为 630～756 kJ:1 g,危重患者可升至 840～1260 kJ:1 g。④ 每日适量补充各种水溶性维生素及微量元素;依据临床情况调整电解质用量,特别注意补充钾、镁、磷等元素,避免碱血症。

(五)营养支持的途径和要求 营养支持的途径主要有肠内营养(enteral nutrition,EN)和肠外营养(parenteral nutrition,PN)。前者是指经胃肠途径提供能量和营养素以满足人体需要的方法,包括口服、鼻饲和造瘘三种基本方式,机械通气患者宜首选较易接受的鼻胃插管;后者是基于对机体各种物质代谢的研究成果,采用与普通静脉输液不同的营养制剂,包括高渗葡萄糖、脂肪乳剂、复方氨基酸溶液、多种维生素和微量元素的复合液等,经中心静脉导管(有时亦可经周围静脉)输入的综合技术。

1. 肠内营养 一般是最佳途径。

(1) 主要优点:① 有助于维持肠黏膜细胞的结构与功能完整,减少内毒素释放与细菌易位。② 刺激消化道激素等分泌,促进胃肠蠕动与胆囊收缩,恢复胃肠道功能。③ 抑制代谢激素,降低肠源性高代谢反应。④ 改善肠黏膜缺血,增加内脏血流。⑤ 降低炎症反应与感染性并发症。⑥ 营养支持效果优于肠外营养,且并发症少。⑦ 可均匀补充,容易调整,有助于避免发生心功能不全、肺水肿。⑧ 操作技术、护理要求简单。

(2) 主要问题或缺点:① 危重症患者常有消化道功能减退,部分患者有明显的消化道并发症,难以实施充足的胃肠道营养,甚至暂时不能实施。② 正压通气可使胸腔负压降低,腹腔正压增高,影响食管、胃肠道的正常蠕动。③ 气管插管使会厌和声门的防御功能显著减退。④ 镇静剂、肌松剂的应用显著抑制咽部的防御功能,抑制胃肠道蠕动,故肠内营养有引起误吸、腹胀、腹泻等危险,影响治疗效果。

人们充分认识到肠道在危重患者炎症反应和多器官功能衰竭发展过程中的作用,而肠内营养支持对维持肠黏膜屏障功能方面有不可替代的作用,因此,"胃肠道有功能,就应该使用"的观点已成为重要共识。

早在 2003 年,加拿大针对危重患者的营养支持方法就提出如下建议:危重患者的营养支持首选肠内营养;在胃肠道功能允许的情况下,进入 ICU 后 24~48 h 即开始进行;同时采取一系列优化技术,保证胃肠内营养支持的顺利实施。

2. 肠外营养

(1) 主要优点:① 避免上述胃肠道问题的困扰,保障能量供应。② 根据患者需要调配营养成分,满足多方面需要。

(2) 主要问题和缺点:① 肠外营养液可能对肝实质产生影响,如肝脂肪变性。② 急性重症患者常有心血管功能损害;而慢性呼吸衰竭患者大多年龄大,心功能偏差,故较难耐受大量的肠外营养液,容易发生心功能不全、肺水肿。③ 操作技术稍复杂,护理工作量大。④ 存在许多潜在的并发症。

3. 肠内、肠外营养的联合应用　是最常用的能量补充方式,可达到优势互补,并将各自可能的并发症减少至最低限度;病情明显改善后,应尽早过渡至以肠内营养为主,直至完全肠内营养;尽早停用深静脉置管,以减少导管相关性感染的机会。

(六) 营养支持的相关并发症及处理对策

1. 肠内营养的并发症

(1) 气管内吸入:是常见并发症。

1) 发生因素:气管插管患者较气管切开患者更易发生气管内吸入,若患者有吞咽反射减弱、昏迷、胃蠕动功能减退、胃肠胀气则更容易发生。鼻胃管放置是机械通气患者发生吸入性肺炎的一个重要危险因素,因为鼻胃管的留置干扰了食管下段括约肌的正常功能,增加了反流的机会。鼻胃管管径越粗,反流和误吸的机会越大。平卧位也是误吸的高危因素。

2) 防治措施:一旦发现误吸,应立即停止鼻饲;气管内反复吸引,行胃肠减压。主要预防措施:抬高床头 30°~45°,避免短时间内注入量过多,避免吸痰前 30 min 内鼻饲。若未行机械通气,则吸痰前可暂时封闭气囊,气管吸引后,将口咽部吸引干净。对胃动力障碍、胃内容物残余量高的患者可加用改善胃肠道动力的药物,如甲氧氯普胺、西沙必利。对高危患者,用较细的鼻胃管,或改用十二指肠管、空肠管鼻饲。对于需要较长时间肠内营养的患者,建议采用经皮内镜下胃造瘘(PEG)进行喂养。按照肠内营养操作规范、采用输注泵持续均匀输注有助于提高患者的耐受性,更早达到目标喂养量。控制血糖(<10.0 mmol/L)不但有助于改善危重症患者的预后,还可提高患者对胃肠道喂养的耐受性。

(2) 恶心、呕吐:也较常见,并容易导致气管内吸入,常见于输注速率过快、液体过冷、胃潴留的患者。主要防治措施:减慢输注速率、升高室内温度至 20℃或对储液袋(瓶)保暖,适当应用止吐药。其他防治措施与气管内吸入相同。

(3) 腹泻:也是常见并发症,主要见于部分耐受性较差的患者。在血清白蛋白<25 g/L、鼻饲液渗透压较高、输注较快的情况下容易发生。少部分为溶液污染。防治原则:改善患者的一般情况,逐渐增加补充量,适当稀释液体和减慢补充速度,适当应用止泻剂。

(4) 倾倒综合征:较少发生。发生原因主要为营养液浓度过高、输注速率过快。主要防治措施是降低浓度与减慢输注速率。

(5) 代谢紊乱:主要见于急性危重症患者。和胃肠外营养的原因相似,主要与临床处理不当有关,常见并发症有高糖血症、高钠血症、低钠血症、高钾血症。此不赘述。

2. 胃肠外营养的并发症　有关并发症的类型较多,也可以较严重,并可能导致患者的死亡率增加。

(1) 创伤性并发症:主要与深静脉置管操作有关,常见气胸、血管神经损伤、空气栓塞和静脉血栓形成,发病率为 1%~8%。其主要与操作技术的规范化和熟练程度有关。

(2) 导管相关性感染:可发生于深静脉营养的整个过程,其发生率约为 3%。

1) 主要发生原因和病原菌特点:有两个高峰期,一是初始置管后,与消毒不严、操作不规范有关;二是置管 2 周左右。在此期间,随着插管时间的延长,发生率逐渐增加。因为患者体表和穿刺部位组织间隙常有细菌或其他病原菌定植,这些病原菌可沿导管与组织间隙进入血液,导致血流感染。部分患者有菌血症存在,导管可成为细菌或真菌等栖息的场所,逐步发展成为脓毒症。因为体表菌是导管感染的主要病原菌,故致病菌类型与置管位置有关,上腔静脉以凝固酶阴性葡萄球菌、金黄色葡萄球菌、白念珠菌为主,下腔静脉以肠杆菌科细菌为主;两者皆常见 ICU 内的流行菌。

2)临床表现:突发寒战,高热,体温常高达 39~40℃,多呈间歇性发作;患者常有精神萎靡或躁动不安,血白细胞总数和中性粒细胞常明显升高或下降;若持续时间稍长可出现休克、多脏器功能损害。

3)处理原则:临床上一旦怀疑导管相关性感染,应立即拔除静脉导管,并送血培养和导管尖端培养,根据上述可能的致病菌给予相应的经验用药。如此处理 8~12 h 后发热多逐步好转。若拔管时机过晚,则病原菌容易在各脏器形成感染灶,或出现脓毒症休克,治疗难度将明显增大。

(3)代谢紊乱:包括电解质紊乱、糖代谢紊乱和代谢性酸中毒。

1)电解质紊乱:多与胃肠内营养的问题相似,但也常发生镁、磷缺乏,主要与代谢旺盛、补充不足有关。

2)糖代谢紊乱:可出现低血糖反应,但更容易发生反应性高血糖,与危重症患者的应激反应和炎症因子的过度释放有关。高浓度糖的输入会加重反应性高血糖。

3)代谢性酸中毒:与静脉营养液中可滴定酸度浓度较高有关,如氨基酸液中的阳离子氨基酸释放的 H^+ 较多,Cl^- 浓度高的氨基酸盐溶液的酸度较高,高渗糖溶液的 pH 为 3.5~5.5。防治对策:改用氨基酸的乙酸盐浓液,在营养液中适当增加碳酸氢钠的含量。依据血气分析结果使用碱性药物纠正酸中毒。

(4)肝功能损害:短期(≤3 个月)或长期应用肠外营养的患者均可发生。可出现肝组织学异常,表现为脂肪肝、胆汁淤积,临床上常有肝功能指标异常,如 ALT、ALP、AST 及胆红素升高。处理对策:避免供给过量的糖类和蛋白质,适量增加脂肪,每周监测肝功能。

(5)与营养支持有关的高碳酸血症:对于接受肠内或肠胃外营养的患者,当给予过多糖类时,能量供应超过能量需求,可出现脂肪合成,CO_2 产量显著增加,导致高碳酸血症加重。

第四节　危重症患者的营养支持策略

危重患者代谢情况、脏器功能与一般外科患者和慢性呼吸衰竭患者有明显不同,其营养支持必须从整体出发,以保护脏器功能为根本目的,充分考虑营养底物对器官功能和炎症免疫反应的影响,采取相对不同的营养支持策略。

一、危重症患者代谢的特殊性

(一)高代谢　危重症患者常存在异常高代谢,其合成代谢、分解代谢皆升高,分解代谢升高更显著。国内外学者应用间接能量测定仪,对外科创伤、感染和大手术后患者的能量消耗进行 24 h 连续监测,结果显示:择期手术后患者静息能量消耗(REE)最低,较健康人增高约 10%,这是外科营养的主要依据之一;创伤、感染和大手术后增高 20%~50%;烧伤患增高约 100%,甚至更高;脓毒症患者为正常预计值的(155±14)%。因此,单纯从营养支持的角度而言,患者的能量需求也是显著增加的。从创伤、感染和手术后的早期开始,骨骼肌即出现大量分解,尿素氮的排出显著增加,每日排出尿氮可达 15~20 g,相当于 450~600 g 的肌肉组织;脂肪分解显著加快,机体主要通过氧化三酰甘油供能,因此危重患者的肌肉、体脂消耗显著,体重明显下降,出现显著的负氮平衡。

(二)营养底物代谢出现特殊变化　危重症患者不仅有上述分解代谢的异常增高,还有特殊的代谢改变。

1. 胰岛素抵抗　是主要的代谢异常,突出表现是反应性高血糖。糖异生增加,正常肝葡萄糖的生成速度为每分钟 2.0~2.5 mg/kg,而创伤、感染等危重患者则高达每分钟 4.4~5.1 mg/kg;输注外源性葡萄糖不能阻止糖异生,外源胰岛素的作用也明显下降。糖异生明显增强是胰高糖素、糖皮质激素、生长激素等应激激素过度释放,炎性介质释放过度增加,交感神经-儿茶酚胺系统兴奋性增强的必然结果。

2. 组织低灌注　表现为糖的无氧酵解增加,糖类的氧化率下降,脂肪的氧化率增加。

3. 血浆白蛋白浓度下降　首先与蛋白质的高分解代谢有关,尽管合成代谢也增强,但远低于分解代谢增加的幅度;其次是毛细血管通透性增加,严重者称为毛细血管渗漏,后者可导致短时间内出现严重低白蛋白血症。血清白蛋白浓度与病情严重度和预后密切相关。

4. 维生素缺乏　机体抗氧化维生素,包括维生素 A、维生素 E、维生素 C 的缺乏,其中主要是水溶性维生素 C 的缺乏,其他水溶性维生素(主要是 B 族维生素)也严重缺乏,这与高分解代谢、异常过度的炎症反应、水溶性维生素的机体储存量非常低有关。

(三)营养补充及营养底物对器官功能的影响出现特殊变化　接受机械通气的危重症患者常有呼吸功能的严重减退,也出现呼吸肌的消耗萎缩和循环功能下降,故在应激或应急条件下,机体不能有效代偿氧耗量的增加,将导致组织缺氧,容易发生多器官功能障碍(MODS);免疫应答减弱,应激过后易发生感染。研究结果显示,若急性(5~7 日)体重丢失达 10%~15%,可导致免疫抑制,感染机会增加,病死率升高约 5%;若急性体重丢失达 30%,患者需卧床,肺炎的发生风险明显升高,病死率增加约 50%。若糖类摄入或输入过高,而胰岛素补充绝对或相对不足,则导致机体供能严重不足,并显著增加 CO_2 的产生量。氨基酸合成白蛋白的能力下降,进一步加重低蛋白血症,这些都会显著影响机体的能量供应,严重影响脏器的功能。

(四)营养代谢与神经内分泌、免疫反应间出现复杂的相互关系　神经内分泌和细胞因子的变化可对机体的代谢产生重要影响,交感神经-儿茶酚胺系统兴奋可刺激肝糖原、肌糖原和脂肪的分解,刺激肝酮体生成增加。糖皮质激素、胰高糖素和肾上腺素是导致反应性高血糖、高分解代谢的重要因素,也与脂肪和蛋白质的分解代谢增强有关。炎症介质和细胞因子对代谢也有明显影响,其中 TNF-α、IL-6 和 IL-1 在介导机体高分解、高代谢中有重要作用。

营养底物对机体的炎症、免疫反应也有重要影响。急性高血糖可使循环中的 TNF-α、IL-6 和 IL-1 的浓度明显升高。严格控制血糖可以显著改善患者的预后。还有研究发现,某些特殊营养底物,如谷氨酰胺、ω-3 多不饱和脂肪(ω-3PUFA),有免疫调节作用。

二、危重症患者的营养支持

(一)营养支持的目标

1. 基本原则　基于患者代谢的特殊性,危重症患者的营养支持不能像普通机械通气患者那样仅仅以改善营养状况为目标。以改善营养状况为目标的高蛋白质、高热量补充往往不能使早期危重症患者受益,反而可能加重其器官功能损害。因此,应以保护脏器功能为根本目的,采取纠正代谢功能紊乱、提供合理营养底物、调节炎症免疫反应和促进创伤愈合的综合营养支持措施。

2. 治疗目标　① 纠正营养底物的异常代谢。② 提供合理的营养底物,尽可能将机体的高分解降至适当水平,预防或减轻营养不良,既要避免营养底物不足而造成的额外高分解;也要避免过多营养底物给器官功能增加过度的负担。③ 通过特殊营养底物调节机体的炎症、免疫反应,改善肠黏膜屏障功能,减少细菌移位和内毒素的产生。

(二)营养支持的低热量策略　由于机体早期的高分解代谢几乎是不可避免的,因此试图在急性期就获得正氮平衡,改善其营养状况是不可能的,也是有害的。在疾病的急性期,总热量摄入应比一般机械通气患者低,为 REE 的 1.1~1.2 倍。若营养支持与保护器官功能出现矛盾时,应暂时限制营养素的摄入或输入。也就是说,有全身失控性炎症反应的早期危重症患者,能量供给在每日84~105 kJ/kg(20~25 kcal/kg)被认为是能够接受并可实现的能量供给目标,故称为允许性低热量策略(permissive underfeeding)。同样蛋白质的补充也要求以维持适当的循环功能为原则,在毛细血管通透性显著增高的情况下,过度补充的蛋白质将大量进入间质,并大量分解,导致间质水肿加重。

(三)营养支持的途径　与上述一般机械通气患者相同,但强调更积极、合理的肠内营养。

(四)优化营养支持

1. 肠内营养支持的时机　开始肠内营养的时机与预后密切相关。

(1) 研究结果：早期(发病或加重 48 h 内)肠内营养对改善营养效果、降低感染发生率、减少住 ICU 时间和住院时间、降低医疗费用等方面更具价值，并有降低病死率的趋势。这主要与降低危重症患者的应激反应和高分解代谢程度、减少炎症介质释放、促进合成代谢、维持和改善肠道功能、改善机体的免疫功能有关。Kompan 等的研究结果显示，早期肠内营养可显著降低危重症患者肠道的通透性，降低感染发生率和多器官功能不全评分。Moore 等证实，早期肠内营养可显著降低外科危重患者的感染发生率。Marik 等对 15 项 RCT 研究的荟萃分析结果显示，与晚期肠内营养相比，早期肠内营养可明显降低外科危重患者继发性感染的发生率，缩短住院时间。Heyland、Gramlich 和 Artinian 的荟萃分析也表明，早期肠内营养可降低感染的发生率和病死率，缩短机械通气时间和住院时间。进一步分析发现，早期肠内营养在病情严重度评分高的患者更有优势。

(2) 总结：只要患者肠道有功能或有部分功能，且能耐受肠内喂养，而患者循环、呼吸等生命体征稳定，就应尽可能在 48 h 内开始肠内营养；禁食时间越长，胃肠功能受损越大，越易出现肠道细菌移位和大量内毒素的产生，感染并发症的发生率也明显升高。

2. 提高肠内营养的安全性和疗效　尽管肠内营养有较多的优点，但临床上常存在较多的问题。如上述危重症患者，特别是机械通气患者常有肠内营养不耐受、营养物质摄入不足，不仅降低了疗效，而且容易发生反流、误吸和吸入性肺炎。因此，如何改善肠内营养的耐受性、安全性和有效性已成为提高营养支持疗效的重要措施。详见本章第三节。

3. 肠内营养量的要求　多数危重症患者早期难以通过肠内营养达到目标需要量，而较长时间的热量不足和负氮平衡又不利于改善患者的预后。因此，尽管目前尚无法明确肠内营养的剂量疗效关系，但过低的肠内喂养量将无法达到其对肠黏膜屏障的维护作用。若肠内营养量低于目标喂养量的 25%，血源性感染的发生率将明显增加；而达到目标喂养量的 60% 以上将有效发挥上述肠内营养的作用。

4. 肠内营养和肠外营养联合应用　多数情况下，单纯肠内营养不能达到目标需要量，因此联合应用胃肠外营养是必需的选择。

5. 特殊营养素　某些营养素具有特殊的药理作用，在危重症患者的治疗中可能有重要作用。

(1) 谷氨酰胺：是机体含量最丰富的游离氨基酸，也是危重症患者的一种条件必需氨基酸，它是小肠黏膜细胞的重要能源物质，也是快速增生细胞、特别是免疫细胞的重要能源物质。危重症患者的高分解代谢会导致谷氨酰胺的严重缺乏。研究结果显示，肠外营养中添加谷氨酰胺可提高危重症患者的生存率、减少感染的发生率、缩短住院时间。因此，许多国家的营养学会和机构推荐，危重症患者肠外营养时应添加谷氨酰胺，每日应用 0.3～0.5 g/kg，应用 5～7 日。

(2) ω-3 PUFA：也是较受关注与研究较多的营养素，它通过改变脂质代谢产物而改善细胞膜的完整性、稳定性，减少炎性介质的产生与释放，促进巨噬细胞的吞噬作用，改善机体的免疫功能。临床研究显示，在严重创伤、感染和 ARDS 等危重症患者，补充 ω-3 PUFA 有助于减轻应激时的炎症反应，改善脏器功能，缩短机械通气时间、住 ICU 时间和住院时间，降低并发症的发生率和死亡率。

含谷氨酰胺、精氨酸、ω-3 PUFA 和核苷酸等特殊营养物质组成的免疫增强型肠内营养制剂可能会降低危重患者的感染发生率，缩短 ICU 和住院时间，对死亡率无明显影响。

(3) 抗氧化制剂：氧化应激损伤是危重症患者的重要特征之一。研究结果显示，严重创伤、感染、ARDS 患者应用抗氧化的营养素(维生素 E、维生素 C、无机硒、β 胡萝卜素等)有助于促进病情恢复、改善预后。

总之，与一般机械通气患者不同，危重症患者的营养支持复杂而困难，应根据患者的代谢特征，通过合适的途径，提供适当的营养物质进行合理、有效的营养支持。这显得很抽象，但总的原则是维持组织的血供、氧供；适应机体的代谢状态。

第五节　危重症患者缓解期的营养支持

当危重症患者病情改善，进入恢复期，其代谢特点和机体生理特点出现一系列特征性变化，营养支持与急性期和一般机械通气患者皆表现出明显的不同。

一、基本代谢功能和生理功能的变化

1. 合成代谢增强　患者整体代谢活动明显减弱,且从以分解代谢为主转为以合成代谢为主,对能量、蛋白质、水溶性维生素、微量元素的需求明显增加。在能量、蛋白质补充充足的情况下,大量钾离子、镁离子向细胞内转移,其需求也明显增加,故容易发生营养不良、低蛋白血症、低钾血症和低镁血症。

2. 免疫功能衰退　患者进入缓解期后,应激反应解除;炎症反应迅速衰退,免疫反应受抑制,容易继发耐药细菌、真菌等感染。

3. 消化道功能明显恢复　随着应激反应的逐渐缓解,消化道的微循环功能恢复,细胞功能改善,对胃肠内营养的耐受性明显增强。

4. 肺功能明显好转　随着疾病缓解,呼吸功能明显恢复,呼吸系统对由于增加营养支持所致的通气需求增加也能逐渐适应。

二、营养支持

1. 营养支持的目的　迅速补充机体缺乏的各种物质,恢复机体的营养状态和免疫功能。

2. 营养支持的要求　首先是迅速增加能量和蛋白质的摄入。总能量摄入量要增加至 REE 的 1.5～2.0 倍,以肠内营养为主或完全采用肠内营养。蛋白质的摄入量明显增加,为1.5～2.0 g/kg。在低蛋白血症患者,可直接补充白蛋白或血浆,同时明显增加钾、镁离子和水溶性维生素的补充量,以促进患者营养状况的迅速恢复。在基本营养状况改善的情况下,可适当应用免疫球蛋白或其他免疫增强剂。

第六节　撤离机械通气时的营养支持

无论是慢性呼吸衰竭患者还是急性危重症患者,原发病或诱发因素基本得到控制或明显改善,一般情况和营养状态稳定是撤机的基本条件,因此要求机体的营养状态恢复正常,主要是血红蛋白和白蛋白正常或接近正常,水、电解质、酸碱状态及血糖稳定。

一、营养支持的合理分析

由于患者的合成代谢增强,机体对营养素的耐受性和利用能力也明显增强,故理论上营养支持要简单得多,只要参考本章第五节将营养素充分补足,并调整得当即可,即使能量、蛋白质补充量稍多也能接受,但事实上并非完全如此。呼吸衰竭可分为急性和慢性两种基本类型,有明显不同的要求。

1. 急性重症患者的营养支持　基础肺功能相对较好的急性呼吸衰竭(详见本章第五节),肺功能可明显恢复,营养支持稍过度或稍不足皆影响不大,故实际操作比较容易。

2. 慢性呼吸衰竭患者的营养支持与锻炼　有慢性基础肺疾病的患者,撤机是一个复杂且相对比较困难的过程,患者的营养状态可显著影响撤机过程。营养不良患者的呼吸肌力量和耐力下降,尤其是耐力减退常是撤机失败的主要因素,故营养支持必须充足,并经适当呼吸和身体锻炼,使患者呼吸肌的结构恢复正常或接近基础状态,使其力量和耐力接近正常或基础水平。对于呼吸机依赖患者,患者成功撤机的概率与营养状况的充分改善和适当锻炼有关。

二、慢性呼吸衰竭患者的营养搭配

过度、不适当的营养支持影响慢性呼吸衰竭患者的撤机成功率。在部分呼吸机依赖患者,糖类供应过多是加重高碳酸血症和撤机困难的主要原因。在此类患者,由于呼吸功能严重减退,$\dot{V}_A$增加受限,过多的糖类摄入使 CO_2 产生量增多,导致高碳酸血症的加重或重新出现,诱发或加重呼吸肌疲劳。因此,在撤机过程中,既要补足营养,也应控制糖类的入量,适当增加脂肪的比例。

第七节　难治性营养不良患者的营养支持

严重慢性消耗性疾病或较严重危重病患者,容易出现严重电解质紊乱、贫血、严重低蛋白血症,也常同时合并循环功能减退和多脏器功能损害。若通过深静脉置管给予较大量的营养素、药物和液体的补充(部分情况可称为"液体复苏"),则患者非常容易发生心功能不全、肺水肿和全身水肿,甚至导致更严重的内环境紊乱,加重病情;若采取常规营养支持策略,则不能迅速纠正营养不良,因此必须处理好营养支持和液体补充或液体复苏的矛盾,给予合适的营养支持策略和手段,其中核心目标是维持组织的氧供。详见本章第八节。

第八节　营养支持与组织氧供的维持

组织氧供的充足涉及维持适当动脉血氧运输量(DaO_2)、微循环和内环境三个方面。在其中任何一个环节,合适的营养支持皆发挥重要作用。

一、动脉血氧运输量的维持

动脉血氧含量(CaO_2)与 SaO_2 和 Hb 相关,DaO_2 与 CaO_2 和 CO 相关,因此维持适当的输氧量的方法应为维持充分的氧合、适当的 Hb 浓度和适当的 CO。其中营养支持的重点是血红蛋白和白蛋白的补充,以及补液量的合理控制。

(一)合适的 Hb 水平　$CaO_2 = 0.003 \times PaO_2 + 1.39 \times SaO_2 \times Hb(g/100\ ml)$。以 $SaO_2 = 98\%$、$Hb = 15(g/100\ ml)$代入公式,正常人 $CaO_2 = 20\ ml/100\ ml$ 血液,其中 Hb 结合的氧为 19.7 ml,远高于物理溶解氧。由上可见 CaO_2 主要与 SaO_2 以及 Hb 浓度有关,改善供氧不仅要改善 PaO_2 及影响氧离曲线的因素,也应改善 Hb 的量和质,Hb 以 90~140 g/L 为宜;Hb 过低,CaO_2 下降,需适当补充少浆血或全血;过高则增加血流阻力,弊大于利。在维持适当 Hb 水平的情况下,$SaO_2 < 90\%$,甚至在 80%~85% 也是相对安全的。

(二)适当的胶体渗透压和血容量　血容量的维持取决于胶体渗透压、晶体渗透压、水的综合作用,其中主要取决于前者。

1. **胶体渗透压**　白蛋白是产生血液胶体渗透压的主要成分。

(1)急性加重期白蛋白的代谢特点和补充要求:创伤、重症感染患者不仅分解代谢显著增强,也存在白蛋白迅速而严重的丢失,故需要补充。但疾病初期不宜补充或大量补充蛋白质、氨基酸,否则会导致大量代谢产物的产生,加重心、肝、肾等脏器的负担;蛋白质在损伤部位渗出可能会加重局部水肿。如上述,应激反应早期,有全身失控炎症反应的危重症患者,能量供给在 84~105 kJ/(kg·d)(相当于静息状态的能量需求)被认为是能够接受并可实现的能量供给目标,称为允许性低热量策略。还需强调在危重症发病早期,毛细血管有广泛、严重的通透性升高,即所谓的毛细血管渗漏,故白蛋白的大量补充将导致间质水肿加重,因此即使存在低蛋白血症,若血浆白蛋白浓度>30 g/L,就不宜补充白蛋白或血浆,可随访;若存在严重低蛋白血症,则有效血容量和脏器的血供将难以维持,就必须给予较大剂量的补充,每日补充 10 g 是不足的。白蛋白<25 g/L 时,应给予 10 g 静脉滴注,每 8 h 1 次;白蛋白<30 g/L 时,可 12 h 给 1 次,连用 2~3 日后减量或停用。也可用相当剂量的血浆(100 ml 血浆相当于 4.5 g 白蛋白),但前者更优越,因为少量白蛋白多次输入后可使患者逐渐脱水,减轻组织水肿;同时缓慢扩容,不加重心脏负担,改善组织循环,改善肾的利尿作用。当然两者联合应用,可同时改善机体的免疫功能,但需避免白球蛋白比值倒置;控制补充的速度,防止心功能不全、肺水肿的发生。在某些情况

下,血浆代用品,特别是大分子的羟乙基淀粉是一种替代品。

（2）疾病缓解期白蛋白的代谢特点和补充要求：随着病情的迅速缓解,毛细血管的渗漏显著改善；肝合成白蛋白的量逐渐增多；机体也将进入应激后的"恢复期",此时补足白蛋白、血浆以充分纠正低蛋白血症是必然的选择。

2. 不同白蛋白制剂的特点和选择 一般 10 g/支的白蛋白制剂的液体量是 50 ml,在各种情况下应用皆非常安全；12.5 g/支的液体量是 250 ml,若患者存在左心功能不全或严重水肿,则尽可能不用,否则需缓慢静脉滴注,用完后适当应用利尿剂。若用血浆,则不仅需要控制滴速,更应严格控制生理盐水的冲洗量,以刚好冲完为原则,否则容易诱发或加重左心功能不全、肺水肿。若患者存在低血容量,且无明显水肿,则后两种制剂的扩容效果较好,宜首选。

（三）合适的心排血量 通过上述措施可维持有效的循环血容量,在此基础上改善心功能,保障适当的 CO,从而达到维持适当 DaO_2 的目的。

肺实质疾病导致的重症呼吸衰竭患者需机械通气治疗,此时确定合适的 CO 比较困难。增加 CO 一般通过提高前负荷（主要是适当补液量）、降低后负荷（主要是降低左心室跨壁压,特别是收缩期）和心肌收缩力（主要是应用强心剂）完成,且三者之间有密切关系。

1. 补液量 足够的补液量是维持 CO 的基础,在血容量不足的患者强调迅速有效扩容,但在急性左心室或急性肺损伤患者则需适当降低输液量以减轻肺水肿,改善分流。

2. 通气压力 维持适当氧合常需增加通气压力,而维持适当 CO 又常需降低通气压力,但更强调维持适当压力,从而保障前负荷的稳定,又能降低左心室跨壁压和后负荷。详见第三十六章第三节。

因此,对呼吸危重症患者 CO 的维持需结合具体情况综合考虑。在部分患者,为保障氧合与 CO 之间的适当平衡,应适当控制输液量,CO 维持正常低限即可,因为此时机体可通过一系列调节,包括全身血流量的重新分布、血压升高等,来保障重要脏器的供血。但血容量不足或通气压力较大导致动脉血压下降或尿量不足时,也必须补充血容量。

二、改 善 微 循 环

正常的微血管结构、足够的循环血流量和适当的血液凝血-抗凝功能是维持微循环正常的基本要求,故需特别注意以下几点。

1. 正常循环血流量 充足的血流量可对微循环产生有效的冲刷作用,因此是改善微循环的基础,故在危重症患者需首先维持上述各方面功能的正常,这与血红蛋白和白蛋白的补充有直接关系。

2. 改善微循环的压力环境 微循环的静水压低,易受组织压力变化的影响,特别是严重水肿的影响,这主要通过严格限制补液量、提高胶体渗透压来实现,因此与内环境调节有直接关系。

3. 直接改善微循环 与健康人相比,危重症患者更容易发生凝血功能紊乱和 DIC,因为各种高危因素几乎皆存在,包括创面或损伤的毛细血管膜容易激活凝血,血小板和凝血因子应激性升高,卧床、水肿等因素导致血流缓慢。因此,应注意这些因素的监测和预防；对有明显高凝状态（可参考纤维蛋白原、D-二聚体、纤维蛋白降解产物、血小板等基本指标）,但未达 DIC 标准的患者就应给予适当抗凝治疗,以低分子肝素为主；一旦进入 DIC,就应给予充分治疗。DIC 大体分高凝期、凝血因子消耗期和纤溶亢进期三个阶段,强调早期诊断和治疗,抗凝是贯彻始终的手段。在高凝期和凝血因子消耗早期,单纯抗凝治疗即可；在凝血因子消耗的中晚期,需根据临床情况和化验结果,在抗凝基础上补充凝血因子；在纤溶亢进期,需在抗凝基础上,补充凝血因子,加强抗纤溶治疗。

4. 避免医源性因素的影响 主要包括三种情况。

（1）白球蛋白比值倒置：为改善危重症患者的免疫功能,在临床上习惯补充球蛋白,导致白球蛋白比值（A/G）倒置,A/G 倒置意味着红细胞、白细胞、血小板、纤维蛋白原更容易沉积在微循环,导致微循环障碍加重,这与营养支持有直接关系,但临床上容易忽视。

（2）应用具有高损伤的药物：如造影剂、部分抗生素。

（3）质量可能欠佳的药物：主要是静脉用药,特别是抗菌药物。一般静脉用药的质量控制包括：标示量（含量）、无菌、pH、不溶性微粒等,特别是 pH

和不溶性微粒,是导致微循环障碍的常见因素,但容易被忽视。美国FDA要求≥10 μm的不溶性微粒(HIAC法)不多于2 000个,≥25 μm的不多于200个;对于重症已有微循环损害的患者,各种微粒极易造成多器官损伤,如沉积在肺部和脑部则可导致脑缺血和弥漫性肺损伤。

三、维持适当的能量供应和内环境的稳定

1. 维持合适的晶体渗透压和体液量　晶体渗透压是维持细胞外液容量的主要因素。在危重症患者,机体通过一系列应激反应,特别是醛固酮和抗利尿激素共同作用,使肾具有强大的保钠、保水能力,以维持细胞外液容量和血容量的稳定。另外,参与维持细胞外液的组织还有消化腺、汗腺等,如唾液、胰液、肠液、汗液,其分泌液中的钠离子浓度均降低。因此,就机体的应激反应而言,机体排出钠、水的能力减弱。但严重感染、创伤本身也存在体液的显性和非显性丢失,导致细胞外液量不足。因此,对危重症患者的补液治疗必须慎重,应特别注意出入液体量和质的平衡以及电解质的稳定,避免补液不足或补液过量,特别是后者非常容易发生;还应特别注意改善肾的血供和肾功能的维护。上述因素导致高钠血症或稀释性低钠血症的机会也较多,应特别注意钠的输入或摄入。

2. 保障适当的能量供应、控制血糖浓度　正常机体的能量供应主要通过糖类的有氧氧化获得。危重症患者容易发生反应性高血糖或使原有的高血糖加重,导致机体的代谢障碍,故需及早发现和处理。

(1) 高血糖的处理:为更好地补充能量和控制血糖,维持水、电解质平衡,需单独建立补液通道进行胰岛素补充治疗;若无高钠血症,可选择生理盐水,但必须确保血糖浓度的下降,否则会出现高血糖和高钠血症并存的情况,导致更严重的高渗血症;若存在高钠血症,则应避免钠的摄入或输入,改用葡萄糖溶液,或用生理盐水通过微泵注射;血糖控制后则应结合患者血浆电解质浓度调节补液。在合并急性心肌梗死、急性脑梗死和其他局灶性缺血的患者,为减轻缺血再灌注损伤,发病24 h内不宜输入高渗葡萄糖溶液。

(2) 目标血糖:目标血糖的范围没有定论,要视患者的基础血糖和病情制定,避免低血糖的发生。

一般认为血糖浓度在5～10 mmol/L是安全、合理的,因疾病早期的高代谢状态是防御性应激反应,目标血糖可以较正常稍高,也有利于避免低血糖、低血钾的发生及血容量不足。随着患者病情的稳定,可逐渐将血糖控制至正常范围。此时,患者逐渐转为以合成代谢为主和组织修复,需补充更多的能量、钾、镁和水溶性维生素。详见本章第六节。

(3) 血糖的下降速度:胰岛素初始或强化治疗时,必须保障血糖浓度下降,加大胰岛素的用量,必要时用4～8 U的胰岛素静脉注射;维持治疗时,血糖的下降速度不宜过快,一般控制在每小时下降3.9～5.6 mmol/L(平均5 mmol/L)为宜。

(4) 控制血糖的其他问题:在血糖下降过程中,应注意钾的补充和血容量的维持。开始治疗应每1～2 h监测1次血糖,直至出现相对恒定的胰岛素输注速度;当血糖浓度稳定后可改为每4 h监测1次。当患者饮食改变或者应用影响糖代谢的药物时,特别是饮食中断、使用β受体阻滞剂(降低血糖)或糖皮质激素、硝苯地平(升高血糖)时,需注意上述药物在24 h内的均衡应用,并增加监测血糖的次数。

3. 水溶性维生素和电解质的补充　维持足够的水溶性维生素供应和适当的电解质水平,特别是防治低钾血症、低镁血症、低磷血症,以保障机体代谢的正常进行。

四、需注意的其他问题

1. 晶体液和胶体液的选择　若为低血容量性休克且没有水肿时,应迅速给予胶体和等张电解质溶液,且初始输液速度要快,第1 h通常大约给予1 000 ml。然后根据脱水性质(低渗、等渗、高渗)和程度决定补液的种类和量。各种补液都必须注意电解质及酸碱紊乱的纠正。

若存在水肿则需严格控制液体入量,同时补充胶体。血压下降主要是有效循环血容量不足的表现,严重水肿仅仅意味着组织间液和体液量增多,但有效血容量常严重不足;水肿还会进一步加重对循环功能的抑制,导致恶性循环。此时的主要处理不是升压和利尿,而是迅速扩充血容量,以胶体为主,白蛋白和血浆最好,补充胶体后适当使用利尿剂。

2. 水过多的防治　水肿、水中毒常导致严重的循环和代谢障碍,但临床上容易忽视,故特别强调在

维持适当氧合、血红蛋白、血浆白蛋白、血糖、pH、电解质水平和一定程度能量供应的基础上，暂时禁止饮食及"无必要的药物"应用。如此经过 3 日左右，水过多就会明显改善，然后可逐渐恢复进食。

3. 降低组织代谢　能否维持适当的氧合与机体的代谢有关。在机体代谢率过高的情况下，静脉血氧含量将显著降低，静脉血流经分流的肺循环后将导致更严重的低氧血症，故应注意降低机体的代谢，如降温、应用镇静剂、肌松剂抑制过强的自主呼吸等，但要尽可能控制镇静的强度，维持一定程度的自主呼吸存在。

五、临床上需注意的错误术语

1. 白蛋白

（1）"白蛋白的半衰期很长，患者发病数日就降到这么低，不可能；患者住院前，在家里就应该存在营养不良"。正常白蛋白的代谢半衰期确实非常长，约 20 日；但在危重症患者，其代谢速度显著加快；更多患者还存在毛细血管通透性显著增强，其下降速度更快，2～3 日就可出现血浆白蛋白的显著下降。因此白蛋白浓度是反映疾病严重度的重要指标。

（2）"我每日都补白蛋白，为什么还低？"。如前述，危重症患者血浆白蛋白的下降速度可以非常快，每日补充 10 g 根本不足以抵消血白蛋白的下降。假若未补充白蛋白，则其血浆浓度更低。白蛋白 10 g 静脉滴注，每 12 h 或 8 h 给 1 次，甚至 6 h 给 1 次是必要的。

2. 水肿和低血压　"在血压降低的水肿患者，应该补充大量的晶体液，进行液体复苏，因为患者血压太低，补液可以升高血压"。如上述，血压下降的主要原因是有效循环血容量不足，且主要原因是胶体渗透压太低，因此尽管患者体内水分较多，但水分不能容纳在血管里，导致"旱涝"不均，"血管内缺水，血管外水过多"，后者会进一步加重血压下降，导致组织供氧恶化。若严格控制水、盐的入量，适当补充白蛋白或其他胶体物质，则随着胶体渗透压的升高，组织间液的水分进入血液，血压回升，水肿改善，组织的代谢也进一步改善。

总之，在存在严重紊乱的危重症患者，营养支持和液体复苏的核心是维持适当的氧供。这主要涉及适当的氧合、适当的血红蛋白浓度、适当的白蛋白浓度（或类似替代物）、适当的白球蛋白比值、适当的心功能、适当的血糖浓度和电解质水平；避免明显水肿的发生或持续存在，避免明显的微循环障碍；在此基础上，2～3 日的能量供应不足是可以接受的。

（朱　蕾　李善群）

第四十章
液体复苏的临床应用与客观评价

对危重患者而言,静脉营养支持和液体复苏是密切相关的,两者皆为肠外营养的形式,只是要点不同,且临床实施中容易出现较多的问题。

第一节　液体复苏的相关概念

1. **毛细血管渗漏综合征**（capillary leak syndrome）　突发的、可逆性毛细血管高渗透性,血浆迅速从血管渗透到组织间隙,引起进行性全身性水肿(其中肺水肿和机械通气密切相关)、低蛋白血症,血压、CVP 均降低,体重增加,血液浓缩,严重时可发生多器官功能障碍(MODS)。此概念主要指脓毒症患者,实质是传统上的弥漫性毛细血管通透性增强的概念,并无新意,但强调了后果,为以液体复苏为核心的脓毒症的治疗提供了相对明确的依据。

2. **脓毒症集束化治疗策略**（sepsis bundle strategy）　早期目标性血流动力学支持治疗是严重脓毒症及脓毒症休克治疗指南的关键性内容,但除此之外,还需要同时应用其他有效治疗手段,形成一个联合治疗的套餐,称为"集束化治疗"。

3. **脓毒症复苏集束化策略**（sepsis resuscitation bundle）　在诊断严重脓毒症后的 6 h 内完成:① 早期血清乳酸测定。② 抗菌药物使用前留取病原学标本。③ 急诊在 3 h 内,ICU 在 1 h 内开始经验性抗菌药物治疗。④ 如果有低血压或血乳酸＞4 mmol/L,立即给予液体复苏(20 ml/kg)。⑤ 若低血压不能纠正,需加用血管活性药物,维持平均动脉压(MAP)≥65 mmHg。⑥ 若持续低血压或血乳酸＞4 mmol/L,要求充分液体复苏,使 CVP≥8 mmHg,中心静脉血氧饱和度($ScvO_2$)混合静脉血氧饱和度($S\bar{v}O_2$)≥70％。

4. **早期目标指导治疗**（early goal directed therapy, EGDT）　2001 年由 Rivers 等提出,以脓毒症休克发病 6 h 内实现有效的液体复苏为目标,力争在脓毒症休克早期即能识别,以便及早纠正血流动力学异常和全身性缺氧,防止发生更严重的炎症反应和急性心血管功能衰竭。强调早期识别休克或组织低灌注,利用组织灌注指标指导复苏,纠正氧供、氧耗的失衡。接受 EGDT 的患者在 6 h 内输血、输液量及多巴酚丁胺使用量均大于常规治疗,6～72 h 则均少于常规治疗。

5. **液体复苏**（fluid resuscitation）　在疾病诊断早期的短时间内(6 h 内)大量补液,纠正低血容量,以保证有效的心排血量和器官的血流灌注。它是治疗脓毒症低血容量的有效方法,复苏的失败往往会导致患者发生 MODS。

第二节　液体复苏的基本内容、问题和处理对策

液体复苏是指短时间内大量补液,纠正低血容量,以保证有效的心排血量和器官的血流灌注。危重症患者的液体复苏可概括为:把握好输液的总量,调配好补液的性质,调节好输液的速度。简言之,就是"输多少、输什么、怎么输"的问题。

一、把握好液体总量

1. 原则　针对病因、有的放矢、因病制宜、因人制宜、量出为入、力求动态平衡。具体实施时，首先明确患者的体液量是多还是少，是欠缺、适宜还是过多。如果体液过剩，或体液总量不算多，但脏器功能难以承受，则入量宜少于出量。例如，严重颅脑外伤、脑水肿，有明确的颅高压征象；肝肾综合征合并肝性腹水，少尿无尿；癌症晚期、合并心衰等，液体复苏就要求负平衡或零平衡。必要时，用微量输液泵控制输液量，总量调节在≤1 500 ml/d。当然更多情况下是体液代谢负平衡，供不应求，欠缺为主，除了必需的常规治疗外，还需加强液体复苏，增加补液量。输液总量应该包括三个方面：已丧失的体液量、仍在继续丢失的体液量和当日的生理需要量。

2. 生理需要量

(1) 体液的基本代谢特点：即人体正常代谢每日需要的液体量，包括正常呼吸排出的水量，约350 ml；不出汗时经皮肤排出的水量，约500 ml；经胃肠道排便排出的水量，约150 ml；经肾排出代谢产物最低需水分400~500 ml，一般需要1 000~1 500 ml；机体内生水，约300 ml，伴随一定的能量消耗。经肾排出的液体不仅包括水，还有一定量的电解质离子等，因此不能进食的危重症患者，每日仍有较大量的体液丢失，为维持生理需要就必须补充一定的水分和相应的电解质。

(2) 每日具体需要量：成年男性为30~40 ml/(kg·d)，即2 000~2 500 ml/d，成年女性略低，婴幼儿为120~160 ml/(kg·d)。电解质的补充量：氯化钠4~5 g/d，相当于生理盐水500 ml(4.5 g)；氯化钾3~4 g，相当于10%的氯化钾30~40 ml。葡萄糖的补充量为2~3 g/(kg·d)，平均为150 g/d。

3. 已丧失的液量　需根据体液的欠缺情况，判定体液丢失的类型和程度。根据丢失量可分为轻度脱水、中度脱水和重度脱水；根据血钠浓度和血浆晶体渗透压，脱水分低渗性、等渗性和高渗性。危重症患者多为等渗性脱水和高渗性脱水。

(1) 轻度脱水：生命体征可无明显改变，仅有口渴感。失水量约占体重的2%，即大约1 500 ml。补充生理盐水1 500 ml即可，其他紊乱较轻，通过自身调节可较快纠正。

(2) 中度脱水：不仅体液量减少，且体液重新分配，有效循环血容量不足，丢失液量占体重的3%~5%，即2 200~3 700 ml。有明显口渴感，腋窝、腹股沟干燥，血钠浓度升高，常≥150 mmol/L，尿呈浓茶色、比重高。补充5%葡萄糖液＋生理盐水各一半，即相当于0.45%的低渗液，补液总量2 200~3 700 ml。

(3) 重度脱水：丢失液量占体重的6%~8%或更多，为4 500~6 000 ml。口渴难耐，血钠浓度显著升高，尿呈酱油样或者无尿，尿比重极高，血细胞压积上升，神志淡漠或昏迷。补液量在4 500~6 000 ml或更多。补液量也可根据血钠浓度计算，即补液量(L)=(实测血钠浓度－正常血钠浓度)/正常血钠浓度×正常体液量[体重(kg)×0.6(女性为0.5)]。例如：60 kg体重的男性，血钠浓度为160 mmol/L，应补液量=(160－142)/142×60×0.6=18/142×36=0.127×36=4.56 L。

4. 继续丢失量　危重症患者诊断或治疗时常存在体液的继续丢失，称为继续丢失量，包括胃肠减压导致的丢失量、体内第三间隙渗出或漏出的体液量；气管切开后经呼吸道排出更多的水量，发热和显形出汗也导致额外丢失量；合并肠瘘、尿崩症、大面积烧时，继续丢失液量更大。发热时，体温每升高1℃，应增加补液10%，如体温39℃时，应额外增加输液量2 500 ml(每日需要量)×20%=500 ml。明显出汗的额外丢液量为500~1 000 ml，大汗淋漓者额外丢液量为1 000~1 500 ml。气管切开患者的呼吸道丢失量比健康人鼻式呼吸多2~3倍，相当于800~1 000 ml。

二、调配好补液性质

(一)根据脱水性质选择补液　补液有两个最主要的目的：一是改善有效血容量，维持内环境的稳定，称为液体复苏，通过补液扩容，提高有效循环血容量，改善微循环；纠正酸碱平衡，尤其是代谢性酸中毒；补充电解质，调整血浆渗透压；二是进行营养支持，通过补液补充热量和其他营养物质，如糖、脂肪、蛋白质、电解质离子、微量元素等，提供维持机体生理活动所需的能量和其他物质。

为维持有效循环血流量、改善内环境，需首先明确脱水的性质，即高渗、等渗和低渗脱水，在此基础上决定补液的性质。

1. 高渗性脱水　机体丢失的水量大于钠量，造成细胞外液钠离子浓度高于正常值;晶体渗透压超过320 mOsm/L,细胞内水分进入细胞外,导致细胞内脱水;细胞外液量下降程度较轻。临床表现为口渴,唾液减少,口唇干燥,尿少,汗液分泌减少。治疗以5%葡萄糖溶液为主,适当补充生理盐水,即给予低渗盐水治疗。

2. **低渗性脱水** 丢失的钠量大于水量,造成细胞外液中钠离子浓度低于正常值,细胞外液量明显减少,晶体渗透压下降至280 mOsm/L以下;细胞外水分内入细胞内,造成细胞水肿。临床表现为眼窝下陷,皮肤弹性差,可无口渴感,出现低血压、脉搏细弱、头晕,容易发生低血容量性休克和肾功能受损,或伴有神志淡漠、意识模糊、昏迷等。治疗以补充高渗氯化钠溶液为主。

3. **等渗性脱水** 丢失钠和水的比例基本相同,血钠浓度和血浆晶体渗透压正常。主要是细胞外液丢失,且血浆容量和组织间液量均匀丢失。患者常有明显的脱水表现,血压下降,脉搏细弱,外周循环衰竭;如未及时纠正,水分继续丢失,则很容易转为高渗性脱水,处理更加困难。治疗以葡萄糖溶液为主,适当补充生理盐水,后者的量适当少于前者,即总体上以偏低渗的溶液为主,中度脱水补充3 000 ml左右,重度脱水补充5 000 ml左右。

轻度、中度、重度脱水与高渗性、低渗性、等渗性脱水之间有较密切关系,但并非一一对应。前者根据脱水量评估,后者根据脱水中丢失的钠盐程度计算。一般来说,脱水越严重,丢失的电解质相对也越多,但等渗性脱水、高渗性脱水也可能是重度脱水。

(二)复苏液体的选择

1. **晶体液或胶体液的选择** 尽管胶体液和晶体液皆被广泛应用于液体复苏,但对于选用何者为好还是争论了30多年。

(1)晶体液

1)优点:迅速补充细胞外液,增加肾小球滤过率,补充电解质;充分给予晶体液可使机体迅速恢复血浆容量;价格低廉,易于获取。

2)缺点:输注后即迅速地扩散至组织间隙,仅20%停留于血管内,大量输注才能产生有效的扩容效应;水分在组织间隙的大量积聚可以导致肺水肿、吻合口水肿等,降低氧的弥散和利用能力。

(2)胶体液

1)优点:在血管内停留时间长,扩容能力强;增加血浆胶体渗透压,减轻组织水肿。一些人工胶体能纠正血流动力学及血液流变学的紊乱,改善组织器官的血流灌注和氧合。

2)缺点:费用较高;进入组织间隙大量分解,加重水肿;无证据显示使用胶体液进行液体复苏效果更好。

临床研究显示,晶体液和胶体液对机体的一些重要生理参数可产生不同的影响,这些差异直接导致了两者用于液体复苏的争议。为此有学者以循证医学为原则,对晶体液和胶体液的应用情况进行了Cochrane系统评价。结果显示,尚无随机对照研究证明在创伤、烧伤和术后患者应用胶体液进行液体复苏可以降低死亡率。

2. **高张晶体液或等张晶体液的选择** 在低血容量患者,等张晶体液通常作为输血前的替代品,且往往需要大量输注。高张晶体液能产生更佳的扩容效果,可较快升高血压,在较短时间内少量输注即可;还可使细胞内液及组织间液进入血管内,产生"自身输液"的效果;避免或减轻组织水肿。高张晶体液还被推荐用于颅脑外伤患者。颅脑外伤患者合并低血容量时往往存在颅内压升高、颅内血流灌注不足,等张晶体液可使颅内压升高、脑水肿加剧;反之,高张晶体液可升高血压,增加颅内灌注,又减轻脑水肿。有学者甚至认为可以用高张晶体液替代甘露醇,但也有学者认为前者可导致破裂血管的继续出血,且血脑屏障破坏时高张晶体液容易进入脑组织间隙,使脑水肿恶化。同样,为评价高张晶体液和等张晶体液的复苏效果,也有学者进行了Cochrane系统评价,研究的对象为创伤、烧伤和外科术后患者。结果显示,对这三类患者进行液体复苏时,尚无充分证据表明高张晶体液优于等张晶体液,但不排除临床上有显著性差异的研究结果出现。

3. **不同扩容液体的客观评价**

(1)白蛋白:其优良作用是值得肯定的,但需注意合理选择。详见第三十九章第七节。若严重毛细血管渗漏持续不能改善,则白蛋白的补充比较困难,选择大分子的羟乙基淀粉可能更优越,可能对渗漏的血管产生一定测定的封堵作用,保障血浆胶体渗透压升高,防止肺间质水肿的加重。

(2)晶体液:若患者无明显水肿,用晶体液快速扩容是合适的。当脱水合并低血容量休克,应迅速给予等张电解质溶液,且初始输液速度要快,第1 h通常大约给予1 000 ml;然后根据脱水性质(低渗、等渗、高渗)和程度决定补充晶体液的量和性质。

三、调节好输液速度

掌握好合适的输液速度是液体复苏的切实保证。由于危重病的类型众多、病情不同、个体差异大、各脏器的损害程度不尽相同,因此没有一个合适的补液公式能涵盖所有情况。补液速度过快、过量,超过了脏器的承受能力,易发生心力衰竭、肺水肿、脑水肿;补液速度过慢、过少,则组织血液灌注不足和内环境紊乱不能及时改善,直接导致复苏失败。

(一)液体复苏需注意的几个问题

1. 体重(特别是去脂体重或理想体重)　意味着机体对液体容纳能力的强弱。在危重症阶段,由于发热、休克、创伤、感染、组织缺氧、脏器功能衰竭等因素,毛细血管通透性增加,大量的液体渗出进入间质和第三间隙。体重越重,在应激状态下丢失的液体相对也越多,因此补液总量应该较大,补液速度应该较快;当然机体的调节能力更强,较轻体重患者可能有更好的预后。当然,若患者是由肥胖导致的体重增加,则意味着组织间隙脂肪增多,含水量减少,对体液的调节能力下降,更容易发生严重血容量不足或心力衰竭、肺水肿。

2. 年龄　青壮年对体液变化的调节能力强,高龄或小儿对外界变化的生理调节能力较差或不健全,特别是 70 岁以上老人和 15 岁以下的儿童,补液速度稍快容易发生心功能不全。

3. 心功能　反映机体对补液的耐受、排出和运送能力。危重病常累及心血管系统,心功能愈差,心脏的排血能力愈低,补液速度过快越容易引起肺水肿。

4. 病种因素　病种不同,补液的量和速度也有区别。像四肢创伤导致的失血性休克患者,补液量可大些,补液速度也可快些。有颅内高压的颅脑外伤患者,在脑水肿阶段,不仅补液量不能大,补液速度不能快,总入液量也要小于出量。有活动性出血的休克患者,特别是有胸部创伤和心脏外伤的患者,在彻底手术止血以前,快速大量补液可使血压迅速回升,但死亡率并没有下降;相反,以 MAP 6.65～7.98 kPa(50～60 mmHg)为目标限制液体复苏的速度则可取得较好的效果。其原因为彻底止血前,按超常速度补液会造成血压的迅速升高,加重出血;血液过度稀释,不易形成凝血块或者使已形成的凝血块脱落,诱发新的出血;导致肺水肿,不利于氧的弥散;血液过度稀释,血色素降低,不利于氧的携带和运输。

5. 疾病阶段　同为创伤性休克患者,在休克早期,补液量可适当增大,速度也应适当增快,甚至可以在 6 h 内输入 24 h 需要的补液总量的一半以上,从而迅速改善病情。但休克稳定后,就不宜再快速、大量补液,因为机体的应激状态得到显著改善,全身组织间多余的水分回流至血管,过度补液将增加心脏负担,故补液速度不仅减慢,补液总量也应该小于或等于出量。大面积烧伤患者,早期水分大量从体表蒸发,必须超常规补液扩容,以维持血容量和内环境的稳定;进入结痂期后,体表蒸发量显著减少,补液就应该减少、减慢。

6. 其他因素　室温、体温、病房干燥程度、患者活动度等都会影响到体液的蒸发和排出,成为影响补液速度的因素,但总体上影响程度有限,适当兼顾即可。

(二)补液速度

1. 脓毒症休克患者的液体复苏　强调符合早期目标指导治疗(EGDT),即在感染性休克发病 6 h 内达到复苏目标。要求 6 h 内输液量大于常规治疗,6～72 h 少于常规治疗。

(1) 具体要求:6 h 内达到复苏目标:① CVP 为 8～12 mmHg(需注意胸腔内压对 CVP 的影响,详见第二十八章第五节)。② 平均动脉压(MAP)≥65 mmHg。③ 尿量≥每小时 0.5 ml/kg。④ $ScvO_2$ 或 $S\bar{v}O_2$≥70%。若复苏后 CVP 达 8～12 mmHg,而 $ScvO_2$ 或 $S\bar{v}O_2$ 未达 70%,需输注浓缩红细胞,使血细胞比容达 30% 以上;或输注多巴酚丁胺等。

(2) 疗效评价:按上述复苏目标,Rivers 等对 263 例患者进行了一项前瞻性随机对照研究,其中治疗组 130 例接受 EGDT,对照组 133 例接受常规补液治疗,两组患者的基本情况相似,EGDT 组的死亡率为 30.5%,对照组为 46.5%。在同一时期,治疗组的平均 APACHE Ⅱ 评分(13.0±6.3)明显低于对照组(15.9±6.4)。治疗组发生突发性心血管事件的比例下降 50%(绝对值减少 10.7%);出院患者中,平均住院时间缩短 3.8 日。

(3) 快速补液试验:也称为容量负荷试验,用于低血容量休克患者。此试验是快速判断、纠正低血容量状态的有效方法。其要求是在 30 min 内输入 1 000 ml 晶体液或 300～500 ml 胶体液,同时观察患者的反应性和耐受性,前者是指血压升高和尿量增加等循环功能改善的表现;后者则指血容量过多,出现早期左心功能不全、肺水肿的表现。根据患者的反应性和耐受性来决定是否再次进行快速补液试验。与一般的持续静脉液体输入不同,也与早期目标指导治疗的快速补液有较大的差别,快速补液试验是指在非常短的时间(30 min)内输注大量的液体,并要求密切观察血压、心率、尿量、肢体温度等反映器官血流灌注的指标,以及呼吸增快增强、肺部湿啰音等肺水肿的征象。因此,快速补液试验能够评价血容量减少的程度和患者对容量负荷的反应,指导液体治疗。

(4) 组织缺氧的早期识别:对脓毒症患者而言,全身组织缺氧可通过全身炎症反应综合征(SIRS)的临床表现、血乳酸浓度进行早期识别,而此时可以没有血压下降。一般认为,当患者有 SIRS 表现、血乳酸浓度>4 mmol/L 时提示组织严重缺氧,应接受 EGDT。

(5) 其他措施:单纯提高动脉血氧运输量可能难以维持氧供和氧需的平衡,还需尽量减少患者对氧的需求。机械通气、镇静、镇痛可显著降低呼吸肌的耗氧量,是纠正低氧血症的常用手段。正常情况下,接受机械通气患者的胸腔内压较高,允许 CVP 达到 12~15 mmHg,腹内压高的患者亦如此。需注意,不合适的机械通气可能增加呼吸做功,并使 CVP 降低,应注意鉴别和避免。详见第三十六章第四节。

静脉血管扩张和毛细血管通透性增加是脓毒症和脓毒性休克的重要病理生理特征。静脉血管扩张使容量血管的容积明显增加,毛细血管通透性增加则使大量血管内液体渗漏至血管外的组织间隙和第三间隙,使有效循环血量急剧降低。因此,在脓毒症和脓毒性休克的早期,往往需要大容量的液体复苏,每日的液体输入量远高于出量,即正平衡。当然,由于不同患者有效循环血量降低的程度不同,要求的液体正平衡程度也有很大差异,因此单纯根据液体平衡量不能说明液体复苏是否充分,需注意上述指标的严密观察。

2. 低血容量休克的液体复苏 低血容量休克是指各种原因引起的全血、血浆、体液(包括其中的电解质)的大量丢失而导致的循环功能衰竭。常因大量失血(体内、外出血)、失血浆(大面积烧伤、广泛软组织损伤、腹膜炎)、失液(剧烈呕吐、腹泻、大汗、

肠梗阻)等导致血容量急速减少 15% 以上,又得不到及时补充时发生。

(1) 基本要求:应立即进行液体复苏治疗,初始补液可按 10 ml/(kg·h)进行。若有效血容量缺失达 30% 以上时,常需要补充 2 000~3 000 ml 及以上的液体;若患者合并心功能不全,则需减慢补液量和补液速度。推荐快速补液试验,根据测定结果指导其后的输液治疗。

(2) 脓毒症所致低血容量的要求:见上述。

(3) 失血性休克的治疗要求:既往强度尽早、尽快地充分液体复苏,恢复有效血容量和使血压恢复至正常水平,以保证脏器和组织的血流灌注,阻止休克的进一步发展,称为充分液体复苏或积极液体复苏。但近年研究发现,创伤性出血性患者住院前常因静脉置管及大量输液而延误转运时间和手术治疗;未控制出血的早期大量液体复苏可能增加出血量,故有学者认为失血量占全血的 15% 以上时才需扩容治疗,且扩容量也相应减少。1992 年以来,Copone、Stem 和 Biekell 等对未控制出血的休克动物和临床患者进行研究,最终结果显示:在活动性出血控制前进行大量、快速的液体复苏,在血压恢复后会使小血管内已形成的血栓被冲掉,导致已停止的出血复发。随着血压回升,保护性的血管痉挛被解除,使血管扩张;输入的液体降低血液的黏稠度,导致出血量增加。因此,足量的液体复苏容量影响患者的预后,使并发症和病死率增加,故提出在活动性出血控制前应限制液体输入量和速度,称为限制性液体复苏(limited resuscitation)。

危重症患者病情复杂,除损伤程度、出血量、出血速度、出血脏器、院前救护不同外,基础疾病、年龄、体重、心功能等不同对治疗措施也有一定的要求,很难给出统一的推荐性液体复苏意见,需根据伤员的具体情况来决定,过度追求所谓的"循证医学依据"是不现实的;临床救治中也不宜刻意追求"正常的血压",但要维持重要脏器的临界灌注压;是否实行限制性液体复苏要根据患者是否达到了稳定的止血而定,当患者有活动性出血时,应通过控制液体输注的量和速度使机体血压维持在一个较低的范围内,直到彻底止血,目的是寻求一个复苏的平衡点,既能恢复组织器官的血流灌注,又不至于过多干扰机体的代偿机制。若已经稳定止血,补充的液体量应适当增加,血压亦应维持在正常水平。患者成功救治的关键是及时止血或救命性手术,而不单纯是

液体复苏。总体上,目前认为充分液体复苏的理论和技术比较成熟,但有一定问题;限制性液体复苏可能有一定优势,但临床研究和认识有限。

四、其他辅助措施

(一)血管活性药物的应用

1. 低血容量休克　不推荐常规应用血管收缩药,这符合此类患者的生理学特点,也有充足的实验结果支持。充分液体复苏后仍存在低血压,或者有严重低血压但输液还未开始的患者,才考虑应用血管活性药。

2. 脓毒症休克　与容量复苏一样,强调及早应用血管活性药物,即使在低血容量还没有得到纠正时,应用血管收缩药也有助于改善患者的血流灌注、逆转器官功能损害,推荐达到的血压标准是 MAP≥65 mmHg,首选药物是去甲肾上腺素,多巴胺也是理想药物。另外,在制订 MAP 的治疗目标时还应考虑患者的基础疾病和并发症。

(1)理想血管活性药物:① 迅速提高血压,改善心脏和脑组织的血流灌注。② 改善或增加肾和肠道等内脏器官的血流灌注,纠正组织缺氧,有助于防止 MODS。

(2)可选择的血管活性药物:尽管目前没有理想药物,但从动物实验和临床研究的结果看,去甲肾上腺素和多巴胺的效果明显优于肾上腺素和去氧肾上腺素(间羟胺)。肾上腺素容易导致心动过速,并可能引起内脏器官不良的循环反应;间羟胺是最少引起心动过速的肾上腺素能药物,但容易降低心排血量。故不推荐将肾上腺素、间羟胺作为脓毒性休克的首选升压药,抗利尿激素也不适合首选。静脉应用抗利尿激素 0.03 U/min 联合去甲肾上腺素等同于单独应用去甲肾上腺素。多巴胺通过增加每搏量和心率提高 MAP,去甲肾上腺素通过收缩血管提高 MAP,与多巴胺相比不增加心率和每搏量,故两者均可作为脓毒症休克的一线用药,对顽固性低血压而言,去甲肾上腺素可能比多巴胺更有效;对于伴有心脏收缩功能障碍的患者而言,多巴胺更有效,但可能诱发心动过速及其他类型的心律失常。若去甲肾上腺素或多巴胺效果不明显可以选择肾上腺素。

不推荐将低剂量的多巴胺作为肾保护药物。大型随机对照临床试验和 meta 分析显示,应用低剂量多巴胺和安慰剂对肾功能的作用没有统计学差异。

(3)用药要求:推荐所有需要升压药的患者,在条件许可的情况下尽快留置动脉导管,并尽快给药,从低剂量开始,逐渐增加至目标血压。还需强调准确监测血压的重要性。由于脓毒症休克患者常有外周血管阻力的明显降低或增加,用袖带测量血压经常是不准确的。动脉置管可提供准确、持续地实时血压监测,有助于及时调整治疗方案。

(4)其他用药选择:经过充分的液体复苏,临床判断血容量足够,或 PAWP 和 MAP 正常,但监测显示 CO 降低或临床高度疑有 CO 降低的患者,首选多巴酚丁胺作为强心药物。若同时存在低血压,应联合使用升压药。脓毒症休克患者,CO 可能降低、正常或升高,若未监测 CO,推荐联合使用升压药和强心药,如去甲肾上腺素和多巴胺治疗。但有条件时,尽可能同时监测血压和 CO,根据监测结果选择药物,如应用去甲肾上腺素纠正顽固性低血压,应用多巴酚丁胺改善 CO 降低。

还需强调,单纯通过提高心脏指数实现超常高氧输送量可能并无益处,复苏的目标应该是达到适当水平的氧输送量,同时避免血流依赖性组织缺氧。在上述措施不能改善组织缺氧的情况下,应降低组织氧耗量。

(二)糖皮质激素的应用　尽管进行了较多 RCT,但仍是一个争论不断的问题,有学者推荐广泛应用激素或根据 ACTH 试验的结果应用激素;实际临床操作时有学者广泛应用,有学者极少应用。危重症患者的复杂性决定了综合治疗和个体化治疗的重要性,单纯控制 1~2 个指标进行所谓的 RCT 是没有价值的,不同试验结果的巨大差异性也说明了该点。应在充分理解生理学特点和生物学特点的基础上,结合患者的病情、病变部位、发展阶段等综合判断。如感染早期,机体炎症反应是消除病原体的重要手段,过早应用激素是不利的;随着病情的进展,炎症反应进一步加重,病原菌逐渐消除,对机体的损伤占主要地位,如出现明显休克、肺损伤和严重低氧血症,激素的应用则有助于延缓病情发展;若病情进入缓解期,过度的炎症反应显著消退,机体从"应激"状态进入"恢复"状态,应用激素有弊无力。参考第三十五章第三节。

不同激素类型的选择同样需要考虑,如氢化可的松、甲泼尼龙为活性药物,起效快,重症患者初始治疗时应首选,大剂量冲击用药时也应首选,而不适合选择地塞米松。氢化可的松的半衰期和半效期短暂,需每日应用数次;甲泼尼龙半衰期延长,应用次数减少;地塞米松的半衰期和半效期显著延长,每日应用1次或2次即可。若病情加重,药物的代谢速度显著加快,应增加给药次数。若病情好转,激素常减量,且宜选择半衰期短的药物,每日清晨用药一次,如口服泼尼松。还要考虑不同激素的其他作用强度,如患者有低钠血症和细胞外液容量不足,则适合选择氢化可的松;有低血压或低钾血症,则适合选择地塞米松。

(沈勤军　朱　蕾)

第四十一章
呼吸系统的引流

在危重症患者,强调充分咳痰或吸痰的重要性,但这仅能解决气管的引流,不能解决各级支气管和肺泡的引流。不同部位引流不畅的表现不同,其中分泌物或异物阻塞气管导致窒息或严重高碳酸血症;阻塞支气管导致肺膨胀不全、肺不张、阻塞性肺炎;阻塞终末细支气管-肺泡将导致肺泡萎陷、难治性肺炎。上述情况可见于内科、外科、急诊各科。有慢性呼吸道疾病、手术后、高龄、电解质紊乱、营养不良、机械通气的患者更容易发生。对上述不同问题,需要重点引流的部位和引流的方法有较大差异。从肺泡至气管的充分引流是防治呼吸系统感染和上述并发症的最主要手段。

一、气管的引流

气管的引流包括主动引流和被动引流,前者以咳嗽为主要手段,后者以吸痰为主要措施。

(一)咳嗽 是一种反射活动,其反射弧包括感受器、传入神经、中枢、传出神经和效应器5个部分,其主要特点是爆发性呼气运动,具有强大的清除异物和分泌物的作用。咳嗽动作的基本过程是深吸气至肺总量(TLC)的85%~90%,这相当于$P-V$曲线的高位拐点(UIP)或肺活量(VC)70%~80%的位置;然后声门紧闭,一般持续约0.2 s,同时呼气肌收缩,形成肺内高压和巨大的肺泡-气道口压力差;最后声门开放,高速气流快速呼出,此时若气管内有分泌物则被有效咳出。

与一般门诊患者、轻症患者不同,在危重症患者,咳嗽主要起保护作用,此时若能有效排除痰液则称为有效咳嗽,否则为无效咳嗽。气管引流的主要目标是保护有效咳嗽,或提高咳嗽的效率,使无效咳嗽变为有效咳嗽。

1. 影响咳嗽效果的疾病 见于反射弧的下述部位:① 感受器缺乏足够刺激,常见于营养不良、长期卧床、手术后、高龄、疼痛不愿意翻身的患者。② 咳嗽中枢功能减退,主要见于颅脑疾病、手术后、高龄、应用较大剂量镇静剂、肌松剂或麻醉剂的患者。③ 传出神经和肌肉病变,主要见于运动神经元病或运动神经疾病、多发性肌炎、皮肌炎、严重电解质紊乱等。④ 胸肺疾病或功能减退,包括咳嗽方法不当、呼吸肌疲劳、气道阻塞、人工气道导管太细、停机时气囊不放气、声门疾病。气道-肺实质疾病是导致无效咳嗽的最常见原因,其中导管太细、停机时气囊不放气是导致无效咳嗽、撤机失败的常见原因。

2. 评估咳嗽效率的客观指标 主要是峰值咳嗽流量(peak cough expiratory flow, PCEF)和吸气肺活量(inspiratory vital capacity, VCi)。两者可综合反映呼吸肌、气道、肺、声门等效应器的功能,其中VCi的价值相对较小,可单纯用PCEF大体反映咳嗽的效率。PCEF的正常值为6~12 L/s(360~720 L/min)。一般认为PCEF≥3 L/s可保障有效咳嗽,否则多为无效咳嗽。最大呼气压(MEP)也有重要的判断价值,详见第二十八章第八节。

(二)改善无效咳嗽的方法 包括常规方法和针对性治疗方法,后者容易被忽视。

1. 常规方法 包括充分进行呼吸道湿化、温化,加强翻身、拍背,进行体位引流,对容易发生痰堵的患者2~3 h唤醒1次进行咳痰。

2. 针对性方法

(1)提高咳嗽效率:① 咳痰前的准备,因疼痛或气喘等原因,患者不愿意进行深呼吸和咳嗽,故应讲清楚道理,使其解除顾虑,休息数分钟,同时采取手按伤口、固定导管等保护性措施。② 咳嗽过程,让患者深慢吸气,使V_T达到VC的70%~80%,短暂屏气,然后用较快的速度呼气,可连续咳嗽两声,但避免连续多声,充分休息后再进行下一次咳嗽。③ 适当应用血管转换酶抑制剂(ACEI),如卡托普利。④ 在有指征的患者,适当应用糖皮质激素(简称激素)改善气道痉挛和水肿,降低气道阻力,这样咳嗽时不仅容易形成肺内高压,也可有效传至气管。

(2)其他改善咳嗽的方法:① 经面罩机械通气,通过提高肺容积(提高咳嗽的力量)和气流量(刺激呼吸道感受器）促进咳痰。首选压力支持通气（PSV），支持压力设置为 20～30 cmH$_2$O，2～3 min 后转换为平时的通气形式；若无明显肺损伤，可用更高压力，推荐最高 40 cmH$_2$O。② 用咳痰机经面罩通气辅助排痰。咳痰机的基本工作原理是模拟人的咳嗽，先经气道施加适当的正压，一定特点的曲线气流充分进入小气道，松动各级支气管堵塞的分泌物，然后快速转换成一定负压，高速呼出气流，此时 PCEF 可达 5～10 L/s，故可有效排出痰液。BiPAP 呼吸机和无创咳痰机同时应用是一种趋势。

3. 气管及支气管分泌物阻塞的紧急处理　气管插管或支气管镜吸引是最有效的方法，但可能因各种原因无法及时实施，此时可采取经面罩机械通气，同时给予高浓度供氧，用较高的压力进行 PSV 通气，从而一方面可迅速缓解严重低氧血症，又可通过高压力产生的高速气流和大 V_T 促进咳嗽反射，迅速解除阻塞（详见第二十三章第二节病例分析）。若不能迅速咳出，在高速气流的作用下，大块状分泌物被打碎进入较小的气道，也会迅速缓解阻塞。最终分泌物随纤毛运动进入气管，通过咳嗽排出体外。

（三）人工气道的引流　除符合一般人工气道管理的要求外（详见第二十五章第二节、第二十九章第五节），强调间断高流量通气。在有自主呼吸的患者选择 PSV 模式进行高压力通气，具体方法同上；在无自主呼吸或自主呼吸非常微弱患者选择 PCV 模式通气；也可用定容型 A/C 模式，在控制平台压 30～35 cmH$_2$O 的情况下，进行大流量、大 V_T 通气，这些皆有助于刺激咳嗽感受器。

二、支气管的引流

主要取决于气道阻力和纤毛的运动，并对气管内高压形成（见上述）和引流产生重要影响。除上述常规改善气道引流的方法外，强调 COPD 的气道陷闭、哮喘和 COPD 的气道阻塞等是导致气道引流不畅的重要原因，前者可适当应用缩唇呼气或 CPAP/PEEP，后者则需适当应用激素和气道扩张剂。间断应用呼吸机或咳痰机的高速气流和适当应用 β$_2$ 受体兴奋剂也有助于改善纤毛运动和分泌物的引流。

三、肺 泡 引 流

（一）常见问题　终末单位包括呼吸性细支气管、肺泡管、肺泡囊和肺泡，其主要组成结构是肺泡。肺炎主要是肺泡内的炎症，因此不仅要重视气道的引流，更应重视肺泡的引流。

1. **肺泡结构特点和引流的关系**　肺泡处于气管、支气管树的末端，且为盲端，无法通过吸引或咳嗽排出分泌物，但可根据呼吸生理的特点，充分开放肺泡，促进肺泡内的分泌物、病原菌等向小气道运动，并最终通过纤毛摆动运至气管而排出体外。

2. **维持肺泡开放的因素**　足够的氮气浓度和适当的 FRC、膈肌运动和足够的 V_T、表面活性物质、肺泡结构的完整性和肺弹力纤维的正常功能。在机械通气患者还与通气模式的选择、参数的设置及其他辅助治疗有关。上述任何一个因素的异常皆可导致肺泡的萎陷和引流不畅。

（二）处理措施

1. 大潮气量呼吸或通气

（1）原发性肺外疾病的特点：初始阶段，患者的气道-肺阻力接近正常，$P-V$ 曲线陡直段的容积非常大，一般在 2 000 ml 以上，因此理论上可用小 V_T，也可使用较大 V_T 通气。通常情况下，由于重力作用，上肺区含气量多，血流量少，肺泡毛细血管呈陷闭倾向；下肺区血流量多，含气量少，终末细支气管肺泡呈陷闭倾向。

（2）健康人自主呼吸的特点：通过神经的调节作用和膈肌收缩的代偿作用，上肺区血流增加，下肺区通气增加，从而防止上肺区血管和下肺区肺泡的陷闭。

（3）原发性肺外疾病患者的呼吸特点：自主呼吸被大部分或全部取代，膈肌的代偿作用显著减弱或消失，加之机械通气的正压作用，将发生重力依赖性的肺泡陷闭，不仅导致 $\dot{V}/\dot{Q}$ 失调，也使分泌物和病原菌包绕其中，形成感染灶。肺泡萎陷和低氧将导致周围血管反射性收缩，血流量显著减少，抗菌药物应用后在局部的分布浓度将显著降低。两者共同作用导致感染反复发生和难以治愈。

（4）大潮气量通气的作用：使用较大 V_T（≥15 ml/kg）呼吸或通气，并间断进行深呼吸或叹气样通气将发挥开放肺泡和改善引流的作用；通气模式选择和参数的调节同上。

1）原发性肺外疾病：由于肺泡结构正常或基本正常，大 V_T 通气不仅能有效改善肺泡引流，且平台压将明显低于 UIP 水平，故通气是安全的；事实上，随着肺泡开放，肺顺应性改善，需要的通气压力将明显降低,通气的安全性反而提高。我们的治疗结果显示,在此类患者用大 V_T 和较慢 RR 通气,患者恢复快。若用小 V_T(6~8 ml/kg)或常规 V_T(8~12 ml/kg)时,肺部感染难以控制;改用大 V_T 通气后,随着小气道和肺泡引流的改善,感染仍可较快控制,因此大 V_T 通气对防治肺部感染有重要作用。

2) 阻塞性肺疾病:将导致肺严重过度充气,如重症哮喘或 COPD 呼吸衰竭急性加重期,一般不存在肺泡陷闭;且 P-V 曲线陡直段的容积显著减小,为防止气压伤的发生,不宜大 V_T 通气,故强调小 V_T 通气;随着病情改善、FRC 降低,也应逐渐增加 V_T,但避免叹气样通气。

3) 限制性肺疾病:肺容积显著缩小,常有肺泡萎陷,典型代表是 ARDS 和肺水肿。其肺泡萎陷也是导致肺泡引流不畅、感染发生和不容易控制的原因之一,适当应用 PEEP 和通气压力,不仅改善气体交换,对改善肺泡引流也有重要作用。

2. **呼吸机潮气量的设置和调节**　在现代呼吸机,参数的调节非常复杂,确保预设 V_T(或预设压力)和输出值相同,还要注意是否漏气,输出 V_T 是否真正进入肺内。

(1) 机械通气潮气量的评价:V_T 有吸气 V_T 和呼气 V_T、预设 V_T 和监测 V_T 等概念。不同 V_T 可以有较大差别,对通气效果和肺泡的引流有重要影响,但常被忽视。在定容型通气模式,吸气 V_T 是预设值;而定压型通气模式的吸气 V_T 是因变量。预设值一般为吸气 V_T,监测值可以是吸气 V_T 或呼气 V_T,或两者同时监测,随感受器位置而变化,不同厂家及不同型号的呼吸机有较大差别。一般情况下,呼气 V_T 和吸气 V_T 不同,主要原因为:① 气体存在动态压缩,连接管路也存在动态扩张,故总体压缩容积为 2~3 ml/cmH$_2$O。气道峰压为 50 cmH$_2$O 时,气体压缩容积可高达 150 ml,此时吸气 V_T 可以显著小于呼气 V_T;现代大部分呼吸机加用顺应性校正以减轻或消除该部分因素的影响,故准确性显著提高。② 呼吸商一般为 0.85,故正常情况下呼气 V_T 小于吸气 V_T,不同进食情况影响两者的大小。③ 吸入气为室温下的气体,呼出气为充分加温、加

湿的肺泡气,故实际呼气 V_T 可明显大于吸气 V_T,评价 V_T 时应充分考虑上述因素的影响。

(2) 潮气量的设置:在定容型模式,V_T 的设置方法大体有两种。

1) 直接设置潮气量:又分为两种类型,一是容积限制、容积转换,V_T 达预设值即转化为呼气,是早期呼吸机的设置方式;二是容积限制、时间转换,V_T 达预设值并不马上转换为呼气,而是维持一定时间,达预设 T_i 后转换为呼气,是呼吸机的基本设置方式之一。其可保障预设 V_T 进入气管内;缺点是在病情加重的情况下容易导致气道峰压和平台压的明显升高。

2) 间接设置潮气量:特点是流量限制(流量的形态和大小恒定)、时间转换,吸气 V_T 是平均流量与送气时间的乘积。在方形流量波,V_T=流量×送气时间,流量一般需设置为 40~60 L/min(667~1 000 ml/s);T_i 一般设置为 0.8~1.4 s,其中送气时间为 0.6~1.2 s,屏气时间为 0.2~0.4 s,触发时间随多种因素变化,一般不超过 0.1 s。此时吸气流量和 T_i 的设置与常规 RR(16~20 次/min)、常规 V_T(8~12 ml/kg)或较大 V_T(12~15 ml/kg)的要求一致。在递减流量波,V_T=平均流量×送气时间,常规选择 60~90 L/min。若送气时间太短或流量太慢,将导致实际吸入 V_T 显著低于预设值,不仅影响气体交换,更容易导致肺泡萎陷和肺部感染。

(3) 其他措施:为维持适当肺泡氮浓度,还需控制 FiO$_2$。在维持适当氧合(SaO$_2$ 90%~96%)的情况下,将 FiO$_2$ 尽可能控制在最低水平。

为改善自主呼吸的代偿作用,应尽可能选择自主通气或间歇指令通气模式,严格控制镇静剂、肌松剂的用量,维持一定的自主呼吸能力,从而保障适当的膈肌张力和收缩力。

当然 ARDS 和肺水肿导致的肺泡萎陷也是肺泡引流不畅、感染不容易控制的原因之一,应给予适当的 PEEP 和通气压力。

总之,严格意义上的引流是呼吸系统引流,涉及从肺泡、支气管到气管的各个方面,各个环节的引流通畅是防治 HAP、VAP 的最主要措施。

(朱　蕾　沈勤军)

第四十二章
机械通气患者的护理

无论是重症呼吸衰竭的抢救,还是病情好转后的康复治疗,机械通气的主要作用是维持呼吸道通畅,改善通气和换气功能,缓解呼吸肌疲劳。建立在上述基础上的护理,首先应考虑机械通气对象是一个"生物-心理-社会"的人,非常脆弱,制订护理目标时应始终考虑到患者的反应和感受。护理的重点应从患者出发,做好病情观察,针对不同的机械通气方式做好相对应的护理。机械通气治疗是暂时性措施,护理的目的应该是帮助医师提高治疗的有效性和依从性,减轻患者的痛苦,缩短机械通气时间,提高患者战胜疾病的信心,尽早地撤离机械通气。

第一节 病情观察

患者病情变化多较快,故治疗期间护理人员应密切观察其对治疗、护理的反应,倾听患者的主诉,做好详细记录,以求及时发现问题,并与医师联系,妥善处理。

(一)神经、精神症状和体征 神经、精神症状和体征的变化可以协助判断机械通气纠正低氧血症和 CO_2 潴留的效果。若治疗后患者神志转清,表现安静,神态自如,瞳孔大小恢复到正常,对光反应灵敏,则提示机械通气治疗有效,通气和换气改善;若出现烦躁不安,呼吸急促,自主呼吸与呼吸机不同步,则提示机械通气的效果较差,可能与呼吸机调节不当或机器故障等有关。若患者病情好转后,又出现兴奋、谵语、面色潮红,甚至抽搐,则常常是通气过度、出现呼吸性或代谢性碱中毒的表现。

(二)呼吸变化

1. 观察时间 应每 30 min 至 1 h 观察 1 次,肺部听诊每班(8 h)至少 1 次。

2. 观察项目 呼吸频率、节律、幅度、类型,胸廓活动度,两侧呼吸运动的对称性,辅助呼吸肌活动,自主呼吸与呼吸机的同步性。还包括听诊两侧呼吸音,注意呼吸音的响度和性质有无改变,有无湿啰音、哮鸣音、痰鸣音等。

3. 病情判断 重点是评价上述变化的价值,比如出现一侧胸廓起伏减弱、呼吸音明显减弱或消失,则可能是气管插管过深或插管固定不牢、患者躁动或翻身后导管滑入一侧主支气管所致,也可能是并发气胸的表现。前者还表现为患侧胸廓塌陷,后者则表现为胸廓饱满。

(三)心功能变化

1. 观察项目 主要是心率、心律和血压;必要时检查心电图、心脏超声等。

2. 病情判断 机械通气开始 20~30 min 可出现血压的轻度下降,心率稍增快;随着低氧血症和 CO_2 潴留的纠正,心率和血压将逐渐恢复至正常范围。若血压明显或持续下降,同时心率增快,应及时通知医师。代谢性酸中毒、碱中毒、血容量不足或通气过度等均可对心率和血压产生影响。严重心律失常提示严重酸血症或碱血症、严重电解质紊乱,也常是严重通气不足或通气过度的表现。

(四)皮肤、黏膜及周围循环状况

1. 观察项目 皮肤色泽、弹性、温度、湿度、完整性,皮下静脉,口腔黏膜和眼结膜。

2. 病情判断 皮肤潮红、多汗和浅表静脉充盈,提示 CO_2 潴留尚未改善。发绀减轻提示低氧血症或循环障碍改善。肤色苍白、四肢末端湿冷可能是低血压、休克的表现。皮下气肿、颈静脉充盈或怒张则可能是气胸、纵隔气肿、气管切开所致。了解皮肤黏膜的完整性可及时发现并处理压疮、口腔溃疡及继发性真菌感染等情况。球结膜充血、水肿提示

CO_2潴留。

（五）体温　发热提示感染、输液反应、药物热等。高热还使氧耗量和CO_2产生量增加，故应酌情调节通气参数，增大通气量；还应适当降低湿化器的温度，以改善呼吸道的散热作用。

（六）出入水量　应准确记录出入水量，尤其是尿量的变化。尿量是反映体液平衡和心、肾功能等的综合指标。机械通气后，随着低氧血症和高碳酸血症的纠正，肾功能、心功能改善，尿量增多，水肿逐渐消退。尿量减少或无尿要考虑体液不足、右心功能不全、低血压和肾功能障碍等原因；尿量过多时要注意电解质紊乱。

（七）呼吸道分泌物　观察痰液的色、质、量，为肺部感染的诊断和治疗提供依据。若出现黄脓痰，提示有化脓性感染；痰液恶臭提示厌氧菌感染。若吸痰时出现分泌物带血或痰中带血，需判断是吸痰导致的气管黏膜损伤还是呼吸道病变所致，应针对不同原因采取不同的处理方法。

（八）腹部胀气及肠鸣音情况　经面罩无创正压通气（NIPPV）者，若人机配合欠佳，患者容易咽气过多；气管插管或气管切开导管的气囊漏气，也容易导致气体进入食管，两者均可引起腹胀。肠鸣音减弱应警惕电解质紊乱，特别是低钾血症。

（九）动脉血气分析　检测动脉血气分析或经皮脉搏血氧饱和度（SpO_2）结果可较准确地判断机械通气的效果。

（十）患者的心理反应　机械通气患者常规安置在重症病房或ICU，接受气管插管或气管切开等创伤性治疗措施。其身旁需放置多种复杂仪器，且经常有危重患者抢救或死亡，容易导致患者本人或其他患者产生焦虑、恐惧，甚至绝望等心理反应，故应认真倾听患者的主诉，评估患者的应对能力，评估患者能否主动参与各种治疗与护理工作，是否有主动恢复自理能力的想法或需求。

（十一）其他　观察是否有水肿、蛋白尿、丙氨酸转氨酶（ALT）水平增高，注意电解质的变化，观察上消化道出血的征象：柏油样黑便、呕吐物或胃液呈咖啡色、胃引流物或粪隐血试验阳性。

第二节　机械通气患者的基础护理

机械通气患者常病情危重，需按重症患者的要求做好其身心护理。

一、防治感染

保持病室、床单位清洁，完善防止交叉感染的措施。

1. 病房环境的管理　每日用清洁剂/消毒液清洁、消毒床栏、床头桌、地面等高频接触的物体表面；病室应每日上午、下午各自然通风至少1次，每次20～30 min，或使用机械通风装置，有条件的可以安装中央空调新风系统。还可在病室内设置空气净化器，以减少空气中病原体对开放气道的污染。不建议采用紫外线或臭氧仪照射、消毒剂喷洒等空气净化方式。保持房间空气流通，限制探望和陪护家属人数。对于耐药菌感染或免疫力低下的患者建议单间隔离治疗。

2. 病床单元及仪器的管理　病床应湿式清扫，保持床单干净、平整、无硬物。呼吸机、心电监护等仪器表面每日清洁擦拭1次。不洁手导致的细菌污染是造成ICU患者交叉感染的主要原因，尤其是医护人员的手，因此做各项操作前后均应充分洗手。对于人工气道患者所用的物品做到专人专用，定期消毒。

二、协助患者翻身、拍背和体位引流

机械通气患者咳痰多较困难，且引流是否通畅是影响患者预后的重要因素。

1. 影响引流的基本因素　呼吸肌无力；痰液黏稠；患者咳嗽、咳痰能力下降；人工气道进一步削弱了患者的咳嗽能力，因为人工气道的内径较气管小得多，可显著增加排痰阻力，特别是声门不能有效关闭，不能形成气道内高压。其他因素还有通气量大，易导致气道分泌物干结；气管插管或气管切开导管连接较为沉重的呼吸机管道，造成体位改变困难；患者因担心体位变动导致呼吸机管道脱落，影响通气效果，容易发生呼吸困难；担心体位变动牵拉气管内

导管,导致疼痛,故临床上常观察到患者习惯采用一种不变的体位。

2. 基本处理措施　护士应定时翻身、拍背,至少每2～3 h进行1次。翻身拍背前向患者和家属解释其必要性,拍背的手法为"背隆掌空"式,由下向上,由外向内对胸部和背部进行有节奏的叩击,同时鼓励神志清醒患者深呼吸及用力咳嗽。翻身时应注意适当调整导管,保证安全,防止导管的移位或滑脱;减少导管的移动、牵拉,以免患者发生鼻咽疼痛;翻身时应教会患者用手扶住气管导管的外端,减少牵拉。在病情允许的情况下,可暂时断开呼吸机进行翻身;鼓励神志清醒的患者自己翻身,以取得最舒适的体位。必要时,翻身前可先适当增加吸氧浓度,以减轻操作时间过长导致低氧血症加重。

3. 针对性措施　见第四十一章,主要是协助医师完成。

三、防 治 压 疮

由于营养不足、末梢循环较差、活动不便等原因,患者容易发生压疮,特别要注意 NIPPV 时,由于鼻梁等处的长时间受压导致的医疗器械相关压疮的发生。故需定时翻身,改变体位;尽量减少局部受压,可在局部受压处使用减压敷料或垫气垫床。保持受压部位皮肤清洁、干燥,用温水擦浴。改善全身营养状态,增强抵抗力。发生压疮者,按其创面的严重程度给予相应的护理。

四、做好口腔护理

鼓励无创通气、神志清醒、能合作的患者自己刷牙、漱口。气管切开能合作的患者也可协助其漱口、刷牙,以防止口腔炎的发生。气管插管或病情危重的患者,需每日进行口腔护理2～3次。经口插管患者的口腔护理不易进行,可两人合作,取下牙垫,使用张口器,在确保固定好气管内导管的情况下进行口腔护理。口腔护理时,气管内导管的气囊要封闭,避免口腔清洁液和口腔内分泌物直接进入气管。发现问题应及时处理。

五、做好饮食护理

由于患者进食很少或不能进食;且病情危重,处于高分解代谢状态,常合并营养不良,这给控制感染、改善病情和撤机带来困难,因此对此类患者,尤其是长期卧床者,应积极补充营养,给予易消化、营养丰富的饮食。一般情况下每日摄入的总能量根据病情决定(详见第三十九章)。经面罩机械通气或经气管切开机械通气时,可鼓励患者自己进食半流质或软食。气管切开患者在进食前应先吸除呼吸道分泌物,将气囊维持充气状态,抬高床头 45°角,吞咽时采取适当的头部前倾位,以关闭会厌,防止食物反流,减少呛咳和误吸的发生。无创正压通气的患者,进食后应适当休息 20～30 min 再接呼吸机通气,否则容易引起呕吐;进食后或通气过程中应密切观察和询问患者是否有恶心、呕吐的感觉。对自己进食不能保证足够营养的各种患者或气管插管患者,应留置胃管鼻饲流质饮食。留置胃管还可以进行胃肠减压、引流,缓解无创正压通气等导致的胃胀气;也可以抽取胃液进行隐血、pH 等检查,了解胃酸和上消化道出血的情况。鼻饲进食和防止吸入有较严格的要求,详见第十章和第三十九章。

六、其 他 的 护 理

主要涉及以下几个方面:① 保护眼睛,尤其是昏迷患者应注意防止眼睛干燥、污染,避免异物进入,必要时用人工泪液滴眼。② 防治静脉炎,机械通气患者常需要静脉高营养,应留置 CVC 或 PICC 中心静脉导管,注意保护静脉和无菌操作。③ 预防尿路感染。④ 注意药物的相互作用和不良反应。

七、鼓励和发挥患者完成自理活动

鼓励病情稳定的患者进行主动的机体活动,协助医务人员对其护理和操作时的被动活动。鼓励患者参与力所能及的自理活动,如梳头、床边洗手、放置便盆、解衣、系裤、饮水、进餐等,以增进患者战胜疾病的信心。指导并鼓励神志清醒的患者做深呼吸,学会有效咳嗽的方法。

第三节　经面罩机械通气患者的护理

经面罩机械通气具有无创伤性、使用方便等特点，允许患者有较强的自主性，可以进行语言交流，自行饮水、进食。对此类患者的护理除保证一般性护理措施之外，还要针对鼻、面罩的特点护理（详见第二十一章）。护理要点如下。

（一）操作前的宣教与指导　操作前，必须向患者和家属详细解释通气的目的、意义和注意事项，讲解面罩的基本结构和取戴方法，可以让神志清醒患者参与取戴。让患者更多地参与治疗、护理过程，增强其自尊心和战胜疾病的信心，消除其恐惧感，提高依从性。告诉患者咳痰、饮水或进食时可以自己取下面罩及取戴的方法，允许间歇停机。必要时请其他接受无创通气的患者现身说法。

（二）选择合适的面罩　合适的面罩可增强患者的舒适感和依从性。广义上的面罩主要包括鼻罩和口鼻面罩。鼻罩材料主要有两种，即高分子聚酯塑料和硅胶；口鼻面罩则主要有橡胶、塑料和硅胶三种，其中橡胶面罩硬度大，组织相容性差，已极少应用，塑料和硅胶材料的组织相容性较好，在临床上的应用皆较多。鼻罩、口鼻面罩均有大、中、小号之分；新型面罩的型号更多，更适应个体化选择。按面罩与面部的接触特点分为气垫式和面膜式两种，前者应用历史悠久、费用低、医务人员的熟悉度高，但与皮肤的接触面积因气垫充气量的不同而差别很大，充气不足，容易导致硬质主体对面部皮肤的压迫；而充气太多，则使面罩与面部接触面积减少，极易产生漏气，为防止漏气，势必增加固定系带的拉力，增大面罩硬壳对面部的压迫，也会引起鼻梁和面部皮肤的压迫性损伤和糜烂，故主要适应于临床急救治疗。面膜式硅胶面罩，其面膜薄，可塑性大，与面部接触面积大，需要的拉力小，与鼻面颊的吻合性好，但费用偏高。中山医院已广泛使用硅胶面膜式面罩，罩盖与面膜可自由拆卸、清洗、消毒方便，更适用于长时间无创通气的患者。面罩与患者头面部的连接分为拉扣式和黏拉式，可根据情况选择，总体后者应用更多。临床上应根据患者的脸型、胖瘦程度，选择组织相容性较好、大小适中的面罩，以硅胶面膜式的面罩为最常用。张口呼吸者宜选用口鼻面罩，能单纯用鼻腔吸气、主动配合者可选用鼻罩，以兼顾患者的舒适性和疗效。

（三）妥善固定面罩　根据面罩的结构不同，其与患者的连接方式有4根系带和3根系带固定法，目前临床以3根系带固定更为常用。气垫式面罩在固定时应注意其气垫对鼻梁和下颌部位的压迫，气垫内的充气量不能太多，否则压力太大，易造成密封不良和局部皮肤的压伤，患者不能耐受。头戴固定鼻罩或口鼻面罩时，应避免系带压住患者的眼睛和耳郭。面罩固定时以达到不漏气为原则，不要过分用力拉紧系带。

（四）保持呼吸道通畅　鼓励神志清醒的患者自行咳痰，必要时按医嘱进行雾化治疗，稀释痰液。神志欠清醒、病情较重者需密切做好床旁监护和观察，及时协助患者清除痰液，必要时人工吸痰，防止发生窒息。

（五）减少漏气和指导呼吸　漏气量是影响疗效的重要因素，用BiPAP呼吸机通气时，轻度漏气基本不影响疗效，但漏气量过大则不合适。强调兼顾舒适性和减少漏气，前者更重要。对刚使用面罩或神志欠清的患者，护士应在床旁指导其使用面罩的方法和注意事项，如尽量使用鼻吸气，但不能强制性闭口呼吸。对张口呼吸者需选择口鼻面罩，待通气参数调整适当后，患者会自然闭口。还应保持面罩与患者的面部紧贴密闭，减少漏气。

（六）严密观察病情，防治并发症　与人工气道机械通气相比，无创正压通气的护理工作量有所减少，但责任心不能松懈，反而应有所增强。由于无创正压通气的疗效与患者的主动参与有密切关系，治疗的依从性需高于气管插管或气管切开患者，所以护士应经常巡视，甚至陪伴患者一段时间，使之能较快适应，还应密切观察病情，积极处理各种并发症。

1. 面部压迫性损伤　如上述，尽可能兼顾舒适性，也可在面罩与面部之间使用减压敷料或水胶体敷料；若病情趋向稳定，可逐渐延长停机时间，促进血液循环的恢复。固定系带要平整。

2. 胃胀气　尽可能避免气体咽入胃肠道，指导患者选择正确的通气方法,适当调整通气参数,避免通气压力过高和反复咽气。一旦发生胃胀气,必须立即放置胃管进行胃肠减压引流,否则气体进入肠道,处理将更加困难。若肠胀气明显者,可局部用芒硝外敷。

3. 防治误吸 特别是老年人和重症患者,应及时清除痰液和呕吐物,防止窒息。应尽量避免患者在饱餐后使用无创通气,协助患者取半卧位,必要时遵医嘱使用胃肠动力药。

4. 口咽干燥 无创通气治疗过程中应尽可能减少面罩漏气,可使用加温湿化器,协助患者定时饮水。

(七)做好气管插管的抢救准备 尽管无创正压通气的效果较为肯定,但有些患者病情危重,依从性差,治疗无效或无法采用更有效的措施,应准备气管插管,以免延误病情。

第四节　气管插管机械通气患者的护理

气管插管机械通气是抢救重症呼吸衰竭最常用的手段。气管插管包括经口腔插管和经鼻腔插管,前者操作方便、快捷,但患者耐受性差、口腔护理较困难,故主要适用于重症、神志不清或昏迷患者的急救,导管留置时间一般不超过1周(早期橡胶导管不超过3日)。经鼻插管操作时不通过咽后三角区,不刺激吞咽反射,患者较易接受,可在清醒状态下进行;容易固定,口腔护理方便;可长期(2周或更长)留置。

(一)准备好气管插管用品 选择合适内径的气管导管2根、插管内芯、吸痰管、喉镜、牙垫、开口器、简易呼吸器、气囊充气用的10 ml注射器、湿化吸痰用具1套、凡士林纱布、吸引器、抢救车、吸氧设备、药物等,必要时准备好纤维支气管镜和冷光源或导引胃管1根。

(二)确认气管导管的位置 医师完成插管后,护士应立即听诊两侧呼吸音是否对称,听诊上腹部是否有气过水声,观察胸廓运动是否对称,检查是否有气体从导管内呼出,以判断导管是否在气管内。插管成功后,应在气管导管上做好标志,经常检查气管导管插入的深度,一般鼻插管后留在鼻腔外的导管长度有3~4 cm,口腔插管则有5~6 cm。应注意预防并及时发现气管导管滑出、滑入过深或进入一侧支气管。对于神志清醒的患者,做好心理护理,防止患者自行拔管;躁动患者可适当约束,密切观察,加强保护措施。

(三)妥善固定气管导管 可有效减轻导管周围皮肤黏膜的损伤。气管导管较为常用的固定方法有两种:一是用1根小纱带先在导管上打死结,经双侧面颊部,绕过枕后在耳郭上方打结固定,固定时注意在耳郭处减压;二是用胶布将导管交叉固定在口唇周围。经口气管插管的患者,由于口腔分泌物易流出,造成胶布松动,应密切观察并及时更换。应尽可能避免气管导管随呼吸运动而损伤气管、鼻腔黏膜。口腔插管应选用适当的牙垫,牙垫应比气管导管略粗,避免患者咬扁导管,固定时应将牙垫的凹面贴紧导管,以便于固定。每日将口腔气管导管移向口角的另一侧,以减轻导管对局部牙齿、口腔黏膜和舌体的压迫。目前,气管插管固定器在国内一些单位的ICU使用,其特点是操作简便、牢固,但价格较贵。

(四)选择合理、舒适的体位 床头抬高30°~45°,将患者头部稍后仰,以减轻气管导管对咽部的压迫;经常改变头部位置,以尽量减少导管对某一局部的损伤。经常改变体位,以利于痰液的引流,改善肺底部淤血和气体分布,进而改善气体交换,也有利于防止压疮。

(五)加强湿化吸痰、保持呼吸道通畅 详见本章第六节呼吸道湿化和吸痰的护理。

(六)气囊定时放气、减轻气管黏膜损伤 如果气管插管不使用高容低压气囊或导管与气管不匹配,需定时放气,一般每隔3~4 h将导管气囊内的气体放掉,持续3~5 min(条件许可),以减轻气囊对气管黏膜的压迫。放气囊前应先将导管内、口腔和咽喉部分泌物清除。放气后的气囊应重新充气,但压力不宜过大,应维持在20~25 mmHg。可采用最小漏气技术评估,即充气后不产生导管四周漏气,又使气管所承受的压力最小。充气量应做好记录。

(七)心理护理 气管插管虽是有效的抢救手段,但毕竟是有创伤性的,患者或家属会对插管后导致的一系列问题,如不能发声、无法自行咳痰、需人工吸痰等,感到焦虑和恐惧,护士应在插管前向患者和家属解释这些变化属于暂时性的,拔管后这些功能将逐渐恢复正常,还应详细介绍插管后的注意事项。在插管期间采用一切尽可能简单、易理解的交流方式,如非语言交流方式,让患者尽量表达自己的感受,护士应尽量满足其要求;在暂时做不到的情况下,应给予合理的解释。

(八)观察和处理气管导管阻塞 出现下列情况应注意导管阻塞的可能:气道压力明显升高,吸痰管进入管腔的阻力增大,即使应用镇静剂、肌松剂充分抑制自主呼吸也不能明显改善。怀疑痰痂堵塞导管时,应及时拔除导管,重新插管。

(九)拔管前、后护理 准备拔管前,应先吸除导管内、外的分泌物,包括口腔、鼻腔、气囊上方的分泌物,气管导管拔除后应密切观察病情,拔管后一般禁食 12～24 h,或将胃管留置气管内 12～24 h,过早进食容易导致误吸。拔管后应指导患者发声和进食,教会患者发"E"的声音;进食时取头部前倾坐位。注意有无会厌、喉痉挛等并发症,为预防喉头水肿,可按医嘱短期静脉应用或局部吸入激素。

第五节 气管切开机械通气患者的护理

对需长期机械通气或已行气管插管但吸痰不畅者,应及早改用气管切开。气管切开导管短、口径大,阻力小,有利于气道分泌物引流;气管切开还可明显减少解剖无效腔,从而提高呼吸效率、减少呼吸功;患者可吞咽,不影响进食、饮水,便于营养和水分的补充;不影响声门的关闭,有助于提高主动咳痰能力;患者耐受性明显优于气管插管,可长期保留。由于气管切开的创伤较大,并可能产生较多的并发症,一般不作为机械通气的首选途径。

(一)准备好气管切开用品 包括金属或塑料气管套管、气管切开包、手套、2%利多卡因、吸痰管、简易呼吸器、气囊充气用注射器、湿化吸痰用具 1 套、抢救车、吸氧设备、吸引器、插灯、床旁小桌等。

(二)妥善固定气管切开导管 导管固定的松紧度要适当,以系带与皮肤之间能容纳一手指为宜。预防导管脱出以及导管与呼吸机管道连接处松开,特别是手术当日不宜过多变换体位,以防导管滑出;术后 24 h 后,可鼓励和协助患者改变体位。导管与呼吸机管道相连后用支撑架适当固定管道。

(三)气管切开伤口的护理 保持伤口清洁、干燥,尤其是导管与周围皮肤的皱褶处应仔细清洁、消毒。伤口周围气切垫的更换频率视渗出物和呼吸道分泌物的多少而定,一般每 24 h 更换 2～3 次。密切观察伤口周围皮肤有无红肿、湿疹、出血等情况,必要时取伤口周围分泌物留取标本做细菌和真菌培养,以指导用药,但局部不主张预防用抗菌药物,以免诱发耐药菌产生。

(四)导管的护理 若使用金属导管,则内导管应每日取出消毒 3～4 次,外导管的消毒应在手术 1 周以后;若过早取出,则因气管窦道尚未形成,容易发生切口收缩狭窄。一般外导管每月消毒 1 次,塑料导管可 1～2 个月更换 1 次。

(五)导管气囊的放气、充气和吸痰方法 基本同气管插管。吸痰时应注意吸痰管插入的深度,以刚超过导管为宜,不宜过深,否则容易发生气管黏膜损伤。

(六)鼓励患者表达自己的感受 鼓励采用非语言交流方式;也可在病情稳定的前提下,使用导管扣等特殊装置,允许患者进行语言表达。

(七)密切观察、预防气管切开的并发症 伤口出血是术后 24 h 内最常见的并发症,其他并发症为气胸、纵隔气肿和皮下气肿等。

(八)拔管前、后的护理 拔管前应先吸除套管内、外的分泌物,拔管后吸除气管窦道中的分泌物,消毒伤口,并拢皮肤后用蝶形胶布固定伤口(无需缝合),盖上消毒纱布,使伤口不漏气。指导患者在咳嗽时压迫纱布,以免咳嗽压力升高导致漏气,影响咳嗽效率。

第六节　呼吸道湿化和吸痰的护理

人工气道的建立使患者咳痰能力明显下降,为保持呼吸道通畅,减少气道阻力,防止肺不张等并发症,应特别注意加强湿化吸痰。

一、呼吸道的湿化、温化

人工气道建立后,鼻腔对吸入气的加温、湿化功能消失,呼吸道纤毛运动减弱,分泌物排出不畅;呼吸道失水量增多,容易发生气道阻塞、肺不张、肺部感染等并发症,因而需加强湿化,常采用的方法主要有下列几种。

1. 蒸汽加温、湿化　将水加热后产生的蒸汽混入吸入气中,达到加温和加湿作用。一般使吸入气(气道口气体)的温度维持在35～37℃(接近体内稳定)为宜,不超过38℃;而湿化器的水温常保持在50℃左右。吸入气温度的高低直接影响加温、湿化效果;若温度过高,可引起体温升高、出汗、呼吸功增加等表现,甚至造成气道烫伤;相反,温度过低则加温、湿化作用减弱。应注意观察湿化用水的温度,可通过触摸连接管道大体估测湿化气的温度,询问面罩机械通气患者对吸入气温度的感受。湿化器中的液体只能用无菌蒸馏水,不能用生理盐水,也不能加入药物,因为水蒸发后的溶质容易在湿化器内形成沉淀。湿化器内的水量要恰当,不要超过安全高限和低限,尤其要注意防止水蒸干,因为干热的气体进入气道比冷气的危害更大。

2. 加强全身补液量　在病情允许的情况下,加强水分的补充,每日保证入水量在1 500 ml以上,足够的水分可防止分泌物干结,有利于痰液的排出。

3. 维持适当的环境状态　保持环境整洁、舒适,维持适宜的室温(18～20℃)和湿度(50%～60%),以充分发挥呼吸道的自然防御功能。

二、湿化吸痰的护理

患者经人工气道正压通气时不容易完成有效咳嗽,必须借助机械吸引清除呼吸道分泌物或留取痰标本进行检查。吸痰通常是指吸除人工气道和气管内的分泌液,但完整的吸痰应包括吸除鼻腔和口腔内的分泌物。经鼻腔吸痰易引起疼痛,损伤鼻咽部黏膜,故操作应符合鼻咽部的解剖结构,动作轻柔,宜在患者吸气时插入吸痰管。

1. 正确判断吸痰时机,采用非定时吸痰技术　原则上有痰就吸,而无需严格固定吸痰时间,这要求护士首先能有效判断是否需要吸痰。若判断人工气道、气管内有较多分泌物,或发现连接管、口腔或鼻腔内有痰液;听到痰鸣音、干啰音,伴患者烦躁不安,脉率和呼吸频率加快;患者要求吸痰或气道峰压明显升高,出现高压报警;出现咳嗽、SaO_2下降等情况,是痰液潴留在人工气道和气管内的指征。在体位改变、雾化治疗、气管导管或套管护理、更换呼吸机管道、调节呼吸机参数时更应判断是否需要吸痰。与定时吸痰相比,采用非定时性吸痰技术可减少并发症,如黏膜损伤、气道平滑肌痉挛等,减轻患者痛苦。若分泌物不多,可2～3 h吸痰1次。

2. 选择合适的吸痰管　一般使用一次性吸痰管,常用普通塑料导管;防静电塑料吸痰管及密闭式吸痰管。吸痰管硬度应适中,过软易被负压吸扁而影响吸引效果;过硬则容易损伤气管黏膜。吸痰管的外径不超过气管导管内径的1/2,过粗会影响通气,并使患者感到憋气;过细则吸痰困难,成人一般以10～12号吸痰管为宜。吸痰管长度为40～50 cm,太短不利于气管深部分泌物的吸引。密闭式吸痰时不脱离呼吸机,不中断通气,避免了开放式吸痰污染引起的呼吸道感染,但也存在不能灵活地旋转吸痰管,不能吸除口腔内分泌物,易导致痰液残留等缺点,且价格较贵,因而不常应用。

3. 正确掌握吸痰方法

(1) 准备:严格执行无菌操作,吸痰前洗手,戴无菌手套,并向患者解释吸痰的重要性和注意事项,还需告知吸痰时患者会有憋气等非常短暂的不适感,向患者讲明吸痰时需咳嗽配合,以利于下呼吸道分泌物的清除;检查吸痰装置是否完好,吸引负压不超过－50 mmHg,负压过大容易损伤黏膜;吸引前应提高FiO_2至100% 30 s至3 min。

(2) 吸痰手法:首先阻断吸痰管的负压,再将吸痰管插入气管导管,直到有阻力感或估计吸痰管接近气管导管末端时,开放负压,边吸引边鼓励患者咳嗽;然后向上提拉吸痰管,并左右旋转;吸痰动作要轻柔、迅速,每次吸痰时间不超过 15 s;吸痰后高浓度吸氧 1～5 min,直至心率、血压或 SaO_2 恢复。

（3）其他注意事项：分泌物多时,切忌长时间吸引;吸痰 15 s 后,连接呼吸机继续通气;间隔 3 min 以上再吸引。分泌物黏稠者,先气道内注入 3～5 ml 生理盐水后再吸引,必要时重复 2～3 次。若导管套囊需要放气,应先吸引气囊以外的口咽部分泌物,然后更换新的无菌吸痰管,在放气囊的同时吸引气管内的分泌物。口腔、鼻咽部或气囊上分泌物的吸引,应在气管导管内分泌物吸引后进行。应选择中间有孔的牙垫,便于口腔分泌物的清除。密切观察吸痰过程中或吸痰后患者的反应,详细记录痰液的量和性质。每个患者的吸痰装置及其他配套用品应专人专用。

4. 吸痰并发症及防治对策

（1）低氧血症

1）发生原因：因吸痰时常需停止供氧;在负压吸除分泌物的同时,也带走了部分气道内的气体,且使气道内出现短暂负压,若吸痰前后未充分供氧,容易发生一过性低氧血症。若使用的吸痰管太粗,负压过高,吸痰时间太长,吸痰过于频繁,则更容易发生。

2）预防：针对以上可能的原因,给予相应处理。如 FiO_2 较高的患者,吸痰前后均应将 FiO_2 提高至 100%;在严重低氧血症患者,由两人共同完成吸痰操作,对能配合的患者,在吸痰前可指导其深呼吸 3～4 次,吸痰时密切监测 SaO_2、脉搏以及低氧血症的症状和体征,当 $SaO_2 < 90\%$ 时,应停止吸痰,并立即给予纯氧通气。应选择粗细合适的吸痰管,严格执行操作规程。

（2）气道黏膜损伤：若气道黏膜脆弱,吸痰管太粗,负压过高,在一个部位吸引时间过长,吸痰时未能有效旋转吸痰管,均容易造成黏膜损伤,导致糜烂或出血。强调严格执行操作规程,对容易发生或已发生损伤的患者,可选择防静电吸痰管。

（3）下呼吸道感染：气道开放是发生感染的主要因素,若吸痰时未严格执行无菌操作、各种物品消毒不严则显著增加感染的机会。

（4）支气管哮喘发作：在气道炎症的基础上由导管刺激和负压吸引所致,冷水冲洗也是重要的诱发因素。强调严格控制操作时间和吸引负压,动作轻柔。对高危患者或曾出现过哮喘发作的患者应首选防静电吸痰管,必要时吸痰前导管内滴入利多卡因。还要及早告知医师,给予有效的药物处理。

（5）迷走神经反射：主要导致心率减慢和低血压,常发生于有严重低氧血症和心脏损害的患者。应注意操作前后给予纯氧吸入,严格限制操作时间。

第七节　机械通气治疗时的护理

主要护理目的是密切观察和评价机械通气效果,安全有效地使用呼吸机,预防机械通气相关并发症的发生。

一、机械通气前的准备

准备好清洁、功能完好的呼吸机及供氧设备。配备充足的护理人员。做好必要的解释、沟通。对清醒患者,使其了解呼吸机治疗,这样可以帮助他（或她）渡过难关,刚开始患者可能有一定不适,但能逐渐适应,必要时遵医嘱用镇静剂帮助其适应;告知患者如何更好地配合机械通气,如何以非语言方式表达需要;使患者知道护士会随时提供帮助,避免过度紧张或焦虑。

二、机械通气的监测和评估

1. 监测病情变化、评价通气效果　① 观察神志、精神状态。② 每 2 h 观察生命体征,听诊呼吸音;病情波动较大时,随时观察和记录。③ 观察皮肤颜色变化。④ 观察人机协调情况。⑤ 判断导管的位置。⑥ 观察和发现血气分析、电解质、血糖的结果,记录和分析液体出入量的变化。⑦ 评估患者的心理状态,特别是有无焦虑、恐惧及其严重程度。

2. 观察和评价呼吸机的工作状态 呼吸机是否正常运转,包括波形图的变化是否规整,并做好记录。比较通气模式和通气参数的调节是否与医嘱要求一致。

3. 安全有效地使用呼吸机及其连接系统

(1) 保障气源适当、平衡:包括氧气和空气压力在适当范围,且两者平衡。

(2) 保证连接管路各部分密闭、通畅:通气管路不漏气、不扭曲、不脱落或阻塞。用支撑架妥善固定好管道,并尽可能减少气管导管移动或牵拉,使贮水器处于管道最低点,及时倒弃各连接处贮水器内的冷凝水,避免污染的水倒流至湿化器。

(3) 检查湿化器中蒸馏水的量和温度:强调湿化器中的过滤纸及时更换,呼吸机上的滤过网应经常清洗或更换,呼吸机上的管道、接头应每周消毒2次。

(4) 熟悉呼吸机的特点和性能:正确理解各种报警的特点、原因和处理对策;若报警不能及时解除,则应及时用简易呼吸器通气,以确保安全。

(5) 做好呼吸机的消毒、保养:这对减少交叉感染、延长呼吸机的使用寿命有重要作用。

(6) 保障管道的密闭和通畅:确保面罩、气管插管、气管切开患者呼吸道通畅和各导管功能正常,不漏气。

4. 提供心理社会支持 所有机械通气患者,无论其意识清醒与否,均应受到尊重。细致的解释、语言鼓励和精神安慰可增强患者的自信心,改善通气和换气效果。教会患者用非语言方式(如手势、沟通板等)表达需求。服务态度应和蔼,动作要稳重、轻柔,与患者交流的语调应保持正常,增加患者的安全感和自信心。多与患者家属沟通,必要时安排家属及关系密切者探访,以满足双方对安全、爱、归属等层面的需求,缓解焦虑、恐惧等心理反应。

5. 防止和处理并发症 包括通气过度、通气不足、低血压、气压伤、感染、消化道出血、胃肠胀气、营养不良、呼吸机依赖等。

第八节 撤离呼吸机的护理

撤离呼吸机的护理是一个持续的过程,包括从准备停机开始,一直到完全停机和拔除气管插管后的一段时间。做好本阶段的护理可帮助患者安全、顺利地脱离呼吸机。

(一)帮助患者树立信心 这对有基础肺功能明显减退的患者或长期机械通气的患者尤其重要。要尽可能解除患者的不安心理,使其较好地配合机械通气逐渐减少的过程。部分患者对呼吸机有依赖心理,往往担心停用呼吸机后会发生呼吸困难等情况,精神过度紧张,对撤机的抵抗情绪较大,故停机前需和医师、呼吸治疗师协商有无撤机条件,以及撤机的方法和程序;与患者或家属分析患者的病情状态,解释撤机的必要性、安全性,讲明撤机的具体过程和注意事项。

(二)选择恰当的撤机技术 根据患者的疾病特点选用合适的撤机方法,详见第二十九章。强调停机过程不要服用镇静、安眠药,除非是过度焦虑的患者;否则会因药物对呼吸中枢的抑制作用而导致撤机失败。撤机过程中还要密切观察患者的反应。

(三)按步骤有序撤机和拔管 当人工气道患者具备脱离呼吸机的能力后,需按以下4个步骤进行,即撤离呼吸机→气囊放气→拔管→拔管后管理。从间断停机至完全停机的时间因人而异,详见第二十九章。停用呼吸机后仍需留置气管插管以备急用。为降低呼吸阻力、提高咳痰能力、减轻导管气囊对气道的压迫,在吸引气道、口腔分泌物后,将气囊充分放气,观察数十分钟或更长时间,若病情持续稳定,则应在充分吸引后拔除气管插管或气管切开导管。随着无创正压通气的逐渐成熟和推广,部分疾病的拔管时机趋向提早,拔管后可让患者继续无创通气,间断使用呼吸机,待病情明显好转后,再完全停用呼吸机。

停机后短时间内患者可能有一过性痰量增多,这是引流改善的表现,无需特别处理。还有部分患者,由于吸入冷空气的刺激,出现咳嗽,痰变黏稠,则应给予雾化吸入,加强湿化,减轻患者的咽喉不适,并鼓励患者进行有效咳嗽。

总之,对机械通气患者,护士必须根据患者的需要,协助医师切实保障呼吸机安全、有效地使用,提高通气效率,预防或减少机械通气相关并发症,改善患者的心理状态,促进其康复。

(朱 蕾 郑 峥)

第四十三章
呼吸机消毒、保养与维护

呼吸机的连接管道与患者的吸入、呼出气体直接接触，故对于呼吸机必须严格地消毒、妥善地保养，保证其正常运转，有效减少并发症；呼吸机的主要结构属于昂贵的电子、机械产品，其消毒、保养和维护又有特殊要求。呼吸机消毒与维护的具体意义在于：① 预防交叉感染。由于使用呼吸机的患者多危重，易继发感染或导致感染加重；常需建立人工气道，而开放的气道容易继发肺部感染；抗菌药物和激素的大量使用，导致人体正常菌群失调，容易发生交叉感染和成为交叉感染的感染源。② 正规消毒与维护呼吸机，及时发现和纠正存在的问题，使用前后仔细检查机器的性能，使呼吸机安全地应用于患者，提高救治成功率。③ 仪器多昂贵，正确维护和保养才能延长其使用寿命，减少或避免不必要的损失，提高经济成本效益。

第一节　呼吸机的消毒

呼吸机直接应用于各种各样的患者，因此消毒是基本要求。

一、呼吸机消毒的总原则

与其他医疗用品相同，呼吸机的消毒也应遵循先彻底清洁，然后再消毒的原则，尤其是接触患者呼出气体的外置气路部分，如管道、加温湿化器和雾化器，可先用含酶清洁剂浸泡后，进行冲洗或刷洗，将其中的分泌物、痰痂、血渍和其他残留物彻底清除。呼吸机可消毒部件的消毒必须选用最有效的消毒或灭菌方法，消毒后经适当的蒸馏水淋洗、晾干，备用。整个消毒处理过程中要避免物品的再次污染。消毒时各种连接部件均应脱开，从而保证消毒充分和避免消毒液黏着。经化学制剂消毒后要用蒸馏水冲洗；尽可能避免使用自来水，以免造成不必要的污染。呼吸机的消毒种类可分为患者使用时的日常更换消毒和撤机后的终末消毒两种。研究表明，常规更换消毒的时间不应过于频繁，一般同一患者每周清洗消毒 2 次；若出现分泌物或呕吐物污染则应随时消毒、更换。不同患者使用同一台呼吸机时，呼吸机的内、外部分均应彻底消毒或灭菌；然而呼吸机内部气路的结构复杂，应由专门呼吸机维护技术人员定期保养，有些零部件，如传感器属于昂贵、精密度高的电子产品，容易被损坏，故不能常规消毒。

二、呼吸机的清洁和消毒方法

呼吸机各部件的性能、作用不同，清洁和消毒要求也相应不同。

（一）需要清洁的呼吸机部件　按呼吸机说明书的要求操作，有些部件仅需清洁，有的只允许清洁。这些部件主要包括以下几种。

1. 呼吸机主机外壳和压缩泵外壳　用洁净的软湿擦布轻轻擦净即可，一般每日 1 次；如有外表面明显污物、病房内有耐药菌爆发流行及每个患者呼吸机使用结束后，可用 75% 乙醇擦拭消毒。

2. 空气过滤网　包括空气压缩泵和有些呼吸机主机中可清洗的空气过滤网。具体的清洁方法为：将过滤网从机器中取出，用清水洗净表面的尘埃，再用力甩干或晾干；或者用吸尘器吸尽灰尘，然后放回原位，无需常规清洗。

3. 呼吸机内部不可拆卸的电子元件　其表面的灰尘可用小功率吸尘器轻轻吸除或用专用吸球轻轻吹气去除，不能用消毒液浸泡。

4. 传感器　如流量、压力等各种传感器为呼吸机的特殊电子零件，既不能用水冲洗也不能用消毒液浸泡，只能用75%乙醇棉球十分小心地轻轻擦干净，切忌用力甩干或烘干，以免损坏或导致其性能下降。

5. 湿化器的电器　加温部分和温控传感器探头的金属部分用清洁的软湿擦布轻轻擦净，不能用消毒液浸泡，以免影响加热功能和降低感受器的准确性。

（二）需要消毒的呼吸机部件　凡是连接于患者与呼吸机之间的各螺纹管、连接管、接头、湿化器、雾化器、呼气活瓣等均应彻底消毒。临床上常用的消毒方法有三种。

1. 化学消毒浸泡法　此方法简单、方便，是临床最常用的消毒方法。浸泡消毒法首先应符合消毒的总原则，选用理想的消毒液，即高效、无腐蚀性、无色、无味、消毒后易于除去残留药物、毒性低。

（1）临床常用的消毒液的特点：2%戊二醛碱性溶液浸泡20~45 min可杀灭真菌、病毒、结核菌和芽胞，是较理想的消毒液；缺点是对皮肤、黏膜有刺激性，有气味，对人体有一定的毒性。使用时应注意穿戴必要的防护用品，使用环境应通风良好。

（2）注意事项：消毒浸泡时，需采用带盖密闭

容器储存消毒液，以防止消毒液失效和气味散发；消毒物品必须全部浸入消毒液中，与消毒液充分接触，如呼吸机的螺纹管可采用垂直悬挂式浸泡方法取代水平盘曲式浸泡，以避免螺纹管与消毒液之间留有气泡；消毒后必须使用蒸馏水彻底冲尽消毒液，尽量不用自来水冲洗；定时监测消毒液的有效浓度，并及时更换。

2. 蒸汽消毒法　将能耐热的呼吸机管道放在流通蒸汽消毒器中，用100℃左右的蒸汽消毒1 h。优点是廉价、无毒、无味；缺点是易导致塑料、橡胶等不能耐高温制品变性、老化，因此消毒前应详尽了解各部件的耐高温情况，以免造成不必要的损失。

3. 气体熏蒸法

（1）环氧乙烷灭菌法：可将欲消毒物品用塑料袋密封包装好，放在环氧乙烷灭菌器内。此法可有效杀死真菌、病毒和芽胞，但主要缺点是药物具有刺激性，易燃、易爆，价格昂贵，灭菌后必须放置1周以上，使环氧乙烷气体彻底挥发方可使用，故不适合于临床使用中呼吸机部件的常规消毒。

（2）其他气体熏蒸法：甲醛熏蒸法，由于其毒性和刺激性较大，已基本被淘汰。

第二节　呼吸机的保养与维护

呼吸机的保养与维护是指通过专业人负责对呼吸机各部分进行清洁、消毒、调试和校正，排除故障，以确保呼吸机的正常运转；及时发现和有效解决问题，延长使用寿命。目前国内一般由临床护士（师）和技术人员承担专业人员的职责。

一、专业人员的素质要求

1. 熟悉呼吸机的结构、性能　应详细阅读呼吸机的说明书，熟悉呼吸机的结构、性能，熟练掌握各零部件，如通气活瓣或通气阀、测压管、主机内外气路管道的拆卸、安装方法和要求。按呼吸机主机内、外管道的拆卸性，可将其结构分为3种：① 完全拆卸式呼吸机管道，如早期Servo 900系列呼吸机主机内的气路管道、主机外的吸气和呼气管道均可拆卸。② 部分拆卸式呼吸机管道，主机外的吸气和呼

气管道均为可拆卸式，而主机内气路管道不能拆卸，这是现阶段大部分呼吸机的特点。③ 无呼气管道的呼吸机，即单气路呼吸机，如BiPAP呼吸机、急救呼吸机和其他简易呼吸机，只有吸气管道和呼气阀（或漏气孔装置）可以拆卸，不存在呼气回路，主机内的气路管道不可拆卸。对拆卸、安装不清楚或有疑虑之处，应及时向有经验的专业人员请教或与维修厂家的技术人员联系，切忌粗暴、盲目操作，以免精密零部件损坏。现代新式呼吸机的主机明显小型化、电子化和自动化，故难以维修；有一定的防护措施，不需要经常维修；应用一段时间后需请厂家的技术人员维护。

2. 设立方便的维修联系方式　可将维修公司或厂家的联系方式，如电话号码抄写在呼吸机上，以便其他人发现问题时能及时联系、维修。

3. 熟悉呼吸机的消毒要求　妥善保管呼吸机，

保证呼吸机各部件消毒后能备用。

4. 掌握呼吸机管道上冷凝水的处置方法　及时倒弃冷凝水,操作时应严防引流液倒流入患者呼吸道。医务人员在操作前后应洗手,以减少交叉感染的机会。

5. 能正确判断和排除呼吸机的故障　便于呼吸机的正常使用。

6. 做好记录　将各种维修、更换、校正记录详细备案,如记录维修的部位、误差或损坏的程度、时间,更换零部件的名称、时间、数量等,以便查核。

二、定期更换呼吸机的零部件

呼吸机的某些部件,如传感器前的细菌过滤器、某些类型主机上的空气过滤片和湿化器中过滤纸片等消耗品属于一次性使用物品,在日常使用中应按要求及时更换。针对环境污染情况,决定细菌过滤器的更换时间,如发生传染病、患者存在严重感染或存在耐药细菌,即使未到规定的更换时间,也可提前更换。空气过滤片应根据其表面尘埃的程度更换;湿化器中的细菌过滤纸片应在湿化器消毒前去除,在消毒后置换新品。一般呼吸机的消耗品,如氧电池、皮囊、活瓣、细菌过滤器的有效寿命在1 000 h或6～12个月,应定期检查和更换。

三、呼吸机的维护

1. 气源部分　气源的压力平衡和安全性来自压缩泵和氧气的正常减压,其维护要求有一定特点。

(1) 空气压缩泵:为较复杂的机械部分,维护时除了要求临床护士做好其外壳、空气过滤网的日常清洁外,其维护的要点主要是机械损耗,一般应用5 000 h左右时需要进行一次大的保养,保养的重点内容为泵的活塞圈、阀门、铜芯过滤器、垫圈的更换和马达的除尘等,此工作应由精通机械的专业技术人员负责。应用10 000 h左右时应特别注意输出压力范围是否正常。

(2) 供氧装置:目前主要有瓶装氧气和中心管道供氧两种方式,前者需要定期检测减压表的有效性、安全性和准确性,应经常检查减压表是否漏气,一般呼吸机的氧源应保证氧气减压后的压力为0.35～0.40 kg/cm²,即与空气压缩泵的输出压力平衡。氧气表的压力若显示在5 kg/cm²以下应更换氧气,操作时应缓慢开动氧气总开关,避免将压力表损坏。中心管道供氧也应注意观察其压力是否与空气压缩泵的要求匹配。简易的判断方法是将中心供氧压力通过主机气源输入的压力表或通过气源报警来观察。要密切观察气源的工作压力,保证空气和氧气压力的平衡。

2. 主机部分　呼吸机主机功能的维护是综合性工作,除了合理清洁、消毒外,应有详尽的检测常规,建立正确的主机启动关闭顺序,先启动空气压缩泵电源和打开氧气,待氧气和空气的压力平衡,漏气声或气源的报警声消失后,再打开主机电源。呼吸机的关机顺序正好与之相反,即先关主机电源,再关闭气源。

3. 加温湿化器部分　定期更换和补充湿化器内的液体,注意湿化液只能用蒸馏水,不能用生理盐水,以避免液体形成结晶物,影响或损坏其加温、湿化器功能。注意检查调温器的性能,保护温控传感器,密切观察温度报警等情况。

四、呼吸机重要功能和工作状态的检测

呼吸机保养和维护的最终目的是保障呼吸机的性能完好、工作状态正常。在呼吸机使用后和使用前均应进行呼吸机功能和工作状态的监测,认真调试及校正相关参数、检查工作状态。呼吸机使用前的检查更为重要,可事先连接模拟肺检查,经判断确认呼吸机各项性能完好、参数准确无误后,再与患者的人工气道连接,确保在呼吸机应用前发现问题,避免因呼吸机故障而延误患者救治。

1. 气密性检测　呼吸机气路的密闭性是呼吸机正常工作的基础,有效的密闭性可保障呼吸机的正常触发、送气和吸呼气转换,保障提供足够的潮气量,从而直接关系机械通气的效果。一般可通过检查呼吸机的气路系统是否漏气来检测其气密性,即打开电源后,连接模拟肺,使呼吸机处于工作状态,通过以下的方法来检测气密性。

(1) 潮气量测定:预先设定潮气量,分别测定吸入气和呼出气端的潮气量,并比较三者是否相等,若相等说明呼吸机的气密性好,若不等(通常是呼出气的潮气量低于设定值,或吸入气和呼出气的潮气量均低于设定值),则说明有漏气。

（2）压力表检测：通过呼吸机的工作压力和气道压力来检查呼吸机是否漏气。若工作压力低于设定压力,则表明压缩泵或主机内、外的气路存在较明显的漏气,或者氧源的压力不足;若气道压力低于正常,提示主机外的气路漏气。

（3）图形监测：现代呼吸机的多种监测图形非常容易判断漏气情况,并能较准确估计漏气量的多少。详见第二十八章第九节。

（4）其他监测方法：可通过耳听、手摸、棉花测知漏气,如管道和接口漏气可在呼吸机通气时听到"嘶""嘶"的声音。若呼气活瓣不漏气,能听到活瓣随呼气发出的"扑""扑"声;若漏气则该声音消失,主要见于老式呼吸机,现代新式呼吸机多用呼气阀,不容易听到声音。

2. **报警系统检测** 一般呼吸机均配有压力、通气量(或者潮气量)、窒息等报警装置。可通过模拟呼吸机的工作状态检测,如调节潮气量;模拟呼吸道阻力增加和呼吸道堵塞;调节呼吸机的各种报警上、下限,通过呼吸机上的声、光报警来检测报警系统的性能是否完好。

3. **核心工作系统的检测** 呼吸机的通气模式、参数、氧浓度、触发灵敏度等的检测,需用专门的仪器,如肺量计、气道压力表、氧浓度仪等校验;必要时通过临床专职人员佩带连接装置,如通过经面罩机械通气的方式检测呼吸机的同步性。

4. **呼吸机监测系统的检测** 主要指呼吸机各参数的检测,如吸入气潮气量(通气量)、呼出气潮气量(通气量)、呼吸频率、PEEP、气道阻力、气道峰压、平台压等的检测。

5. **呼吸机附加仪器功能的检测** 包括检测呼吸机附加的监护仪、二氧化碳浓度分析仪、湿化器、雾化器等的功能是否完好。

（朱 蕾 郑 峥）

参 考 文 献

[1] 纳恩 JF. 应用呼吸生理学[M]. 陈毓槐译. 北京：科学出版社，1983.

[2] 朱蕾. 机械通气[M]. 3版. 上海：上海科学技术出版社，2012.

[3] 朱蕾. 临床肺功能[M]. 2版. 北京：人民卫生出版社，2014.

[4] 朱蕾，刘又宁，钮善福. 临床呼吸生理学[M]. 北京：人民卫生出版社，2008.

[5] 王鸿儒. 医学物理概论[M]. 北京：北京医科大学中国协和医科大学联合出版社，1993.

[6] 吴绍青，李华德，贾友明. 机械呼吸器的临床应用[M]. 上海：上海科学技术出版社，1979.

[7] 龚茜玲，钱梓文. 生理学[M]. 2版. 上海：上海医科大学出版社，1992.

[8] 刘又宁. 机械通气与临床[M]. 2版. 北京：科学出版社，1998.

[9] 朱蕾. 体液代谢的平衡与紊乱[M]. 北京：人民卫生出版社，2011.

[10] 朱蕾，樊嘉. 围术期重症监测与治疗[M]. 北京：人民卫生出版社，2014.

[11] 朱蕾，钮善福，李善群. 经鼻（面）罩通气治疗急性呼吸窘迫综合征[J]. 中华结核和呼吸杂志，2000，23(4)：225-227.

[12] 钮善福，朱蕾. 危重支气管哮喘治疗体会[J]. 中华结核和呼吸杂志，1998，21：372-373.

[13] 朱蕾，钮善福. 如何正确理解双气道正压通气[J]. 中华结核和呼吸杂志，1998，21(10)：592.

[14] 中华医学会重症医学分会. 成人严重感染与感染性休克血流动力学监测与支持指南(2006)[J]. 中华内科杂志，2007，27(1)：713.

[15] 俞森洋. 机械通气的模式及临床应用[J]. 中华结核和呼吸杂志，1994，17(增刊)：18-25.

[16] 朱蕾，钮善福. 许可性高碳酸血症通气[J]. 国际呼吸杂志，1998，18：214-217.

[17] 张波，刘又宁. 气管内吹气对急性高碳酸血症家兔血气及呼吸力学的影响[J]. 中华结核和呼吸杂志，1999，22(9)：523-525.

[18] 马迎民，刘又宁，朴哲龙，等. 外源性一氧化氮及氦氧混合气对支气管哮喘患者通气功能的影响[J]. 中华内科杂志，1999，38：224-226.

[19] 陈宗雄，张翔宇. 静脉内氧合器的治疗机制及其临床应用[J]. 中华危重病急救医学，1996，8：252-254.

[20] 邱海波，陈德昌. 呼吸功的评价及临床意义[J]. 中华危重病急救医学，1996，8：246-248.

[21] 朱蕾，钮善福，李燕芹，等. 经面罩机械通气治疗慢性阻塞性肺病呼吸衰竭昏迷患者的疗效评价[J]. 中华危重病急救医学，1997，7：29-31.

[22] 连宁芳，朱蕾，王齐兵，等. 持续气道正压通气对急性心源性肺水肿犬呼吸及循环功能的影响[J]. 中华结核和呼吸杂志，2005，28(6)：382-384.

[23] 黎毅敏，何国清，陈荣昌，等. 慢性阻塞性肺疾病患者长期人工通气撤机指标的临床研究[J]. 中华结核和呼吸杂志，2000，23(4)：217-220.

[24] 朱蕾，张志勇，彭卫军，等. 犬急性肺损伤的肺部形态学和呼吸力学[J]. 中华结核和呼吸杂志，1999，22(8)：497.

[25] 何礼贤. 避免抗生素耐药：药动学/药效学的考虑[J]. 中国感染控制杂志，2003，2(1)：1-2.

[26] 朱蕾，沈勤军. 机械通气患者的肺部渗出影都是感染引起的吗？[J]. 中华结核和呼吸杂志，2011，34(11)：805-807.

[27] 朱蕾，沈勤军. 大潮气量通气治疗围手术期呼吸机相关性肺炎[J]. 军医进修学院学报，2011，32：222-224.

[28] 中华医学会呼吸病学分会. 医院获得性肺炎诊断和治疗指南(草案)[J]. 中华结核和呼吸杂志，1999，22(4)：201-202.

[29] 朱蕾，连宁芳，王齐兵，等. 中心静脉压降低型高血容量肺水肿犬的实验研究[J]. 中国呼吸与危重监护杂志，2005，4：59-61.

[30] 严卫，王齐兵，朱蕾，等. BiPAP无创通气治疗急性心肌梗死并发泵衰竭的临床疗效观察[J]. 中国临床医学，2005，12(1)：12-13.

[31] 朱蕾，侯静静，王齐兵，等. 无创性机械通气治疗慢性顽固性心力衰竭的回顾性分析[J]. 中国临床医学，2005，12(5)：771-772.

[32] 朱蕾，连宁芳，王齐兵，等. 中心静脉压降低型急性心源性肺水肿的临床研究[J]. 中国呼吸与危重监护杂志，2006，5(1)：10-12.

[33] 胡莉娟，朱蕾，白春学. 危重疾病患者的高血糖反应及其处理[J]. 中国呼吸与危重监护杂志，2005，4(6)：412-414.

[34] Tobin MJ. Principles and Practice of Mechanical Ventilation[M]. New York：McGraw-Hill, Inc., 1994.

[35] Gattinoni L, Pelosi P, Crotti S, et al. Effects of positive end-expiratory pressure on regional distribution of tidal volume and recruitment in adult respiratory distress syndrome[J]. Am J Respir Crit Care Med,

1995，151(6)：1807－1814.

[36] Brower RG, Shanholtz CB, Fessler HE, et al. Prospective, randomized, controlled clinical trial comparing traditional versus reduced tidal volume ventilation in acute respiratory distress syndrome patients[J]. Crit Care Med, 1999, 27(8)：1492－1498.

[37] Anzueto A, Melo J. Acute respiratory distress syndrome. liquid ventilation[J]. Respir Care Clin N Am, 1998, 4(4)：679－694.

[38] Brochard L, Pluskwa F, Lemaire F. Improved efficacy of spontaneous breathing with inspiratory pressure support[J]. Am Rev Respir Dis, 1987, 136(2)：411－415.

[39] Tuxen D, Williams T, Scheinkestel CD, et al. Use of a measurement of pulmonary hyperinflation to control the level of mechanical ventilation in patients with severe asthma[J]. Am Rev Respir Dis, 1992, 146：1136－1142.

[40] Dreyfuss D, Soler P, Basset G, et al. High inflation pressure pulmonary edema. respective effects of high airway pressure, high tidal volume, and positive end-expiratory pressure[J]. Am Rev Respir Dis, 1988, 137(5)：1159－1164.

[41] Sinderby C, Beck J, Spahija J, et al. Voluntary activation of the human diaphragm in health and disease [J]. J Appl Physiol, 1998, 85(6)：2146－2158.

[42] Brander L, Leong PH, Beck J, et al. Titration and implementation of neurally adjusted ventilatory assist in critically ill patients[J]. Chest, 2009, 135(3)：695－703.

[43] Beck J, Campoccia F, Allo JC, et al. Improved synchrony and respiratory unloading by neurally adjusted ventilatory assist (NAVA) in lung-injured rabbits[J]. Pediatr Res, 2007, 61(3)：289－294.

[44] Thille AW, Rodriguez P, Cabello B, et al. Patient-ventilator asynchrony during assisted mechanical ventilation[J]. Intensive Care Med, 2006, 32(10)：1515－1522.

[45] Colombo D, Cammarota G, Bergamaschi V, et al. Physiologic response to varying levels of pressure support and neurally adjusted ventilatory assist in patients with acute respiratory failure[J]. Intensive Care Med, 2008, 34(11)：2010－2018.

[46] American Thoracic Society. Guidelines for the management of adults with hospital-acquired, ventilator-associated, and healthcare-associated pneumonia[J]. Am J Respir Crit Care Med, 2005, 171(4)：388－416.

[47] Tuxen D, Williams T, Scheinkestel C, et al. Limiting dynamic hyperinflation in mechanically ventilated patients with severe asthma reduces complications[J].

[48] Nelin LD, Holffman GM. The use of inhaled nitric oxide in a wide variety of clinical problems[J]. Pediatr Clin North Am, 1998, 45(3)：531－548.

[49] Ackerman NB, Null DM, de Lemos RA. High Frequency Ventilation: History, Theory, and Practice Pediatric Emergency Medicine, Concepts and Clinical Practice [M]. Saint Louis Mosby Year Book, Inc., 1992.

[50] Pinard B, Geller E. Nutritional support during pulmonary failure [J]. Crit Care Clin, 1995, 11：705－715.

[51] Schlichtig R, Sargent SC. Nutritional support of the mechanically ventilated patient [J]. Crit Care Clin, 1990, 6：767－784.

[52] Zeggwagh AA, Abougal R, Madani N, et al. Weaning from mechanical ventilation: a model for extubation [J]. Intensive Care Med, 1999, 25(10)：1077－1083.

[53] Macintyre NR. Issues in ventilator weaning[J]. Chest, 1999, 115：1215－1216.

[54] Girault C, Daudenthun I, Chevron V, et al. Noninvasive ventilation as a systematic extubation and weaning technique in acute-on-chronic respiratory failure: a prospective, randomized controlled study[J]. Am J Respir Crit Care Med, 1999, 160(1)：86－92.

[55] Nava S, Ambrosino N, Clini E, et al. Noninvasive mechanical ventilation in the weaning of patients with respiratory failure due to chronic obstructive pulmonary disease. A randomized, controlled trial[J]. Ann Intern Med, 1998, 128(9)：721－728.

[56] Gigliotti F, Duranti R, Fabiani A, et al. Suppression of ventilatory muscle activity in healthy subjects and COPD patients with negative pressure ventilation[J]. Chest, 1991, 99(5)：1186.

[57] Corrado A, Gorini M, Ginanni R, et al. Negative pressure ventilation versus conventional mechanical ventilation in the treatment of acute respiratory failure in COPD patients[J]. Eur Respir J, 1998, 12(3)：519－525.

[58] Sanna A, Veriter C, Stanescu D. Upper airway obstruction induced by negative pressure ventilation in awake healthy subjects [J]. J Appl Physiol, 1993, 75(2)：546－552.

[59] Kallet RH. Pressure-volume curves in the management of acute respiratory distress syndrome[J]. Respir Care Clin N Am, 2003, 9(3)：321－341.

[60] Laghi F, Segal J, Choe WK, et al. Effect of imposed inflation time on respiratory frequency and hyperinflation in patients with chronic obstructive pulmonary disease[J]. Am J Respir Crit Care Med, 2001, 163(6)：1365－1370.

Anaesth Intensive Care, 1993, 21：718.

［61］Barbascs, de Matos GF, Okamoto V, et al. Lung recruitment maneuvers in acute respiratory distress syndrome［J］. Respir Care Clin N Am, 2003；9（4）：401－418.

［62］Markstaller K, Kauczor HU, Weiler N, et al. Lung density distribution in dynamic CT correlates with oxygenation in ventilated pigs with lavage ARDS［J］. Br J Anaesth, 2003, 91（5）：699－708.

［63］Silvia RR, Louis P, Jack R, et al. A lung computed tomographic assessment of positive end expiratory pressure induced lung overdistension［J］. Am J Respir Crit Care Med, 1998, 158：1571－1577.

［64］Chastre J. Venttilator-associated pneumonia［J］. Respiratory Care, 2005, 50：975－983.

［65］Sin DD, Fitzgerald F, Parker JD, et al. Risk factors for central and obstructive sleep apnea in 450 men and women with congestive heart failure［J］. Am J Respir Crit Care Med, 1999, 160（4）：1101－1106.

［66］Sin DD, Logan AG, Fitzgeraid FS, et al. Effects of continuous positive airway pressure on cardiovascular outcomes in heart failure patients with and without Cheyne－Stokes respiration［J］. Circulation, 2000, 102（1）：61－66.

［67］Furnary AP, Zerr KJ, Grunkemeier GL, et al. Continuous intravenous insulin infusion reduces the incidence of deep sternal wound infection in diabetic patients after cardiac surgical procedures［J］. Ann Thorac Surg, 1999, 67（2）：352－362.

［68］Van den Berghe G, Wouters P, Weekers F, et al. Intensive insulin therapy in critically ill patients［J］. N Engl J Med, 2001, 345：1359－1367.

［69］Conti G, Gregoretti C, Spinazzola G, et al. Influence of different interfaces on synchrony during pressure support ventilation in a pediatric setting：A bench study［J］. Respi care, 2015, 60（4）：498－507.

［70］Storre JH, Matrosovich E, Ekkernkamp E, et al. Home mechanical ventilation for COPD：high-intensity versus target volume noninvasive ventilation［J］. Respi care, 2014, 59（9）：1389－1397.

［71］Boonen E, Vervenne H, Meersseman P, et al. Reduced cortisol metabolism during critical illness［J］. N Engl J Med, 2013, 368（16）：1477－1488.

［72］Young D, Lamb SE, Shah S, et al. High-frequency oscillation for acute respiratory distress syndrome［J］. N Engl J Med, 2013, 368（9）：806－813.

［73］Ferguson ND, Cook DJ, Guyatt GH, et al. High-frequency oscillation in early acute respiratory distress syndrome［J］. N Engl J Med, 2013, 368（9）：795－805.

［74］Guerin C, Reignier J, Richard JC, et al. Prone positioning in severe acute respiratory distress syndrome［J］. N Engl J Med, 2013, 368（23）：2159－2168.

［75］Kerlin MP, Small DS, Cooney E, et al. A randomized trial of nighttime physician staffing in an intensive care unit［J］. N Engl J Med, 2013, 368（23）：2201－2209.

［76］Doig GS, Simpson F, Sweetman EA, et al. Early parenteral nutrition in critically ill patients with short-term relative contraindications to early enteral nutrition：a randomized controlled trial［J］. JAMA, 2013, 309（20）：2130－2138.

［77］Reignier J, Mercier E, Le Gouge A, et al. Effect of not monitoring residual gastric volume on risk of ventilator-associated pneumonia in adults receiving mechanical ventilation and early enteral feeding：a randomized controlled trial［J］. JAMA, 2013, 309（3）：249－256.

［78］Craven DE, Hudcova J, Rashid J. Antibiotic therapy for ventilator-associated tracheobronchitis：a standard of care to reduce pneumonia, morbidity and costs? ［J］ Curr Opin Pulm Med. 2015, 21（3）：250－259.

［79］Lichtenstein DA. BLUE-protocol and FALLS-protocol：two applications of lung ultrasound in the critically ill［J］. Chest, 2015, 147（6）：1659－1670.

附 录

复旦大学附属中山医院
机械通气相关规范

附录一
无创正压通气应用规范

一、概　　述

无创正压通气是指不经过人工气道的机械通气(MV)方式,包括经鼻塞、喉罩等装置通气,但主要是经鼻罩、面罩无创正压通气(NIPPV、NPPV 及 NIV)。NPPV 主要用于 OSAS、中枢性低通气、神经-肌肉疾病、COPD 慢性呼吸衰竭或急性加重、急慢性左心功能不全患者,也用于 ARDS、急性重症肺炎、慢性肺间质疾病、支气管哮喘,以及心、肺功能较差的术后患者。总体 NPPV 的成功率为 $60\%\sim90\%$,应用适当有助于降低气管插管率、医院感染率、病死率和住院费用。NPPV 一般用于气道-肺功能损害轻、神志清醒的患者;随着对呼吸生理认识的不断深入,通气设备的改善,通气技术的提高,适应证逐渐扩大,现广泛用于多种呼吸衰竭的预防和治疗,但也有一定争议,在大部分单位应用水平较差,部分单位有滥用趋势。

【误区和问题】

1. 循证医学依据　现阶段主要基于前瞻性随机对照试验(RCT)的结果,临床上基本将两者画等号,这有严重缺陷。目前的 RCT 几乎皆缺乏合理的生理学依据,而后者是无创或有创机械通气的基础,这是造成近 20 年来有关结论不断反复肯定或否定的主要原因。

2. 对呼吸生理学和呼吸机的认识　临床医师普遍存在认识不足,大多热衷于各种数据的堆积和计算,很难进行深入研究。

3. 技术水平　机械通气效果与应用技术、护理技术密切相关,是选择和推广 NPPV 或有创通气皆必须考虑的因素,是评价 A、B、C 级证据时必须考虑的因素,但被严重忽视。

4. 综合治疗　在病情较重的患者,改善组织供氧和维持脏器功能是治疗的核心,但在实际临床治疗时有较多问题。

【基本概念】　无创机械通气包括负压通气(NPV)和 NPPV,前者由于设备性能和功能的限制,临床应用有限,后者则取得了显著进展,临床应用广泛。经人工气道机械通气需将气管导管放置在气道内,具有创伤性,也称为有创通气,故机械通气有创或无创取决于操作手段,与呼吸机无关。与传统呼吸机的高动力、低流量相比,BiPAP 呼吸机的通气动力小,送气流量巨大,具有漏气补偿、同步性好等优点,故特别适合无创通气,习惯上也称为无创性呼吸机。

二、无创通气的理论基础

主要是胸肺顺应性和呼吸阻力的特点。

【压力-容积曲线】　压力-容积曲线(P-V 曲线)是反映弹性阻力和合理实施机械通气的主要生理学基础。

1. P-V 曲线和通气的关系　正常 P-V 曲线分为两段一点,即陡直段和高位平坦段,两段交点为高位拐点(UIP)。在陡直段,压力和容积变化呈线性关系,较小的压力变化即能引起较大的 V_T 变化。在该段进行 NPPV,面罩的动态无效腔小,漏气少,胃胀气的发生率低,故强调高压低于 UIP,这与人工气道机械通气的原则相似。由于 NPPV 具有更大的不稳定性,故对高压的要求更严格,一般不应超过 $30\ cmH_2O$。正常 FRC 位置吸气具有呼吸功最小、肺循环阻力(PVR)最低、跨肺压和切变力最低且能维持正常动脉血气等特点,是自主呼吸和机械通气末的最佳位置,故强调在肺容积正常的患者呼气末容积位于该水平;肺容积下降时,则通过应用 PEEP 或大 V_T 增加肺容积;肺容积增大的患者,则通过延长呼气时间(T_e)等措施来降低容积或用 PEEP 对抗 PEEPi。

2. 正常肺疾病　其 P-V 曲线与健康人相似,但由于自主呼吸部分或全部被取代,膈肌等代偿作用减弱或消失,故有加重低位肺泡陷闭的作用,需使用较大 V_T 和较慢 RR 进行 NPPV,或应用常规

$V_T+(3\sim5)cmH_2O$ 的 PEEP。此类患者需要的通气压力非常低，故容易接受 NPPV，除非是神志不清或有明显呼吸道分泌物引流不畅的患者。

3. 气流阻塞性疾病 主要是 COPD 和危重支气管哮喘，其 P-V 曲线的特点为：FRC 显著增大，出现高水平 PEEPi，陡直段显著缩短；其中前者以气道动态陷闭为主，后者以气道阻塞为主。因此，初始机械通气应选择小 V_T，适当略快 RR；在 COPD 患者强调选择合适的 PEEP(一般为 PEEPi 的 50%～85%)；在哮喘患者则应严格控制 PEEP，一般不超过 5 cmH_2O。待病情好转，FRC 下降后再逐渐增加 V_T，采取深慢呼吸形式，PEEP 也相应降低和逐渐撤离。这样慢性发展、较低水平 PEEPi 的 COPD 患者比较容易接受 NPPV，但在急性高 PEEPi 的哮喘患者有较大难度。

4. 肺实质疾病 急性疾病以 ARDS 为代表，出现大量陷闭肺泡或肺区，其 P-V 曲线的典型特点是出现低位平坦段和低位拐点(LIP)，且 FRC 和 TLC 显著减小，陡直段显著缩短；LIP 大体为陷闭肺泡同时开放点或区间；成人陡直段的容积大约在 1 000 ml 以上。采用常规 V_T(8～12 ml/kg)、较高 PEEP(经验数值为 8～12 cmH_2O)可使呼气末有效肺容积增大至 50% 以上，从而大幅度改善氧合、减轻肺损伤和降低 PVR。长时间应用 NPPV 有一定难度，诱发因素容易祛除的非感染(如创伤、手术)或轻症患者比较容易满足上述通气要求，可首选 NPPV。急性肺水肿是另一代表性疾病，需要的 CPAP/PEEP 和通气压力皆较低，容易接受 NPPV。

对于慢性肺实质疾病，NPPV 的作用以提高 FiO_2，改善呼吸困难和呼吸肌疲劳为主，在重症患者可作为常规呼吸支持手段。

【呼吸阻力】 同步性是 NPPV 能否顺利实施的最主要因素，其中主要是吸气触发同步。影响触发的通气阻力主要是呼吸阻力、触发灵敏度、反应时间，后两者主要由呼吸机性能决定，前者则是由疾病本身特点所致，是影响吸气触发同步的核心因素。

1. 正常肺疾病 正常 FRC 约占 TLC 的 40%，弹性阻力和非弹性阻力(主要是气道阻力)皆非常低。一旦有自主吸气动作，将迅速建立气道口与肺泡间的压力差，外界气体迅速进入气道和肺泡，即吸气气流和吸气动作几乎同时发生，表现为良好的同步，容易实施 NPPV。

2. 气流阻塞性疾病 不仅表现为气道阻力升高，也出现 PEEPi，自主吸气后需克服较大阻力才能建立气道口与肺泡之间的压力差，患者气流产生和吸气动作之间有一个较长的时间差，不容易同步。对慢性疾病患者，如 COPD，以气道陷闭为主，PEEP 可有效对抗 PEEPi；通过逐渐增加通气压力，实现深慢呼吸，进一步降低通气阻力，容易实施 NPPV。对急性疾病患者，如支气管哮喘，气道阻塞和高水平 PEEPi 导致通气阻力显著增大，不容易实现人机同步，除非是相对较轻症的患者。

3. 肺实质疾病 肺弹性阻力显著增大，但与气流阻力相比，其对同步性的影响要小得多，容易实现 NPPV。

若肺容积基本正常患者的气道分泌物引流通畅；气流阻塞性疾病患者的气道阻塞不是非常严重；肺容积显著下降患者需要的 PEEP 不是非常高，就容易接受和维持 NPPV。

三、无创通气设备

主要包括呼吸机和连接装置，前者主要取决于呼吸机的反应时间、触发的敏感性和稳定性；后者主要是面(鼻)罩的性能和固定方式。

【呼吸机性能的改进和功能的增加】 现代 BiPAP 呼吸机的反应时间为数十毫秒，采用稳定性更好的流量触发或可变的复合触发，如 auto-track 技术，自动跟踪和适应呼吸过程的各个阶段；漏气补偿能力强；通气动力较高，容易满足多种通气需求，是进行 NPPV 的主要呼吸机。现代多功能呼吸机的性能和触发特点也显著改善，也容易实施 NPPV。老式 BiPAP 呼吸机和多功能呼吸机的性能受限，不建议进行 NPPV，除非是对通气需求不高的患者。

【应用 BiPAP 呼吸机漏气补偿容易忽视的问题】 漏气补偿仅是指对吸入空气的补偿，且有一定限度，随通气压力升高，补偿能力下降；对氧气无作用，漏气量大时还伴随大量氧气漏出和 FiO_2 的降低，容易导致低氧血症加重。

【面罩性能的改善和固定方法的改良】

1. 传统面罩和固定方法 基本类型为气垫型，包括硬质塑料主体和周边可充气的塑料气垫或橡胶气垫。面罩壳状主体透明，可观察罩内凝结的水分、分泌物。塑料气垫比橡胶气垫组织相容性好。气垫内压 20～30 mmHg 可保障面罩气垫的适度充盈，有助于改善密闭性和减轻硬质主体的压迫。面罩多通过固定直管或可旋转弯管与呼吸机连接，后者更易为患者所接受。固定方法常用扣拉式橡胶皮带或黏拉式布带，前者密闭性好，后者取戴方便，可根据具体情况选用；固定带皆经双侧鼻梁部和下颌部，通过头罩进行四点固定，取戴方便，但容易发生移位、漏气、局部压力过大等情况，需经常调整。鼻罩的舒适度高，但容易漏气，主要用于 OSAS 和少部分其他疾病患者。

2. 现代面罩　主要为硅胶面膜型面罩，通过旋转弯管与呼吸机连接，通过额部、双侧面颊部采用三点固定，压力分布均匀，密闭性好。

3. 硅胶型和气垫型面罩的区别　呼吸机送气时使后者弹性扩张，容易漏气；呼气时回缩，对面部的压迫加重。前者送气时，一方面使硬壳弹性扩张，密闭性减弱，另一方面气流压迫面膜，使密闭性改善；呼气时通气压力消失，面罩对面部的压迫减轻，密闭性和依从性皆明显改善。与四点固定相比，三点固定的压力分布最均匀，密闭性和舒适性更好。

4. 硅胶面罩的进一步完善　鼻梁部和下齿龈部最容易发生压迫性损伤，故该部分硅胶面膜的厚度变薄，面积增加，通气时的压力减小；面罩的型号不局限于大、中、小三号，而是更多，更适用于面型不配或需通气压力较高的患者。

5. 面罩容积和面罩无效腔　前者是罩内的含气容积，一般为 $100 \sim 150$ ml；后者是面罩固定后，实际容纳的呼出气容积，比前者小得多。现代 BiPAP 呼吸机高速气流和氧气对罩内呼出气的冲洗作用可使无效腔接近 0。

四、通气调节的基本原则

强调符合患者的呼吸生理特点和心理状态，包括通气适应、通气维持和通气撤离三个基本阶段。

【无创通气的适应】

1. 一般患者　突然从开放的自然呼吸过渡至密闭的正压通气，多有不同程度的不适感，应做好解释工作，压力从低水平开始，FiO_2 从高浓度开始，以取得患者安全、良好的配合。

2. 二氧化碳麻醉患者　初始通气需加强管理，使 $PaCO_2$ 尽快下降，神志转清；清醒后的配合对维持疗效也很重要，一旦清醒需及时做好解释工作。

【通气过程的维持】　通气模式选择和参数调节要符合呼吸生理，不强求动脉血气是否正常或改善

的速度是否足够快。必要时用简易呼吸器过渡，先随患者自主呼吸做小 V_T 通气，待患者适应后，逐渐增大 V_T，随着低氧血症改善和 pH 回升，RR 减慢，患者容易接受 NPPV。

【无创通气的撤离】　先逐渐降低压力，再逐渐延长停机时间，使患者逐渐适应从正压通气向自然呼吸的过渡。

五、BiPAP 呼吸机的具体应用技术

【平时准备】　需进行管道、阀门、滤网等的消毒、维修、更换；长时间应用后需对呼吸机进行保养，一般要求应用 6 000 h 保养一次，保持呼吸机处于良好工作状态，否则需淘汰。

【通气前的准备】　主要为 NPPV 的适应做准备。

1. 呼吸机和连接管路的准备　检查呼吸机是否能正常运转。检查滤网，一旦堵塞，需及时更换，避免供气不足。检查连接管路的密闭性，避免漏气。

2. 调整呼吸机　① 模式的选择：初始通气设定在 PSV＋PEEP 模式（S 键）或 PSV/PCV＋PEEP 模式（S/T 键）；部分疾病可直接选择 CPAP，其中 OSAS、轻中度急性肺水肿首选 CPAP。② 参数的调节：EPAP 或 CPAP 在最低位置（一般为 $2 \sim 4$ cmH$_2$O），IPAP $8 \sim 12$ cmH$_2$O，避免 IPAP－EPAP $\leqslant 4$ cmH$_2$O，否则应改为 CPAP。备用 RR 为 $10 \sim 14$ 次/min，备用 T_i/T_{tot} 约为 30%。

3. 安全设置　PSV、PAV 模式的吸呼气转换分别为流量转换和自主转换，容易因漏气过多导致送气无法及时结束和吸呼气转换困难，皆需设置时间、压力等转换方式，即送气达到一定时间或压力水平，吸气自动结束而转换为呼气。

4. 固定面罩或鼻罩　将面罩或鼻罩固定在面部，尽可能不漏气，并使患者感觉舒适；条件允许时，让患者自己配合调整。

5. 连接接头的选择　主要有三类，以漏气孔和平台漏气阀最常用，性能虽有所差异，但功能基本相似。注意避免方向颠倒，不宜使用"单向阀"。对 BiPAP 呼吸机而言，呼气口适当漏气是必需的。

6. 调节吸氧流量　宜选择高流量，不低于 5 L/min，保障患者的安全。

7. 通气装置连接　呼吸机调整和面罩固定结束后，将呼吸机通过连接管路与面罩连接。

【通气过程】 大体分三个阶段：① 让患者安全地从自然呼吸过渡至机械通气。② 通过调节呼吸机压力和氧流量（或 FiO_2）发挥治疗作用。③ 让患者顺利地脱离呼吸机或过渡至家庭应用。

1. 初始通气 首选 PSV＋PEEP，从低压力起始（见上述），根据 V_T 监测值或呼吸运动幅度、实际 RR，逐渐增加压力，一般每次增加 IPAP 2 cmH_2O，5～6 min 增加 1 次（可通过人工调节或 Ramp 自动调节实现），从而使患者比较舒适地过渡至机械通气。PSV 压力变化后，自主呼吸调节在 5～6 min 内稳定，若患者仍有明显的呼吸增快和呼吸窘迫，说明通气压力不合适，需进一步调节。应用熟练后，每次可增加更高的压力，如 4 cmH_2O，调节时间可缩短至 2～3 min。若增加 EPAP，一般每次增加 2 cmH_2O；且同步增加 IPAP，以保持通气压力稳定。

2. 维持通气

（1）增大压力：待患者适应后，逐渐增加 IPAP，EPAP 应根据疾病特点调节至适当水平。FRC 逐渐接近正常（高容积下降，如 COPD；低容积增大，如肺水肿），呼吸平稳，RR 减慢，提示符合疾病的病理生理特点，具体表现为 COPD 患者出现深慢呼吸，呼吸窘迫缓解；心源性肺水肿患者出现呼吸减慢，V_T 下降，心率减慢，血压趋向正常。

（2）压力坡度调节

1）压力方波：无论是 PSV、PCV 模式还是其智能化模式，常规为方形压力波。一旦吸气触发，通气压力骤然上升至预设值，流量迅速上升至峰值；随着肺泡内压升高，外界与肺泡之间的压力差下降，流量相应下降，表现为递减波。在气道阻力升高或呼吸深快的患者，递减流量波容易满足患者对吸气初期的高流量需求，缓解呼吸窘迫。若患者气道阻力不大，呼吸较平稳，需要克服的通气阻力较低，同步时间缩短，快速上升的高速气流会对面部和气道产生一定的冲击或刺激，降低依从性。

2）吸气压力坡度：使通气压力较平缓上升至预设值，流量也逐渐达到峰值（其峰值也相应下降），从而减轻气流对面部及呼吸道的刺激，提高依从性，但不宜超过 0.3 s。

3）呼气压力坡度：在绝大部分患者，气道压力迅速降至 0 意味着肺泡与外界的压力差迅速增大，呼气迅速，因此不宜设置。在 OSAS 或合并 OSAS 的患者，若无压力坡度，压力迅速从高压降至低压，则在惯性作用下容易发生上气道陷闭，故适合加用，但不宜超过 0.3 s。

（3）吸气时间和呼气时间调节

1）吸气时间调节：PSV 是自主通气模式，吸气时间（T_i）随自主呼吸变化，故不能人工设置 T_i。但少部分 BiPAP 呼吸机有一定的 T_i 调节功能（典型代表是德国万曼呼吸机，称为 X），可通过呼吸机的反馈通路逐渐延长 T_i，增大 V_T，改善浅快呼吸。

2）呼气时间调节：其特点与 T_i 的调节相似，在前者调节效果不佳的患者，应用该功能有助于改善浅快呼吸（称为 XX）。T_i 和 T_e 调节可能对部分浅快呼吸患者有一定价值。

（4）氧流量或氧浓度的调节：根据监测的 SaO_2 或 PaO_2 调节，达 90％ 以上或 60 mmHg 以上即可。除疾病因素和其他意外因素外，SaO_2 不能改善主要见于漏气量过大或预设压力（包括 IPAP、EPAP 或 CPAP）过高，后者会导致漏气量增加，FiO_2 下降，低氧血症反而加重。

（5）通气时间：初始阶段，除日常护理外，应尽可能长时间通气，每日仅用数小时是无效的；患者病情明显改善（呼吸平稳，气体交换明显好转，呼吸肌疲劳恢复）后，先逐渐降低通气压力，再逐渐缩短通气时间。

（6）间断停机：若通气过程中，因护理、进食等原因而暂停通气，则需先断开呼吸机与面罩之间的连接，然后松开固定带，移走面罩；而不宜先松开固定带，再移去面罩。

上机和停机的规范化操作有助于防止面罩大量漏气，从而避免过高流量对面部，特别是对呼吸道和眼睛的刺激。避免大量漏气将显著提高患者的依从性。

3. 撤离通气

（1）逐渐撤机：是大多数患者的撤机方式。病情明显改善后，先逐渐降低通气压力，再逐渐缩短通气时间（而不是先缩短通气时间，后降低通气压力）。当 IPAP 降至 8～12 cmH_2O（即与上机压力相似），EPAP 降至 2～4 cmH_2O，停机观察；可反复锻炼数次，直至完全撤机。避免病情反复。

（2）迅速撤机：若为急性呼吸衰竭，治疗后心肺功能迅速恢复，可较快撤机。

（3）家庭通气：若患者基础心肺功能较差或有不可逆的神经-肌肉疾病，可能需长期 NPPV。

4. 说明 上述是 PSV＋PEEP 模式的调节要求，PSV 的智能化模式、P－A/C 模式及其智能化模式(主要是 VSV、PRVCV,又称 AVAPS 或 iVAPS)的调节大体相似,但强调以下几点。

(1) 设定恒定不变的目标 V_T(如 500 ml)或 $\dot{V}$ 是错误的:这些目标值是以正常人为前提设定的,故初始设定要符合呼吸生理,治疗过程中也需根据呼吸生理调节。

(2) 应用恰当,智能化模式可减少人工调节,但现阶段绝对不能取代人工调节。

5. 无创通气的终止 若 FiO_2 持续过高(>60%)、V_E 或通气阻力过大(RR 持续在 30~35 次/min 及以上)、需要较高的 PEEP(持续超过 10 cmH_2O)、呼吸浅慢(≤6~8 次/minh)、应用 2 h 无改善,需及早建立人工气道。

六、注 意 事 项

【避免强求患者闭口呼吸】 张口呼吸是通气阻力增加或通气动力不足时的代偿方式。强求闭口、用鼻腔呼吸必然导致患者呼吸阻力增加和对 NPPV 不耐受。一旦通气辅助足够,患者呼吸困难缓解,自然闭口呼吸。

【避免强求患者随医务人员的指令呼吸】 现代呼吸机的同步性显著改善,在通气模式和参数皆合适的情况下,呼吸机会根据患者需求迅速地调节;若医务人员不断发出吸气、呼气指令,反而容易导致人机对抗和通气失败。

【减少不必要的漏气】 尽管现代 BiPAP 呼吸机有强大的漏气补偿功能,但面罩漏气增多将导致氧气的大量流失,使 FiO_2 下降。

【选择合适的最低压力】 既要避免 IPAP、EPAP 不足,更要避免压力过大,否则将会导致漏气量增加和 FiO_2 下降,以及患者的依从性下降。

【患者的选择】 主要是病情严重度和患者数量的选择。

1. 病情轻重度对无创通气的影响 对缺乏 NPPV 或呼吸机应用经验的操作者而言,选择病情太重的患者,失败率高;选择病情太轻的患者,则依从性差。中等严重程度,如 $PaCO_2$ 60~80 mmHg 或血压升高的肺水肿,有明显呼吸肌疲劳的患者,对通气需求高;一旦接受 NPPV,患者的呼吸窘迫将迅速改善,依从性显著提高,是无创通气的"最佳"时机。若操作者有熟练的技术和技巧,则可根据实际情况选择各种严重程度的患者。

2. 充分发挥"头羊效应" 1 位或 2 位患者常因恐惧、顾虑而不愿接受 NPPV,但 3 位或更多患者同时进行 NPPV,相互之间会进行攀比,可显著改善其依从性,形成良性循环。

【监测】 要随访动脉血气或 SpO_2,但更应重视临床表现、机械通气波形图和影像学资料,特别是临床表现。呼吸增快、心率增快、大汗、张口呼吸、辅助呼吸肌活动、胸腹矛盾运动、三凹征阳性是呼吸阻力太大或通气动力不足的表现,更多情况下是通气参数调节不当所致,是无创或有创通气失败的主要原因。

七、无创通气的优点

避免了人工气道对气道黏膜的损伤,保护了会厌和声门的防御功能,有助于防止口咽部分泌物的吸入,使患者维持一定的自主活动能力和咳痰能力,显著减少使用胃管的机会;应用 PSV 等自主性模式,间断停用呼吸机,可在保障呼吸肌休息的基础上,防止其失用性萎缩,这对慢性呼吸衰竭,如 COPD 更有利。从总体上可显著减少医院感染的机会,缩短机械通气时间和住院时间,减少医疗费用和护理工作量。

八、无创通气的主要缺陷及处理对策

【适应证和禁忌证】 原则上可用于各种呼吸衰竭,无绝对禁忌证,在不同疾病、不同呼吸机和不同操作者有不同的要求,但以下情况不适合应用或慎用:① 面型与面罩不配,漏气量太大或面罩对面部的压迫过剧。② 气道分泌物过多或大咯血。③ 一般情况差。④ 咳嗽反射太弱。⑤ 通气量波动大或明显人机对抗。⑥ 生命体征不稳定,如呼吸停顿或微弱、低血压、高危心律失常。⑦ 非高碳酸血症导致的神志不清或精神状态明显不稳定。⑧ 呕吐或有高危吸入倾向者。⑨ FiO_2 持续超过 60%。

【主要缺陷】

1. 不宜实施无创通气的情况 一般情况较差、生命体征不稳定、呼吸微弱、呼吸道分泌物引流较差的患者,NPPV 难以有效发挥改善呼吸道引流和生命支持作用。

2. 难以实施无创通气的情况 生命体征稳定,呼吸明显增强、增快的患者,NPPV 有更多难以觉察和避免的缺陷,如无法实施 ARDS 的肺开放通气、ARDS 和危重哮喘的小潮气量和允许性高碳酸血症(PHC)通气;难以有效减轻切变力损伤、控制负压性肺水肿、有效降低氧耗量的过度增大。上述情况的主要问题是通气压力或 PEEP 过高,或需要较大剂量的镇静剂、肌松剂,NPPV 很难实施,但有创通气很容易做到。

3. 不容易有效保障胃肠营养 特别是呼吸较强的患者,胃管的放置和保留皆较困难。

4. 容易丧失建立人工气道的机会 患者自主呼吸能力较强、生命体征和氧合基本稳定是导致 NPPV"无节制"实施的主要原因之一。而一旦准备气管插管时,需要的 FiO_2 常超过 80%。此时建立人工气道,不仅操作过程的风险极大,也可能因多种原因而导致插管后的氧合功能显著恶化,预后更差。

【处理对策】 对不宜实施 NPPV 的患者应及早建立人工气道。对难以或不容易实施的患者,可短时间试用(一般不超过 2 h)NPPV,若患者仍需要超过 60% 的 FiO_2 或实际 RR 持续超过 30 次/min,应及早建立人工气道。若估计通气时间短于 1 周,首选气管插管;若估计超过 1 周,则首选气管切开。

【避免无创和有创通气的疾病状态】 在重症肺炎、ARDS 或其他严重肺实质疾病的缓解期,患者对机械通气支持的需求显著降低;肺水肿明显吸收将失去对肺泡壁的支架作用,细胞的修复尚未开始或刚开始,容易发生气压伤,故应迅速停机,不应该继续机械通气"康复"。

九、无创通气的常见问题与处理

【面罩漏气】 漏气是必然的,漏气程度与面罩性能、固定方式和程度、气道峰压直接相关。在保障舒适度的基础上可适当增加固定带拉力。选择定压型或自主性通气模式,尽可能选择较低的通气压力。

【面部压迫性损伤】 主要与面部特点、面罩对面部的压力(实质是压强)和面罩材料有关。鼻梁部和下齿龈部的基本结构是骨骼,皮下组织少,容易引起压迫性损伤。选择与面型匹配、性能优良的面罩;尽可能选用硅胶面膜型面罩,尤其是新型面罩;间断停用呼吸机。

【胃胀气】 取决于患者一般情况、依从性和通气压力。食管括约肌是对抗气体咽入和胃胀气的主要结构,其张力大约为 30 mmHg。昏迷、高龄患者的张力下降,且容易发生咽气和误吸;气道压力过高时发生咽气的机会增加,应尽可能降低压力、改善人机配合,必要时放置胃管。一旦发生胃胀气,应及早行胃管引流。

【吸入性肺部感染和刺激性结膜炎】 前者与胃胀气和患者的神志状态有关,后者则因面罩漏气引起。防治措施见上述相应处理。

【幽闭恐惧症】 与应用条件和应用技术直接相关,是被过度夸大了的并发症。在复旦大学附属中山医院呼吸科数十年的无创通气实践中,未发现该类患者。

【呼吸衰竭不能改善的医源性因素】

1. 低氧血症

(1) 面罩或鼻罩漏气过多:BiPAP 呼吸机,尤其是新式呼吸机的漏气补偿能力强大,但仅能补偿漏出的空气;氧气接在面罩上,不能补偿。随着漏气量增多,经面罩漏出的氧气也增多,导致 FiO_2 下降。处理原则是减少或尽可能避免面罩漏气。

(2) IPAP 或 EPAP 过高:常见于慢性重症肺实质病变患者。机械通气压力改善换气的作用有限,甚至不存在;反而导致氧气漏出增多,FiO_2 下降。处理原则是降低压力,特别是 IPAP。

(3) 供氧故障:并不罕见,但容易被忽视。

2. 高碳酸血症

(1) 氧流量或 FiO_2 过高:使 V_D 增大;在少部分患者抑制呼吸中枢,导致 $PaCO_2$ 升高。处理原则是严格控制氧流量,使 SaO_2 维持在 90%~96%。

(2) 呼吸中枢兴奋性降低:机械通气改善患者病情后,呼吸刺激因素减弱,V_E 下降。处理原则是适当增加背景频率,加用呼吸兴奋剂。

十、无创正压通气的临床应用

(一) 在常见疾病的应用

【慢性阻塞性肺疾病】 NPPV 在 COPD 呼吸衰竭的治疗价值最早获得公认,目前已成为轻度、中度患者的一线治疗手段,对重症患者的应用有争议,但若应用和护理适当,对重度昏迷患者,以及极重度 CO_2 潴留患者的有效率皆在 80% 以上。

除上述 COPD 的呼吸力学和呼吸阻力特点外,其慢性过程决定了患者对低氧血症的耐受性良好,循环功能较稳定,容易安全地接受 NPPV。在重度高碳酸血症患者,$PaCO_2$ 与 $\dot{V}$ 呈陡直的线性关系,适

当增加通气压力或 V_T，$PaCO_2$ 即明显下降，患者神志转清；若管理不善，则 V_E 轻度下降，$PaCO_2$ 又将明显升高，因此通气技术和护理水平是关键。从理论和实际效果来看，应用 NPPV 治疗 COPD 呼吸衰竭是可行的，即使效果不好再行气管插管也是可以接受的。

【支气管哮喘】 患者气道阻力显著增加、高 PEEPi 和肺过度充气，$P-V$ 曲线的陡直段显著缩短，NPPV 的安全性和耐受性皆较差，故原则上应首选气管插管；也可选择简易呼吸器经面罩通气，首先随患者自主呼吸做小 V_T 通气，以取得较好的人机配合，使 $PaCO_2$ 逐渐下降；通过堵塞空气活瓣或加用储气袋，开大氧流量以获得高 FiO_2，从而迅速改善致死性的低氧血症；静脉应用碱性药物以迅速改善严重的酸血症；通过向呼吸器的气囊内喷入气道扩张剂使速发型哮喘反应得以缓解。在大部分情况下，NPPV 可使患者维持适当的氧合和安全的 pH 水平，为建立人工气道创造条件。当然病情较轻的患者也可直接用呼吸机 NPPV。

【OSAS】 是 NPPV 的最佳适应证；手术患者更应加强治疗，否则容易导致严重并发症。

1. 轻中症患者 选择 CPAP 呼吸机和鼻罩，夜间通气即可，一般 CPAP 压力为 $4\sim8$ cmH$_2$O；auto-CPAP 呼吸机可自动调整 CPAP 压力，舒适性和依从性更好。

2. 复杂型或重度患者 若出现高碳酸血症、肺心病、严重肥胖（通气阻力显著增加）时应选择 BiPAP 通气，EPAP 压力需增加至 $6\sim10$ cmH$_2$O，IPAP 为 $12\sim16$ cmH$_2$O，除夜间持续应用外，白天也可间断使用。经过一段时间的治疗后，患者肺功能和动脉血气皆会显著改善，生活质量提高；然后可适当降低压力。

综合治疗：应控制体重，适当运动；避免加重上气道阻塞的因素，如吸烟、饮酒，特别是夜间睡眠前；睡眠时，将枕头置于颈下（而不是头部），适当抬高颈部，有助于保持上气道开放，降低对压力的需求。少部分患者可选择手术治疗。

【中枢性低通气或中枢性睡眠呼吸暂停综合征】 应选择 PCV 模式（T 键），给予较慢的预设频率，用较低的 IPAP 和 EPAP 即可，避免 $PaCO_2$ 波动幅度过大，且维持在相对较高水平（如 $40\sim50$ mmHg），以维持适当的呼吸驱动水平。

【神经-肌肉疾病】 NPPV 是该类疾病的首选通气方式，可使部分患者避免或延迟气管插管或气管切开，延长生存时间。但多数患者咳痰能力下降，需建立人工气道。

【急性呼吸窘迫综合征】 患者神志清醒，表现为顽固性呼吸窘迫、高 V_E、顽固性低氧血症，需要较高的 PEEP 治疗，常需镇静剂、肌松剂抑制过强的自主呼吸，故首选人工气道。但在非感染性 ARDS，如手术、骨折等致病因素多为一次性，短时通气后可较快改善低氧血症，可首选 NPPV；免疫抑制患者发生的 ARDS 也可首选 NPPV 试用。

【急慢性肺间质疾病】 急性重症患者是典型的肺内型 ARDS，可选择 NPPV，其中免疫抑制患者可首选，具体应用方法与免疫正常的患者相似。但慢性患者或相对轻症患者对通气需求相对较低，应避免通气压力和 PEEP 过高；反之容易导致 FiO_2 下降（见上述）和低氧血症进一步加重。

【左心功能不全】

1. 急性心源性肺水肿 适当机械通气不仅改善气体交换；且通过降低左心室跨壁压而降低后负荷，对前负荷影响不大，改善心功能。患者多神志清醒，自主呼吸能力强，通气时间短，首选 NPPV，通气模式首选 CPAP 或 PSV+PEEP。

2. 慢性左心功能不全 胸腔负压和左心室跨壁压的增加幅度较小，机械通气降低后负荷的作用较弱，但可降低过高的前负荷，改善合并的阻塞性或中枢性睡眠呼吸紊乱，发挥治疗作用，是 NPPV 的良好适应证。

3. 机械通气的撤离 在基础心功能较好的患者，如前负荷增加导致的心源性肺水肿可较快撤机，但在急性心肌梗死、心脏手术、慢性心功能不全的患者，基础心功能较差，应逐渐撤机，否则容易导致后负荷的再次增加和心功能不全的再次发生。

【重症肺炎】 急性重症间质肺炎实质是肺内型 ARDS，见上述；重症大叶性肺炎，机械通气的治疗作用非常有限，无创、有创皆不宜选择，除非治疗目的是提高 FiO_2、降低过高的氧耗量和缓解呼吸肌疲劳。

【肺栓塞】 其主要病理生理改变是 $\dot{V}/\dot{Q}$ 失调和无效腔通气。若有明显低氧血症时则常有肺循环和支气管循环吻合支的开放，$\dot{Q}s/\dot{Q}t$ 增加。机械通气的治疗作用有限，但可以缓解症状，故当有明显低氧血症或明显气急时，可选择 NPPV；若出现严重低氧血症，且有血流动力学不稳定时，宜及早行气管插管。

【外科手术前后的呼吸功能支持】 胸部或上腹部手术的患者,若有明显呼吸功能损害、高龄、肥胖及有 OSAS、COPD 或其他高危患者,手术前可应用 NPPV 做适应性通气,为术后通气做准备;术后做支持性通气,预防呼吸衰竭的发生,避免或减少气管插管。若术后麻醉作用消失慢、神志欠清醒、有呕吐倾向的胃部手术患者应慎重。除常规术后护理外,应加强深呼吸锻炼和维持有效咳嗽;胃肠道手术后应注意防治呕吐和吸入性肺炎。

(二) 在特殊人群的应用

【免疫抑制患者】 可以是单纯重症肺炎或合并 ARDS 等各种情况,与常规治疗相似;不同点是该类患者容易继发感染,预后较差,故应在病情相对较轻的情况下及早实施 NPPV。在病情较重的患者,片面追求 NPPV 容易延误病情,治疗失败的机会反而增加。

【大器官移植患者】 是一种特殊类型的免疫抑制患者,发生呼吸衰竭的机会较多,可参考上述免疫抑制患者选择 NPPV,但应重视区别病因和针对性治疗。在术后短时间内发生的呼吸衰竭多为急性肺水肿,首选 NPPV。围手术期发生急性细菌和真菌感染的机会较多,表现为支气管肺炎或大叶性肺炎;由于大量应用免疫抑制剂,并发 ARDS 的机会较少,机械通气的治疗作用有限。移植后 1～3 个月发生病毒性肺炎,特别是巨细胞病毒感染的机会较大,表现为急性间质性肺炎(典型肺内型 ARDS),首选 NPPV。

(三) 无创正压通气的扩展

【急救】 在紧急情况下,若不具备建立人工气道的条件,可通过简易呼吸器、各种类型的呼吸机迅速给予 NPPV,可使部分患者直接获救,也可为建立人工气道创造条件。

【分泌物潴留导致的大气道阻塞】 首选气管镜吸痰或经口气管插管,但条件有欠缺时可用 NPPV 间断高压力通气。方法是固定好通气面罩;给予高流量吸氧或将 FiO_2 调至 100%;首选 PSV 模式,支持压力为 20～40 cmH_2O,PEEP 和吸气压力坡度皆为 0。高速气流在气管和主支气管内可能产生两种结果:一是刺激咳痰,迅速解除阻塞;二是较大的痰块被打碎而进入中、小气道,低氧血症也会明显改善。

【拒绝建立人工气道的患者】 并不少见,多见于老年人,可在一定条件下选择 NPPV。

1. 尽量鼓励建立人工气道的情况　若为急性疾病,有较大可逆性;或有慢性气道-肺实质疾病,但基础肺功能尚可,估计诱发因素能控制、肺功能仍能明显改善,则尽可能动员患者及家属尽早建立人工气道,以免丧失治疗的时机。

2. 主动无创通气　有创通气和无创通气无绝对差别,两者之间及其与保守治疗之间有很高的重叠性,最终效果与应用技术有更直接的关系,患者可能符合气管插管的指征,但只要医务人员合理、正确地应用 NPPV 也可能取得相似的结果。不要因为患者或家属拒绝,而把 NPPV 作为"安慰"性的治疗措施。

3. 尽可能无创通气　符合建立人工气道的指征,但基础肺功能较差,即使诱发因素解除,撤机的可能性也很小,就不应作为"拒绝气管插管"的借口,应积极进行 NPPV。病情缓解后也应把 NPPV 作为康复和防治再次急性加重的手段。

(朱　蕾)

附录二
人工气道的建立和管理规范

人工气道是指将导管通过切口放入气管或经上呼吸道插入气管所建立的气体通道,不仅用于机械通气(MV),也用于气道分泌物的引流。人工气道有气管插管和气管切开两种基本形式,其适应证、建立和管理有一定的相似性,也有明显差异,实际应用中也有较多问题。

一、气 管 插 管

气管插管是将特制的气管导管,通过口腔或鼻腔插入气管内的一种病理状态或操作过程。其主要用于机械通气、氧疗和清除气道分泌物,也用于实施麻醉时的气道管理。

【气管插管导管】

1. 基本类型 根据材料可分为橡胶导管、塑料导管和硅胶导管等。前者质地硬,可塑性差,组织相容性差,易损伤气道,适合经口插管,短期应用,总体上逐渐被淘汰;塑料导管的组织相容性好,受热软化后比较容易通过弯曲的上气道,可用于经口或经鼻插管,目前最常用。硅胶导管的组织相容性更好,可高压消毒,但价格较贵。根据气囊特点分为高压低容、低压高容和"无压高容"三种类型,前者为乳胶气囊,充气后呈偏心的球形,弹性回缩力大,密封气道的充气压高,基本已被淘汰。低压高容气囊的弹性回缩力小,充气后呈均匀的柱状,所需充气压力要低得多,一般小于 25 mmHg,目前最常用。无压高容气囊是一种含泡沫塑料的气囊,气囊与大气相通,泡沫塑料自动扩张呈均匀柱状,封闭导管和气管壁之间的空隙。导管上有指示气囊,间接显示气囊内压。

2. 导管的型号 成人常用导管的长度为 28～32 cm,内径有 7.0 mm、7.5 mm、8.0 mm、8.5 mm、9.0 mm 等,相应称为 7 号、7.5 号、8 号、8.5 号、9 号,导管壁厚多为 1～2 mm,外径相应增加 2～4 mm。内径越小,经过鼻腔和声门越容易,但分泌物引流困难;气流通过导管的阻力也显著增大。内径越大,阻力越小,分泌物也容易引流,但通过后鼻道、声门相对困难。

【导管的选择】 需参考患者的身高、性别、气管变异等因素。经鼻气管插管时,男性一般用 7.5～8 号,女性用 7～7.5 号。经口插管或气管切开需用较粗的导管,男性一般用 8～9 号,女性用 7.5～8.5 号。

【气管黏膜损伤的原因】

1. 基本原因 主要是导管材料和气囊内压,早期橡胶导管和乳胶气囊的组织相容性差,气囊充盈不均匀,容易发生气道黏膜损伤。随着导管和气囊组织相容性的提高,气管黏膜的损伤主要取决于气囊对气管壁的压力。气管黏膜毛细血管动脉端、静脉端和淋巴管的静水压分别为 30～35 mmHg、18～20 mmHg、5～8 mmHg。超过淋巴管的压力可引起水肿,超过静脉端的压力引起淤血,超过动脉端的压力并持续一定时间可引起缺血性坏死。气囊扩张受其弹性回缩压和气管壁对气囊压力的影响。气管壁对气囊的压力与气囊对气管壁的压力为一对作用力和反作用力,可同等对待。临床实际测定的气囊内压为两部分压力之和,不是真正的气囊对气管壁的压力,其具体大小为气囊充气量相同时,插管后与插管前的压力差。

2. 气囊特点与气道损伤 气囊性能决定气囊与气管壁的接触面积及均匀度,从而决定密封气道所需的气囊内压和气囊对气管壁的压力。高压低容气囊充气后呈不规则球形,接触面积过小,气囊内压在气管黏膜上分布不均匀,容易漏气,势必增加充气量和气囊内压,从而也增大了气囊对气管黏膜的压力,导致损伤。低压高容气囊充气后呈规则的圆柱形,接触面积大,压力分布均匀,充气量适当时较少发生损伤。无压高容气囊不仅接触面积大,且随呼吸运动自动调节,气囊内压更低,对气管黏膜的损伤更轻微。但若导管过细,与气管不匹配,则势必增加气囊的注气量,使气囊特性接近"高压低容气囊",发生损伤的机会增多。因此,必须选择与气管内径匹配的导管,气囊充气以刚好密封气管为原则。

【气管插管的指征及手术前的准备】

1. 插管时机　经内科保守治疗无效、无创通气无效、不适合无创通气而又具备气管插管指征的患者,应及早插管。

2. 插管前准备　高浓度吸氧,静脉应用5%碳酸氢钠50~100 ml,地塞米松5~10 mg或甲泼尼龙40~80 mg,用2%利多卡因喷入或注入鼻腔和口咽部,充分麻醉黏膜,并做好心电监测和心脏复苏准备。

【困难气道及分级】

1. 困难气道　①声门上气道通气困难。②声门上气道置入困难。③喉镜暴露困难。④气管插管困难。⑤气管插管失败。口咽部结构问题是导致困难气道的最主要原因。

2. 口咽部结构分级　根据舌根部对咽部结构的遮盖程度分四级:Ⅰ级,可见腭垂、腭弓和软腭;Ⅱ级,可见腭弓和软腭;Ⅲ级,仅可见软腭;Ⅳ级,软腭被舌体完全遮住,仅可见硬腭。Ⅲ级、Ⅳ级是困难气道的常见情况。

【气管插管的适应证及方法】　鼻腔、会厌、声门是上呼吸道最狭窄的位置,其中经口插管要经过后两者,经鼻插管要经过全部三者,因此适应证和要求有一定不同。

1. 经口气管插管　是指将气管导管通过口腔插入气管内的一种病理状态或操作过程,主要是进行机械通气和分泌物引流。

(1) 适应证:心肺复苏、急救、严重呼吸衰竭、全麻手术及手术后机械通气,也可作为气管切开或经鼻气管插管的过渡措施。

(2) 准备好插管用品:选择合适内径的2根气管导管、插管内芯、吸痰管、喉镜、牙垫、开口器、简易呼吸器、气囊充气用10 ml注射器、1套湿化吸痰用具、凡士林纱布、吸引器、抢救车、吸氧设备、药物等,必要时准备纤维支气管镜和冷光源以及1根导引胃管。

(3) 其他准备和患者体位:将气囊浸泡于生理盐水中,检查有无漏气,清除口腔分泌物、异物,取出义齿;患者取平卧位,头颈部与躯干保持直线;头充分后仰,颈部过伸,目的是使咽腔与声门保持水平线,以利于导管进入气管。

(4) 操作过程:将气管导管内放入导引钢丝,外涂液状石蜡,用喉镜提起会咽,暴露声带,于吸气期将导管插入;若不能暴露声带,可将导管通过会厌

后上抬,也容易插入。插管完成后,给气囊充气,充气量以刚好不漏气为原则,最后拔出导引钢丝,撤出喉镜,塞进牙垫,接简易呼吸器,手压通气。在操作困难的患者,可用操作弯钳协助插入。若患者对抗明显,可静脉应用镇静剂或麻醉剂,待患者进入睡眠状态后再插管;也可经纤支镜引导插管。

(5) 确认和维持导管位置:完成插管应立即听诊两侧呼吸音是否对称,听诊上腹部是否有气过水声,观察胸廓运动是否对称,检查是否有气体从导管内呼出,以判断导管是否在气管内。插管成功后,应在气管导管上做标志,经常检查导管插入的深度,一般鼻插管后留在鼻腔外的导管长度有3~4 cm,口腔插管则有5~6 cm;导管口距隆突2~3 cm。应注意预防并及时发现导管滑出、滑入过深或进入一侧支气管。对于神志清醒的患者,做好心理护理,防止患者自行拔管;对于躁动患者可适当约束,加强保护措施。

(6) 妥善固定导管:常用两种固定方法,一是用细纱带在导管上打死结,经双侧面颊部绕过枕后在耳郭上方打结固定,固定时注意在耳郭处减压;二是用胶布将导管交叉固定在口唇周围。应尽可能避免气管导管随呼吸运动而损伤气管、鼻腔黏膜。在经口气管插管患者,由于口腔分泌物易流出,造成胶布松动,应密切观察并及时更换;还应选用适当的牙垫,牙垫应比气管导管略粗,将牙垫的凹面贴紧导管固定;每日将口腔内导管移向口角的另一侧,以减轻导管对局部牙齿、口腔黏膜和舌体的压迫。气管插管固定器操作简便,固定牢固,但价格较贵,在一些单位使用。

(7) 选择合理、舒适的体位:床头抬高30°~45°,将患者头部稍后仰,以减轻气管导管对咽部的压迫;经常改变头部位置,以尽量减少导管对某一局部的损伤。经常改变体位,以利于痰液的引流,改善肺底部淤血和气体分布,也有利于防止压疮。

2. 经鼻气管插管　是指将特制气管导管通过鼻腔插入气管内的一种病理状态或操作过程,其作用是进行机械通气。

(1) 适应证:用于需建立人工气道,且又允许一定时间操作的患者;或需较长时间机械通气的患者;或经口插管短期内或预计短时间内不能拔管的患者。

(2) 插管前准备和患者体位:与经口插管相似,但不能用导引钢丝;患者最好取半卧位,以防止

胃内容物反流入气管。导管外涂液状石蜡,用无菌塑料带包裹,放入约 80℃水中软化。

(3) 盲查法的操作过程:导管经过鼻腔时,操作要轻柔。通过鼻腔后,调整导管的方向,使其曲度向上,进入约 10 cm 后,若能听到清晰的呼气音,说明导管已对准声门,在吸气期或咳嗽后深吸气时迅速插入。若出现刺激性咳嗽、声音嘶哑、导管内有大量气体呼出,说明导管已插入气道,此为盲插法。

(4) 盲导气管插管法:用较细的硬度适中的塑料引导管先行插入,然后将引导管穿入气管插管导管,顺引导管方向插入。优点是损伤小,操作方便。操作要点是将引导管在矢状面保持一定的曲度,在冠状面应无弯曲;经过鼻腔要轻柔,通过后要快速插入气管,否则导管在鼻腔内软化后容易滑入食管。操作数次仍不成功时,可顺引导管插入气管插管导管,经过鼻腔后,拔出引导管,直接进行气管插管。

若 2～4 次盲插失败,可用喉镜及操作弯钳协助插入,或用纤维支气管引导插入。

3. 经口和经鼻气管插管的比较

(1) 经口气管插管:操作简单、方便,急救时常用;导管内径可较大,阻力小,便于吸痰;患者清醒后常难以忍受;刺激口腔黏膜,分泌物增多;口腔护理困难;导管易脱出口腔;保留时间一般不超过 1 周。

(2) 经鼻气管插管:患者较易耐受;便于固定和口腔护理;导管多较细,阻力大,引流不方便;压迫鼻窦,影响分泌物引流,并可能导致感染,保留时间较长,可达数周或数月,原则上 2 周换管 1 次。

二、气 管 切 开

气管切开指颈段气管开放,并放入气管导管的一种病理状态或手术过程。其主要作用是解除喉源性呼吸困难、呼吸道分泌物潴留,进行机械通气。

【气管切开套管】

1. 基本特点 可通过气管切开放置气管内的通气导管,因导管内有与之匹配的细导管或套管针,故习惯上称为套管。

2. 导管分类和作用 根据材料主要分为金属套管和塑料套管两类;根据导管功能也分两类,一类由内外套管构成,用于呼吸道分泌物的引流。部分外套管附有带单向活瓣的指示气囊,气囊充气后密封导管与气管间的间隙,外面通过固定带固定于颈部;内套管与呼吸机连接,进行机械通气和分泌物的引流。

【气管切开的适应证及操作方法】

1. 适应证 需较长时间保留人工气道的患者;或鼻腔、口腔疾病,不宜气管插管的患者;气道分泌物较多,引流不畅的患者。

2. 切开部位 一般选择第 2、3、4 气管软骨环。

3. 切开程序 常规消毒及局部麻醉后切开皮肤,钝性分离皮下组织至软骨,切断软骨环,做 T 形造口。然后逐渐切除软骨片,使切口呈规整的圆形,最后插入气管切开导管。

4. 特点 容易固定,便于吸痰,患者耐受性好,也能自己进食,停机时经过适当操作也可以说话。气管切开会导致气管狭窄,不能反复操作,第 2 次切开或插管的难度皆较大,多用于病情好转后需长期保留人工气道的患者;或一般仅需一次建立人工气道的患者。

5. 特殊类型的导管 为满足临床需要,设计出某些特殊类型的气管切开导管,用于长时间保留,如带侧孔气管切开套管、单向阀气管切开套管、气管切开"纽扣"等。

三、人工气道的护理

【呼吸道湿化】 人工气道建立后,鼻腔的加温、湿化功能丧失;通气量增加时,水分丢失增多,导致呼吸道分泌物干结,纤毛活动减弱,引发导管或气道阻塞。机械通气的湿化方法主要有蒸汽发生器、雾化器雾化,或在人工气道内滴注湿化液或定期注入湿化液。每日湿化液的需要量为 350～500 ml。

1. 蒸汽发生器 金属电极用于加温水,水分蒸发可加温湿化吸入气。呼吸道气温以 35～37℃较合适,此时电极局部水温达 50～70℃,有一定的消毒作用。湿化效果与湿化温度、湿化面积、气体流量有关。温度高、面积大、气流量小时,湿化效果好。

2. 雾化器 在连接管道的吸入气端连接射流或用超声雾化器做定期雾化,可单用生理盐水,也可加入药物。

【痰液的引流】 原则是有痰即吸,痰量不多时可 2～3 h 吸痰 1 次。加强翻身拍背,有利于痰液的震动排出。体位引流也是常用的方法。吸痰时应先吸高浓度氧数分钟,吸痰管插入时阻断负压,并超过导管远端,刺激呼吸道黏膜,使患者将痰咳至气管,释放负压;然后将吸痰管左右旋转,并逐渐拔出。吸痰时观察患者的面色、心律及 SpO_2。吸痰时间以不超过 15 s 为宜。

【口腔和导管的护理】 口腔病原微生物较多，气管插管使会咽和声门的保护功能丧失，分泌物易流入气道，容易诱发感染，因此应加强对患者的口腔护理。气管切开导管固定的松紧度要适当，以系带与皮肤之间能容纳一指为宜。预防导管脱出以及导管与呼吸机管道连接处松开，特别是手术当日不宜过多变换体位，以防导管滑出；术后 24 h 以后，可鼓励和协助患者改变体位。连接导管与呼吸机管道，用支撑架固定管道。

【气囊的管理】 注入气量以基本不漏气为原则。是否漏气与导管粗细和气道峰压直接相关。气囊间歇性放气有助于气囊上、下分泌物的排出，并可能有利于局部血液循环的恢复。间断进行大流量加压通气或鼓励患者咳痰也有助于气囊上、下分泌物的排出。"高容无压"气囊一般不需注气或放气。某些气囊有分泌物吸引装置，定期吸引可能有助于防治 VAP。

【心理护理】 建立人工气道是有创的，患者或家属会对插管后导致的一系列问题，如不能发声、无法自行咳痰、需人工吸痰等问题感到焦虑和恐惧，应在插管前向患者和家属解释这些变化属于暂时性的，拔管后将逐渐恢复正常；还应详细介绍插管后的注意事项。在插管期间尽可能采取简单、易理解的交流方式，如非语言交流方式，让患者尽量表达自己的感受；在暂时做不到的情况下，应给予合理的解释。

【观察和处理气管导管阻塞】 出现下列情况应注意导管阻塞的可能：气道压力明显升高，吸痰管进入管腔的阻力增大，即使应用镇静剂、肌松剂充分抑制自主呼吸也不能明显改善。怀疑痰痂堵塞导管时，应及时拔除导管，重新置管。

【气管切开的管理】 若使用金属导管，应每日取出内导管消毒 3~4 次，外导管的消毒应在手术 1 周以后进行；若过早取出，则因窦道尚未形成而容易发生切口收缩狭窄。一般外导管每月消毒 1 次，塑料导管可 1~2 个月更换 1 次。气管切开伤口应保持清洁、干燥，尤其是导管与周围皮肤的皱褶处应仔细清洁、消毒。伤口周围气切垫的更换频率视渗出物和呼吸道分泌物的多少而定，一般每 24 h 更换 2~3 次。密切观察伤口周围皮肤有无红肿、湿疹、出血，必要时取伤口周围分泌物留取标本做细菌和真菌培养，以指导用药，但局部不主张预防用抗菌药物，以免诱导耐药菌产生。

【拔管前、后护理】 应先吸除导管内、外的分泌物，包括口腔、鼻腔、气囊上方的分泌物，气管导管拔除后应密切观察病情，拔管后一般禁食 12~24 h，或将胃管留置气管内 12~24 h。拔管后应指导患者发声和进食，教会患者发"E"的声音；进食时取头部前倾坐位。注意有无会厌、喉痉挛等并发症，为预防喉头水肿，可短期静脉应用或局部吸入激素。

四、容易忽视的几个问题

【人工气道导管与气管不匹配】

1. 导管匹配 指导管的长度、粗细与气管一致，主要是指导管内径足够粗，气囊适当充气后呈柱状，与气管壁均匀贴附，密封性好，对气管壁的压迫轻。临床常用 7~9 号的导管，但 7 号导管仅适合部分经鼻插管的女性患者或较短时间（≤3 日）插管的患者。一般而言，需要较长时间保留人工气道的患者，若选择≤7 号的导管较少能成功撤机。

2. 细导管的主要问题

（1）显著增大呼吸阻力：粗导管气流以层流为主，气道阻力小且恒定，其大小与管道半径的 4 次方成正比；在细管道，以湍流为主，阻力与半径的 5 次方成反比，且随流量的增大而增大，故导管内径减小 1~2 mm 可导致气道阻力的大幅度升高。

（2）容易导致双上肺肺炎或不张：双下肺叶支气管是双侧主支气管的自然延伸，与人工气道的夹角小，通气好，引流更好；双上肺叶支气管与双侧主支气管的主干接近垂直，通气差，引流更差。若选择不匹配的导管，则在射流效应作用下，双上肺支气管的通气和引流进一步变差。由于右上叶支气管在距离隆突大约仅 1 cm 的部位垂直发出，对通气和引流的影响更大，故临床上常见双上肺肺炎或不张，其次是右上肺肺炎或不张。

（3）密封性差：不匹配的导管必然导致气囊与气管之间的缝隙大，密封困难，容易漏气，人机对抗、通气失败的机会增加。

（4）容易出现气管的压迫性损伤：细导管的密封性差必然导致气囊的注气量增多，使气囊由近似柱状变为接近球状，导致气囊与气管的接触面积显著减小，压力显著增大，发生压迫性损伤的机会显著增多。

（5）容易导致气囊上、下分泌物的集聚和反复吸入：由于气囊呈柱状，与气管之间有较大的"盲端"，故气囊上、下容易引起分泌物集聚；加之密封性差，在人机对抗、咳嗽、深吸气更容易发生口咽部及气囊上方的分泌物吸入，导致 VAP 发生和反复加重。

（6）显著削弱患者的咳痰能力：细导管使呼吸阻力显著增大，咳嗽时的吸气量减少；呼气时肺泡内压显著降低，呼气流量显著减慢，咳痰效率显著降低。因此，细导管是呼吸衰竭治疗困难、VAP 反复发生和加重、撤机困难的主要原因之一。

【导管位置不当】

1. 导管过深　导管管口距气管隆突的合适距离是 2～3 cmH$_2$O。根据上述气管支气管树的解剖特点，距离过短，在呼吸增强、增快的情况下，将导致大量气体进入右下肺，其引流也通畅；进入其他肺叶的气流量显著减少，分泌物的引流也显著变差。

2. 导管移位　气管切开较插管更容易移位，应保障气管切口圆滑，还要注意良好固定。导管在气管内的前后移位容易被忽视。床旁胸片容易发现导管左、右移位，但较难发现前、后移位，可根据导管的实际长度和在胸片上显示的长度估测。移位，特别是导管头部与气管贴壁将导致分泌物引流极其困难，肺部感染难以控制，撤机失败的机会显著增加。

【停机时气囊不放气】　临床常见，并导致一系列问题。

1. 不能有效阻挡反流　气囊充气对防止吸入无效，最多可阻断呛咳时的大块食物。气囊充气可一过性阻断反流，但在气囊上部容易形成"分泌物或反流物团"，在患者翻身、躁动不安、咳嗽时，气囊周围常出现一过性开放，导致吸入；若深呼吸，将更容易吸入。

2. 显著削弱咳嗽的敏感性　气囊充气封闭气道，使局部咳嗽反射感受器的敏感性减弱，导致咳痰次数减少，容易在气囊上、下形成分泌物蓄积；分泌物的流动性差，对感受器的刺激明显减弱。

3. 降低咳嗽效率　声门的完整性是产生肺泡内高压、提高咳嗽效率的重要因素；若停机过程中充分抽出气囊内的气体，则咳嗽时声门包绕人工气道关闭，气流一部分经导管呼出，一部分冲击声门，形成局部高压，有助于分泌物的咳出；反之，气流直接经导管呼出，咳嗽效率显著下降。

五、人工气道的并发症及防治

【建立人工气道时的并发症及其防治】

1. 口腔插管　喉镜应用不当，技术不熟练，可导致口、舌、咽、喉部损伤或牙齿松动脱落，多见于难度较大的紧急气管插管患者，提高操作技术是关键。

2. 经鼻插管　可损伤鼻腔黏膜，导致出血。插管前可适当应用麻黄碱（或其他血管收缩剂）局部喷入或滴注，塑料导管用热水软化，并外涂液状石蜡，或用引导管、纤维支气管镜引导插管。

3. 导管插入过深　达隆突上容易引起刺激性咳嗽、左肺通气不良和引流不畅；进入右侧主支气管或进入食管也时有发生，操作时需正规听诊，按压简易呼吸器或呼吸机通气时，注意听诊上腹部有无气过水声及双肺部呼吸音是否对称，必要时摄胸片或用支气管镜检查。

【留置导管期间的并发症】

1. 呼吸道损伤　经鼻气管插管压迫或反复与鼻前庭黏膜摩擦，可引起鼻黏膜损伤。局部明显疼痛时，可用疤痕康或凡士林涂擦。选择组织相容性差、高压低容气囊导管，或尽管用高容低压气囊导管，但与气管不匹配，气囊压力过大，皆可引起鼻、会咽、声带、气管黏膜的糜烂、溃疡、出血、软骨软化、肉芽组织的形成，甚至气管食管瘘等。防治措施是选择合适的导管，加强管理。

2. 局部器官开口阻塞　导管阻塞副鼻窦（鼻旁窦）开口，可引起副鼻窦炎；阻塞咽鼓管口可影响听力，需注意观察。

3. 人工气道阻塞　常见于湿化不良或吸痰不及时引起的分泌物干结，也可由导管远端斜面与隆突或气管壁紧贴引起。防治措施：加强湿化吸痰，采用性能优良的导管。

【拔管及拔管后的并发症】

1. 声音嘶哑　拔管后常有不同程度的咽喉疼痛和声音嘶哑，一般数日至 1 个月消失，与留置导管期间声门和喉返神经的损伤有关，无需特别处理。

2. 喉水肿　可引起吸气性呼吸困难，需紧急处理，现较少见。

3. 呼吸道严重损伤　拔管后数日，在声门或声门下坏死组织可形成喉气管膜，覆盖于声带或声门下管腔，可致气管阻塞，较少见；吸入腐蚀性气体可引起气道组织的坏死，拔管时脱落引起窒息。拔管后气管局部坏死、瘢痕收缩或肉芽组织增生,造成气管狭窄,主要见于气管切开。

六、撤机和拔管

两者是不同的概念,有不同的要求,应注意区分。

【撤机指征】　原则是原发病或诱发因素基本控制或显著改善,生命体征稳定,一般情况较好。有适当的呼吸系统功能,临床有多种撤机方法,简单判断是经鼻导管低流量吸氧时动脉血 $pH > 7.3$, $PaO_2 > 60\ mmHg$,且能持续 2 h 可撤机。部分患者可提前 48~72 h 拔管,进行有创-无创序贯机械通气。

【拔管指征】

(1) 符合上述撤机指征。

(2) 能有效咳痰。

【导管拔出】

1. 拔管前准备　做好解释工作;拔管前半小时至 1 h 静脉应用地塞米松 5 mg 或甲泼尼龙 20~40 mg;拔管前充分清除口咽部和气管内的分泌物。

2. 拔管及注意事项　先吸高浓度氧数分钟,在吸气期拔出导管。导管拔出时可放置吸痰管或胃管以便拔管后吸痰,或急救时顺吸痰管引导气管导管重新插入。吸痰管放置时间一般不超过 24 h;在患者能发声、会厌功能恢复后即可拔出。气管切开患者应先吸除套管内、外的分泌物拔管,拔管后吸除气管窦道中的分泌物,消毒伤口,盖上消毒纱布;拢皮肤后用蝶形胶布固定伤口,无需缝合。指导患者在咳嗽时压迫纱布,以免压力升高导致漏气,影响咳嗽效率。

(朱　蕾)

附录三
人工气道机械通气应用规范

一、概　述

　　人工气道机械通气应用规范包括人工气道建立、管理规范(见附录二)和机械通气应用规范。

　　【误区和问题】　与无创通气相似(见附录一)，但在循证医学依据方面有更多问题，典型代表是美国心肺血液研究所(NHLBI)小 V_T 能降低 ARDS 患者死亡率的 RCT 研究。该研究存在严重的设计问题：① 有两个因变量参数，容积和压力，这不符合一个变量的试验原则，无法确定是小 V_T 导致死亡率下降，还是高压力(况且 50 cmH₂O 的压力超过了基本通气要求)导致死亡率升高。② V_T 相差太大，两组 V_T 相差1倍，且突破常规 V_T(8~12 ml/kg) 的范围，不符合呼吸生理和临床常识。在治疗 ARDS 或其他重症肺疾病时，不应该将 V_T 从 6 ml/kg 直接升至 12 ml/kg 或从 12 ml/kg 直接降至 6 ml/kg，而是经历 6 ml/kg—8 ml/kg—10 ml/kg—12 ml/kg 或 12 ml/kg—10 ml/kg—8 ml/kg—6 ml/kg 的渐进过程，即合理的分组至少有四组。

二、有创通气的生理学基础

　　与无创通气相似，见附录一。

三、有创通气的应用技术

　　定压型模式的应用与无创通气相似，见附录一；定容型通气的原则见正文。

四、有创正压通气的临床应用

　　【心肺复苏】　需紧急行气管插管，机械通气。在来不及插管或不具备插管的条件下，使患者平卧、颈部后仰、下颌前拉，迅速清除口腔和咽部的分泌物和异物，给予简易呼吸器经面罩机械通气和胸外心脏按压，也可给予其他可能的心肺复苏措施，并迅速建立输液通路。

　　【肺外疾病】　脑血管意外、药物中毒、神经-肌肉疾病等导致的呼吸衰竭，气道、肺结构和呼吸力学基本正常或仅有轻度异常，但若出现神志不清、严重呼吸中枢抑制、咳痰能力明显下降需及早建立人工气道。

　　【周围气道阻塞性疾病】

　　1. 慢性阻塞性肺疾病　首选无创或有创取决于应用技术。在多数单位，重度患者首选人工气道行机械通气；也可先选择 NPPV，若正确使用 1~2 h，RR、PaCO₂ 和 pH 无改善，应及早改用气管插管。

　　2. 危重支气管哮喘　病情危重、进展快、不容易配合 NPPV，需及早行气管插管，机械通气。由于抢救不及时，气管插管滞后、操作不顺利是导致哮喘死亡的主要原因，故对发展迅速的患者应首选简易呼吸器进行 NPPV，随患者自主呼吸行小 V_T 通气，以取得较好的人机配合；同时给予适当的麻醉，为气管插管赢得时间，并提高插管的安全性。

　　【重症肺实质疾病】

　　1. ARDS　原则上应及早建立人工气道机械通气，尽可能选择性能较好的呼吸机。触发敏感度应较低，避免假触发。非感染因素诱发的 ARDS，如手术、创伤等致病因素多为一次性，短时通气后可迅速改善低氧，可选择无创或有创通气；感染因素诱发者，无论是否是免疫抑制患者，病情多较重，需要较长时间机械通气，并发症多，多需及早建立人工气道。

　　2. 急性肺间质肺炎　重症患者实质是肺内型 ARDS，NPPV 的效果多较好，可首选。若患者呼吸过强、需要较高的通气压力，则应建立人工气道。

　　3. 单纯重症大叶性肺炎　机械通气的治疗作用有限，选择合适抗生素是主要治疗手段，但严重患者需及早建立人工气道，并给予适当镇静剂、肌松剂抑制过强的自主呼吸。

【急性心源性肺水肿】　首选 NPPV。但若出现下述情况应及早建立人工气道：① 心电活动严重不稳定，如急性心肌梗死伴严重心律失常。② 心脏手术后呼吸衰竭。③ 严重或顽固性低氧血症。④ 出现高碳酸血症。⑤ 有严重合并症，如严重创伤、大手术。⑥ 需应用较大剂量的镇静剂、肌松剂抑制过强的自主呼吸。⑦ NPPV 1～2 h 效果不佳者。

【肺栓塞】　机械通气的治疗作用有限，但可以缓解症状，若出现严重低氧血症（常合并血流动力学不稳定）需及早建立人工气道。

【外科手术】　胸部或上腹部手术患者，若有明显呼吸功能损害、70 岁以上或肥胖、有 OSAHS 或为高危患者，可应用 NPPV，也可在术后延迟拔管时间 48～72 h，待麻醉、损伤对呼吸的抑制作用明显减轻后，停用呼吸机。

【呼吸道分泌物引流不畅】　需及早建立人工气道，是否机械通气则需依患者的自主呼吸能力决定。若为单纯分泌物或食物等导致的窒息，应尽可能在 24 h 内拔管；一旦出现声门损伤，就会因咳嗽反射减弱而拔管失败。当然气管插管期间和拔管后必须注意防治各种因素导致的窒息。

（朱　蕾）

附录四
呼吸系统的引流规范

一、概 述

【引流的误区】 在危重症患者,强调咳痰或吸痰,这仅能解决气管分泌物的引流问题,但由于一系列临床误区,无法充分引流,导致一系列并发症的出现和加重,更不能解决各级支气管和肺泡的引流,而后者是内外各科,特别是医院获得性肺炎(HAP)、呼吸机相关性肺炎(VAP)防治中更为重要的问题。

【引流不畅的后果】 不同部位、不同程度阻塞的表现不同,其中分泌物阻塞咽喉、气管导致窒息或严重高碳酸血症;阻塞支气管导致肺膨胀不全、肺不张、阻塞性肺炎;阻塞终末细支气管-肺泡将导致肺泡萎陷、局部肺血流量明显减少、难治性肺炎。上述情况可见于内科、外科、急诊各科。有慢性气道疾病、手术后、高龄、电解质紊乱、营养不良、机械通气(MV)的患者更容易发生。从肺泡、支气管至气管的充分引流是防治呼吸系统感染和上述并发症的主要手段。

【气道引流的范围】 以声门为界,气道分上、下气道,前者主要是咽部和喉部;后者则包括气管、各级支气管,广义上肺泡也是下气道的一部分,故气道引流是从肺泡到上气道的全程引流。

二、上气道的引流

【咽部阻塞及处理】 外科患者,术后最初数小时,在麻醉剂、肌松剂作用未消失的情况下;危重症或神经科患者,在一般情况较差、内环境紊乱的情况下,尤其是夜间睡眠时,可导致颏舌肌等咽喉部肌肉张力下降,发生软组织塌陷,实质是 OSAS 或类似 OSAS,常导致猝死,但被严重忽视。有 OSAS 病史、肥胖、高龄患者容易发生。

1. 术前和术后评估 除询问患者心、肺等方面的临床表现外,还应常规了解患者打鼾、憋气、嗜睡等症状,检查患者的体型、颈围、咽部,了解 OSAS 的诊断和治疗情况。必要时进行睡眠呼吸监测

(PSG)或简易呼吸形式和 SpO_2 检测。

2. 基本防治措施 对 OSAS 及其高危患者应改变体位,上半身抬高、平卧、头部后仰、颈部充分伸展,该姿势可使颏舌肌前移 $1\sim2$ cm;尽力上抬下颌,可使颏舌肌进一步前移。

3. 针对性措施 如使用咽导气管或喉罩导气管;当然首选措施是在维持适当体位的情况下,给予经面罩 CPAP、auto-CPAP 或 BiPAP(首选 PSV+PEEP)无创通气。在高危患者,特别是术前有OSAS 或可疑 OSAS 的患者也可延迟拔管 $12\sim24$ h。

【喉痉挛及防治】 以严重吸气困难伴吸气性喉鸣为主要表现,主要见于小儿,与高敏体质、上气道和气管内操作、气管插管刺激等有关;也与某些麻醉药物有关系。容易并发支气管哮喘,治疗原则是立即停止气道内刺激和可能诱发的药物,增加麻醉深度或给予镇静、麻醉治疗,迅速恢复气道通畅和有效通气,适当应用糖皮质激素预防发作。

三、气管的引流

包括主动引流和被动引流,前者以咳嗽为主要手段,后者以吸痰为主要措施。

【咳嗽】 是一种反射活动,其反射弧包括感受器、传入神经、中枢、传出神经和效应器五部分,其主要特点是爆发性呼气运动,具有强大的清除异物和分泌物的作用。咳嗽动作的基本过程是深吸气至 TLC 的 $85\%\sim90\%$,这相当于 P-V 曲线的高位拐点(UIP)或 VC $70\%\sim80\%$ 的位置;然后声门紧闭,一般持续约 0.2 s,同时呼气肌收缩,形成肺泡内高压和巨大的肺泡-气道口压力差;最后声门开放,高速气流快速呼出,此时若气管内有分泌物则被有效咳出。在危重症或手术后患者,咳嗽主要起保护作用,此时若能有效排除痰液则称为有效咳嗽,否则为无效咳嗽。气管引流的主要目标是保护有效咳嗽,或提高咳嗽的效率,使无效咳嗽变为有效咳嗽。

1. 影响咳嗽效果的疾病或病理状态 见于反

射弧的下述多个部位出现异常：① 感受器缺乏足够刺激，常见于营养不良、长期卧床、手术后、高龄、疼痛、人工气道气囊充气患者。② 咳嗽中枢功能减退，主要见于颅脑疾病、手术后、高龄、应用较大剂量镇静剂、肌松剂或麻醉剂的患者。③ 传出神经和肌肉病变，主要见于运动神经元病或运动神经疾病、多发性肌炎或皮肌炎、严重电解质紊乱等。④ 胸肺疾病或功能减退，包括咳嗽方法不当、呼吸肌疲劳、气道阻塞、人工气道导管太细、停机时气囊不放气、声门疾病。气道-肺实质疾病是导致无效咳嗽的最常见原因，其中人工气道导管太细、停机时气囊不放气是导致无效咳嗽、撤机失败的常见原因，但长期被忽视。

2. 评估咳嗽效率的客观指标　主要是峰值咳嗽流量（PCEF）和吸气肺活量（VCi）。两者可综合反映呼吸肌、胸廓、声门、气管-支气管、肺实质等效应器的功能，其中 VCi 的价值相对较小，可单纯用 PCEF 大体反映咳嗽的效率。PCEF 的正常值为 $6 \sim 12$ L/s（$360 \sim 720$ L/min）。一般认为 PCEF $\geqslant 3$ L/s 可保障有效咳嗽，否则多为无效咳嗽。最大呼气压（MEP）也有重要的判断价值。

3. 改善无效咳嗽的方法　包括常规方法和针对性治疗方法，后者常被忽视。

（1）常规方法：包括充分进行气道湿化、温化，加强翻身、拍背，体位引流，对容易发生痰堵的患者 $2 \sim 3$ h 唤醒 1 次进行咳痰。

（2）针对性方法

1）提高咳嗽效率：① 咳痰前准备，因疼痛或气喘等原因，患者不愿意进行深呼吸和咳嗽，故应讲清楚道理，使其解除顾虑，休息数分钟，同时采取固定导管等保护性措施。② 咳嗽过程，让患者深慢吸气，使 V_T 达到 VC 的 $70\% \sim 80\%$，短暂屏气，然后用较快的速度呼气，可连续咳嗽两次，但避免连续多次，充分休息后再进行下一次咳嗽。③ 适当应用血管转换酶抑制剂（ACEI），如卡托普利。④ 在有指征的患者中，适当应用糖皮质激素（激素），充分降低气道阻力，在咳嗽时不仅能形成肺内高压，也可有效传至气管。

2）其他方法：① 经面罩机械通气，通过提高 VCi（提高咳嗽力量）和气流量（刺激呼吸道感受器）促进咳痰。首选 PSV 模式，支持压力设置为 $20 \sim 30$ cmH$_2$O，$2 \sim 3$ min 后转换为平时的通气形式；若无明显肺损伤，可用更高压力，推荐 40 cmH$_2$O。② 用咳痰机经面罩通气辅助排痰。咳痰机的工作原理是模拟人的咳嗽，先经气道施加适当的正压，一定特点

的曲线气流进入小气道，充分松动各级支气管堵塞的分泌物，然后快速转换成一定负压，高速呼出气流，此时 PCEF 可达 $5 \sim 10$ L/s，故可有效咳嗽。BiPAP 呼吸机和无创咳痰机同时应用是一种趋势。

【气管及主支气管分泌物阻塞的紧急处理】　气管插管或支气管镜吸引是最有效的方法，但常因各种原因无法及时实施，可采取 NPPV，同时给予高 FiO$_2$，用较高压力进行 PSV 通气，从而一方面迅速缓解严重低氧血症，又可通过高压力产生的高速气流和大 V_T 促进咳嗽反射，迅速解除阻塞。若不能迅速咳出，在高速气流的作用下，大块状分泌物也可被打碎进入较小的气道，迅速缓解阻塞。最终分泌物随纤毛运动排入气管，通过咳嗽排出体外。

【人工气道的引流】　除符合一般人工气道管理的要求外，强调间断高流量通气。在有自主呼吸的患者选择 PSV 模式进行高压力通气，具体方法同上；在无自主呼吸或自主呼吸非常微弱的患者选择 PCV 模式通气；也可用定容型 A/C 模式，在控制平台压 $30 \sim 35$ cmH$_2$O 的情况下，进行高流量、大 V_T 通气，这些皆有助于刺激咳嗽感受器和恢复有效咳嗽。停机时气囊充分放气，否则将产生一系列问题，详见附录二。

四、支气管引流

主要取决于气道阻力和纤毛运动，并对气管内高压形成（见上述）和气管引流产生重要影响。除上述常规改善气道引流的方法外，强调 COPD 的气道陷闭、哮喘和 COPD 的气道阻塞等是导致气道引流不畅的重要原因，前者可通过缩唇呼气或应用 CPAP/PEEP 对抗，后者则需适当应用激素和气道扩张剂改善。间断应用呼吸机或咳痰机的高速气流和适当应用 β$_2$ 受体兴奋剂也有助于改善纤毛运动和分泌物的引流。

五、肺泡引流

【常见问题】　终末呼吸单位包括呼吸性细支气管、肺泡管、肺泡囊和肺泡，其核心结构是肺泡。肺炎主要是肺泡内的炎症，肺泡引流是防治肺炎的关键。

1. 肺泡结构特点和引流的关系　肺泡处于气管支气管树的末端，且为盲端，无法通过吸引排出分泌物，但可根据呼吸生理的特点，充分开放肺泡，促

进肺泡内的分泌物、病原菌等向小气道运动,并最终通过纤毛运动运至气管而排出。

2. 维持肺泡开放的因素 足够的氮气浓度和适当的 FRC、适当的膈肌张力和横膈运动、足够的 V_T、肺泡上皮结构和功能(特别是表面活性物质)的完整性和肺弹力纤维的正常功能是维持肺泡充分开放的主要因素。在机械通气患者还与通气模式的选择、参数的设置及其他辅助治疗有关。上述任何一个因素的异常皆可导致肺泡萎陷和引流不畅。

【处理措施】

1. 原发性肺外疾病

(1) 基本特点:初始阶段,气道-肺阻力接近正常,P-V 曲线陡直段的容积非常大。通常情况下,由于重力作用,上肺区含气量多,血流量少,肺泡毛细血管呈陷闭倾向;下肺区血流量多,含气量少,终末细支气管肺泡呈陷闭倾向。健康人通过神经的调节作用和膈肌收缩的代偿作用,上肺区血流量增加,下肺区通气量增加,从而防止上肺区血管和下肺区肺泡的陷闭。若患者的自主呼吸被大部或全部取代,膈肌的代偿作用将显著减弱或消失,加之机械通气的正压作用,将发生重力依赖性的肺泡陷闭,不仅导致 $\dot{V}/\dot{Q}$ 失调,也使分泌物和病原菌包绕其中,形成感染灶。肺泡萎陷和低氧将导致周围血管反射性收缩,血流量显著减少,抗菌药物应用后在局部的分布浓度将显著降低,耐药菌增加。两者共同作用导致感染反复发生和难以治愈。

(2) 大潮气量通气:使用较大 V_T(≥15 ml/kg)呼吸或通气,并间断深呼吸或叹气样通气将有效开放肺泡,改善肺泡引流;通气模式选择和参数的调节同上。由于肺泡结构和功能正常或基本正常,大 V_T 通气不仅能有效改善肺泡引流,且平台压将明显低于 UIP 水平,故通气是安全的;事实上,随着肺泡开放,肺顺应性改善,需要的通气压力将明显降低,通气的安全性反而提高。

2. 阻塞性肺疾病 严重肺过度充气,如重症哮喘或 COPD 急性加重期,一般不存在肺泡陷闭;P-V 曲线陡直段的容积显著减小,为防止气压伤的发生,强调小 V_T 通气;随着病情改善、FRC 降低,也应逐渐增加 V_T,但避免叹气样通气。改善支气管引流更为重要(见上述)。

3. 限制性肺疾病 肺容积显著缩小,常有肺泡萎陷,典型代表是 ARDS 和肺水肿。肺泡萎陷也是导致肺泡引流不畅、感染发生和不容易控制的原因之一,适当应用 PEEP 和通气压力,不仅改善气体交换,也有效改善肺泡引流。

【呼吸机潮气量的设置和调节】 现代呼吸机的参数调节非常复杂,确保预设 V_T(或预设压力)和输出值相同,还要注意是否漏气,输出 V_T 是否真正进入肺内。

1. 机械通气潮气量的评价 V_T 有吸气 V_T 和呼气 V_T、预设 V_T 和监测 V_T 等概念。不同 V_T 可以有较大差别,对通气效果和肺泡的引流有重要影响,但常被忽视。在定容型模式,吸气 V_T 是预设值;而定压型模式的吸气 V_T 是因变量。预设值一般为吸气 V_T,监测值可以是吸气 V_T 或呼气 V_T,或两者同时监测。

2. 潮气量的设置 在定容型模式,V_T 的设置方法大体有两种。

(1) 直接设置潮气量:又分为两种类型,一是容积限制容积转换,即达预设 V_T 转化为呼气,是早期呼吸机的设置方式;二是容积限制时间转换,V_T 达预设值后维持一定时间,达预设 T_i 后转换为呼气,是呼吸机的基本设置方式之一。可保障预设 V_T 进入气管内;缺点是在病情加重后容易导致气道峰压和平台压的明显升高。

(2) 间接设置潮气量:特点是流量限制(流量的形态和大小恒定)时间转换,吸气 V_T 是平均流量与送气时间的乘积。在方形流量波,V_T=流量×送气时间,流量一般设置为 40~60 L/min(667~1 000 ml/s);T_i 一般设置为 0.8~1.4 s,其中送气时间为 0.6~1.2 s,屏气时间为 0.2~0.4 s,触发时间随多种因素变化,一般不超过 0.1 s。在递减流量波,V_T=平均流量×送气时间,常规选择 60~90 L/min。若送气时间太短或流量太慢,将导致实际吸入 V_T 显著低于预设值,不仅影响气体交换,更容易导致肺泡萎陷。

3. 其他措施 为维持适当肺泡氮浓度,还需控制 FiO_2。在维持适当氧合(SaO_2 90%~96%)的情况下,将 FiO_2 尽可能控制在最低水平。

为改善自主呼吸的代偿作用,应尽可能选择自主或间歇指令通气模式,严格控制镇静剂、肌松剂的用量,维持一定的自主呼吸能力,保障适当的膈肌张力和收缩力。

【总结】 严格意义上的引流是呼吸系统引流,涉及从肺泡、支气管、气管、上气道的各个方面,各个环节的引流通畅是改善气体交换、防治肺部感染的最主要措施。

(朱 蕾)

附录五
呼吸机相关性肺炎的诊治规范

一、概　述

呼吸机相关性肺炎（ventilator associated pneumonia，VAP）是医院获得性肺炎（hospital acquired pneumonia，HAP）的最常见类型，HAP是指入院后、非院外感染潜伏期发生的肺炎；或院内已经感染，但出院后发病的肺炎。一般认为入院48 h后、出院48 h内发生的肺炎为HAP。经气管插管或气管切开机械通气48 h后，直至撤机、拔管后48 h内所发生的肺炎为VAP。目前相对认可的VAP诊断标准为：① 机械通气48 h后发生的肺炎。② 与机械通气前胸部X线片比较，出现肺内浸润性阴影或显示新的炎症病灶。③ 肺实变征和（或）湿啰音；并具备以下条件之一者：血白细胞>10.0×10⁹/L或<4.0×10⁹/L，伴或不伴核左移；体温>37.5℃，呼吸道分泌物增多且呈脓性；起病后从支气管分泌物中分离到新病原体。VAP是人工气道和机械通气的并发症，无创机械通气并发肺炎属HAP，但不是VAP。

二、VAP诊治中的问题

【命名问题】　呼吸机只是静态仪器，只有应用于机体，进行通气后才能发挥作用，因此称为呼吸机相关性肺炎不合适。再者，呼吸机并不一定是导致感染的真正原因，比如NPPV患者，HAP的发病率低；而人工气道机械通气患者，HAP的发病率要高得多，核心是人工气道的建立直接破坏机体的防御系统和免疫功能，而不是呼吸机。机械通气的合理实施可以改善气管、各级支气管和肺泡的引流，对VAP有一定的预防和治疗作用，但应用不当也增加VAP的机会，因此命名为人工气道相关性肺炎或机械通气相关性肺炎更确切。由于呼吸机相关性肺炎已经应用多年，为大家所熟悉，可继续应用，但必须明确其本质已有明显变化。

【诊断问题】　除发病时间的确定比较一致外，临床表现、影像学变化、化验检查和病原体诊断方面皆有较多问题。在机械通气患者，特别是通气时间较长的患者，即使没有VAP，下述"所谓VAP表现"也普遍存在，皆缺乏特异性。

1. **呼吸道症状**　由于导管刺激性，患者常有一定程度的咳嗽和咳痰，也容易出现鼻、咽、喉部和气管的感染而咳黄脓痰。

2. **影像学**　容易出现误诊为"肺炎"的多种异常，包括直接与机械通气相关的改变，如机械通气相关性肺损伤、肺水肿；也有其他病灶，如慢性或陈旧性病灶、肺梗死、肺不张、心源性或低蛋白血症性肺水肿；还有肺外病灶，如胸腔积液、胸膜增厚、心脏旁脂肪垫等。X线误诊VAP导致的过度诊断是常见的，继而导致的过度治疗的花费是巨大的，但缺乏具体数据。

3. **发热**　常合并其他部位的感染性发热或非感染性发热，如普通感冒或流行性感冒、导管相关性感染、各种体内置管引起的反应性发热、输液反应、药物热、成人Still病。

4. **痰菌阳性**　住院时间较长的患者，无论是否有VAP，呼吸道分泌物中皆容易分离到多种病原体，定植菌的比例非常高，也有一定比例的污染菌，特别是不动杆菌、铜绿假单胞菌、MRSA、白念珠菌。而非细菌、真菌感染的患者，如病毒、非典型病原体感染，则常规检查阴性。

5. **血炎症标志物**　白细胞、红细胞沉降率、C反应蛋白升高在多种感染或非感染性炎症很常见。

结合上述几种情况非常容易诊断VAP，而根据痰培养结果治疗也很容易失败，目前公认即使按严格标准诊断的VAP，有超过50%的尸检结果没有肺炎。

【发病机制和危险因素评价问题】　VAP的发病危险因素可分为宿主和医源性两类。前者有低白蛋白血症、高龄、ARDS、COPD、支气管扩张或其他慢性肺部疾病、糖尿病、昏迷或意识障碍、烧伤和创伤、器官功能障碍或衰竭、大量胃液吸入、胃内细菌定植、上呼吸道细菌定植、鼻窦炎等;后者有 H_2 受体阻滞剂和其他抗酸剂、糖皮质激素(激素)、持续静脉应用镇静剂、肌松剂或麻醉剂,颅内压监测,机械通气 2 日以上,频繁更换呼吸机气路管道,重复气管插管,留置鼻胃管,仰卧位,转出或转入 ICU,前期使用广谱抗菌药物治疗等。

上述情况是 VAP 发生的基本因素,对 VAP 的评价也过于笼统,没有体现机械通气患者、疾病和机械通气本身的特点,未能区别基本诱发因素和直接诱发因素,尤其是缺乏对后者的分析,不同诱发因素在不同疾病状态下的价值有很大不同。不同人工气道和机械通气导致的肺部异常或感染可以有较大差异,在缺乏系统呼吸生理知识和机械通气知识的情况下,评价发病因素是不可靠的。

【治疗问题】 由于评价和诊断有较多问题,相应的治疗也有较多问题;即使诊断准确,由于多数微生物学家或感染病学家缺乏呼吸机、呼吸生理、机械通气知识,其治疗也有较多问题(下述)。

三、影响 VAP 因素的客观评价

【基本因素的评价】

1. 人工气道 气管插管不仅破坏气道防御屏障,更主要的是破坏会厌和声门的防御功能,容易导致口咽部分泌物和胃内容物吸入;气管切开保留会厌、声门的防御功能。若人工气道导管和气管匹配良好,容易保障平稳呼吸,引流通畅,发生 VAP 的机会减少。若导管太细,气囊不容易封闭气道,吸入机会明显增加;特别是吸气时,两侧主支气管内将产生高速喷射气流和局部负压,导致双上肺特别是右上肺通气差,引流更差,故发生右上肺、左上肺感染的机会显著增加,特别是呼吸较强的周围气流阻塞性疾病。

2. 人工气道的管理 临床重视一般管理,但忽视特殊情况或针对性管理,如"为防止吸入性肺炎的发生,经常在停机后仍给气囊充气,封闭气道",结果导致气囊上分泌物潴留和吸入反复发生,并显著削弱咳嗽反射的敏感性和咳嗽效率。充分抽光气囊内的气体,则引流显著改善,VAP 也会显著减少,但易被忽视。

3. 机械通气 在肺外疾病患者,如药物中毒、颅脑疾病、神经-肌肉疾病、麻醉后,患者呼吸能力显著减弱,随着机械通气时间延长,肺下部和底部容易发生淤血、肺泡陷闭和肺微不张,小或常规 V_T 容易发生下肺背部感染;反之则肺泡充分开放,引流改善,VAP 减少。

4. PEEP 治疗 对肺外疾病患者,低水平 PEEP 可预防肺泡陷闭。适当应用 PEEP 改善 COPD 的气道陷闭和急性期 ARDS 的肺泡陷闭,也有助于肺部感染的防治。

5. 糖皮质激素治疗 常规情况下对防治感染不利,但若患者存在严重气道痉挛和水肿,则周围气道引流困难,发生感染的机会显著增加。适当应用激素,则气道阻塞迅速改善,感染的机会显著减少。若为病毒感染导致的重症肺炎或 ARDS,在感染早期,炎症反应虽然损伤组织,也在清除病毒,应用激素抑制炎症反应反而是不利的;在急性加重期,大量炎症介质和炎症细胞的释放或浸润导致严重肺损伤,可以清除病毒,并有助于对抗新微生物的侵入,激素的应用可抑制过度炎症反应,改善气体交换和肺损伤,且不增加感染的机会;若进入恢复期,则机体免疫功能和炎症反应皆受抑制;合成代谢增强,对能量和营养素的需求增加,应用激素有弊无利。

【直接诱发因素的确定】 HAP、VAP、真菌感染的高危因素总体差别不大。根据这些因素进行适当防治有一定价值,但缺乏针对性,价值有限。很多情况下,VAP 的发生常有直接但又难以识别的 1 种或 2~3 种诱发因素,需结合呼吸生理和机械通气知识综合分析。如上叶肺炎的最常见诱发因素是人工气道导管太细,而患者呼吸过强、过快。双下肺叶肺炎的主要发生因素是 V_T 太小,而患者自主呼吸呼吸太弱,部分与 FiO_2 过高有关。

四、VAP 诊治中常见问题的评价

(一)肺内病灶
【X 线胸片发现的肺内感染性病灶】

1. 细菌或真菌感染性病灶 一旦怀疑 VAP,首先考虑细菌感染,其次是真菌感染,缺乏对病原体生物学特性的分析,除非是严重免疫抑制患者,主要表现为肺实质炎症;细菌感染主要是大叶性或小叶性肺炎,数日内变化较快。革兰阳性球菌以侵袭力致病为主,主要表现为局限性感染,以 MRSA 感染最多见,且容易出现坏死和空洞,痰细菌涂片常阳性(临床检查非常少)、培养多阴性(常规检查);若培养结果为铜绿假单胞菌、不动杆菌,则经人工气道污染的可能性大。革兰阴性杆菌感染以内毒素致病为主,病灶多散在分布,且可出现内毒素血症的全身表现。不动杆菌的致病力非常低,尤其是多重耐药菌,若肺内出现广泛性病灶、痰培养结果为泛耐药鲍曼不动杆菌时,应首先考虑为非感染性病灶。肺部真菌感染以白念菌和曲霉为主,多为支气管肺炎的表现,常有黏液痰或黏液脓性痰;后者还常出现肺内多发性结节灶或片状影,以周边部位为主,常有坏死、空洞形成,部分患者有咯血。

2. 非细菌、非真菌感染性病灶 病毒感染、非典型病原体感染等并不少见,且又难以确诊。主要特点为间质性肺炎,以发热、干咳或进行性气急为主,白细胞计数不高。病毒感染常有淋巴细胞下降,且常无特效药;对非典型病原体而言,大环内酯类、氟喹诺酮类、四环素类抗生素有效,且部分常用药物已出现明显耐药,对其他种类的抗生素几乎皆无效。因此,习惯上对VAP的抗菌治疗实质上就是抗细菌治疗,兼顾抗真菌治疗。而这些治疗对病毒无效,在绝大部分情况下对非典型病原体也无效,也就意味着没有抗病毒、抗非典型病原体治疗。更为严重的是在一般抗细菌治疗无效的情况下,不断增加抗细菌和抗真菌药物的数量和级别,从而导致更多问题。

3. 人工气道或机械通气不当导致的肺部感染病灶 人工气道建立和机械通气通过多种因素间接诱发肺部感染,在某些情况下是导致感染的直接和主要原因,并影响影像学的特点,但容易被忽视。如上述,细导管、呼吸较强时以上肺感染为主;潮气量偏低、呼吸较弱时以下肺部或背部感染为主。

【容易误诊为肺炎的胸部病灶】 主要包括胸腔内病灶和肺内非感染性病灶。

1. 胸腔内病灶 主要为胸腔积液,特别是包裹性积液、叶间积液,在胸部手术或初始发生社区获得性肺炎(CAP)的患者更常见。

2. 肺内非感染性急性病灶 常误诊为"肺炎"的病灶为各种原因的肺损伤和肺水肿,包括机械通气相关性肺水肿和机械通气相关性肺损伤。

(1) 机械通气相关性肺损伤或肺水肿:机械通气不当,人机配合不良,导致持续或反复呼吸增强、增快,可出现负压性肺水肿,影像学表现为双肺弥漫性渗出,周边部位更明显;也导致高切变力和高跨肺压,出现肺弥漫性或广泛性损伤。若患者长时间卧床、麻醉、肥胖,以指令通气为主或 V_T 偏低、呼吸较弱等容易引起肺底部或背部的淤血。

(2) 其他病灶:最常见的是左心功能不全、肺水肿,但在机械通气高压作用下,明显的肺泡水肿较少发生,故临床表现不典型。除有病史特点外,常有血压明显升高、心率异常增快(即比一般感染的反应性心率增快更明显)或心律失常,肺底部新出现湿啰音。胸片或 CT 片显示肺门影增大,肺血管影增粗;肺间质渗出性改变,以肺门部位和背部更明显;部分可出现比较典型的"蝴蝶翼样"改变。

隐源性机化性肺炎也不少见,最初多为急性上、下呼吸道或肺部感染,但逐渐出现肺内叶、段病灶,而患者的一般情况相对较好,首选激素治疗。

故机械通气治疗过程中出现弥漫性或广泛性肺部病变多不是肺部感染的表现,而局灶性渗出或实变则常为肺部感染。比如在临床肺部感染评分(CPIS)中,弥漫性(或片状)浸润的评分仅为 1 分,而局部浸润为 2 分。

3. 肺内慢性或陈旧性病灶 摄床旁片对比度较差,故既往慢性或陈旧性病灶容易被误诊为急性肺炎,需结合临床表现及病灶特点分析、鉴别,如肺内病灶的轻重和临床表现不符合,动态随访无变化。

【肺内病灶的动态演变】 危重症患者肺内病灶变化快,特别是机械通气本身导致的问题多且复杂,需动态随访,强调鉴别第一诊断和其他继发性问题。临床上比较常见,且与 VAP 容易混淆的主要情况有:初始为 CAP(重症)或早发性 HAP,后并发VAP;CAP 或 VAP 并发心源性肺水肿,CAP 并发负压性肺水肿或机械通气相关性肺损伤。除先后出现的动态演变外,多种病变混合存在也较常见。

(二) 发热的原因

【发热】 大体可分为感染性发热和非感染性发热。

1. 非感染性发热 可分为一般非感染性发热和感染相关性发热(即与感染或感染治疗有关,但不是感染本身所致)。前者如外科手术、创伤、介入治疗、消化道出血等引起的发热,以中低热为主,少数高热。后者如输液反应、药物热、成人 Still 病,以高热为主;各种静脉、气管、胸腔、腹腔、颅脑置管等引起的异物反应,以中低热为主。

2. 感染性发热 常见于 HAP、导管相关性感染、病毒感染和其他部位的感染。

【医院内高热】 主要见于导管相关性感染、病毒感染（主要是单纯病毒感染和引起间质性肺炎的病毒感染）、早发性 HAP，更多的是非感染性发热，如输液反应、药物热、成人 Still 病。在晚发性 HAP 患者中极少有高热。

（三）痰细菌或真菌培养阳性

1. **基本状况** 早发性 HAP，病原菌的阳性率不高，而污染率不低；较长时间的住院患者，无论是否存在肺部感染，痰菌阳性率高，且变异度大，故首先要判断痰菌是否为病原菌。一般可根据下列情况大体判断：肺炎发生的早晚，人工气道建立时间的长短，细菌定量或半定量培养的种类和浓度，痰菌的稳定性，目前 ICU 内的定植菌类型，病原菌的生物学特性，肺内病变的解剖和生理学特点。总体而言，在 VAP 患者中，痰培养污染菌较多见，定植菌比例更高。细菌培养及药物敏感试验结果更多的是提供一种变化趋势，指导临床用药的总体框架，大部分个体是否用药必须结合临床。

2. **痰培养结果价值较高的情况** 早发性 HAP；人工气道建立后即刻采样；细菌定量培养为致病力比较强、浓度比较高的细菌，以后连续培养为同一种细菌，非目前 ICU 内的常见菌；肺内病变特点与病原菌的生物学特性吻合，如肺炎链球菌、肺炎克雷伯杆菌常表现为大叶性肺炎，金黄色葡萄球菌表现为局限化脓性病灶。除非在免疫功能严重受抑制的患者，不动杆菌感染不容易出现肺内大片状病灶。一般而言，革兰阴性杆菌致病以内毒素为主，表现为散在性病灶。革兰阳性球菌主要依靠侵袭力致病，病灶常有明确的叶或段界限；坏死病灶的"痰菌培养"应该阴性，若为阳性则多为人工气道的定植菌污染，痰涂片检查可能更有价值。

3. **痰培养为多重或泛耐药菌阴性菌的评价和处理对策** 病原菌清除困难与疾病治疗困难在很多情况下不一致。与社区耐药菌的致病力多增强不同，医院内耐药菌的致病力多减弱，故定植机会高；高度耐药菌的致病力更是显著下降，定植机会更高，故总体上判断，医院内细菌的致病性降低，包括产 ESBL 的肺炎克雷伯杆菌、MRSA，而 MDR、PDR 的不动杆菌、嗜麦芽窄食假单胞菌的致病力更低，绝大部分以定植菌出现。即使是致病菌，肺内病灶也多较轻，且以中、低热为主。或者说，一旦出现高热或肺内大片状阴影，应考虑其他合并症，或病原菌不是监测到的细菌。若考虑为肺部感染，抗菌药物的选择也非常困难，可选用个别敏感或可能有效的药物，

但更主要的是采取以下措施：① 适当停用抗生素。可能伴随致病力强的肠杆菌科细菌或正常菌群出现，前者容易选择敏感的抗生素，后者不需要抗生素。② 促进菌群失调的改善，如停用抗生素后，口服乳酸杆菌有助于改善胃肠道菌群失调，减少内源性感染。③ 采用非抗生素治疗手段，加强肺泡-支气管-气管的引流；改善患者的一般情况，在此基础上适当应用提高免疫功能的药物。这是迟发型 HAP 的最主要治疗手段。

4. **痰培养为阳性球菌的几种情况** 与上述相似，发现细菌也不一定就需要抗菌药物治疗，其中 MRSE 和万古霉素耐药肠球菌（VRE）的分离率高，但真正导致肺炎的情况少，故目前不推荐做药物敏感试验。MRSA 的致病力也普遍降低，是定植菌中的主要阳性球菌。

5. **痰真菌阳性的价值** 痰培养发现白念珠菌并不少见，但其致病力低，大部分为定植菌，故常规情况下也不做药物敏感试验，是否治疗也需结合临床特点。相对而言，曲霉的致病力较强，若连续发现菌丝，肺内病灶有一定特点，则应该行抗真菌治疗。

五、炎症指标和感染指标

1. **急性反应指标** 主要是白细胞和中性粒细胞、C 反应蛋白（CRP）。任何类型的炎症反应，包括感染、创伤、上述多种非感染性疾病皆可升高。当然 TNF-α、IL 等炎症介质和细胞因子是更敏感的指标，但检查费用高、影响因素较多，不常规应用。

2. **亚急性或慢性反应指标** 主要淋巴细胞（L）、红细胞沉降率（ESR）、铁蛋白。在重症炎症患者急性炎症慢性化的过程中，慢性炎症反应常明显升高，与是否感染无直接关系；ESR 升高也可以是白球蛋白比值倒置的表现；若淋巴细胞下降（或伴有 LDH 升高）常是严重病毒性感染的表现。

3. **过敏性炎症反应或寄生虫感染的指标** 主要是嗜酸性粒细胞、IgE 升高，前者变化较快；后者升高慢，下降更慢。

4. **微循环损伤的指标** 主要是 D-二聚体、纤维蛋白降解产物（FDP）、纤维蛋白原、血小板。在急性、重症炎症反应，常有纤维蛋白原、血小板的反应性升高。若有严重微循环障碍，常同时有 D-二聚体、FDP 的明显升高，成人 Still 病不升高或仅轻微升高。动态随访价值更大，重症感染早期，纤维蛋白

原、血小板明显升高,D-二聚体、FDP 基本正常或略有升高;若纤维蛋白原、血小板下降(仍较正常值高),D-二聚体、FDP 明显升高则是感染明显加重或早期 DIC 的表现;若纤维蛋白原、血小板下降,D-二聚体、FDP 升高不明显则是感染好转的表现,其中前者是应激反应缓解、消耗的纤维蛋白原和血小板尚未恢复的表现;后者则是微循环改善的表现。

5. 感染性指标 除病原菌涂片、培养等检查外,主要是降钙素原(PCT)、T-SPOT、隐球菌乳胶凝集试验、G 试验、GM 试验。这些指标对判断感染、感染类型、感染严重度的价值相对较大。PCT 升高常提示细菌感染;升高越明显,感染越重。但在 VAP 患者,PCT 的特异性下降,有些非感染或轻度感染患者,PCT 可显著升高,则多是非感染因素所致,需综合判断。T-SPOT 对结核杆菌感染有一定的辅助诊断价值,其中阴性对排除结核的价值更高。后三种检查针对真菌感染,隐球菌乳胶凝集试验特异性较高,GM 误差较大,G 试验的特异性非常差。

将上述几类指标有机组合对感染、非感染性炎症的鉴别诊断,感染类型的判断,感染或炎症严重度的评价有重要价值。

六、VAP 的诊断

出现上述表现的组合,符合目前 VAP 的诊断标准时,应首先进行合理的生理学分析和生物学分析,并结合人工气道和机械通气的特点综合分析,判断是否为肺炎,或为肺炎与肺内非感染性病灶、肺外疾病等同时存在。若同时存在,还需要分析哪种情况是导致病情恶化的主要原因。在此基础上,还要明确第一诊断、并发症和合并症,以及疾病的动态变化。不精通机械通气而诊断 VAP 是不合适的。

七、机械通气相关性肺炎的治疗策略

强调抗菌药物的经验治疗不是抗菌药物的"堆积或广覆盖",而是要客观评价和处理主要、直接的诱发因素,充分发挥非抗菌药物治疗手段,重视抗菌药物的停用策略。

【常规治疗】 针对所有或绝大多数 VAP 患者的共性治疗。

1. 改善呼吸系统引流 是大部分 VAP 治疗的

核心,但强调肺泡、支气管、气管的全程引流,加强被动引流,促进主动引流的恢复(详见附录四)。

2. 支持治疗 首先是基本状况的改善,包括纠正低白蛋白血症和贫血;维持内环境稳定,包括水、电解质和酸碱平衡稳定,避免出现脱水和水肿;维持钾、镁离子浓度在正常中等水平以上;钠在正常低限水平,尤其是高龄患者;pH 应正常或偏酸,尽可能避免碱中毒;血糖浓度正常,危重患者允许适当升高(5~10 mmol/L)。在纠正上述问题的基础上,可应用提高免疫功能的药物,如丙种球蛋白、胸腺肽,但避免出现白球蛋白比值倒置。

3. 及早改善危重患者的低血流灌注 在脓毒症或其他危重症患者,改善低灌注是治疗的核心,应根据情况选择晶体(氯化钠、碳酸氢钠、林格液)和胶体(白蛋白、羟乙基淀粉等),并注意水、晶体、胶体的合理搭配。

4. 尽可能避免误吸 强调进食的规律性,避免吸痰前进食,进食后抬高床垫,维持 $30°\sim45°$ 的体位,必要时应用十二指肠管或空肠管,适当应用胃肠动力药,控制镇静剂和肌松剂的用量和时间。

5. 改善肺底淤血 除加强翻身、拍背外,加强大潮气量通气。

6. 抗菌药物的合理应用 经验性用药仍是主要手段:① 经验性抗菌治疗不是"广覆盖"治疗,应该是对疾病和机械通气的生理学分析、对病原体的生物学分析后的针对性治疗。强调选择真正有效的抗感染药物,不仅要体外敏感度高,还要求药代动力学好,兼顾 PK、PD 的综合优势,特别是病变局部的变化。② 抗菌药物的应用时间,包括初始应用时间、有效治疗时间。以抗细菌治疗为例,若治疗有效,则 24 h 后出现临床症状的改善(首先是体温下降),不超过 72 h;若无改善,则判断治疗无效,需更换药物和治疗方案。若治疗有效,则 1 周疗程足够;对部分难以清除的病原菌,如铜绿假单胞菌,可以用常规的 2 周方案;对表现为肺脓肿的患者需进一步延长治疗时间,无必要,也不应该治疗至肺内病灶完全吸收。对真菌而言,尽可能采取预防性用药,疗程一般不超过 7 日;若已经临床诊断或确诊,则需治疗性用药,疗程要长得多,可参考目前的指南或共识。③ 其他注意事项,无论是经验性还是针对性治疗,皆应强调首选低诱导耐药的药物,大部分情况下以β-内酰胺类抗生素加酶抑制剂为主,并注意抗菌药物的策略性轮换。若选择碳青霉烯类药物,应根据治疗反应及早换药或停药。

【重症肺炎缓解期的治疗原则】 进入缓解期后,病情改善,但也出现其他一系列内分泌、代谢功能的巨大变化。首先是从分解代谢为主转为合成代谢为主,对能量、蛋白质、钾、镁、水溶性维生素的需求明显增多,容易出现低蛋白血症、低钾血症和低镁血症,因此应加强支持治疗。患者的应激状态解除,免疫反应和炎症反应皆受到抑制,加之上述代谢变化,容易继发耐药细菌、真菌感染,故在加强支持治疗的基础上,适当应用提高免疫功能的药物。

【上叶肺炎的防治原则】 核心是更换较粗的导管;调整机械通气,改善人机配合。随着上肺通气和引流的改善,肺部感染自然好转。在此基础上可适当应用抗菌药物。

【肺背部、底部肺炎的防治原则】 核心是使用大 V_T 通气,并间断进行叹气样呼吸或高压力、高流量通气。在此基础上可适当应用抗菌药物;注意防治吸入性肺炎。

(朱　蕾)

附录六
围手术期的呼吸管理规范

一、概 述

随着手术技术的不断提高和手术条件的不断改善,手术适应证不断扩大,有基础心肺疾病(包括OSAS)、高龄手术及器官移植手术患者明显增多。但与此相反的是,临床医师在呼吸生理知识、呼吸机特点、综合防治措施方面的知识了解严重不足,导致术中、术后与呼吸有关的并发症也明显增多,并已成为影响患者预后的重要因素。

二、围手术期解剖结构和肺功能变化

手术后的肺功能变化与疾病种类、麻醉、疾病部位、手术特点等直接相关。

【麻醉药对肺功能的影响】 全身麻醉药都能减少V_E,并使呼吸中枢对高碳酸血症和低氧血症的刺激反应减弱;抑制上气道肌肉的功能,导致上气道阻塞,诱发或加重OSAS;改变呼吸肌的功能,改变胸廓的形态和容积,导致FRC在麻醉后数分钟减少,体位对FRC的影响更显著。大部分患者麻醉、手术后都发生肺微不张,需要大V_T呼吸或通气才能复张。部分麻醉药还降低心排血量(CO),降低静脉血PO_2,间接降低PaO_2。上述变化可导致肺泡无效腔和肺内$\dot{Q}s/\dot{Q}t$增大,$\dot{V}/\dot{Q}$离散度增大,也容易继发肺部感染。麻醉药的呼吸抑制作用可被手术中的通气支持和高浓度氧疗所掩盖;随着手术中止,麻醉作用消退缓慢,就可能出现呼吸抑制的累积现象,其中对换气功能的抑制作用将持续较长时间。不同麻醉药对呼吸中枢的抑制作用、对气道和肺血管的作用有所不同,需注意鉴别。

【手术对肺功能的影响】 手术后的肺功能可出现永久性或一过性减退,也可能有一定程度的改善,其变化特点与疾病种类、疾病部位、手术特点等直接相关。

(一)胸部手术后肺功能的永久减退及其程度

1. 手术对胸廓的直接损伤 主要见于肺、食管、心脏等胸部手术。剖胸术后即刻关闭,术后VC、MVV均有明显减小,6周后才逐渐恢复,但多不能恢复至术前水平,主要原因是手术创伤、粘连等导致肺扩张、回缩受限所致。

2. 肺部分切除术 必然导致肺容积减小和限制性通气功能减退,但也伴随部分支气管的切除和解剖无效腔的减小,健康肺代偿性充气和通气增多。通过代偿性呼吸增快,MVV有所增大,因此手术后VC的下降幅度可低于切除的肺容积,FEV_1、MVV的下降幅度更小。肺的代偿能力与年龄、基础肺功能状态等有关,年龄越大,基础肺功能越差,代偿越弱。

(1)肺部分切除术后的肺容积估测:人体肺分左右2个,大约各占1/2的肺容积;大体分为4个肺叶(在功能上,右中叶和右上叶作为一个肺叶对待),每个肺叶约占1/4的肺容积;大体有20个肺段(解剖上有18个肺段,左肺尖后段、前内基底段在功能上各相当于2个肺段),每段的肺容积大约占TLC或VC的1/20(5%)。

(2)肺部分切除术后通气功能的估测:通气功能的下降幅度不仅取决于切除的肺容积,也取决于手术部位和病变特点。由于下肺扩张度大,膈肌运动产生的V_T、MVV占绝对优势,因此一侧下肺切除丧失的肺容积大约占1/4,但MVV的下降大约占1/3以上;上肺相反,上肺叶切除是远比下肺叶更安全的手术。

若手术肺叶的基础病变重,而非手术部位轻,则通气功能下降幅度小;反之则明显增大,这主要见于不均匀性肺气肿、肺大疱、支气管狭窄或占位等疾病。

(3)肺部分切除术的远期影响:若肺组织切除过多,如一侧肺切除后可逐渐出现胸廓畸形、肺气肿或慢性肺动脉高压,十几年后将导致生命质量减退,故应尽可能避免该类手术。

(二)胸部手术后肺功能的永久改善及其程度

1. 无功能肺部病灶的切除或胸腔手术 如肺

大疱切除术、肺减容术、巨大肿块切除术、张力性气胸或血胸引流及减压术、胸膜剥脱术、脓胸切除术，均可解除病灶对健康肺的压迫，直接改善肺功能，术后 VC、FEV_1、MVV 均有不同程度增大。

2. 肺内感染和毁损病灶的切除　尽管 VC、FEV_1 下降，但由于切除了炎症或化脓性病灶，毒血症解除，机体一般状况改善，呼吸肌力增大；减少或解除了有静动脉血分流的肺组织，低氧血症改善；切除无效腔病灶，提高通气效率，减少呼吸做功。

3. 单侧不完全阻塞的支气管　平静呼吸时，各部位通气量差别不大。用力呼吸或运动时，阻塞部位的气体进出严重受限，特别是呼气受限，导致肺过度膨胀；压迫正常肺组织，导致严重通气障碍。若切除阻塞的支气管-肺组织，则健康肺的活动正常，故尽管 VC 减小，甚至 FEV_1 减小，但 MMV 明显增大。

（三）腹部手术后的肺功能变化　腹部手术影响膈肌活动。手术创伤、麻醉可限制横膈的升降幅度，降低 V_T；抑制咳嗽，导致呼吸道分泌滞留；肺微不张，肺容积减少。以成人横膈面积 270 cm^2 计算，升降 1 cm 的 V_T 约为 270 ml。腹部手术后，创伤和伤口疼痛直接影响腹式呼吸，降低 V_T，特别是上腹部手术。腹部手术后 VC 平均下降 25%～50%，其中上腹部约减少 55%，下腹部减少 20%；若无特别管理（主要是深呼吸或大 V_T 通气），手术后 24 h 左右下降最明显，72 h 后明显改善。腹部手术后，由于深吸气受限制，肺泡大量萎缩，RV 下降约 13%、FRC 下降约 20%；IRV 的变化类似，平均减少 35%，其中下腹部下降约 25%，上腹部下降约 60%。

【手术对呼吸系统引流的抑制作用】　包括气道引流能力下降和肺泡萎陷，引流不畅。主要发生于术后 3 日内，在麻醉作用未消失或疼痛比较明显的情况下容易发生；在高龄、体弱、存在慢性气道疾病的患者中更容易发生；若呼气峰流量（PEF）＜3 L/min 时，患者容易出现无效咳嗽和分泌物阻塞。

上述情况对肺功能的抑制一般在术后 24 h 最明显，72 h 后明显改善，约 1 周恢复正常。因此术后 72 h 内是发生呼吸衰竭、分泌物堵塞、上气道阻塞最多的时期，是呼吸管理的重点，特别强调加强咳嗽、深呼吸锻炼和上呼吸道管理。

三、手术前的肺功能评估

总体肺功能状态和全身状况是判断手术可行性的最全面依据，但实际临床应用时常参考几个参数，主要是通气功能参数和动脉血气。强调肺功能正常者和轻度异常者皆可胜任或耐受手术，只有肺功能中、重度减退时才需结合具体手术的情况考虑手术风险的大小。

【肺功能对手术可行性的评估】

1. 手术风险分级　根据肺功能可分为手术能胜任、可考虑、有一定风险、有较大风险、有极大风险 5 级。

2. 基于肺功能的手术风险分级　在肺功能正常或基本正常的患者，或轻度肺功能减退的非胸部手术、非上腹部手术患者，一般报告为手术能胜任；轻度肺功能减退的上腹部手术，一般报告为手术可考虑；轻度肺功能减退的胸部手术、一般情况欠佳的上腹部手术，一般报告为手术有一定风险；轻度肺功能减退的肺部手术，中度肺功能减退的上腹部手术或一般情况欠佳的中下腹部手术，一般报告为手术有较大风险；其他容易发生术后严重并发症的患者，则宜报告手术风险极大，若无特别管理，属手术禁忌。

3. 影响手术风险分级的其他因素　肺功能分级报告还应结合患者的具体情况，特别是影像学改变，若为中度肺通气功能减退，而一侧支气管主干接近完全阻塞，则肺功能减退由病灶所致，患侧肺切除后，肺功能多维持不变或有所改善，肺功能报告应为有一定风险，而不能报告为有较大风险或有极大风险。

【常用肺功能参数】

1. FEV_1 和手术后的 FEV_1　一般实测 FEV_1＞2 L，可进行一侧全肺切除；若 FEV_1＞1.5 L，可进行肺叶切除。在中、重度肺功能减退的情况下，若推测术后 FEV_1＜0.8 L，则极易发生高碳酸血症，必须在准备充足后考虑手术；否则不宜手术，特别是胸部和上腹部手术。若用实测值占预计值的百分比表示，则术后 FEV_1＜40% 是胸部术后并发症的独立影响因素。

2. FEV_1 可逆性　与手术后的支气管哮喘发作和 COPD 急性发作密切有关。一般通过吸入气道扩张剂判断。但老年患者常不敏感，病史可疑者可口服糖皮质激素 3～5 日后重复检查。若可逆试验阳性或可疑阳性则必须注意术前、术中和术后的正规治疗；即使是阴性，吸入糖皮质激素也有助于预防支气管哮喘或 COPD 急性发作。

3. PEF　与患者术后的咳痰能力直接相关。若 PEF>3 L/min，则咳痰能力较强，术后不容易发生分泌物阻塞；否则发生分泌物阻塞的风险较高，需加强深呼吸锻炼和咳嗽锻炼。

4. D_LCO　变异率较大，较少用；若其实测值占预计值的百分比<40%，胸部手术并发症的发生率明显升高；若通气功能正常或基本正常，则合并肺血管病的可能性较大，尤其是肺血栓，需延迟手术，进一步检查。

5. PaO_2　若有明显低氧血症，但低流量吸氧时，PaO_2 明显改善，手术可以考虑；否则风险较大（心脏手术除外）。但若肺通气功能正常，且没有相应的心脏疾病，应注意肺栓塞或其他肺血管病的可能。在没有明确前，宜暂缓手术。

四、患者整体状况评估

【一般情况】

1. 身体测量学指标

(1) 年龄：一般随着年龄增加，手术风险和发生并发症的机会增加，特别是高龄患者。

(2) 体重和肥胖：同样常规肺功能条件下，肥胖患者的手术风险增大。肥胖意味着细胞外液量减少，对水、电解质的调节能力下降，术后容易发生内环境紊乱和血容量异常；胸廓的黏性阻力和惯性阻力显著增加，容易发生呼吸衰竭；横膈上移和 FRC、ERV 减小，容易发生肺微不张和感染；OSAS 患者或高危患者；手术难度和手术创伤程度较大，发生其他并发症的机会也较多，包括脂肪栓塞。

(3) 身高：一般超过 170 cm 者，肺活动范围大，手术安全性高；低于 160 cm 者，安全性低。

2. 营养状况　血红蛋白和白蛋白浓度是影响手术安全性的重要因素。两者不仅影响机体的供氧，也对手术后恢复和减少并发症有重要作用。择期手术的患者应将两者纠正至正常。对于手术比较紧急的患者，也尽量将血红蛋白、白蛋白分别纠正至 80~90 g/L，30 g/L 以上，手术中和手术后继续纠正，但必须控制补充的速度，以免发生心功能不全、肺水肿；在急诊手术更应注意持续补充和控制补液速度。电解质紊乱（主要是低钾血症、低镁血症、低磷血症、碱中毒）和 B 类维生素的缺乏也是影响手术的重要因素，需注意纠正。

【运动能力】　是影响手术风险度的重要因素，特别是上腹部手术。运动能力可以与肺功能不一致。单纯从肺功能参数判断，患者耐受性较差，但若经常锻炼，腹式呼吸运动较好，能够从事一定的体力运动，则多能够耐受手术。若能进行运动试验，对患者的氧耗量进行客观测定，则价值更大，6 分钟步行试验(6 MWT)是常用的简单评估试验。心肺运动试验是客观的评价试验，但较繁琐。$\dot{V}O_2<1$ L/min、$\dot{V}O_2/kg<10$ ml/(min·kg)时术后病死率较高，反之则较低。

五、手术创伤大小和特殊手术

【手术创伤】　手术创伤较大、时间较长；术中大量出血和输血；或有较长时间的低血压；或全身麻醉药量大，术后短时间内难以完全排出体外；或是术中大量输液等，则发生肺水肿、呼吸衰竭、ARDS 的可能性大，需加强管理，延迟拔管或拔管后进行 NPPV。

【心脏手术】　常在低温和使用体外循环的条件下进行，体外循环可破坏红细胞，产生细胞碎片并阻塞肺循环，术前也可能存在较严重的肺动脉高压，故术后容易发生低氧血症。术中常需使用大剂量麻醉性镇痛药，对术后的自主呼吸有抑制作用；加之术后患者缺氧导致的肺血管收缩和心律失常等复杂问题，更容易发生呼吸衰竭等并发症。

【急症手术】　该类患者术前准备的时间短，资料缺乏，难以充分评估；容易发生有效血容量不足，水、电解质紊乱；心功能和呼吸功能减退来不及有效改善；发生并发症的可能性大，术毕将患者置于 ICU，给予机械通气和综合治疗。

六、手 术 价 值

患者若为恶性肿瘤，且手术效果良好，呼吸功能经短暂抑制后可恢复至基础水平，则即使肺功能较差，也应尽量创造条件手术，如直肠癌；否则应尽量采取非手术治疗。若估计手术后生命质量明显改善，也应积极创造条件手术，如肺减容术。

七、手术前准备和手术后管理

基础肺功能较差的患者，主要是合并 COPD 或支气管哮喘的患者或长期吸烟的患者，术前给予积极治疗常能改善手术的预后。呼吸治疗的内容有戒烟（尽可能达 8 周，至少 2 周，较急手术应超过 24 h）；药物治疗，手术前后应用气道扩张剂、祛痰剂、糖皮质激素，短期内适当应用抗菌药物；呼吸锻炼，主要是腹式呼吸、阻力呼吸锻炼；运动能力锻炼，主要是爬楼运动，固定带捆绑胸腹部后锻炼等。其他准备主要是改善患者的一般情况和营养状况。手术时尽可能减少手术创伤和手术范围，避免勉强进行过多的手术切除，尽量避免对横膈的刺激和损伤。针对术后的病理生理变化和可能的并发症进行预防和处理。强调任何胸腹部手术、全麻手术、老年人手术皆应加强深呼吸和咳嗽；对失血、失液不多的患者应控制液体的入量和速度；对容易发生呼吸衰竭的患者应及早给予 NPPV。

八、手术后常见的肺部并发症及处理

手术后肺部并发症不仅与手术本身有关，更与上述呼吸生理的变化直接相关。

【呼吸衰竭】 是一种病理生理综合征，而不是一种具体疾病。除麻醉、手术本身直接导致的肺功能减退外，还常发生导致呼吸衰竭的具体疾病，这在呼吸衰竭发生前，就应明确诊断，并给予相应处理，但临床上容易忽视。导致呼吸衰竭的常见疾病有急性心源性肺水肿、支气管哮喘、COPD 急性加重、肺炎、肺栓塞及 ARDS。更多情况下，肺水肿、肺栓塞是较 ARDS 更常见的疾病。本处简述直接与麻醉、手术有关的情况。

1. 基本特点 一般在术后短时间内发生，主要与手术前肺功能、手术后可能保留的肺功能，特别是手术后肺功能的暂时性下降有关，其他并发症也可诱发或加重呼吸衰竭。

2. 处理原则 一般处理是加强翻身、拍背、湿化和温化，鼓励患者及早活动，及早减量或停用镇静剂；针对性处理是加强深呼吸和咳嗽锻炼。深呼吸的 V_T 应达 VC 的 70%～80%，每次间隔 4～6 h，呼吸 10～20 次，以促进肺泡的充分开放。对容易发生痰堵的患者应 2～3 h 唤醒一次，进行咳痰；因疼痛等原因，患者不愿意进行深呼吸和咳嗽，应讲清楚道理，并休息数分钟；咳嗽时让患者或医护人员用手轻压刀口部位，深慢吸气，使 V_T 达 VC 的 70%～80% 后短暂屏气，然后以较快的速度呼气，可连续咳嗽两下，充分休息后再进行下一次咳嗽，避免连续多次咳

嗽；适当应用血管紧张素转换酶抑制剂（ACEI）刺激咳嗽，如卡托普利 6.25 mg，每 12 h 一次。

3. 高危患者的其他防治措施 可延迟拔管时间，机械通气 24～72 h，也可拔管后给予 NPPV 3～5 日。一旦发生严重呼吸衰竭，需及早建立人工气道，首选经口气管插管，若估计 1 周内不能拔管，则应及早气管切开。

【上气道阻塞综合征】 一般发生在术后最初数小时、麻醉剂作用未消失的情况下，尤其是手术刚结束或夜间睡眠时，实质是 OSAS，后果严重，常导致猝死，但被严重忽视。有 OSAS 病史、肥胖、高龄患者容易发生。具体防治措施见附录四。

【喉痉挛】 以严重吸气困难伴吸气性喉鸣为主要表现，主要见于小儿，与高敏体质、上气道和气管内操作、气管插管刺激等有关；也与某些药物有关。具体防治措施见附录四。

【下呼吸道分泌物阻塞】 主要发生于术后数小时至数日内，在麻醉剂等药物作用未消失或疼痛比较明显的情况下容易发生。在高龄、体弱、存在慢性气道疾病、有呼吸功能减退、呼气峰流量<3 L/s 的患者，咳痰能力明显下降，更容易发生下呼吸道分泌物阻塞。分泌物阻塞气管导致窒息或严重高碳酸血症；阻塞分支气管导致肺膨胀不全或肺不张；阻塞周边小气管导致低氧血症和难治性肺炎。具体防治措施见附录四。

【院内获得性肺炎或气管支气管炎】 手术后 2～5 日容易发生，与呼吸道分泌物引流不畅、误吸、肺泡萎陷直接相关。处理原则以改善引流和加强呼吸管理为主要治疗手段，具体见上述。适当应用抗菌药物，鉴于超广谱 β-内酰胺酶（ESBL）明显增多，应首选加酶抑制剂抗生素或碳青霉烯类抗生素。另有部分患者在 1 周后发病，细菌耐药情况更为严重，主要措施是加强呼吸系统引流和改善营养情况。

【急性呼吸窘迫综合征】 是外科较常见的呼吸衰竭类型，多发生于手术后 24～72 h。以保护性通气策略和改善组织供氧为原则。

【脂肪栓塞综合征】 主要见于骨盆、四肢的严重创伤和手术，且多发生于创伤、手术后的数小时内，并逐渐加重。重症患者实质就是一种肺内型 ARDS，应及早给予 NPPV 和糖皮质激素治疗。

【肺水肿】 多在术后数小时内至数日内发生，是外科手术后常见、但也容易忽视或误诊的并发症。根据发病的时间，分为早发性、中发性、晚发性三种

情况,前者 CVP 多下降或正常,后者多升高。防治措施与一般急性心功能不全、肺水肿的治疗原则相似,但强调更早、更充分地应用地西泮、吗啡等镇静剂,中度、重症患者及早给予 NPPV。

【支气管哮喘急性发作或哮喘样发作】　在有支气管哮喘病史或慢性气道疾病的患者容易发生。心外科最多见,其次是胸外科和普外科。可以在麻醉和手术过程中发病,但更多是手术后短时间内发病,亦有手术 1 周后发病者。强调术前积极防治,在高危患者,除一般平喘治疗外,同时吸入糖皮质激素(如普米克令舒雾化吸入);一旦发作应及早给予全身用激素 2～3 日;必要时给予抗菌药物。临床医师对应用激素有较大的顾虑,担心影响伤口的愈合。事实上,短时间内应用对创面愈合极少产生不良影响;而哮喘发作时产生巨大的牵拉力反而更容易加重创口损伤;若哮喘不能在短时间内得到控制,将导致呼吸衰竭、肺部感染、低蛋白血症等并发症,进一步影响创口的愈合,病死率将明显升高。

【慢性阻塞性肺疾病急性加重】　是常见病,手术后容易急性加重,对愈合也产生较大影响。急性发病的机制和防治与哮喘相似。

【肺血栓栓塞】　多在术后 3～5 日发生。主要是手术导致的组织和血管内膜损伤、卧床导致的血流缓慢、术后应激反应或肿瘤本身等导致的高凝状态有关。主要表现为突发性胸闷、气急,低氧血症和呼吸性碱中毒;部分出现胸痛、咯血。严重者可发生心源性休克,甚至猝死。强调手术后及早活动,对高危患者应常规检查 D-二聚体。一旦怀疑应及早进行影像学检查(主要是 CTPA、同位素、心脏超声)和肺功能检查(主要是 $D_L CO$ 和 PaO_2)。对确诊患者或疑似的重症患者应及早进行抗凝治疗,危重患者及早进行溶栓治疗。

【手术后局部并发症】　中下胸部手术导致的肋骨切除较多,胸壁软化,术中损伤膈神经等皆可引起反常呼吸。胸腔内大量积液或积气、胸膜粘连、胸腔引流管放置过低限制呼吸运动,亦可削弱咳嗽的效能。手术、麻醉使胃肠道蠕动减弱,胃内大量积气、积液,出现反射性呕吐和误吸。强调预防为主,并给予对症处理。

【支气管胸膜瘘或食管胸膜瘘】　是胸外科手术中较严重的并发症,发生率不高,但后果严重。一旦发生,应积极处理,以手术治疗为主。

(朱　蕾)

附录七
胸部手术的气道管理规范

一、概　　述

气道管理是围手术期管理的重要一环,在胸部手术中有一定特殊性,故单列。影响胸部手术并发症的主要因素是手术适应证的不断扩大;有基础心肺疾病(包括 OSAS)、代谢疾病、高龄手术患者显著增多;双腔气管插管通气;手术创伤较大,特别是所谓的胸腔镜"微创手术"在不少情况下仅是切开小,手术创伤更大;对呼吸生理知识严重匮乏,管理水平严重滞后。国内外建议、共识或指南对该部分内容多有严重欠缺或忽视。

二、围手术期的呼吸生理变化

见附录六。

三、手术前的肺功能评估

对胸部手术更重要,总体肺功能状态和全身状况是判断手术可行性的最全面依据,但实际临床应用时常参考几个重要参数,具体见附录六。

四、患者整体状况评估

见附录六。

五、手术前准备和手术后管理

见附录六。

六、围手术期的气道管理和气道并发症的处理

以声门为界,气道分上、下气道,前者主要是咽部和喉部;后者则包括气管、各级支气管,广义上肺泡也是下气道的一部分,因此气道管理是从肺泡到上气道的全程管理。

(一)上气道管理

1. 咽部阻塞及防治　见附录四。

2. 喉痉挛及防治　见附录四。

(二)气管管理　除常规翻身、拍背、雾化、湿化、体位引流外,对容易痰堵的患者应 2～3 h 唤醒 1 次,进行咳痰。重点是针对性主动引流和被动引流,前者以咳嗽为主要手段,后者以吸痰为主要措施,见附录四。

(三)支气管管理　主要取决于气道阻力和纤毛运动,并对气管内高压形成和气管引流产生重要影响。具体措施见附录四。

1. 下呼吸道分泌物阻塞　主要发生于术后数小时至数日内,在麻醉剂、肌松剂等药物作用未消失或疼痛比较明显的情况下容易发生。见附录六。

2. 医院获得性肺炎或气管支气管炎　手术后 2～5 日容易发生,与呼吸道分泌物引流不畅和误吸直接相关。见附录六。

3. 支气管哮喘急性发作或哮喘样发作　在有支气管哮喘病史或慢性气道疾病的患者容易发生。见附录六。

4. 慢性阻塞性肺疾病急性加重　本病是常见病,手术后容易急性加重,对创口愈合也产生较大影响。急性发病的机制和防治与哮喘相似,缩唇呼气或适当应用 CPAP/PEEP 更有价值。

(四)肺泡管理　终末呼吸单位包括呼吸性细支气管、肺泡管、肺泡囊和肺泡,其核心结构是肺泡。肺泡开放是维持气体交换和防治感染的基本要求,肺泡上皮结构和功能(特别是表面活性物质)的完整性和肺弹力纤维的正常功能是维持肺泡充分开放的基本因素;在上述条件下,较高氮气浓度、适当 FRC、适当膈肌张力和横膈运动、足够大 V_T 是维持肺泡开放的主要因素。

1. 手术特点　麻醉剂、肌松剂的应用、手术创伤、高 FiO_2、双腔气管插管应用皆容易导致大量肺

泡陷闭和微不张,而周围肺毛细血流仍存在或下降不明显,故不仅发生低$\dot{V}/\dot{Q}$失调、一定程度的静动脉血分流;还将导致肺泡引流不畅和肺炎的发生。肺炎主要是肺泡内的炎症,肺泡引流是防治的关键。

2. 肺泡结构特点和引流的关系　肺泡处于气管-支气管树的末端,且为盲端,无法通过吸引排出分泌物,但可根据呼吸生理的特点,充分开放肺泡,促进肺泡内的分泌物、病原菌等向小气道运动,最终通过纤毛摆动至气管而排出,这将同时伴随气体交换的改善。

3. 处理措施　见附录四。

（朱　蕾）